TRAITÉ

D'ANATOMIE HUMAINE

PUBLIÉ SOUS LA DIRECTION DE

PAUL POIRIER

PROFESSEUR AGRÉGÉ A LA FACULTÉ DE MÉDECINE DE PARIS
CHEF DES TRAVAUX ANATOMIQUES, CHIRURGIEN DES HOPITAUX,

PAR MM.

A. CHARPY
Professeur d'anatomie
à la Faculté de Toulouse

A. NICOLAS
Professeur d'anatomie
à la Faculté de Nancy

A. PRENANT
Professeur d'Histologie
à la Faculté de Nancy.

P. POIRIER
Professeur agrégé
Chef des travaux anatomiques
Chirurgien des Hôpitaux

T. JONNESCO
Prosecteur de la Faculté
de Paris.

TOME TROISIÈME

DEUXIÈME FASCICULE :

SYSTÈME NERVEUX (Suite)

Par A. CHARPY

206 Dessins originaux par **A. LEUBA**.

ANCIENNE MAISON DELAHAYE
L. BATTAILLE ET Cie, ÉDITEURS
PLACE DE L'ÉCOLE DE MÉDECINE
PARIS

TRAITÉ

D'ANATOMIE HUMAINE

DIJON, IMPRIMERIE DARANTIERE

65, RUE CHABOT-CHARNY, 65

TRAITÉ

D'ANATOMIE HUMAINE

PUBLIÉ SOUS LA DIRECTION DE

PAUL POIRIER

PROFESSEUR AGRÉGÉ A LA FACULTÉ DE MÉDECINE DE PARIS
CHEF DES TRAVAUX ANATOMIQUES, CHIRURGIEN DES HOPITAUX,

PAR MM.

A. CHARPY
Professeur d'anatomie
à la Faculté de Toulouse

A. NICOLAS
Professeur d'anatomie
à la Faculté de Nancy

A. PRENANT
Professeur d'Histologie
à la Faculté de Nancy.

P. POIRIER
Professeur agrégé
Chef des travaux anatomiques
Chirurgien des Hôpitaux

T. JONNESCO
Prosecteur de la Faculté
de Paris.

TOME TROISIÈME

DEUXIÈME FASCICULE :

SYSTÈME NERVEUX (Suite)

Par A. CHARPY

---

206 Dessins originaux par A. LEUBA.

ANCIENNE MAISON DELAHAYE
L. BATTAILLE ET Cie, ÉDITEURS
PLACE DE L'ÉCOLE DE MÉDECINE
PARIS

CHAPITRE DEUXIÈME (1)

MORPHOLOGIE DES COUCHES OPTIQUES ET DU CERVEAU

COUCHES OPTIQUES ET TROISIÈME VENTRICULE

(CERVEAU INTERMÉDIAIRE)

La vésicule des couches optiques ou cerveau intermédiaire, intercalée entre le cerveau antérieur, cerveau de l'hémisphère et des corps striés, et le cerveau moyen d'où dérivent les pédoncules cérébraux, ne subit d'accroissement notable que dans ses parties latérales qui forment les couches optiques ; mais elle devient méconnaissable, parce qu'elle s'incorpore au grand cerveau. Trois raisons, comme le fait remarquer Schwalbe, rendent difficile sur le cerveau de l'adulte la délimitation de l'ancien cerveau intermédiaire de l'embryon.

1° L'*inégalité d'accroissement des parois*. Tandis que les parois latérales de

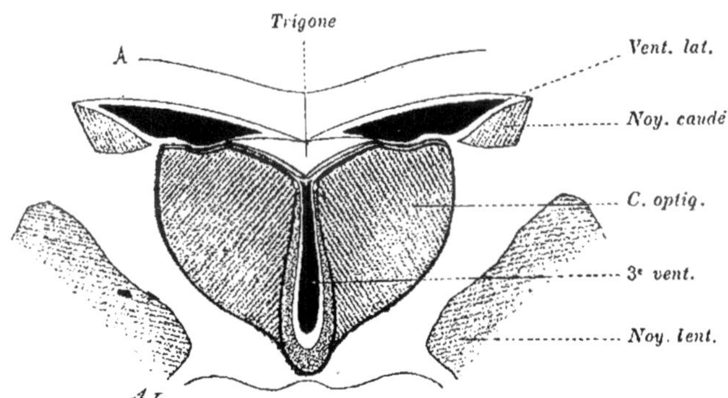

Fig. 202. — Le cerveau intermédiaire (couches optiques et ventricule moyen) vu en coupe transversale. Une ligne rouge pointillée indique ses limites extérieures.

la vésicule s'épaississent fortement pour produire les couches optiques, le plancher ne donne que la mince lamelle du tuber cinereum, et la voûte, plus mince encore, conserve l'état épithélial embryonnaire. — 2° La *soudure partielle* du cerveau intermédiaire avec le cerveau antérieur. La couche optique se fusionne sur ses faces externe et inférieure avec le pédoncule cérébral (calotte et capsule interne) et le noyau caudé ; les parois antérieure et postérieure font corps avec

(1) Modifiant notre premier plan, nous croyons qu'il y a tout avantage à achever la description des formes extérieures de l'encéphale. Pratiquement, on ne fait pas autrement dans les salles d'anatomie ; et, pour ce qui concerne la structure intime, il y a le plus grand inconvénient à interrompre brusquement, pour la recommencer plus loin et en partie la répéter, l'étude des faisceaux ou des groupes cellulaires qui vont, sans discontinuité, du bulbe et de la protubérance aux couches optiques et au cerveau.

l'hémisphère et avec le pédoncule cérébral. — 3° La *projection* du cerveau au-dessus de la couche optique. Non seulement les deux hémisphères, nés du cerveau antérieur, se rapprochent l'un de l'autre et s'étendent d'avant en arrière, comme un auvent, par dessus la voûte du cerveau intermédiaire, mais cet auvent se renforce encore du corps calleux et du trigone ; la voûte du troisième ventricule, réduite au simple épithélium primitif, est enfouie sous ces formations nerveuses. Enfin, dans l'intervalle qui sépare le cerveau intermédiaire, recouvert, du cerveau antérieur, recouvrant, entre la voûte épithéliale et le trigone, un repli de la pie-mère, pénétrant par la fissure transversale qui s'est formée en arrière (fente cérébrale antérieure ou partie moyenne de la fente de Bichat) va s'étaler comme un sac horizontal qui serait fermé en avant et sur les côtés. On donne à ce repli le nom de toile choroïdienne supérieure ; le feuillet inférieur du sac s'unit intimement à l'épithélium de la voûte, et la disposition est de tous points identique à celle de la toile choroïdienne inférieure qui s'engage, elle aussi, par la fente cérébrale postérieure, sous le cervelet qui surplombe le bulbe et le quatrième ventricule.

Nous décrirons successivement les couches optiques et le troisième ventricule (1).

I. — COUCHES OPTIQUES

La *couche optique* ou thalamus est un ganglion volumineux situé en avant et en dehors des tubercules quadrijumeaux, en arrière et en dedans du corps strié, sur les côtés du troisième ventricule.

Sa forme est ovoïde, à grosse extrémité postérieure. Elle mesure en longueur, c'est-à-dire d'avant en arrière 40 mm., en largeur ou transversalement 14 mm. en avant et 18 en arrière, en hauteur ou épaisseur 18 en avant et 23 en arrière (chiffres de *Krause*). Les deux couches optiques, très rapprochées en avant où elles viennent buter contre le trigone, divergent en arrière, en faisant avec la ligne médiane antéro-postérieure un angle de 45°. Cette direction est sensiblement perpendiculaire à celle du pédoncule cérébral sur lequel la couche optique est à cheval.

On leur décrit quatre faces, supérieure, inférieure, externe et interne, et deux extrémités, l'une petite, antérieure, l'autre grosse, postérieure.

1° Face supérieure. — La face supérieure, blanc grisâtre, couleur café au lait, est horizontale ; elle est constituée par une écorce médullaire, appelée *stratum zonale.* Triangulaire à sommet antérieur, convexe en tous sens, mais surtout dans le sens sagittal, elle donne à la couche optique sa forme caractéristique. Un sillon, *sillon choroïdien,* qui correspond au bord du trigone, la parcourt obliquement du trou de Monro à l'angle postérieur et externe, et marque à peu près son axe. Il la divise en deux ailes, externe et interne. L'aile externe, plus blanche, se renfle en avant, plus ou moins près de l'extrémité antérieure, en une saillie oblongue, le *tubercule antérieur* (corpus album subrotundum) ;

(1) C'est pour suivre l'ordre logique du développement que nous décrivons la couche optique et le troisième ventricule avant l'hémisphère cérébral ; mais les débutants devront commencer par les hémisphères ou cerveau antérieur, et n'aborder l'étude de la couche optique qu'après celle des corps striés et des ventricules latéraux.

cette aile appartient au plancher du ventricule latéral. L'aile interne est plus grande, elle occupe presque toute la partie postérieure, où elle se fond insensiblement avec la grosse extrémité ; elle est recouverte par le trigone et les plexus choroïdes.

Sur la partie postérieure et interne de la face supérieure se détache un petit champ triangulaire à sommet antérieur, *triangle* ou *trigone* de l'*habenula*, entre la couche optique, la glande pinéale et les T. Q. antérieurs. Il est limité : en dedans par une strie blanche, pédoncule de la glande pinéale ou habena, *habenula ;* en dehors par le sillon de l'habenula; en arrière par un sillon transversal profond qui le sépare des T. Q. (sillon sous-pinéal de quelques auteurs)

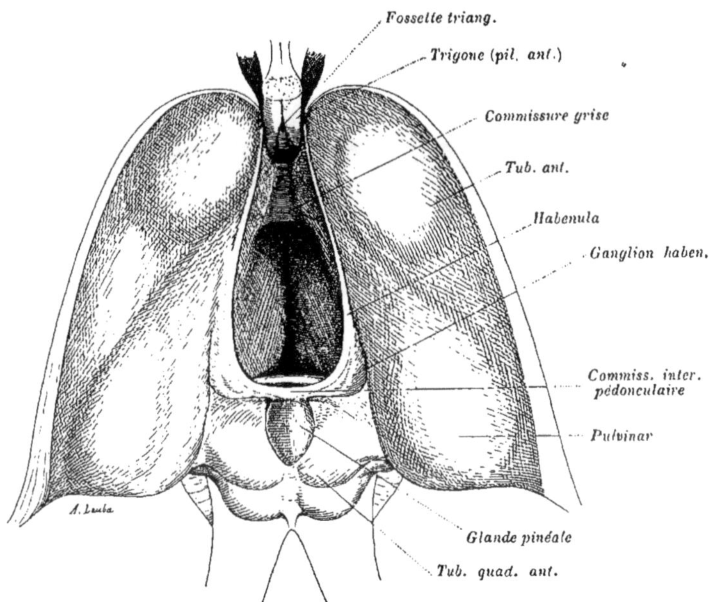

Fig. 203. — Couches optiques, face supérieure.

(Voy. Fig. 204). L'aire du triangle est occupée par un petit renflement, mal délimité parce qu'il est complètement enveloppé de substance blanche, à peine reconnaissable chez l'homme, très prononcé chez beaucoup de mammifères, le *ganglion de l'habenula*. Edinger fait observer que ce ganglion existe même chez les vertébrés les plus inférieurs, que chez tous il est situé en avant de l'épiphyse (glande pinéale), que chez tous aussi il est en relation avec les ganglions interpédonculaires et, par le pédoncule habénulaire, avec la région olfactive du cerveau.

Le bord externe de la face supérieure est marqué par un sillon, s. *opto-strié,* qui sépare la couche optique du noyau caudé ; on y remarque un cordon brunâtre qui le parcourt d'un bout à l'autre et qui comprend la lame cornée, la bandelette demi-circulaire et la veine du corps strié, toutes parties que nous décrirons avec le cerveau antérieur ; elles sont confondues par les auteurs allemands sous le nom de strie terminale.

Le bord interne est au contraire une arête vive, sur laquelle se détache la strie blanche de *l'habenula* ou pédoncule de la glande pinéale, la strie médullaire des Allemands. Elle se dirige tout droit d'avant en arrière, du trou de Monro à la glande pinéale qu'elle aborde en se coudant à angle droit sur elle-même. Nous venons de voir qu'à ce niveau elle laissait en dehors d'elle le triangle de l'habenula.

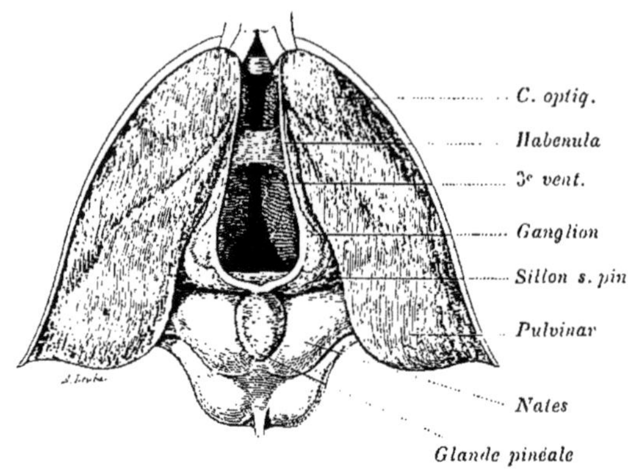

Fig. 204. — Triangle de l'habenula.

A la jonction de la face supérieure avec sa grosse extrémité ou base, à l'angle postérieur et interne de cette face supérieure, la couche optique est échancrée (échancrure ou incisure de l'habenula), en arrière du trigone habénulaire, pour loger le t. q. antérieur et son bras antérieur.

Face inférieure. — Cette face, adhérente dans toute son étendue, est excavée et enroulée en arc sur le pédoncule cérébral qu'elle entoure aux trois quarts et qu'elle déborde en dedans et en dehors. C'est avec l'étage supérieur ou calotte du pédoncule qu'elle est soudée. Le sillon de Monro la limite en dedans et la bandelette optique en dehors.

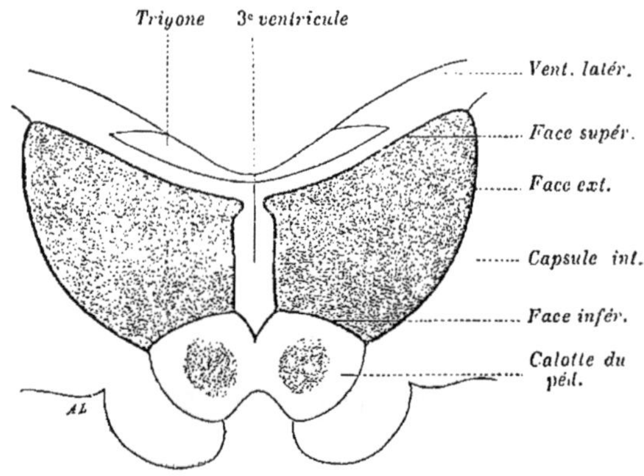

Fig. 205. — Coupe frontale demi-schématique de la couche optique dans sa partie postérieure.

A ce niveau la coupe présente une forme quadrangulaire (d'après Schwalbe).

Face externe. — La face externe est soudée partout à une partie blanche, le bras postérieur de la capsule interne ; près de sa jonction avec la face supérieure, elle confine au noyau caudé, dont la sépare la bandelette demi-circulaire. Elle est verticale, comme le montre la coupe qui joint ses deux bords, marqués l'un, le supérieur, par la bandelette demi-circulaire, l'autre, l'inférieur, par la bandelette optique. En arrière, la couche optique a sur la coupe une forme quadrangulaire et la face externe est presque perpendiculaire à la face inférieure ; en avant, ces deux faces passent insensiblement l'une dans l'autre, la coupe devient triangulaire (comparez les coupes 202, 205).

Face interne. — Cette face n'existe que dans les deux tiers antérieurs de la couche optique ; dans le tiers postérieur, elle est remplacée par les t. quadrijumeaux et le pédoncule cérébral. Elle est verticale, à angle droit sur la face supérieure. Sa surface, de couleur grise, est légèrement bombée ; elle mesure 8 à 10 mm.. Elle fait partie du troisième ventricule. Ses limites sont : en haut, un liseré blanc saillant, l'habenula ; en bas, une gouttière curviligne, le sillon de Monro. Dans sa moitié antérieure, elle est unie à la face opposée par un pont transversal, très court, très facile à rompre, la *commissure grise*.

La commissure grise, comm. *molle*, comm. *moyenne*, est une lamelle horizontale, d'une grande mollesse, qui unit les deux faces optiques du troisième ventricule. Elle se déchire facilement et se rétracte si complètement, après sa déchirure, qu'on peut avoir de la peine à retrouver ses lambeaux. Sa forme est tantôt celle d'un cordon cylindrique, tantôt et plus souvent celle d'une lamelle quadrilatère aplatie de haut en bas, quadrangulaire ou triangulaire sur la coupe, avec des bords concaves. Elle mesure 4 mm., jusqu'à 6 dans le sens vertical ; 6 à 7,5 et jusqu'à 12 mm. d'avant en arrière ; son D. transversal, de droite à gauche, est de 1 à 2 mm., mais peut s'allonger jusqu'à 17 dans l'hydrocéphalie chronique.

La commissure grise fait souvent défaut : 17 fois sur 100 *(Wenzel)*, 20 fois sur 100 *(Ferraz)* ; 28 fois sur 100 chez les hommes et 14 f. chez les femmes *(Willer)* ; 30 f. sur 100 chez les h. et 7 f. sur 100 chez la f. *(Tenchini)*. D'après ce dernier auteur, elle est double 5 f. sur 100 chez les h. et 10 fois sur 100 chez les f. Quand elle est double, il est exceptionnel que les deux commissures soient l'une antérieure et l'autre postérieure ; presque toujours l'une est supérieure et l'autre inférieure ; on trouve des formes de transition dans les commissures divisées en deux étages par une rainure creusée sur leur face postérieure.

Chez les animaux, la commissure grise est très vaste, ou pour mieux dire elle n'existe pas à l'état de commissure, les deux couches optiques étant soudées sur une grande partie de leur surface ; cette soudure est d'ailleurs un phénomène secondaire. Chez l'homme l'écartement des couches optiques étire la soudure et provoque la formation d'un cordon.

Elle ne renferme aucune fibre nerveuse et seulement de la névroglie *(Golgi, Willer)* ; elle ne mérite donc pas le nom de commissure. Le fait qu'elle est plus grosse sur les cerveaux petits et dégénérés, plus volumineuse, plus constante, plus fréquemment double chez la femme que chez l'homme, tend à la faire considérer comme un organe rétrogradé, en voie de disparition *(Tenchini)*.

Extrémité antérieure ou sommet. — Cette extrémité est arrondie et semble formée par l'inflexion en avant de la face supérieure ; elle limite en arrière le trou de Monro que le trigone ferme en avant.

Extrémité postérieure ou base. — La base de la couche optique (face postérieure de quelques auteurs), libre dans toute son étendue, est un bourrelet transversal qui se continue insensiblement avec la face supérieure. Elle surplombe et recouvre le corps genouillé interne ainsi que le bras conjonctival antérieur ; à son extrémité externe se voit le corps gen. externe, à son extrémité interne le *pulvinar* ou *tubercule postérieur* de la couche optique. Le pulvinar (coussinet) est une saillie arrondie qui n'est bien développée que chez l'homme et chez les singes ; il est moins détaché que le tubercule antérieur.

A la base se rattachent deux petites masses ganglionnaires, les *corps genouillés* externe et interne ; toutefois ce dernier par son évolution embryologique est, en réalité, une production du cerveau moyen et aurait dû à la rigueur être décrit avec lui.

Le *corps genouillé externe*, placé à la jonction de la face externe avec la base de la couche optique, en dehors et en avant du corps gen. interne dont il est séparé par une branche de la bandelette optique, est une saillie blanc-grisâtre en forme de cœur à sommet antérieur. Il se détache mal sur la couche optique dans laquelle il est plus ou moins enfoncé. Son existence est constante chez les vertébrés (*Edinger*).

Une bandelette blanche, appelée *bras conjonctival antérieur*, le relie au t. q. antérieur; elle est dirigée transversalement de dedans en dehors, et, après avoir quitté le tubercule quadrijumeau, passe entre le corps gen. interne et le pulvinar dans lequel elle semble quelquefois se perdre.

Le *corps genouillé interne* est situé en arrière du précédent et plus près de la ligne médiane. Il est aussi plus gris, plus petit et plus saillant. De forme ovale, il mesure dans son grand D. qui est transversal 8 mm., et 4 en D. vertical. Un sillon net le sépare du pédoncule cérébral, auquel il se rattache pour-

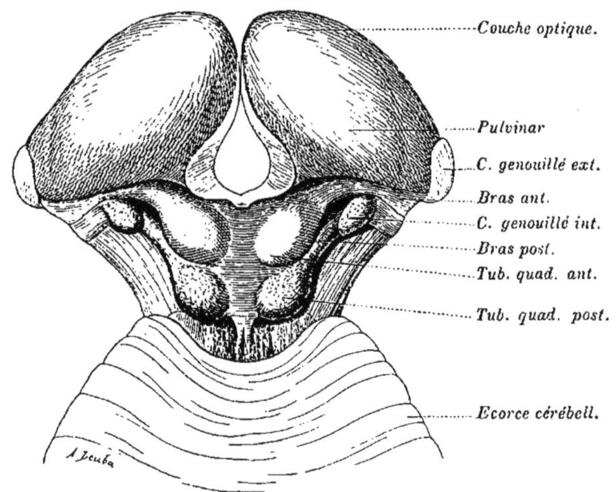

Fig. 206. — Base ou face postérieure de la couche optique. Le pulvinar et les corps genouillés.

tant par son origine embryologique. A son extrémité interne aboutit le *bras conjonctival postérieur*. Ce bras, bien distinct du bras antérieur, part du t. q. postérieur, se dirige en dehors et un peu en avant, et, arrivé sous le pulvinar, atteint le corps gen. dans lequel il se perd en se rétrécissant; il est quelquefois bifide. A l'extrémité externe se rend un ruban médullaire qui est une branche de division de la bandelette optique.

Entre les extrémités externes des deux corps genouillés, Rauber a décrit un cordon, plus facile à voir chez le nouveau-né, qu'il appelle l'*anse intergéniculaire*.

II. — TROISIÈME VENTRICULE

Le troisième ventricule ou ventricule moyen est une cavité impaire et médiane, interposée entre les couches optiques, au-dessous du trigone, au-dessus de la région centrale de la base. Reste peu amplifié de l'ancienne vésicule intermédiaire ou v. des couches optiques, il n'en a pas gardé la forme régulière. Le développement des couches optiques l'a comprimé latéralement ; il a pris l'aspect d'un entonnoir, très aplati de droite à gauche, situé de champ, dans le sens antéro-postérieur, avec un sommet qui regarde en bas et se confond avec la tige pituitaire.

On lui considère deux parois latérales, un bord antérieur, un bord postérieur, une voûte, et trois angles.

1° Parois latérales. — Cette paroi prise dans son ensemble est triangulaire, plane, lisse et de couleur grise. Le *sillon de Monro* la divise en deux parties

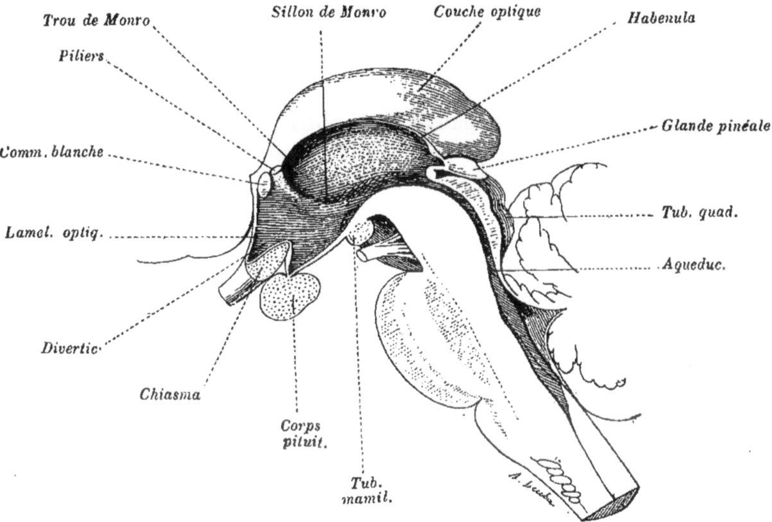

Fig. 207. — Le ventricule moyen vu en coupe médiane antéro-postérieure. La paroi ventriculaire est teintée en bleu (Imité de Reichert).

distinctes ; ce sillon part de l'orifice de l'aqueduc de Sylvius, se dirige horizontalement en avant en décrivant un arc à concavité inférieure, puis se courbe en sens inverse pour remonter au trou de Monro où il se perd. Au-dessus est la partie supérieure ou optique ; au-dessous, la partie inférieure ou infundibulaire.

La partie *optique* n'est autre que la face interne de la couche optique déjà décrite. C'est une surface ovalaire, à grand axe antéro-postérieur ; entre l'habenula qui la limite en haut et le sillon de Monro qui la limite en bas, elle mesure environ 8 mm.

La partie *infundibulaire,* que termine par en bas l'infundibulum, appartient à cette formation nerveuse appelée par quelques auteurs *commissure grise de la base, masse grise du troisième ventricule, plancher du troisième ventricule.* Elle est triangulaire, à base supérieure, cette base étant le sillon de

Monro, et mesure 15 mm. dans sa plus grande hauteur. Elle aboutit en bas à la cavité de la tige pituitaire. Toute cette région est libre extérieurement, sans adhérence avec le cerveau.

Bord antérieur. Ce bord est vertical ; il s'étend du trou de Monro au chiasma optique. On y remarque de haut en bas : les deux *piliers antérieurs du trigone*, divergents et croisés transversalement par la *commissure blanche antérieure* qui passe en avant d'eux, d'où une surface triangulaire à base inférieure, par laquelle s'engage parfois un prolongement du ventricule de la cloison transparente (Voy. Fig. 203). Cet espace, que l'on a cru percé d'une fente et que Vieussens a appelé la *vulve*, est en réalité fermé en avant ; c'est la *dépression vulvaire* de Sappey, le recessus triangulaire ou *fossette triangulaire* de Schwalbe ; ce dernier terme me paraît le plus simple et le meilleur. — La *lamelle grise optique* ou racine grise optique, *lame terminale* des embryologistes, à laquelle adhère le chiasma ; elle se continue en haut avec la substance grise de la cloison transparente, en enveloppant la face postérieure des piliers du trigone, latéralement avec la substance perforée antérieure, en arrière avec le tuber cinereum. Cette lame nerveuse très mince, demi-transparente, est doublée extérieurement d'une pie-mère fibreuse, résistante, continue avec le névrilemme dû nerf optique.

Bord postérieur. Le bord postérieur ou *plancher* du troisième ventricule est oblique à 45° en bas et en avant. A partir de l'aqueduc de Sylvius, il comprend : 1° la partie antérieure de la *lame perforée postérieure* ou lame interpédonculaire, que nous avons décrite avec le cerveau moyen, mais dont la partie ventriculaire appartient au cerveau intermédiaire. 2° Les *tubercules mamillaires*, petits renflements hémisphériques, d'égal volume, de 5 à 6 mm. de D. qui proéminent sur la face inférieure de l'encéphale. Leur écorce est blanche et leur centre gris. Ils séparent l'espace perforé postér. du tuber cinereum. Simples chez l'embryon humain et chez un grand nombre de mammifères, ils sont doubles chez les carnivores, les singes supérieurs et l'homme. Chez ce dernier un sillon profond les sépare l'un de l'autre, jusqu'à leur partie supérieure ou base ; à ce niveau, ils sont réunis par une mince lamelle grise qui se déchire avec une grande facilité. 3° Le *tuber cinereum* ou corps cendré, amas de substance grise et molle, qui s'étend des corps mamillaires à la face antérieure du chiasma, et latéralement d'une bandelette optique à l'autre. Sa forme est bombée. Il correspond au point le plus déclive du ventricule. Vers son tiers antérieur il présente une évagination dirigée en bas et en avant et comme couchée sur la partie antérieure, c'est l'*infundibulum* ou *tige pituitaire*. Ce prolongement grisâtre, de forme conique, aplati d'avant en arrière, long de 5 à 7 mm., épais de 1 mm.7 à 3 mm. 4 (*Krause*), se continue par sa base évasée avec le tuber, et par son sommet s'engage dans l'orifice de la tente pituitaire pour se continuer avec la glande pituitaire qui lui semble appendue. L'infundibulum est percé d'une cavité qui s'étend jusqu'au voisinage de son sommet ; sa paroi antérieure est plus épaisse que la paroi opposée.

Bord supérieur ou voûte. Le bord supérieur correspond à la voûte ou toit du troisième ventricule. Il est horizontal, étendu d'arrière en avant, de la fente de Bichat au trou de Monro ; sa forme est arquée, à concavité inférieure. Sur la vésicule du cerveau embryonnaire, cette voûte était relativement épaisse ; mais elle a de bonne heure avorté, comme celle du quatrième ventricule, et s'est trouvée réduite à son feuillet épithélial primitif jeté transversalement de l'habenula droit à l'habenula gauche, et en sens antéro-postérieur, de la glande pinéale aux piliers antérieurs du trigone ; dans tous ces points il se continue avec l'épithélium épendymaire du ventricule. Le toit n'est pas libre par sa face supérieure, mais recouvert par la toile choroïdienne à la face inférieure de laquelle il adhère intimement, si bien qu'en enlevant la toile choroïdienne on crève par là même le toit de la cavité. Ces formations nerveuses, analogues aux tœnia et ligula du quatrième ventricule, se rencontrent assez souvent sur les bords de la voûte, entre l'épithélium et la toile choroïdienne. Connues sous le nom de

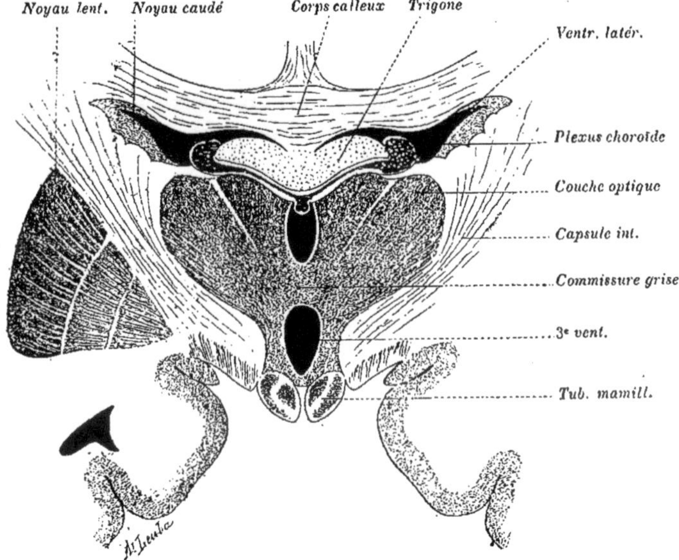

Fig. 208. — Le ventricule moyen et les couches optiques vus en coupe frontale.

La coupe passe au niveau des tubercules mamillaires. Le ventricule moyen est divisé en deux étages par la commissure grise.

tœniæ des couches optiques ou du troisième ventricule, elles se présentent sous la forme de languettes déchiquetées, grisâtres, gélatineuses, insérées sur l'habenula, par conséquent sur les côtés de la voûte et s'étendent jusqu'à l'extrémité antérieure où elles se rejoignent.

Au sens strict du mot et de la dérivation embryologique, la voûte du ventricule est limitée à son épithélium ; mais pratiquement et par le fait de superpositions et de soudures avec des organes voisins, il faut y adjoindre la toile choroïdienne, c'est-à-dire la pie-mère invaginée et adhérente à l'épithélium, et même le trigone cérébral ou voûte à trois piliers qui recouvre exactement la toile choroïdienne. Enfin, le corps calleux superposé au trigone sépare encore de l'extérieur la voûte primitive autrefois libre.

Angles du ventricule. — Les trois angles du ventricule présentent des particularités remarquables : — à l'angle antérieur, les trous de Monro, et entre eux la fossette triangulaire et la commissure blanche antérieure ; — à l'angle postérieur, la glande pinéale, la fente de Bichat et l'aqueduc de Sylvius ; — à l'angle inférieur, le chiasma, l'infundibulum et la tige pituitaire.

1° **Angle antérieur.** — Cet angle correspond au *trou de Monro,* auquel aboutissent le sillon de Monro et l'habenula. On appelle ainsi un orifice ovalaire, pair et symétrique, très étroit sur les sujets normaux, large sur les cerveaux atrophiés et dans l'hydrocéphalie interne, intercepté entre les piliers du trigone en avant, et le sommet de la couche optique en arrière. C'est un reste de la vaste communication qui existait chez l'embryon entre la vésicule hémisphérique et la vésicule intermédiaire ; il persiste avec ces grandes dimensions chez les reptiles et les batraciens. Par les trous de Monro, le ventricule moyen communique avec les ventricules latéraux ; par eux aussi, ou plus exactement à côté d'eux, sous leur épithélium soulevé, passent les plexus choroïdes.

2° **Angle postérieur.** — A l'angle postérieur, on remarque de haut en bas : la *partie transversale de la fente de Bichat ;* par elle le ventricule s'ouvre à l'extérieur, mais en apparence seulement, car la paroi ventriculaire épithéliale a été seulement déprimée à ce niveau par l'invagination de la pie-mère, mais non perforée ; — la *glande pinéale,* évagination de la voûte ventriculaire, que nous décrirons plus loin ; — la *commissure blanche postérieure,* cordon blanc, très court, tendu transversalement d'une couche optique à l'autre, en avant des tubercules quadrijumeaux ; entre la glande pinéale et la commissure est un diverticule de la cavité ventriculaire, le *recessus sous-pinéal ;* — sous la commissure postérieure, l'*orifice supérieur* ou cérébral, ou aditus (anus pour Vieussens) de l'aqueduc de Sylvius, qui fait ainsi communiquer le ventricule moyen avec le quatrième ventricule.

3° **Angle inférieur.** — Cet angle inférieur ou *sommet* du ventricule nous présente l'*infundibulum* avec sa cavité (recessus infundibulaire), et, en avant de celui-ci, *chiasma des nerfs optiques.* Le tuber cinereum se reploie au-dessus du chiasma et adhère à sa face supérieure ; cette partie du tuber est le trigone cendré de Müller. A l'union du tuber avec la lamelle grise optique ou lame terminale se voit une dépression angulaire, le *recessus optique* ou diverticule *préchiasmatique,* reste d'une fente qui chez l'embryon se prolongeait dans le pédoncule optique. On conçoit que des épanchements séreux ou autres dans ces petites poches déclives des recessus puissent agir par compression sur les nerfs optiques.

Cavité du troisième ventricule. — La cavité, dont nous venons d'étudier les parois, est un espace triangulaire très étroit dont le grand axe est incliné à angle droit sur l'aqueduc de Sylvius. Elle ne mesure de droite à gauche que 4 à 5 mm., de sorte que ses faces sont presque en contact ; son D. antéro-postérieur est de 25 mm. (23-27) ; sa plus grande hauteur ou D. vertical, est également de 25 mm., mesurée de l'habenula à l'infundibulum, mais de 15 seulement sur une coupe frontale moyenne. Elle communique par les trous de Monro avec la cavité des ventricules latéraux, par l'aqueduc de Sylvius avec le quatrième ventricule. On y voit plusieurs diverticules en cul-de-sac, deux à son angle postérieur, les recessus infra et sus-pinealis, deux à son angle inférieur, le recessus infundibulaire et le recessus optique.

Le sillon de Monro divise la cavité en deux étages ; un étage supérieur ou optique, cloisonné lui-même par la commissure grise ; un étage inférieur ou infundibulaire que limitent circulairement la protubérance annulaire, les pédoncules cérébraux et les bandelettes optiques.

EXPANSIONS DE LA VÉSICULE OPTIQUE

La vésicule optique, ou cerveau intermédiaire, thalamencéphale, donne naissance, dès les premières périodes embryonnaires, à deux expansions ou

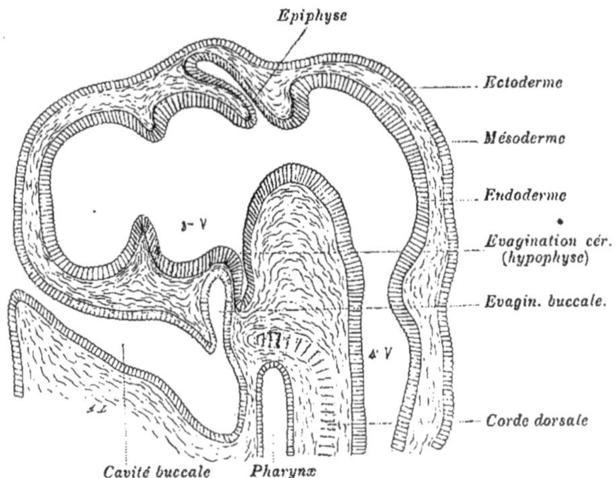

Fig. 209. — Origine de la glande pinéale (épiphyse) et de la glande pituitaire (hypophyse) par évagination cérébrale.

La partie bleue correspond au cerveau intermédiaire ou thalamencéphale ; la partie rouge est une portion de l'ectoderme buccal. L'hypophyse est formée par deux évaginations juxtaposées. Embryon de poulet. D'après Mihalcovics. Fig. un peu modifiée.

évaginations bien différentes, l'une qui provient de sa voûte ou toit, et devient la glande pinéale ou épiphyse, l'autre qui naît du plancher et va former la glande pituitaire ou hypophyse.

1° — GLANDE PINÉALE

La glande pinéale est un organe appendiculaire développé sur la voûte du ventricule moyen. On l'appelle *épiphyse* c'est-à-dire excroissance supérieure, ou *conarium* par comparaison avec un cône de pin, d'où pinéale ; les anciens l'ont aussi qualifiée du nom de penis cerebri.

Situation. — Elle est située sous le bourrelet du corps calleux, en arrière et à l'entrée du troisième ventricule, dans le sillon sagittal qui sépare les tubercules qu. antérieurs et qui présente au contact de la glande une surface triangulaire tantôt déprimée (fossette du conarium), tantôt bombée (tubercule sous-pinéal). Sa forme est ovoïde ou conique, le sommet en arrière, la base en avant ; la glande est en effet renversée en arrière chez l'homme, et sa direction est oblique en haut et en avant ; chez la plupart des mammifères elle est verticale, et chez d'autres vertébrés, renversée en avant. — De la grosseur d'un petit pois, un peu aplatie de haut en bas, elle mesure 10 mm. en long sur 5 en largeur, jusqu'à 12 sur 8, et 5 en épaisseur ; il ne paraît pas y avoir de différences sexuelles, et les variations de volume sont, du moins chez l'homme, en rapport avec celles du cerveau. Le poids moyen est de 0g 20 ; le poids spécifique est de 1,047 à 1,050 (*Engel*). — La surface externe, lisse ou grenue, finement striée, est de couleur gris-rougeâtre.

Fixation. — La glande pinéale est fixée dans sa position d'abord par ses adhérences avec la pie-mère qui l'entoure, puis par la continuité de sa base avec la paroi du ventricule moyen.

Elle n'est pas placée, comme on le dit à tort, entre les deux feuillets de la toile

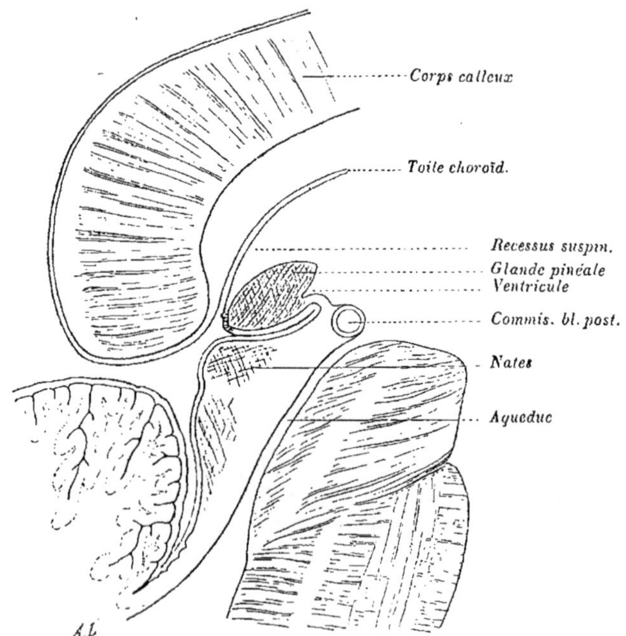

Fig. 210. — Disposition de la pie-mère (rouge), sur la glande pinéale. Fig. schématique.

choroïdienne, mais entre la toile choroïdienne qui est au-dessus et le feuillet réfléchi de la pie-mère cérébelleuse qui est au-dessous ; ses faces supérieure et inférieure n'ont avec la pie-mère qu'un rapport très lâche ; ses bords sont plus étroitement unis avec les plexus choroïdes par des filaments conjonctifs et des vaisseaux ; c'est surtout le sommet ou extrémité postérieure qui est relié à la pie-mère de la fente de Bichat et, à ce qu'il semble, à la dure-mère voisine par un cordon fibreux, vestige peut-être de l'ancienne attache de l'organe à la paroi crânienne. De cette disposition résulte entre la face supérieure de la glande et la toile choroïdienne soulevée par les veines de Galien, un petit cul-de-sac, le diverticulum supérieur, ou *recessus supra pinealis* de Retzius; ouvert en avant dans le ventricule, terminé en pointe en arrière, limité sur les côtés par les adhérences des plexus choroïdes avec les bords de la glande et par de petites lamelles de substance blanche (*tœniæ recessus*) qui émanent des pédoncules de la glande, ce cul-de-sac est une sorte d'évagination épithéliale simple du toit ventriculaire, superposée à l'évagination épithéliale complexe qui constitue l'épiphyse.

Ces relations de l'épiphyse avec la toile choroïdienne font, qu'en place, elle n'est pas mobile, comme lorsqu'on l'a dégagée de ses liens conjonctivo-vasculaires, et que les hypothèses physiologiques (*Descartes, Magendie*) qui ont supposé sa parfaite mobilité étaient, par ce seul fait, anatomiquement inexactes.

Pédoncules. — Les rapports de la base avec le ventricule moyen sont interprétés différemment suivant les auteurs. Cette base est échancrée en croissant,

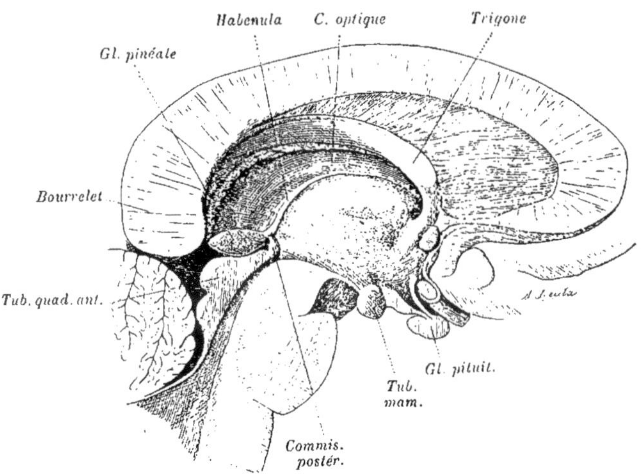

Fig. 211. — Rapports de la glande pinéale. Coupe antéro-postérieure.

et, de chaque angle, part un tractus médullaire qui suivant un trajet courbe se porte d'abord horizontalement en dehors, se juxtapose au ganglion de l'habenula, puis se réfléchit et se dirige en avant, appliqué sur la couche optique, dans l'angle de séparation de ses faces interne et supérieure pour aller se perdre dans le pilier antérieur du trigone. Ces deux tractus, nettement reconnaissables à leur relief et à leur blanc éclatant, sont les *pédoncules antérieurs* ou pédoncules proprement dits de la glande pinéale, ou encore les rênes, les freins, les habenæ ou *habenulæ* de la glande. Quelques auteurs considèrent la branche antéro-postérieure de ces pédoncules, celle qui est en avant du ganglion de l'habenula, comme une formation indépendante de la glande pinéale et la décrivent sous le nom de strie médullaire ou tœnia du thalamus. Cette strie émergeant de la couche optique en avant partagerait ses fibres en deux faisceaux, l'un qui se jetterait dans le ganglion de l'habenula, l'autre qui, continuant son trajet en arrière, serait destiné à la glande pinéale.

Dans l'échancrure du croissant, les deux pédoncules sont reliés entre eux par une bordure de substance blanche, fréquemment infiltrée de granulations calcaires, la lame médullaire supérieure ou *commissure des pédoncules,* qui garnit la lèvre supérieure de la base de la glande et s'avance quelquefois assez loin sur la toile choroïdienne.

De la lèvre inférieure se détache une seconde lame blanche, lame médullaire inférieure, pleine ou grillagée, qui va se confondre avec la commissure blanche postérieure. Elle paraît être composée de faisceaux transversaux ou plutôt très obliquement croisés. Entre ces deux lames médullaires supérieure et inférieure est intercepté un sinus dont la base s'ouvre en avant dans le troisième ventricule ; on donne à ce cul-de-sac le nom de *ventricule de la glande pinéale,* recessus pinealis, ou infra-pinealis, pour le distinguer du supra-pinealis dont nous avons parlé plus haut ; il marque l'orifice ou l'entrée de l'évagination creuse qui constitue l'épiphyse embryonnaire et, dans certains cas chez l'adulte, il communique avec une cavité creusée dans la glande, qui représente alors en quelque sorte le corps du ventricule, tandis que le recessus n'en est que l'orifice d'entrée non oblitéré.

Outre les pédoncules antérieurs, les auteurs français décrivent encore des pédoncules *inférieurs* ou postérieurs qui descendent en avant de la commissure postérieure pour se perdre sur la face interne du ventricule, et des pédoncules *transverses* ou moyens qui vont aux couches optiques. Ces tractus ne sont guère reconnaissables et me semblent être des parties isolées de la lame médullaire inférieure.

Structure. — La glande pinéale est un organe dégénéré, à structure presque exclusivement épithéliale, avec quelques éléments nerveux. Sa coupe montre une substance grise, molle, tantôt pleine, tantôt creusée d'une ou plusieurs cavités kystiques contenant un liquide séreux, trouble ou laiteux. Le stroma comprend une capsule conjonctive d'origine piale tapissée extérieurement par un épithélium à une seule couche de cellules pigmentées, et des travées centrales infiltrées de pigment jaune, où cheminent des vaisseaux assez nombreux ; le parenchyme est représenté par des follicules épithéliaux arrondis, inclus dans les mailles des travées conjonctives et renfermant des cellules rondes ou fusiformes. Le caractère de dégénérescence de l'organe se manifeste non seulement par les formations kystiques et les infiltrations pigmentaires, mais encore par la présence à peu près constante de concrétions calcaires, sous forme de sable, dans la glande elle-même, dans ses pédoncules et jusque dans la toile choroïdienne voisine. Cet organe rétrogradé est tout ce qu'il reste d'une ancien œil impair et médian, l'œil *pinéal,* encore partiellement conservé chez quelques vertébrés. Rudimentaire chez les Téléostéens et les Amphibiens, il a gardé une partie de ses caractères optiques chez les Cyclostomes parmi les Poissons, et chez les Sauriens, parmi les Reptiles ; il n'a pas d'homologue chez les Invertébrés, mais on peut lui assimiler, au point de vue physiologique, l'œil médian des Crustacés.

Signification. — De tout temps, la glande pinéale par son caractère d'organe impair et médian, sa situation à l'entrée des cavités cérébrales, ses pédoncules en forme de rênes, a excité la curiosité des observateurs et, sans même connaître sa structure, on lui a attribué les fonctions les plus dissemblables. Pour ne citer que quelques noms célèbres, Galien, combattant l'opinion de ses prédécesseurs qui la considéraient comme une porte de passage pour l'esprit, croit qu'elle sert seulement à consolider les deux veines qu'il a décrites dans la toile choroïdienne ; Descartes y place le siège principal de l'âme, Magendie en fait la soupape qui règle l'écoulement du liquide céphalo-rachidien.

Les premières études positives ont montré que cet organe existe chez tous les vertébrés, qu'il est en général beaucoup plus développé chez les poissons et les reptiles que chez les mammifères, qu'il apparaît chez l'embryon humain de très bonne heure (cinquième semaine), et que chez tous les animaux, il naît de la même façon, par une évagination épithéliale creuse du cerveau intermédiaire ou thalamencéphale, cerveau qui donne naissance aux couches optiques et au ventricule moyen. La signification anatomique n'en restait pas moins inconnue. Rabl-Rückard (1882) émit l'hypothèse, sans preuve à l'appui, qu'il s'agissait peut-être d'un organe visuel ou de sens thermique servant aux animaux des époques géologiques. C'est un hollandais, de Graaf, qui en 1886 a découvert dans l'épiphyse des lézards un cristallin et une rétine, et démontré scientifiquement que la glande pinéale est un œil plus ou moins transformé ; B. Spencer a largement étendu et complété cette démonstration.

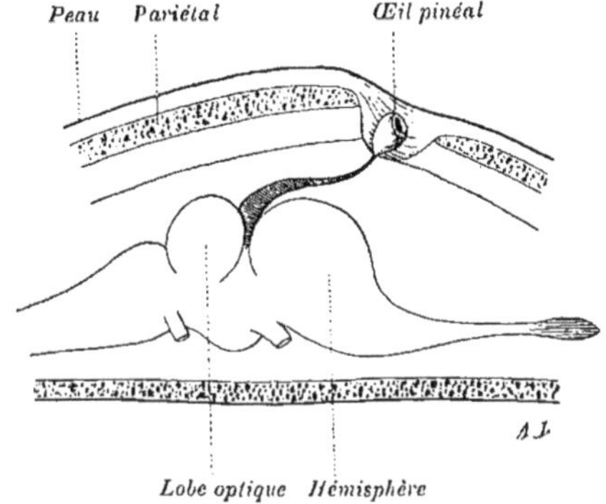

Fig. 212. — Œil pinéal sur l'encéphale de l'Hatteria (D'après Spencer).

La glande pinéale est donc un œil, l'*œil pinéal* ou pariétal, impair et médian, qui paraît avoir eu son plein développement chez les sauriens préhistoriques, qui s'est conservé avec sa structure chez un certain nombre de sauriens actuels chez lesquels il est appliqué contre le trou interpariétal de la voûte du crâne, et qui chez tous les autres vertébrés est rétrogradé et méconnaissable. Chez l'homme, au lieu d'évoluer dans le sens d'une vésicule oculaire, la vésicule épithéliale bourgeonne et se ramifie en tubes, la capsule piale conjonctive qui les entoure les étrangle et les segmente en cavités indépendantes, follicules épithéliaux ; la cavité centrale de la vésicule persiste le plus souvent, élargie en cavité kystique fermée ; rarement elle conserve sa communication originelle avec le troisième ventricule. Dès l'enfance, le stroma et le parenchyme s'infiltrent de concrétions calcaires ou *acervules* qui sont presque constantes à l'âge adulte ; elles ne manquent que 6 fois sur 100. Composées de carbonate et de phosphate de chaux, avec traces de phosphate de magnésie, elles se disposent en couches concentriques, reliées par une matière albuminoïde et ressemblent aux corpuscules amylacés. On voit des grains calcaires dans les cavités folliculaires, dans la grande cavité centrale, le long des travées conjonctives et des vaisseaux, dans les pédoncules et dans la toile choroïdienne.

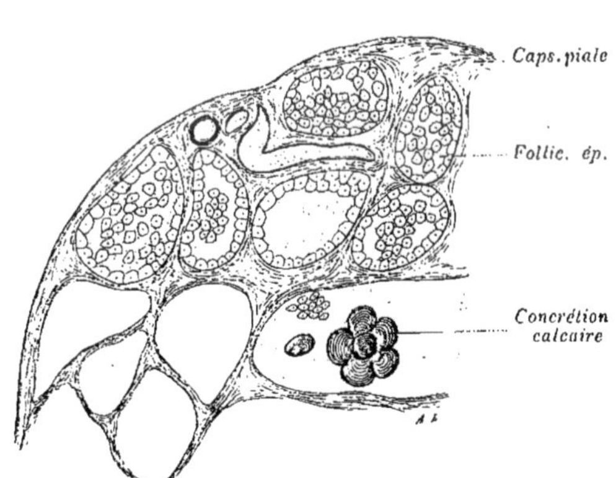

Fig. 213. — Structure de la glande pinéale de l'homme ; préparation histologique. Capsule, travées, follicules épithéliaux, épithélium à divers degrés de désagrégation. Plusieurs cavités folliculaires ont été vidées au pinceau.

En présence d'une évolution aussi aberrante et aussi promptement rétrogradée, il est difficile de dire si la glande pinéale de l'homme représente le globe oculaire (partie distale) ou le nerf optique (partie proximale) de l'œil pinéal vrai ou ces deux parties à la fois, d'autant plus qu'on n'est pas d'accord sur les éléments nerveux qui persistent dans la glande. Tandis que Hagemann, Kœlliker décrivent dans tout le stroma des cellules nerveuses multipolaires, Henle pense que les seuls éléments nerveux sont ceux qui sont annexés aux vaisseaux, et Cionini (rech. s. homme et veau, méthode de Golgi et de Weigert) ne constate de fibres nerveuses que dans la base ou tiers antérieur de la glande, et pas de cellules nerveuses, mais seulement des cellules névrogliques. Les fibres nerveuses qui sortent de la base passent en grande majorité par la commissure postérieure et vont dans le pédoncule cérébral où elles ont gardé leur relation ancienne avec le noyau de l'oculo-moteur commun ; d'autres sont en rapport avec les régions optiques voisines.

La glande pinéale est constante ; cependant, dans certains cas d'arrêt cérébral, tels que l'idiotie, on a signalé son absence ; mais peut-être ces faits ne sont-ils pas rigoureusement authentiques ; la glande pouvant encore persister sous forme de masse crétacée.

(Sur la structure de la glande pinéale, voir *Hagemann*. Arch. f. Anatomie, 1872. — L'histoire de la découverte de l'œil pinéal est bien exposée dans *Peytoureau*, Thèse de Bordeaux, 1887 ; *Mathias Duval*, Journal de micrographie, 1888 ; *Cionini*, Rivista sperimentale, 1888).

Evaginations pariétales. — Les recherches embryologiques de ces dernières années ont montré que la question des évaginations pariétales, c'est-à-dire des diverticules qui naissent de la voûte du cerveau intermédiaire ou thalamencéphale est plus complexe qu'on ne pensait. Il n'y a pas une, mais plusieurs évaginations juxtaposées, et paraissant toutes posséder ces caractères d'organes sensoriels dégénérés, surtout d'organes visuels.

1° Béraneck a découvert que le nerf de l'œil pinéal des reptiles n'est pas le pédoncule de la glande pinéale, mais un faisceau nerveux transitoire, n'existant que dans les premières périodes embryonnaires, le *nerf pariétal*, qui naît d'un groupe de cellules de la voûte optique, *noyau* ou *centre pariétal*, entre la base de la glande pinéale et le premier repli des plexus choroïdes, monte en avant du pédoncule épiphysaire, et se termine dans la rétine de l'œil pariétal ou pinéal. Il soutient en outre, et d'autres avec lui, que la voûte du cerveau intermédiaire donne naissance à deux évaginations ou diverticules, distinctes bien que rapprochées et parallèles, situées l'une en avant de l'autre : 1° une évagination postérieure qui est l'*épiphyse* vraie ; elle existe chez tous les vertébrés et atteint son maximum chez les sélaciens ; c'est un organe ancestral sensoriel qui devient la glande pinéale, et n'a rien à voir avec l'œil pinéal des reptiles ; 2° une évagination antérieure, l'*œil pinéal*, qui ne se retrouve que chez quelques vertébrés (amphibiens, sauriens, cyclostomes), et présente des caractères optiques bien définis, noyau pariétal, nerf pariétal, globe oculaire. Dans cette manière de voir, la glande pinéale ne serait donc pas le troisième œil des reptiles, mais elle n'en représenterait pas moins une formation sensorielle ancestrale, probablement même de nature visuelle.

On ne confondra pas l'épiphyse avec la *paraphyse*, autre évagination cérébrale, qui naît du cerveau antérieur et non du cerveau intermédiaire, et qui ne paraît pas se rattacher aux organes des sens.

(Voyez sur cette question *Béraneck*, Anatom. Anzeiger 1892 et 1893).

2° Duval et Karlt ont reconnu chez l'orvet des yeux pinéaux accessoires. Constatés par d'autres observateurs, ils sont au nombre de 1 à 3, à côté de l'œil pinéal ; leur existence est très inconstante, et peut-être a-t-on affaire à des anomalies. (Voyez *Prenant* : Sur l'œil pariétal accessoire. Anat. Anzeiger, 1893).

2° — GLANDE PITUITAIRE

La *glande pituitaire* ou corps pituitaire est ainsi nommée d'après l'opinion des anciens anatomistes qui la considéraient comme un réservoir de l'humeur pituitaire, *glans pituitam excipiens*, dit Vésale ; on l'appelle encore l'*hypophyse*, c'est-à-dire excroissance inférieure, par opposition à l'épiphyse ou glande pinéale. C'est un corps grisâtre, ovalaire, appendu à la tige pituitaire et logé dans la selle turcique. Son poids moyen est de 0 gr. 60 ; son poids spécifique de 1.0657 ; son D. transversal, qui est le plus grand, mesure 15 mm. ; les D. vertical et a. p. ont la même étendue, 5 à 7 mm. Encaissée dans la selle turcique entre les lames du sphénoïde en avant et en arrière et les deux sinus caverneux, elle est partout au contact de la dure-mère ; elle est fixée dans sa situation par le diaphragme connu sous le nom de tente pituitaire ou de l'hypophyse et par les prolongements conjonctifs et vasculaires qui unissent son enveloppe au revêtement dural de la fossette.

Deux lobes, étroitement unis par une membrane commune qui n'est autre que la pie-mère, composent la glande pituitaire ; ces deux lobes bien distincts sur la coupe sont l'un antérieur, l. glandulaire, l'autre postérieur, l. cérébral.

1° Lobe glandulaire. — Le lobe glandulaire (l. antérieur; l. épithélial ; hypophyse proprement dite) est le plus considérable des deux. Il est conformé en capsule ou en rein à hile postérieur ; en arrière de lui, dans sa concavité, s'enchâsse le lobe cérébral. Sa texture est compacte, tenace ; sa couleur sur la coupe varie entre le gris, le jaune et le rouge; plus jaune chez les sujets âgés, elle est ordinairement à l'état frais et chez les sujets jeunes brun-jaune à la périphérie, gris-rouge dans le centre ; ces variations de couleur paraissent tenir uniquement à un pigment que contiennent certaines de ses cellules épithéliales.

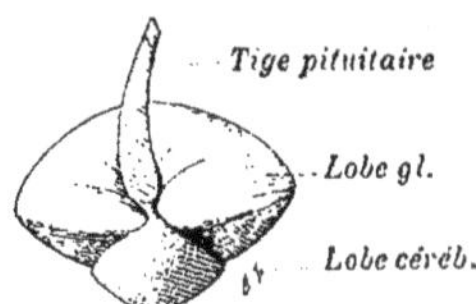

Fig. 214. — La glande pituitaire et ses deux lobes, vus par derrière. Le lobe glandulaire ou épithélial est teinté en rose. — (d'après Schwalbe).

Ce lobe provient embryologiquement d'un diverticulum du fond de la cavité buccale, du sinus ectodermique prépharyngien ; plus tard, cette évagination, qui comprend un sac terminal et un canal excréteur pédiculaire, est séparée de sa base d'implantation par la formation et la soudure des deux moitiés du corps du sphénoïde qui détruisent le pédicule et laissent ainsi dans la selle turcique le sac épithélial terminal. Sur la face externe de la paroi antérieure de ce sac se développent des tubes glandulaires dont la lumière est remplie tantôt par des cellules épithéliales accumulées, tantôt par des amas de substance colloïde, onctueuse, jaunâtre. La cavité primitive du sac lui-même persiste quelquefois chez l'adulte, mais à l'état de simple fente. Luschka, sur un fœtus monstrueux, a vu un prolongement arrondi du lobe épithélial s'enfoncer dans le corps du sphénoïde, et Suchannek, chez une fillette de quatre ans, a rencontré l'ancien canal pédiculaire persistant sous la forme d'un cordon épithélial plein, qui finissait en cul-de-sac sur la voûte du pharynx, à 2 mm. en avant du bord antérieur de la glande de Luschka, à 2 cm. en avant de la fossette pharyngée ou bourse pharyngée; ce cordon, enveloppé par la dure-mère, passait dans un canal osseux entre les deux corps du sphénoïde et se rattachait en haut à l'hypophyse.

Le lobe glandulaire par son origine buccale, par son mode d'évagination, par son produit de sécrétion, a la plus grande analogie avec la glande thyroïde. Son rôle physiologique est obscur. Pour quelques auteurs, Dohrn entre autres, c'est un organe atrophié, rudiment d'une paire d'arcs branchiaux correspondant à une ancienne bouche. Pour d'autres, c'est un organe encore en activité. Wiedersheim dit que chez les dipneustes, animaux intermédiaires aux poissons et aux amphibies, l'hypophyse sert manifestement à sécréter le liquide ventriculaire. Cette fonction ne saurait exister chez les vertébrés supérieurs. Chez ceux-ci, on tend plutôt à rapprocher la glande pituitaire de la glande thyroïde, organe à sécrétion colloïde ; on a fait valoir l'hypertrophie compensatrice de l'hypophyse après l'ablation expérimentale de la thyroïde, la simultanéité d'affections de ces deux glandes, l'analogie des effets obtenus par leur suppression ou par l'injection de leurs sucs, et on en a conclu que la glande pituitaire ou sécrétait un suc utile à la nutrition ou détruisait des substances toxiques organiques. Elle est très fréquemment atteinte de kystes colloïdaux, très rarement d'infiltration calcaire. On a signalé son hypertrophie dans l'acromégalie.

2° **Lobe cérébral.** — Appelé encore lobe nerveux, l. conjonctif, l. infundibulaire, l. postérieur, il occupe, en arrière du lobe glandulaire, une petite fossette creusée sur la paroi antérieure de la lame quadrilatère de la selle turcique. Ses dimensions varient très peu, elles sont de 2 à 3 mm. dans un sens sur 6 à 7 dans

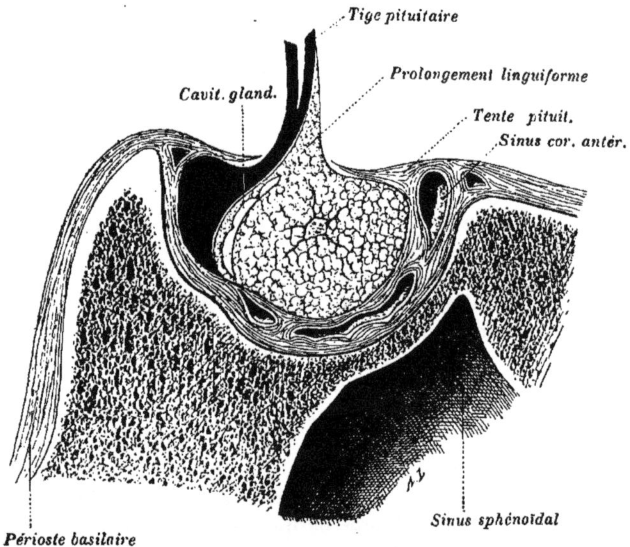

Fig. 215. — La glande pituitaire en place dans la selle turcique ; coupe antéro-postérieure Dessin d'après nature sur un nouveau-né.

On remarque les deux lobes de la glande ; le lobe épithélial teinté en rose présente un prolongement linguiforme, une cavité aplatie et une veine centrale ; le lobe nerveux est teinté en noir. En avant est le grand sinus coronaire antérieur, en arrière le petit sinus postérieur ; au fond de la selle turcique, le plexus intercaverneux.

l'autre ; sa forme est arrondie ; sa couleur gris-blanchâtre. Il est plus mou, plus friable et plus transparent que le lobe épithélial dans la concavité postérieure duquel il s'enchâsse et auquel il est intimement uni par la capsule commune pie-mérienne et sa cloison de séparation. C'est toujours sur lui, et non sur le lobe antérieur, comme le disent à tort nos classiques, que vient s'insérer la tige pituitaire ou infundibulum ; la tige passe dans une sorte d'ombilic creusé sur la face supérieure de la glande pituitaire totale. Ce qui peut induire en erreur, c'est qu'il y a ordinairement un *prolongement linguiforme* du lobe glandulaire qui remonte sur la face antérieure de la tige et peut même atteindre le chiasma ; d'autres fois même, la tige traverse un véritable anneau de substance épithéliale avant de se fixer sur le lobe infundibulaire. Ces deux dispositions sont normales et constantes chez certains animaux.

Tandis que l'hypophyse glandulaire est une évagination ascendante de la paroi supérieure de la cavité buccale, l'hypophyse nerveuse est une évagination descendante de la paroi inférieure du cerveau, du plancher du ventricule moyen. Toutes deux marchent à la rencontre l'une de l'autre et s'unissent dans la selle turcique. Chez les vertébrés inférieurs pendant toute la vie et chez les embryons des vertébrés supérieurs, le lobe cérébral est creux, continu avec la cavité du troisième ventricule par le canal de l'infundibulum ; ses parois sont faites de substance nerveuse et recouvertes à l'intérieur par un épithélium cylindrique vibratile. De très bonne heure cette structure disparaît chez les mammifères ; la cavité se comble, ou ne persiste accidentellement qu'à l'état de vestige, conservant d'ailleurs son épithélium caractéristique ; le lobe est un corps plein, formé non plus d'éléments nerveux, mais d'un tissu conjonctif d'aspect sarcomateux ; on n'y trouve plus qu'un réseau de fibres et de cellules conjonctives parcouru par de nombreux vaisseaux ; les plus grosses cellules renferment un pigment granuleux jaunâtre.

Si l'on peut hésiter sur le degré d'activité physiologique du lobe glandulaire, il n'en est pas de même pour le lobe cérébral. C'est bien, du moins chez les vertébrés élevés, un organe dégénéré ; nerveux chez l'embryon, conjonctif dès la vie fœtale. Mais, même à l'état nerveux, que représente-t-il ? un ancien organe des sens, comme la glande pinéale, dont il se rapproche par tant de caractères ? le noyau d'origine des nerfs de la glande pituitaire, elle-même ancienne cavité buccale ? Ce sont là des conjectures sans fondement sérieux.

Les variations de poids et de volume de la glande pituitaire portent à peu près exclusivement sur le lobe épithélial. Le poids de la glande totale n'est pas dans la série animale en relation avec le poids du cerveau, mais plutôt avec celui du corps. Schœnemann a trouvé comme moyenne, pour 27 sujets à hypophyse normale : nouveau-né 0 gr. 13 chiffre assez uniforme, à 10 ans 0 gr. 33, à 20 ans 0 gr. 54, à 30 ans 0 gr. 63, à 50 ans 0 gr. 60. La glande la plus lourde pesait 1 gr. 35.

Dans la selle turcique, la glande pituitaire ne baigne en aucune facon dans le sang ; elle est partout en contact avec la dure-mère. La face inférieure et la face antérieure du lobe glandulaire reposent sur un plexus veineux creusé dans la dure-mère sous-jacente et dépendant du sinus coronaire antérieur ; ce plexus n'existe pas au niveau du lobe infundibulaire. La carotide interne n'a normalement aucun rapport avec l'hypophyse ; mais la carotide élargie et flexueuse des vieillards peut refouler la paroi interne du sinus caverneux et creuser une facette sur les deux lobes de la glande.

C'est dès la fin du deuxième mois fœtal, d'après His, que la paroi antérieure du sac hypophysaire émet des bourgeons tubulaires exogènes, tandis que la paroi postérieure, celle qui est appliquée contre le lobe cérébral, reste inactive, et par conséquent beaucoup plus mince que l'autre. Déjà chez l'enfant la cavité du sac n'est plus qu'une fente très étroite, difficile à reconnaître ; chez l'adulte on en retrouve rarement des vestiges à l'intérieur de la coupe ; extérieurement elle correspond à la surface poreuse qu'on voit sur la face supérieure, près de la tige.

Le lobe épithélial a une enveloppe de pie-mère qui se prolonge entre les lobes glandulaires en formant un stroma délicat, que parcourent des artérioles venues de la carotide primitive, deux veines assez importantes et de larges capillaires dont la paroi endothéliale est dans beaucoup de points au contact immédiat des tubes épithéliaux, disposition favorable à l'absorption d'un produit sécrété.

Les tubes glandulaires, simples ou ramifiés, larges de 16 à 20 μ, ont un revêtement d'épithélium cubique reposant sur une mince membrane propre. Le plus souvent leur lumière est comblée par d'autres cellules épithéliales, ce sont alors des cordons pleins et non des tubes ; assez souvent, ils renferment un amas colloïde, qui se stratifie quand il est volumineux : plus rarement il y a un canal libre. Les cellules épithéliales sont réparties en deux catégories, les cellules principales et les cellules chromophiles. Les *cellules principales* sont petites, à protoplasma clair, peu colorable ; ce sont elles qui augmentent dans les hypertrophies pituitaires consécutives à la thyroïdectomie. Les *cellules chromophiles* sont grandes, leur vaste protoplasma réfringent contient des grains qui réduisent l'acide osmique et fixent vivement les matières colorantes ; Flesch et Lothringer se fondent sur l'intensité des réactions chimiques de ces cellules pour leur attribuer un rôle fonctionnel important, rôle qui paraît consister surtout dans la sécrétion de la substance colloïde. Toutefois, l'importance des cellules chromophiles est contestée d'abord par Schœnemann, qui a constaté que, chez l'homme, elles sont en très petit nombre par rapport aux cellules principales et dispersées irrégulièrement, soit dans les diverses régions de la glande, soit dans le revêtement des tubes; puis par S. Rémy qui considère les deux espèces de cellules comme étant simplement les deux stades d'un même élément.

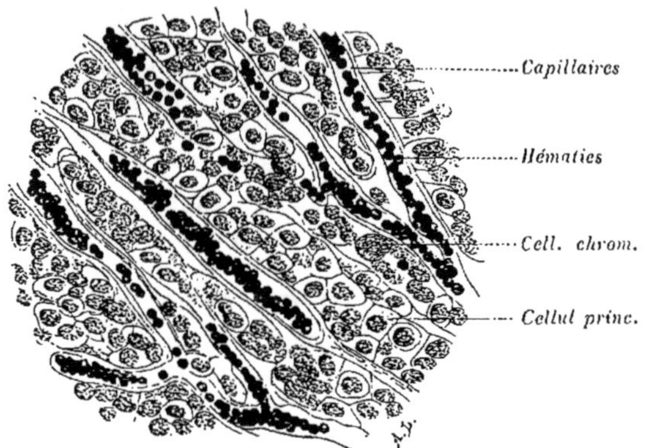

Fig. 216. — Hypophyse de l'homme. Structure histologique. Les cellules chromophiles ont une teinte foncée (D'après LOTHRINGER).

Chez presque tous les sujets, par conséquent à l'état normal, on rencontre non seulement des amas colloïdes dans les tubes, mais des vésicules ou petits kystes colloïdes ; ces vésicules, très peu nombreuses d'ailleurs et disséminées, occupent surtout l'ancienne paroi postérieure du sac, c'est-à-dire le voisinage du lobe cérébral. Des formations colloïdes pathologiques, nombreuses et volumineuses, ne sont pas rares; elles paraissent être constantes en cas de goître.

La glande pituitaire est à son maximum de développement chez les vertébrés inférieurs, et va en diminuant à mesure qu'on se rapproche de l'homme. Elle ne manque que chez l'amphioxus. Le lobe infundibulaire est énorme chez les poissons, il constitue un vrai lobe cérébral et a la structure nerveuse. Le lobe glandulaire est très variable de forme ; il peut être inférieur ou postérieur au lobe nerveux. Son pédicule persiste chez les Sélaciens ; chez la Myxine, il s'ouvre toute la vie dans le tube digestif, comme chez l'embryon de mammifère. La cavité centrale du corps de la glande est persistante dans plusieurs espèces animales.

Sur la structure de la glande pituitaire, voir: *Lothringer*, Untersuchungen an der Hypophyse. Arch. f. microsc. Anatomie, 1886 — et *Schœnemann*, Hypophysis und Thyroïdea. Virchow's Archiv. 1892.

HÉMISPHÈRES CÉRÉBRAUX

(CERVEAU ANTÉRIEUR)

Les *hémisphères cérébraux* sont deux masses nerveuses symétriques qui surmontent et couronnent le prolongement céphalique de la moelle.

Ils représentent l'épanouissement des vésicules cérébrales secondaires nées elles-mêmes de la vésicule antérieure primaire. Chacune de ces vésicules secondaires ou hémisphériques subit dans sa cavité et dans ses parois non seulement un accroissement considérable, mais encore des changements de plus en plus accentués. La cavité devient le ventricule latéral; la paroi se plisse au niveau de sa voûte, qui sera le *manteau*, pallium, avec son écorce et ses circonvolutions, et s'épaissit au niveau de sa base en donnant naissance au corps strié et au lobe olfactif. Plus tard, les deux hémisphères se soudent par places l'un à l'autre entre leurs faces internes ; ces soudures sont le corps calleux, la commissure antérieure, le trigone et la cloison transparente.

Le développement colossal du cerveau antérieur caractérise l'homme, et, dans ce cerveau, c'est le manteau ou écorce grise qui occupe la première place ; la partie basale est secondaire, le corps strié est bien développé sans être excessif, et le lobe olfactif est en rétrogradation. Chez l'homme seul, on voit le manteau s'étaler en avant sur la vaste étendue du front et se prolonger en arrière au point de recouvrir non seulement le cerveau intermédiaire et le cerveau moyen, mais le cervelet lui-même, voûte amplifiée du cerveau postérieur. Il est trente à quarante fois plus volumineux que la moelle, alors que chez certains mammifères fossiles, tels que le dinoceras, le cerveau est assez petit pour pouvoir traverser la cavité rachidienne *(Marsh)*. Des perfectionnements histologiques accompagnent cet accroissement de volume et assurent, dans les espèces animales supérieures, la suprématie anatomique et fonctionnelle au cerveau antérieur, le dernier-né pourtant dans les évolutions des vésicules cérébrales.

Les hémisphères cérébraux se présentent dans leur ensemble sous forme d'un ovoïde à grosse extrémité postérieure. Leur couleur est grise, leur surface plissée. Ils occupent la plus grande partie de la cavité crânienne, toute cette cavité hormis la loge cérébelleuse et la selle turcique. Une scissure médiane profonde divise l'ovoïde en deux moitiés symétriques ; il y a deux hémisphères, deux cerveaux, un cerveau droit et un cerveau gauche, unis à leur base et sur leur face interne, par de puissantes commissures.

Les hémisphères correspondent à la totalité du cerveau antérieur de l'embryologie, mais non du cerveau de l'anatomie descriptive. Le *cerveau* proprement dit comprend en effet les hémisphères avec leurs ventricules latéraux, et les couches optiques avec le ventricule moyen. Ces dernières parties dérivent d'une vésicule spéciale ou cerveau intermédiaire ; nous les avons déjà décrites. Il nous reste donc à étudier la partie *hémisphérique* du cerveau ; il se trouve d'ailleurs, pour ce qui concerne la morphologie extérieure, que la surface de l'hémisphère correspond à toute la surface du cerveau, les couches optiques étant profondément enfoncées dans l'intérieur ; il n'y a à excepter que le losange compris, à la base, entre les bandelettes optiques et les pédoncules cérébraux.

Sur la morphologie du cerveau : *Féré*, Anatomie médicale du système nerveux, 1891. — *Brissaud*. Anatomie du cerveau de l'homme. 1893. — *Déjerine*. Anatomie des centres nerveux, 1894.

Divisions. — Afin d'établir un ordre logique dans la description des parties compliquées qui s'unissent pour former le cerveau, nous étudierons : 1° le manteau qui recouvre toute la voûte de l'hémisphère, et dont les plis constituent les *circonvolutions ;* 2° les *commissures* ou moyens d'union entre les manteaux de chaque hémisphère, et, sans nous astreindre à les classer par leur chronologie embryonnaire, ce qui aurait de réels inconvénients pour l'étude, nous passerons successivement en revue le *corps calleux*, le *trigone*, le *septum lucidum* et la *commissure blanche antérieure ;* 3° les formations de la base, *corps striés et capsule interne ;* 4° les cavités des vésicules hémisphériques ou *ventricules latéraux*.

D'autres anatomistes considérant le cerveau tout entier, c'est-à-dire avec les couches optiques, l'ont divisé en deux parties : les masses périphériques et le noyau cérébral (*Foville*), le noyau comprenant les corps striés, les couches optiques et les commissures qui les entourent ; ou bien en partie périphérique, le manteau et en partie centrale, le corps (*Broca*).

§ I. — MANTEAU DE L'HÉMISPHÈRE

SURFACE EXTÉRIEURE DU CERVEAU

Le cerveau présente la forme d'un ovoïde à grosse extrémité postérieure. Cette forme varie comme celle du crâne ; elle se rapproche de l'ellipse chez les dolichocéphales au crâne allongé, de la sphère chez les brachycéphales au crâne court, avec toutes les transitions mésaticéphaliques qui relient ces deux types extrêmes. Les deux formes, crânienne et cérébrale, ne sont pas rigoureusement calquées l'une sur l'autre et leur indice n'est pas identique ; les sinus frontaux en avant, la protubérance occipitale interne en arrière rétrécissent sensiblement le diamètre antéro-postérieur des hémisphères. Dans la très grande majorité des cas, et probablement toujours dans les conditions normales, c'est le cerveau qui décide de la forme ; la boîte osseuse se modèle sur lui, comme le font les méninges, et le suit dans toutes ses expansions à la façon de la capsule d'un viscère. Dans certaines conditions anormales, telles que les déformations artificielles du crâne ou les soudures précoces des os de la voûte de cause pathologique, c'est la boîte crânienne qui détermine, mais encore d'une façon partielle, la conformation extérieure des hémisphères.

On distingue dans le cerveau une région supérieure ou convexité, une région inférieure ou base.

1° **CONVEXITÉ DU CERVEAU.** — La face convexe répond à la voûte du crâne depuis les arcades orbitaires jusqu'à la protubérance occipitale ; elle n'est séparée de la face osseuse endocrânienne que par les méninges, par la dure-mère surtout ; la présence d'empreintes sur cette face, mieux marquées il est vrai à la base qu'à la voûte, atteste ces rapports de contiguïté.

Elle est divisée en deux moitiés par la *scissure interhémisphérique* (scissure médiane, fente interhémisphérique, fente du manteau) qui est verticale et antéro-postérieure. En avant et en arrière, elle s'étend sur toute la hauteur ; au milieu, elle s'arrête au corps calleux. La faux du cerveau la remplit en partie. Cette scissure sépare le cerveau en deux hémisphères ou deux cerveaux, les cerveaux droit et gauche de Galien. Elle peut être déviée d'un côté ou de l'autre (*Cruveilhier*).

Les deux hémisphères ne sont pas rigoureusement symétriques. Presque toujours l'un des deux est plus lourd de quelques grammes. Le gauche est généralement plus long, surtout en arrière, et sa densité est souvent un peu plus forte. Sa partie frontale se développe plus tard que celle de droite. On peut considérer ces asymétries comme un caractère supérieur, car elles n'existent pas chez les mammifères inférieurs et sont à peine marquées chez les singes et les races primitives. Quant aux grandes asymétries, visibles au premier coup d'œil, qui déforment la scissure médiane, on les a rencontrées principalement dans des cas extrêmes, chez des idiots ou des faibles d'esprit, et alors elles relèvent d'encéphalites, d'atrophies crâniennes, d'agénésies cérébrales, et chez des sujets distingués. Bichat avait un de ses lobes cérébraux notablement plus volumineux que l'autre.

Dans chaque hémisphère, il faut considérer une face interne, une face externe, et une face inférieure.

La *face interne*, conformée en croissant, est plane, verticale, séparée de celle du côté opposé par la faux du cerveau. Les deux faces internes sont au contact presque immédiat à travers l'espace fenêtré de la faux et sous ce repli fibreux ; Cruveilhier les a vues soudées par des ponts de substance grise.

En isolant cette face interne toute entière à l'aide du couteau qui sépare l'hémisphère droit de l'hémisphère gauche, on remarque qu'elle comprend deux parties : une périphérique formée par les circonvolutions et qui appartient au manteau ; une centrale, sectionnée, limitée en haut par le sillon du corps calleux, en bas par le sillon de l'hippocampe, et qu'on appelle le *seuil* ou limen de l'hémisphère. Ce seuil est constitué par le corps calleux avec son sillon qui forme le limbe, par la voûte à trois piliers, la cloison transparente et le troisième ventricule.

La *face externe* arrondie en segment de surface sphérique, appliquée contre les écailles osseuses de la voûte, montre quatre saillies en rapport avec les bosses frontale, temporale, pariétale et occipitale, mais très atténuées, bien moins marquées que les saillies de la voûte crânienne. Les extrémités antérieure et

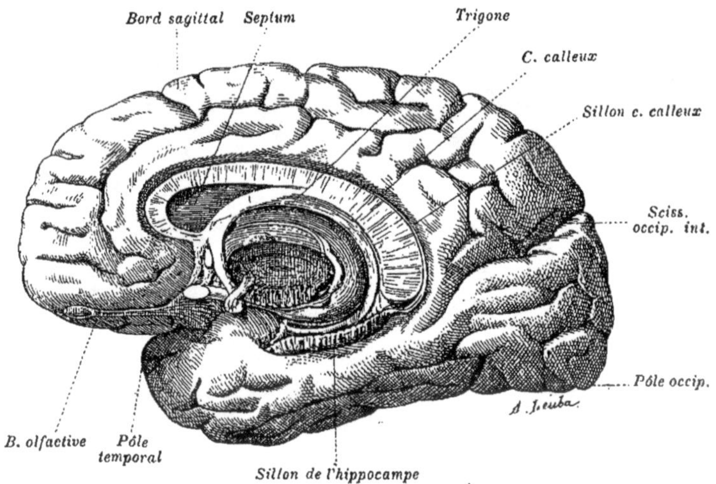

Fig. 217. — Face interne du cerveau.

postérieure sont arrondies ; la postérieure dépasse le cervelet d'environ 25mm, sauf dans quelques races chez lesquelles le recouvrement est incomplet. Elle est profondément entaillée par la *scissure de Sylvius,* qui naît de la base où elle correspond aux petites ailes du sphénoïde, et monte obliquement en haut et en arrière sur la face convexe qu'elle ne parcourt qu'à moitié et qu'elle divise en deux régions, l'une antérieure ou fronto-pariétale, l'autre postérieure ou temporo-occipitale. En écartant les lèvres accolées de cette scissure, on reconnaît dans sa profondeur une vaste excavation dont la surface est plissée comme le reste de l'hémisphère et qu'occupe un lobe indépendant, *l'insula de Reil.* En se reportant au développement embryologique du cerveau antérieur, on se rappellera que l'insula est ce lobe central, ou cette portion centrale du manteau, qui, accolée à la face externe du corps strié, répond à ce ganglion et à son union avec la couche optique, par conséquent à la jonction du cerveau antérieur et du cerveau intermédiaire. En raison peut-être de ces connexions, elle ne prend qu'une faible expansion, alors qu'autour d'elle le reste du manteau s'étend et se soulève dans le cours de son développement intensif ; peu à peu, l'insula débordé s'enfouit dans une dépression qui est d'abord la fosse de Sylvius, et dès le neuvième mois la scissure de Sylvius, alors que les deux parois, en se rejoignant, ont déterminé l'occultation complète du lobule insulaire.

La réunion à angle aigu de la face externe avec la face interne forme le *bord supérieur* ou *bord sagittal* de l'hémisphère, qui s'étend en ligne courbe antéro-postérieure d'une extrémité à l'autre. Il est longé par le sinus l. supérieur vers lequel convergent des veines nombreuses ; c'est un des sièges d'élection des

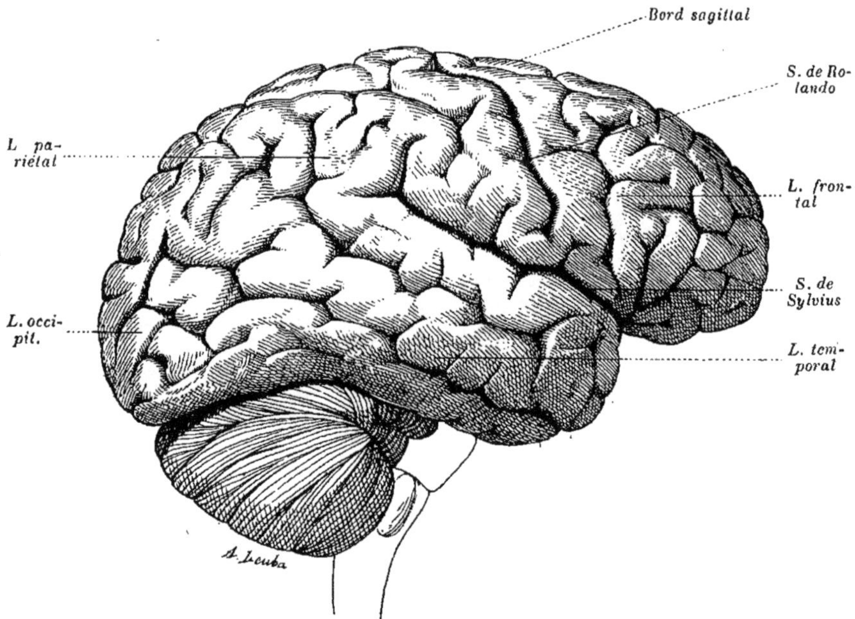

Fig. 218. — Face extérieure du cerveau. D'après Hirschfeld.

granulations de Pacchioni. La longueur moyenne du bord sagittal, mesuré dans son contour du pôle frontal au pôle occipital est de 27cm. 6 chez l'homme, de 25.5 chez la femme, et si on le prolonge en retournant sur la face inférieure jusqu'au trigone olfactif, de 33, 6 et 31, 5 (*Eberstaller*).

La *face inférieure* fait partie de la base du cerveau avec laquelle nous allons la décrire.

2° **BASE DU CERVEAU**. — L'encéphale reposant sur sa convexité et les pédoncules cérébraux ayant été sectionnés à leur entrée dans le cerveau, on a sous les yeux une vaste surface, horizontale et plane dans son ensemble, la *base* du cerveau en anatomie descriptive, composée de parties embryologiques diverses : face inférieure du manteau, base du cerveau antérieur et base du cerveau intermédiaire. — On y distingue deux régions latérales symétriques et une région médiane.

Régions latérales. — Chacune des régions latérales droite et gauche est la *face inférieure* de l'hémisphère et présente, comme les autres faces, des circonvolutions. Elle est séparée en deux parties, antérieure et postérieure, par le prolongement de la scissure de Sylvius qui arrive jusqu'à la région médiane en décrivant une courbe à concavité postérieure.

La partie antérieure, plane, comprenant le tiers seulement de la base de l'hémisphère, est la face inférieure du lobe frontal ou *lobule orbitaire ;* elle repose sur la voûte de l'orbite sur laquelle elle creuse des empreintes bien nettes. Sa forme est triangulaire, à sommet mousse dirigé en avant ; elle est limitée en dedans par un bord droit, qui touche le bord opposé, en dehors par un bord

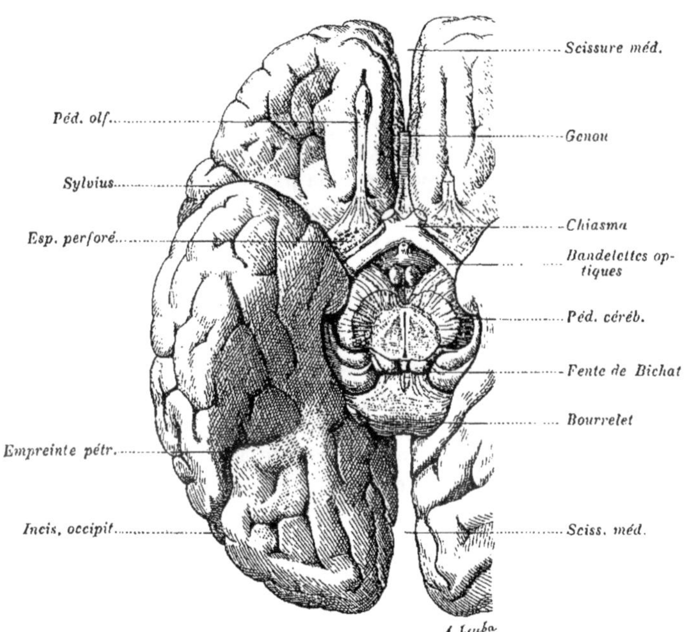

Fig. 219. — Base du cerveau d'après Hirschfeld.

convexe, en arrière par une base concave, la scissure de Sylvius. Près du bord interne et parallèlement à lui, on remarque le pédoncule olfactif ; il émerge en arrière d'une saillie triangulaire, le trigone olfactif, et se termine en avant par un renflement ovoïde, le bulbe olfactif ; celui-ci repose sur la gouttière ethmoïdale et donne naissance aux filets du nerf olfactif. Chez certains sujets, la partie qui sépare le bord interne d'avec le pédoncule olfactif, le gyrus rectus, est recouverte d'une bandelette blanche gaufrée, mal limitée en dehors, qui n'acquiert d'ailleurs son plein développement que chez les animaux osmatiques ; c'est la *substance réticulée* du tractus olfactif (*Brissaud*).

La partie postérieure, rétro-sylvienne, est une surface réniforme, excavée pour loger le cervelet ; elle comprend la face inférieure de deux lobes, le lobe temporal et le lobe occipital. Elle occupe, dans la cavité crânienne, deux surfaces différentes : en avant, la fosse sphénoïdale étendue de la petite aile du sphénoïde au bord supérieur du rocher ; en arrière, la face supérieure de la tente du cervelet qui la sépare de cet organe. Une légère dépression, *l'empreinte pétreuse*, marque sur l'hémisphère le point de contact de l'arête du rocher et la séparation des deux parties temporale et occipitale. La fente qui sépare cette face du cervelet et dans laquelle s'insinue la tente de la dure-mère est la *fente cérébrale transversale antérieure*, la fente transversale postérieure étant celle qui sépare le cervelet du bulbe.

La face inférieure de l'hémisphère en se rencontrant en dehors avec la face externe, en dedans avec la face interne, détermine un bord inférieur et externe, un bord inférieur et interne. Le *bord inférieur externe* est mousse, arrondi sur le lobe frontal et le lobe temporal, net et tranché sur le lobe occipital. Le bord *inférieur interne* présente une disposition inverse.

Région médiane. — Elle repose sur la partie centrale de la base du crâne, c'est-à-dire d'arrière en avant sur la lame quadrilatère, la selle turcique, la gouttière optique et les petites ailes du sphénoïde, toutes parties appartenant au même os. On y remarque une excavation en forme de fer à cheval ouvert en avant, et aux deux extrémités de la ligne médiane, l'origine et la terminaison de la scissure interhémisphérique.

Extrémité antérieure de la scissure interhémisphérique. — Elle se compose de deux parties : une antérieure, libre, longue de 3 cm., dans laquelle sont reçues l'apophyse crista-galli et la faux du cerveau ; une postérieure en partie comblée par le *corps calleux*. Cette dernière partie de la scissure est cachée superficiellement par l'arachnoïde qui passe comme un pont d'un bord à l'autre et constitue le plancher de *l'espace* ou *confluent sous-arachnoïdien antérieur* (Voy. Fig. 220). Si on déchire ce feuillet dense et qu'on écarte les lèvres de la fente, on aperçoit au fond la portion réfléchie du corps calleux avec son *genou* ou extrémité antérieure et son *bec*, qui se prolonge en pointe jusque vers le chiasma. Les fibres transversales du genou et du bec sont croisées par deux faisceaux blancs longitudinaux à direction antéro-postérieure, qui, au niveau du genou, se continuent en partie avec le nerf de Lancisi et au niveau du bec se séparent à angle obtus pour traverser l'espace perforé antérieur ; on donne à ces faisceaux le nom de *pédoncules du corps calleux* ou *bandelettes diagonales*. Ils sont accompagnés par les artères cérébrales antérieures.

Excavation centrale. — L'excavation centrale, que borde en arc de chaque côté la dernière circonvolution temporale, est recouverte par un épais feuillet de l'arachnoïde qui passe d'une circonvolution à l'autre et du chiasma à la protubérance ; ce feuillet ferme en dessous le grand confluent inférieur ou *confluent central*, un des principaux réservoirs du liquide céphalo-rachidien. De la surface de la toile arachnoïdienne on voit émerger les nerfs optiques, les artères carotides, la tige pituitaire, les nerfs moteurs oculaires communs. L'arachnoïde étant enlevée, on observe un creux profond ; sur un cerveau reposant dans sa calotte crânienne, c'est une pyramide étroite, à base superficielle correspondant à l'opercule arachnoïdien, et dans laquelle la plupart des organes sont indistincts ; si, au contraire, le cerveau repose par sa convexité sur un plan horizontal, sa base ramassée et infléchie se distend, le creux s'étale et laisse voir la structure de ses parois. Toute sa périphérie est occupée par l'hexagone artériel de Willis et par la partie initiale de ses branches efférentes ; c'est dire qu'on y trouve en avant les artères cérébrales antérieures et les sylviennes, sur les côtés les communicantes postérieures et les choroïdiennes, en arrière les cérébrales postérieures. Ces vaisseaux ayant été reconnus et excisés, l'excavation se trouve divisée en plusieurs parties par le chiasma optique et les pédoncules cérébraux.

Le **chiasma optique** est une masse blanche en carré long, comparée pour sa forme à la lettre Chi des Grecs ; il est couché horizontalement sur la tige de l'hypophyse et sur la partie antérieure de la tente pituitaire. Des deux angles antérieurs partent les nerfs optiques, qui reposent d'abord sur les gouttières optiques latérales, puis pénètrent par les trous de même nom dans la cavité orbitaire. Les deux angles postérieurs donnent naissance à deux faisceaux de fibres blanches, **bandelettes optiques**, qui contournent en arc l'excavation, puis la face externe des pédoncules cérébraux et vont, de plus en plus aplatis, se terminer derrière la couche optique, dans les corps genouillés.

En avant du chiasma, et sur la ligne médiane, se voit la **lamelle grise optique** ou racine grise des nerfs optiques, de forme triangulaire, attachée par sa base au chiasma, par son sommet au bec du corps calleux. Elle est très mince et très molle ; la moindre traction la déchire et produit un trou qui conduit au ventricule moyen. C'est qu'en effet la lamelle optique appartient au cerveau intermédiaire, le cerveau des couches optiques, dont elle est la partie la plus antérieure, celle qu'on désigne en embryologie du nom de *lame terminale*. En dehors d'elle, s'étend de chaque côté l'**espace perforé antérieur**, portion basale du cerveau antérieur, soudée latéralement au cerveau intermédiaire. Cet espace est quadrilatère, à grand axe parallèle à la bandelette optique qui le borde en arrière ; le chiasma, le bord postérieur du lobule orbitaire et le pôle du lobe temporal forment les autres côtés. Une légère saillie, *pli falciforme*, le sépare en dehors de la scissure de Sylvius avec laquelle il se continue (Voy. Fig. 220). Sa surface est lisse, de couleur grise, quelquefois partiellement ou même entièrement blanche. Son nom de *perforé* lui vient des nombreux trous dont il est criblé et qui servent de passage aux artères et veines du corps strié. Quelquefois l'espace perforé est parcouru obliquement de son angle antéro-interne au pôle temporal par un tractus blanc ou *bandelette diagonale* qui n'est que le prolongement du pédoncule du corps calleux. Sur son bord antérieur se voit le trigone olfactif dont les trois racines externe, moyenne et interne, se portent sur la substance perforée qu'elles traversent. Par sa face supérieure invisible, il se continue avec l'extrémité antérieure du corps strié. Toutes ces connexions nous sont expliquées par l'embryologie ; c'est en effet la base du cerveau antérieur (espace perforé) qui donne naissance au lobule olfactif et aux corps striés.

L'espace perforé antérieur (substance ou lame perforée, quadrilatère perforé) est une petite région d'une grande importance, qui ne se voit bien qu'en écartant les parties voisines, chiasma et circonvolutions, qui la cachent et en enlevant l'artère sylvienne, qui rampe à sa surface et s'y attache par de nombreux rameaux. Sur le cerveau en place, elle est complètement couverte par l'extrémité ou pôle du lobe temporal qui se projette au-dessous d'elle. On aperçoit alors une sorte de bas-fond dont la forme est celle d'un quadrilatère allongé, les deux grands côtés étant l'un antérieur, l'autre postérieur. Le côté antérieur, taillé en biseau, est la portion orbitaire de la troisième circonvolution frontale, qui s'unit en dedans à la première pour former le pôle frontal et se dirige transversalement en dehors vers la scissure de Sylvius. Sur la partie interne de cette circonvolution, on remarque une saillie, la *tubérosité olfactive*, d'où partent deux *racines olfactives* blanches, l'une interne l'autre externe, qui côtoient les parties correspondantes du bord antérieur de l'espace; quelquefois une racine moyenne s'enfonce directement en arrière dans l'espace perforé. Le côté postérieur est la bandelette optique qui du chiasma se porte obliquement en dehors et en arrière; elle adhère à la substance qu'elle recouvre. Le côté interne est formé en avant par une arête mousse, qui marque le point de jonction de la face interne et de la face inférieure orbitaire de l'hémisphère, en arrière par la lamelle optique. Sur le côté externe curviligne à concavité interne nous trouvons une crête saillante, le *pli falciforme*, et derrière elle, le bord interne du sommet du lobe temporal, fortement échancré par l'*incisure limbique*. Cette crête sépare l'espace perforé de la scissure de Sylvius, et confine au pôle du lobe de

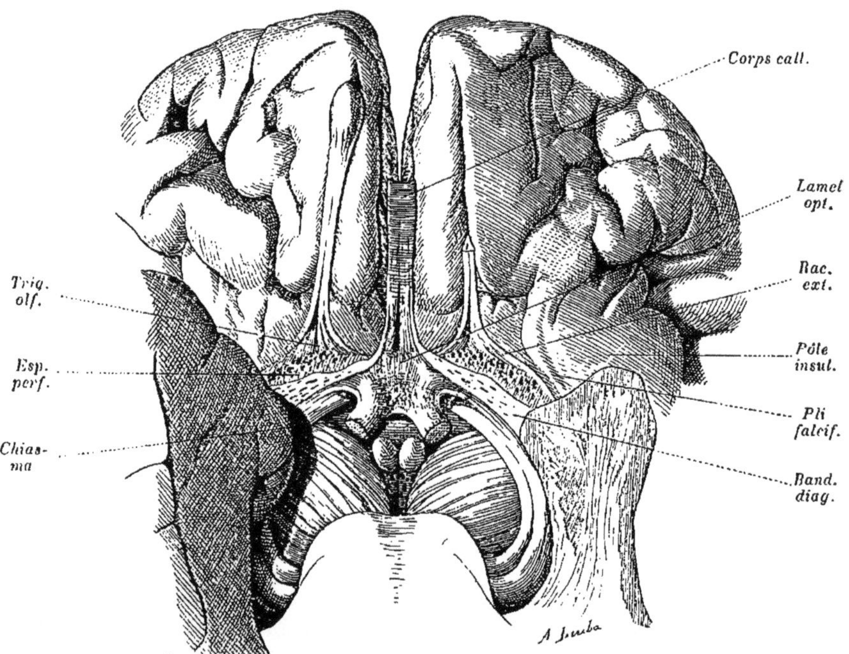

Fig. 220. — Espace perforé antérieur. — En partie d'après Foville.

l'insula; la scissure de Sylvius débouche donc dans l'espace perforé en franchissant cette sorte de détroit, le pli falciforme, qui manque d'ailleurs chez la plupart des animaux; c'est pourquoi cet espace porte aussi le nom de *vallée de Sylvius*.

Il y a quatre angles : deux antérieurs qui sont externe et interne; deux postérieurs, qui se distinguent de la même façon.

Nous voyons donc que cette région est étroitement contournée et en partie pénétrée par les deux seuls nerfs qui naissent du cerveau même, le nerf olfactif et le nerf optique. Nous voyons aussi que les pôles des trois lobes frontal, temporal et de l'insula répondent à trois de ses angles.

La surface de l'espace perforé est lisse, d'une couleur grisâtre de ton très variable. Tantôt elle est complètement grise, tantôt entièrement blanche, ou le plus souvent d'un gris plus foncé dans sa partie antérieure, presque blanc au contraire en dehors; d'autres fois enfin, la substance grise se rassemble en deux bandes, appelées par quelques auteurs *circonvolutions olfactives externe et interne*, qui se dirigent l'une en dehors vers le pôle temporal, l'autre en dedans vers le bec du corps calleux, et sont toutes deux longées par les racines du pédoncule olfactif.

Il nous reste encore à signaler deux particularités importantes, ce sont les vaisseaux et la bandelette diagonale.

« La surface est crevée d'un grand nombre de *trous vasculaires* distribués avec une « assez grande régularité. Alignés sur des lignes parallèles à la direction du bord antérieur « du quadrilatère, ils forment plusieurs rangs régulièrement espacés. Dans chacun de ces « rangs, le diamètre des trous augmente de dedans en dehors. Ceux qui occupent la diago- « nale blanche figurent des ovales, dont le grand diamètre est transversal comme cette « couche elle-même. Ceux qui occupent l'espace gris, antérieur à cette même diagonale, « représentent des ovales allongés à grand diamètre antéro-postérieur *(Foville)*. » Par ces orifices passent quelques veines et surtout des artères centrales, qui vont de l'artère sylvienne au corps strié.

La *bandelette diagonale* a été signalée par Vicq d'Azyr sous le nom de pédoncule antérieur du corps calleux, par Foville sous le nom de *bandelette diagonale*, diagonale blanche, et sous ce même nom redécrite avec plus de soin par Broca qui en a indiqué les connexions olfactives. C'est la partie horizontale ou basale du pédoncule du corps calleux. En effet, ce ruban de substance blanche, sortant de l'angle antérieur et interne, traverse l'espace et aboutit au côté externe sans suivre un trajet rigoureusement diagonal; ce trajet est d'ailleurs un peu variable, ordinairement il est parallèle à la bandelette optique et à la racine olfactive externe ; quelquefois le ruban est reporté tout à fait en arrière. Au delà de son émergence à l'angle interne, la bandelette se réfléchit au-devant du bec du corps calleux et se continue avec les nerfs de Lancisi. Si les classiques l'ont à peine indiquée, c'est que dans la majorité des cas elle n'est pas apparente. Elle varie comme par exemple les stries acoustiques : tantôt complètement superficielle et visible, ou superficielle par places, ramassée en ruban compact ou bien éparpillée sur le quadrilatère, elle est, le plus souvent, enfouie sous une couche de substance grise, qu'il faut gratter ou enlever par un courant d'eau, pour qu'on reconnaisse le faisceau médullaire. Mais, superficielle ou profonde, elle existe toujours *(Zuckerkandl, Trolard, Brissaud)*; d'ailleurs, même à travers la substance grise, on soupçonne sa présence par la direction transversale caractéristique des orifices vasculaires sur son trajet.

La bandelette diagonale divise l'espace perforé en deux parties : une antérieure d'un gris plus foncé, bien que moins foncé encore que la lamelle optique, et qu'on appelle la *substance grise de Sœmmering*, élargie surtout en dehors et pénétrée par les filets de la racine olfactive moyenne ; une postérieure ou partie innominée.

L'espace perforé est la véritable base de la vésicule hémisphérique ; c'est son hile vasculaire, c'est aussi le point d'attache du corps strié, formation basale qui n'est en quelque sorte que la couche supérieure de la substance grise perforée énormément agrandie et projetée dans les cavités ventriculaires.

En arrière du chiasma est une surface losangique, circonscrite par les bandelettes optiques et la face interne des pédoncules cérébraux. Elle appartient : pour sa partie antérieure, à la base du cerveau intermédiaire et nous l'avons décrite avec le plancher du ventricule moyen ; pour sa partie postérieure à la base du cerveau moyen. On y trouve le tuber cinereum, avec l'infundibulum ou tige pituitaire, que termine la glande pituitaire, les tubercules mamillaires, et l'espace perforé postérieur ou interpédonculaire (Voyez page 306).

Les *pédoncules cérébraux*, qui plongent dans la base du cerveau au-dessous des couches optiques, nous sont connus. Sur leur face interne, se voit l'émergence du nerf moteur oc. commun. Leur face externe est croisée et contournée par la bandelette optique, le nerf pathétique et l'artère cérébrale postérieure.

En arrière des pédoncules, l'excavation est limitée par le *bourrelet* du corps calleux, extrémité postérieure large et renflée qui termine cette commissure en arrière comme le genou en avant. Il étend ses fibres blanches transversalement d'un hémisphère à l'autre. Au-dessous de lui sont les tubercules quadrijumeaux antérieurs avec la glande pinéale ; entre les tubercules et le bourrelet, la partie moyenne de la fente de Bichat.

Fente de Bichat. — L'excavation que nous venons de décrire est contournée, dans la portion qui est en arrière du chiasma, par la *fente de Bichat* ou *grande* *fente cérébrale, fente transversale du cerveau*. La fente de Bichat impaire, médiane, symétrique, a la forme d'un fer à cheval dont la concavité regarde en bas et en avant. On lui reconnaît deux parties latérales et une partie médiane ou moyenne. Chaque *partie latérale* s'étend d'avant en arrière, le long du bord inféro-interne de l'hémisphère, depuis l'espace perforé antérieur, où elle semble se continuer avec la scissure de Sylvius, jusqu'au bord externe du bourrelet calleux ; elle a pour lèvre supérieure la bandelette optique et le pédoncule cérébral, pour lèvre inférieure le bord libre arqué de la cinquième circonvolution temporale ou circonvolution de l'hippocampe. La *partie moyenne* ou médiane, partie transversale de la fente, est placée horizontalement entre le bourrelet du corps calleux, qui lui sert de lèvre supérieure, et les tubercules quadrijumeaux qui sont sa lèvre inférieure ; elle se continue de chaque côté avec la partie latérale. Pour la voir sur un encéphale entier dont on a la base sous les yeux, il faut soulever le cervelet et le porter en avant ; on aperçoit alors au fond de l'espace qui sépare le cervelet du cerveau (fente céréb. antérieure) et sous le bourrelet un vide devenu béant, par lequel s'engagent dans le troisième ventricule un repli de pie-mère et la glande pinéale ; c'est la partie moyenne de la fente de Bichat.

La fente de Bichat n'est au fond que le sillon qui sépare les couches optiques de l'hémisphère, le cerveau intermédiaire du cerveau antérieur. Ce n'est pas une fente réelle, il n'y a pas de perforation de la paroi. A son niveau, la voûte primitive du cerveau hémisphérique a été refoulée dans les ventricules par une invagination de la pie-mère épanouie en plexus choroïde ; elle persiste à l'état rudimentaire d'un feuillet épithélial, qui se continue sur les deux lèvres avec la membrane épendymaire. La fente est donc fermée par la pie-mère et son revêtement épithélial.

Extrémité postérieure de la scissure interhémisphérique. — Cette partie de la scissure qui s'étend sur une longueur de 6 cm. à partir du bourrelet du corps calleux est libre dans toute son étendue ; elle est remplie par la base de la faux du cerveau.

On a signalé dans le champ de l'excavation des formations médullaires inconstantes que nous mentionnerons brièvement.

1° *Bandelette mamillaire*. Trolard a observé trois fois et des deux côtés un tractus blanc qui, partant de l'espace perforé antérieur et plus particulièrement de la bandelette diagonale, passait au-dessus de la bandelette optique, et traversait le tuber cinereum pour s'attacher au tubercule mamillaire ; de là il se dirigeait en arrière, entre l'espace perforé postérieur et la face interne du pédoncule cérébral et se perdait dans la face supérieure de la protubérance. Trolard tend à croire que ce tractus, qu'il a appelé la *bandelette mamillaire*, est constant, quoique souvent masqué dans la substance grise du plancher, et qu'il représente une communication entre le champ olfactif et le bulbe, ou si l'on veut la racine rachidienne des nerfs olfactifs. Il est difficile de dire s'il faut ou non l'identifier avec la strie médullaire que nous allons décrire et qui n'était pas connue de cet anatomiste. (*Trolard*. Appareil nerveux de l'olfaction. 1890).

2° *Strie blanche du tuber cinereum*. Gudden la connaissait déjà. Lenhossek l'a constatée deux fois typique sur trente cerveaux humains, toujours unilatérale et à gauche. Elle existe aussi chez le chien. Cette bandelette, d'un blanc net, large d'un millim , se détache en pinceau de la partie postérieure du tubercule mamillaire autour duquel elle s'enroule, traverse le tuber cinereum à 4 ou 5 mm. du pédoncule cérébral, passe sur la bandelette optique, en dessous si on regarde un cerveau par sa base, et s'enfonce dans l'espace perforé antérieur. Les coupes montrent qu'elle s'y recourbe en décrivant un arc à convexité antérieure et qu'elle finit en pinceau au niveau du pilier antérieur de la voûte. L'auteur pense que la strie blanche est un faisceau détaché du pilier antérieur du trigone cérébral ; il naît comme lui du tubercule mamillaire, suit un trajet parallèle bien qu'écarté, et le rejoint au-dessus du tuber. (*Lenhossek*. Beobachtungen am Gehirn des Menschen. *Anat. Anzeiger*. 1887).

SURFACE DU CERVEAU

Pour évaluer l'étendue de la surface corticale, on a eu recours à des procédés ingénieux, qui ont deux graves défauts : ils sont très longs, ce qui a limité à quelques unités le nombre des cerveaux étudiés, et ils ne donnent que des résultats approximatifs.

Baillarger le premier (1853) imagina de déplisser l'écorce cérébrale. Il enlevait minutieusement par la dissection toute la substance blanche, puis déplissait et étalait la substance grise réduite à l'état de membrane, et en tirait un moule en plâtre qui servait au calcul de la superficie. Il croyait pouvoir garantir l'exactitude de son procédé à 1/15 près. Les Wagner (1860 et 1864) couvraient l'hémisphère et ses sillons de morceaux de papier végétal ou de feuilles minces de métal, découpés en carrés. Calori (1875) a fait une véritable triangulation par des procédés géométriques. Danilewsky (1880) a déduit la superficie du poids absolu et du poids spécifique ; de même de Regibus.

Leurs résultats sont consignés dans le tableau suivant :

Surface totale de l'écorce cérébrale évaluée en centimètres carrés.

BAILLARGER.	Moyenne de 5 cerveaux	1700
WAGNER	Fuchs (clinicien)	2210
	Gauss (mathémat.)	2196
	Journalier ordinaire	1877
	F. de 29 ans (d'intellig. inconnue)	2041
CALORI	Moyenne de 41 cerveaux :	
	Hommes brachycéphales	2437
	Femmes brachycéphales	2117
	H. dolichocéphales	2302
	F. dolichocéphales	1982
DANILEWSKY	2 cerveaux	1588
		1692
DE REGIBUS.	3 cerveaux	2789
		2451
		2174

Il est facile de voir que les résultats de Danilewsky concordent avec ceux de Baillarger, les chiffres de Calori et de De Regibus avec les chiffres de Wagner. On peut se représenter la surface corticale comme un carré dont les côtés auraient près de 50 c.

J'ajoute les renseignements suivants : 1° Baillarger a trouvé pour le lapin 24 c.q., le chat 52, le chien 104, le mouton 160, le porc 220. Wagner a obtenu 896 sur un microcéphale idiot dont le cerveau ne pesait que 300 gr. ; 534 sur un jeune orang, 19 sur un lapin ; 2° Les chiffres précédents s'appliquent à la surface *totale* de l'hémisphère. Cette surface peut être décomposée chez l'homme en deux parties, une libre, visible extérieurement sans préparation, une cachée formant les parois des sillons. La surface cachée représente les deux tiers de la surface totale ; la surface libre était de 628 à 726 c.q. dans les quatre cerveaux étudiés par Wagner. 3° D'une série de 11 cerveaux comprenant 8 hommes et 3 femmes, Wagner a conclu que le développement de la surface est d'autant plus grand que le cerveau est plus pesant, mais que dans le sexe féminin l'infériorité de poids est compensée par un plus grand développement de la surface cérébrale. Il remarque lui-même que ses chiffres sont bien restreints pour en tirer une conclusion ferme.

Tandis que Desmoulins, dans son mémoire adressé à l'Institut en 1822, soutenait, sans aucun chiffre à l'appui d'ailleurs, que le nombre et la perfection des qualités intellectuelles, dans la série des espèces et dans les individus de la même espèce, sont en proportion de l'étendue des surfaces cérébrales, Baillarger est arrivé à un résultat opposé. Plus le cerveau est volumineux, plus sa surface est petite relativement, par la conséquence de la loi géométrique qui règle le rapport des volumes avec les surfaces. Tous les animaux ont une surface cérébrale plus grande que celle de l'homme, le poids du cerveau étant rapporté à 100 ; celle du lapin est deux fois et demie plus grande. Mais il faut prendre garde que c'est là un problème très complexe. Plusieurs remarques se présentent d'elles-mêmes : 1° c'est au volume du corps tout entier, représentant la masse totale des surfaces sensitives et motrices, qu'il faut rapporter la surface cérébrale ; 2° l'écorce cérébrale n'est pas une surface, c'est un solide puisqu'elle a une épaisseur donnée, et cette épaisseur doit entrer en ligne de compte, autrement on raisonne sur une abstraction. Il importerait même de déterminer comparativement la densité des cellules nerveuses dans cette écorce, c'est-à-dire leur nombre relatif dans une même étendue. 3° Dans la série animale, l'accroissement cérébral n'est pas le simple agrandissement d'un cerveau plus petit. Les proportions entre les masses grises et blanches, couches optiques, corps striés, corps calleux, changent des mammifères inférieurs aux supérieurs, et avec elles la signification physiologique de ces ganglions et de l'écorce cérébrale.

Ecorce cérébrale. — La substance grise corticale a été trouvée égale en poids à 560 gr., 631 et 718 sur 3 cerveaux (*De Regibus*).

Danilewsky, dans deux cas, a obtenu un				
	poids spécifique,	1029	—	1032
	poids total,	409 gr.	—	437
	volume,	397 c. cubes		423
	surface,	1588 c. q.	—	1692 c. q.

De Regibus, de son côté, a trouvé :

Sur 3 cerveaux.	Poids en grammes	718	631	560
	Volume en cent. cubes	697	612	543
	Surfaces en cent. carrés	2789	2451	2174

Poids	329	un hémisphère gauche.
Volume	320	
Surface en c. carrés	1280	

Substance grise et substance blanche. — D'après Danilewsky (1880), qui a employé la méthode physique basée sur la densité, la substance grise a un poids spécifique de 1,029 à 1,038. Elle représente en poids les 37 à 39 pour 100 du poids total du cerveau ; la substance blanche, avec une densité de 1039 à 1043, prend pour elle les 61 à 62 pour 100 du poids. Sur ce chiffre de 39, 33 reviennent à l'écorce cérébrale et 6 aux corps opto-striés. Ces chiffres expriment la moyenne de 15 cerveaux. Chez le chien, la substance grise forme les 50 à 56 pour 100 du poids total, la blanche 50 à 43.

Huschke a indiqué comme poids centésimal des ganglions opto-striés, c'est-à-dire rapportés au cerveau égal à 100, pour l'homme 5, le singe 8, le chien 11, le chat, le cheval et le bœuf 13, le mouton 14.

Par des méthodes chimiques, basées sur la quantité d'eau que renferment les deux substances, Bourgoin et Desprez (1866 et 1867) ont obtenu comme poids de la substance grise 57,7 pour 100, et de la substance blanche, 42,3 ; Forster (1882) sur 6 cerveaux de 54 à 64 p. 100 (subst. grise), de 35 à 46 (subst. blanche).

Les méthodes chimiques donnent de grandes variations et la quantité de substance grise est d'un chiffre plus élevé. Par ces mêmes méthodes, De Regibus a trouvé sur 4 cerveaux : substance grise, 56, 59, 59 et 60 pour un poids total de 100 : substance blanche 40, 41, 41, 44.

Dimensions du cerveau. — La longueur moyenne du cerveau, mesurée au compas de la pointe du lobe frontal à celle du lobe occipital, est de 16 cent. ; sa plus grande largeur de 13, sa hauteur de 12.

Voici quelques séries indiquant les variations habituelles :

		CHIFFRES EN MILLIMÈTRES				
		Longueur.		Largeur.		Hauteur.
Krause (allemands).		162 — 176		135		122
Buchstab (Saint-Pétersbourg).	Moyenne de 116 H.	172		141		
	Moyenne de 112 F.	167		135		
Passet (allemands).	Moyenne de 20 H.	163	147 / 170	135		124 / 147
	Moyenne de 17 F.	153	142 / 165	126		118 / 132
Huschke (allemands).	Moyenne de 35 H.	160 à 170	148 / 203	140		125
	Moyenne de 19 F.	150 à 160	142 / 189	140		

Calori (italiens).	Brachycéphales.	161	— 146
	Dolichocéphales.	174	— 132
Topinard (français).	Moyenne de 54 F. . . .	160	155 / 165
Ambialet (toulousains déformés).	Moyenne de 6 H.	165	
	Moyenne de 8 F.	155	

Indice cérébral. — Le rapport de la plus grande largeur à la plus grande longueur donne l'indice cérébral. Cet indice est inférieur en moyenne de 2 unités (de 1 à 4) à l'indice crânien, car le cerveau est plus court et plus arrondi que le crâne extérieur, à cause de la saillie intérieure des sinus frontaux et de la protubérance occipit. interne. Il a été fixé à 79 en moyenne par Krause, à 82 chez l'homme et 81 chez la femme par Passet, à 87 chez les brachycéphales et 76 chez les dolichocéphales par Calori. — Lussana a trouvé 80 chez le singe, 85 chez le cheval et le porc, 90 chez le chien, 100 chez le chat, 130 chez les oiseaux et les poissons.

CIRCONVOLUTIONS CÉRÉBRALES

Terminologie. — Pour désigner chacun des traits anatomiques de la surface cérébrale, il s'est créé un langage qui, en englobant pêle-mêle tous les termes dont se servait chaque observateur pour son compte personnel, est, par là même, rempli de significations ambiguës ou même contradictoires. Broca a essayé de le réformer ; dans sa *Nomenclature cérébrale,* 1878, il a posé les règles claires, précises de la terminologie des circonvolutions, et indiqué un système simple et uniforme, pour classer et dénommer les saillies et anfractuosités des hémisphères. Les anthropologistes français se sont tous conformés à cette terminologie dont B. donnait à la fois le précepte et l'exemple ; il est regrettable que les médecins n'en aient tenu aucun compte et continuent à parler un langage différent de celui des anatomistes. Il est bien plus regrettable encore que les étrangers soient, eux aussi, embarrassés d'une nomenclature confuse, à tel point que telle circonvolution ou telle scissure, au lieu d'avoir un seul nom pour la désigner, comme il arrive pour une artère ou pour un nerf, n'en a pas moins de cinq ou six ; d'autre part, le même mot peut avoir plusieurs sens. Il faut espérer, avec Brissaud, qu'un congrès international tranchera un jour ces questions et apportera l'ordre et la clarté dans ce chapitre de l'anatomie.

Nous nous conformerons, à quelques détails près, à la terminologie fixée par Broca. — Voici d'abord les définitions essentielles.

Un *lobe* est une partie de l'hémisphère limitée par des scissures.

Une *scissure* est une fente fondamentale, que l'on reconnaît telle à sa précocité embryologique, à sa constance, à sa profondeur, à sa répartition chez les animaux.

Une *circonvolution* est une saillie allongée qui présente une forme sensiblement fixe et déterminée.

Un *sillon* est une fente allongée, de valeur secondaire, qui sépare deux circonvolutions d'un même lobe.

Une *incisure* est une dépression, ordinairement en fossette ou en étoile, en tous cas à court trajet, qui subdivise une même circonvolution en branches ou plis. Ainsi, l'incisure sépare les parties d'une même circonvolution ; le sillon, deux circonvolutions d'un même lobe ; la scissure, deux ou plusieurs circonvolutions de lobes différents. Cependant l'usage fait encore appeler sillons certaines incisures remarquables par leur fixité et leur universalité.

Le mot *pli*, autrefois synonyme de circonvolution, n'indique plus maintenant qu'une partie de circonvolution, de préférence étroite et courte; tels sont le pli sourcilier, le pli courbe, les plis marginaux, qui se détachent comme des contreforts à la base des grandes circonvolutions, les plis transverses du lobe temporal. — On appelle *pli de passage* celui qui réunit deux lobes à travers une scissure; il y en a dans toutes les scissures à leurs extrémités et souvent sur leur trajet. — On nomme *pli d'anastomose* celui qui, dans un même lobe, réunit deux circonvolutions entre elles.

Un *pôle* est le point commun d'où partent, en rayonnant, un certain nombre de circonvolutions. Il y a un pôle temporal, un pôle occipital, un pôle de l'insula, bien nets ; — il n'y en a pas pour le lobe pariétal ; — celui du lobe frontal est indécis.

Le terme *lobule* est un des plus mal définis. Il désignait d'abord un ensemble restreint de circonvolutions ; c'est ainsi qu'on disait le lobule de l'insula, ou encore le lobule orbitaire, c'est-à-dire la face orbitaire des trois circonvolutions frontales. Ces dénominations disparaissent. Aujourd'hui, lobule signifie amas de plis circonscrit. Tantôt le lobule est une partie d'une seule circonvolution, ainsi le lobule quadrilatère de P^1; — le lobule du pli courbe de P^2, le lobule de l'hippocampe de T^5 ; — tantôt les plis qui le constituent appartiennent à deux circonvolutions, comme le lobule paracentral, formé aux dépens des deux circonvolutions rolandiques. On a même appelé lobule lingual toute la cinquième circonvolution occipitale, et lobule fusiforme la quatrième occipitale et la quatrième temporale réunies.

Dans une circonvolution, on appelle *pied* la partie supposée initiale, le point d'où on la fait partir, ce qui au fond est conventionnel ; et *tête*, son autre extrémité. Une *racine* est un pli d'insertion, ordinairement court et étroit, par lequel le pied s'attache à une circonvolution voisine ; elle ne représente donc qu'une partie du pied. Chaque circonvolution est désignée par une lettre majuscule, celle du nom de son lobe, avec un exposant qui indique l'ordre numérique, que l'on compte toujours de haut en bas et sans reprendre ou changer s'il y a une seconde face en retour sur le lobe. Ainsi F^3 signifie troisième circonvolution frontale, au-dessous de F^1 et de F^2. Les sillons sont désignés de la même manière, seulement avec une lettre minuscule : t^2, deuxième sillon temporal.

Il y a quatre grands lobes et deux petits ; les grands sont les lobes frontal, pariétal, temporal et occipital ; les petits, le lobe du corps calleux et le lobe de l'insula.

Le lobe frontal a quatre circonvolutions : F^1, F^2, F^3 et Fa.
Le lobe pariétal en a trois : P^1, P^2 et Pa.
Le lobe temporal, cinq : T^1, T^2, T^3, T^4 et T^5.
Le lobe occipital, six : O^1, O^2, O^3, O^4, O^5, O^6.
Le lobe du corps calleux, une seule : C.
Le lobe de l'insula cinq, : I^1, I^2, I^3, I^4, I^5.

Le schéma ci-joint peut servir de moyen mnémotechnique pour se rappeler le nombre et la direction des circonvolutions des grands lobes.

On remarque les trois pôles : frontal, temporal, occipital ; les trois circonvolutions pariétales, quatre frontales, cinq temporales, six occipitales : 3, 4, 5, 6; et enfin la direction des lignes, deux verticales ou transversales, et les autres longitudinales.

L'usage, plus fort que toute grammaire, a modifié sur certains points la nomenclature de Broca et la modifiera encore. Broca lui-même avait remplacé les noms de quatrième frontale F^4 et de troisième pariétale P^3, par ceux plus compréhensifs de frontale ascendante *Fa* et de pariétale ascendante *Pa*. Les deux autres pariétales sont plus clairement désignées par les mots de pariétale

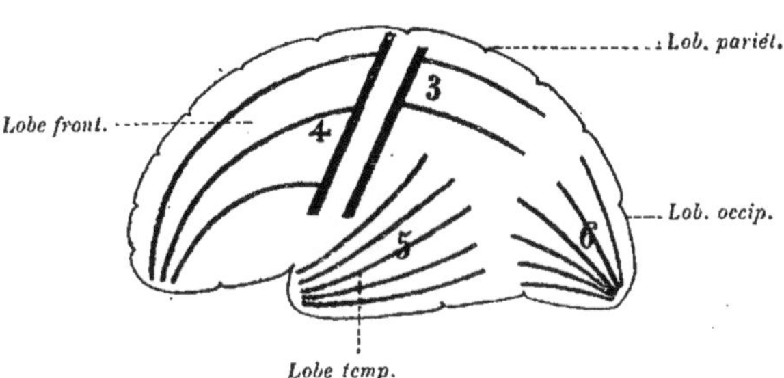

Fig. 221. — Schéma des circonvolutions.

supérieure et de pariétale inférieure, tout en conservant leurs exposants P^1 et P^2. On dit cuneus au lieu de sixième occipitale, et circonvolution de l'hippocampe au lieu de cinquième temporale. Ces termes spéciaux ont l'avantage d'être un relai pour la mémoire et de présenter aux yeux l'image d'un objet spécial avec les localisations physiologiques qui s'y rattachent.

LOBES ET SCISSURES

La première division du manteau, la plus générale, est donc sa division en lobes, puisqu'un lobe est formé par la réunion de plusieurs circonvolutions.

Avec Broca, nous avons appelé *scissure* toute fente qui sépare deux lobes. Comme c'est la fente elle-même qui fait distinguer les lobes et les précède, il faut, pour être jugée telle, qu'elle se signale par un certain nombre de caractères anatomiques importants. Tout d'abord les scissures du cerveau humain s'observent sur la grande majorité des cerveaux gyrencéphales ; elles existent chez tous les primates, et, à l'exception de la scissure occipitale, chez tous les mammifères non primates. En second lieu, et pour cette même raison de précocité zoologique, elles sont précoces dans leur apparition chez l'embryon ; leur date est antérieure au sixième mois (quatrième et cinquième mois). Enfin, au point de vue morphologique et abstraction faite des anomalies inévitables dans tout organe, elles sont constantes dans leur existence et dans leur forme, et toujours profondes.

Il y a quatre scissures interlobaires : la scissure de Sylvius, S ; la scissure de Rolando, R ; la scissure occipitale, O ; la scissure sous-frontale, L (initiale de limbique). Elles séparent quatre grands lobes : le lobe frontal, le lobe pariétal, le lobe temporal, le lobe occipital ; et deux petits : le lobe de l'insula et le lobe du corps calleux. On y ajoute une petite scissure intra-lobaire, la calcarine, *K* qui devrait être le cinquième sillon occipital, car elle sépare la cinquième circonvolution occipitale de la sixième ou cuneus ; mais elle a mérité le nom de scissure par sa fixité zoologique et sa précocité embryonnaire. (Voy. fig. 224 et 225).

Sillons totaux et sillons corticaux. — En se fondant sur un caractère morphologique que présentent certaines anfractuosités, dans la période fœtale, His a divisé les fentes de la surface hémisphérique en deux groupes : les sillons totaux ou fissures, et les sillons corticaux. 1° Les *sillons totaux* affectent la totalité de la paroi de la vésicule hémisphérique, et se projettent en saillie dans l'intérieur de cette vésicule ; ils sont en outre constants et précoces. A la fissure ou sillon total de Sylvius correspond en projection intérieure le corps strié ; à l'occipitale, la convexité de la corne postérieure du ventricule latéral ; à la calcarine, l'ergot de Morand ; à la fissure de l'hippocampe, la corne d'Ammon ; à la fissure collatérale, l'éminence collatérale ou de Malacarne. — On voit que la scissure de Rolando et la sous-frontale ne rentrent pas dans les sillons totaux. — 2° Les *sillons corticaux*, sillons proprement dits et non plus fissures, sont limités à l'écorce cérébrale et ne font aucune saillie dans les ventricules.

A son tour, Pansch a réparti les sillons corticaux en trois catégories : les sillons primaires, secondaires et tertiaires. Les *sillons primaires* ou principaux apparaissent de bonne heure (6e mois) ; ils sont relativement constants dans leur forme et leur existence ; ils sont profonds. Ils comprennent : le sillon de Rolando, le sillon inter-pariétal, le second sillon frontal, le sillon olfactif, le sillon en H, et le sillon occipito-temporal (ou 4e temporo-occipital) ; le premier sillon frontal et le sillon calloso-marginal sont des sillons primaires douteux. Les *sillons secondaires* et *tertiaires* sont plus tardifs (7e mois et au delà), plus irréguliers à tous les points de vue ; les sillons tertiaires répondent à ce que nous avons appelé *incisures*. Relativement à la profondeur, Pansch admet que plus un sillon est précoce, plus il est profond ; il y a cependant plus d'une exception à cette loi, Rolando peut être moins profond que les sillons pré ou postrolandiques qui sont moins anciens ; la scissure sous-frontale et la scissure limbique sont précoces et pourtant peu profondes.

La classification de His n'a pas passé dans le domaine de l'anatomie descriptive. Giacomini lui objecte que deux fentes semblables seront fissure ou sillon, suivant qu'elles reposent sur une paroi mince ou épaisse qui sera ou non repoussée dans le ventricule ; la scissure calcarine se forme sur une paroi de 4 à 5 mm. d'épaisseur, celle de Rolando sur une paroi épaisse de 12 mm., de là des effets différents. Cette classification ne concorde pas d'ailleurs avec les données de l'anatomie comparée.

Bien que les scissures que nous avons reconnues sur l'hémisphère, possèdent des caractères distinctifs fondamentaux, il ne faudrait pourtant pas y voir une ligne de séparation absolue entre les deux lobes qu'elles divisent C'est toujours une limite conventionnelle et un peu arbitraire, dont la valeur est surtout morphologique et topographique. Anatomiquement, il y a continuité de l'écorce cérébrale d'un lobe à l'autre, soit par le fond de la scissure qui n'est que l'envers d'une grosse circonvolution *(Brissaud)*, soit par les plis de passage ; physiologiquement, nous voyons des centres moteurs analogues distribués en avant et en arrière de la scissure de Rolando, sur la frontale et la pariétale ascendantes, si bien que dans l'état actuel de nos connaissances, la constitution d'un lobe physiologique moteur devrait s'opérer en réunissant, malgré leur scissure, deux fractions de lobes anatomiques différents.

Scissure de Sylvius. — La scissure de Sylvius, S, porte le nom de Le Boë Sylvius, anatomiste du XVIIe siècle. Elle s'étend obliquement sur la face externe de l'hémisphère, séparant le lobe temporal qui est en dessous, du lobe frontal et d'une partie du lobe pariétal qui sont au-dessus. C'est la scissure la plus anciennement connue, car elle se voit au premier coup d'œil sur le cerveau, encore bien mieux s'il s'agit d'un cerveau fœtal.

Elle se compose de deux parties : le tronc et les branches. Ces deux portions sont coudées presque à angle droit l'une sur l'autre ; la première appartient à la face inférieure du cerveau, la seconde à la face externe.

Tronc de la scissure. — Le tronc est cette portion indivise, qui se fait remarquer par sa situation sur la face inférieure ou base du cerveau, et par sa direction transversale. C'est cette portion que plusieurs auteurs, Broca entre autres, ont appelée *vallée de Sylvius*, ou partie *basilaire*. Sa longueur est de 3 cm. Commençant près de la ligne médiane sur le côté de la lame grise optique, elle s'étend transversalement en dehors jusqu'au pôle de l'insula, ou mieux jusqu'à la crête qui sépare l'insula de la vallée de Sylvius et qu'on appelle le pli falciforme; chez les animaux osmatiques, ce pli est remplacé par une volumineuse racine olfactive externe, atrophiée chez l'homme, séparant nettement les deux parties de la scissure dans la profondeur. Dans ce trajet, la scissure est en

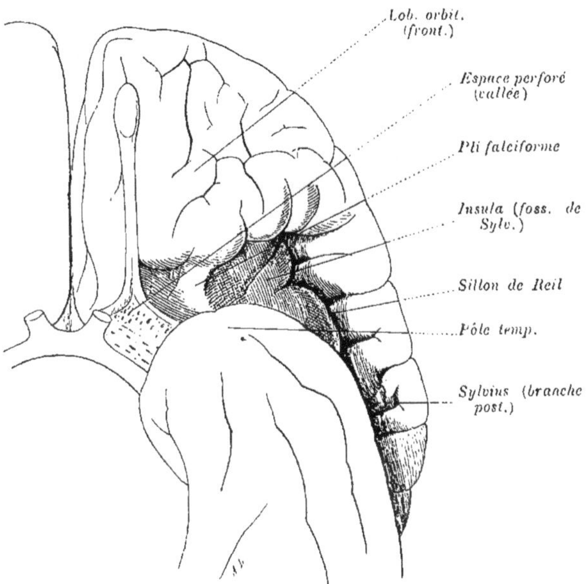

Fig. 222. — Scissure de Sylvius. Le tronc ou vallée de Sylvius et la fosse ou excavation, vus sur la base du cerveau.

rapport avec le bord postérieur des petites ailes du sphénoïde, saillantes et aiguës chez l'homme, qui s'enfoncent dans la dépression de la surface.

L'anfractuosité, fermée par des méninges denses, résistantes, n'est jamais béante, même quand le reste de la scissure est ouvert, comme on le voit sur certains cerveaux dégradés. Elle a une lèvre antérieure ou orbitaire, une lèvre postérieure ou temporale, et un fond qui est l'espace perforé antérieur. La lèvre orbitaire, qui est en même temps antérieure et supérieure, est le bord postérieur horizontal et lisse du lobule orbitaire, appartenant à ce niveau à la troisième frontale ; la lèvre temporale, qui est postérieure et inférieure, est le bord antérieur du pôle temporal ; elle recouvre en partie la lèvre orbitaire, qui à son tour recouvre en dehors le pôle de l'insula. Au fond est l'espace perforé quadrilatère avec ses trous vasculaires, sa bande diagonale et sa racine olfactive externe.

Branches de la scissure. — Dès qu'elle apparaît sur la face externe, au niveau du pôle de l'insula, la scissure s'élargit considérablement en formant la *fosse* ou excavation de Sylvius, qui fait suite à la fosse embryonnaire et renferme le lobe de l'insula ; en même temps elle se divise en trois branches, qui toutes sont profondes, c'est-à-dire qu'elles aboutissent au sillon de Reil et coupent le manteau dans toute son épaisseur. Ces trois branches ont reçu des noms variés et contradictoires, de là une confusion inévitable ; nous suivrons la terminologie de Broca, et nous distinguerons une branche postérieure S, une branche horizontale antérieure *s'* et une branche ascendante *s*.

1° *Branche postérieure* S ; scissure de Sylvius proprement dite. —La branche postérieure est celle que l'on a en vue quand on parle de la scissure de Sylvius en général ; elle est la plus longue, la plus facile à voir sans préparation (Voy. Fig. 224). Elle part à angle obtus du tronc dont elle est le prolongement, monte d'abord presque verticalement pendant 1 à 2 cm., puis se dirige horizontalement en arrière en formant seulement avec l'horizontale un angle de 15 à 20° ouvert en arrière ; arrivée à la jonction du tiers postérieur avec le tiers moyen, à 1 cm. en arrière de l'angle postérieur de l'insula, elle se relève nettement à 110° (90 à 130°) en un *rameau terminal ascendant,* qui finit dans un méandre de la circonvolution pariétale inférieure (lobule marginal ou lobule du pli courbe). Ce rameau ascendant donne à la scissure de Sylvius une forme arquée ; il a 20 mm. de longueur, plus long chez l'homme que chez la femme, à droite qu'à gauche ; le coude et le rameau ne se voient que chez l'homme et l'orang, ils manquent même chez l'homme dans 7 p. 100 des cas, et alors la branche postérieure de Sylvius est rectiligne et plus longue.

La longueur de la branche postérieure, mesurée d'un coude à l'autre, c'est-à-dire de la bifurcation du tronc à la naissance du rameau ascendant, est de 50 à 60 mm., avec des variations de 34 à 85 mm. ; elle est un peu plus longue chez la femme, 56,5 contre 54 chez l'homme (*Eberstaller*).

La branche postérieure est profonde de 2 et 3 cm., surtout dans sa partie initiale qui correspond à la fosse de Sylvius. Dans l'excavation sont contenus le lobe de l'insula, les divisions de l'artère cérébrale moyenne et une quantité notable de liquide céphalo-rachidien circulant dans le canal sylvien. Des deux lèvres de la scissure, la lèvre supérieure ou bord supérieur est formée par la troisième frontale, le pied des circonvolutions ascendantes *Pa* et *Fa* et le pied de la pariétale inférieure ; la lèvre inférieure ou bord inférieur est formée par la première temporale, qui lui est parallèle, et par la face supérieure du lobe temporal sillonné de plis transversaux. Ces lèvres surplombent la large fosse de Sylvius et se projettent au-dessus d'elle en forme de couvercles ou *opercules* que nous décrirons plus loin.

2° *Branche horizontale antérieure, s''.* — Cette branche est plus importante que la suivante, car elle est plus précoce dans son apparition et plus fixe comme existence. Elle est absolument constante chez l'homme et l'est aussi chez les singes anthropoïdes. Elle se détache du tronc commun au niveau du pôle insulaire, et se dirige horizontalement en avant, sur une longueur de 2 à 4 cm. en séparant la portion moyenne de la troisième frontale d'avec sa portion orbitaire. On la trouve presque toujours sur la face externe de l'hémisphère, quelquefois sur le bord sourcilier, plus rarement sur la face orbitaire.

3° *Branche ascendante, s.* — La branche ascendante, appelée encore branche verticale, se détache à angle obtus de la branche postérieure, à peu près au même point que la branche horizontale antérieure ; elle a la même longueur, 2 à 4 cm., et la même profondeur, c'est-à-dire qu'elle arrive jusqu'au fond de la scissure que longe le sillon de Reil. Sa direction est verticale, presque toujours inclinée un peu en avant, jamais en arrière. Elle naît tantôt au même point que la branche horizontale antérieure en formant un V avec elle, plus souvent à quelques millimètres (5 à 10) en arrière, en forme d'U, plus rarement enfin par une branche commune, en Y. La partie de la troisième frontale interceptée entre ces deux branches est le *cap*. Dans son trajet ascendant, elle s'enfonce dans le creux du premier méandre de la circonvolution, entre le *pied* qui est en arrière et le *cap* qui est en avant.

Cette branche est tardive dans son apparition embryonnaire et zoologique ; car elle fait défaut, même chez les anthropoïdes, et n'est pas constante chez l'homme ; elle peut manquer sur certains cerveaux imparfaits.

Comme on l'a vu au chapitre de l'embryologie, p. 42, la scissure de Sylvius commence dès la fin du deuxième mois embryonnaire ou au commencement du troisième mois par

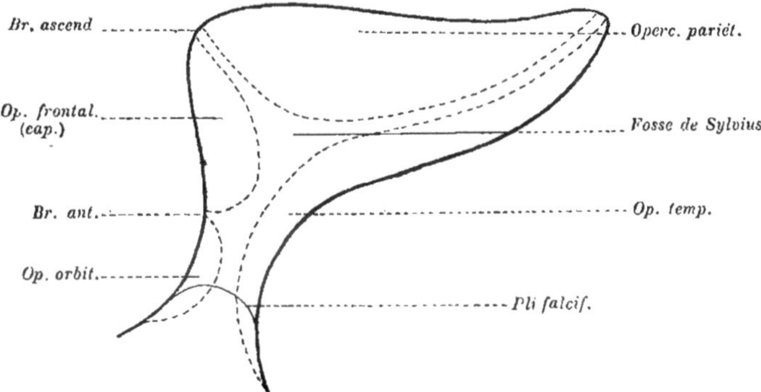

Fig. 223. — Formation des opercules de la scissure de Sylvius. Schéma de Broca.

une dépression sur la face externe de l'hémisphère ; cette dépression est le hile de l'hémisphère réniforme, elle représente une partie corticale fixée au tronc du cerveau, ne se projetant que faiblement à l'extérieur, pendant que le reste du manteau libre d'attache se développe circulairement autour d'elle et la fait paraître de plus en plus profonde. C'est, on peut dire, la seule scissure dont on connaisse exactement le mode de formation. Par son extrême précocité, par son origine qui n'est autre que l'attache de l'insula au corps strié, par sa continuité constante, en ce sens qu'elle n'est jamais interrompue par des plis de passage, la scissure de Sylvius ne ressemble à aucune autre et ne peut même être assimilée aux sillons totaux embryonnaires de His. Elle existe chez presque tous les mammifères ; elle fait pourtant défaut chez le tapir.

La dépression béante circonscrite par la saillie des lobes voisins porte le nom de *fosse de Sylvius*, terme que quelques anatomistes appliquent encore chez l'adulte à l'excavation fermée, non plus ouverte, qui loge l'insula. D'abord verticale, la fosse ne tarde pas à devenir oblique en arrière, à mesure que se forme le lobe occipital qui semble par là influencer tout l'hémisphère antérieur. Bientôt, les lobes voisins se projettent vers elle en saillies arrondies qui vont à la rencontre l'une de l'autre, par-dessus le fond de la dépression lisse et bombée, représentant l'insula rudimentaire ; ces saillies portent le nom d'*opercules* (couvercles). Il y en a trois au début, l'opercule temporal, l'opercule fronto-pariétal, appelé encore sylvien ou de l'insula, qui se divisera bientôt en deux, et l'opercule orbitaire. La fente qui sépare l'opercule orbitaire de l'opercule frontal sera la branche horizontale antérieure de la scissure, celle qui sépare l'opercule frontal de l'opercule fronto-pariétal sera la branche ascendante ; l'opercule frontal sera le cap. Ainsi que nous l'avons déjà dit, la branche horizontale apparaît la première (fin du 4e mois ou commencement du 5e) ; elle marque une étape importante, la troisième circonvolution frontale prenant le type qu'elle conservera chez les anthropoïdes. La branche ascendante se montre au 8e mois seulement, la circonvolution a dès lors deux flexuosités, caractéristiques du cerveau humain et du développement du langage articulé. Ecker a montré que la branche ascendante naissait d'abord de la branche horizontale antérieure, d'où une forme d'Y qui se transforme progressivement en V et en U par l'accroissement du cap frontal. A la naissance, on trouve encore souvent la forme en V ; la fosse de Sylvius n'est pas encore totalement fermée, et une petite fossette centrale laisse apercevoir le pôle de l'insula.

Le rameau terminal ascendant, qui manque parfois chez l'homme et fait défaut chez les singes, se développe isolément et n'apparaît qu'après le reste de la scissure ; le pont qui le séparait peut persister plus tard à titre de pli superficiel ou de pli de passage profond, que l'on voit à l'union du tiers postérieur avec le tiers moyen.

Scissure de Rolando. — La scissure de Rolando, *R,* nom donné par Leuret en l'honneur d'un anatomiste italien qui a décrit en 1829, après Vicq d'Azyr d'ailleurs, la scissure en question et les circonvolutions qui la bordent, est une fente transversale, située au centre de la face externe de l'hémisphère et séparant le lobe frontal du lobe pariétal. C'est le *sillon central* d'un grand nombre d'auteurs étrangers, à la suite de Huschke. Elle est en effet au centre de la calotte hémisphérique, ou du moins sa partie moyenne est à égale distance des extrémités antérieure et postérieure du cerveau ; aussi est-ce toujours elle qu'il faut déterminer en premier lieu pour s'orienter au milieu des lobes et des circonvolutions. Sa position centrale, sa non interruption, les deux circonvolutions parallèles et continues qui la bordent, la feront distinguer au premier coup d'œil, au moins en dehors d'anomalies importantes, d'avec les sillons pré et postrolandiques qui pourraient donner le change. Elle se montre au cinquième mois de la vie intra-utérine.

Elle suit un trajet obliquement ascendant en haut et en arrière, depuis la scissure de Sylvius à laquelle elle confine, jusqu'au bord supérieur de l'hémisphère qu'elle dépasse un peu. L'angle qu'elle forme avec ce bord supérieur ou bord sagittal est ouvert en avant et aigu, c'est l'*angle rolando-sagittal,* ou *angle rolandique*. Cet angle calculé sur des centaines de cerveaux par plusieurs observateurs (Woolongham, Lefort, Eberstaller, Hare...) est de 70° en moyenne et ses variations sont peu étendues, de 65 à 75°. Il est le même sur l'hémisphère droit et sur le gauche, chez l'homme et chez la femme, chez les brachycéphales et les dolichocéphales, et dans les différentes races d'Europe. Il est encore le même chez le fœtus ; Cunningham indique 73° à cinq et sept mois, 70° à huit et neuf mois ; je trouve plus fréquemment 65° que 70° pour les derniers mois de la vie intra-utérine, c'est-à-dire un angle un peu plus aigu, tenant probablement au faible développement de la troisième frontale. Enfin il est de 68 chez l'orang et le chimpanzé, de 71 chez l'hamadryas. J'insiste sur cet angle parce qu'on s'en est servi pour mesurer l'étendue et par suite l'importance du lobe frontal, et parce qu'il a été utilisé en chirurgie pour déterminer la position de la scissure sur la voûte crânienne.

La *longueur* de Rolando peut être mesurée de deux manières, en ligne droite ou en suivant les contours, car la scissure est une ligne flexueuse. En ligne droite (ou longueur relative, longueur en projection), telle que la donne le compas d'épaisseur, elle est de 8 à 9 cm ; en ligne sinueuse (longueur absolue, longueur totale), c'est-à-dire la scissure étant déroulée, elle mesure 11 cm.

La *profondeur* est à peu près uniforme, de 10 à 20 mm., sauf en un point que marque un pli profond. Les lèvres sont rapprochées ; la scissure n'est béante que dans les états atrophiques du cerveau, tels que la sénilité, ou dans des cas exceptionnels.

Le *trajet* de la scissure est flexueux. Dans les cas typiques, ces flexuosités sont disposées régulièrement ; il y en a deux à égale distance et en sens inverse, divisant la scissure en trois parties égales. La première ou *genou supérieur* (Broca) occupe le tiers supérieur et regarde en arrière par sa convexité ; elle est ordinairement beaucoup moins prononcée et peut n'être qu'un simple renflement. La seconde ou *genou inférieur* regarde en avant par son coude ; elle est plus nette, plus marquée et paraît due surtout à la forte poussée qu'exerce la seconde pariétale dans sa croissance antérieure. Si l'on mène une ligne droite unissant les deux extrémités de la scissure de Rolando, le genou inférieur est

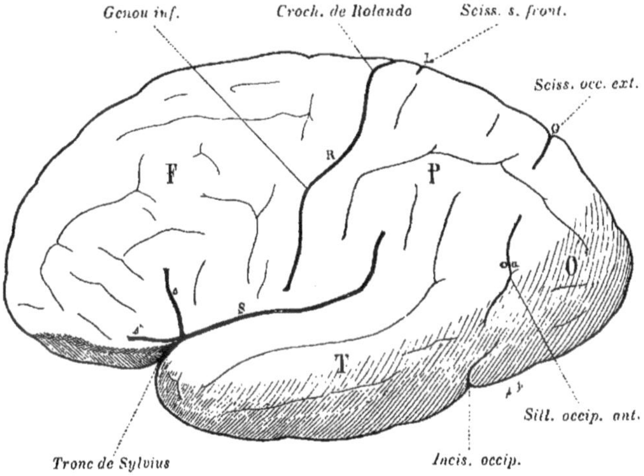

Fig. 224. — Lobes et scissures de la face externe du cerveau.

Le lobe pariétal est en bleu, le lobe temporal en rose. *R*. Rolando ; *S*. Sylvius ; *s*. branche ascendante ; *s'* branche horizontale antérieure.

situé en avant, le genou supérieur en arrière, et la partie intermédiaire est une ligne oblique qui coupe l'axe de Rolando. Les genoux n'existent pas avant le septième mois fœtal, ni chez la plupart des singes inférieurs. Ils peuvent être plus nombreux, ou disposés en sens inverse, ou se chevaucher l'un derrière l'autre. Ces flexuosités ne sont pas seulement la résultante du grand accroissement des circonvolutions rolandiques, mais aussi de la poussée des circonvolutions longitudinales des lobes voisins.

L'*extrémité inférieure* de la scissure est située à 25 ou 30 mm. en arrière de la branche ascendante de Sylvius, à 6 ou 8 au-dessus de la branche postérieure. Elle est fermée par le pli de passage fronto-pariétal inférieur, presque constamment superficiel, qui la sépare de la scissure de Sylvius. Elle regarde en bas et en avant et finit par un trait droit ; il n'est pas rare qu'elle fasse un coude et se prolonge en avant par une branche horizontale longue de 1 cm. environ.

L'*extrémité supérieure* arrive presque constamment jusqu'au bord sagittal qu'elle entaille d'une incisure ; dans 60 0/0 des cas, elle se prolonge sur la face interne de l'hémisphère. Elle est fermée par le pli de passage fronto-pariétal supérieur, qui unit la pariétale ascendante avec la tête élargie de la frontale ascendante constituant le lobule para-central. Fréquemment cette extrémité, à partir du bord sagittal se coude brusquement et se prolonge en arrière sur une longueur de 10 à 15mm., en une queue ou *crochet* qui embrasse dans sa concavité la concavité en sens inverse de la scissure sous-frontale à sa terminaison. Par cette queue postérieure, qui rappelle l'inflexion contraire de l'extrémité inférieure, l'extrémité supérieure de Rolando se trouve reportée à 1 cm. et plus en arrière, ce qui entraîne certaines difficultés pour calculer les angles d'inclinaison ou déterminer les rapports topographiques ; pratiquement, il vaut mieux ne pas en tenir compte.

Nous avons signalé les deux plis de passage supérieur et inférieur qui ferment la scissure. Si on écarte ses lèvres, on aperçoit un certain nombre de plis profonds ou marginaux qui se détachent en contreforts des deux circonvolutions limitrophes. Le plus constant de ces plis profonds est au niveau du genou supérieur, sans qu'il ait pourtant avec ce genou un rapport de causalité, car il peut être à côté de lui ; à ce niveau, la fente est en partie surélevée par deux plis qui se portent à la rencontre l'un de l'autre en alternant. Parfois un des plis est double et reçoit le pli opposé entre sa fourche. Quand il existe une branche horizontale sur l'extrémité inférieure, cette branche est presque toujours séparée du reste de la scissure par un pli profond.

Scissure occipitale. — La scissure occipitale, *O*, scissure *perpendiculaire* de quelques auteurs, *pariéto-occipitale* de certains autres, sépare le lobe pariétal du lobe occipital. Sa direction est transversale c'est-à-dire perpendiculaire au grand axe de l'hémisphère. A cheval en quelque sorte sur le bord sagittal, elle se prolonge sur les deux faces, externe et interne ; de là deux branches, appelées par abréviation scissures occipitales externe et interne.

1° Scissure occipitale interne. — Cette branche, *perpendiculaire interne* (Voy. Fig. 225) de plusieurs auteurs, occupe la face interne de l'hémisphère ; elle va du bord supérieur de l'hémisphère au bord externe de l'arc qui entoure le corps calleux. Son trajet est sensiblement vertical, oblique en bas et en avant, souvent arqué à concavité antérieure, quand le lobule quadrilatère du lobe pariétal fait saillie en arrière ; sa longueur atteint 3 cm., sa profondeur 2 à 3 cm. Elle apparaît chez le fœtus à la fin du cinquième mois ou dans le courant du sixième, et continue ou non comme existence un sillon précurseur qui s'est montré à la même place dès le troisième mois (*Cunningham*).

A sa partie inférieure, la scissure occipitale se jette dans la scissure calcarine, formant avec elle un Y dont la branche commune, longue de 2 cm. et plus, semble appartenir également aux deux scissures. Mais l'anatomie comparée montre que cette tige appartient exclusivement à la calcarine, et que même chez l'homme un pli de passage profond isole la branche occipitale d'avec l'autre branche ; ce rapport est moins net au point de vue embryogénique, la tige pouvant procéder de l'une ou de l'autre scissure. Il faut donc dire : la scissure occipitale interne se jette dans la scissure calcarine.

Cette anfractuosité est continue sur tout son trajet. En écartant ses lèvres, on remarque deux plis de passage profonds qui sont constants. Ce sont les *plis de passage internes* de Gratiolet, qui les distinguait en supérieur et inférieur. Le pli supérieur est le *pli de passage pariéto-occipital interne ;* plus grêle, plus irrégulier que l'autre, il se porte de la pointe du cuneus ou 6e circonvolution occipitale au milieu du bord postérieur du lobule quadrilatère ou precuneus que forme en avant le lobe pariétal, ou plus simplement il se porte du cuneus au precuneus. Le pli inférieur est le pli *cunéo-limbique.* Il part également du sommet du cuneus pour aboutir, au-dessous du bourrelet du corps calleux, à l'isthme qui réunit le lobe calleux avec la circonvolution de l'hippocampe du lobe temporal. Il a été décrit autrefois sous les noms de pédoncule du lobule triangulaire (cuneus) par Foville, de gyrus cunei par Ecker.

2° Scissure occipitale externe. — Cette branche, appelée encore *perpendiculaire externe,* diffère à plusieurs points de vue de la branche interne avec laquelle elle se continue pourtant sur le bord sagittal. Son apparition est plus tardive ; elle est précédée par un sillon, qui se montre au cinquième mois pour disparaître au sixième, et qui paraît correspondre à la perpendiculaire externe des singes. La scissure coupe transversalement la face convexe de l'hémisphère, mais à l'inverse de la branche interne elle est presque toujours comblée par des plis de passage superficiels et réduite à de courts tronçons ; ce n'est qu'à titre d'anomalie rare qu'on observe une fente continue longue de 4 à 5 cm.

Les deux plis de passage sont ceux auxquels Gratiolet attachait tant d'importance comme caractéristique du cerveau humain et qu'il appelait *plis de passage externes supérieur* et *inférieur,* aujourd'hui *premier* et *second plis de passage pariéto-occipitaux.* Tous deux sont, en règle générale, superficiels, volumineux et sinueux. Le premier, qui unit la circonvolution pariétale supérieure avec la première occipitale, longe le bord sagittal et décrit une anse à convexité inférieure ; le second, qui va de la pariétale inférieure à la deuxième occipitale, est au-dessous et en dehors du premier, et décrit une courbe à convexité supérieure. Les deux plis se touchent donc par leur convexité, et c'est entre ces deux sommets que passe le sillon interpariétal, pour aller se prolonger plus ou moins loin sur le lobe occipital. Le caractère polymorphe de la scissure occipitale tient aux grandes variations que ces plis peuvent présenter dans leur profondeur, leur volume et leurs flexuosités. Ordinairement elle se compose de deux tronçons, qui sont : l'incisure sagittale constante sur le bord supérieur de l'hémisphère, aboutissant de l'occipitale interne, incisure souvent prolongée en sillon transversal entre les deux branches d'inflexion du premier pli de passage, et une incisure transversale située entre les deux plis, sur un plan postérieur à l'encoche. L'incisure peut être le seul reste de la scissure, ou au contraire être suivie d'une dépression de 2 à 4 cm. En prolongeant la direction de ces incisures qui marquent l'occipitale externe, on arrive plus bas, entre le lobe temporal et le lobe pariétal, à un sillon assez constant qui a la même position transversale et porte le nom de *sillon occipital antérieur.*

A l'inverse de l'homme, la plupart des singes, mais non tous, possèdent deux plis de passage internes *superficiels* qui comblent la scissure occipitale interne, et au contraire deux plis de passage *profonds* qui laissent ouverte la scissure externe. Celle-ci apparaît donc comme une fente profonde et continue, dont la lèvre postérieure, formée par le bord antérieur du lobe occipital, se projette en opercule ou calotte sur la lèvre antérieure ou pariétale qu'elle recouvre. Elle porte en France le nom de perpendiculaire externe, en Allemagne le nom de *fente simienne*. On ne sait encore exactement, malgré de longues discussions, à quelle anfractuosité du cerveau humain correspond la fente simienne. Les uns, comme Ecker et Rüdinger, la cherchent dans le petit sillon occipital transverse qui termine ordinairement ou croise le sillon interpariétal ; d'autres, comme Wernicke, dans le sillon occipital antérieur qui est sur le prolongement de l'incisure occipitale et qui n'est séparé du sillon interpariétal que par un seul pli de passage chez les semnopithèques, par aucun même chez les singes du vieux continent. Pour Mingazzini, la fente simienne se compose chez l'homme de trois tronçons ou parties, une partie supérieure qui est l'incisure sagittale, une partie moyenne qui est le sillon occipital transverse rejeté en arrière par les deux plis de passage, et une partie inférieure ou sillon occipital antérieur. Les cas dans lesquels on voit sur le cerveau de l'homme l'incisure occipitale se prolonger transversalement en une fente de 4 à 5 cm. grâce à la profondeur des deux plis de passage, constituant ainsi une véritable scissure occipitale externe, semblent démontrer que celle-ci est entièrement assimilable à la fente simienne ou perpendiculaire des singes, et que quand les plis sont superficiels, ce qui est la règle, la scissure disparaissant, il n'y a plus à chercher d'analogue à la fente simienne.

Scissure sous-frontale. — La scissure sous-frontale, marquée *L* parce qu'elle est une partie de la scissure limbique des mammifères osmatiques, est

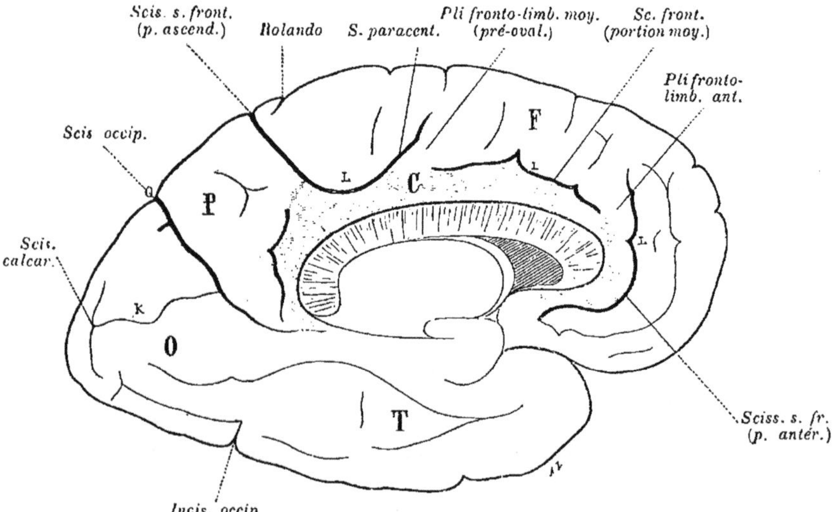

Fig. 225. — Lobes et scissures de la face interne du cerveau.

Le lobe pariétal en bleu, le lobe temporal en rose, le lobe du corps calleux en gris — *O*, scissure occipitale ; *K*, la calcarine ; *L* (limbique) la sous-frontale ou calloso-marginale.

la scissure *calloso-marginale* des auteurs anglais, dénomination qui ne peut donner qu'une idée fausse de ses rapports en laissant supposer qu'elle est située entre le corps calleux et l'arc marginal. En général bien manifeste, elle occupe sur la face interne de l'hémisphère l'espace courbe qui sépare le lobe frontal du lobe calleux en avant et du pariétal en arrière. Elle apparaît vers le milieu du 5e mois embryonnaire, mais, comme pour d'autres scissures, on observe des variations étendues dans la date du premier début : on l'a vue dès la fin du 4^e^

mois (*Giacomini, Eberstaller*) totalement ou partiellement indiquée, tandis que sur d'autres fœtus, elle faisait défaut même à la fin du 6e mois.

Son trajet est celui d'un *S* italique, dont la branche intermédiaire aux deux crochets serait rectiligne. Née sous le genou du corps calleux, elle contourne la circonvolution qui borde cette commissure, devient comme elle horizontale, puis l'abandonne vers le quart postérieur pour remonter vers le bord sagittal de l'hémisphère où elle se termine. De là trois parties : antérieure, moyenne et postérieure, termes qui nous paraissent meilleurs que ceux de Broca : arc sus-orbitaire, arc métopique, arc sous-ovalaire. La longueur totale est de 13 à 14 cm. ; la profondeur, inférieure à 1 cm. dans la portion initiale, atteint son maximum dans la portion terminale et arrive à ce niveau à 15 et 20 mm. Il est à remarquer que dans ses parties moyenne et postérieure, la scissure n'est pas taillée perpendiculairement, mais obliquement dans l'épaisseur de l'écorce ; elle regarde en dedans et en haut, et son fond est plus près du corps calleux que son entrée.

Les trois portions ne sont pas seulement distinguées par les changements de direction, mais encore par la présence de deux plis de passage, un à chaque coude ; ces *plis fronto-limbiques* interrompent la scissure quand ils sont superficiels, ou s'ils sont profonds lui donnent une configuration en escalier. Ils sont en outre accompagnés d'incisures, qui de la scissure se prolongent sur la face interne de la première frontale ; celle qui suit le pli postérieur et limite en avant le lobule paracentral ou lobule ovalaire est l'*incisure préovalaire* ou *sillon paracentral*.

1° **Partie antérieure**. — Cette partie peu profonde, courte (3 cm. environ) est obliquement ascendante en haut et en avant ; elle est située en avant du bec et du genou du corps calleux. Son origine est dans cette petite région appelée le *carrefour*, entre les deux extrémités de la première circonvolution frontale et de la circonvolution du corps calleux qui se réunissent au-dessous d'elle et la ferment ; elle communique pourtant quelquefois avec une incisure courbée en sens inverse et parallèle au bord inférieur de l'hémisphère.

2° **Partie moyenne ou horizontale**. — Longue de 6 à 7 cm. elle commence à 15 mm. en avant du genou, se dirige horizontalement en arrière parallèlement au corps calleux et s'arrête au bord antérieur du lobule paracentral, point qui est marqué par la présence d'un pli de passage, par une incisure ascendante, l'incisure paracentrale, et par le commencement d'une courbe dont la concavité regarde en haut et en avant.

3° **Partie postérieure ou ascendante**. — Cette portion curviligne, longue de 4 cm., contourne le lobule paracentral sur ses deux bords inférieur et postérieur ; d'abord horizontale, elle se coude à angle droit en formant un *genou* à convexité postérieure et remonte verticalement, quelquefois un peu oblique en arrière, vers le bord sagittal de l'hémisphère qu'elle atteint constamment. Elle s'y termine ordinairement sous forme d'une incisure courbe située à 8 ou 10 mm. derrière l'extrémité de la scissure de Rolando qu'elle contourne en sens inverse ; quelquefois elle se prolonge sur la face convexe en un sillon transversal, perpendiculaire à la scissure interhémisphérique, et représentant avec l'incisure le *sillon crucial* des mammifères non primates.

Cette partie postérieure est remarquable par sa profondeur et par l'irrégularité de ses bords. Elle est crénelée d'incisures qui lui ont fait donner le nom de *scissure festonnée*. Eberstaller, qui l'a vue sur un fœtus de sept mois complètement séparée des autres portions de la scissure, la considère comme une partie morphologiquement et génétiquement indépendante. Chez la plupart des mammifères, elle s'unit à la scissure sous-pariétale, prédominante comme le lobe pariétal, et la prolonge sur la face externe en constituant le sillon crucial ; chez les primates et chez l'homme, dont le lobe frontal l'emporte, elle s'unit secondairement à la scissure sous-frontale, dont la sépare toutefois un pli de passage profond et constant, le pli fronto-limbique postérieur. Le cerveau humain présente quelquefois le type de la disposition primordiale que nous venons d'indiquer.

La scissure sous-frontale est traversée, de préférence au niveau de ses coudes, par des plis de passage qui unissent la circonvolution du corps calleux à la première frontale et sont dirigés obliquement en arrière et en haut, dans le sens du trajet de la scissure. Le premier de ces plis se voit au niveau du genou du corps calleux, en avant de lui ou bien un peu au-dessus au coude même de la scissure, c'est le pli de passage *fronto-limbique* de Broca, auquel il faut ajouter l'épithète d'*antérieur;* tantôt large et carré, tantôt long et flexueux, ce pli est ordinairement profond ; quand il est superficiel (25 p. 100 des cas, *Eberstaller*), il interrompt totalement la scissure en isolant ses deux premières parties. Le second pli de passage, pli *fronto-limbique moyen*, à peu près constant, est situé au milieu de la partie horizontale de la scissure et se jette dans la première frontale ; ce pli est superficiel dans 30 p. 100 des cas ; quand il est plus reculé, il borde en avant le lobule paracentral et constitue le *pli préovalaire* de Broca. Enfin un troisième pli, moins commun, superficiel 22 fois sur 100, va de la troisième portion ou du moins de son origine au lobule paracentral, pli fronto-limbique *postérieur*. On voit donc que ces trois plis sont profonds, et ne deviennent superficiels que dans un quart des cas environ. Eberstaller fait remarquer, au sujet des deux derniers plis, qu'ils alternent entre eux pour leur volume, et qu'ils ne se montrent simultanément superficiels que 2 fois sur 100.

Outre ces plis qu'on peut considérer comme normaux, il en existe d'autres, irréguliers comme position et comme existence, et presque toujours profonds.

La scissure sous-frontale émet un certain nombre de rameaux bilatéraux qui se portent sur les circonvolutions adjacentes et qui sont surtout marqués en dehors. Un d'entre eux est constant chez l'homme et la plupart des singes, c'est le *sillon paracentral* (*incisure ovalaire* ou préovalaire de Broca) qui émane de la scissure à 10 ou 30 mm. en avant de son coude, et monte obliquement en haut et en avant, sur le bord antérieur du lobule paracentral ou ovalaire qu'il sépare de la face interne de la première frontale. Sa longueur est de 15 à 25 mm. Il peut être isolé à son origine par un pli de passage superficiel ou profond. Inconstant chez l'homme, absent chez les primates, ce sillon arrive quelquefois sur la face externe et s'y place en avant ou même en arrière du sillon prérolandique. D'après Eberstaller, le sillon paracentral n'appartient pas à la scissure sous-frontale, c'est une formation analogue au sillon prérolandique (s. prérol. interne). La sous-frontale émet bien une branche ascendante, mais celle-ci est plus antérieure, de 1 c., en plein F^1, et s'anastomose une fois sur deux avec le s. paracentral.

Signalons encore deux autres incisures, d'abord l'*incisure prélimbique* (Broca) qui longe le bord antérieur du pli de passage fronto-limbique antérieur, et suit par conséquent un trajet parallèle, excentrique à la première partie de la scissure ; puis une petite incisure postérieure, qui émane du second coude de la scissure au moment où elle devient ascendante et s'enfonce dans le lobule quadrilatère ; elle communique ou non avec le sillon sous-pariétal et semble être un des tronçons de la grande scissure limbique.

Les scissures que nous venons de décrire délimitent quatre grands lobes et deux plus petits. Les grands lobes sont les lobes frontal, pariétal, temporal et occipital ; les petits lobes, le lobe de l'insula et le lobe du corps calleux.

Le lobe **frontal** est limité sur la face externe par la scissure de Sylvius en bas, par la scissure de Rolando en arrière ; sur la face interne par la scissure sous-frontale, sur la face inférieure par la branche horizontale de la scissure de Sylvius. Il comprend quatre circonvolutions, une transversale ou ascendante, la frontale ascendante, et trois longitudinales ou antéro-postérieures qui sont les première, deuxième et troisième frontales.

Le lobe **pariétal** a pour limites : sur la face externe ou convexe, en avant la scissure de Rolando qui le sépare du lobe frontal, en arrière la scissure occipitale externe qui le sépare du lobe occipital, en bas la scissure de Sylvius qui l'isole du lobe temporal ; sur la face interne, le vestige d'une scissure qu'on voit chez les non-primates, le sillon sous-pariétal qui le sépare très imparfaitement du lobe du corps calleux, tandis qu'au contraire la scissure occipitale externe le détache nettement du lobe occipital. Il comprend trois circonvolutions, une transversale ou pariétale ascendante, et deux longitudinales, antéro-postérieures, les pariétales supérieure et inférieure.

Le lobe **temporal** est séparé en haut des lobes frontal et pariétal par la scissure de Sylvius ; en arrière, par toute sa base, il est partiellement fusionné avec le lobe occipital, sans scissure limitante, borné seulement par quelques sillons transversaux inconstants. Il confine sur la face inférieure et interne au corps de l'hémisphère ; la fente de Bichat s'interpose à ce niveau entre le corps hémisphérique et le bord du manteau. On compte cinq circonvolutions temporales, toutes longitudinales, les première, deuxième, troisième, quatrième et cinquième temporales.

Le lobe **occipital** est séparé du lobe pariétal par les scissures occipitale externe et interne, mais continu en partie avec le lobe temporal, comme nous venons de le voir. Ses six circonvolutions, toutes longitudinales, s'échelonnent régulièrement de la première à la sixième.

Le **lobe du corps calleux** qui occupe la face interne est formé d'une seule circonvolution enroulée autour du corps calleux, séparée de lui par le sillon du corps calleux, séparée des lobes frontal et pariétal par la scissure sous-frontale et le vestige de la scissure sous-pariétale.

Le **lobe de l'insula**, enfoui dans la scissure de Sylvius, sur la face externe de l'hémisphère, est limité par les bords profonds du lit de cette scissure, bords qui constituent le sillon circulaire de Reil et s'interposent entre l'insula d'une part, les lobes frontal, pariétal et temporal de l'autre. Il comprend cinq circonvolutions dites de l'insula et disposées en sens radié.

Quatre lobes sur six ont une disposition en pyramide à sommet mousse ; ce sommet porte le nom de *pôle* et constitue l'extrémité libre du lobe. On reconnaît un pôle frontal, temporal, occipital, et un pôle de l'insula. Il n'y en a pas pour le lobe pariétal, ni pour le lobe calleux.

Le nombre des lobes et des circonvolutions est fixe ; seul le nombre des plis secondaires peut varier. Il y a en tout 24 circonvolutions.

Lobe frontal. — 4 circonvolutions	première frontale F^1	
	deuxième frontale F^2	
	troisième frontale F^3	
	frontale ascendante Fa	
Lobe pariétal. — 3 circonvolutions	pariétale supérieure P^1	
	pariétale inférieure P^2	
	pariétale ascendante Pa	
Lobe temporal — 5 circonvolutions	première temporale T^1	
	deuxième temporale T^2	
	troisième temporale T^3	
	quatrième temporale T^4	
	cinquième temporale (ou de l'hippoc.) T^5	
Lobe occipital — 6 circonvolutions	première occipitale O^1	
	deuxième occipitale O^2	
	troisième occipitale O^3	
	quatrième occipitale O^4	
	cinquième occipitale O^5	
	sixième occipitale (ou cuneus) O^6	
Lobe du corps calleux — 1 circonvolution.	Circonvolution du corps calleux C.	
Lobe de l'insula — 5 circonvolutions	première insulaire I^1	insula antérieur
	deuxième insulaire I^2	
	troisième insulaire I^3	
	quatrième insulaire I^4	insula postérieur
	cinquième insulaire I^5	

On a cherché à évaluer l'importance des différents lobes soit en calculant leur poids, soit en mesurant leur surface La détermination du poids est un peu approximative, car on est obligé de comprendre dans le lobe, isolé par des sections au couteau, une certaine quantité du noyau de l'hémisphère, et si l'on ne pèse que le manteau, c'est-à-dire la partie corticale, il est difficile de préciser où finit cette écorce ; quant à celle des surfaces, c'est un problème fort long, fort compliqué qui n'a été tenté que sur un petit nombre de cerveaux.

Nous indiquons ici les résultats principaux auxquels sont arrivés les observateurs. Broca, qui passait le couteau dans Rolando et dans l'occipitale et qui pesait les lobes avec la partie adhérente du noyau cérébral, a trouvé comme moyenne de 358 sujets pour les lobes droit et gauche réunis :

	Hommes			Femmes	
	poids absolu	poids centésimal (le cerveau = 100		poids absolu	poids centésimal
Lobe frontal	471 gr.	42,7	—	408	43
Lobe tempor. et pariét. (ensemble)	521	47	—	442	47
Lobe occipital	110	10	—	95	10

Bischoff n'a pesé que des cerveaux d'adultes. Comme il a pris pour limite du lobe frontal et du lobe pariétal le sillon prérolandique et non Rolando même, nous sommes obligés de grouper ces deux lobes.

Les chiffres centésimaux sont les suivants :

Lobes frontal et pariétal ensemble	66 p. 100
Lobe temporal	13
Lobe occipital	10
Lobe de l'insula, avec les corps opto-striés . . .	9,7

Meynert, après avoir isolé le manteau d'avec les parties centrales et reconnu qu'il pesait en moyenne à l'âge adulte 1030 chez l'homme, 922 chez la femme, a découpé cette surface en trois parties en suivant la scissure de Rolando, la scissure occipitale et la scissure de Sylvius. Il a obtenu les chiffres ci-dessous :

	Hommes			Femmes	
	poids absolu	poids centésimal (hémisphère = 100		poids absolu	poids centésimal
Lobe frontal	214 gr.	42	—	196	42
Lobe pariétal	124	23	—	108	23
Lobe tempor. et occipit.	178	35	—	157	35

Relativement à l'étendue en surface, nous n'avons que les recherches de Wagner sur quatre sujets.

	Sujets distingués		Ouvrier		Femme
	centim. carrés				
Lobes frontaux (réunis)	923 à 895	—	728	—	843
Lobes pariétaux	447 à 454	—	401	—	418
Lobes temporaux	434 à 440	—	398	—	429
Lobes occipitaux	379 à 382	—	324	—	328
Cerveau total	2210 à 2195	—	1876	—	2041

Il est remarquable que tous ces chiffres montrent une grande concordance. Que l'on envisage le poids du lobe frontal entier, ou le poids de son manteau seul, ou sa surface carrée, on voit que de toutes manières, il représente les 42 ou 43 centièmes du cerveau total, soit à lui seul près de la moitié. C'est une des principales caractéristiques de l'homme. Chez les singes, les lobes ont tous une valeur à peu près égale ; chez les mammifères non primates, c'est le lobe pariétal qui l'emporte de beaucoup.

VARIATIONS DES SCISSURES

Scissure de Sylvius. — La scissure de Sylvius peut se terminer en ligne droite sans se relever en rameau ascendant, ou bien le rameau ascendant peut se recourber en crochet à concavité antérieure.

La branche ascendante verticale fait défaut sur des cerveaux dégradés ou chez certains sourds-muets. La branche horizontale antérieure ne manque que dans des cas très exceptionnels.

On a signalé souvent des branches accessoires, mais ce sont de fausses branches qui n'ont pas la profondeur typique des branches principales, lesquelles intéressent la totalité du manteau et partent du sillon de Reil. Une de ces branches accessoires monte en arrière de la racine de la troisième frontale, mais elle est inclinée en haut et en arrière, ce qui la distingue de la vraie branche ascendante ; d'autres entaillent le pli de passage qui ferme en bas la scissure de Rolando et ne sont qu'une des formes du *sillon transverse inférieur* d'Eberstaller que nous décrirons plus loin. En avant, on voit quelquefois le sillon de Reil empiéter à son extrémité interne sur la troisième frontale, ou encore (22 p. 100) une incisure correspondre au gyrus brevis de l'insula sur l'extrémité externe de la portion orbitaire.

Dans son long trajet, la scissure de Sylvius entre assez souvent en communication avec les scissures ou sillons voisins à l'aide d'incisures le plus ordinairement superficielles. On a vu le tronc de la scissure, ou partie basilaire, communiquer en avant avec l'incisure en H, en arrière avec l'incisure limbique ; la branche ascendante s'anastomoser avec le deuxième sillon frontal ou le sillon prérolandique ; la branche postérieure s'unir avec le prérolandique (2 f. sur 3), avec la scissure de Rolando (6 p. 100) par le sillon transverse inférieur qui se continue lui-même avec le sillon central de l'insula et qui est presque toujours superficiel ou n'excède pas 1 cm. de profondeur. Notons encore la communication très fréquente (plus de 25 p. 100) avec le sillon postrolandique, très rare avec la branche horizontale du sillon interpariétal, assez fréquente (4 à 9 p. 100) et presque toujours à gauche, avec le premier sillon temporal, soit au coude de la scissure soit plus fréquemment au milieu même de la première circonvolution temporale, point où se voit une encoche normale d'un sillon rétro-insulaire.

Scissure de Rolando. — Les conclusions qu'on a voulu tirer de la différence de longueur de Rolando dans les deux sexes ne sont pas justifiées ; ces différences sont minimes, et la longueur de la scissure, rapportée aux dimensions du cerveau total, qui sont moindres chez la femme, est proportionnellement la même dans les deux sexes.

Voici quelques chiffres à ce sujet :

		Longueur relative (en ligne droite)		L. absolue (suivant les contours).
Pansch	Hommes	9.6		11.3
	Femmes	9.		10.3
Giacomini	Hommes	8.6 (à droite) ; 8.5 (gauche)	—	11.7 (droite) 11.8 (gauche)
	Femmes	8.2 ; 8.7	—	10.9 11.7
Chiarugi	Hommes	8.3		
	Femmes	8.0		

On a observé l'absence de Rolando sur des cerveaux profondément dégradés ; il n'y a alors qu'une seule circonvolution ascendante.

Une double scissure est un fait très rare, 1 fois sur 400 (*Giacomini*), 2 fois sur 116 (*Vanhersecke*). On ne confondra pas la seconde scissure avec un sillon post ou prérolandique très développé et complètement fermé par un pli d'anastomose entre F^1 et F^2, ou entre P^1 et P^2. Dans le cas de Giacomini, il s'agissait d'un cerveau pesant seulement 1000 grammes et ayant appartenu à un sujet d'intelligence très bornée ; il y avait en outre une malformation dans la région lambdoïdienne du crâne.

La direction peut être angulaire à sommet postérieur. Les extrémités sont très rarement bifurquées, l'extrémité inférieure peut être séparée de la scissure de Sylvius par un espace de 2 c., soit que le sillon prérolandique se prolonge en dessous de Rolando, soit qu'il se forme un sillon nouveau dans le pli de passage inférieur.

La scissure dans certains cas est interrompue par des plis de passage superficiels ; toutefois ils ne sont à peu près jamais complètement de niveau, comme dans la scissure occipitale externe, et il reste toujours une communication superficielle entre les deux moitiés de l'anfractuosité, dont les circonvolutions marginales prennent alors une forme en *H*. Ce pli qui est un pli de passage fronto-pariétal se rencontre ordinairement au niveau du genou supérieur, et semble être l'exagération du pli profond normal que nous avons signalé en cet endroit. On l'a observé 1 fois sur 200 (Féré, Eberstaller), 1 fois sur 330 (Giacomini). Heschl a trouvé une proportion de pli complètement superficiel, de 3 p. 100 (1 p. 362) sur 2174 hémisphères. Des 6 cas qu'il a observés, il y en avait 4 à droite et 2 à gauche ; 5 ont été observés sur un total de 632 cerveaux d'hommes, 1 sur 455 cerveaux de femmes. En outre, dans 3 p. 100 des cas, il existait un pli demi-superficiel.

La scissure de Rolando peut communiquer avec les scissures ou sillons voisins ; d'abord avec la scissure de Sylvius (1 fois sur 5 suivant les uns, 1 fois sur 15 ou 21 suivant d'autres), ordinairement par l'exagération d'un sillon normal, sillon operculaire, que nous décrirons à propos du lobe frontal — avec la scissure sous-frontale, fait qui n'a été observé que par Benedikt — avec le sillon prérolandique, presque toujours au tiers supérieur ou moyen — avec le premier ou le second sillon frontal — avec le sillon postrolandique, presque toujours au tiers inférieur — avec la branche horizontale du sillon interpariétal.

Dans la déformation Toulousaine, la scissure est quelquefois repoussée en arrière de 1 cm. au niveau de son extrémité supérieure, et, au contraire, le plus souvent propulsée et abaissée dans son extrémité inférieure ; de là, un angle rolando-sagittal plus aigu, qui de 70 degrés peut tomber à 55 degrés dans les cerveaux féminins très déformés.

Scissure occipitale. — 1° La scissure occipitale interne peut ne pas arriver jusqu'à la scissure calcarine, communiquer avec le quatrième sillon temporal, envoyer des branches dans le cuneus ou le précuneus. Giacomini a vu une fois une branche latérale traverser tout le précuneus en formant une véritable scissure sous-pariétale et se jeter dans la scissure sous-frontale.

Assez souvent, la scissure est coupée près de son origine par le premier pli de passage pariéto-occipital rejeté sur la face interne. Les deux plis de passage internes sont normalement superficiels chez un grand nombre de singes, entre autres chez les cynocéphales, et normalement profonds chez l'homme. Il est exceptionnel qu'ils soient superficiels chez lui et interrompent la scissure; c'est une anomalie relativement rare, qui n'a été observée que 4 fois sur 168 cerveaux pour le pli cunéo-limbique et 2 fois sur 168 pour le pli pariéto-occipital interne.

2° La scissure occipitale externe, au lieu d'être transversale, peut se diriger en avant ou en arrière, se bifurquer ou même se trifurquer sur le bord supérieur. Le premier pli de passage pariéto-occipital externe est profond 28 fois sur 100 et plus souvent chez l'homme que chez la femme (Giacomini, contrairement à Pozzi) ; dans le tiers des cas, il n'est qu'à demi profond. Que ce pli soit profond ou bien qu'il soit rejeté sur la face interne, l'incisure sagittale se prolonge alors en fente transversale jusqu'à ce qu'elle soit arrêtée par le second pli, et communique avec le sillon interpariétal. 1 fois sur 80, le premier pli est double, l'interne ou supérieur étant généralement plus grêle et profond.

Le deuxième pli est très rarement profond. Quand il l'est simultanément avec le premier pli, il y a alors sur la face convexe une véritable scissure occipitale externe, longue de 4 à 5 cm., tout à fait analogue à la fente simienne et débouchant dans le sillon occipital antérieur ou dans un des sillons temporaux t^1, t^2. Le lobe occipital se détache alors en calotte (2 fois sur 100 Broca).

Il est à remarquer que la profondeur d'un pli de passage ne suppose pas nécessairement sa petitesse absolue ; elle peut tenir au développement excessif des circonvolutions voisines qui lui forment opercule.

Scissure sous-frontale. — La scissure sous-frontale présente d'assez nombreuses variations dans sa partie ascendante ou terminale. Celle-ci peut se bifurquer, en envoyant une branche dans le précuneus, ou émettre une branche postérieure qui se continue avec le sillon sous-pariétal et par lui avec la scissure occipitale interne. Un pli de passage l'isole quelquefois à son coude, et même sa partie verticale isolée peut aller se jeter dans la scissure occipitale, disposition qui rappelle la scissure limbique des osmatiques. Sur le bord sagittal, on la voit quelquefois s'engager dans un dédoublement de la racine de la pariétale supérieure ; il n'est pas très rare qu'elle se continue avec le sillon postrolandique.

Les plis de passage, avons-nous dit, sont superficiels dans le quart des cas, pris isolément ; la combinaison de deux ou plusieurs plis superficiels est rare (4 pour 100 Giacomini, 10 pour 100 Eberstaller). Il est très rare aussi que des plis bien développés soient obliques en haut et en avant, c'est-à-dire à contre-sens de la direction du lobe calleux.

Eberstaller distingue trois types de scissure sous-frontale : 1° le type simple (68 pour 100), plus fréquent à droite, dans lequel la scissure est régulière et ininterrompue, sauf par de petits plis courts et transversaux qui n'altèrent pas sa forme; 2° le type double (30 p. 100), beaucoup plus fréquent à gauche ; dans lequel la scissure est dédoublée, et par conséquent aussi la circonvolution frontale ; la partie intermédiaire séparée existe seule comme première scissure au-dessous de la grande scissure constituée par la fusion des parties antérieure et postérieure ; 3° le type fragmenté, dans lequel deux ou plusieurs plis de passage fronto-limbiques longs, obliques, superficiels, coupent la scissure en trois ou quatre tronçons qui se recouvrent mutuellement par leurs extrémités.

Je ferai remarquer que les cas de scissures doubles du deuxième type peuvent recevoir une autre interprétation ; ainsi que nous le verrons à propos du lobe calleux, il s'agit probablement non d'un dédoublement de la scissure, mais de la formation d'un sillon nouveau.

le *sillon intra-limbique*, qui tend à séparer le lobe calleux en deux parties, et à en rattacher une au lobe frontal, au détriment de la scissure effacée.

LOBE FRONTAL

Le lobe frontal est la partie de l'hémisphère qui s'étend en avant de la scissure de Rolando.

Il correspond à l'os frontal dont il occupe non seulement la partie verticale écailleuse, mais encore toute la face orbitaire; sur sa périphérie, il dépasse sensiblement cet os, surtout en arrière, où il est recouvert par le pariétal sur une étendue de plusieurs centimètres. Il a pour limites : en bas et en dehors la scissure de Sylvius qui le sépare du lobe temporal, en bas et en dedans la scissure sous-frontale qui le sépare du lobe du corps calleux, en arrière la scissure de Rolando qui borne en avant le lobe pariétal.—Tous les auteurs n'ont pas admis que la scissure de Rolando fût une ligne naturelle de démarcation, soit parce que son apparition embryologique n'est pas plus précoce que celle de plusieurs sillons, soit parce que, physiologiquement et histologiquement, les deux circonvolutions qui la bordent présentent les plus grandes analogies. Ils ont donc reporté la limite plus en avant, au niveau du sillon prérolandique ou précentral. Aujourd'hui on est à peu près unanime à considérer Rolando comme la limite postérieure du lobe frontal.

La forme du lobe est celle d'une pyramide triangulaire. La face externe, convexe, limitée par Sylvius et Rolando, est située dans la fosse frontale et en partie sous le pariétal. La face interne, plane, séparée de la face opposée par la faux du cerveau, est bornée par la scissure sous-frontale et offre une forme arquée. La face inférieure, triangulaire comme la face externe, longue de 6 cm., la plus courte des trois, repose sur la voûte orbitaire sur laquelle elle imprime ses circonvolutions. Elle est bornée en arrière par une ligne transversale, qui s'étend de la scissure interhémisphérique à la scissure de Sylvius proprement dite ; cette ligne est le bord antérieur de l'espace perforé, et, chez certains animaux, constitue la scissure postérieure du rhinencéphale. La face inférieure du lobe frontal est légèrement excavée et s'adapte à la voûte orbitaire, ou plus exactement elle présente dans le sens transversal un trajet sinueux ; elle commence en dehors par une légère saillie, s'excave dans sa partie centrale qui répond à la deuxième frontale élargie, et de nouveau se renfle sur son bord interne en un bourrelet convexe, qui se loge dans la gouttière ethmoïdale. Cette seconde saillie est sur un plan plus bas que la première, en sorte que la face inférieure regarde un peu en dehors. Cette éversion du lobule orbitaire est plus accentuée chez le nouveau-né et bien plus encore chez les singes; chez eux, le bourrelet interne se détache nettement et constitue le bec ou *rostre orbitaire*.

La base regarde en arrière, elle est obliquement taillée comme la scissure de Rolando. Le sommet arrondi est en avant; il est sur un plan plus élevé que les extrémités des lobes temporal et occipital ; c'est à lui que beaucoup d'auteurs donnent le nom de *pôle frontal*, par analogie avec le pôle temporal et le pôle occipital; mais nous réserverons ce nom, qui indique surtout le point de départ de circonvolutions méridiennes, à l'angle postéro-interne de la face orbitaire. Il y a trois bords ou angles qui sont les côtés de la pyramide, le bord supérieur ou sagittal, le bord inférieur et interne, et le bord inférieur et externe ; celui-ci à son tour se décompose en deux parties, — une postérieure ou *bord sylvien*, — une antérieure qui sépare la face externe de la face orbitaire, et qu'on appelle *bord surcilier* ou *angle orbitaire*.

Le lobe frontal comprend quatre circonvolutions : une transversale, parallèle à la scissure de Rolando, qui est la *frontale ascendante*, et trois longitudinales que l'on compte de haut en bas, *première, deuxième*, et *troisième frontales*. Ces trois circonvolutions longitudinales, insérées perpendiculairement sur la frontale ascendante, se dirigent parallèlement vers le bord surcilier et là se replient sur elles-mêmes à angle aigu pour suivre un trajet récurrent sur la face orbitaire. Elles ont donc, toutes, deux branches ou deux portions, une portion supérieure ou dorsale, et une portion inférieure ou orbitaire ; la première frontale possède en plus une portion interne. C'est à l'ensemble des portions orbitaires des trois frontales que l'on a donné, à la suite de Gratiolet, le nom de lobule orbitaire, terme qui tend à disparaître ; quelques auteurs ont même décrit ces parties réfléchies des circonvolutions comme *des circonvolutions orbitaires* indépendantes.

La circonvolution transversale ou frontale ascendante est séparée des trois circonvolutions longitudinales par un sillon également transversal, le *sillon prérolandique*. Celles-ci à leur tour sont isolées les unes aux autres par des sillons longitudinaux, le *sillon frontal supérieur* entre la première et la deuxième circonvolutions frontales, le sillon frontal *inférieur* entre la seconde et la troisième. (Voy. fig. 226).

Broca a bien montré que l'homme est caractérisé par la *prédominance frontale* de son cerveau, tandis que les animaux non primates ont la prédominance pariétale. Ainsi que nous l'avons vu, le lobe frontal comprend en poids total les 43 centièmes du poids du cerveau, en poids de son manteau cortical les 42 p. 200, en surface carrée les 40 ou 42 centièmes. Quelle que soit l'idée qu'on se fasse de ses fonctions, il est certain que, pris dans la généralité des cas, son développement marche de pair avec l'intelligence, surtout avec les hautes qualités intellectuelles de la conception et de la réflexion plutôt qu'avec celles de l'action ; et l'opinion commune qui attribue un vaste front aux penseurs, c'est-à-dire un lobe frontal haut et large, aux courbes harmonieuses, est parfaitement justifiée par l'anatomie. Meynert a soutenu que la grandeur du lobe frontal de l'homme était surtout apparente, qu'elle dépendait du gros volume des corps striés et de l'insula dans le sens transversal et du surhaussement produit par le pôle temporal dans le sens de la hauteur ; mais Eberstaller a fait voir que ces causes n'agissent que dans d'étroites limites. Il reste acquis que le cerveau humain est bien un cerveau frontal ; et, dans ce grand développement antérieur, l'accroissement se fait en tout sens. Le front n'est pas seulement large en haut ; de fuyant il devient droit, c'est-à-dire qu'il s'accroît dans le sens antéro-postérieur ou de l'épaisseur, et le visage tout entier prend le type orthognathe.

C'est encore dans le lobe frontal qu'on a cherché une importante *différence sexuelle*. Pour cela on a mesuré la distance qui sépare soit le haut, soit le bas de la scissure de Rolando des extrémités antérieure et postérieure du cerveau. Ces mensurations faites sur un nombre trop restreint de sujets ont donné d'abord des résultats défectueux *(Huschke, Rüdinger)*. Passet a montré que la surface prérolandique, comme la surface postrolandique, sont toutes deux plus vastes chez l'homme que chez la femme, en d'autres termes que le cerveau de l'homme est plus grand dans toutes ses dimensions et toutes ses régions, ce qui concorde avec les chiffres donnés par les pesées (471 gr. pour le lobe frontal de l'homme, 408 pour celui de la femme). Eberstaller, qui a repris ces mensurations sur 270 sujets, et qui a de plus mesuré la totalité du lobe frontal en longueur en y comprenant la face orbitaire, arrive aux mêmes conclusions. Le lobe frontal, cerveau prérolandique, est plus grand chez l'homme, au point de vue absolu ; il en est de même pour le cerveau postrolandique. Mais si l'on se place au point de vue relatif, c'est-à-dire si on rapporte ces surfaces partielles à la surface totale du cerveau, on voit que le lobe frontal de la femme occupe sur son cerveau une place égale, peut-être même légèrement supérieure, à celle qu'il occupe sur le cerveau de l'homme. Il y aurait donc identité d'harmonie morphologique, dans la répartition des lobes, mais infériorité absolue pour chaque lobe séparément.

Circonvolution frontale ascendante. — La frontale ascendante, *Fa*, appelée encore quatrième frontale F^4, circonvolution *prérolandique,* circonvolution *centrale antérieure,* est une des plus faciles à reconnaître avec la pariétale ascendante ; aussi ont-elles été décrites toutes deux par Vicq d'Azyr sous le nom de circonvolutions moyennes. Elle est située en avant de la scissure de Rolando dont elle forme la limite antérieure, et répond sur le crâne non à l'os frontal, comme son nom pourrait le faire croire, mais à la partie antérieure du pariétal.

Elle commence à la scissure de Sylvius, monte en sens oblique sur la face convexe de l'hémisphère parallèlement à la scissure de Rolando, et sous un même angle d'inclinaison, et dépasse le bord sagittal pour se terminer sur la face interne. Dans ce trajet, elle suit les inflexions de Rolando et décrit par conséquent deux flexuosités au niveau des genoux supérieur et inférieur; elle est plus large et plus forte dans sa moitié inférieure, se rétrécit au moment où elle donne la racine de la deuxième frontale, puis de nouveau s'accroît à sa partie supérieure. Son bord antérieur est limité par les tronçons du sillon prérolandique et donne insertion aux racines des trois circonvolutions longitudinales; son bord postérieur forme la lèvre antérieure de la scissure de Rolando.

L'extrémité inférieure ou *pied* est unie à la pariétale ascendante *Pa* par un pli transversal dont l'épaisseur varie de quelques millimètres à 1 c. 5 ; c'est le *pli de passage fronto-pariétal inférieur*. En règle générale on observe sur ce pli une incisure, plus ou moins profonde, longue de 10 à 15 mm., située au-

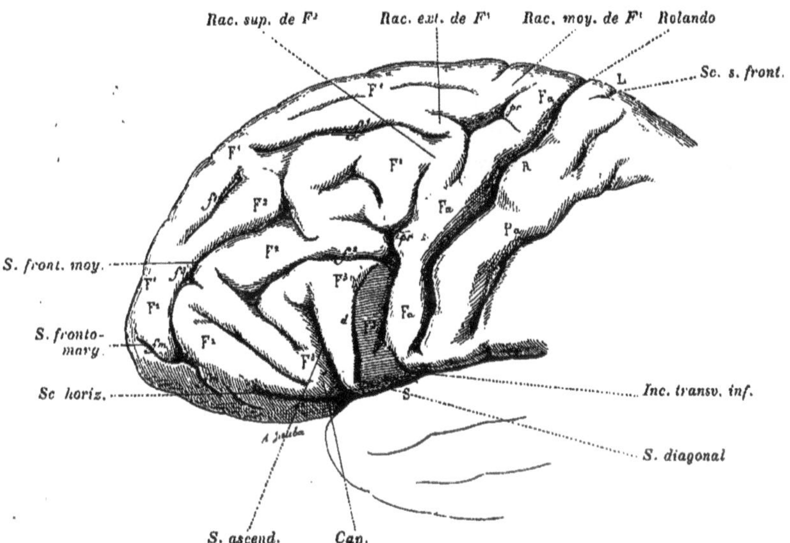

Fig. 226. — Face ext. du Lobe frontal.

Le pied de F^2 et celui de F^3 sont teintés en rose. La partie basilaire ou postérieure du pied de F^1 est en teinte foncée.

dessous et en avant de l'extrémité inférieure de Rolando ; elle se dirige obliquement en haut et en avant, et plus rarement se prolonge en arrière. Eberstaller l'a décrite sous le nom de sillon, pour nous *incisure, transverse inférieure.* Cette fente, qui rentre dans la catégorie des *incisures operculaires* que l'on peut rencontrer tout le long de la scissure de Sylvius, fait souvent communiquer la scissure de Rolando avec celle de Sylvius ; on peut la confondre avec le segment inférieur de Rolando isolé de l'excavation par un pli superficiel ou profond.

L'extrémité supérieure ou *tête* est située sur la face interne. A l'inverse du pied, elle s'épanouit en une masse aplatie, de forme irrégulièrement quadrilatère, que Betz a appelée le *lobule paracentral* et qu'on nomme aussi en France le lobule *ovalaire* (Voy. Fig. 227). Il est borné en haut par le bord sagittal de l'hémisphère, en bas et en arrière par la branche ascendante de la scissure sous-frontale, en avant par le sillon paracentral ou incisure préovalaire, considéré par les uns comme un sillon indépendant, par d'autres comme une branche de la scissure sous-frontale. Son bord supérieur est coupé par la fin de la scissure de Rolando, incisure rolandique ; son bord inférieur est quelquefois uni par un pli de passage fronto-limbique postérieur ou ovalaire à la circonvolution du corps calleux. Il est rare que la surface soit lisse; d'ordinaire, entre l'extrémité de Rolando et la scissure sous-frontale se voit une incisure de forme variée.

Dans la grande majorité des cas, le lobule paracentral est constitué uniquement aux dépens de la frontale ascendante; un pli de passage étroit, *pli fronto-pariétal supérieur,* qui suivant sa disposition se confond avec le lobule ou s'en isole, l'unit à la tête de la pariétale ascendante et ferme la scissure rolandique.

Outre ces deux plis, supérieur et inférieur, qui rattachent l'une à l'autre les deux circonvolutions ascendantes nous avons déjà signalé un pli moyen, presque toujours profond, qui traverse Rolando au niveau de son genou supérieur.

Sillon prérolandique. — Le *sillon prérolandique, pr.* (sillon frontal parallèle, sillon central) limite en avant la circonvolution frontale ascendante, *Fa.*

Le bord antérieur de *Fa* donne insertion aux trois racines des circonvolutions longitudinales, de là trois ponts qui interceptent deux segments de sillon prérolandique, un inférieur et un supérieur. On a décrit ces segments, tantôt isolément, tantôt comme partie intégrante des premier et deuxième sillons frontaux qui les coupent à angle droit. Avec Broca, nous trouvons plus commode de décrire un seul sillon prérolandique à deux branches, analogue au sillon postrolandique ou branche verticale du sillon interpariétal. Toutefois il faut reconnaître que ces deux portions ont des caractères différentiels importants : la branche supérieure est d'un développement tardif (septième mois), elle manque chez les singes inférieurs, elle est peu profonde ; la branche inférieure est précoce (sixième mois), profonde, et a son homologue sur le cerveau simien; de plus, elles ne sont pas alignées bout à bout, mais, à cause du trajet ascendant de la racine de F^2, elles se chevauchent en partie et le bout inférieur du prérolandique supérieur est situé en arrière du bout supérieur de l'autre branche. Ajoutons qu'il n'est pas rare d'observer la communication des deux segments, et par conséquent un sillon prérolandique unique et complet, qui simule au premier abord la scissure de Rolando, mais que l'on reconnaît à ce qu'il est coupé de sillons antéro-postérieurs.

1° **Sillon prérolandique supérieur.** — Ce sillon occupe le tiers supérieur de la face externe, entre la racine de F^1 et celle de F^2. Il est limité en arrière par le bord antérieur de *Fa,* en avant par la racine antéro-postérieure de F^1 et la racine ascendante de F^2 dont il occupe la concavité. Quand cette racine est profonde à son insertion, le sillon supérieur s'ouvre dans le sillon inférieur. En haut il arrive au voisinage de l'angle. Fréquemment il reçoit en *T* le premier sillon frontal. Sa profondeur est faible, au milieu surtout, où des plis profonds, racines accessoires de F^1, peuvent le couper et l'isoler au milieu de la première frontale.

2° **Sillon prérolandique inférieur.** — Plus important que le précédent à tous les points de vue, seul même décrit comme prérolandique par plusieurs auteurs, ce sillon s'étend sur les deux tiers inférieurs du lobe frontal, parallèlement à Rolando, mais souvent plus transversal que lui. Sa profondeur peut atteindre 2 cm. et semble être en sens inverse de celle de la scissure rolandique. Il s'étend entre la racine de F^3 et celle de F^2, commence en bas près de la scissure de Sylvius, s'élève derrière la branche ascendante de celle-ci, et finit dans la première flexuosité de F^2. Son bord postérieur est la frontale ascendante et la racine de F^2, son bord antérieur le pied de F^3 en bas, la branche descendante de F^2 en haut. Il reçoit en règle générale le second sillon frontal, dont il n'est, pour quelques auteurs, que la partie ascendante.

Première circonvolution frontale. — La première frontale, F^1 (frontale *supérieure* d'un grand nombre d'auteurs), est située sur le bord sagittal de l'hémisphère, entre la scissure sous-frontale en dedans, et le premier sillon frontal f^1, prolongé lui-même par le sillon olfactif fo^1. Seule des circonvolutions de son lobe, elle occupe les trois faces de l'hémisphère et possède par suite trois portions distinctes, une externe, une inférieure ou orbitaire, et une interne, que l'on a souvent considérées comme trois circonvolutions distinctes.

1° Portion externe ou dorsale. — Dite encore métopique (métopique, terme grec signifiant frontal), cette portion s'étend sur la partie la plus élevée de la face convexe, entre le bord sagittal et la deuxième frontale. Sa forme est triangulaire, la base s'appuyant en arrière sur la frontale ascendante, tandis que le sommet répond à l'extrémité interne du bord sourcilier ou orbitaire ; la circonvolution va donc en décroissant depuis son origine. En son point le plus large, elle mesure de 15 à 20 mm.

Elle naît par trois racines, moyenne, externe et interne. La *racine moyenne* est la racine normale ; presque toujours superficielle, elle émane de la frontale ascendante et se place sur la face externe, le long du bord sagittal (racine sagittale de Broca), débordant quelquefois sur la face interne, entre le sillon prérolandique supérieur et le sillon paracentral. Elle peut être dédoublée par une incisure. Quand par hasard elle est profonde, une incisure transversale coupe la surface à son niveau. — La *racine externe* ou accessoire, située au-dessous de la précédente, et comme elle insérée sur *Fa,* est inconstante et presque toujours profonde. Quand les deux racines précédentes sont superficielles et fusionnées, elles forment un large lobule en avant de la frontale ascendante. — La *racine interne* (*Eberstaller*), profonde dans la moitié des cas, située sur la face interne, vient du lobule paracentral, par conséquent encore de la frontale ascendante, et traverse le sillon qui borde ce lobule en avant.

Née de cette triple origine, la première frontale se dirige d'arrière en avant, en diminuant de plus en plus, à tel point que dans le tiers antérieur elle est réduite à un pli étroit qui contourne en dedans le sillon fronto-marginal pour passer sur la face orbitaire ; ce pli peut même être rejeté sur la face interne. Son trajet est à peu près rectiligne, la circonvolution pouvant se développer en longueur sous le frontal, dont elle suit le plus grand arc. Broca décrit pourtant deux flexuosités déterminant la formation de deux *genoux* à convexité externe, un genou antérieur et un genou postérieur, celui-ci ordinairement plus marqué. La partie comprise entre *Fa* et le genou postérieur est le *pied* de la première frontale et répond à un centre moteur.

Les *incisures* qu'on observe sur cette partie de F^1 sont longitudinales dans les deux tiers postérieurs, transversales dans le tiers antérieur. Les incisures *longitudinales* au nombre de deux ou trois, les unes derrière les autres, ne se voient bien que si la circonvolution a une grande largeur ; la plus postérieure s'abouche quelquefois avec le sillon prérolandique. Deux de ces incisures peuvent se réunir pour former un sillon qui dédouble F^1 en deux étages ; exceptionnellement (3 f. sur 100), ce sillon dépasse 4cm. de longueur. Les incisures *transversales* variant de 1 à 3 entaillent la partie tout à fait antérieure dans laquelle F^1 est plus ou moins fusionné avec F^2.

Les *plis d'anastomose* avec la deuxième frontale sont constants et nombreux. On en compte trois en moyenne. Le pli postérieur unit le genou postérieur de F^1 avec le coude de la racine de F^2, il est oblique en bas et en arrière ; assez constant, et superficiel dans les deux tiers des cas, il est considéré par quelques auteurs (*Giacomini, Eberstaller*) comme la véritable racine externe de la première frontale. Son union avec *Fa* serait donc indirecte, c'est-à-dire qu'elle se ferait en empruntant la voie de la racine interne de F^2. Quand ce pli est long, il suit sur une certaine distance la première frontale à laquelle il est parallèle ; c'est un second mode de dédoublement de cette circonvolution, seulement dans ce cas la fente de séparation est la partie postérieure du premier sillon frontal. Un second pli d'anastomose, également oblique, quelquefois même double, se remarque au genou antérieur. Enfin, près de l'angle orbitaire, la première et la deuxième frontales sont ordinairement fusionnées par une ou deux anastomoses, superficielles dans la moitié des cas, que bordent les incisures transversales.

2° **Portion orbitaire.** — Cette portion, décrite sous le nom de *gyrus rectus*, fait suite à la portion externe dont elle est la branche réfléchie ; elle est limitée en dedans par la fente interhémisphérique, en dehors par le sillon olfactif qui loge le pédoncule olfactif, et s'étend de l'angle interne de l'hémisphère à l'espace perforé. Elle est étroite, un peu plus large en arrière (1 c.) qu'en avant ; son trajet est rectiligne. Elle est sur un plan inférieur à la partie voisine de F^2 et se détache en un bourrelet saillant, plus marqué chez le nouveau-né, fortement accentué chez quelques microcéphales et chez les singes inférieurs, chez lesquels il constitue le *rostre* ou *bec ethmoïdal ;* ce bec occupe la fosse ethmoïdale. On ne trouve à la surface du gyrus rectus qu'une incisure à peu près constante, de 1 c. au plus, dirigée transversalement en avant du sillon olfactif (*incisure olfactive transverse*), accidentellement unie avec les sillons qui avoisinent ses extrémités interne et externe.

La portion orbitaire est unie à la deuxième frontale par deux plis d'anastomoses, l'un en avant, l'autre en arrière du sillon olfactif ; ce dernier pli lui est commun avec la troisième frontale.

3° **Portion interne.** — Cette portion (circonvolution *frontale interne* de quelques auteurs) occupe, sur la face interne de l'hémisphère frontal, tout ce qui est en dehors de la circonvolution du corps calleux, dont elle est séparée par la scissure sous-frontale, et avec laquelle elle présente des variations inverses de développement. Un gros lobe calleux, plus ou moins dédoublé, suppose presque toujours une frontale étroite, et inversement ; quelquefois la scissure est superficielle, et la démarcation entre les deux circonvolutions adjacentes peut prêter à la discussion. Le bord sagittal qui limite la frontale interne sur son contour excentrique n'est qu'une séparation topographique ; il n'y a ni sillon, ni incisure, et la circonvolution est continue sur ce bord avec sa portion externe et sa portion orbitaire. Contrairement à la portion dorsale, la frontale interne va croissant d'arrière en avant et atteint son maximum d'expansion en avant et au-dessous du corps calleux.

Elle est presque toujours dédoublée en deux étages par le *sillon sus-orbitaire*, sillon remarquable par sa longueur, par sa constance, par son existence chez tous les primates. Broca l'appelle l'*incisure sus-orbitaire*, et Eberstaller le *sillon rostral*, parce qu'il concorde tout à fait avec la fente décrite sous ce nom par Krueg chez les mammifères non primates, spécialement chez les ongulés. Il commence au-dessous du genou du corps calleux et de

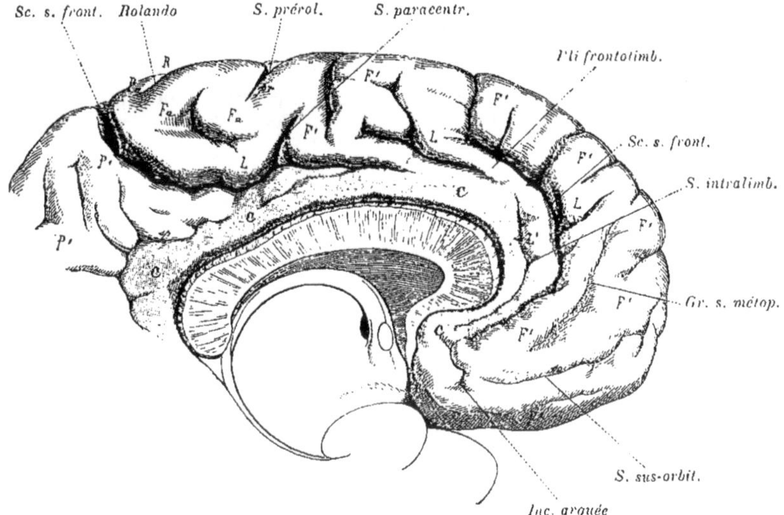

Fig. 227. — Face interne du lobe frontal.

Le lobe calleux teinté en gris, le lobule paracentral en rose.

l'origine de la scissure sous-frontale, tantôt librement, tantôt d'une incisure arquée qui lui est commune avec cette scissure, puis se dirige obliquement en haut et en avant et se termine près du bord antérieur de l'hémisphère, ou même sur ce bord par une extrémité ordinairement bifurquée. Nous désignerons les deux étages limités par ce sillon sous le nom de partie calleuse (lobule métopique de Broca), et de partie sus-orbitaire (Broca, — sous-calleuse d'Eberstaller). Ces deux étages et le sillon sus-orbitaire ne sont d'ailleurs bien manifestes que sur les cerveaux qui ont une vaste frontale interne et un lobe du corps calleux peu développé.

La *partie calleuse* est de beaucoup la plus vaste. On y remarque plusieurs espèces d'incisures ; les unes sont dirigées en rayonnant vers la scissure sous-frontale, qu'elles peuvent atteindre et dont elles semblent être des branches, de même qu'elles peuvent arriver également au bord sagittal ; les plus remarquables sont celles qui bordent en avant les plis de passage fronto-limbiques antérieur et moyen quand ils sont superficiels ; les autres sont longitudinales et courtes. Dans certains cas, les incisures longitudinales, fusionnées sur un trajet plus ou moins long, forment un sillon de dédoublement (*grand sillon métopique*, de Brissaud), excentrique à la scissure sous-frontale, qui peut même s'aboucher dans le sillon sus-orbitaire, de telle sorte que la frontale interne est divisée sur presque toute sa longueur en deux plis, ce qui, avec la circonvolution du corps calleux, fait trois circonvolutions sur cette face de l'hémisphère.

La *partie sus-orbitaire*, confinée à l'angle et au bord inférieur de la face interne, peut, sur les cerveaux compliqués, être subdivisée à son tour par un second sillon parallèle au premier, le *sillon accessoire*, qui est ordinairement formé de deux tronçons alignés, de faible profondeur. De là deux *plis sus-orbitaires*, un supérieur, un inférieur, ce dernier étant continu avec le gyrus rectus.

La portion interne de la première frontale est unie avec le lobe du corps calleux par les plis de passage, que nous avons décrits déjà à propos de la scissure sous-frontale, et sur lesquels nous reviendrons en parlant du lobe du corps calleux. Rappelons seulement qu'on observe deux plis plus réguliers et plus constants, superficiels dans le tiers des cas : l'un au niveau du genou du corps calleux, pli fronto-limbique antérieur, l'autre en avant du lobule paracentral, pli fronto-limbique moyen. Ils sont dirigés dans le sens de la scissure, c'est-à-dire en haut et en arrière. Mais nous devons signaler particulièrement celui qui unit l'extrémité du corps calleux avec l'extrémité de la première frontale,

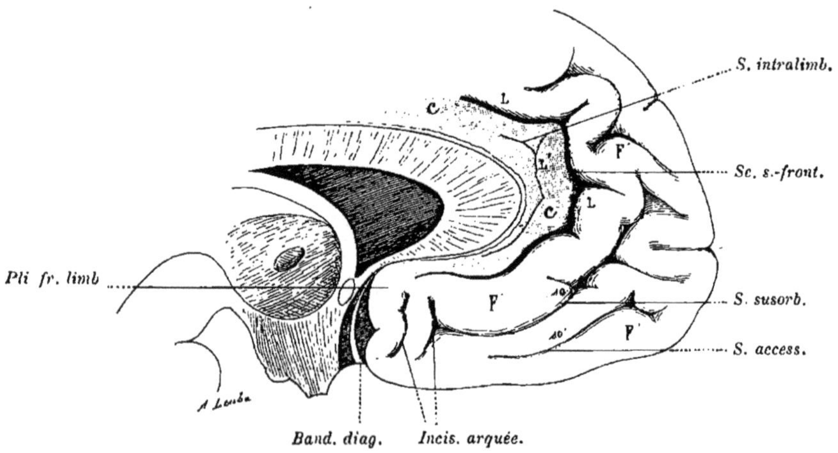

Fig. 228. — Carrefour de l'hémisphère.

La surface est teintée en rose. L'incisure arquée est dédoublée sur ce cerveau.

pli *fronto-limbique inférieur*. Presque toujours superficiel et étroit, il ferme à sa partie initiale la scissure sous-frontale. Il est au centre d'une petite région de transition, de forme quadrilatère, que Broca a appelée le *carrefour de l'hémisphère* et que Zuckerkandl, en raison de son caractère gyraire chez l'homme et chez les animaux, nomme le *pli sous-calleux*. Le carrefour, haut de 10 mm., large de 5, est limité en haut par le bec du corps calleux, en bas par l'espace perforé, en arrière par la lame terminale et la commissure blanche antérieure, en avant, mais d'une façon inconstante, par l'*incisure arquée* qui peut communiquer avec la scissure sous-frontale ou avec le sillon sus-orbitaire ou même avec tous les deux. Ce qu'il y a de remarquable dans ce champ cortical, c'est qu'il est un aboutissant et un lieu de passage pour l'union du lobe calleux avec la première frontale (pli fronto-limbique inférieur), les nerfs de Lancisi et le pédoncule du septum lucidum en haut, la racine olfactive interne et la bandelette diagonale en bas.

Premier sillon frontal. — Sillon olfactif. — **1° Premier sillon frontal.** — Le premier sillon frontal, f^1, sillon *frontal supérieur*, sépare la première circonvolution frontale de la seconde. Il naît presque toujours en T du sillon prérolandique supérieur, se dirige en sens sagittal, non pas exactement, mais en obliquant en avant et en dedans, car la première frontale va toujours en diminuant de largeur d'arrière en avant ; même en arrière, il n'est pas à plus de 2 cm. du bord supérieur de l'hémisphère. Arrivé à l'union du tiers antérieur avec les deux tiers postérieurs, près du bord sagittal, il cesse en arrière d'une anastomose entre F^1 et F^2, ou bien dans la moitié des cas, il s'unit avec le sillon frontal moyen et se prolonge avec lui jusqu'au voisinage de l'angle orbitaire en se jetant dans le sillon fronto-marginal ; d'après Eberstaller, cette branche antérieure commune appartient exclusivement au sillon frontal moyen, un pli profond constant sépare le sillon supérieur f^1 à son embouchure, comme il arrive pour la scissure occipitale à son débouché dans la calcarine, et f^1 cesse toujours avant le tiers antérieur.

Le premier sillon frontal est tardif dans son apparition, généralement peu profond et coupé en deux ou trois tronçons par les anastomoses de F^1 à F^2. Ces tronçons s'alignent en sens sagittal, en se disposant en escalier. Le plus postérieur de ces segments est situé en arrière du pli d'anastomose qui s'étend obliquement entre le pied de F^2 et celui de F^1, pli considéré par quelques-uns comme la racine externe de F^1. Suivant que les plis sont profonds ou superficiels, le sillon est continu ou non et revêt des formes variées.

2° **Sillon olfactif.** — Le sillon olfactif fo^1, sillon *orbitaire interne*, est situé sur la face orbitaire du lobe frontal, entre le gyrus rectus et la deuxième frontale ; il est la continuation apparente du premier sillon frontal, mais n'a en réalité rien de commun avec lui. Son nom lui vient de ce qu'il loge le pédoncule et le bulbe olfactifs, qui sont appliqués contre lui par un pont arachnoïdien.

Ce sillon est remarquable par son apparition précoce (on l'a vu au quatrième mois fœtal), sa constance, l'absence totale d'interruption par des plis d'anastomose. Il se dirige d'arrière en avant, mais en obliquant vers la fente interhémisphérique ; les deux sillons olfactifs sont donc convergents. Son extrémité antérieure dépasse le bulbe olfactif, elle est séparée de l'angle orbitaire par un pli d'anastomose sur lequel nous avons signalé une incisure transversale ; ordinairement arrêtée à 5 mm. du bord interne, elle atteint souvent ce bord et même (1 fois sur 5) le dépasse et se prolonge de 1 à 10 mm. sur la face interne. Son extrémité postérieure, élargie en fossette, contient la tubérosité olfactive ; elle est à 10 mm. du bord interhémisphérique, et limitée en arrière par l'anastomose polaire de F^1 avec les deux autres frontales ; dans les deux tiers des cas, cette extrémité se recourbe en dehors en forme de crochet à concavité antérieure, plus ou moins long, jusqu'à 3 cm., qui s'enfonce dans la portion orbitaire de la troisième frontale (Voy. Fig. 229).

Deuxième circonvolution frontale. — La deuxième frontale, F^2, ou encore frontale moyenne, est située sur la partie moyenne de la face externe et de la face inférieure, entre le premier et le second sillon frontal. Elle comprend deux portions : une externe ou dorsale, et une inférieure ou orbitaire.

1° Portion dorsale ou externe. — Elle naît par deux racines, l'une supérieure, l'autre inférieure. La *racine supérieure* ou interne se détache du milieu de la frontale ascendante, et se dirige presque verticalement en haut, en avant du sillon prérolandique qu'elle borde aussi à son extrémité inférieure ; arrivée au contact de la première frontale qui suit un trajet également presque vertical, mais descendant, elle s'infléchit en bas, et les deux genoux des circonvolutions se touchent par leur convexité ; de là une forme en S. C'est au niveau de ce coude qu'elle donne le pli d'anastomose postérieur (dit encore racine externe de F^1) avec la première frontale. Il est rare qu'elle soit horizontale dès son origine. Cette racine supérieure est constante, volumineuse ; au-dessus d'elle la frontale ascendante est ordinairement rétrécie comme si elle lui avait abandonné des fibres ; elle est aussi presque constamment superficielle ou peu profonde à son origine, et constamment au niveau de son coude. Elle sépare le sillon prérolandique supérieur de l'inférieur, et, quand elle est plus ou moins profonde, laisse ces deux sillons communiquer entre eux, en formant un sillon unique parallèle à Rolando. Enfin c'est elle qui, jointe à sa branche descendante, constitue le *pied* de la deuxième frontale, un des centres moteurs du membre supérieur.

La *racine inférieure* ou externe naît presque toujours du pied de la troisième frontale comme la racine externe de F^1 du pied de F^2 ; elle est verticale, profonde (superficielle seulement dans le quart des cas) et sépare le second sillon frontal du sillon prérolandique inférieur. 1 fois sur 20, elle provient directement du tiers inférieur de la frontale ascendante.

La racine inférieure se fusionne ordinairement avec le second coude de la racine supérieure. Parfois cependant cette réunion ne se fait qu'à une certaine distance, par suite de l'interposition d'une branche profonde, *branche antérieure* du sillon prérolandique, que ce sillon émet en haut et en avant, et qui peut, si elle est longue, dédoubler la partie postérieure de F^2. De la fusion des deux racines résulte une puissante masse lobulée, riche en plis et en incisures, qui fait de F^2 la plus large des trois frontales, et dans laquelle on reconnaît des flexuosités transversales rapprochées, anastomosées par leurs coudes avec les circonvolutions voisines. Elle atteint son maximum de développement au niveau du bord orbitaire qui est presque entièrement occupé par l'épanouissement de F^2. Le bord supérieur de la circonvolution est sensiblement rectiligne et mal distinct de F^1, le sillon f^1 étant ordinairement segmenté ; le bord inférieur, marqué par f^2 est court et très arqué.

Dans les deux tiers ou la moitié postérieurs, la deuxième frontale, outre la branche antérieure oblique du sillon prérolandique, branche inconstante, présente des incisures transversales, isolées ou émanées des sillons frontaux limitrophes que l'on voit parfois converger en *entonnoir* vers la bosse frontale moyenne. Dans cette partie elle reste unique. Dans le tiers ou la moitié antérieurs au contraire, elle est, en règle générale, dédoublée par une longue incisure longitudinale (sillon *frontal moyen* d'Eb... f^3) qui, après avoir reçu le premier sillon frontal à sa terminaison, va se jeter dans le sillon *fronto-marginal*, dépression horizontale qui coupe le rebord orbitaire. De là deux étages ou parties : une partie supérieure qui se fusionne avec F^1, une partie inférieure qui s'unit à F^3. Ajoutons que ce sillon moyen apparaît isolément chez l'embryon, qu'il est profond de 10 à 15 mm., qu'il se termine ordinairement en T à ses deux extrémités, qu'il est traversé par des plis profonds étendus entre les deux étages, et que, quand ces plis sont superficiels, le sillon sagittal interrompu est remplacé par des incisures transversales. Quant aux deux parties, la supérieure forme un lobule unique en se fondant dans la première frontale ; l'inférieure forme un second lobule avec la troisième frontale au niveau de l'angle antérieur de l'excavation de Sylvius. Les deux lobules s'anastomosent en une masse unique au bord surcilier. C'est par ce type quaternaire F^1, 2 F^2 et F^3, se fusionnant bientôt en un type binaire, $F^1 + F^2$, $F^2 + F^3$, qu'Eberstaller explique les formes complexes que présente la face externe du lobe frontal dans son tiers antérieur.

Cette portion dorsale de F^2 est reliée aux circonvolutions adjacentes par des plis d'anastomoses nombreux. Nous avons déjà signalé les deux ou trois plis qui l'unissent à F^1; un nombre égal d'anastomoses la rattache à F^3, nous y reviendrons en décrivant la troisième frontale.

2° **Portion orbitaire.** — Cette portion de F^2 occupe à elle seule les deux tiers de la face orbitaire entre le gyrus rectus de F^1 et la portion orbitaire de F^3. Elle est séparée de ces deux circonvolutions en dedans par le sillon olfactif fo^1 ou sillon orbitaire interne, en dehors par le sillon orbitaire externe, fo^2. Sa limite postérieure n'est pas nettement définie, on est pourtant à peu près d'accord aujourd'hui pour la fixer à la branche transversale du sillon en *H* que l'on voit au milieu de la face orbitaire.

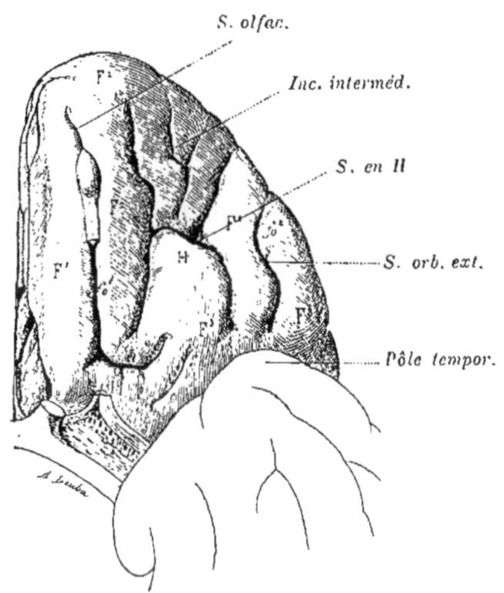

Fig. 229. — Face inférieure du lobe frontal (lobule orbitaire).

La surface de cette portion est excavée pour se mouler sur la face orbitaire ; sa forme est irrégulièrement quadrilatère ou d'autres fois cunéiforme à base antérieure, suivant les variations du sillon en *H*. En arrière, elle s'unit sur la partie externe du trigone olfactif avec la première et la troisième frontales pour constituer un point commun d'anastomose, considéré comme le pôle frontal. En avant, elle est lobulée soit par les branches sagittales antérieures du sillon en *H* qui la limite, soit par une *incisure intermédiaire* longitudinale, interposée entre ces branches sagittales, et considérée comme une suite du sillon frontal moyen. Aux deux extrémités des sillons orbitaires, elle est anastomosée avec la première et la troisième frontales.

Le *sillon en H* qu'on voit au centre de la face orbitaire est un sillon constant chez l'homme et les primates. A côté de sa forme typique en *H*, c'est-à-dire avec deux branches latérales externe et interne unies par une branche transversale, on observe les formes les plus variées en *X*, en *K*, en *Z*, et surtout la forme triradiée, c'est-à-dire à trois branches diversement combinées, dont le centre est en général à l'angle orbitaire externe.

Sillon fronto-marginal (voy. fig. 226) *fm*. Le long de l'angle ou bord orbitaire qui sépare la face dorsale de la face inférieure, Wernicke a décrit sous le nom de ***sillon fronto-marginal*** une fente horizontale, parallèle à ce bord, qui coupe perpendiculairement la direction longitudinale des circonvolutions et des sillons frontaux, c'est le sillon ***orbitaire externe*** de Benedikt, ***orbito-frontal*** de Giacomini, s. de l'***angle orbitaire*** d'Eberstaller, sillon ***rostral***

pour d'autres auteurs. Dans sa forme complète, qui est exceptionnelle puisqu'on la rencontre à peine deux fois sur cent hémisphères, il s'étend en ligne sinueuse depuis le voisinage de la scissure interhémisphérique jusqu'au voisinage de la scissure de Sylvius, qu'il peut même aborder par une légère incisure (*Giacomini*). Les trois circonvolutions longitudinales paraissent alors interrompues à leur point de passage sur la face orbitaire et leurs deux branches ne communiquent plus que par des plis profonds ; les sillons frontaux débouchent perpendiculairement dans cette fente transversale. Dans une seconde forme moins complète, mais encore typique, et qu'on observe dans 20 p. 100 (*Giacomini, Zernow*), le sillon n'occupe plus que les deux tiers internes ; il reçoit le premier sillon frontal f^1 (pour Eberstaller le sillon frontal moyen qui a lui-même reçu f^1), et laisse passer en dedans de lui la première frontale, en dehors la seconde frontale. Enfin, dans la majorité des cas (80 p. 0/0) et par conséquent à l'état normal, le sillon fronto-marginal est segmenté en trois tronçons ou incisures alignées horizontalement et séparées par des plis d'anastomose. L'incisure externe, convexe en avant, est creusée dans le commencement de la portion orbitaire de F^3, en avant ou en dessous de la branche horizontale antérieure de Sylvius; l'incisure moyenne, ordinairement petite, creusée dans la partie marginale de F^2, reçoit souvent le sillon frontal moyen ; l'incisure interne reçoit toujours ce sillon dont elle constitue la branche transversale interne et s'étend jusqu'au bord sagittal qu'elle peut entamer. Nous rappelons qu'à ce niveau le sillon frontal moyen est, pour beaucoup d'auteurs, le premier sillon f^1, sillon frontal supérieur, et non le moyen.

Sillon en H. — Le sillon en H, appelé encore sillon cruciforme, triradié, sillon orbitaire, est un sillon fixe chez les primates, constant chez l'homme, d'une apparition précoce (sixième mois fœtal en général, bien qu'on l'ait vu à peine indiqué encore au septième). Dans sa forme typique, en H, qui est celle des singes américains, de presque tous les fœtus et des deux tiers des adultes, il se compose d'une branche *transversale*, à convexité antérieure, longue de 3 à 20 mm., d'une branche latérale *interne* qui est à 1 cm. environ du sillon olfactif, et d'une branche latérale *externe*, parallèle au sillon orbitaire externe. La branche transversale est la plus profonde et la plus constante, bien qu'elle fasse défaut chez certains singes (macaque, beaucoup d'anthropoïdes). La branche interne est la plus longue ; elle peut être isolée de la branche transversale par un pli superficiel ou profond, se disposer en H, en rayons, s'anastomoser avec le sillon olfactif ou le contourner en avant. La branche externe est courte et profonde ; exceptionnellement, elle communique avec la partie basilaire de la scissure de Sylvius.

La surface qui est en avant de la branche transversale présente ordinairement des incisures, notamment l'incisure *intermédiaire*. Celle qui est en arrière est un peu plus étroite et ne présente presque jamais d'incisure. Elle appartient à la partie terminale de la troisième frontale et a reçu de Broca le nom de *désert olfactif*.

Weisbach a décrit comme trois circonvolutions distinctes les trois parties de la surface limitées par les branches latérales. Il a voulu en outre rechercher dans les formes variées du sillon des signes distinctifs au point de vue sexuel et ethnologique.

Deuxième sillon frontal. — Sillon orbitaire externe. — 1° Deuxième sillon frontal. La deuxième frontale est longée sur son bord inférieur par le *deuxième sillon frontal*, f^2, ou frontal *inférieur*, qui la sépare de la troisième circonvolution frontale. Ce sillon est parallèle à f^1, dirigé comme lui en sens sagittal, mais un peu plus court. Il naît en arrière du sillon prérolandique inférieur, que beaucoup d'auteurs considèrent comme sa branche postérieure ou ascendante, mais qui s'en distingue d'abord par sa profondeur beaucoup plus grande, ensuite par un pli d'anastomose de F^2 à F^3 qui sépare les deux sillons l'un de l'autre ; ce pli, qui est une des racines de F^3, est superficiel dans 24 0/0 des cas, et profond dans les autres. Le point de rencontre des deux sillons est quelquefois marqué par une fossette radiée. De cette origine le sillon frontal se dirige d'arrière en avant en décrivant une courbe à concavité inférieure, et après un court trajet, arrivé à la base du cap de la troisième frontale, se bifurque en deux branches transversales, ce qui lui donne dans son ensemble une figure en H. La partie supérieure de cette branche transversale s'enfonce dans une flexuosité de F^2; la partie inférieure descend dans le cap qu'elle sépare en deux moitiés sans jamais atteindre son sommet; elle est parallèle à la branche ascendante de Sylvius et située en avant d'elle.

Le deuxième sillon frontal est constant, mais il présente une forme très variable à cause des plis d'anastomose qui le coupent et s'étendent de F^2 à F^3. Il y en a ordinairement trois, sur lesquels il en est presque toujours un de superficiel; aussi peut-il être segmenté et perdre sa direction sagittale. Dans la partie antérieure de la face externe, entre l'extrémité de F^2 et l'angle orbitaire, on rencontre une ou deux incisures. Il est exceptionnel que le second sillon frontal arrive jusqu'au sillon fronto-marginal et s'y unisse.

2° **Sillon orbitaire externe** (*Hervé*). Sur la face orbitaire, parallèlement au sillon olfactif ou sillon orbitaire interne fo^1, parallèlement aussi au jambage externe des sillons en *H* et à 5 ou 10 mm. en dehors de lui, se trouve constamment le sillon orbitaire externe fo^2, long de 15 à 20 mm. qui est un sillon indépendant, ne s'unissant ni à la scissure de Sylvius ni aux sillons marginaux du bord sourcilier. Il manque chez les singes. C'est lui qui sépare le bord interne de F^3 du bord externe de F^2.

Troisième circonvolution frontale. — La troisième frontale, F^3, appelée encore *frontale inférieure,* et par les Anglais *circonvolution de Broca,* parce qu'en 1861 Broca a découvert qu'elle était le centre du langage, est située sur la partie inférieure du lobe frontal, entre le deuxième sillon frontal et la scissure de Sylvius. Sa longueur absolue c'est-à-dire en ligne droite est de 4 à 5 cent., sa largeur maximum de 25 à 30 mm. Son bord supérieur convexe est en beaucoup de points mal séparé de F^2 en raison des nombreuses anastomoses qui les unissent ; son bord inférieur concave est au contraire nettement délimité par la profonde scissure de Sylvius. C'est surtout la troisième frontale qui ferme la scissure et recouvre l'insula, aussi la non occultation de l'insula indique-t-elle presque toujours un développement imparfait de cette circonvolution (Voy. Fig. 226).

La troisième frontale présente dans son trajet la forme d'un M (*Féré*), c'est-à-dire qu'elle subit deux inflexions autour des deux branches de la scissure de Sylvius qui s'enfoncent entre les angles de l'M, de la branche ascendante et de la branche horizontale antérieure. Les trois premiers jambages de l'M appartiennent à la partie dorsale ou externe de la circonvolution, laquelle occupe la région latérale inférieure de l'os frontal en empiétant sur le pariétal ; le dernier jambage, celui de gauche si nous regardons un cerveau gauche, représente la portion orbitaire. A son tour la portion dorsale se subdivise en deux parties, le pied et le cap.

Reprenant d'arrière en avant les divisions de F^3 sur un type schématisé, nous aurons donc les parties suivantes : 1° le *pied,* qui est situé en arrière de la branche ascendante de Sylvius ; 2° le *cap,* qui occupe tout l'espace compris entre la branche ascendante et la branche horizontale antérieure ; 3° la portion orbitaire ou *tête*, placée en avant de la branche horizontale. On trouve dans Rüdinger un autre mode de division, qui n'a pas été adopté ; on appelait aussi autrefois *pli surcilier* la flexuosité qui entoure de ses deux branches la branche sylvienne ascendante. Chose remarquable, à chacune des trois portions correspond une structure histologique différente (*Betz*) et vraisemblablement une fonction spéciale. La fonction du pied est seule connue, elle dirige le langage articulé ; la portion orbitaire se rattache peut-être aux centres olfactifs.

1° **Pied de F³.** — Le pied de F³ ou *partie operculaire* des auteurs étrangers, naît de la partie inférieure de la frontale ascendante par une *racine* qui est en règle générale unique et profonde. Cette racine est un pont étroit, quelquefois pourtant large et court, qui sépare le sillon prérolandique inférieur de la scissure de Sylvius; elle est rarement double, presque toujours unique. Ce qui a pu faire souvent illusion sur sa duplicité, c'est la présence de l'*incisure transverse inférieure* qui dédouble parfois le pli fronto-pariétal inférieur. Elle est aussi ordinairement profonde, de quelques millimètres à 1 cm. et ne se voit pas avant qu'on ait écarté les lèvres de la scissure de Sylvius.

Le pied est un lobule quadrangulaire, plus haut que large, bordé en avant par la branche sylvienne ascendante, en arrière par le sillon prérolandique, en bas par le commencement de la branche postérieure de Sylvius, en haut par le deuxième sillon frontal f^2. Il mesure 30 mm. de hauteur sur 15 à 20 en largeur. C'est la partie la plus tardive dans son développement ; elle ne se forme qu'un mois avant la naissance, et ne commence à fonctionner, comme on sait, qu'un an plus tard. Le bord supérieur est presque toujours uni à F^2 par une ou deux anastomoses. L'anastomose la plus constante part de l'angle postérieur, sépare le sillon prérolandique du deuxième frontal et se rend à F^2 dont elle constitue la *racine inférieure* pour quelques auteurs ; elle est superficielle 1 fois sur 4. Le second pli part de l'angle antérieur, il est presque toujours profond et peu marqué.

Généralement la surface du pied est divisée en deux parties par le *sillon diagonal* de l'opercule *(Eberstaller)*. Ce sillon, d'apparition précoce, descend obliquement en bas et en avant sur une longueur qui peut atteindre 3 cm., et sépare deux parties inversement conformées, une partie antérieure ou *ascendante*, à grosse extrémité supérieure, une partie postérieure ou *basilaire*, à grosse extrémité inférieure. La partie basilaire est la partie la plus large de F^3 ; en haut, elle se bifurque pour donner le pli d'anastomose avec F^2 et pour s'unir avec la partie ascendante ; en bas, elle se réunit encore avec cette même partie. La partie ascendante qui longe la branche verticale de Sylvius établit la continuité avec le cap de F^3. Le sillon diagonal finit en haut librement ou en se jetant dans un des sillons voisins, le deuxième frontal, le prérolandique; en bas, le plus souvent, par une incisure plus ou moins profonde, il se jette dans la scissure de Sylvius, dans sa branche ascendante.

De la présence et des variations de ce sillon dépendent les formes simples ou compliquées du pied de F^3. Une erreur fréquente consiste à le prendre pour une seconde branche ascendante de Sylvius et à reconnaître la présence de deux caps ; mais le sillon diagonal se distingue d'une branche sylvienne vraie en ce que 1° il est oblique en haut et *en arrière,* et non pas vertical ou incliné en haut et en avant ; 2° il ne coupe pas la totalité du bord inférieur de F^3 et, par conséquent, n'est pas une émanation du sillon circulaire de l'insula.

2° **Cap de F³.** — Le cap, ou *partie triangulaire* de Schwalbe et d'autres auteurs, est compris entre la branche ascendante de Sylvius qui le sépare de la partie ascendante du pied, et la branche horizontale antérieure, qui le sépare de la portion orbitaire. C'est lui qui forme la partie frontale de l'opercule fronto-orbitaire et qui contribue le plus à recouvrir l'insula, notamment la première circonvolution I^{1} avec laquelle il est souvent uni par un pli.

Sa forme est celle d'un triangle ou delta. Le sommet qui regarde en bas et un peu en arrière est à la bifurcation de la scissure de Sylvius, par conséquent au coude qui marque la fin de son tronc transversal. La grandeur de son angle mesure le développement du cap. Un sommet à angle peu ouvert, pointu, éloigné de la branche principale de Sylvius, indique un lobule triangulaire étroit, tandis qu'un lobule bien formé s'annonce par un sommet mousse, à grand angle, écartant fortement les branches de la scissure. La base est longée en arrière par le deuxième sillon frontal, et coupée perpendiculairement par sa branche transversale terminale qui s'enfonce au milieu de la surface, jusque près du sommet et divise ainsi le cap en deux plis, l'un antérieur, l'autre postérieur. Elle est unie avec la deuxième frontale par un ou plusieurs plis anastomotiques ; on en compte ordinairement deux. Le pli postérieur, inconstant, presque toujours profond, va de la partie postérieure du cap à F^{2}, en arrière du sillon transversal ; le pli antérieur part de l'angle antérieur de la base ; il est souvent superficiel. Quelquefois la partie antérieure du cap est elle-même subdivisée par une incisure parallèle à la branche transversale de f^{2} et placée en avant d'elle, en arrière de la branche antérieure de Sylvius ; cette incisure, qui existe assez nette dans un tiers des cas, peut s'anastomoser avec tous les sillons de la face externe ; elle a été décrite par Eberstaller sous le nom de *sillon radié*. Le cap se trouve alors divisé en trois plis parallèles et peut s'unir avec F^{2} par une triple anastomose.

3° **Portion orbitaire.** — La portion orbitaire, la première qui commence à se dessiner chez le fœtus, fait plus manifestement suite à la portion dorsale que ce n'est le cas pour les autres frontales ; c'est elle qui constitue l'opercule orbitaire. Sa largeur va croissant d'arrière en avant. Elle est composée de deux branches coudées à angle droit. La branche externe, dirigée dans le sens antéro-postérieur, est comprise entre la branche antérieure de Sylvius et le sillon orbitaire externe ; la branche interne dirigée transversalement, forme le bord postérieur de la face orbitaire, entre le sillon en H qui est en avant et l'espace perforé qui est en arrière. On admet communément aujourd'hui (*Rüdinger, Hervé, Eberstaller*) que cette portion se prolonge jusqu'à l'angle orbitaire interne, au niveau du trigone olfactif, et s'unit à ce niveau avec la première et la deuxième frontales. Là serait donc le vrai *pôle frontal,* d'où partiraient comme des méridiens les trois circonvolutions pour s'irradier jusqu'à la frontale ascendante en franchissant le bord

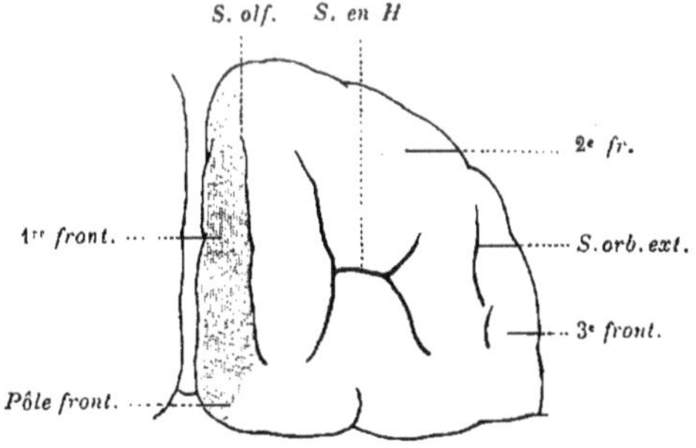

Fig. 230. — Le pôle frontal, d'après Hervé.

sourcilier. Quand le sillon olfactif est fortement courbé en crochet à son extrémité postérieure, la deuxième frontale est en grande partie détachée du pôle.

La portion orbitaire est rarement coupée par des incisures ; à peine signale-t-on des prolongements aberrants du sillon en H, et un sillon qui, situé d'abord sous la face inférieure de cette portion où il loge le pli court accessoire de l'insula, se prolonge obliquement sur la partie moyenne de la circonvolution, au niveau de la branche transversale de l'H. Elle est unie avec F^2 en plusieurs points, par des plis très superficiels et mal isolés, en avant et en arrière de fo^2 et au niveau du pôle ; en ce dernier point elle communique avec F^1 et avec le pli transverse de l'insula.

Signalons en terminant les anastomoses que la troisième frontale contracte avec le lobe de l'insula, plus particulièrement et uniquement avec l'insula antérieur, à l'aide de petits plis, dits *plis obliques* ou *marginaux,* qui s'entrecroisent ou se fusionnent avec une ou plusieurs des trois circonvolutions insulaires antérieures.

Bibliographie.—Nous possédons sur la troisième circonvolution frontale deux monographies importantes : 1° celle de *Rüdinger : Zur Anatomie des Sprachcentrums,* 1882, avec 50 dessins ; 2° celle de *Hervé :* La *Circonvolution de Broca,* Thèse de Paris, 1888.

Variations. — Nous avons déjà indiqué chemin faisant les principales variations que présentent les éléments constitutifs du lobe frontal ; nous nous bornerons ici à compléter ces renseignements.

Le *sillon prérolandique inférieur* communique ordinairement avec le deuxième sillon frontal, mais il en est le plus souvent partiellement séparé par un pli profond (racine externe de F^2) ; ce pli est superficiel dans 24 p 100. A sa partie supérieure, il peut être coupé par une racine inférieure accessoire de F^2 devenue superficielle ; on observe alors un sillon *prérolandique moyen,* compris entre les deux racines de la deuxième frontale. A son extrémité inférieure, sa communication avec la branche ascendante de Sylvius est considérée par Ecker comme très rare, par Giacomini comme habituelle (62 p. 100). Eberstaller dit que jamais le prérolandique ne communique directement avec Sylvius, mais qu'il peut y aboutir indirectement, c'est-à-dire par l'intermédiaire du sillon diagonal qui coupe obliquement le pied de F^3, et communique lui-même souvent, mais seulement par une incisure superficielle, avec la branche sylvienne.

Le *premier sillon frontal,* dans 10 p. 100, coupe en croix le sillon prérolandique supérieur et se prolonge de 5 à 10 mm sur la frontale ascendante, en approchant plus ou moins de la scissure de Rolando avec laquelle il peut communiquer superficiellement. Il est bien développé dans 20 p. 100 des cas et existe une fois sur trois sur les deux hémisphères à la fois.

Le *sillon olfactif* s'unit par sa queue postérieure recourbée en crochet avec le sillon en H dans 14 p. 100, et isole alors totalement la deuxième frontale de la troisième. Il est parfois anastomosé en avant avec ce même sillon ; rarement il s'unit en arrière au sillon de Reil. Sa longueur insolite (5 cm) est due à sa fusion avec une incisure antérieure.

Dans des cas très rares, le *sillon frontal moyen* naît du sillon prérolandique, et permet la formation de quatre circonvolutions longitudinales totales.

La circonvolution *frontale ascendante* peut être coupée en deux parties par un prolongement postérieur des sillons frontaux, surtout de f^1 ; on l'a même vue divisée en trois tronçons. Eberstaller a noté sur des gens qui font un grand travail musculaire, tels que les forgerons, un développement insolite de la moitié supérieure des deux circonvolutions rolandiques et du pied de F^1 qui atteint une largeur de 25 mm.

La *première frontale,* qui n'est jamais dédoublée chez les singes, l'est pourtant sur le cerveau simple de la Vénus Hottentote. Chez elle aussi cette circonvolution n'a pas d'anastomose, au moins superficielle, avec F^2 et le premier sillon frontal est libre. Les plis qui unissent F^1 à F^2 s'observent aussi souvent chez les nègres que chez les blancs *(Giacomini).* Le pli postérieur, qu'Eberstaller considère comme la racine inférieure de F^1, manque 32 fois sur 100, est 26 fois superficiel, et 42 fois profond. L'anastomose marginale qui se fait au niveau du bord surcilier avec F^2 manque dans 4 p. 100, et se montre, comme superficielle 56 fois, comme profonde 40 fois. Le gyrus rectus ou portion orbitaire de F^1 fait chez certains sujets, mais particulièrement sur des cerveaux dégradés, une saillie de 15 à 20 mm., analogue au rostre simien.

La *troisième frontale* manque chez les singes inférieurs ou n'est représentée que par une portion orbitaire très courte ; il n'y a aucune branche antérieure ou ascendante de Sylvius. Avec les anthropoïdes apparaît une troisième circonvolution constituée aux dépens de F^2 ; mais il n'y a encore qu'une branche de Sylvius, que l'on assimile à notre branche horizontale antérieure malgré sa direction ascendante, et une seule flexuosité autour de cette branche. La portion dorsale ne peut donc pas se diviser en pied et cap, et avec l'absence du cap on voit manquer les deux premières circonvolutions insulaires qui lui correspondent. Il n'y a plus qu'une *partie arquée* avec deux branches et un genou, étendue de la racine de *Fa* à la portion orbitaire. Ce type inférieur se rencontre quelquefois chez l'homme, sur des cerveaux dégradés ou sur des cerveaux de sourds-muets.

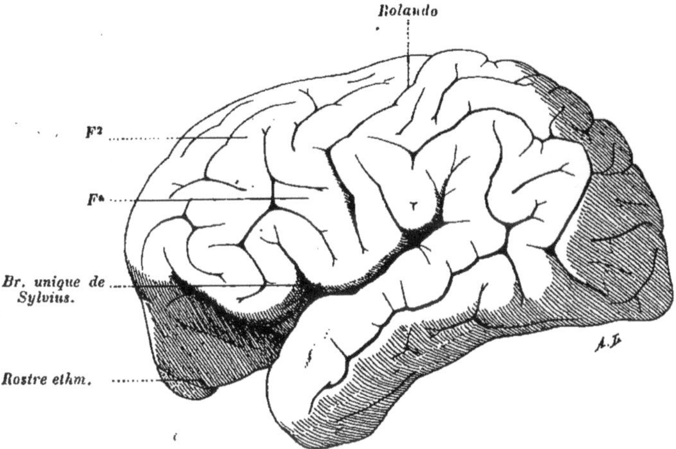

Fig. 231. — Type élémentaire de la 3e frontale ; circonvolution arquée, une seule branche de Sylvius, une seule inflexion. (Cerveau d'orang, d'après GRATIOLET).

Le type humain normal comprend deux branches sylviennes et deux flexuosités. La troisième frontale ne paraît pas être au point de vue de son volume influencée par la taille du sujet, comme le sont les rolandiques. D'après Rüdinger elle est de forme plus simple et de diamètres moindres chez la femme que chez l'homme, et cela dès l'enfance. D'après lui aussi, elle offre en général un développement proportionnel à l'intelligence et aux facultés oratoires du sujet, comme le lui ont montré l'étude de 17 cerveaux d'hommes célèbres ; chez eux, la circonvolution est plus vaste, plus complexe, plus incisurée, l'asymétrie bilatérale est plus marquée, et il est plus fréquent de voir la circonvolution gauche supérieure à la droite. Toutefois je remarque que sur le cerveau du grand orateur Gambetta, la 3e circonvolution frontale *droite*, et en particulier son pied, était bien plus développée que la *gauche* qui ne présente rien d'excessif, à en juger du moins par les dessins d'Hervé, qui sont considérés comme exacts. (Comparez fig. 232 et 232 bis).

Inversement l'arrêt de développement de F^3 a été signalé maintes fois chez les races inférieures, chez les sujets d'intelligence défectueuse et chez les sourds-muets de naissance. Giacomini signale chez trois sourds-muets sa petitesse, ses faibles inflexions, l'absence de ses plis d'anastomose avec F^3. Rüdinger la trouve sur 5 sourds-muets plus simple, plus petite à gauche, alors que le côté droit est normal ou même volumineux ; l'atrophie porte surtout sur le pied, le cap et la première temporale. Il a vu aussi sur des microcéphales la circonvolution tout à fait rudimentaire, ou même à peu près absente en même temps que l'insula était resté lisse.

Ce sont là des faits positifs dont l'importance est considérable. Il importe de signaler, en opposition, des faits négatifs que peuvent expliquer la transmission héréditaire de forme acquise ou toute autre condition, et qui ne sauraient infirmer le résultat général ; ils doivent seulement nous imposer une extrême réserve dans l'appréciation des cas particuliers et la reconstitution posthume de l'intelligence ou de l'élocution du sujet d'après l'étude de sa troisième frontale. Ainsi Eberstaller fait observer, ce que tous les anatomistes savent par expérience, que les cerveaux des salles de dissection présentent fréquemment un F^3

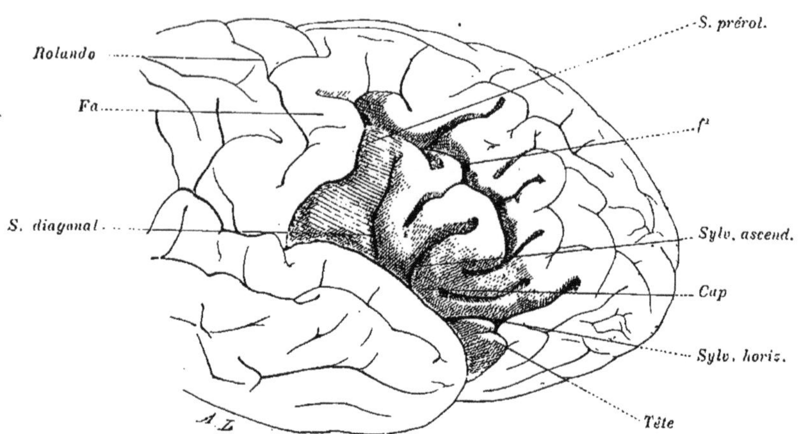

Fig. 232. — Hémisphère droit.

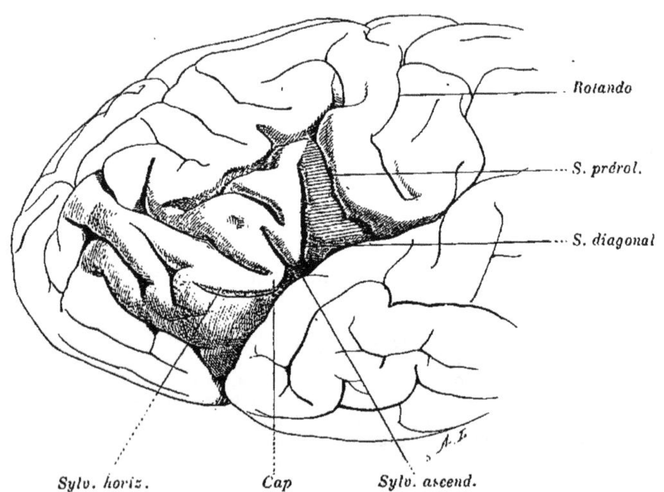

Fig. 232 *bis.* — Hémisphère gauche.

Fig. 232 et 232 *bis.* Cerveau de Gambetta, d'après Hervé.

La 3e frontale est teintée en rouge, le pied en rouge plus foncé ; la partie basilaire du pied est indiquée par des hachures.
On remarque que la 3e frontale *droite* est sensiblement plus développée que la gauche, et notamment son pied.

très compliqué ; il a vu cette circonvolution parfaitement normale sur trois sourds-muets et sur deux crétins. De même Calori a constaté son développement habituel chez des sourds-muets et chez deux idiots qui ne pouvaient parler.

Type quaternaire. — En 1876 Benedikt avança que le cerveau des criminels possédait comme caractère distinctif un type à quatre circonvolutions longitudinales, produit par le dédoublement de la première frontale ; c'était, suivant lui, une anomalie réversive ramenant le cerveau humain au type carnivore, la première frontale se résolvant en ses deux éléments primordiaux, les deux sagittales supérieures des mammifères. Il y avait dans cette affirmation une première erreur, le dédoublement se produisant plus souvent aux dépens de F^2 que de F^1 ; en second lieu, l'assimilation de notre première frontale aux deux pariétales supérieures des carnivores est de tous points inadmissible ; enfin Benedikt ne prouvait pas par des chiffres précis que le type quaternaire fût plus fréquent sur le cerveau des criminels que sur celui des sujets normaux. Plus tard en 1879 (*Anatomische Studien an Verbrecher-Gehirnen*, Wien, 1879), il reconnut que F^1 n'était pas seule à se dédoubler, mais il maintint ses conclusions premières basées dès lors sur 87 cerveaux de criminels qui se décomposaient ainsi :

42 cerveaux	à 3 circonvolutions		
40 —	à 4 circonvolutions	complètes	27
		incomplètes	13
5 —	à 5 circonvolutions		

La division complète portait 8 fois sur F^1, 16 fois sur F^2, 3 fois sur F^1 et F^2 simultanément. La division incomplète intéressait 4 fois F^1, 8 fois F^2. Bientôt des observations se succédèrent dans le même sens, dix de Schweckendick, quatre de Hanot, trois de Bouchard (de Bordeaux), etc... et leurs auteurs crurent un moment que le type à quatre frontales était le stigmate principal, typique, du cerveau criminel.

Cette hypothèse ne tarda pas à être renversée par les deux faits suivants : 1° le dédoublement d'une frontale est aussi fréquent sur les cerveaux normaux que sur les autres, c'est ce qu'a établi Giacomini (*Varietà delle Circonvoluzioni*, 1882); on a pu croire au début à une fréquence plus grande sur les cerveaux criminels parce qu'on les étudiait avec plus de soin que les autres; 2° le cerveau humain dérive, non pas du type carnivore, mais du type simien binaire, qui en se dédoublant produit chez l'homme l'ébauche normale d'un type quaternaire. Celui-ci dans son développement n'est donc pas une anomalie atypique, réversive, mais bien au contraire l'exagération d'une forme normale, une anomalie progressive.

1° Giacomini sur 56 hémisphères de criminels a constaté une fois le type binaire, une fois le type cinq, une fois le type quaternaire complet c'est-à-dire à quatre circonvolutions totales, et huit fois le type quaternaire incomplet dont cinq fois aux dépens de F^2. Or ce sont là les proportions normales. En effet sur 340 hémisphères de sujets ordinaires et connus, il a trouvé :

4 fois le type binaire par fusion de F^2 avec F^3,
3 fois le type cinq, par deux dédoublements partiels,
53 fois le type quaternaire.

Dans les cas de type quaternaire, il faut distinguer le *type complet*, dans lequel il y a quatre circonvolutions d'égale épaisseur occupant toute la longueur du lobe, insérées chacune par une racine sur la frontale ascendante, ce type s'est présenté dix fois — et le type incomplet, dans lequel une des frontales, anormalement large, est divisée sur une partie seulement de son trajet, 46 fois. Le dédoublement portait 9 fois sur F^1, occupant la partie postérieure et ne dépassant que rarement 4 cm, 24 fois sur F^2 dont 13 limités à la partie antérieure, et 14 fois sur F^3.

Tenchini de son côté sur 32 cerveaux a constaté le dédoublement 8 fois sur F^1, 7 fois sur F^2, et 15 fois sur F^3. Chiarugi sur 50 cas dit qu'il siégeait le plus souvent sur F^2, quelquefois sur F^1, jamais sur F^3.

On voit qu'il y a quelque désaccord sur la circonvolution qui serait le plus souvent dédoublée ; ce qui paraît le plus anormal, c'est le dédoublement de la troisième frontale que l'on aurait si souvent observé; il est possible qu'il s'agisse d'une erreur d'interprétation et qu'on ait pris une longue racine inférieure de F^2 pour une partie supérieure de F^3, ces cas demanderaient à être révisés aujourd'hui. Quoi qu'il en soit, le dédoublement d'une frontale et par suite le type quaternaire partiel ou complet sont des faits fréquents. J'ajouterai que d'après Rüdinger ils sont plus fréquents chez les garçons que chez les filles, et qu'Ambialet a observé sur un tiers des cerveaux à déformation toulousaine le dédoublement de F^2 qui répond justement au point le plus comprimé.

2° Le type quaternaire est à l'état d'ébauche sur le cerveau normal de l'homme. En effet la deuxième frontale possède en règle générale, dans ses deux tiers antérieurs, un *sillon frontal moyen*, qui la dédouble en deux étages ; quand ce sillon est bien marqué, le dédoublement est manifeste et il y a 4 circonvolutions sur la partie *antérieure* du lobe frontal ; le dédoublement est total quand le sillon moyen s'étend en arrière jusqu'au sillon prérolandique. Les dédoublements postérieurs reconnaissent une autre origine, mais qui est encore l'amplification d'un état normal rudimentaire : chacune des deux premières frontales possède deux racines, l'une supérieure, l'autre inférieure ; il suffit que ces deux racines restent séparées sur un trajet plus ou moins long pour qu'on ait sur la partie *postérieure* du lobe un type quaternaire. Ce dédoublement interradiculaire est plus fréquent sur F^2 que sur F^1 et dépasse rarement la moitié postérieure. Enfin, le dédoublement simultané de F^1 et de F^2 produit 5 circonvolutions longitudinales, mais qui n'existent qu'en arrière ; tandis que la

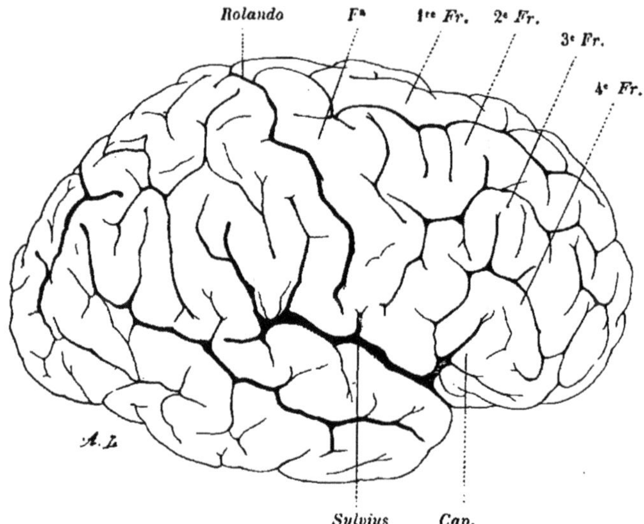

Fig. 233. — Type quaternaire du lobe frontal (d'après GIACOMINI). Hémisphère droit.

fusion de la troisième avec la seconde frontale donne un type binaire, observé par Benedikt et par Giacomini, qui est tout à fait analogue au type des singes inférieurs.

Plis de passage. — Le lobe frontal est uni par un grand nombre de plis de passage avec les trois lobes qui l'entourent : 1° avec le lobe pariétal par les deux plis fronto-pariétaux supérieur et inférieur qui relient *Fa* à *Pa* et ferment à ses extrémités la scissure de Rolando. — 2° avec le lobe du corps calleux, par plusieurs plis, dits fronto-limbiques, échelonnés sur toute la longueur de la scissure sous-frontale. Le premier qui est constant, pli inférieur, est à l'origine même des deux circonvolutions *C* et F^1 et ferme l'extrémité inférieure de la scissure ; le dernier, très inconstant, émane du lobule paracentral ; entre ces deux extrêmes, on en trouve ordinairement deux autres superficiels et profonds. — 3° avec le lobe de l'insula, par des plis obliques et courts, non constants, qui vont soit à une ou plusieurs des trois circonvolutions de l'insula antérieur, soit au pli transverse de l'insula.

LOBE PARIÉTAL

Le lobe pariétal est situé à la partie moyenne et supérieure de l'hémisphère, au-dessus de la branche postérieure ou branche horizontale de la scissure de Sylvius qui le sépare du lobe temporal, en arrière de la scissure de Rolando qui borde le lobe frontal, en avant de la scissure occipitale externe qui limite le lobe occipital.

Le lobe pariétal correspond à l'os pariétal de la voûte, mais celui-ci dépasse en tous sens le territoire cérébral sous-jacent et recouvre une partie des lobes frontal, temporal et occipital ; le centre de la bosse pariétale répond à la circonvolution pariétale inférieure, à la jonction de ses deux lobules constitutifs.

Les limites du lobe sont nettement indiquées en avant par la scissure de Rolando, en bas par la scissure de Sylvius ; elles sont bien moins nettes en dedans et en arrière. En dedans, c'est-à-dire sur la face interne de l'hémisphère, le lobe pariétal, circonscrit sur son bord antérieur par la fin de la scissure sous-frontale, sur son bord postérieur par la scissure occipitale interne, est en partie fusionné par son bord inférieur avec la circonvolution du corps calleux et n'en est séparé que par les quelques incisures, vestiges de la scissure sous-pariétale. En arrière et sur la face externe, le lobe si distinctement coupé chez les singes inférieurs par la scissure perpendiculaire externe, est chez l'homme partiellement fusionné avec le lobe occipital par des plis de passage qui comblent cette scissure, chez lui scissure occipitale externe. On prend comme limite une ligne menée de la scissure occipitale apparaissant en encoche sur le bord sagittal de l'hémisphère à l'extrémité supérieure du sillon occipital antérieur, lequel présente une direction vertico-transversale ; à défaut de ce sillon, on mènerait la ligne de démarcation du même point supérieur à l'extrémité postérieure de t^2 deuxième sillon temporal.

Le lobe pariétal présente chez l'homme un haut développement, ce qu'attestent d'abord les formations lobulaires de ses deux circonvolutions antéro-postérieures, ensuite les volumineux plis de passage qui l'unissent au lobe occipital. Sa surface atteint pour les deux lobes droit et gauche réunis de 450 à 400 c. carrés, suivant les calculs de Wagner, surface qui représente les 20 centièmes de la surface totale de l'hémisphère et qui est sensiblement égale à celle du lobe temporal. Son poids a été évalué par Broca, conjointement avec celui du lobe temporal ; ces deux lobes réunis pèsent en moyenne 521 gr. chez l'homme, 440 chez la femme, soit les 47 p. 100 du poids total du cerveau. Bischoff, qui les a pesés séparément, indique pour le lobe pariétal le chiffre de 36 centièmes, et 13 pour le lobe temporal. Le lobe pariétal n'a pas, comme les autres, une forme de pyramide avec un sommet ou pôle ; c'est un angle dièdre à deux faces, une externe convexe logée dans la fosse pariétale, une interne, plane et verticale, qui regarde celle du côté opposé, séparée d'elle par la faux du cerveau.

Il n'y a que trois circonvolutions, une transversale et antérieure, ou pariétale ascendante, et deux antéro-postérieures ou c. pariétales supérieure et inférieure. Un sillon unique, le *sillon interpariétal*, est interposé entre ces trois circonvolutions.

Circonvolution pariétale ascendante, *Pa*. — La pariétale ascendante (troisième pariétale, P^3, *c. postrolandique* ou *centrale postérieure*) est parallèle à la scissure de Rolando qu'elle borde en arrière, d'où son nom de postrolandique, et à la frontale ascendante. Elle est en général robuste, flexueuse, plus coupée d'incisures que *Fa* sur son bord rolandique ; elle s'amincit quand elle est bordée en arrière par un sillon postrolandique bien marqué.

Son extrémité inférieure ou *pied* est unie par un pli de passage avec le pied de *Fa*, et par sa partie postérieure ordinairement avec le pied de la pariétale inférieure ; d'où un petit lobule, formé par les origines de ces trois circonvolutions qui se projette en opercule au-dessus de la partie postérieure de l'insula. De là, la pariétale ascendante monte sous un angle de 70° entre la scissure de Rolando et le sillon interpariétal, arrive au bord supérieur de l'hémisphère et descend sur la face interne, pour se terminer par un second pli de passage étroit qui la soude à la frontale ascendante. Nous avons dit plus haut que les extrémités supérieures de *Fa* et de *Pa*, mais essentiellement de *Fa*, constituaient en se confondant le *lobule paracentral*, contourné en arrière par la terminaison de la scissure sous-frontale. Ainsi se trouve fermée en haut et en bas, par ces deux plis de passage fronto-pariétaux, la scissure de Rolando qui représente un bassin indépendant.

De même que la pariétale inférieure P^2 naît en bas de *Pa*, de même la pariétale supérieure P^1 a son origine, son pied, sur le bord postérieur de la tête de cette même circonvolution.

Circonvolution pariétale supérieure, P^1. — La pariétale supérieure ou première pariétale, P^1, fait pendant à F^1. Comme elle, elle s'insère par son pied sur une circonvolution rolandique ; comme elle, elle suit le bord supérieur de l'hémisphère en empiétant sur les deux faces, et en décrivant des inflexions en *S*, dont la direction principale est verticale.

Son origine ou *pied* se fait sur la face externe, près du bord sagittal, à la partie postérieure de la frontale ascendante, tantôt par une ou deux branches, tantôt par une large base ; il semble ordinairement que *Pa* se prolonge dans la

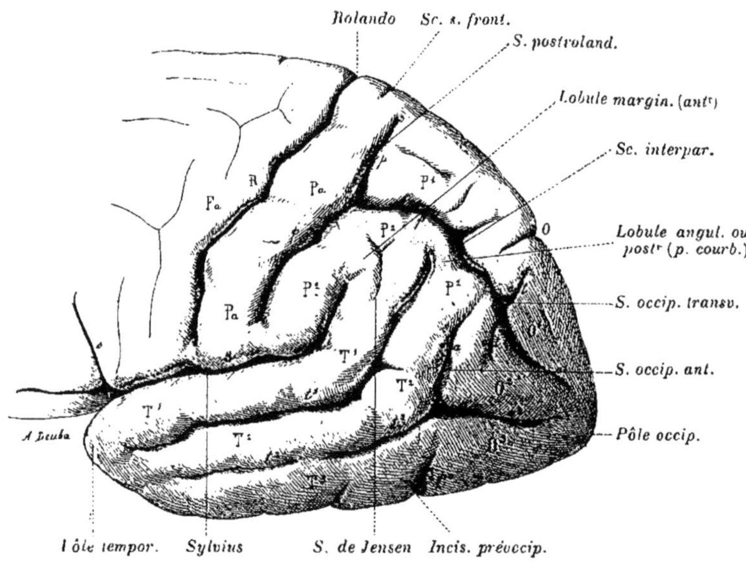

Fig. 234. — Face externe des Lobes pariétal, temporal et occipital.

Le lobule antérieur (lobule marginal, lobule du pli courbe) de la seconde pariétale est teinté en rose ; le lobule postérieur (lobule angulaire, pli courbe) est teinté en gris.

pariétale supérieure, car au delà elle se rétrécit en son pli de passage rolandique. La terminaison de P^1 en arrière est remarquable ; la circonvolution se ramasse en un pli unique, qui traverse la scissure occipitale externe en contournant son incisure supérieure par une flexuosité dont la concavité regarde ordinairement en haut, et de là va sur le lobe occipital se continuer avec la première circonvolution occipitale, O^1. C'est là le *premier pli de passage pariéto-occipital externe,* si connu depuis Gratiolet. Superficiel dans les trois quarts des cas, c'est lui qui comble en haut la scissure occipitale externe (perpendiculaire externe des singes), et la rend méconnaissable.

La pariétale supérieure, à cheval sur le bord hémisphérique, déborde également sur les deux faces et prend un type carré par le grand développement transversal de ses deux parties qui s'infléchissent et se creusent d'incisures. Sur la face externe, le corps élargi de la circonvolution prend le nomde *lobule pariétal supérieur,* séparé de la seconde pariétale P^2 par le sillon interpariétal.

Sur la face interne, il s'étale en un amas mamelonné de plis et d'incisures, qui forment le *lobule quadrilatère* ou l. carré, ou encore *precuneus,* avant coin, le cuneus étant la circonvolution occipitale qui lui fait suite en arrière. Le terme de precuneus tend à devenir plus usuel; il est plus court et plus compréhensif. Ce lobule plan et vertical est limité en avant par la scissure sous-frontale qui remonte derrière le lobule paracentral, en arrière par la scissure occipitale; en haut, il se continue sans démarcation avec le lobule pariétal supérieur; en bas, il est à peine séparé de la circonvolution du corps calleux par de faibles incisures, quelquefois par un sillon rudimentaire, *sillon sous-pariétal,* tous vestiges d'une scissure sous-pariétale qui existe chez certains animaux et qui est chez nous comblée par des plis de passage.

Circonvolution pariétale inférieure, P^2. — La pariétale inférieure, ou *deuxième pariétale,* P^2, est parallèle à la pariétale supérieure dont elle est séparée par le sillon interpariétal. Elle naît du pied de la pariétale ascendante *Pa,* par une racine unique; quelquefois l'insertion de cette racine est profonde, et le plus souvent alors il y a une deuxième insertion sur le milieu de *Pa.* Cette origine ou *pied* fait partie de l'opercule fronto-pariétal qui recouvre l'insula. De là, la circonvolution remonte le long de la pariétale ascendante, contourne l'extrémité de la scissure de Sylvius, puis redescend en s'élargissant, décrit une seconde inflexion qui embrasse l'extrémité du sillon temporal parallèle t^1, et, arrivée à sa terminaison, se divise en deux branches, une supérieure qui devient le deuxième pli de passage, une inférieure qui s'unit à la deuxième temporale T^2.

Ce pli de passage, *deuxième pli pariéto-occipital externe,* est toujours superficiel, 99 fois sur 100; il oblitère avec le premier pli et seul, quand ce premier pli est profond, la scissure occipitale externe et se continue avec la deuxième circonvolution occipitale O^2.

La pariétale inférieure est souvent difficile à débrouiller, à cause de ses sillons secondaires, de ses anastomoses et de ses plis de passage ; comme P^1 elle représente deux circonvolutions distinctes chez la plupart des mammifères et cette fusion est toujours irrégulière et accidentée. Par son bord supérieur, elle est souvent anastomosée avec la pariétale supérieure, grâce à un ou même deux plis qui traversent le sillon interpariétal ; par son bord inférieur, elle reçoit la terminaison ou tête de deux circonvolutions, d'abord de la première temporale T^1, à la jonction de ses deux inflexions (lobule marginal et lobule angulaire), puis de la deuxième temporale T^2, au niveau de son extrémité postérieure. Pour se repérer, il faut suivre le bord inférieur qui est toujours plus simplement conformé, et se rappeler qu'il est abordé par deux sillons ascendants et parallèles, par la scissure de Sylvius en avant, et en arrière par le premier sillon temporal (scissure parallèle) t^1. La pariétale inférieure à cheval sur ces deux sillons décrit une double inflexion. La partie qui est à cheval sur la fin de Sylvius, surtout la branche postérieure, est renflée en une masse volumineuse avec incisure centrale ; c'est le *lobule marginal* de Gratiolet et de presque tous les auteurs étrangers, ou pli supra-marginal, le *lobule du pli courbe* de la plupart des Français. Sans être particulier à l'homme, il est du moins très développé chez lui ; les deux côtés sont ordinairement asymétriques. La partie de P^2 qui enfourche la terminaison du sillon temporal t^1, constitue un nouveau lobule en général moins tourmenté, nommé *pli courbe* par Gratiolet, pli ou *lobule angulaire* par Huxley et les auteurs étrangers. Les termes malheureux de lobule du pli courbe et pli courbe prêtent à une confusion constante ; je me suis rallié aux dénominations de *lobule marginal* (marge de la scissure de Sylvius) et de *lobule angulaire* (angle fermant le sillon temporal), mais il vaudrait encore mieux adopter les termes plus simples proposés par Giacomini, de *lobule antérieur* (lobule du pli courbe, lobule marginal) et de lobule *postérieur* (pli courbe, lobule angulaire).

Sillon interpariétal. — Le *sillon interpariétal, p,* terme employé par Ecker et qui tend à prévaloir contre ceux de *s. intra-pariétal* de Turner et de *s. pariétal* de Broca, sépare les unes des autres les trois circonvolutions pariétales.

Ce sillon, profond et précoce, qui apparaît dès le sixième mois, présente de nombreuses variétés, que l'on peut ramener à cinq types. Nous décrirons ici le type habituel, celui qu'on observe le plus fréquemment sur le cerveau de l'homme (56 pour 100, *Cunningham ;* 51 pour 100, *Giacomini ;* 42 p. 100, *Zernoff*) ; les autres formes seront indiquées plus loin à propos des variations.

On distingue dans le sillon interpariétal deux branches unies en T couché, une branche verticale postrolandique qui est antérieure, une branche horizontale qui est en arrière ; la branche verticale à son tour comprend deux branches secondaires, une inférieure ou *ascendante,* une supérieure ou *descendante,* séparées par l'insertion de la branche horizontale.

La *branche verticale* ou post-rolandique par son rameau ascendant, commence en bas près de la scissure de Sylvius entre le pied de la pariétale ascendante et celui de la pariétale inférieure, monte obliquement entre ces deux plis ; arrivée au milieu de *Pa,* elle se coude et se continue par un arc à concavité inférieure et postérieure avec la branche horizontale. Au même niveau, elle s'unit à la partie descendante ou supérieure qui, née près du bord sagittal de l'hémisphère, en dehors du pied de P^1, descend entre cette circonvolution et *Pa*, et débouche à la jonction de la branche ascendante et de la branche horizontale, de là une figure trifurquée. La continuation des deux parties supérieure et inférieure entre elles, en produisant la branche verticale qui longe le bord postérieur de la pariétale ascendante, fait ainsi apparaître un sillon parallèle à la scissure de Rolando ; c'est le *sillon postrolandique,* de Giacomini, lequel devient tout à fait comparable à celui de Rolando, quand un pli d'anastomose isole la branche horizontale de la branche verticale.

La *branche horizontale,* branche sagittale de quelques auteurs, se dirige en arrière parallèlement au bord supérieur de l'hémisphère, entre les pariétales supérieure et inférieure, en décrivant un trajet un peu sinueux ; elle franchit la scissure occipitale externe entre le premier et le second pli de passage et se continue sur le lobe occipital. Cette partie terminale est dans plus de la moitié des cas (36 f. sur 62) indépendante de la branche horizontale, c'est-à-dire qu'elle naît dans le lobe pariétal aux dépens de P^1 et au-dessus de l'extrémité postérieure de la branche horizontale, et de là traverse la scissure pour se porter sur le lobe occipital; aussi quelques auteurs la décrivent-ils comme le *rameau occipital* du sillon interpariétal.

Qu'elle se prolonge directement ou indirectement sur la face externe du lobe occipital, la branche horizontale du sillon interpariétal peut s'y terminer de deux façons: ou bien (1 fois sur 3) elle aboutit à un sillon qui lui est perpendiculaire, et qui se dirige verticalement à 15 millimètres en arrière de la scissure occipitale externe, le *sillon occipital transverse,* qui semble phylogéniquement en être une dépendance ; ou bien, croisée ou non par ce sillon transverse, elle se continue sans interruption au pôle occipital, et se confond alors avec le premier sillon occipital o^1 qui sépare O^1 et O^2.

Dans un tiers des cas, la branche horizontale est interrompue par un ou deux plis superficiels d'anastomose allant de P^1 à P^2.

Variations. — Le lobe gauche paraît être plus simplement conformé que le droit *(Giacomini).*

La *pariétale ascendante* est grêle dans sa partie supérieure quand il existe un sillon postrolandique bien marqué. Quand le sillon postrolandique se prolonge sur la face interne de l'hémisphère, la circonvolution est comme séparée du reste du lobe pariétal et ne tient plus à P^1 que par un pli très profond. Elle peut être divisée en deux parties supérieure et inférieure par une anastomose de la scissure de Rolando avec le sillon interpariétal (5 p. 100); Calori l'a vue sur 2 sujets dédoublée dans presque toute sa longueur, si bien qu'on pouvait croire à la présence de trois circonvolutions rolandiques et de deux scissures de Rolando.

La *pariétale supérieure* est anormalement grêle ou anormalement large, quand le sillon interpariétal se rapproche ou s'éloigne du bord supérieur de l'hémisphère. Elle naît souvent de *Pa* par deux racines, l'une supérieure près du bord hémisphérique, l'autre inférieure; les deux racines sont séparées ou non par un sillon transverse. Elle peut être dédoublée en deux plis distincts sur tout ou partie de son étendue. Le premier pli de passage superficiel qui la termine en arrière est assez souvent profond, 28 f. sur 100 (plus fréquemment chez l'homme, Giacomini; chez la femme, Féré); dans ce cas le sillon interpariétal s'unit à angle droit avec la scissure occipitale externe prolongée. Ce premier pli a été rencontré double, un des deux étant profond.

La *pariétale inférieure* varie de largeur en sens inverse de P^1 dans les cas de déviation de la branche horizontale du sillon. Son union avec T^2 faisait défaut chez un microcéphale; le premier sillon temporal communiquait avec la scissure occipitale externe. Le lobule marginal ou antérieur a été vu divisé en deux plis concentriques par un sillon arqué, disposition rappelant celle des carnivores. Le deuxième pli de passage est très rarement profond (1 f. sur 100); dans ce cas le premier sillon temporal communique ordinairement avec le sillon interpariétal.

La pariétale inférieure peut naître de *Pa* par deux racines superficielles, dans ce cas la branche verticale inférieure du sillon interpariétal est réduite à une incisure plus ou moins longue.

Entre les deux circonvolutions pariétales supérieure et inférieure, et coupant la branche horizontale du sillon interpariétal, on observe fréquemment des plis d'anastomoses appelés *plis transversaux.* La plupart sont profonds et se montrent de préférence vers la partie moyenne; mais on observe aussi des plis superficiels interrompant le sillon, tantôt dans sa partie antérieure tantôt, dans sa partie postérieure, et le plus souvent à droite. Il existe un pli transversal superficiel 30 fois sur 100 (Giacomini, Zernoff); deux plis, 5 f. sur 100). Exceptionnellement ces plis transversaux peuvent aboutir au lobe occipital et unir P^1 à O^2, ou O^1 à P^2.

Les nombreuses variations que présente le lobe pariétal sont presque toutes en rapport avec celles du *sillon interpariétal.* Ce sillon peut prendre dans sa branche horizontale une direction très ascendante qui le rapproche du bord supérieur de l'hémisphère ou au contraire descendante, en décrivant un coude aigu; dans les deux cas, les circonvolutions qui le bordent, P^1 et P^2, sont rétrécies et élargies en sens inverse l'une de l'autre. Sa branche verticale peut communiquer en bas avec la scissure de Sylvius, en haut se prolonger sur la face interne en coupant le pied de P^1 et aboutir à la scissure sous-frontale ou à une incisure du lobule quadrilatère. Le sillon pariétal a été vu continu avec le premier sillon temporal.

Relativement à la disposition des deux branches entre elles, nous avons décrit comme normale la disposition en T, c'est-à-dire la fusion des parties verticale et horizontale, parce qu'elle est la plus commune, se présentant dans la moitié des cas ; mais d'autres formes ne sont pas rares.

1° *Isolement de la branche verticale descendante ou supérieure*. La branche verticale inférieure s'unit en arc à la branche horizontale : la branche verticale supérieure est isolée par deux plis qui à ses extrémités unissent P^1 avec *Pa*. C'est le type primitif, originel, car on le rencontre chez la très grande majorité des singes et chez l'embryon humain du sixième mois. La branche verticale supérieure est donc une formation indépendante ; son union avec la branche inférieure est un fait ultérieur, acquis. Cette forme existe chez l'homme adulte dans 16 p. 100 des cas.

2° *Isolement de la branche horizontale ; branche verticale unique*. — Ce type se rencontre dans 15 pour 100 des sujets (15, 16, 22 p. 100 suivant les auteurs). Les deux parties supérieure et inférieure de la branche verticale sont fusionnées, bien que d'origine différente, tandis que la branche horizontale et la branche inférieure de même origine se sont séparées, grâce à un pli transversal antérieur qui unit P^1 à P^2. Il y a alors un véritable *sillon postrolandique* isolé, presque aussi profond que la scissure de Rolando et présentant comme lui, dans sa profondeur, des petits plis latéraux en forme de contrefort. On peut, au premier abord, avoir de la peine à distinguer la vraie de la fausse scissure rolandique ; mais on se guidera sur l'origine perpendiculaire de P^2 au milieu du sillon postrolandique, sur les rapports de la scissure de Sylvius, de la scissure sous-frontale ; les repères ne manquent pas sur un cerveau extrait, ils seraient bien plus restreints si on ne pouvait voir la région que par une fenêtre de trépan.

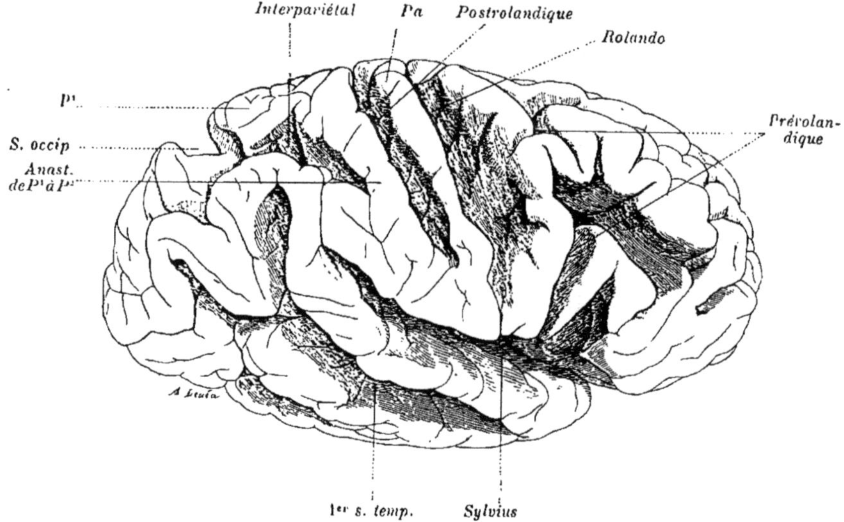

Fig. 235. — Sillon postrolandique typique, séparé de la branche horizontale du sillon interpariétal par un pli d'anastomose qui unit les pariétales supérieure et inférieure. Hémisphère droit. D'après *Cunningham*.

Cunningham émet l'hypothèse que cette forme paraît être celle de l'avenir ; elle existe toutefois sur le cerveau de la Vénus hottentote.

Il existe d'autres variétés plus rares. Le sillon pariétal est divisé en trois parties par deux plis d'anastomose allant de P^1 à P^2 et à *Pa*. La branche verticale supérieure, la branche inférieure et la branche horizontale forment trois tronçons indépendants. Cette disposition ne se voit chez aucun singe ; chez l'homme dans 6 p. 100. — La branche verticale inférieure est séparée de la branche horizontale qui est au contraire unie à la verticale supérieure, 3 sur 100 — La branche verticale supérieure, d'ailleurs normalement plus superficielle que l'inférieure, fait défaut ou n'est représentée que par une légère incisure.

La combinaison de plusieurs formes anormales peut bouleverser complètement la morphologie du lobe pariétal. Si, par exemple, deux larges plis superficiels unissent la pariétale supérieure à l'inférieure, il se forme un sillon postrolandique complet, la branche horizontale du sillon normal est oblitérée et remplacée par un ou deux sillons transversaux, qui peuvent se prolonger du bord supérieur de l'hémisphère aux sillons temporaux, ce qui donne jusqu'à trois sillons parallèles à la scissure rolandique; si, en outre, la scissure occipitale externe est longue et le sillon occipital transverse très accentué, toute la moitié postérieure du cerveau de Rolando au pôle occipital apparaît coupée de nombreuses fentes transversales parallèles. Dans d'autres cas, la scissure occipitale est déformée en X ou en K.

Observons enfin, en résumant les variétés précédentes, que dans les deux tiers des cas (66 pour 100, *Giacomini, Zernoff*; 72, *Cunningham*), il existe un sillon postrolandique indépendant ou dépendant de la branche horizontale; ce qui a conduit Giacomini à décrire les anfractuosités du lobe pariétal normal comme formé de deux parties, du sillon postrolandique et du sillon interpariétal (branche horizontale des auteurs); cette manière de voir n'est pas justifiée par l'embryogénie ni par l'anatomie comparée, comme on l'a vu plus haut.

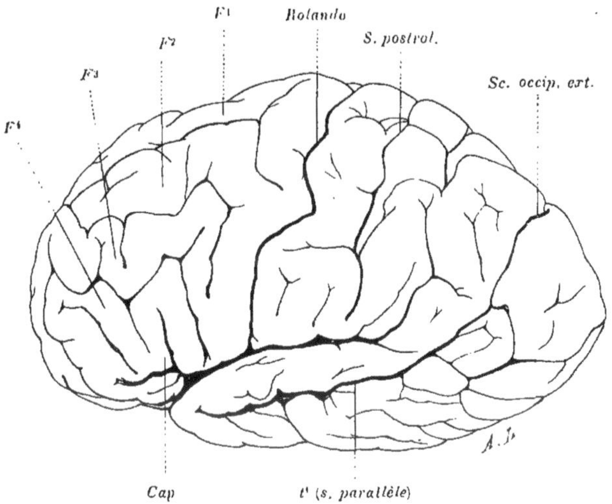

Fig. 233. — Cerveau présentant en avant un type quaternaire, en arrière la division du lobe pariétal en 3 circonvolutions transv. — Hém. gauche, d'après GIACOMINI.

Rüdinger a étudié les variations que présente le lobe pariétal suivant les sexes et suivant le développement intellectuel.

Chez la femme le lobe pariétal est faiblement développé dans le sens transversal; la pariétale supérieure surtout est remarquable par son étroitesse et le premier pli de passage qui la termine forme un arc simple et lisse, à court trajet. De là un sillon interpariétal qui n'émet que de courts rameaux latéraux et qui se dirige obliquement vers le bord supérieur de l'hémisphère et non plus en sens horizontal; de là encore une très faible profondeur de la scissure occipitale dans sa partie voisine du bord supérieur.

Rüdinger a étudié 18 cerveaux d'hommes remarquables par leur intelligence; il affirme que leur lobe pariétal présente des caractères constants, qui tiennent certainement à l'activité intellectuelle, puisque ces caractères ne se retrouvent ni chez les femmes ni chez les hommes à culture inférieure. L'allongement du lobe pariétal, c'est-à-dire sa croissance antéro-postérieure n'a aucune valeur; ce lobe peut même être diminué; il en est de même des plis transversaux qui peuvent unir P^1 à P^2 et qui s'observent tout aussi bien sur les cerveaux les plus vulgaires. Mais, 1° le premier pli de passage pariéto-occipital prend un développement considérable; il est large et infléchi, coupé d'incisures; il comble la scissure occipitale, et par son développement transversal insolite, il repousse en dehors et en bas le sillon interpariétal: celui-ci, au lieu de suivre un trajet oblique en haut et en arrière, comme chez les singes, les races inférieures et les femmes, prend une direction rigoureusement sagittale ou même oblique en bas. 2° Le lobe pariétal présente un grand accroissement transversal, dû à l'élargissement des circonvolutions pariétales supérieure et inférieure; la branche horizontale du sillon qui les sépare est coupée sur ses deux lèvres d'incisures non pas plus nombreuses, mais plus fortes, plus longues, plus ramifiées. Il s'agit donc au fond d'un élargissement du lobe pariétal analogue à l'élargissement du lobe frontal et du lobe temporal; le cerveau s'accroît matériellement dans le sens transversal, à mesure que se développe sa faculté de penser.

Plis de passage. — Le lobe pariétal étant au centre de l'hémisphère, entouré par tous les autres lobes, est en communication avec tous par des plis de passage.

Il est relié : 1° au lobe frontal en avant, par les deux plis qui soudent entre elles la pariétale et la frontale ascendantes, en fermant la scissure de Rolando, et en déterminant sur la face interne la formation du lobule paracentral; — 2° au lobe occipital en arrière, par les deux premiers plis de passage pariéto-occipitaux externes, qui font continuer P^1 avec O^1 et P^2 avec O^2 et quelquefois avec O^3; — 3° au lobe temporal en bas et en dehors par l'union des deux premières temporales T^1 et T^2 avec P^2, et par des plis profonds intrasylviens, plis temporo-pariétaux, dont nous parlerons à propos de l'insula ; — 4° avec le lobe de l'insula par les plis terminaux de l'insula postérieur ; — 5° avec la circonvolution du corps calleux, en bas et en dedans, par des plis nombreux qui fusionnent le lobule quadrilatère avec cette circonvolution.

Sur le lobe pariétal, voyez en particulier : *Giacomini*, Varietà delle circonvoluzioni, 1882 ; — *Rüdinger*, Zur Anatomie der Affenspalte und der Interparietalfurche, 1889 ; — *Cunningham*, The intraparietal sulcus of the brain, in Journal of Anatomy, 1889.

LOBE TEMPORAL

Le *lobe temporal* ou lobe temporo-sphénoïdal est situé au-dessous du lobe pariétal, en avant du lobe occipital.

Il occupe la fosse crânienne moyenne, ou fosse temporo-sphénoïdale, constituée par la grande aile du sphénoïde, la face interne de l'écaille temporale et la face antérieure du rocher; il descend donc plus bas que tous les autres lobes.

Il a pour limites : à sa partie supérieure, la scissure de Sylvius qui le sépare du lobe frontal, de l'insula et du lobe pariétal; à sa partie interne, la fente de Bichat qui l'isole de la base et des formations centrales du cerveau. Sa limite postérieure est artificielle, car le lobe temporal se continue sans transition avec le lobe pariétal et le lobe occipital; nous allons indiquer les lignes conventionnelles de démarcation.

Comme le lobe frontal et comme le lobe occipital, le lobe temporal a la forme d'une pyramide triangulaire dont la base, dirigée en arrière, s'adosse et se fusionne à la base du lobe occipital, dont le sommet arrondi regarde en avant et un peu en bas. Il a trois faces.

La face *supérieure*, en grande partie adhérente et continue avec la partie centrale de l'hémisphère, présente une partie externe libre, qu'on voit en écartant la scissure de Sylvius et qui porte des plis de passage allant au lobe pariétal.

La face *externe*, convexe, forme la voussure de la partie latérale de l'hémisphère dans sa région inférieure ; elle est fusionnée en arrière avec les circonvolutions pariétales et occipitales, et l'on prend pour limite imaginaire une ligne verticale menée de la scissure occipitale, c'est-à-dire de son encoche sur le bord supérieur de l'hémisphère, à l'*incisure préoccipitale* du bord inféro-externe; cette ligne est ordinairement suivie par le sillon occipital antérieur.

La face *inférieure* est légèrement convexe et continue en arrière avec les circonvolutions du lobe occipital. On les sépare conventionnellement par une ligne transversale qui va de l'incisure préoccipitale à la circonvolution calleuse sous le bourrelet; il y a en outre une différence de forme, la face inférieure du lobe temporal est convexe, celle de l'occipital, concave; enfin presque toujours, à la jonction des deux lobes, se voit une dépression, parfois très profonde, bien nette sur les cerveaux fixés par les liquides durcissants, c'est l'*empreinte pétreuse*, qui correspond au bord supérieur du rocher et surtout à la saillie du canal demi-circulaire supérieur.

Il y a trois bords : — un *bord supérieur* aigu, — un *bord inférieur* arrondi qui unit insensiblement la face externe à la face inférieure, — un *bord interne* arqué et libre qui circonscrit la partie latérale de la fente de Bichat.

La *surface* du lobe temporal, d'après les recherches de Wagner sur 4 cerveaux, varie, pour les deux lobes réunis, entre 400 et 440 c. carrés, chiffre qui correspond au 20/100 de la surface totale des hémisphères. Son poids, d'après Bischoff, représente les 13/100 du poids cérébral total.

L'extrémité dirigée en bas et en avant, qui se détache en saillie arrondie au-dessous de la partie initiale de la scissure de Sylvius, est le *pôle temporal.* Elle est libre, située derrière l'orbite, sous la petite aile du sphénoïde. Le pôle est indivis ; de sa base partent en divergeant les sillons et les circonvolutions qui se portent sur les faces externe et inférieure du lobe temporal.

Il y a quatre sillons, dits sillons temporaux, et cinq circonvolutions temporales ; la cinquième n'arrive pas jusqu'au pôle, elle reste à 2 cm. en arrière, séparée par le sillon limbique. Les trois premières occupent la face externe ; les deux autres, la face inférieure.

1° **Première circonvolution temporale** T^1. — La première temporale, T^1, ou temporale supérieure, simple, peu flexueuse, assez grêle, suit la scissure de Sylvius dont elle constitue la marge ou lèvre inférieure, et se relève comme elle pour aller se souder à la pariétale inférieure P^2, à la jonction du lobule marginal et du lobule angulaire. — Elle a pour limites sur son bord supérieur la scissure de Sylvius, sur son bord inférieur le premier sillon temporal.

Le *premier sillon temporal,* t^1, ou *sillon parallèle,* est parallèle en effet à la branche postérieure de la scissure de Sylvius. Il commence à 1 cm. du pôle, suit d'abord un trajet rectiligne et horizontal, puis se coude pour devenir ascendant et va finir sur les limites du lobe pariétal, à un niveau plus élevé que Sylvius. Souvent une incisure, dite *sillon intermédiaire* de Jensen, sépare sa terminaison de celle de la fente sylvienne. — Sa constance, sa profondeur qui peut atteindre 2 cm., la précocité de son apparition, au sixième mois fœtal, enfin sa grande diffusion chez les primates, puisqu'on le constate chez des singes qui ont le cerveau presque lisse, avaient conduit Gratiolet à l'élever au rang de scissure, sous le nom de *scissure parallèle.*

2° **Deuxième temporale** T^2. — T^2 ou c. temporale moyenne est une circonvolution plus large et plus flexueuse que T^1 ; à sa partie postérieure elle se divise en deux branches terminales, une branche supérieure, ascendante, plus grosse, qui s'unit à la pariétale inférieure, P^2, au niveau du lobule angulaire et ferme ainsi en arrière l'anfractuosité du premier sillon temporal ; une inférieure ou horizontale qui se continue dans O^3.

Nettement séparée de la première temporale par le sillon parallèle t^1, elle l'est moins bien de la troisième ; car le *deuxième sillon temporal,* t^2, ou s. temporal moyen, est inconstant, souvent interrompu par des plis d'anastomose de T^2 à T^3 ; il se termine ordinairement dans les sillons transverses secondaires du lobe occipital, tels que le préoccipital ou l'occipital antérieur.

3° **Troisième temporale** T^3. — La troisième temporale, ou temporale inférieure, occupe l'angle inférieur du lobe. Elle aboutit en arrière à l'incisure préoccipitale qu'elle franchit ou contourne par un pli profond pour s'unir à O^3.

Elle est ordinairement anastomosée en plusieurs points avec la deuxième temporale et forme avec elle une sorte de lobule.

Au-dessous d'elle, le *troisième sillon temporal,* t^3, ou s. temporal inférieur, est, comme t^2, inconstant (57 p. 100), fréquemment interrompu. Il correspond au troisième sillon occipital o^3, mais en est séparé soit par l'incisure, soit par un pli de passage.

4° Quatrième temporale T^4. — La quatrième temporale occupe la face inférieure. Mince en avant, à son émergence du pôle, elle va toujours s'élargissant et rencontre la quatrième occipitale, qui a la même disposition en sens inverse; les deux bases de ces circonvolutions se soudent pour former une masse unique, que Huschke a appelée le *lobule fusiforme*, et dont on a fait la circonvolution temporo-occipitale proprement dite, ou première temporo-occip. ou temporo-occipitale externe. Il n'y a pas en effet de sillon ou de scissure transversale séparant les deux moitiés du fuseau, mais on peut cependant leur trouver une limite ; la partie occipitale O^4 est concave ; la partie temporale, T^4, est convexe ; à leur jonction est l'empreinte pétreuse. — La quatrième temporale, fréquemment anastomosée avec la troisième, mal séparée d'elle par conséquent par le sillon t^3, est au contraire bien isolée de la cinquième par le puissant sillon t^4. Elle présente souvent, dans sa partie élargie, des fossettes, des incisures, qui lui donnent un aspect lobulaire.

Le *quatrième sillon temporal*, t^4, grand sillon occipito-temp. de Pansch, est comme le premier remarquable par son apparition précoce au sixième mois, sa constance, sa profondeur. Il sépare la quatrième circonvolution temporale de la cinquième, c'est-à-dire de l'hippocampe. Continu en arrière avec le quatrième sillon occipital o^4, d'où le nom de sillon occipito-temporal donné à l'ensemble de ces deux portions, il se dirige en avant suivant un trajet curviligne à concavité interne, et cesse avant d'atteindre le pôle temporal. Il est prolongé par le *sillon limbique* (incisure limbique, incisure temporale, préuncique) qui semble en être la continuation, mais qui se rattache en réalité à la scissure limbique, comme nous le dirons plus loin. C'est la partie antérieure très profonde du quatrième sillon temporal, qui, refoulant la mince paroi ventriculaire, produit dans la corne temporale l'*éminence collatérale,* parallèle à la corne d'Ammon, et dont l'existence est loin d'être fréquente ; de là le nom de scissure collatérale donné par quelques auteurs à t^4, de là aussi son classement dans les scissures totales des embryologistes, celles qui se traduisent par un pli intra-ventriculaire, comme la calcarine avec l'ergot de Morand. — Ce sillon est ordinairement entier, il n'est que rarement coupé par des anastomoses entre T^4 et T^5.

5° Cinquième temporale, T^5 **ou circonvolution de l'hippocampe** — La cinquième temporale ou c. *uncinée, unciforme,* c'est-à-dire à crochet, plus connue sous le nom de *circonvolution de l'hippocampe,* parce qu'elle correspond au grand hippocampe ou corne d'Ammon, occupe le bord interne et inférieur du lobe temporal. Elle est nettement limitée à sa partie externe par le quatrième sillon temporal constant et profond, à sa partie interne par la fente de Bichat dont elle constitue la lèvre inférieure. Son extrémité postérieure effilée se continue par deux branches avec le lobe du corps calleux et avec la cinquième occipitale ou lobule lingual O^5. On réunissait autrefois ces deux circonvolutions T^5 et O^5 dans une même description sous le nom de deuxième circ. temporo-occipitale ou occipito-temp. interne ; elles sont cependant bien distinctes. L'extrémité antérieure n'arrive pas jusqu'au pôle temporal, elle en est séparée par le sillon limbique.

La circonvolution de l'hippocampe se fait remarquer par sa largeur insolite, par sa surface réticulée et par la forme de sa partie antérieure. A l'état frais, elle est couverte d'un délicat réseau blanc pointillé de gris ou *substance réticulée blanche* d'Arnold, qui ne dépasse pas en haut le sillon de l'hippocampe, et qui s'étend de l'uncus au bourrelet du corps calleux sous lequel elle disparaît. L'extrémité antérieure de T^5 se replie sur elle-même de bas en haut et forme un coude brusque dont les deux branches supérieure et inférieure se mettent en contact. Ce coude ou genou porte le nom de *pli unciné*, plus usuellement de *lobule de l'hippocampe ;* il a 25 à 30 mm. de long sur 18 à 20

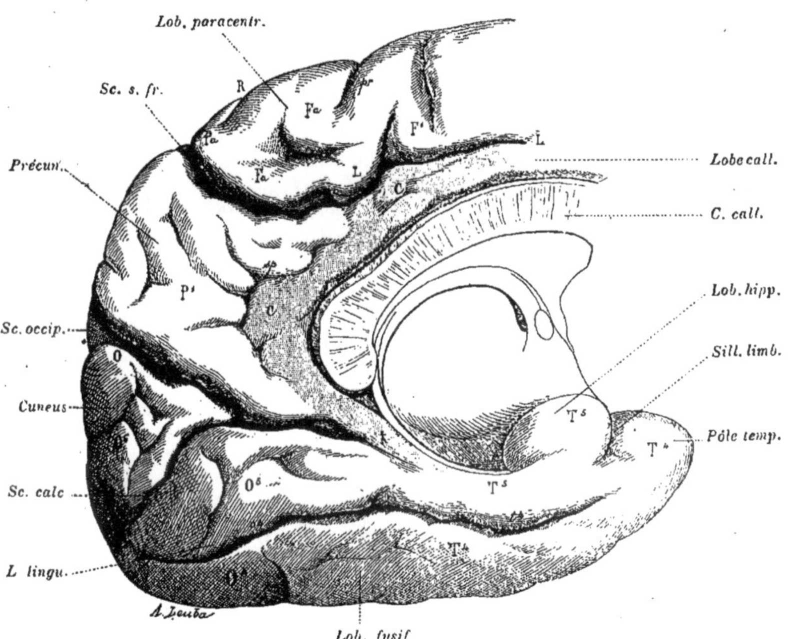

Fig. 234. — Lobe temporal et lobe occipital. Face interne.

La face inférieure de l'hémisphère est redressée pour permettre de voir O^4 et T^4. Le lobe occipital en bleu, le cunéus en bleu foncé ; le lobule paracentral en rose.

de largeur, et il est situé en dedans et en arrière du pôle temporal. La branche réfléchie dont l'extrémité regarde en arrière est l'*uncus* ou crochet. Entre les deux branches, le sillon de l'hippocampe se prolonge en formant le *sillon de l'uncus*.

L'uncus a une forme conique ; son sommet paraît libre, mais se continue en réalité avec le corps godronné et avec la fimbria ; sa base est soudée au genou du lobule. Il présente des incisures antéro-postérieures qui se traduisent sur la corne d'Ammon sous-jacente par des digitations ou griffes. Zukerkandl fait observer que l'uncus n'est bien marqué que chez les animaux anosmatiques, car c'est un reploiement de la corne d'Ammon, dû à l'atrophie ou à la rétraction de cette même corne.

Le lobule de l'hippocampe est séparé, en dehors, de T^4 et du pôle temporal par le *sillon limbique,* sillon préuncique de Brissaud, sillon limbique temporal de Broca, incisure temporale de Schwalbe. Reste de la scissure limbique, ce sillon forme une encoche à 2 cm. en arrière du pôle temporal, et s'avance plus ou moins loin sur la face inférieure du lobe à la rencontre du quatrième sillon temporal t^4, mais sans se confondre ordinairement avec lui. Souvent il est représenté par une incisure isolée ou à son défaut par une fossette. Broca le considère comme le prolongement de la grande scissure limbique sur le lobe temporal ; ce serait un vestige de l'arc inférieur de cette scissure. — Profond chez les singes, à peu près constant chez les nègres (sept fois sur huit cerveaux, Giacomini), il tend à s'effacer dans les races supérieures ; sa présence serait donc un caractère d'infériorité, mais d'une manière très générale seulement, car il peut se rencontrer chez des sujets à cerveau normal, comme aussi faire défaut chez des idiots ou des microcéphales (*Broca, Giacomini*).

Le bord interne de la circonvolution de l'hippocampe, qui forme la marge de l'écorce cérébrale à ce niveau, présente une disposition compliquée à cause de

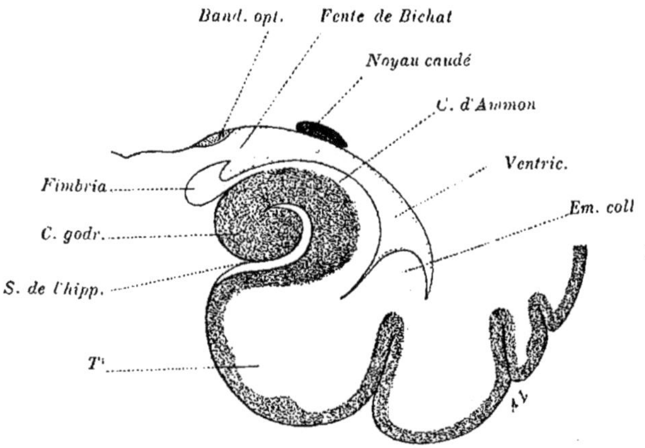

Fig. 235. — La corne d'Ammon et la corne temporale du ventricule vues en coupe transversale.

L'épithélium ventriculaire est teinté en bleu.

l'enroulement de ce bord en volute, enroulement réel pour les uns, apparent pour les autres qui y voient l'accolement de deux circonvolutions distinctes.

Il est nécessaire de s'orienter d'abord sur une coupe transversale passant un peu en arrière du lobule de l'hippocampe. Nous remarquons de haut en bas sur cette coupe : la base du cerveau sur laquelle se détache à ce niveau la bandelette optique, la fente de Bichat au fond de laquelle pénètre la pie-mère, puis du côté interne, libre, extra-ventriculaire, une bandelette blanche, la fimbria, un cordon gris, le corps godronné, et la forte saillie du corps de T^5 séparée du corps godronné par le sillon de l'hippocampe ; — du côté externe, la corne inférieure du ventricule latéral, dont la paroi externe est concave, tandis que la paroi interne, convexe, renflée, constitue la corne d'Ammon, accompagnée quelquefois en dessous par une seconde saillie semblable, appelée *éminence collatérale*, qui résulte de la projection du sillon t^4 dans la cavité ventriculaire. De toutes ces parties, la corne d'Ammon seule est intra-ventriculaire ; tout le reste, fimbria et corps godronné, appartient à l'écorce, au manteau de l'hémisphère, qui a pour limite la fente de Bichat.

Corne d'Ammon. — La description de la corne d'Ammon ou *grand hippocampe* appartient à celle du ventricule latéral, mais comme cette saillie est due essentiellement au refoulement de la paroi ventriculaire par le sillon de l'hippocampe, sillon cortical, nous indiquerons dès maintenant ses traits fondamentaux. Le ventricule étant ouvert, elle se présente comme un bourrelet qui occupe la paroi interne du ventricule, et s'étend d'avant en arrière en un croissant à concavité antérieure ou interne, qui embrasse le pédoncule cérébral sur une longueur de 5 cm. environ. Elle a une forme conique. Sa partie antérieure ou tête, courte et large de 15 à 18 mm., engagée dans la partie la plus antérieure de la corne temporale, est limitée en dedans par l'uncus, dont la sépare une gouttière qui loge le plexus choroïde. Elle présente sur son bord antéro-externe des incisures qui la divisent en digitations (*griffes* ou *ongles*) au nombre de deux à quatre ; la plus constante de ces incisures répond à une branche secondaire du sillon de l'hippocampe. Ces digitations manquent chez le fœtus et chez les animaux osmatiques ; elles tiennent à une atrophie évolutive. La partie postérieure ou *queue*, plus étroite, large de 8 à 10 mm., mais plus longue, s'étend jusqu'au carrefour du ventricule latéral ; elle est unie en dedans à la fimbria. Cette partie est notablement atrophiée chez l'homme et chez les primates (Voyez fig. 281 et 283).

On appelle *alveus* ou *lit* la couche de substance blanche qui revêt la corne d'Ammon. La substance médullaire et la substance grise de la corne se continuent sans démarcation avec celles de l'uncus.

Fimbria. — La synonymie n'en est que trop riche : corps bordé, tœnia de l'hippocampe, corps frangé ; nous adoptons le terme de fimbria qui tranche mieux sur celui de corps godronné.

C'est une bandelette *blanche*, qui court horizontalement le long du bord interne de la corne d'Ammon, auquel elle est soudée ; elle est aplatie de haut en bas, et frangée sur sa face inférieure. On voit sur une coupe transversale qu'elle a deux faces et deux bords. La face supérieure libre est la lèvre inférieure de la fente de Bichat. La face inférieure adhère en son milieu à la corne d'Ammon, au bord interne de son alveus ; de chaque côté de cette ligne de soudure, elle est libre et se projette en dehors dans le ventricule, en dedans sur le corps godronné qu'elle recouvre. Le bord interne est libre. Le bord externe ne l'est pas, car il donne attache au feuillet de la pie-mère qui s'invagine pour former les plexus choroïdes et à l'épithélium ventriculaire qui se réfléchit sur le pédicule vasculaire. La fente de Bichat n'est donc pas ouverte, ou du moins son ouverture ne communique pas librement avec la cavité ventriculaire ; il faut la concevoir comme le hile d'une poche mésentérique, dans lequel s'engagent des vaisseaux enveloppés par la pie-mère, elle-même séparée de la cavité par le feuillet épithélial réfléchi du ventricule. C'est pour cela que les injections de grains colorés insolubles, poussées avec précaution dans l'espace sous-arachnoïdien inférieur chez l'animal vivant, pénètrent dans le plexus choroïde, mais non dans la cavité même (*Quincke*). Nous avons dit, à propos des méninges, que plusieurs anatomistes, Merkel entre autres, admettaient cependant l'existence d'une perforation par atrophie et résorption du mince feuillet viscéral.

La fimbria se termine en avant dans le sommet du lobule de l'hippocampe, ou plus exactement à l'union de l'uncus et de la corne d'Ammon.

Elle se continue en arrière avec le trigone cérébral ou voûte à trois piliers. Comme nous le verrons plus loin, le pilier postérieur du trigone, arrivé sous le bourrelet du corps calleux, se divise en deux branches, une branche postérieure courte, qui de suite prend une forme éparpillée et se continue avec l'alveus de la corne d'Ammon qu'il constitue en grande partie, une branche antérieure qui reste compacte et devient la fimbria.

Corps godronné. — Le corps godronné (fascia dentata, corps denté, corps bordant) est un ruban gris cendré, situé parallèlement à la fimbria, entre celle-ci

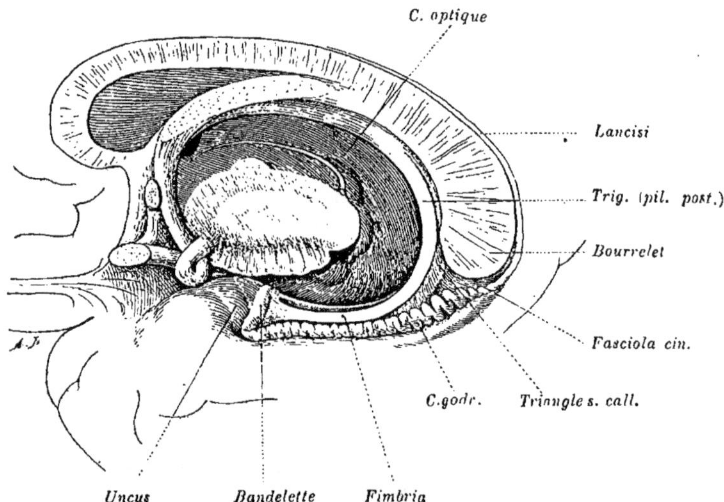

Fig. 236. — Le corps godronné, vu sur une coupe médiane du cerveau. D'ap. Hirschfeld.

et la partie supérieure de la circonvolution de l'hippocampe. Il a trois millimètres de largeur environ et présente ordinairement sur sa partie externe des incisures régulièrement espacées, au nombre de 12 à 14, qui le découpent en autant de plis transversaux ou godrons. Sa face supérieure est en partie libre, en partie adhérente ; elle est recouverte par la fimbria qu'il faut soulever pour voir le corps godronné. Sa face inférieure convexe forme la paroi supérieure du sillon de l'hippocampe. Son bord interne est libre à l'extérieur, son bord externe est adhérent à l'écorce grise de la corne d'Ammon.

On peut distinguer dans le corps godronné trois parties, une antérieure ou bandelette de l'uncus, une postérieure ou bandelette cendrée, et une moyenne, celle que nous venons de décrire.

Bandelette de l'uncus. — La bandelette de l'uncus ou bandelette de Giacomini, indiquée déjà par Luschka sous le nom de queue du corps godronné, mais plus exactement décrite par Giacomini, est la terminaison antérieure du corps godronné. Cette lamelle ténue, cendrée, gélatineuse, large de 1 mm. à 1,5, pénètre au fond du sillon de l'uncus, sillon terminal de l'hippocampe, contourne ce sillon et se réfléchit à angle droit pour traverser perpendiculairement la face interne du crochet sur une longueur de 25 à 30 mm. et finir vers le sommet de l'uncus, au point où celui-ci s'unit à la paroi ventriculaire.

L'existence de cette bandelette est une particularité du cerveau de l'homme et des singes, en rapport avec la présence de l'uncus, lui-même produit par la rétraction atrophique de la corne d'Ammon. Elle fait défaut quand l'uncus manque, c'est-à-dire chez la plupart des mammifères (*Zuckerkandl*).

Bandelette cendrée. — La bandelette cendrée, ou *fasciola cinerea*, décrite par Giacomini, est l'origine postérieure du corps godronné. Lisse, large de 2 mm. à peine, faisant un léger relief, cette bandelette, qui fait suite à la partie plissée, commence au-dessous du corps calleux ; dans son trajet rétrograde, elle s'écarte de plus en plus de la fimbria qui passe sous le corps calleux avec le trigone,

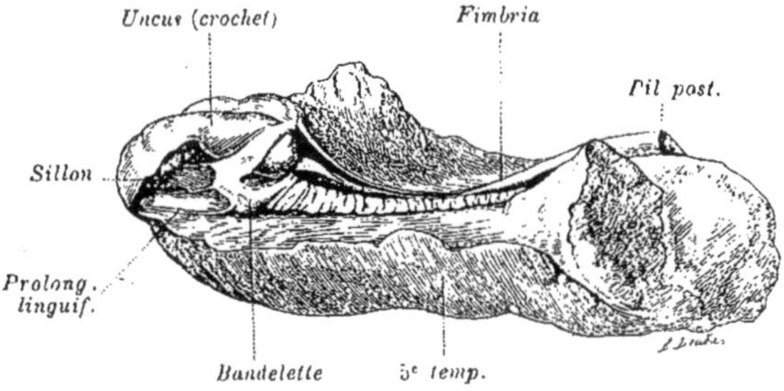

Fig. 237. — La bandelette de l'uncus (teintée en bleu) et le corps godronné. D'ap. GIACOMINI.
La partie antérieure de la 5e temporale a été excisée.

tandis que la bandelette contourne le bourrelet du corps calleux dont elle entoure étroitement la partie postérieure. Elle vient sur la face supérieure se continuer avec les nerfs de Lancisi. Dans ce trajet, la bandelette cendrée, au lieu d'être accolée et adhérente à la circonvolution de l'hippocampe, s'en éloigne de façon à intercepter entre elles deux un espace triangulaire long de 10 mm., large de 5 à 10 mm., qui correspond à la face interne de l'isthme du lobe calleux (Voyez fig. 236). On y remarque de deux à quatre élevures ovalaires, grisâtres, qui semblent se détacher du bord interne et inférieur de la bandelette. Ces formations corticales étaient connues des anciens anatomistes, et plus récemment, ont été signalées à nouveau par Retzius l'ancien et Zuckerkandl. Giacomini et la plupart des auteurs les considèrent comme un vestige des circonvolutions sous-calleuses de certains mammifères.

On trouve en effet sur le bord interne de la bandelette cendrée, très rarement sur son bord externe, c'est-à-dire entre elle et la fimbria, des saillies grisâtres, au nombre de 3 ou 4, quelquefois 7, ou bien une seule mais volumineuse ; elles sont de forme conique. On pourrait les appeler les *éminences sous-calleuses*. Vicq d'Azyr y voyait l'origine même du corps godronné, et c'est également au corps godronné que les rattachent Retzius et

Schwalbe. Giacomini en fait une dépendance de la corne d'Ammon, un prolongement papillaire de la couche des cellules pyramidales ; et Zuckerkandl seul les fait naître du lobe limbique, c'est-à-dire chez les primates de la cinquième temporale. Quelle que soit leur origine, tous les auteurs précédents sont d'accord pour y voir un vestige de la *circonvolution sous-calleuse* des mammifères osmatiques, circonvolution sinueuse comme la fasciola, large, hérissée de 2 ou 3 saillies, qui continuant le corps godronné se loge et se contourne sous le bourrelet du corps calleux et passe au-dessus de lui dans la circonvolution de Lancisi.

L'origine du corps godronné en arrière est interprétée différemment par les auteurs. Pour les uns, il se fond dans l'écorce de la cinquième temporale ; pour d'autres, dans celle de la circonvolution du corps calleux ; d'après Giacomini, il est la suite des nerfs de Lancisi, des tractus gris et blancs qui parcourent la face supérieure du corps calleux et aboutissent à l'espace perforé antérieur. Trolard décrit des connexions plus complexes, avec les nerfs de Lancisi, la substance réticulée prolongée jusque dans le sillon du corps calleux, et les tractus lancisiens sous-calleux. M. Duval avance que chez l'homme le corps godronné n'a pas de continuation postérieure, mais que chez certains mammifères il s'unit aux circonvolutions sous-calleuses de ces animaux (mouton, chien, chat...) et forme avec elles un arc à concavité antérieure. Il ne paraît guère douteux cependant que le corps godronné se continue en arrière avec tout ou partie des formations lancisiennes (nerfs médians, tractus gris...), d'autant que chez certains mammifères on observe une circonvolution annulaire complète formée en bas par le corps godronné, en haut par la circonvolution lancisienne.

La signification morphologique du corps godronné n'est pas non plus suffisamment élucidée. M. Duval, et à sa suite Schwalbe, Golgi, etc., considèrent le corps godronné comme une véritable circonvolution, la *circonvolution godronnée*, distincte de la circonvolution de l'hippocampe : elle serait alors la sixième temporale T^6, et le sillon de l'hippocampe deviendrait le cinquième sillon temporal, t^5. Il y aurait donc deux circonvolutions accolées et parallèles, une supérieure ou c. godronnée, l'autre inférieure ou c. de l'hippocampe. La circonvolution godronnée serait pour Duval une partie des circonvolutions sous-calleuses des mammifères ; pour Schwalbe, elle appartiendrait à l'arc interne, concentrique au lobe limbique, arc constitué par le septum lucidum, le trigone cérébral et le corps godronné. Giacomini objecte à cette interprétation que la corne d'Ammon et le corps godronné sont vastes chez des animaux lissencéphales, tels que la chauve-souris, la taupe, le lapin, et qu'il serait étrange que ces cerveaux n'eussent qu'une seule circonvolution, la c. godronnée. L'opinion la plus accréditée est celle que Zuckerkandl a développée dans ses travaux d'anatomie comparée, à savoir que le corps godronné est la partie inférieure ou basale d'une circonvolution annulaire, concentrique au grand lobe limbique, dont les formations de Lancisi atrophiées chez les anosmatiques, mais bien développées chez les osmatiques, représentent la partie supérieure ou dorsale.

Le corps godronné est sujet à de grandes variations. On a constaté une fois son absence, c'était chez un microcéphale. Tantôt il est bien dentelé et déborde à l'extérieur, tantôt il est caché et comme atrophié. Chez beaucoup d'animaux à odorat développé, il est superficiel et volumineux, la fimbria ne le recouvre pas et se trouve rejetée en dehors. On l'a vu ainsi chez l'homme (*Giacomini*) : il était indépendant de la fimbria, et à découvert dans presque toute son étendue ; ses incisures étaient fortes et nombreuses, le sillon de l'hippocampe presque nul.

Sillon de l'hippocampe. — Ce sillon, ou sillon arqué, est la partie inférieure du sillon d'Ammon qui chez l'embryon circonscrivait l'arc marginal. Le sillon de l'hippocampe sépare le corps godronné de la circonvolution de l'hippocampe. Sa forme est curviligne dans sa longueur, comme est le corps godronné lui-même, et curviligne en coupe transversale, avec une concavité dirigée en dedans. On ne voit extérieurement que son entrée et il paraît étroit, mais il est très profond, car en refoulant la paroi ventriculaire il produit la corne d'Ammon, c'est donc un sillon total au sens des embryologistes. Il est fermé, car ses deux lèvres ou parois sont étroitement accolées, soudées même chez les rongeurs, grâce au prolongement de pie-mère qui s'insinue dans la fente avec des vaisseaux nombreux et serrés ; ces vaisseaux ne trouvant pas à s'étendre vont former leurs réseaux dans la couche superficielle (couche lacunaire) des deux parois, de là cette adhésion que nous venons d'indiquer. Des deux lèvres, la supérieure ou interne est formée par la face inférieure du corps godronné, l'inférieure ou externe par l'écorce grise de la corne d'Ammon et de la circonvolution de l'hippocampe, écorce revêtue d'une lamelle blanche ou *substance réticulée.*

En arrière, le sillon de l'hippocampe contourne le bourrelet et se continue avec le sillon du corps calleux. En avant, il s'enfonce entre les deux branches du lobule de l'hippocampe et y constitue le *sillon de l'uncus.*

Au-dessous du sillon de l'hippocampe, est le corps ou ventre de la cinquième temporale. Nous avons fait observer que la surface de cette circonvolution, dans sa partie antérieure surtout, est recouverte d'un mince réseau blanc et gris, la substance réticulée d'Arnold ; au voisinage du sillon de l'hippocampe, cette substance se condense en une lame blanche appelée *lame enroulée,* qui pénètre dans le sillon et se contourne plus ou moins complètement en S autour du corps godronné. Enfin on donne le nom de *subiculum* à la partie renflée de T^5, sur laquelle repose la corne d'Ammon.

Noyau amygdalien. — Dans la partie antérieure de la corne temporale du ventricule, la paroi interne est formée par la tête renflée de la corne d'Ammon, la paroi externe par la substance blanche du tapetum. La portion supérieure de cette dernière paroi se renfle en une épaisse saillie, large de 1 cm., qui se projette dans le ventricule au-dessus du cul-de-sac antérieur et recouvre la corne d'Ammon ; elle porte le nom de *tubercule amygdalien.*

Le tubercule renferme le *noyau amygdalien,* amas de substance grise ou gris-jaunâtre, de la forme et du volume d'un noyau d'amande, dont la partie externe est parcourue par des stries radiées. C'est une formation corticale enfouie dans le lobule de l'hippocampe dont elle occupe le genou et la branche réfléchie ou uncus. Sur trois de ses faces, externe, inférieure et interne, le noyau amygdalien est libre et n'est entouré que par la substance blanche ; mais sa face supérieure se fusionne avec l'écorce de la base, dont elle émane, et s'unit avec l'avant-mur, la base du noyau lenticulaire et l'espace perforé, toutes formations confondues à ce niveau (Voyez fig. 275 et 283).

Variations du lobe temporal. — Le sillon parallèle ou t^1 est interrompu par un pli d'anastomose entre T^1 et T^2, ordinairement à gauche et le plus souvent à la partie antérieure. Cette variété se rencontre 13 f. sur 100 (*Giacomini*), 10 fois (*Zernoff*, en y comprenant les cas de brièveté anormale du sillon) ; il y a plus rarement deux plis, et très exceptionnellement trois, cas dans lequel le sillon disparaît. — Le sillon s'unit avec la scissure de Sylvius derrière l'insula, en coupant T^1 — il se divise en arrière en deux branches d'égale longueur et d'égale profondeur qui aboutissent au sillon interpariétal ou à une de ses incisures latérales ; — il émet une branche postérieure horizontale qui va à o^3 ou au sillon occipital-transverse, ou bien une branche inférieure qui coupe transversalement les 2e, 3e et même 4e circonvolutions temporales.

Le quatrième sillon temporal t^4 arrive très exceptionnellement au pôle temporal en se fusionnant avec le sillon limbique. Il peut faire défaut dans sa partie antérieure (33 p. 100) ou bien s'anastomoser avec le troisième sillon t^3 en une seule branche profonde.

La première circonvolution temporale T^1 est très grêle, ou volumineuse et subdivisée par des incisures, flexueuse et entaillée sur son bord sylvien. Comme chez quelques singes, elle est coupée en deux à la partie postérieure, au niveau du coude de la scissure de Sylvius, ou bien, anomalie plus fréquente (15 p. 100), qui se rencontre presque toujours à gauche et rarement chez la femme, elle est coupée à sa partie antérieure ; la partie antérieure se continue alors avec l'insula postérieur, le sillon parallèle communique avec la scissure de Sylvius.

Le lobule de l'hippocampe peut être saillant, ou profond et caché. Plusieurs fois et toujours à gauche, on l'a vu marqué d'une incisure profonde qui, au premier abord, faisait croire à une double courbure et à un double crochet. Giacomini avait aussi signalé comme fait rare une étroite bandelette coupant perpendiculairement le lobule à 5 mm. en avant de son extrémité postérieure; il a reconnu plus tard que c'était la bandelette normale de l'uncus plus apparente que d'habitude.

L'uncus n'existe que chez les primates et chez les cétacés, et paraît en rapport avec la rétraction de la corne d'Ammon; chez les autres mammifères, il fait défaut ou est à peine indiqué et il n'y a pas de bandelette terminale du corps godronné.

Plis de passage. — Le lobe temporal est uni 1° : au lobe pariétal, par la jonction de ses deux premières circonvolutions T^1 et T^2 avec la pariétale inférieure P^2 et par des plis transversaux profonds, cachés dans la scissure de Sylvius; — 2° au lobe occipital, par l'anastomose de T^2 et de T^3 avec O^3, de T^4 avec O^4 (1re temporo-occipitale), de T^5 avec O^5 (2e temporo-occipitale); — 3° avec la circonvolution du corps calleux par l'extrémité postérieure de T^5; — 4° avec l'insula, par les plis courts et profonds qui vont du pôle temporal à l'insula postérieur.

Bibliographie. — Sur la disposition du corps godronné à ses extrémités, voyez : Giacomini, *Bandelette de l'uncus de l'hippocampe*, Archives italiennes de biologie, 1882; — *Fascia dentata du grand hippocampe dans le cerveau de l'homme*, mêmes archives, 1884.

LOBE OCCIPITAL

Le lobe occipital est le plus petit et le plus mal différencié des grands lobes; il occupe la partie postérieure de l'encéphale, et correspond aux fosses occipitales supérieures.

L'origine du lobe occipital se montre à la jonction du lobe temporal et du lobe pariétal; il apparaît à la fin du troisième ou au commencement du quatrième mois embryonnaire, alors que les autres parties de l'hémisphère sont déjà dessinées. On admet généralement qu'il représente une production accessoire, tardive, une sorte d'excroissance de la partie temporo-pariétale du cerveau. Mais Kœlliker et His, se fondant sur la précocité des scissures primitives qui, dès le deuxième mois, se montrent sur la face interne de l'hémisphère, aux points mêmes où seront plus tard à titre définitif la scissure occipitale et la calcarine, soutiennent que le lobe occipital est une partie fondamentale du cerveau, appartenant à son plan général et que son ébauche est beaucoup plus précoce qu'on ne le pensait. Sa formation est due à la forte courbure de la protubérance qui, chez les primates, porte le cervelet en arrière et en bas. Le fait que la direction de la scissure de Sylvius varie suivant l'existence ou l'absence de ce lobe semble encore indiquer que la morphologie du manteau tout entier est intéressée par son développement (*Cunningham*).

Le lobe occipital n'existe que chez les primates. Benedikt croit pourtant que si l'on nie son existence chez les quadrupèdes, c'est par suite d'une assimilation vicieuse de leurs scissures avec celles des primates, et que les mammifères non primates ont en général un lobe occipital.

Son *poids* absolu est de 110 gr. chez l'homme en moyenne, de 95 chez la femme (*Broca*). Son poids relatif représente les 10 centièmes du poids total de l'hémisphère, dans les deux sexes. Sur les têtes déformées à la Toulousaine, les lobes occipitaux sont ordinairement normaux, mais ils peuvent tomber à 7,3 0/0 du poids cérébral, sans doute par la pression que leur font subir les lobes temporo-pariétaux refoulés; dans d'autres cas, ils montent à 11 0/0 sans qu'on soit fondé à conclure pour cela à leur hypertrophie, car ce chiffre n'est élevé que par comparaison avec les lobes antérieurs amoindris dans leur développement (*Ambialet*).

La *surface* des deux lobes réunis a varié, d'après les recherches de Wagner sur quatre cerveaux, de 382 et 379 centimètres carrés, chez les hommes supérieurs, à 324 et 328 chez les sujets ordinaires, soit environ les 17 0/0 de la surface totale.

La *forme* de chaque lobe est celle d'une pyramide triangulaire à sommet postérieur. La face externe convexe est en rapport avec la fosse occipitale supérieure, par conséquent avec la bosse occipitale extérieure. La face interne plane regarde celle du côté opposé, dont elle est séparée par la base de la faux du cerveau. La face inférieure, légèrement concave, repose sur la tente du cervelet inclinée en versant de toit, et par elle est en contact médiat avec la face supérieure de l'hémisphère cérébelleux. Il y a trois bords, un supérieur, un inférieur et externe, un inférieur et interne, ce dernier arrondi unissant à angle obtus les faces interne et inférieure.

Le sommet ou extrémité postérieure, ou *pôle occipital*, correspond à la partie supérieure et externe de la protubérance occipitale interne ; quand cette protubérance fait une forte saillie, qui peut dépasser 1 cm., le sommet de l'hémisphère s'excave sur sa face interne pour la recevoir. Sur cette même extrémité, se rencontre souvent une dépression plus ou moins profonde, oblique en bas et en dehors, décrite par quelques auteurs comme un sillon anormal, mais que Giacomini a montrée être l'*empreinte du sinus*. C'est le sinus l. supérieur qui, soit parce qu'il se dévie de la ligne médiane, soit le plus souvent parce qu'il se divise prématurément en deux branches, imprime sa trace variable sur la face interne de l'hémisphère.

Le lobe occipital recouvre normalement la totalité du cervelet chez les primates et chez l'homme ; que la coupe passe par le plan médian, au niveau du pôle de l'hémisphère et du lobe médian du cervelet, ou bien en dehors, le cerveau dépasse le cervelet de 25 mm. environ, d'une quantité absolument et proportionnellement moindre chez l'enfant et chez les singes. « Selon Retzius, le recouvrement est incomplet chez certains Lapons, tandis « que chez les races slaves et turco-tartares, il est en général complet. Chez les races « germanique et romane, le cerveau dépasse le cervelet. Mais chez les Mongols, les In- « diens et les Négritiens, c'est à peine si le cerveau recouvre le cervelet sans le dépasser « en général. » Dans l'idiotie, une partie plus ou moins grande du cervelet peut se trouver à découvert.

La *base* du lobe occipital, placée dans le plan frontal et soudée au reste de l'hémisphère, n'est pas facile à délimiter sur tout son contour. Sur la face interne, la scissure occipitale ou perpendiculaire interne établit une démarcation nette ; mais, sur la face externe, les plis de passage pariéto-occipitaux effacent la séparation originelle, et il en est de même sur la face inférieure à cause de la fusion des circonvolutions temporales et occipitales. Pour la face externe, Schwalbe trace une ligne fictive allant de l'incisure profonde qui marque sur le bord supérieur la scissure occipitale à une autre encoche, à peu près constante, qu'on remarque sur le bord externe et inférieur de l'hémisphère à la jonction des lobes temporal et occipital. Cette encoche ou *incisure préoccipitale*, signalée déjà par d'autres auteurs, se prolonge souvent sur la face externe en un sillon ascendant, le *sillon préoccipital* de Meynert, qui aide encore à la limitation de la base. Sur la face inférieure, la limite est indiquée par l'*empreinte pétreuse*, dépression que produit le bord supérieur du rocher, ou à son défaut par une ligne menée de l'incisure préoccipitale à un point situé au-dessous du bourrelet du corps calleux.

Le lobe occipital possède cinq sillons et six circonvolutions qui, à l'exception de la dernière, ne sont pas toujours nettement différenciées entre elles ni bien distinctes des circonvolutions du lobe pariétal et du lobe temporal. On les compte de haut en bas, en commençant par la face externe et en continuant par la face inférieure pour remonter de là sur la face interne. Les cinq sillons antéro-postérieurs partent du pôle occipital qui reste indivis et sur lequel par conséquent ils ne se fusionnent pas, puis divergent sur les faces de la pyramide ; on en compte trois sur la face externe, le troisième étant situé sur le bord inférieur et externe, un sur la face inférieure, un sur la face interne. Ecker a donné le nom de *lobulus extremus* à la partie interne du pôle occipital qui se trouve derrière l'origine de la scissure calcarine ; il le considère comme formé par un ou deux petits plis descendants, le *gyrus descendens*.

1° Première circonvolution occipitale, O^1. — La première circonvolution occipitale se dirige parallèlement au bord supérieur de l'hémisphère et en dehors de lui ; elle va du pôle occipital à la circonvolution pariétale supérieure P^1.

Sur son bord interne, elle n'est séparée de la circonvolution adjacente O^6 par aucun sillon, et seulement par des incisures inconstantes. Sur son bord externe, elle est limitée d'avec la deuxième occipitale par le *premier sillon occipital*, o^1. Ce sillon (*s. occipital supérieur* des Allemands) est dans la moitié des cas le prolongement du sillon interpariétal, dans l'autre moitié il en est indépendant. C'est un des plus constants des sillons occipitaux.

La première occipitale est unie à la première pariétale par le *premier pli de passage pariéto-occipital*. Ce pli, profond chez la plupart des singes et caché au fond de la scissure perpendiculaire externe, est superficiel chez l'homme et comble cette scissure dont il ne laisse que l'encoche du bord supérieur de l'hémisphère ; il décrit une inflexion curviligne entre cette encoche et le sillon occipital transverse, et vient se souder à O^1.

2° **Deuxième occipitale, O^2.** — Située sur la partie moyenne de la face externe, elle va du pôle occipital à la pariétale inférieure P^2, à son lobule postérieur, auquel l'unit le deuxième pli de passage pariéto-occipital. Elle est bornée en haut par le premier sillon occipital o^1 ou occipital supérieur, en bas par le *deuxième sillon* o^2.

3° **Troisième occipitale, O^3.** — Elle occupe la partie inférieure de la face externe. Le *troisième pli de passage*, premier pli temporo-occipital, superficiel, l'associe à la seconde temporale T^2 et quelquefois à la pariétale inférieure ; elle est séparée de T^3 par l'*incisure préoccipitale*, dans laquelle se voit un pli d'union (quatrième pli de passage, deuxième pli temporo-occipital) avec cette circonvolution. Son extrémité antérieure est donc bifurquée en deux plis, un pour T^2, un pour T^3.

Le *troisième sillon occipital*, o^3 ou s. occipital inférieur, qui la borne en dessous, court le long du bord inféro-externe de l'hémisphère, en arrière de l'incisure. Il est inconstant, variable dans sa forme, souvent contourné en S ou coupé par une incisure transversale.

4° **Quatrième occipitale, O^4.** — Située sur la face inférieure, elle se continue en avant sans interruption avec la quatrième temporale, T^4 ; leur limite toute fictive est marquée par la ligne transversale qu'on mène de l'incisure préoccipitale. Cette fusion des deux circonvolutions, toutes deux effilées à leurs extrémités opposées et soudées par leur base élargie, les a fait réunir sous le nom commun de *première c. temporo-occipitale* ou encore de *lobule fusiforme* (*Huschke*).

Elle a en dehors d'elle le troisième sillon o^3, en dedans le *quatrième s. occipital*, o^4. Ce dernier, appelé encore *sillon occipito-temporal*, est à l'inverse de o^3, remarquable par sa constance, sa profondeur, la précocité de son apparition. A partir du pôle occipital il se dirige en ondulant vers le lobe temporal et s'y unit au quatrième sillon temporal t^4.

5° **Cinquième occipitale, O^5.** — Cette circonvolution, située en presque totalité sur la face inférieure, en petite partie sur la face interne, présente une large surface en arrière, tandis qu'en avant elle se rétrécit pour s'unir à la cinquième temporale T^5 par un pli assez étroit (pli de passage occipito-hippocampique de Broca). Sa forme lui a valu le nom de *lobule lingual* (*Huschke*). Beaucoup d'auteurs l'ont décrite avec T^5 comme ne formant qu'une seule et même circonvolution, deuxième temporo-occipitale. Des incisures longitudinales peuvent la diviser en deux ou trois plis secondaires. Ses limites sont très nettes de chaque côté, car elle est bordée en dehors par o^4, en dedans par la scissure calcarine.

6° **Sixième occipitale, O^6.** — La sixième occipitale, placée toute entière sur la face interne, est un peu irrégulière en surface, mais nettement triangulaire dans son contour, le sommet du triangle étant dirigé en avant. On l'appelle souvent le *cuneus* (*Burdach*) ou coin, lobule cunéiforme. Sa partie postérieure est séparée de la première occipitale par le bord sagittal de l'hémisphère, mais

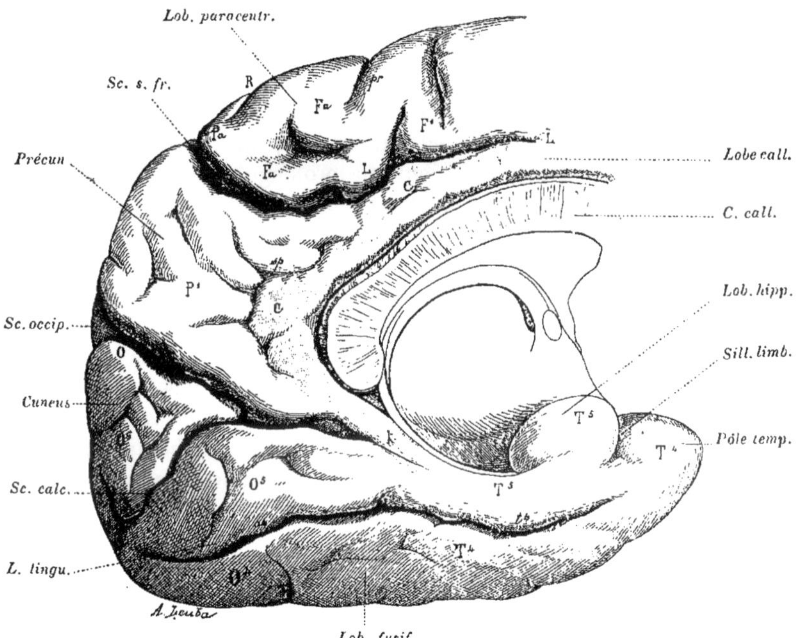

Fig. 238. — Lobe temporal et lobe occipital. Face interne.

La face inférieure de l'hémisphère est redressée pour permettre de voir O^4 et T^4. Le lobe occipital en bleu, le cunéus en bleu foncé ; le lobule paracentral en rose.

sans sillon notable et constant, aussi quelques auteurs la considèrent-ils comme étant la partie interne de la première occipitale, de même que le lobule quadrilatère est la partie interne de P^1. Son bord supérieur est marqué par la scissure occipitale ou perpendiculaire interne, que traversent dans la profondeur des plis de passage allant au lobule quadrilatère et à la circonvolution du corps calleux. Son bord inférieur est la scissure calcarine. Sa surface n'est jamais lisse ; dans les formes bien développées, elle est découpée par des incisures.

La *scissure calcarine, K,* sillon du petit hippocampe, cinquième sillon occipital, o^5, doit son nom de calcarine à sa pénétration dans la corne occipitale du ventricule latéral où elle va former le calcar ou ergot de Morand. Sa constance, sa précocité phylogénique et ontogénique lui ont fait attribuer la qualification de scissure au lieu de celle de sillon. Elle naît en arrière, à un demi-centimètre du pôle occipital, par deux branches, l'une *ascendante,* l'autre *descendante* qui se prolonge sur le pli polaire (*Broca*) ou lobulus extremus (*Ecker*) ; puis elle se porte horizontalement en avant, un peu au-dessus du bord inférieur et interne de l'hémisphère, en suivant un trajet à double flexuosité, reçoit la scissure occipitale, et se coudant légèrement en bas va finir sur le bord externe de la circonvolution du corps calleux.

L'origine par deux branches n'est pas constante ; les deux branches peuvent manquer et être remplacées par un sillon profond, indépendant du reste de la scissure (*sulcus extremus* de Schwalbe). Dans 5 p. 0/0 des cas (*Giacomini*), la scissure arrive jusqu'à l'extrémité du lobe occipital. En s'unissant à la scissure occipitale, la calcarine forme un Y, dont les deux branches obliques circonscrivent le cuneus, O^6. La branche antérieure, tige ou queue de l'Y, semble appartenir à la scissure occipitale dont elle prolonge la direction ; mais elle est en réalité une dépendance de la calcarine, comme le montrent les faits d'anatomie comparée et la présence d'un petit pli de passage, toujours profond et constant, le *pli cunéo-limbique,* qui barre la scissure occipitale et ne laisse qu'une communication superficielle. Elle est longue de 2 cm. et très profonde ; on y voit de nombreux vaisseaux ; elle peut être bi ou trifurquée dans la profondeur, de là les variations d'aspect de l'ergot de Morand. La scissure calcarine se termine par une incisure sur le bord externe du lobe du corps calleux ; quelquefois chez l'homme, en règle générale chez les singes inférieurs, la scissure semble couper en deux la circonvolution calleuse et aboutir à la fissure de l'hippocampe, mais presque toujours ce n'est là qu'une apparence et un pli de passage profond unit les deux parties de la circonvolution à travers l'entaille superficielle (*Broca*).

La scissure calcarine marche de pair dans son évolution avec la scissure occipitale et quelquefois la précède. Elle apparaît dès le deuxième mois embryonnaire sous forme de sillon précurseur, puis réapparaît définitivement au cinquième mois, exceptionnellement au sixième. Dans le développement ontogénique, la tige unique de l'Y est tantôt commune aux deux scissures, calcarine et occipitale, tantôt propre à l'une quelconque des deux (*Cunningham*).

Dans certains cas, chez les microcéphales notamment, mais aussi chez des sujets normaux, la calcarine, au lieu d'être horizontale, suit un trajet parallèle à la scissure occipitale, et c'est cette dernière qui produit l'ergot de Morand. Le cuneus étroit se réduit à un seul pli (*Giacomini*).

Sillons transversaux *(Schwalbe).* Les cinq sillons que nous avons décrits sont tous dirigés dans le sens antéro-postérieur. Il en est d'autres à direction vertico-transversale, perpendiculaires aux bords de l'hémisphère.

Nous avons déjà signalé sur la limite du lobe temporal un sillon inconstant, le *sillon préoccipital* qui monte verticalement à partir de l'incisure ; il est quelquefois coupé en croix par le deuxième sillon temporal t^2. Un second sillon le prolonge jusqu'au deuxième pli de passage pariéto-occipital, c'est le *s. occipital antérieur,* tantôt isolé, tantôt uni à t^2. On trouve donc du haut en bas sur la limite des deux lobes : l'encoche de la scissure occipitale, le premier pli de passage, le prolongement du sillon interpariétal, le deuxième pli, le sillon occipital antérieur et au-dessous le sillon préoccipital, tous deux renfermant des plis de passage plus ou moins apparents, enfin l'incisure préoccipitale.

Dans le territoire même du lobe occipital se montre le *sillon occipital transverse (Ecker).* Ce court sillon commence un peu en arrière de la scissure occipitale, près du bord supérieur, et descend verticalement. Tantôt il est isolé, tantôt il représente la branche verticale d'une figure cruciale qu'il forme avec le sillon interpariétal, prolongé comme premier sillon occipital et dont il semble n'être originellement qu'une branche latérale. Il n'est d'ailleurs pas constant. Quand il est bien développé (1/3 des cas), sa lèvre postérieure se détache obliquement en forme d'opercule. On comprend que sa présence force les deux premières c. occipitales à prendre un trajet sinueux en contournant en sens inverse ses deux extrémités. C'est à ce sillon que Rüdinger a donné le nom de *fente simienne*, parce qu'il le considérait comme le représentant de la scissure perpendiculaire externe des singes, lesquels n'ont pas de sillon transverse. Pour Cunningham, il n'est qu'une dépendance de la partie occipitale du sillon interpariétal. Enfin Mingazzini pense que le sillon transverse représente seulement la partie moyenne (déplacée par les plis de passage) de la fente simienne, dont la partie supérieure est la scissure occipitale externe, et la partie inférieure, le sillon occipital antérieur (V. *Mingazzini*, Anat. Anzeiger, 1893). Peut-être enfin ce sillon est-il entièrement une apparition nouvelle.

Plis de passage. — Le lobe occipital est uni 1° au lobe pariétal, par le premier pli de passage pariéto-occipital qui va de P^1 à O^1, par le second pli de P^2 à O^2, tous deux superficiels et sur la face externe ; par un petit pli profond qui, sur la face inverse traverse la scissure occipitale et va du cunéus au lobule quadrilatère (pli cunéo-pariétal) ; — 2° au lobe temporal, par les plis superficiels et larges qui relient la troisième occipitale avec la seconde et la troisième temporale, O^3 avec T^2 et T^3 (plis de passage inférieurs externes, au nombre de deux, quelquefois de trois) ; sur la face inférieure, ils unissent la quatrième et la cinquième occipitales avec les quatrième et cinquième temporales, ces circonvolutions étant presque fusionnées bout à bout ; — 3° au lobe du corps calleux par le pli profond qui va du cunéus O^6 à ce lobe sous le bourrelet du corps calleux (pli cunéo-limbique).

Variations. — Elles sont surtout fréquentes à la face externe. Nous avons indiqué plus haut l'inconstance du troisième sillon occipital, du sillon occipital antérieur, les variations dans la terminaison du sillon interpariétal, dans l'origine et le trajet de la calcarine, l'état plus ou moins compliqué du cuneus, la subdivision du lobule lingual O^5 en deux ou trois plis secondaires par des incisures sulciformes irradiées du pôle occipital, la superficialité possible du pli cunéo-limbique.

LOBE DU CORPS CALLEUX

Le *lobe du corps calleux* (gyrus cinguli, circonvolution du corps calleux), ou par abréviation le lobe calleux, entoure le corps calleux qui lui est concentrique. Il est réduit à une seule circonvolution, qui présente cette particularité de passer au-dessous de deux autres lobes, du lobe frontal et du lobe pariétal, et d'aboutir à la limite du lobe occipital.

Cette circonvolution, *C*, est limitée en dessus par la scissure sous-frontale ou calloso-marginale, et à partir du lobe pariétal, par le sillon sous-pariétal, qui n'est souvent qu'une incisure et qui la sépare si imparfaitement du lobule quadrilatère de P^1 que Rolando réunissait le lobe calleux et ce lobule sous le nom de circonvolution crêtée, par analogie avec une crête de coq. En dessous, la limite est nettement tracée par le sillon du corps calleux dont la circonvolution forme la lèvre ou paroi supérieure.

Le lobe calleux naît en avant du bec du corps calleux par une languette étroite et courte, pli de passage qui l'unit avec la première frontale ; puis, suivant un trajet arqué, contourne successivement le genou, la partie moyenne et le bourrelet du corps calleux, et sous ce bourrelet, s'unit à la circonvolution de l'hippocampe T^5. Le point de jonction est un pont étroit, large de 5 mm. à peine, appelé quelquefois *isthme*, et qui est un véritable pli de passage ; c'est sur lui que finit en encoche la scissure calcarine, plus exactement la branche commune de la calcarine et de l'occipitale interne.

L'isthme est le pli *temporo-limbique* de Broca. Il est constant, mais souvent profond (68 f. sur 168 cerveaux, Giacomini), petit, lisse, et effilé à sa partie antérieure et partiellement recouvert par le lobule lingual. Zuckerkandl, qui l'appelle la portion ventrale du lobe calleux, fait observer que, chez les animaux osmatiques, l'isthme forme un pli tout à fait superficiel et bien développé.

La surface de la circonvolution, c'est-à-dire sa face interne, est en général simple. On y rencontre parfois de légers sillons, parallèles à la direction générale, et plus souvent des incisures transversales ou étoilées, dont un certain nombre paraissent être des nervures vasculaires. Elle possède aussi une face inférieure très étroite qui surplombe le corps calleux en formant le toit de son sillon ou ventricule ; cette face est en rapport avec l'artère cérébrale antérieure qui n'y marque pourtant aucune empreinte, et avec les prolongements du corps godronné décrits sous le nom de tractus gris de Lancisi. L'écorce cérébrale au fond du sillon calleux se termine, en apparence du moins, d'une façon simple, en biseau que rase horizontalement le plan transversal du corps calleux.

Le lobe calleux est uni aux lobes voisins par plusieurs plis de passage. Tout d'abord un pli initial l'unit à son origine avec la partie inférieure de la première frontale, et un pli terminal, l'isthme, le soude à la circonvolution de l'hippocampe. Dans son trajet sous le lobe frontal, on rencontre un ou plusieurs *plis fronto-limbiques* qui, se dirigeant en haut et en arrière, traversent la scissure sous-frontale et vont à la frontale interne ou partie interne de F^1 ; leur lieu d'élection est au niveau du genou calleux, ou plus en arrière sous le lobule paracentral. Les plis d'union avec le lobule quadrilatère P^2 sont constants ; il est habituel d'observer deux *plis pariéto-limbiques, antérieur et postérieur*, l'un en avant, l'autre en arrière du sillon sous-pariétal qu'ils ferment à ses extrémités.

Quant à l'isthme, qui est lui-même un pli de passage entre le lobe calleux et le lobe temporal, il est relié au lobe occipital par deux plis : l'un profond, qui va à la circonvolution du cuneus, O^6, *pli cunéo-limbique*, l'autre qui l'unit à la cinquième occipitale O^5, *pli occipito-hippocampique* ; ce dernier, comme son nom l'indique, appartient déjà au commencement de la circonvolution de l'hippocampe.

Variations. — Giacomini présume que l'existence du lobe du corps calleux est liée à celle du corps calleux lui-même ; car il a constaté son absence partielle sur plusieurs cerveaux de marsupiaux qui n'ont pas de corps calleux ; il manquait également totalement ou partiellement sur des cerveaux sans corps calleux et cela, malgré la présence de la cinquième temporale.

L'isthme peut être profond, la scissure calcarine arrivant par une forte incisure jusqu'au sillon du corps calleux, comme cela se voit chez beaucoup de singes ; le lobe calleux et T^5 paraissent complètement séparés, mais sont pourtant continus par un pli profond.

Il est très rare que les plis fronto-limbiques soient dirigés en haut et en avant. On rencontre un pli unique 25 fois sur 100 (*Giacomini*), 14 fois sur 100 (*Féré*), et deux plis 4 fois sur 100. Quand un pli va au lobule paracentral en coupant la scissure sous-frontale au niveau de son coude, le lobule quadrilatère est mal défini sur son bord antérieur et paraît fusionné au lobe frontal. Il est exceptionnel que la circonvolution soit coupée par un sillon faisant communiquer le sillon du corps calleux avec la scissure sous-frontale, comme aussi (1 fois sur 168) d'observer un sillon sous-pariétal complet, allant de la scissure occipitale interne à la branche ascendante de la scissure sous-frontale ; dans ce dernier cas, qui rappelle le type des carnivores, il n'y a pas de pli pariéto-limbique et le lobule quadrilatère est nettement circonscrit sur ses trois côtés.

On trouve souvent des sillons longitudinaux ou parallèles sur la face interne de la circonvolution du corps calleux. Ils se présentent à tous les degrés de développement, depuis l'incisure légère et courte, jusqu'à la fente longue et profonde, discontinue ou continue, entourant la partie géniculée de la circonvolution et se prolongeant plus ou moins dans le sens sagittal. Cette fente peut être profonde et la scissure sous-frontale qui lui est excentrique être au contraire superficielle : on peut alors parfaitement faire la confusion de l'une à l'autre, si l'on ne se repère pas sur leurs terminaisons. Manouvrier a décrit ce sillon longitudinal ou parallèle qui dédouble le lobe calleux, sous le nom de *sillon intra-limbique ;* il pense qu'il a suivant les cas deux interprétations différentes. Chez les grands animaux, chez lesquels il se rencontre fréquemment, il indiquerait un agrandissement du lobe du corps calleux, tandis que chez les hommes de race supérieure, il marquerait une extension de la frontale interne (partie interne de F^1), le pli supérieur du lobe calleux étant absorbé par la circonvolution frontale; dans ce dernier cas, la scissure sous-frontale tend à s'effacer et à être remplacée par le sillon intra-limbique. (Voyez *Manouvrier*, Le Sillon sous-frontal, *Soc. d'anthrop.*, 1892).

LOBE LIMBIQUE

Tous les cerveaux de mammifères, y compris l'homme, qu'ils aient ou non des circonvolutions, présentent à la face interne de l'hémisphère, autour du corps calleux, un anneau cortical distinct affecté en principe à l'organe de l'olfaction. Cet anneau fermé en arrière paraît ouvert en avant, mais là aussi il est complété par l'union de son extrémité supérieure avec la racine interne du pédoncule olfactif, de son extrémité inférieure avec la racine externe. *Broca*, dans un de ses plus mémorables travaux (1878), en a donné une étude approfondie; il l'a appelé *lobe limbique*, parce qu'il forme le limbe ou limite de la cavité générale de l'hémisphère, du hile de la vésicule hémisphérique.

Etudié chez un animal osmatique (chien, loutre, renard), c'est-à-dire doué d'une olfaction puissante, l'appareil olfactif, cérébral, est composé de deux parties, du lobe olfactif qui correspond à notre bulbe olfactif, et du lobe limbique. Le *lobe olfactif* est attaché à un volumineux *pédoncule*, qui, par deux *racines olfactives* externe et interne, se soude aux extrémités du lobe limbique; d'où l'aspect d'une raquette, dont le lobe olfactif est le manche, et le lobe limbique le cercle.

Le lobe limbique est circonscrit en dedans, sur son bord interne et concave, par le sillon de l'hippocampe et le sillon du corps calleux qui sont les deux moitiés du sillon d'Ammon embryonnaire ; en dehors, sur son bord externe convexe, par la *scissure limbique*, scissure profonde qui sépare la circonvolution d'avec le lobe pariétal et le lobe frontal, les seuls qui existent chez les non primates. Cette scissure n'est pas continue, des plis de passage la coupent, surtout le pli fronto-limbique, qui isole un tronçon antérieur ou scissure sous-frontale. Dans le lobe lui-même, on peut topographiquement distinguer deux parties ou arcs, un arc supérieur ou sus-calleux, qui entoure le bourrelet, la face supérieure et le genou du corps calleux ; un arc inférieur ou sous-calleux ou *lobe de l'hippocampe*, qui répond à la face inférieure du corps calleux et à la partie latérale de la fente de Bichat. Ces deux arcs séparés en avant par un écartement que comblent les racines divergentes du pédoncule olfactif sont continus en arrière; tout au plus, un pli de passage rétro-limbique, profond ou superficiel suivant l'animal considéré, situé au niveau du bourrelet du corps calleux, indique-t-il le point de la séparation future (Voyez fig. 245).

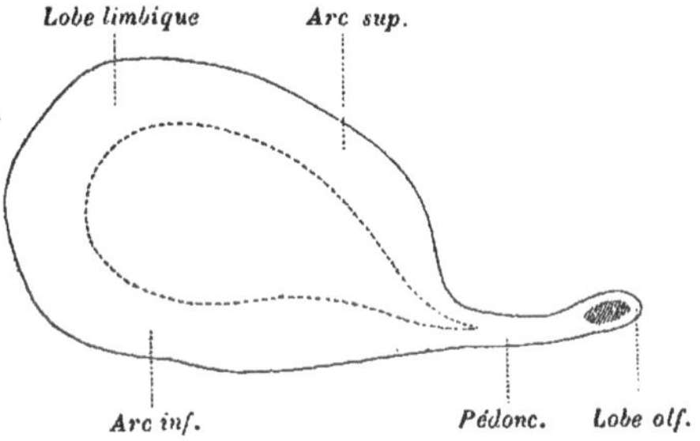

Fig. 239. — Schéma du Lobe limbique. Type en raquette.

Ce vaste appareil, qui occupe sur la face inférieure et sur la face interne du cerveau une place considérable, est tout entier affecté à l'olfaction chez les animaux osmatiques, pour qui l'odorat est le sens capital, que détrônera plus tard le sens de la vue chez les mammifères supérieurs.

Chez les animaux anosmatiques, à odorat peu ou pas développé, tels que sont les cétacés et les singes, le lobe limbique s'atrophie dans certaines de ses parties et se transforme dans d'autres, et surtout ses deux arcs se dissocient. Considérons l'homme, que l'on ne peut dire anosmatique au sens littéral du mot, mais qui est au moins *microsmatique* (*Turner*). Nous reconnaissons chez lui l'ancien lobe limbique à cette circonvolution qui entoure le corps calleux et va par ses deux extrémités aboutir à l'espace perforé antérieur, où là aussi son ouverture est fermée par les grêles racines de l'olfactif. Cette circonvolution, Foville l'appelait circonvolution de l'ourlet; Gerdy, circ. annulaire ; Arnold, gyrus fornicatus. Seulement nous l'avons dissociée; nous avons décrit son arc supérieur comme lobe du corps calleux, son arc inférieur comme circonvolution de l'hippocampe, T^5; les deux arcs sont toujours continus en arrière, mais non pas à plein jet et seulement par un pli de passage étroit, l'*isthme*, qu'entaille plus ou moins profondément la scissure calcarine. La limite interne n'a pas changé, c'est toujours le sillon de l'hippocampe et le sillon du corps calleux; la limite externe, la scissure limbique, n'existe plus sous ce nom et dans sa forme typique ; elle est coupée en tronçons dont chacun est rattaché à un lobe voisin, mais on peut sans peine la reconstituer malgré ces interruptions; on la retrouvera dans la scissure sous-frontale, le sillon sous-pariétal, le quatrième sillon temporal t^4, qui est constant et profond, enfin le sillon limbique temporal.

Les deux circonvolutions du lobe ont divorcé anatomiquement et physiologiquement ; elles ont changé de fonction et c'est cette adaptation à un autre travail, inconnu d'ailleurs, il faut bien le dire, qui a empêché ou amoindri leur atrophie. Ainsi la circonvolution du corps calleux, arc supérieur, est restée volumineuse et plissée chez les cétacés dont l'appareil olfactif est atrophié et la racine interne nulle; chez l'homme, elle semble, comme nous l'avons vu, devoir être absorbée par le lobe frontal. Seule son extrémité antérieure, qui reçoit des origines olfactives au niveau du carrefour, paraît être restée un centre cortical de l'olfaction. La circonvolution de l'hippocampe, T^5, n'est plus qu'une partie du lobe temporal, et là encore on ne peut plus chercher de centres olfactifs que dans son extrémité antérieure ou lobule de l'hippocampe, et dans les formations ammoniennes et godronnées de son bord interne. Les deux extrémités de l'anneau limbique seraient donc seules restées olfactives.

On a objecté à la magistrale description de Broca d'être incomplète par omission d'un autre anneau cortical olfactif et de comporter une appellation inexacte. *M. Duval*, considérant le corps godronné comme une circonvolution véritable et rappelant que certains animaux possèdent des circonvolutions sous-calleuses, pense qu'il existe un second limbe, concentrique au premier, le vrai limbe de la cavité hémisphérique, représenté par le corps godronné et le trigone cérébral; là serait le lobe limbique réel, et la scissure limbique devrait être cherchée dans le sillon de l'hippocampe.

Cette manière de voir soulève deux objections : d'abord, elle suppose que la circonvolution du corps calleux ne se continue pas avec celle de l'hippocampe, ce qui est pourtant indéniable, ensuite elle fait terminer le corps godronné sous le corps calleux au lieu de le prolonger sur cette commissure par les nerfs de Lancisi.

Au même moment *Schwalbe*, pour les mêmes raisons, distinguait dans sa Névrologie deux lobes limbiques concentriques : un lobe limbique externe, qui n'est autre que celui de Broca, et un lobe limbique interne. Le *lobe limbique interne* (gyrus marginalis internus) est constitué par le corps godronné, le trigone cérébral et le septum lucidum ; il se soude au lobe interne au niveau du crochet de l'hippocampe ; il a pour limite externe, le séparant du lobe limbique externe de Broca, le sillon de l'hippocampe et le sillon du corps calleux, pour limite interne la fente de Bichat ; l'interposition du corps calleux, qui se fait à une époque tardive de la vie embryonnaire, écarte fortement les arcs supérieurs des lobes limbiques, c'est-à-dire le trigone et la circonvolution du corps calleux.

Giacomini admet lui aussi un second limbe autour du grand limbe de Broca. Ce limbe intérieur est représenté par le corps godronné, la fasciola cinerea avec les circonvolutions ou éminences sous-calleuses, et les nerfs de Lancisi qui passent sur le corps calleux, toutes parties qui sont continues, arquées, et s'étendent du lobule de l'hippocampe à l'espace perforé antérieur, comme le grand lobe limbique lui-même.

Zuckerkandl reconnaît dans l'appareil olfactif une disposition intermédiaire entre celles qu'ont indiquées Schwalbe et Giacomini. Il y a, suivant lui, trois cercles concentriques : le plus extérieur est le *grand lobe limbique* de Broca (circonvolutions de l'hippocampe et du corps calleux, auxquelles il ajoute les circonvolutions sous-calleuses des animaux, rudimentaires chez l'homme) ; le second est *l'arc marginal externe*, qui comprend le corps godronné et les nerfs de Lancisi, et qui passe par conséquent au-dessus du corps calleux ; le troisième est *l'arc marginal interne*, que forment la fimbria, le trigone cérébral et le pédoncule du septum lucidum, et qui est situé sous le corps calleux.

Enfin plus récemment, Trolard et Bole ont soutenu des opinions à peu près analogues. Nous reviendrons d'ailleurs sur ces questions à propos des origines olfactives.

Quelle conclusion tirer de ce rapide exposé ? Broca, malgré ces objections qu'il connaissait, a maintenu son nom et sa description du lobe limbique, et tous les auteurs étrangers que j'ai cités ont fait comme lui. Cette question ne touche d'ailleurs qu'indirectement l'anatomie de l'homme et des primates chez lesquels on ne décrit pas un lobe limbique, mais un lobe du corps calleux et une circonvolution de l'hippocampe ; elle l'intéresse toutefois pour la dérivation et la comparaison des parties analogues. Mais qu'il s'agisse d'un lobe limbique typique (osmatiques) ou transformé (anosmatiques), il n'y a rien à changer ni à la terminologie ni à la conception de Broca Le mot *lobe limbique* a un sens acquis et précis qui désigne un organe déterminé ; y toucher serait produire la confusion. D'autre part, ce mot lobe ne peut vraiment s'appliquer qu'aux grandes circonvolutions qui entourent le corps calleux et non à ces productions atténuées, même chez les osmatiques, qui sont les nerfs de Lancisi et le corps godronné. Il reste seulement entendu qu'il existe, en dedans du grand limbe de l'hémisphère, un limbe cortical secondaire représenté par la *formation godronnée.*

Voyez sur la question du lobe limbique : Broca, *Le grand lobe limbique*, Revue d'anthropologie, 1878 ; — Schwalbe, *Neurologie*, 1881 ; — Giacomini, *Fascia dentata du grand hippocampe*, Archives italiennes de Biologie, 1884 ; — Zuckerkandl, *Das Riechcentrum*, 1887, et *Das Riechbundel* des *Ammonshornes* in Anatom. Anzeiger, 1888 ; — Trolard, *Appareil central de l'olfaction*, 1889 ; — Bole, *Le lobe limbique*, thèse de Lille, 1893.

LOBE DE L'INSULA

Le lobe ou lobule de l'insula de Reil (lobule central de Gratiolet, lobule du corps strié de Cruveilhier) occupe le fond de la scissure de Sylvius. Il faut écarter les lèvres de cette scissure, entre les lobes frontal et temporal, pour apercevoir l'insula dans l'excavation.

Il ressemble à un poing fermé ou à une coquille de bivalve, ou plus simplement il a une forme triangulaire ; le sommet du triangle regarde en bas et en avant, la base en haut, horizontale ; le bord antérieur est court, vertical ; le bord postérieur, long et oblique.

Au moment de son apparition, dans le cours du cinquième mois embryonnaire, l'insula est complètement à découvert dans la fosse de Sylvius ; mais peu à peu les trois lobes qui l'environnent croissent à la rencontre les uns des autres et, passant par-dessus l'insula qui reste accolé au corps strié, finissent par le recouvrir complètement ou à très peu de chose près au moment de la naissance ; c'est là le phénomène du recouvrement ou de l'occultation de l'insula. De cette saillie des grands lobes surplombant le lobule central résulte la formation de sillons et d'opercules.

Les sillons sont les dépressions qui séparent le contour de l'insula de la face profonde des lobes qui se projettent par-dessus lui. L'insula tout entier est entouré comme d'un fossé par le *sillon de Reil* (*Schwalbe*) ou sillon circulaire, et chacun de ses trois côtés est bordé par une partie de ce grand sillon ; de là un sillon de Reil antérieur, un sillon supérieur, un sillon inférieur ou postérieur. Le sillon de Reil ne fait pas le tour complet de l'insula ; il commence bien par sa partie antérieure dans l'espace perforé ou vallée de Sylvius, mais après qu'il a contourné les trois côtés, l'extrémité de sa branche inférieure, au lieu de revenir à l'espace perforé, remonte sur la face supérieure du lobe temporal et cesse un peu en arrière du sommet de ce lobe. Au fond ce n'est pas un véritable sillon ni une scissure, comparable aux anfractuosités de ce nom qui se creusent à la surface de l'hémisphère ; c'est une sorte de pli de flexion dû au rabattement de l'hémisphère sur l'insula, une gouttière entre deux organes à directions différentes ; c'est pour cela que Broca a proposé de lui donner le nom de rigole, et a décrit une rigole antérieure, une supérieure et une inférieure.

En se projetant par-dessus l'insula, les circonvolutions voisines lui constituent des couvercles ou *opercules*, qu'il faut soulever pour voir le lobe sur lequel ils s'appliquent. On distingue quatre opercules, entre chacun desquels s'engage une branche de la scissure de Sylvius. L'opercule orbitaire est l'extrémité antérieure de F^3 ; l'opercule frontal ou antérieur n'est autre que le cap de la troisième frontale, entre les deux branches de Sylvius ; l'opercule fronto-pariétal ou supérieur est constitué par le pied des deux circonvolutions rolandiques Fa et Pa et celui de F^3, il est donc en arrière de la branche ascendante de Sylvius ; enfin l'opercule inférieur ou temporal est formé par la première temporale, le pôle temporal et la face interne du lobe.

A la jonction du sillon antérieur et du sillon inférieur de Reil, au point où la face externe de l'hémisphère s'unit à la face inférieure, le sommet arrondi de l'insula est séparé de l'espace perforé de la base par le *pli falciforme.* Broca a nommé ainsi une crête antéro-postérieure qui sépare la vallée ou espace perforé d'avec la scissure de Sylvius ; sa couleur est gris-blanchâtre et sa forme semi-lunaire. Ce n'est point un pli cortical vrai, une circonvolution, mais une jetée entre le lobe frontal et le lobe temporal qui tendent à se souder à ce niveau. Au

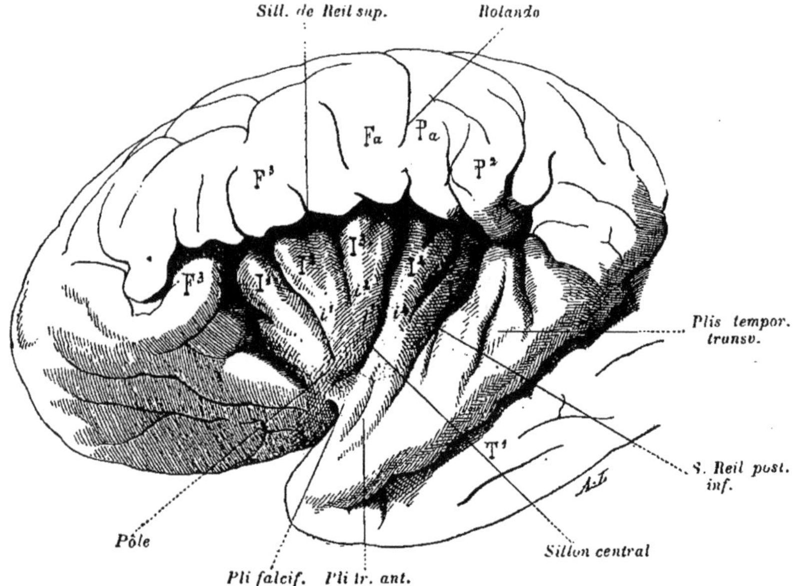

Fig. 240. — L'Insula (teinté en bleu).

Insula antérieur. — Insula postérieur en bleu plus foncé. — Plis transverses du lobe temporal. D'après Eberstaller.

pli falciforme aboutissent le sillon de Reil antérieur, le pôle de l'insula, le sillon central inter-insulaire ; c'est là aussi que l'artère sylvienne émet ses ramifications digitées ; c'est pourquoi Schwalbe l'a appelé le *seuil* de l'insula *(limen).* Ajoutons que le pli falciforme n'est pas constant, et qu'il ne sépare qu'imparfaitement la scissure de Sylvius de l'espace perforé, tandis que chez les animaux à grand développement olfactif, l'insula est séparé de la base, non par une crête falciforme, mais par la puissante racine externe du pédoncule olfactif et la profonde scissure antérieure du rhinencéphale.

Le sommet du lobe porte le nom de *pôle de l'insula.* Du pôle partent en éventail les circonvolutions *insulaires,* appelées encore plis courts ou plis droits (gyri breves, gyri recti), au nombre de cinq ordinairement, qui se portent les unes verticalement en haut, les autres en haut et en arrière. On les compte d'avant en arrière, de I^1 à I^5 ; chacune d'elles a une forme conique, étroite à son origine polaire, large à sa terminaison dans le sillon de Reil. Dans ce sillon, elles s'entrecroisent avec de petits plis, *plis obliques*, émanés des circonvolutions voisines, c'est-à-dire de la troisième frontale et des frontale et pariétale ascendantes. Quatre sillons rectilignes, *sillons insulaires*, séparent ces circonvolutions. Il en est un, le troisième, qui est caractérisé par sa constance, sa profondeur, son apparition précoce, et a reçu le nom de *sillon central ;* il sépare en deux parties le pôle de l'insula et se prolonge jusqu'au pli falciforme. Nous verrons plus loin qu'il divise l'insula en deux moitiés, l'insula antérieur et l'insula postérieur, tels qu'on les conçoit actuellement.

Les études récentes d'anatomie comparée et d'embryologie, que l'on doit à Guldberg et à Eberstaller, ont révélé de nouveaux faits et conduit à interpréter autrement ceux que l'on connaissait déjà. L'insula humain, c'est-à-dire le lobe qui correspond au corps strié, est toujours divisé en deux parties par un sillon que sa constance, sa précocité, son existence chez tous les Primates, désignent comme ayant une grande valeur morphologique; de ces deux parties, l'antérieure est toujours en rapport avec le lobe frontal, la postérieure avec le lobe pariétal et le lobe temporal.

1° **Insula antérieur**. — Il comprend trois circonvolutions qui sont les *première, deuxième et troisième insulaires antérieures ;* elles partent d'un point commun auquel Eberstaller réserve le nom de *pôle de l'insula*, et qu'on pourrait nommer le *pôle antérieur*. La première insulaire, I^1 (gyrus brevis anterior d'Eb.), la plus volumineuse, est située dans la branche antérieure de Sylvius, sous le cap de la troisième frontale avec laquelle elle s'unit assez souvent. Son extrémité est bi ou même trifurquée. En avant d'elle est le sillon antérieur de Reil, en arrière le premier sillon insulaire (sillon antérieur), ordinairement bien marqué, se prolongeant quelquefois sur le pôle directement ou par une incisure distincte. — La deuxième insulaire I^2 (gyrus medius), la plus petite, plate, est séparée de la troisième par un léger sillon (sillon postérieur), deuxième sillon insulaire, ou même par une simple fossette triangulaire, — La troisième, I^3 (gyrus tertius seu posterior) est volumineuse, ordinairement bifurquée à son extrémité supérieure qui aboutit au niveau du pied de la frontale ascendante, et quelquefois traversée à sa base par un pli qui l'unit à l'insula postérieur. En arrière d'elle est le *sillon central*, i^3, qui correspond au troisième sillon insulaire.

Eberstaller décrit en outre dans l'insula antérieur le pli transverse et le pli accessoire. Le *pli transverse de l'insula* (gyrus transversus) se détache du pôle de l'insula, se dirige en avant vers la partie orbitaire ou tête de la troisième frontale qui la recouvre et s'unit avec elle de façon très variable. Il forme une barrière entre le sillon de Reil antérieur et l'espace perforé. — Le *pli accessoire* (gyrus accessorius), situé en dehors du précédent, sous l'opercule orbitaire formé par F^3, se détache de la première insulaire, suit le sillon de Reil antérieur et s'unit avec les plis profonds de la troisième frontale.

2° **Insula postérieur**. — Les deux circonvolutions de l'insula postérieur aboutissent non au pôle de l'insula mais à un sommet commun (que l'on pourrait appeler pôle postérieur), qui se prolonge sur la face supérieure du lobe temporal.

La première insulaire postérieure, I^4 (*gyrus longus*, centrale postérieure), est remarquable par sa longueur ; elle se dirige en haut et en arrière, recouverte par le pli temporal, transverse, se divise en deux ou trois branches et arrive à l'intersection des sillons supérieur et inférieur de Reil; là, elle s'entrecroise avec les plis marginaux de la pariétale ascendante. — La deuxième insulaire postérieure I^5 (gyrus posterior secundus) séparée de la précédente par le quatrième sillon, i^4, ou sillon postcentral, est limitée en arrière par le sillon de Reil inférieur; elle est plate, ordinairement mal différenciée de la première, surtout à leur origine antérieure commune.

Les circonvolutions et les sillons de l'insula montrent une grande concordance avec ceux du lobe frontal dont ils semblent être le prolongement. Ainsi le sillon central est dans la direction de la scissure de Rolando, assez souvent uni avec elle par une incisure qu'on voit sur l'opercule fronto-pariétal (sillon *transverse inférieur* d'Eb.) ; le premier sillon insulaire ou antérieur correspond au sillon précentral du lobe frontal, le quatrième insulaire ou postcentral à la branche verticale ascendante du sillon interpariétal, avec laquelle il peut se continuer par une incisure sur l'opercule pariétal.

Avant-mur. — Que l'on fasse une coupe verticale ou une coupe horizontale à travers l'insula, on remarquera qu'il est en quelque sorte plaqué contre la face externe et convexe du noyau lenticulaire ou extra-ventriculaire du corps strié. Un espace de quelques millimètres seulement sépare l'écorce insulaire de la substance grise du corps strié. Entre le noyau lenticulaire et l'écorce de l'insula, on remarque de dedans en dehors : une couche blanche, ou *capsule externe,* qui n'adhère pas au corps strié ; une couche grise, l'avant-mur ; une seconde couche blanche interposée entre l'avant-mur et l'écorce. Cette dernière couche, qui était pour Rolando la lame de la vallée de Sylvius, est connue sous le nom de *capsula extrema* (Voyez fig. 274 et 278).

L'avant-mur, claustrum de Burdach, noyau tœniforme d'Arnold, bandelette vermiculaire, est une lame de substance grise qui double la surface profonde de l'insula et la sépare de la capsule externe ; elle ne dépasse en aucun sens le sillon de Reil. Elle est verticale, parallèle à la face externe du noyau lenticulaire, large de 1 à 2 mm. Sa face interne est lisse, légèrement concave ; sa face externe, denticulée, présente de légères crêtes qui s'enfoncent dans les plis des circonvolutions de l'insula. Elle se recourbe sur sa périphérie, pour se rattacher à l'écorce du lobe frontal et du lobe temporal, sur les limites de l'insula ; une coupe verticale montre qu'à sa partie inférieure elle double de largeur, en même temps qu'elle se rapproche du corps strié ; puis elle se replie en dedans, pour se continuer avec la substance grise de l'espace perforé, sur laquelle repose déjà le noyau lenticulaire.

L'avant-mur, constant chez les mammifères, est une formation corticale aberrante ; il représente la couche profonde des cellules fusiformes de l'écorce cérébrale, isolée de la couche moyenne par la pénétration des fibres arquées qui unissent les circonvolutions et qui sont, ailleurs, placées au-dessous de la couche cellulaire profonde. Brissaud soutient toutefois que c'est une formation basale propre, unie seulement au pli falciforme et indépendante de l'insula.

Plis temporaux transverses. — En écartant les lèvres de la scissure de Sylvius, on remarque que le lobe temporal possède une face supérieure, triangulaire à sommet dirigé en avant, invisible sur un cerveau intact, et que cette face est parcourue par des plis transversaux ou mieux obliques en dedans, en haut et en arrière, de volumes très différents.

Il faut sur cette face distinguer deux parties, une antérieure et une postérieure. La partie antérieure, qui avoisine le pôle temporal, est presque lisse ; on y distingue cependant deux ou trois bourrelets, courts, faiblement saillants, qui vont de l'insula au pôle temporal, séparés par de légers sillons ; ce sont les *plis transverses antérieurs.* Le plus externe de ces plis reçoit directement, ou séparé par une incisure, l'extrémité polaire de l'insula postérieur ; il est longé sur son bord postérieur par la terminaison de la branche postérieure du sillon de Reil.

Sur la partie postérieure de cette même face temporale, se voient des plis beaucoup plus saillants, *plis transverses postérieurs ;* le territoire qu'ils occupent a été désigné par Féré sous le nom de *région rétro-insulaire,* et, à tort par quelques auteurs et par moi-même, sous le nom d'insula postérieur. Ce sont en effet des circonvolutions temporales, elles se développent avec le lobe temporal et croissent parallèlement à lui ; une coupe horizontale montre qu'elles n'ont aucun rapport avec le corps strié, rapport qui caractérise au contraire les circonvolutions insulaires (Voyez fig. 240).

Le premier de ces plis, le plus antérieur, constitue le *pli temporo-pariétal profond* de Broca, la *circonvolution temporale transverse* de Heschl ; il est remarquable par sa constance, son apparition précoce au septième mois, et son grand développement. Il naît du bord supérieur de la première temporale T^1, sur laquelle il fait une légère saillie extérieure et avec laquelle il se continue parfois directement; puis il se dirige obliquement en dedans et en arrière en recouvrant l'insula postérieur et va finir dans la scissure de Sylvius, au niveau de la racine de la pariétale inférieure, derrière le pied de la pariétale ascendante. Le sillon qui le limite en arrière s'étend sur la première temporale en forme d'encoche plus ou moins longue.

Les autres plis situés derrière ce *premier pli transverse* sont inconstants, variables en nombre, de un à trois, et faiblement développés.

Broca a décrit les plis temporaux transverses comme des plis de passage unissant le lobe temporal au lobe pariétal, analogues à des plis temporo-pariétaux qu'on observe chez beaucoup d'animaux. Toutefois cette interprétation et cette assimilation sont contestables. Les plis transverses paraissent être exclusivement temporaux ; ils se terminent dans la scissure de Sylvius par une extrémité aplatie et ne la traversent pas pour se continuer sur le lobe pariétal ; ils sont seulement imbriqués avec les plis marginaux de P^2, qui arrivent de l'autre côté de la scissure.

Variations. — Le nombre des circonvolutions de l'insula peut varier de 3 à 9 ; le premier de ces chiffres est fréquent, le second est exceptionnel. La diminution du nombre des circonvolutions coïncide ordinairement avec un développement incomplet des opercules ; une partie de l'insula est alors à découvert, c'est ce qu'on voit chez les microcéphales. Il est très rare que des plis transversaux d'anastomose coupent les sillons.

Dans 15 p. 100 des cas, le sillon qui passe derrière le pli temporal transverse entame fortement la première circonvolution temporale sur sa face externe et ce pli temporal transverse se continue directement avec la partie antérieure de T^1. Cette disposition se voit presque toujours à gauche et d'un seul côté ; elle est très rare chez la femme. Elle est normale chez certains singes.

Evolution. L'insula, apparu dès les premiers mois embryonnaires sous la forme d'un ovale bombé, présente à la fin du cinquième mois le sillon central, qui sépare les deux insula antérieur et postérieur, et dans le cours du sixième mois ses autres sillons principaux. Toutefois il n'est pas rare de constater de grands retards évolutifs, et de trouver l'insula encore lisse à la fin du septième mois. A la naissance, les opercules qui ont commencé à se dessiner au sixième mois recouvrent tout le lobe, à l'exception d'un petit espace qui répond au centre de la région polaire, au point de rencontre des trois opercules. Le côté droit paraît être en avance sur le côté gauche.

Rüdinger conclut de l'examen comparatif d'un grand nombre de cerveaux, que l'insula est différent dans les deux sexes. Déjà à la naissance on observe des caractères distinctifs, et même à l'époque fœtale le développement est plus précoce dans le sexe masculin. Chez les garçons nouveau-nés, l'insula montre une forme arrondie, des plis larges et saillants, un agrandissement des diamètres vertical et antéro-postérieur; chez les filles, il prend un type allongé d'arrière en avant, les sillons sont légers, les plis plus effacés ; la partie postérieure surtout offre une grande simplicité.

De même à l'âge adulte, les plis sont moins nombreux et moins développés chez la femme, et la saillie moindre de l'insula influe sur les proportions transversales du lobe frontal.

Chez les mammifères non primates, l'insula est un petit lobule, formé de deux circonvolutions dirigées en sens antéro postérieur. Toutes deux partent du pôle temporal pour aboutir l'une au lobe frontal, l'autre au lobe pariétal ; la première est le pli temporo-frontal ou inférieur, la seconde le pli temporo-pariétal ou supérieur. Comme le sillon qui les sépare est sur le prolongement de Rolando, il équivaut au sillon central de l'insula ; et dès lors le pli temporo-frontal représente l'insula antérieur, le pli temporo-pariétal l'insula postérieur.

L'insula est très petit, rudimentaire chez les carnassiers; sa petitesse même fait qu'il est profond, complètement caché par les lèvres de la scissure de Sylvius qui se referment sur elle. Il est mieux développé chez les artiodactyles (suidés et ruminants). Les quadrupèdes possèdent en outre des plis de passage temporo-pariétaux, qu'on ne peut assimiler ni à l'insula postérieur ni aux plis temporaux transverses de l'homme.

L'insula antérieur conserve sa simplicité même chez les anthropoïdes ; de même qu'ils n'ont pas de cap à F^3, de même leur insula antérieur est réduit à une seule circonvolution I^3, qui plus tard par dédoublement de son extrémité frontale, marchant parallèlement avec le développement de la troisième frontale, donnera les trois insulaires antérieures. L'insula postérieur est divisé en deux ou trois plis par de légers sillons.

L'interprétation de l'évolution de l'insula chez les animaux a donné lieu à des opinions contradictoires, et on ne peut plus guère soutenir l'opinion ancienne de Broca. On doit admettre, pour s'orienter, que le sillon de l'insula, qui est sur le prolongement de Rolando, est le sillon central, que dès lors ce qui est en avant est l'insula antérieur, ce qui est en arrière, l'insula postérieur.

Chez l'homme l'insula est vaste, à plis nombreux et bien développés. La longueur de l'hémisphère étant ramenée à 100, celle de l'insula est de 29 chez l'Européen, 28 chez le nègre, 20 chez les anthropoïdes. Il est complètement recouvert par les formations operculaires des lobes voisins ; cette occultation complète est le fait, non d'un accroissement moindre de l'insula, comme chez les carnassiers, mais du développement excessif des circonvolutions de l'hémisphère, et principalement de la troisième frontale.

Parmi les derniers travaux sur l'insula, il faut citer : Guldberg, *Zur Morphologie der Insula Reilii*, in *Anat. Anzeiger*, 1887 ; — Eberstaller, *Zur Anatomie und Morphologie der Insula*, in *Anat. Anzeiger*, 1887; — Cunningham, *The sylvian fissure and the island of Reil*, in *Journal of Anatomy*, 1890.

I. — ÉVOLUTION DES CIRCONVOLUTIONS

ORIGINE DES CIRCONVOLUTIONS. — Lissencéphales et Gyrencéphales — On a proposé plusieurs hypothèses, pour expliquer la formation des circonvolutions et des sillons de la surface cérébrale. Ces hypothèses peuvent se ramener à trois : l'action des vaisseaux, l'inégalité de développement du cerveau, la disproportion entre la croissance crânienne et la croissance cérébrale.

1° **Hypothèse de l'action vasculaire.** — Dans cette hypothèse, soutenue par Reichert, ce sont les artères qui, en se ramifiant à la surface, y déterminent des gouttières ou sillons, lesquels par contre-coup produisent les circonvolutions. Il s'agit donc d'une pression mécanique, par laquelle se constituent des *fentes nourricières* permettant aux vaisseaux d'atteindre toutes les parties de l'hémisphère.

A cette manière de voir on objecte : que beaucoup de grands sillons, même des scissures, comme Rolando, peuvent ne contenir que de petites artères insignifiantes, alors que de gros vaisseaux longent de petits sillons ; il n'y a aucun tronc vasculaire dans le sillon de l'hippocampe ; — qu'en maints endroits on voit des vaisseaux importants croiser des circonvolutions sans les entamer — que sur le cervelet les grosses artères sont presque complètement perpendiculaires aux circonvolutions.

Même pour l'insula, dont la disposition radiée semble être adaptée aux ramifications de l'artère sylvienne, Rüdinger s'est assuré, par des coupes sur des pièces injectées, que les artères rampent parfois sur les crêtes mêmes des plis, ou d'autres fois sont suspendues dans la pie-mère au-dessus des sillons ; le fait devient manifeste, si on examine les artères au moment où elles émergent de la scissure de Sylvius pour aborder les lobes extérieurs.

Ici donc, comme ailleurs, les vaisseaux ne créent pas la forme de l'organe, ils s'adaptent à une disposition préformée ; ils utilisent les sillons pour leur passage comme ils le feraient d'interstices musculaires, et la seule trace qu'on puisse relever de leur contact consiste dans de légères *empreintes* que décèlent les pièces bien injectées sur le trajet de quelques vaisseaux.

2° **Hypothèse de l'inégalité d'accroissement du cerveau.** — Wundt a supposé que le manteau de l'hémisphère croissait avec une énergie variable suivant les points considérés, qu'en certains points la croissance longitudinale prédominait et produisait alors des circonvolutions transversales, le développement se faisant en sens inverse de la direction de la croissance, et que, inversement, les circonvolutions longitudinales ou antéro-postérieures résulteraient d'une poussée transversale excessive. Les sillons sont des points d'accroissement minimum, les circonvolutions des lieux d'accroissement maximum.

Cette hypothèse est tout à fait gratuite, rien n'indique qu'il y ait à la surface des croissances d'intensité variable : les quelques faits connus à ce sujet donnent des résultats contraires aux théorèmes de Wundt, puisque chez les dolichocéphales, par exemple, dont le cerveau s'accroît fortement en sens antéro-postérieur, les circonvolutions prennent le type longitudinal et non le type transversal.

Heschl a essayé d'apporter un peu plus de précision en avançant que les inégalités de développement sont dues aux faisceaux de la substance blanche sous-jacente; l'insertion d'un faisceau de projection sur une ligne déterminée de l'écorce l'empêche de s'étendre et là, par une sorte de bride ou de traction, produit un sillon. Mais on n'a pas vu que les faisceaux s'insérassent au fond des sillons ; — ils se fixent au contraire sur les crêtes des circonvolutions; — ni qu'ils fussent disposés dans le sens connu des sillons du cerveau, ni qu'ils eussent un arrangement différent dans les divers ordres d'animaux.

3o **Hypothèse de l'accroissement discordant du crâne et du cerveau.** — Les deux opinions précédentes ont contre elles cette objection qu'elles ne résolvent pas, qu'il y a des animaux à cerveau lisse et des animaux à cerveau plissé, et que toute hypothèse proposée devra expliquer pourquoi une certaine catégorie seulement de cerveaux ont des circonvolutions.

En se fondant sur cette distinction anatomique, Owen avait classé les mammifères en deux groupes, les *lissencéphales* et les *gyrencéphales*, l'homme étant mis à part et formant à lui seul la catégorie des *archencéphales*. Cette classification était toute arbitraire, car dans le même ordre d'animaux, tel genre avait le cerveau lisse, tel autre le cerveau plissé. D'une manière générale, sont lissencéphales : les monotrèmes, les marsupiaux, les édentés, les insectivores, les rongeurs ; et gyrencéphales, les cétacés, les ruminants, les pachydermes, les carnivores, les singes. Chez les singes, les petites espèces américaines, comme le ouistiti, ont le cerveau lisse ou à peu près.

Ce fut Baillarger qui, observant que les animaux à cerveau uni sont presque tous de petite taille, les animaux à circonvolutions des espèces de taille moyenne ou grande, eut l'idée que le plissement cérébral est déterminé par la loi géométrique qui règle le rapport des volumes avec les surfaces. « Les volumes des corps semblables sont entre eux comme « les cubes de leurs diamètres ; les surfaces sont entre elles comme les carrés de ces dia- « mètres. Soit deux sphères mesurant la première 20 cm. de diamètre, et la seconde 16 : « la première sera 8 fois plus volumineuse (et plus lourde à densité égale) et seulement « 4 fois plus étendue en surface. » Pour que la *surface* corticale s'accroisse à mesure qu'augmente le *volume* du cerveau, il faut qu'elle se replie sur elle-même comme le fait la muqueuse de l'intestin grêle. Un gros cerveau, comme est celui d'un animal de forte taille, n'aurait qu'une surface exiguë, s'il était lisse ; il doit se plisser, sous peine de déchoir.

Par le plissement, les animaux et l'homme échappent donc à l'amoindrissement cortical qui menace l'accroissement de leur masse cérébrale ; mais ils n'y échappent que partiellement, et la compensation est insuffisante ; plus le cerveau est volumineux, plus la perte est sensible. Ainsi l'homme possède une étendue corticale de 1800 à 2000 cm. carrés ; sur ce chiffre, les deux tiers appartiennent à la partie cachée dans les sillons et les scissures, et représentent à peu près la surface gagnée par le fait du plissement. Mais tous les animaux ont une surface plus étendue rapportée au poids ou au volume du cerveau ; le lapin, dont le cerveau est lisse, présente une surface corticale deux fois et demie plus grande que celle de l'homme. C'est autrement que se fait la compensation, par la richesse des cellules nerveuses de cette écorce, surtout par leur haute organisation.

On suppose donc, et c'est l'opinion la plus répandue aujourd'hui, que, pour correspondre à son volume, le cerveau des espèces de taille notable développe une surface de beaucoup supérieure à celle qui lui serait nécessaire pour couvrir sa figure géométrique ; cet accroissement en excès est limité par celui de la cavité crânienne proportionnée au volume du cerveau ; l'écorce, contenue par la résistance de son enveloppe osseuse, se replie et rentre en elle-même sous forme de circonvolutions et de sillons. Le crâne ne produit pas seulement les circonvolutions, il en détermine aussi la direction, car le plissement se fait dans le sens de l'accroissement crânien, ainsi les circonvolutions antéro-postérieures sont plus développées dans les crânes allongés dolichocéphales, tandis que dans les crânes larges, brachycéphales, ce sont les circonvolutions transversales ; ainsi encore, d'après Meynert, le type transversal prédomine chez les animaux à crâne large, comme le phoque, l'éléphant, et le type longitudinal dans les crânes allongés comme est celui du renard. Le type une fois créé et fixé par l'hérédité peut ensuite se reproduire spontanément, en dehors de la cause initiale : des monstres notencéphales, sans voûte crânienne, peuvent présenter sur leur cerveau libre des sillons et des circonvolutions.

Broca a soutenu une opinion mixte. C'est l'extension de la surface cérébrale qui détermine la production des circonvolutions, et c'est son attache aux corps opto-striés par les faisceaux de projection qui règle leur direction. Il a comparé ce phénomène au soulèvement bulleux de l'épiderme, lequel produit de véritables circonvolutions par inégalité de volume entre le derme et l'épiderme, mais avec une forme différente pour chaque région et constante pour celle-ci, à cause des attaches spéciales de l'épiderme dans chaque point soulevé. Au fond pourtant, cette action compressive et modelante du crâne sur le cerveau est une hypothèse plausible, mais sans démonstration effective; il est bien certain qu'il y a adaptation immédiate des deux organes, du contenant et du contenu, puisque nous avons vu, à propos du liquide céphalo-rachidien, que le cerveau n'est pas mobile, ne se déplace pas, et qu'il marque sur la voûte et la base l'empreinte de ses circonvolutions. Mais est-ce bien le cerveau qui se moule sur le crâne, ou n'est-ce pas plutôt le crâne, enveloppe plastique dans son état jeune, qui se moule sur le viscère, comme le thorax sur le poumon ? chez les dolichocéphales que nous citions, qui donc du crâne ou de l'encéphale a commencé à prendre le type longitudinal ?

DIFFÉRENCES SEXUELLES. — Pas plus pour la surface cérébrale que pour la surface crânienne, il ne faut songer à trouver un caractère unique, spécifique, pour différencier les deux sexes, car ce caractère peut n'être qu'une variété individuelle. C'est le type général qui diffère, répété et atténué dans les détails, et par cela même échappant à une définition précise. Aussi constatons-nous de grands désaccords entre les auteurs qui ont voulu indiquer des limites tranchées.

1° Le développement du lobe frontal et du lobe pariétal est plus précoce chez l'homme ; les sillons y apparaissent de meilleure heure et, dès le septième mois, la différence est manifeste. C'est ce que soutient Rüdinger qui se fonde surtout sur l'observation de fœtus jumeaux de sexe différent ; d'après des recherches semblables, Giacomini conteste l'exactitude de cette loi. Cunningham l'admet pourtant en ce qui concerne le développement de l'insula.

2° Le lobe frontal l'emporte chez l'homme, le lobe pariétal chez la femme *(Huschke)*. Aussi chez l'homme les deux extrémités de la scissure de Rolando sont-elles plus éloignées de l'extrémité antérieure du lobe frontal ; d'autres disent: l'extrémité supérieure seulement. Rüdinger et Passet reconnaissent aussi la prédominance du lobe frontal masculin, qui déjà chez les garçons serait plus massif, plus large et plus haut. C'est encore l'opinion de Wagner, qui a mesuré les surfaces.

Eberstaller au contraire, qui a étudié 270 cerveaux, trouve une identité de l'angle rolando-sagittal ; à toute période de la vie, les deux extrémités de la scissure sont à égale distance du sommet du lobe dans les deux sexes. Le lobe frontal est donc égal dans les deux cas, il y a même une légère différence en faveur de la femme. C'est aussi l'opinion de Cunningham et de Manouvrier ; Meynert, dans ses pesées du manteau de l'hémisphère, a montré que le manteau du lobe frontal a, dans les deux sexes, un rapport identique au poids du manteau total, dont il représente les 41 centièmes. — Pour Rüdinger et Manouvrier, le lobe pariétal l'emporte chez l'homme ; son développement transversal est plus grand, la pariétale supérieure élargie repousse en dehors le sillon interpariétal et lui donne une direction sagittale. Cependant Meynert indique pour le manteau un poids relatif égal.

En résumé, on peut conclure que s'il y a des différences *absolues* dans l'extension des lobes, ce qui ressort de ce fait que le cerveau de l'homme est plus volumineux que celui de la femme, il ne paraît pas y avoir de différences *relatives* notables.

3° Le type morphologique des circonvolutions est plus accusé chez l'homme ; elles sont plus larges, plus flexueuses, plus riches en incisures. Les plis de passage sont plus volumineux et plus superficiels. Ces caractères ne diffèrent pas de ceux que l'on retrouve dans les formes du système osseux ou musculaire.

4° Certaines variations ou anomalies sont plus fréquentes dans l'un des deux sexes, sans qu'on en connaisse la cause. Ainsi, par exemple, l'étude de 1087 cerveaux a montré à Heschl que la scissure de Rolando était interrompue par un pli de passage une seule fois sur 455 femmes, et une fois sur 126 hommes.

DÉVELOPPEMENT DES CIRCONVOLUTIONS. — Le cerveau humain est d'abord lissencéphale, comme celui d'un animal de petite taille ; puis, dès que le manteau de l'hémisphère a pris son type réniforme caractéristique, au troisième mois, les plis apparaissent à la surface et le cerveau devient gyrencéphale.

Il faut distinguer deux phases dans le plissement cérébral. Dans une première, qui commence au troisième mois et finit au cinquième, il se forme des circonvolutions dites *primitives*, précoces et transitoires, dont la durée dépasse à peine deux mois et dont le type n'est point celui du plissement que nous connaissons. Dans une seconde phase, qui s'étend du cinquième mois à la naissance, apparaissent les circonvolutions *définitives*, celles qui persisteront toute la vie.

1° Circonvolutions primitives — Les circonvolutions et sillons primitifs ont été découverts par S. F. Meckel (1815). Leur disposition varie un peu sur la face interne et sur la face externe de l'hémisphère. Nous ne décrirons que les sillons, les plis n'ont d'ailleurs pas de noms spéciaux.

Les sillons de la face interne sont plus précoces, sans doute parce que la paroi interne de la vésicule hémisphérique est plus mince. On les a constatés dès la huitième semaine, soit à la fin du deuxième mois, mais leur date commune d'apparition est la neuvième, commencement du troisième mois. Il y en a huit en moyenne (5 à 9), disposés radiairement, et prenant leur origine sur le sillon arqué qui circonscrit le seuil de l'hémisphère ; aux deux extrémités, plusieurs arrivent jusqu'au bord supérieur du cerveau. Ils interceptent entre eux des circonvolutions en forme de segments cunéiformes, à base périphérique.

Tous disparaissent, à l'exception de trois : la partie postérieure du sillon arqué qui devient le sillon de l'hippocampe, la scissure calcarine et la scissure occipitale interne. Cunningham a fait observer, en effet, que parmi les sillons primitifs, il en est deux, constants, apparus des premiers, qui occupent la place future de la calcarine et de l'occipitale ou perpendiculaire interne ; ce sont les *précurseurs* de ces deux scissures, qui, on le sait, débouchent l'une dans l'autre et présentent un tronçon commun. De ces deux sillons précurseurs, l'un disparait, l'autre persiste ; celui qui persiste, et tantôt c'est le sillon calcarin, tantôt le sillon occipital perpendiculaire, s'agrandit et devient la scissure correspondante ; celui qui disparaît est remplacé in situ, un ou deux mois après, par la scissure qu'il annonçait.

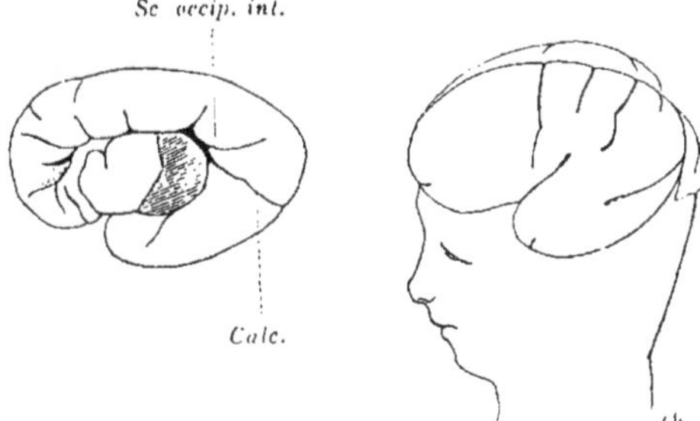

Fig. 241. — Sillons primitifs.

A gauche, face interne de l'hémisphère droit ; sillons précurseurs de la scissure occipitale et de la calcarine ; embryon de la 12e semaine. A droite, face externe ; embryon de la 13e à la 14e semaine. D'après CUNNINGHAM.

Avec les sillons disparaissent aussi les circonvolutions primitives, à l'exception du cuneus O^6, qui se trouvait indiqué à l'état d'ébauche entre le sillon calcarin et le sillon occipital.

Les sillons de la face externe se montrent plus tardivement (dixième semaine). Leur nombre moyen est le même, 8, quelquefois réduit à 2 ou 3. Ils partent de la scissure de Sylvius et rayonnent vers le bord supérieur de l'hémisphère ; quelques-uns peuvent suivre un trajet parallèle à Sylvius. Tous disparaissent, sauf peut-être, dans certains cas, un sillon plus constant qui parait être le précurseur de la scissure occipitale externe.

Apparus de la huitième à la dixième semaine, les sillons primitifs, sur les deux faces, présentent leur maximum de développement dans le moment qui sépare le troisième du quatrième mois, puis s'effacent vers la fin du quatrième mois, plus rarement au cinquième, avant la formation du corps calleux et du trigone. Il semble pourtant que dans certaines malformations cérébrales, telles que l'absence du corps calleux, l'hydrocéphalie, une partie des sillons primitifs peut persister, sur la face interne principalement, et expliquer les formes atypiques des circonvolutions adultes. Nous avons signalé la persistance du sillon de l'hippocampe, de la scissure calcarine et de l'occipitale interne. Quelques auteurs ajoutent la scissure de Sylvius ; mais celle-ci n'est pas un sillon primitif, un enfoncement d'une surface primitivement saillante, c'est une dépression originelle due à la croissance prépondérante des parties voisines (*Mihalkovics*).

L'origine des sillons primitifs paraît devoir se rapporter à l'inégalité de croissance entre le crâne à développement lent et le cerveau à développement rapide. Ils n'existent d'ailleurs que chez l'homme et chez les Primates. La compression de la capsule osseuse explique la forme froncée et radiée des sillons, dans lesquels s'enfoncent les méninges, et qui sont projetés sous forme de plis saillants dans la cavité de la vésicule hémisphérique.

Outre ces sillons primitifs relativement profonds, Beer a constaté sur un fœtus de quatre mois examiné intact, une heure après l'avortement, à travers ses méninges transparentes, de très petits sillons et de très petites circonvolutions (microgyres), ressemblant à ceux de l'adulte, marqués surtout sur le lobe occipital ; il les attribue au développement histologique inégal des parois.

(Comme travaux récents sur les circonvolutions primitives, voyez : Beer, *Circonvolutions fœtales* in Journal of Anatomy 1889, et Cunningham, *The complete fissures of the human cerebrum*, Ibidem (1889).

2° **Circonvolutions définitives.** — Nous venons de voir le cerveau, d'abord lisse jusqu'à la fin du deuxième mois, présenter un premier plissement pendant le troisième et le quatrième mois, puis redevenir lisse, moins complètement toutefois puisqu'il persiste deux ou trois des sillons primitifs.

Ce deuxième état lissencéphale ne dure guère que deux à trois semaines, et dès la fin du cinquième mois apparaissent les *sillons définitifs* avec les circonvolutions qu'ils limitent. Cette seconde phase comprend les 5ᵉ, 6ᵉ, 7ᵉ et 8ᵉ mois de la vie intra-utérine ; on pourrait dire qu'elle se prolonge bien plus loin, puisque les circonvolutions ne cessent de s'accroître et de se modifier jusqu'à l'âge adulte, mais dès la fin du huitième mois, les traits fondamentaux de la surface cérébrale sont dessinés.

Dans le cinquième mois apparaissent les grandes scissures, Rolando, la branche antérieure de Sylvius, la scissure occipitale, la sous-frontale, quelquefois déjà le sillon central de l'insula ; la branche postérieure de Sylvius et la calcarine datent de la première période. Dans le sixième mois, les sillons primaires, fondamentaux, ceux qui sont remarquables par leur constance et leur profondeur, tels que le premier sillon temporal (ancienne scissure parallèle), le quatrième sillon temporal ou grand sillon occipito-temporal, le sillon interpariétal, le sillon central de l'insula, le sillon en H et le sillon orbitaire externe du lobe frontal. Au septième mois, les sillons secondaires plus inconstants et plus superficiels. Au huitième mois, les incisures subdivisant les plis et les lobules. On peut dire que la fin du sixième mois est la date capitale de cette période, comme la fin du troisième mois pour la première phase.

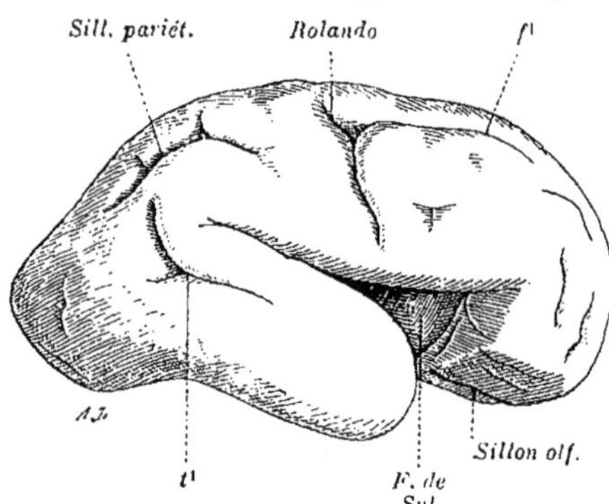

Fig. 242. — Circonvolutions fœtales. Fœtus de 7 mois (d'après Kœlliker).

Gratiolet avait posé la loi du *développement inverse*, c'est-à-dire que chez l'homme les circonvolutions frontales apparaissent les premières, tandis qu'elles se montrent les dernières chez les singes. Mais les faits contredisent cette formule ; ce sont tantôt les frontales qui commencent, tantôt les temporo-pariétales, tantôt le développement est simultané ; de même pour les sillons d'un même lobe, il n'y a que des plus grandes fréquences et non un ordre constant *(Hervé)*.

Ce que l'on peut dire, c'est que le cerveau réalise rapidement son type définitif. Dès le cinquième mois, la scissure de Rolando est inclinée de 73° d'après les recherches de Cunningham, de 70° à 8 mois, de 71° à l'âge adulte, tous chiffres identiques. Dès le début aussi, se manifestent les types simple et compliqué des circonvolutions, comme on les rencontre, un peu plus accentués seulement, chez l'adulte. Il y a déjà des cerveaux précoces et des cerveaux tardifs ; on a vu l'insula plissé dès le cinquième mois ou au contraire lisse encore à la fin du septième, la scissure de Rolando se montrer en retard d'un mois, à la fin du sixième. Nous venons d'indiquer aussi les différences que présentent les circonvolutions dans leur ordre d'apparition.

Nous résumerons cette évolution sous forme de tableau ; il est entendu que les dates fixées ne sont que des moyennes et comportent d'assez grands écarts.

Première période lissencéphale. — Deux premiers mois.
Circonvolutions primitives. — Troisième et quatrième mois.
Deuxième période lissencéphale. — Première moitié du cinquième mois.
Circonvolutions définitives. — Cinquième mois et au delà.

Cerveau du nouveau-né. — Le cerveau du nouveau-né est une ébauche terminée, que l'on a comparée au cerveau de l'orang, le plus parfait des anthropoïdes. Ce n'est point un cerveau simple, ou du moins il ne l'est que par rapport à un cerveau compliqué d'adulte, et quand il présente un type élémentaire, c'est que vraisemblablement il doit rester tel.

L'avancement morphologique, extérieur, est remarquable, si on le compare au retard histologique de la structure intime. En effet, toutes les circonvolutions sont déjà formées et par leur petitesse donnent même l'illusion d'une richesse plus grande. Les plis de passage existent tous ; les sillons primaires et secondaires aussi ; seuls les sillons tertiaires ou incisures, surtout ceux qui émanent des lèvres des grands sillons, n'ont pas tous paru, encore voit-on déjà beaucoup d'incisures longitudinales ou en étoiles. Même le lobe frontal, malgré son bec rostral très prononcé, est près d'avoir atteint la totalité de son extension, car la scissure de Rolando, que je trouve inclinée de 60° à 65° au huitième mois (chiffre un peu inférieur à celui de Cunningham cité plus haut), présente l'angle définitif de 70° (angle Rolando-sagittal), et non de 50° comme l'a dit Hamy.

Les variations individuelles sont acquises et indiquées dès ce moment ; c'est du moins ce que soutient Giacomini contre Weisbach, et il se fonde sur ce fait qu'il a constaté des différences morphologiques sur des cerveaux de fœtus jumeaux du même sexe.

Le grand retard évolutif porte sur la troisième frontale, qui représente la dernière acquisition du cerveau humain, et par suite, celle qui doit ontogéniquement se développer la dernière ; le pied surtout, centre du langage articulé, est encore mal indiqué. Cet imparfait développement de la circonvolution de Broca, de son pied et de son cap, a pour conséquence de laisser à découvert une faible partie du pôle de l'insula, car l'opercule frontal ne rejoint pas l'opercule temporal ; le pôle apparaît au fond d'une petite fossette à bords radiés, large de quelques millimètres.

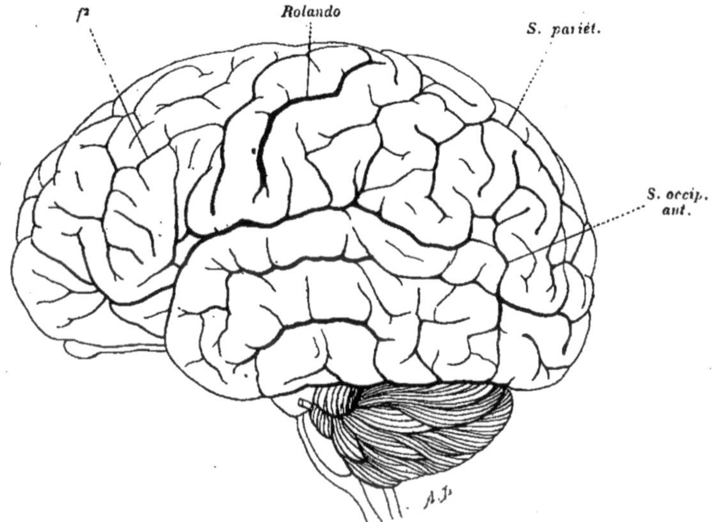

Fig. 243. — Cerveau de nouveau-né, d'après Leuret.

Dès les premiers mois qui suivent la naissance, la troisième frontale achève sa croissance proportionnelle, l'insula est totalement recouvert. Sur le reste de l'hémisphère, les sillons secondaires prennent leur importance définitive, sans qu'on sache s'il s'en forme de nouveaux. Il est probable, au contraire, que des sillons tertiaires ou incisures qui n'existaient pas encore peuvent se former, de là des circonvolutions plus flexueuses, plus divisées, et plus lobulées.

Cerveau du vieillard. — Les modifications de forme que l'on peut observer sur le cerveau du vieillard sont toutes les conséquences d'un seul processus général, l'atrophie. Les circonvolutions sont amincies en tous sens ; Engel fait observer qu'il devient exceptionnel d'en rencontrer d'une largeur de 10 mm, comme à l'âge adulte, de là une forme plus sèche, plus ferme, plus anguleuse, au lieu de la forme large et arrondie. Les scissures et les sillons s'agrandissent et deviennent béants ; un liquide céphalo-rachidien abondant les remplit, et ce même écartement des lèvres des scissures isole les circonvolutions qui les bordent et les détache plus nettement. Le dessin de la surface de l'hémisphère devient apparent.

II. — CERVEAU DES ANIMAUX

Les circonvolutions des animaux gyrencéphales peuvent se classer dans deux grandes catégories, le type des quadrupèdes ou mammifères non primates, et le type simien ou des primates.

1° Type des quadrupèdes ; cerveau des carnivores. — Parmi les ordres des mammifères non primates, il existe certaines différences qui tiennent à diverses causes, telles que la taille du sujet, la forme crânienne, le développement de l'appareil olfactif ; ces différences se répètent dans un même ordre et pour les mêmes raisons. Nous prendrons comme type le cerveau d'un carnivore, le chien, animal de taille moyenne et doué d'une fonction osmatique affinée.

Sur la face externe nous remarquons : en bas, l'appareil olfactif central, composé du lobe olfactif, du pédoncule olfactif et du lobe de l'hippocampe, partie inférieure du lobe limbique ; il est limité en dessus par la *scissure limbique*, d'où part la *scissure de Sylvius* oblique en haut et en arrière. Autour de la scissure de Sylvius à branche unique se rangent en disposition arquée quatre circonvolutions concentriques, séparées par trois sillons ; ce sont les circonvolutions *pariétales*, que l'on compte, comme les sillons, à partir de Sylvius, P^1, P^2, P^3, P^4. La quatrième, la plus haute, prend une direction parallèle au bord supérieur de l'hémisphère qu'elle longe, et porte aussi le nom de c. *sagittale*. Chacune des circonvolutions étant arquée possède deux branches, une postérieure ou rétrosylvienne, une antérieure ou présylvienne ; toutes les branches antérieures aboutissent à un pli vertical commun, indivis, qu'on peut considérer comme l'ébauche d'une pariétale ascendante *Pa*. Broca appelle lobule temporal la partie rétrosylvienne du lobe pariétal.

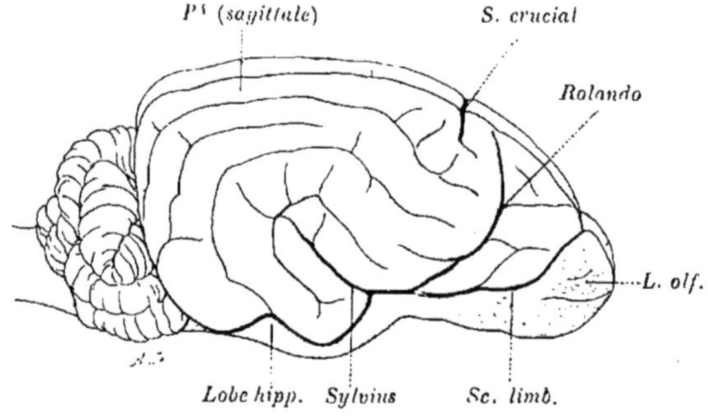

Fig. 244.

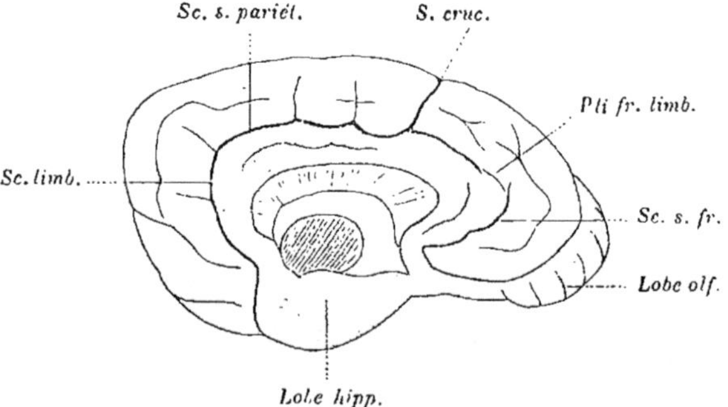

Fig. 244 et 245. — Cerveau de carnivore (chien). Face externe et face interne.

Le lobe limbique et le lobe olfactifs sont ombrés. Le lobe frontal est teinté en rose, le gyrus sigmoïde en bleu.

En avant de ces circonvolutions et partant également de la scissure limbique, on voit monter en haut et en avant, en sens divergent de la scissure de Sylvius, un sillon qui n'atteint pas le bord de l'hémisphère, c'est la *scissure de Rolando*. Elle divise la face externe en deux lobes, un antérieur, très étroit, qui ne comprend qu'une seule circonvolution, complètement lisse ou partiellement dédoublée par une incisure, le lobe frontal ; un postérieur, beaucoup plus considérable, le lobe pariétal avec quatre ou même cinq circonvolutions.

A la partie supérieure de cette même face externe, entre le lobe frontal et la quatrième pariétale, on remarque un sillon nettement transversal qui émerge de la face interne et coupe perpendiculairement le bord hémisphérique, c'est le *sillon crucial* de Leuret ; il est entouré d'une partie de circonvolution, appelée *gyrus sigmoïde*, pli sigmoïde, contourné en sigma, qui semble un pli de passage entre la pariétale supérieure et le lobe frontal ; il a une branche antérieure ou précruciale, une postérieure et un genou. Le gyrus sigmoïde et le sillon crucial sont tous deux en arrière de Rolando et en plein territoire pariétal.

La face interne nous montre : le lobe limbique entourant en anneau le corps calleux, sa partie inférieure étant le lobe de l'hippocampe : autour de son bord externe, la scissure limbique. La partie de cette scissure qui est au-dessus du corps calleux, et qui sépare le lobe limbique de la quatrième pariétale débordant sur la face interne, est la *scissure sous-pariétale;* elle remonte sur le bord supérieur de l'hémisphère et y devient le sillon crucial, qui est par conséquent la terminaison transversale de la scissure sous-pariétale sur la face externe du cerveau. A la partie antérieure, la scissure limbique interrompue par un gros pli de passage, le pli fronto-limbique, n'est représentée que par un court sillon, la *scissure sous-frontale.* Nous avons signalé plus haut ce fait que cette scissure limbique est indiquée chez l'homme par des vestiges, l'incisure limbique, le quatrième sillon temporal, le sillon sous-pariétal inconstant, la scissure sous-frontale.

Il existe en outre un insula peu développé dans la scissure de Sylvius et recouvert par les lobes voisins.

En résumé, le cerveau des carnivores possède trois scissures, la scissure limbique, celle de Sylvius et celle de Rolando, et trois lobes, le lobe frontal, le lobe pariétal et le lobe limbique (qui comprend aussi le lobe olfactif).

Nous devons ajouter que l'identification du sillon vertical antérieur de la face externe à la scissure de Rolando des primates n'est pas à l'abri de toute contestation, et suivant qu'on a recherché l'équivalence histologique (Betz), l'équivalence physiologique (Hitzig) ou l'équivalence anatomique (Broca), on est arrivé à des conclusions différentes. C'est ainsi qu'au point de vue physiologique, les centres moteurs connus chez le chien, analogues à ceux des circonvolutions rolandiques de l'homme, occupent le gyrus sigmoïde : or celui-ci est, d'après notre description, tout entier postrolandique, pariétal, alors qu'il devrait être coupé par Rolando. Même au point de vue purement anatomique, il y a de grandes divergences. Pansch, Meynert, appellent *sillon présylvien* ce que nous avons nommé scissure de Rolando, et cherchent l'analogue de cette dernière dans la partie antérieure (ou *sillon coronal*) du sillon pariétal supérieur. Nous avons adopté la systématisation de Broca qui repose sur l'anatomie comparée, et qui vient d'être pleinement confirmée par les recherches d'Eberstaller sur les rapports de l'insula avec le lobe frontal et sur la situation du sillon crucial ou de son équivalent.

On n'a pas moins discuté sur la fente qui peut représenter chez l'homme le sillon crucial des animaux. Pour Broca, Giacomini, Schwalbe, ce sillon a pour analogue l'incisure qui termine la scissure sous-frontale sur le bord sagittal de l'hémisphère, en arrière de la pariétale ascendante. Eberstaller confirme cette interprétation en montrant que la branche terminale ascendante de la scissure sous-frontale est une branche en partie indépendante qui, chez les animaux inférieurs, se rattache à la scissure sous-pariétale prédominante et finit comme sillon crucial, tandis que chez les primates, en raison de la prédominance du lobe frontal, elle est absorbée par la scissure sous-frontale qu'elle prolonge et termine : on voit encore quelquefois chez l'homme la branche ascendante émaner directement du sillon sous-pariétal.

Le type gyrencéphale que nous venons de décrire subit chez d'autres mammifères des modifications secondaires. Le sillon crucial si caractéristique chez les carnivores peut faire défaut même dans certains genres de cet ordre, et, en dehors de cet ordre, est absent ou peu accusé sur beaucoup de cerveaux. Le lobe limbique varie avec les fonctions olfactives et le genre de vie de l'animal. Le lobe frontal reste toujours petit et simple ; mais, chez les animaux de grande taille, il tend à se dédoubler en deux circonvolutions, tandis que chez le dauphin il est réduit presque à sa portion orbitaire. On constate tantôt trois pariétales, tantôt un chiffre supérieur à quatre. La direction de la scissure de Sylvius est variable et peut arriver à la verticalité. Parfois on soupçonne l'indication d'un lobe temporal.

2° **Type des primates; cerveau simien.** — Nous prendrons pour type un cerveau de macaque.

Sur la face externe, nous remarquons trois scissures : la scissure de Rolando qui monte à peu près verticalement, la scissure de Sylvius dirigée en haut et en arrière et réduite à sa branche postérieure, la scissure occipitale externe ou perpendiculaire externe, fente simienne des auteurs allemands, profonde, continue, verticale et par conséquent perpendiculaire au bord supérieur de l'hémisphère. De là quatre grands lobes, comme chez l'homme.

Le lobe frontal présente une forte *excavation orbitaire.* Son extrémité antérieure est sur un plan beaucoup plus haut que le lobe temporal ; en même temps la saillie du bord orbitaire interne, très proéminente, constitue le *rostre* ou *bec ethmoïdal* et fait que la face inférieure regarde fortement en dehors. Sur la face externe de ce lobe, on observe deux sillons : le *sillon arqué* ou sillon courbe frontal, et le sillon *droit* (sillon rostral de quelques auteurs). Ces sillons limitent trois circonvolutions : une frontale ascendante, une frontale supérieure et une frontale inférieure. L'assimilation de ces sillons et de ces circonvolutions avec ceux de l'homme présente de grandes difficultés. Sans rappeler toutes les interprétations proposées, disons seulement qu'Eberstaller, un des derniers auteurs, considère le sillon droit comme l'analogue du sillon frontal moyen, la branche verticale du sillon arqué comme le sillon prérolandique inférieur, et sa branche sagittale comme le rameau antérieur du sillon prérolandique (mais non comme f^2). Il est admis généralement qu'il n'y a pas de troisième frontale. La frontale supérieure, sus-jacente au sillon arqué, correspond vraisemblablement à l'étage supérieur de notre F^2 uni à F^1 ; car une *incisure supérieure* sagittale, presque constante, indique le commencement d'un dédoublement et sera plus tard le premier sillon frontal. La frontale inférieure, sous-jacente au sillon arqué, est l'étage inférieur de notre deuxième frontale. Sur la face inférieure, une incisure, dite *orbitaire*, limite, en dessous d'elle, un rudiment de la portion orbitaire de notre F^3.

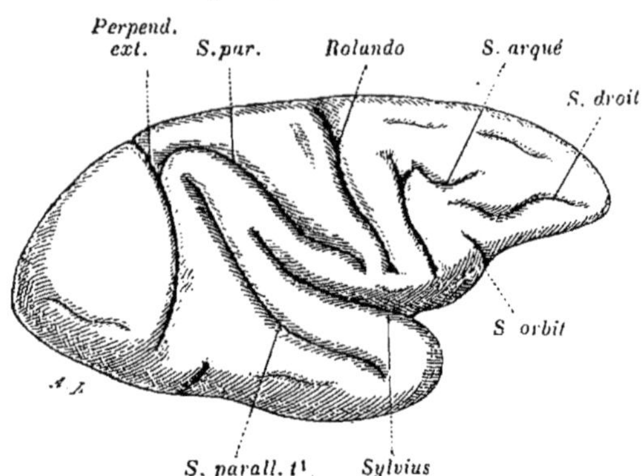

Fig. 246. — Cerveau simien (macaque).

Face externe. D'après EBERSTALLER. — Le lobe frontal est teinté en rose.

Le lobe pariétal a ses trois circonvolutions. La pariétale ascendante est mal limitée, la pariétale inférieure possède son lobule angulaire. Deux plis de passage traversent la scissure perpendiculaire externe pour aller au lobe occipital, mais ils sont profonds. Le sillon interpariétal, très oblique, se dirige vers le bord supérieur de l'hémisphère.

Le lobe temporal ressemble à celui de l'homme.

Le lobe occipital, nettement isolé, se projette en avant par-dessus la scissure perpendiculaire, et cette partie débordante constitue l'*opercule occipital* que l'on a rencontré quelquefois chez l'homme. L'incisure préoccipitale est vaste. La surface du lobe, lisse chez beaucoup de singes, est ici divisée en deux circonvolutions par un sillon radié qui part du pôle et qu'il est difficile d'assimiler à un de nos sillons occipitaux.

Le lobe de l'insula est recouvert et bien développé.

Sur la face interne qui ressemble à celle du cerveau de l'homme, nous noterons seulement que la scissure calcarine est distincte à sa terminaison de la scissure occipitale interne ou perpendiculaire interne, et qu'elle coupe l'arc limbique pour aboutir au sillon de l'hippocampe.

En résumé, le cerveau simien présente comme traits fondamentaux la disparition du lobe limbique, qui se transforme et perd son individualité, et la constitution des quatre grands lobes avec les trois scissures qui les limitent.

Le cerveau des anthropoïdes forme la transition naturelle entre les singes et l'homme. Le cerveau simple encore du chimpanzé conduit des singes inférieurs aux anthropoïdes, et celui de l'orang des anthropoïdes à l'homme. Les anthropoïdes possèdent une troisième frontale ; mais elle n'a qu'une seule flexuosité, car il n'y a qu'une branche sylvienne qui correspond à notre branche antérieure, et le pied si caractéristique fait défaut. La première frontale est peu développée, et n'est pas dédoublée ; la deuxième frontale est vaste, avec deux étages distincts ; seulement son pied est bien plus étroit que chez l'homme (V. fig. 231).

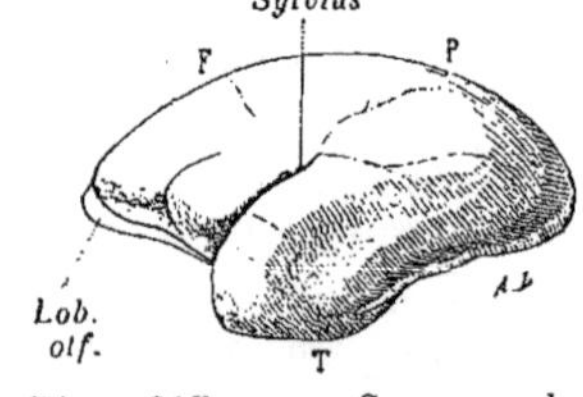

Fig. 247. — Cerveau de ouistiti.

Lissencéphale. D'après GRATIOLET.

Il est facile, dans l'ordre des primates, d'établir une série continue pour la morphologie des circonvolutions, depuis le ouistiti qui doit à sa très petite taille d'être lissencéphale et de posséder seulement deux scissures, la sylvienne et la calcarine, jusqu'à l'orang, celui des anthropoïdes dont le cerveau se rapproche le plus du cerveau humain, et des anthropoïdes de passer au cerveau humain. Mais il est très difficile de passer du cerveau des quadrupèdes au cerveau des primates. Les deux catégories ou types que nous avons décrits sont bien tranchés. L'assimilation de leurs circonvolutions avec les nôtres est tout à fait arbitraire, même au point de vue anatomique pur, à plus forte raison au point de vue physiologique, comme le prouve la localisation des centres moteurs, chez les carnivores, dans le gyrus sigmoïde que l'on rattache au lobe pariétal. Ont-ils réellement une scissure de Rolando? est-il bien sûr qu'ils n'aient rien de comparable à notre lobe occipital? Les cerveaux les plus parfaits de cette catégorie, avec leurs nombreuses circonvolutions, comme est celui du cheval, sont encore, au point de vue de la forme générale, bien inférieurs au cerveau minuscule du dernier des singes, du ouistiti qui est lissencéphale. « Le cerveau plissé de l'homme et le cerveau lisse du ouistiti se « ressemblent par un quadruple caractère : un lobe olfactif rudimentaire, un lobe posté- « rieur couvrant tout le cervelet, une scissure de Sylvius tout à fait distincte et une corne « postérieure du ventricule (Gratiolet). »

Aussi en présence de ces deux types si distincts, que des intermédiaires ne rattachent pas l'un à l'autre, Schwalbe se demande si l'on n'a pas affaire à deux évolutions divergentes, deux espèces morphologiques s'écartant d'autant plus l'une de l'autre qu'elles poussent plus avant leur développement.

III. — TYPE INFÉRIEUR ET TYPE SUPÉRIEUR DES CIRCONVOLUTIONS CÉRÉBRALES.

Avant d'aborder la question de savoir s'il existe des formes supérieures et inférieures dans le plissement de l'hémisphère, et si ces formes coexistent fatalement avec des activités cérébrales élevées ou amoindries ou même perverties, il est nécessaire d'établir un certain nombre de propositions relatives à l'étendue de la surface corticale, aux compensations réciproques des formes locales, et aux variations individuelles que le cerveau présente comme tout autre organe.

1° Rapport du plissement à la surface cérébrale totale. — Quand nous attribuons un certain caractère de supériorité à un cerveau plissé, ce n'est point la forme pour elle-même qui nous paraît supérieure, comme s'il s'agissait d'une disposition mécanique, mais nous voyons dans les circonvolutions une multiplication de la surface utile, de l'écorce qui renferme les éléments histologiques agissants. Or, ce que nous avons dit au sujet de l'influence de la taille sur l'état gyrencéphale ou lissencéphale d'un animal, enlève déjà aux circonvolutions une grande partie de leur signification. Les circonvolutions ne sont qu'une manière de proportionner la surface à l'accroissement de volume du cerveau chez les animaux de taille notable; et, malgré cette disposition, l'avantage reste encore aux lissencéphales, puisque le lapin à cerveau lisse a une surface corticale deux fois et demie plus grande que celle de l'homme, rapportée au poids ou au volume de son cerveau.

Il faut donc comparer des tailles égales, ou, ce qui serait plus exact encore, des sujets ayant un même poids ou une même masse du corps. On verra alors que grâce à son énorme cerveau et malgré la disproportion entre la surface et le volume de cet organe, l'homme, dont l'écorce cérébrale a une extension de 2000 cm. carrés environ et un poids du corps de 65 kilogs, possède 30 c. q. de surface corticale par kilog. du poids du corps, alors que le lapin n'en a guère que 6. Ces chiffres sont, bien entendu, approximatifs. Il n'en reste pas moins acquis que, pour estimer la valeur des circonvolutions de deux cerveaux humains donnés, il faut d'abord que les sujets présentent un égal développement corporel.

Manouvrier a montré par des pesées minutieuses que toutes les parties de l'encéphale ne sont pas également influencées par la taille, ce qui est en rapport avec la doctrine des localisations cérébrales. Ainsi la région rolandique (*Fa, Pa*) et la région pariétale, régions motrices des membres, varient suivant le poids du corps, soit chez les animaux (région pariéto-occipitale), soit chez l'homme; tandis que la partie antérieure du lobe frontal, celle qui est située en avant de la frontale ascendante et qui est considérée comme le territoire des phénomènes intellectuels et du langage articulé, est relativement indépendante soit du volume du cerveau total soit du volume du corps.

Mais même à volume égal du corps, la complexité du plissement cérébral n'est pas nécessairement une supériorité. C'est ce que nous montre la comparaison entre le cerveau des carnivores et celui des ongulés. Tous les carnivores, même de forte taille, ont des circonvolutions moins nombreuses et plus simples que les ongulés (pachydermes, ruminants), alors qu'ils les surpassent en général par leur intelligence et leur activité sensitive et motrice. Le cerveau du chien est beaucoup plus simple que celui du mouton, ceux du chat et du castor sont inférieurs à ceux de l'âne et du bœuf; ceux des cétacés sont plus compliqués que ceux de beaucoup de singes.

2° **Compensation morphologique.** — Telle circonvolution qui nous semblera sur un cerveau donné insuffisante ou défectueuse peut être compensée par le développement plus grand d'une partie voisine ou même éloignée. Cette interprétation anatomique n'est pas en désaccord avec la doctrine physiologique des localisations, car il y a tout d'abord dans le cerveau de vastes régions qui peuvent être détruites par un foyer de ramollissement sans donner lieu à des symptômes appréciables, ce qui suppose que leur fonction est suppléée, et ensuite, même pour les centres moteurs et sensoriels à territoires plus restreints, une certaine suppléance paraît encore possible avec le temps, s'ils sont détruits ou amoindris.

Manouvrier fait observer que quand une circonvolution est d'une étroitesse anormale, la circonvolution adjacente présente au contraire une largeur insolite avec incisure et plis de dédoublement, c'est ce qu'il a noté sur le cerveau de gens très intelligents. J'ajouterai que sur les cerveaux déformés, sur lesquels les circonvolutions restent très étroites au point déformé, la compensation se fait sur place par une exagération de la flexuosité et par la profondeur insolite des sillons et des scissures. Luys conclut de mensurations céphalométriques que la compensation peut se faire pour de grandes surfaces, que notamment la petitesse du lobe frontal peut coïncider avec une dilatation anormale des régions de la base, telle que celle du lobe temporal, comme si la masse cérébrale se coulait dans des moules de même capacité, mais de courbes différentes. Il est certain que le côté droit peut compenser le gauche et inversement. Dans la déformation toulousaine du crâne, l'amoindrissement du lobe frontal comprimé est corrigé par une augmentation de la région pariéto-occipitale, sans qu'un pareil transfert expérimental s'accompagne d'un changement appréciable dans les fonctions cérébrales.

Brissaud va plus loin. Pour lui, les circonvolutions ne sont que des ondes corticales indifférentes; leur forme de détail varie comme celle d'une vague suivant la poussée des circonvolutions voisines, et leur ampleur extérieure ne donne que des indications illusoires, puisque dans les sillons et les scissures, dont la profondeur est extrêmement variable d'un sujet à l'autre, s'étend la majeure partie de la surface corticale, pas moins de ses deux tiers. Seuls ces sillons et ces scissures, par leur connexion fixe avec les faisceaux d'irradiation, ont une valeur morphologique précise. Ainsi la compensation peut se faire d'une circonvolution à l'autre, ou de la première inflexion d'une même circonvolution à sa seconde ou à sa troisième inflexion, ou de sa surface convexe apparente à la surface creuse et profonde du sillon qui la borde.

En résumé, la compensation peut se faire :

par l'augmentation des flexuosités d'une circonvolution étroite ;
par l'accroissement de la profondeur des sillons ;
par l'élargissement des circonvolutions voisines ;
par le développement de régions nouvelles, excentriques.

3° **Variations ethniques et individuelles.** — Sous le nom de variations ethniques, à peine a-t-on ébauché la comparaison entre les deux grands types crâniens, le dolichocéphale et le brachycéphale ; on suppose, sans preuve d'ailleurs, que la forme du crâne est le fait primordial et modèle le cerveau à son image, mais il y a au moins autant de raisons de croire qu'il faut renverser l'ordre de causalité.

Quoi qu'il en soit, dans les têtes allongées, dolichocéphales, les circonvolutions tendent à prendre le type longitudinal, c'est-à-dire à s'allonger dans le sens antéro-postérieur, tandis que dans les crânes carrés, brachycéphales, les circonvolutions transversales, comme les rolandiques, sont plus accusées et les circonvolutions longitudinales, comme les frontales ou les pariétales supérieure et inférieure, acquièrent le type transversal, en ce sens qu'elles s'infléchissent latéralement l'une vers l'autre, comme si elles étaient comprimées à leurs deux extrémités. Il n'est pas démontré que l'angle de la scissure de Rolando (angle Rolando-sagittal) présente dans les deux cas une différence appréciable.

Les variations individuelles sont extrêmement communes et diverses, on peut dire qu'il n'y a pas deux cerveaux semblables, et sur le même cerveau l'hémisphère droit diffère toujours par des caractères légers ou importants de l'hémisphère gauche.

Zernoff a montré que, parmi les sillons primaires ou principaux, il en est trois qui ne sont pas absolument constants, le premier et le deuxième sillon frontal, f^1 et f^2, et le sillon inter-pariétal. Le sillon olfactif et le sillon précentral inférieur ont au contraire une existence et une forme fixes. Les variations, très rares pour ce qui concerne les scissures, assez rares pour les sillons principaux, deviennent communes dans les sillons secondaires et les incisures.

Giacomini conclut de l'étude de 164 cerveaux que les sillons sont plus sujets aux variations que les plis de passage ou d'anastomose. Il trouve en effet 934 sillons surnuméraires à droite et 1005 à gauche, soit une moyenne de 6 variations de sillon par hémisphère, tandis que les plis surnuméraires de passage ou d'anastomose ne sont qu'au nombre de 617 à droite, 621 à gauche, soit un peu plus de trois variations de plis par hémisphère. Il fait aussi observer que certaines anomalies sont beaucoup plus fréquentes d'un côté que de l'autre ; ainsi le premier sillon temporal était coupé par un pli de passage, 34 fois à gauche et 3 fois seulement à droite ; le quatrième sillon temporal se prolongeait jusqu'au pôle une fois à droite et 7 fois à gauche ; 57 fois un pli d'anastomose coupait le sillon inter-pariétal du côté droit, 16 fois du côté gauche.

Les recherches de Zernoff ont porté sur 100 cerveaux slaves, celles de Giacomini sur 168 cerveaux italiens ; ces deux observateurs ont constaté un même chiffre centésimal de variations, ce qui démontre la concordance du type et de ses écarts dans deux races blanches différentes.

Nous pouvons considérer la plupart de ces variations comme de véritables anomalies, pour ce qui concerne les scissures et les sillons principaux, dont le type normal est suffisamment constant et fixe. Ces anomalies à leur tour peuvent se ranger sous trois catégories : 1° les anomalies *ontogéniques*, ou par arrêt de développement, qui représentent un état embryonnaire persistant ; ainsi les cerveaux adultes qui présentent le type des circonvolutions primitives ; 2° les anomalies *phylogéniques* ou réversives, qui reproduisent une forme, ancestrale ou non, normale chez les animaux ; ainsi l'opercule occipital ; 3° les anomalies *tératogéniques* ou par déviation de développement, productions atypiques qui ne correspondent ni à une forme embryonnaire humaine, ni à une forme animale adulte, et qui sont fréquemment combinées sur le même cerveau avec les anomalies typiques précédentes ; tels sont le dédoublement du pied de F^3, la duplicité de la scissure de Rolando, son interruption par des plis de passage.

Ces variations organiques sont-elles en rapport avec les variations de l'activité cérébrale ? correspondent-elles à certaines modalités de l'intelligence ou de la sensibilité ? Zernoff et Giacomini le nient formellement. Il n'est pas possible, suivant eux, en constatant sur le cadavre telles ou telles anomalies cérébrales, de tenter un diagnostic rétrospectif sur les particularités cérébrales du sujet qui les présentait.

L'étude de la déformation toulousaine du crâne, répandue autrefois dans une grande partie de la France et consistant dans un aplatissement transversal de la tête à l'aide de liens constricteurs, conduit à des conclusions semblables. Malgré la transformation brutale du cerveau de brachycéphale en dolichocéphale, la disproportion dans le poids de ses différents lobes mais non de son poids total, la déviation de la scissure de Rolando, et surtout le type infantile que gardent les circonvolutions comprimées comme F^3, on ne voit pas que cette déformation ait causé une influence décisive, démontrable sur les aptitudes et les spécialisations cérébrales. C'est ce qui ressort des recherches qu'Ambialet et moi-même avons faites sur ce sujet (Ambialet, *Déformation artificielle de la tête*, Thèse de Toulouse, 1893).

Son influence sur la production de troubles pathologiques tels que la folie, l'imbécillité, l'épilepsie, l'idiotisme, soutenue par quelques aliénistes, est exceptionnelle et ne paraît agir que sur des sujets prédisposés. C'est à tort également qu'on a cru devoir lui rapporter les aptitudes artistiques des Toulousains, aptitudes particulières à la race et bien antérieures à la pratique de la déformation.

Ces réserves posées, nous devons considérer comme type cérébral inférieur celui qui présente de nombreuses anomalies légères ou plusieurs anomalies graves se rapportant soit à un arrêt de développement, soit à un retour aux formes de l'animalité, et comme type supérieur celui qui s'éloigne le plus de ces formes animales, qui manifeste avec le plus d'intensité les caractères humains des circonvolutions.

A. **Caractères d'infériorité**. — Toutes les anomalies par arrêt de développement et par réversion sont des caractères d'infériorité. Nous grouperons ici les principales.

1° *Diminution de la surface corticale*, soit de la surface totale, soit de la surface partielle d'un des lobes, et notamment du lobe frontal. Il s'agit, comme nous l'avons expliqué, de la surface des circonvolutions ou surface visible et de celle des sillons ou surface cachée, et de plus cette surface doit être rapportée au volume du corps. On ne possède à ce sujet presque aucune espèce de document ; Wagner chez un idiot microcéphale a trouvé une surface corticale totale abaissée à 900 c. carrés au lieu de 2000.

2° *Type simple* des circonvolutions qui sont rectilignes au lieu d'être flexueuses, lisses et rondes par défaut d'incisures, et qui paraissent grosses parce qu'elles ne sont pas dédoublées. Leur symétrie complète d'un hémisphère à l'autre est encore un trait d'imperfection. Dans quelques cas, certains plis semblent avoir conservé le type des circonvolutions primitives du quatrième mois embryonnaire.

3° *Atrophie de certaines circonvolutions*. — Telles sont : une première frontale F^1 non dédoublée, une pariétale supérieure effilée en queue dans sa partie postérieure, une pariétale

28

inférieure avec un pli marginal non lobulé, un pli courbe long et haut placé, une première temporale grêle, un insula à trois rayons au lieu de cinq. Le langage articulé étant la première prérogative de l'homme, celle à laquelle il doit la plus grande part de ses progrès, on conçoit que le degré du développement de la troisième frontale soit un des meilleurs signes pour estimer la valeur cérébrale. On a vu cette circonvolution manquer complètement, comme chez les singes inférieurs, son pied faire défaut ou être rudimentaire, le cap conserver la forme pointue de l'époque fœtale. De l'exiguité du pied ou du cap de F^3, résultent la béance de la scissure de Sylvius et l'apparition du pôle de l'insula qui n'est plus recouvert par son opercule.

4° *Insuffisance des plis d'union.* — Les plis d'anastomose sont moins nombreux ; on voit manquer ceux qui normalement unissent la première avec la deuxième frontale, en sorte que F^1 paraît complètement isolée de F^2, ou ceux qui fréquemment relient P^1 à P^2 à travers le sillon interpariétal. Les plis de passage peuvent également faire défaut ou être profonds, étroits, peu flexueux. Quand les deux premiers plis de passage pariéto-occipitaux externes sont tous les deux profonds, il existe une véritable scissure occipitale externe, longue de 4 ou 5 cm. et tout à fait analogue à la perpendiculaire externe des singes.

5° *Modifications des sillons et scissures.* — Telles sont : une scissure de Rolando rectiligne et verticale, une scissure de Sylvius oblique en haut et en arrière au lieu d'être horizon-

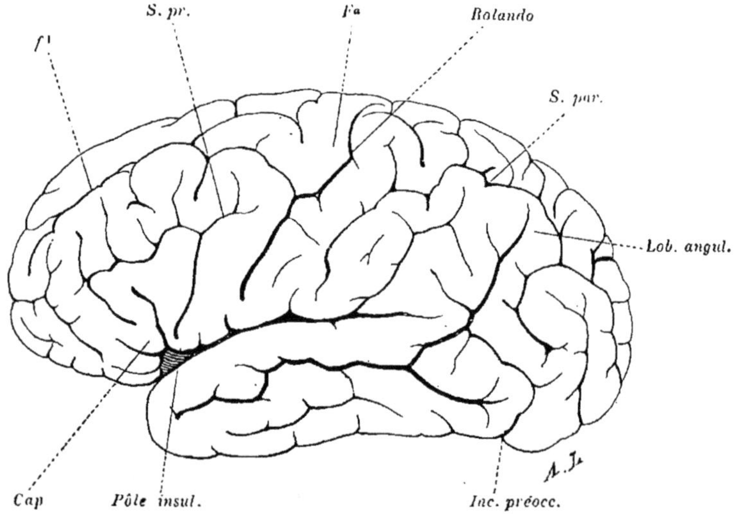

Fig. 248. — Type simple des circonvolutions.
Cerveau d'une femme faible d'esprit. D'après Pozzi.

tale, ou bien privée de sa branche ascendante, un sillon interpariétal abordant en arrière le bord supérieur de l'hémisphère contrairement à sa direction sagittale habituelle, une scissure calcarine séparée de la scissure occipitale et atteignant le sillon de l'hippocampe, le sillon limbique temporal coupant profondément le lobe temporal, la scissure occipitale externe, libre et profonde.

6° *Conformation simienne des lobes.* — On a vu le lobe frontal se terminer en avant par un *rostre*, c'est-à-dire par une extrémité effilée et recourbée, et la base du lobe occipital se projeter en *opercule* par dessus la scissure occipitale externe dans laquelle étaient enfouis des plis de passage profonds. Ces formes rostrale et operculaire sont des états simiens.

Une seule de ces anomalies diverses ne saurait suffire à mettre un cerveau en état d'infériorité, soit parce qu'elle peut être un simple accident de forme extérieure, soit parce qu'elle peut être compensée. Mais quand elles s'accumulent sur un même organe, elles donnent au cerveau tout entier, ce qui est rare, ou à une partie déterminée du cerveau, ce qui est plus commun, une tournure tout à fait simienne ; et il est bien difficile de penser qu'une imperfection histologique et fonctionnelle n'accompagne pas cette dégradation anatomique. Le type inférieur des circonvolutions s'observe, à des degrés très divers et sous des combinaisons très variées, chez les idiots, les microcéphales, les faibles d'esprit. Il est aussi celui d'un grand nombre de races inférieures, mais il ne faut pas oublier que chez elles se rencontrent, dans des proportions que nous ne connaissons pas, des formes aussi élevées que chez les races blanches ; c'est ce qu'on a pu constater chez des nègres et même chez des boschimanes.

B. **Caractères de supériorité.** — Le tableau à dresser serait l'antithèse du tableau précédent: surface corticale vaste dans son ensemble, bien proportionnée dans les différents lobes (2 200 cm. carrés chez le mathématicien Gauss, 1876 chez un manouvrier, d'après Wagner) ; — puissant développement des circonvolutions dans le sens de leur longueur et dans leur sens diamétral, entraînant comme conséquences l'élargissement total du cerveau, surtout du cerveau frontal, la grande largeur transversale des plis, leur flexuosité, la découpure de leurs bords en crénelage par les branches latérales des sillons limitrophes, la profondeur et l'occlusion des sillons et des incisures. C'est aussi à l'accroissement transversal des circonvolutions qu'il faut attribuer leur dédoublement par des incisures longitudinales ou leur lobulation par des incisures stellaires ; le dédoublement de la première frontale, la formation du lobule marginal ou du pli courbe de P^2, du lobule pariétal supérieur, sont à ce point de vue très caractéristiques ; — ampleur de la circonvolution du langage, surtout de sa partie initiale, et comme conséquence occlusion parfaite de la scissure de Sylvius et occultation du lobe de l'insula ; — rattachement du lobe du corps calleux au lobe frontal par effacement de la scissure sous-frontale ; — union entre toutes les parties de l'hémisphère soit par des plis d'anastomose multipliés, soit par des plis de passage nombreux et superficiels, la superficialité indiquant que le pli est volumineux. Ce sont surtout les deux premiers plis pariéto-occipitaux qui doivent être bien accusés ; — sillons fermés profonds, interrompus par des ponts anastomotiques et émettant de longues branches latérales qui s'enfoncent dans les flexuosités des circonvolutions.

On peut admettre que le sillonnement d'un lobe mesure la richesse de ses circonvolutions. Wagner, calculant la longueur de l'ensemble des sillons du lobe frontal supposés bout à bout, a trouvé les chiffres suivants : la longueur des sillons pour le cerveau du mathématicien Gauss étant supposée égale à 100, était de 96 pour le clinicien Fuchs, de 85 sur une femme adulte, de 73 sur un journalier ordinaire, de 15 sur un idiot.

Si l'on considère qu'un tel cerveau idéal n'existe pas, que tous présentent à des degrés divers un mélange de caractères de supériorité et d'infériorité, que nous ne sommes pas du tout renseignés sur la signification réelle d'un certain nombre de caractères normaux ou anormaux, et qu'il est très difficile d'évaluer la surface totale de l'hémisphère ou même d'un de ses lobes, on comprendra que tirer un horoscope d'après un cerveau donné est chose téméraire, et que l'on ne peut fixer le type du cerveau de l'homme de génie. D'autres difficultés bien plus grandes surgissent d'ailleurs. La morphologie extérieure ne suppose pas nécessairement une organisation structurale équivalente ; cette forme peut avoir été héritée et correspondre à des éléments histologiques imparfaits, comme sont ceux d'un enfant ou d'un vieillard ; ou même l'organisation peut être restée à l'état latent, stérilisée par les circonstances défavorables. Il faut tenir compte aussi de la localisation dans les fonctions cérébrales. Nous devons penser que certains centres corticaux s'atrophient ou s'hypertrophient, comme les groupes musculaires, par l'inactivité ou l'exercice, que les sourds-muets, les aveugles-nés ont des régions atrophiées, et d'autres plus développées par compensation, les centres visuels pour les premiers, les centres tactile et auditif pour les seconds. Il en est de même pour les hommes supérieurs, leur génie ou leur talent n'étant pas universel ; il y a sans doute des sphères cérébrales diversement développées suivant la nature de leur intelligence, les savants n'utilisent probablement pas les mêmes organes corticaux que les artistes, et parmi ceux-ci, les visuels et les auditifs, peintres et musiciens, se servent de centres distincts, ceux de la vision et de l'audition qui ressortissent de lobes différents.

Enfin, il est une catégorie d'anomalies nécessaires, que nous ne connaissons pas, ce sont les anomalies *progressives* ; je veux dire par là qu'un cerveau supérieur, qui est en avance sur les autres, doit présenter des formes individuelles anticipées qui seront plus tard celles de tout le monde ; si le cerveau ne progressait pas, il n'y aurait pas d'évolution possible. Ces anomalies supérieures sont le type de l'avenir.

Cerveau des criminels. — Les criminels-nés, ceux qui manifestent dès l'enfance, en dépit du milieu et de l'éducation, une tendance irrésistible aux actes délictueux et qui sont tout à la fois précoces et récidivistes, présentent-ils des défectuosités cérébrales en corrélation avec ces défectuosités fonctionnelles ? On peut répondre qu'il en est nécessairement ainsi, car nous ne pouvons séparer l'organe de sa fonction ; mais ces vices d'organisation sont-ils bornés à la structure intime des éléments cellulaires, et par conséquent inappréciables à nos moyens actuels d'investigation? ou bien ces imperfections des éléments ont-elles pour résultante un trouble dans la morphologie extérieure grossière, que nous puissions reconnaître à première vue?

La plupart des auteurs ont résolu cette deuxième question par l'affirmative ; mais ils ne se sont point entendus, quand il a fallu assigner des caractères révélateurs ; les uns les ont cherchés dans les anomalies typiques abaissant le cerveau à un rang inférieur, les autres dans les variations atypiques attestant plutôt un cerveau déséquilibré que dégradé.

1° **Caractères réversifs.**— Une première catégorie d'observateurs ont cru reconnaître un stigmate unique, caractéristique, et ont successivement indiqué : le dédoublement de la deuxième frontale entraînant comme conséquence le type quaternaire des circonvolutions sagittales du lobe frontal, le recouvrement imparfait du cervelet par un lobe occipital arrêté dans son développement, l'apparition de l'insula dans une scissure de Sylvius béante, la formation operculaire du lobe occipital disposé en calotte, ce qui suppose une scissure occipitale externe. Tous ces stigmates et d'autres encore de moindre importance sont des caractères simiens. Nous nous sommes déjà expliqué sur chacun d'eux et nous avons fait observer qu'ils se rencontrent avec une égale fréquence chez les sujets les plus normaux ; au reste la multiplicité même de ces caractères proposés indique que les observateurs sont en désaccord.

Le plus grand nombre, à la suite de Rüdinger, pense que le cerveau criminel présente non pas un stigmate, mais une accumulation d'anomalies réversives ou par arrêt de développement, qui le ramènent, sinon tout entier, au moins dans une partie notable de sa surface, à un type inférieur à son milieu. C'est un cerveau dégradé, déchu, qui revient, pour les hommes de race blanche, au cerveau des races inférieures, ou retombe même dans l'animalité. Giacomini a répondu par une statistique qui est défavorable à cette hypothèse d'un cerveau réversif. L'étude de 28 cerveaux de criminels lui a donné pour les variations des sillons de chaque hémisphère un nombre moyen de 5, alors que pour un hémisphère normal le chiffre moyen des variations est de 6 ; de même pour les plis de passage et d'anastomose, les variations sont de 4,2 sur les criminels, de 3,7 sur les normaux.

La conception d'un type inférieur expliquant la tendance au crime est d'ailleurs en opposition avec les observations suivantes : 1° Les races inférieures ne sont pas plus perverses que les races supérieures, elles le sont peut-être beaucoup moins, et nous n'avons pas de raison de penser que les hommes de la pierre polie eussent sur les points fondamentaux une morale effective plus mauvaise que la nôtre. La seule corrélation que nous constations sur les cerveaux qui se rapprochent des formes animales, entre ces formes dégénérées et le fonctionnement cérébral, c'est un affaiblissement intellectuel et sensitif, comme on le voit chez les imbéciles et les microcéphales. 2° Il s'en faut que le criminel montre toujours des signes d'infériorité cérébrale. Nous raisonnons toujours d'après la vie et le cerveau des hommes brutes, de basse classe, qui finissent dans les prisons et chez lesquels se trouvent le plus souvent, mais non toujours réunis deux états anormaux : la tendance au mal, la dégradation intellectuelle ; mais l'histoire fourmille d'exemples de criminels célèbres dans tous les rangs et sous toutes les formes, qui ont associé une grande intelligence et de puissantes qualités de caractère aux pires perversions morales.

2° **Caractères atypiques.** Dans cette seconde hypothèse, le cerveau, sans être exempt des anomalies banales réversives, pouvant même en montrer en nombre supérieur à la moyenne, présente comme caractéristique les anomalies que nous avons appelées *tératogéniques* ou *atypiques*, c'est-à-dire qui ne correspondent pas à une forme connue, à un arrêt de développement ou à un état animal. C'est au fond à cette conception qu'aboutissent les observations de Benedikt, de Lombroso, de Broca.

Benedikt a cru pouvoir indiquer l'atypie caractéristique, qui pour lui consiste dans *la confluence des fissures*. Les sillons et les scissures communiquent entre eux par de nombreuses incisures anormales, si bien que grâce à ces anastomoses un nageur pourrait parcourir tous les sillons de l'hémisphère. Ainsi l'atrophie de la racine de la troisième frontale fait que le sillon prérolandique débouche dans Sylvius, l'atrophie du pli de passage fronto-pariétal inférieur ouvre la scissure de Rolando dans celle de Sylvius, Rolando communique également avec le sillon interpariétal, qui à son tour se poursuit jusqu'au sommet du lobe occipital.

Mais ce type morphologique n'est ni constant ni unique ; Giacomini et d'autres ont observé un type opposé, celui de la *confluence des plis*, dans lequel, grâce aux nombreux plis de passage et d'anastomose, un piéton pourrait parcourir toutes les crêtes des circonvolutions.

Parmi les caractères d'atypie que l'on a signalés, il faut mentionner : la confluence des fissures, la confluence des plis, la présence sur le lobe frontal de sillons transverses anormaux développés au point de masquer les sillons longitudinaux, la forme irrégulière de certaines circonvolutions, les inégalités de développement, ici insuffisant, là excessif, et parmi ces inégalités, l'exagération fréquente du lobe pariétal. Ce sont des cerveaux irréguliers, déséquilibrés.

Il semble que là est la véritable voie en ce qui concerne la morphologie extérieure. Les cerveaux criminels sont des cerveaux atypiques, frappés d'hétérogénéité ; mais il n'existe pas une atypie caractéristique, elles sont nombreuses et peuvent former des combinaisons multiples. De là un groupe en apparence peu homogène, par défaut de type morphologique. Il est nécessaire que des observations précises soient réunies sur cette question ; mais ces observations elles-mêmes n'auront toute leur valeur qu'autant que la morphologie normale du cerveau sera plus avancée, et surtout que nous connaîtrons mieux la localisation des centres fonctionnels.

Bibliographie. — J'ai cité au fur et à mesure les travaux publiés sur les points particuliers de la morphologie des circonvolutions. Pour la description d'ensemble je me suis inspiré avant tout des publications de Broca (*Anatomie comparée des circonvolutions*, Revue d'anthropologie, 1878 ; — *Nomenclature cérébrale*, Ibidem, 1878 ; — *Description élémentaire des circonvolutions cérébrales de l'homme*, Ibidem, 1883) ; de l'article de Pozzi *(circonvolutions cérébrales)*, dans le Dictionnaire des sciences médicales, 1876 ; de la Névrologie de Schwalbe (1881), qui lui-même a utilisé les travaux antérieurs classiques d'Ecker (1869) et de Pansch (1879) ; de l'importante monographie d'Eberstaller, *Das Stirnhirn*, 1890, et enfin de l'ouvrage de Giacomini, *Guido allo studio delle Circonvoluzioni cerebrali*, 1884.

C'est dans un second ouvrage de ce dernier auteur, *Varietà delle circonvoluzioni cerebrali*, 1882, que j'ai puisé la plupart des notes, à l'aide desquelles j'ai rédigé les divers paragraphes en petit texte dans lesquels sont exposées les variations morphologiques de chaque lobe.

Ce sont là des ouvrages fondamentaux, à la lumière desquels il faut toujours contrôler les études de laboratoire.

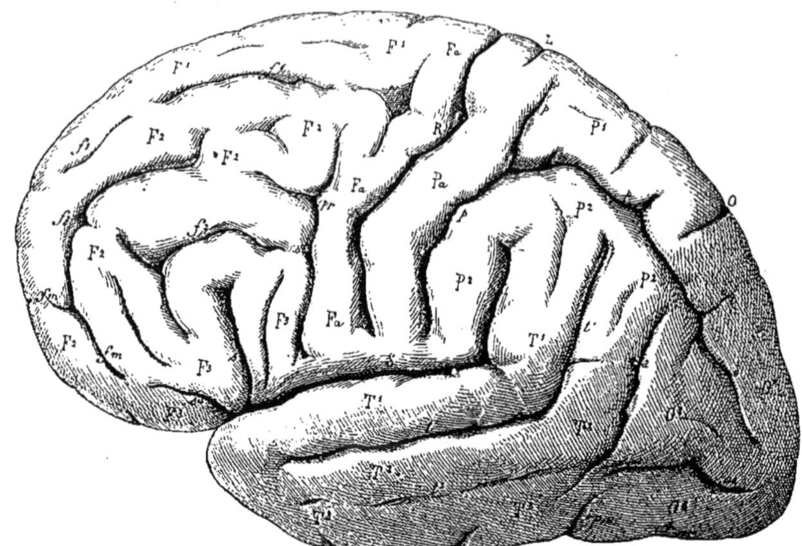

Fig. 249. — Circonvolutions cérébrales.
Face externe.

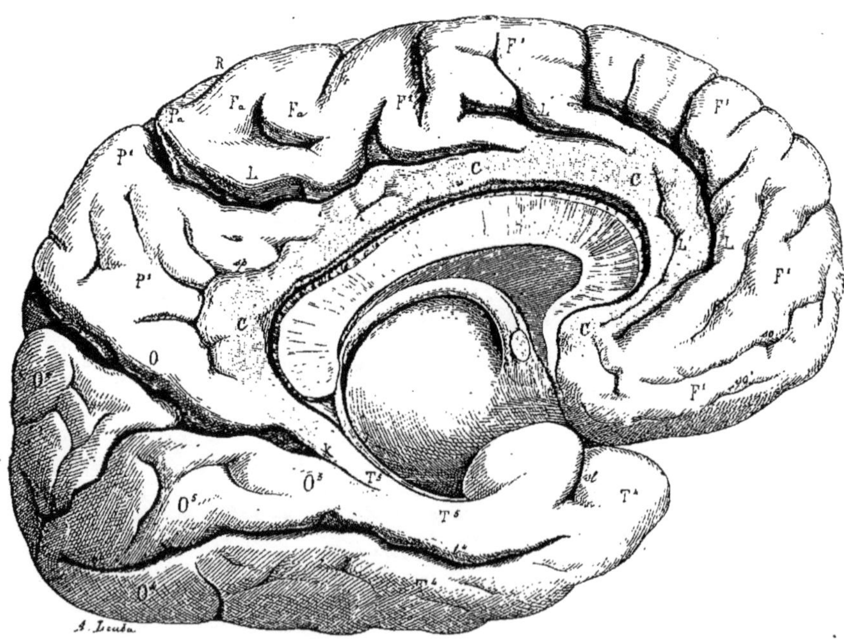

Fig. 250. — Circonvolutions cérébrales.
Face interne.

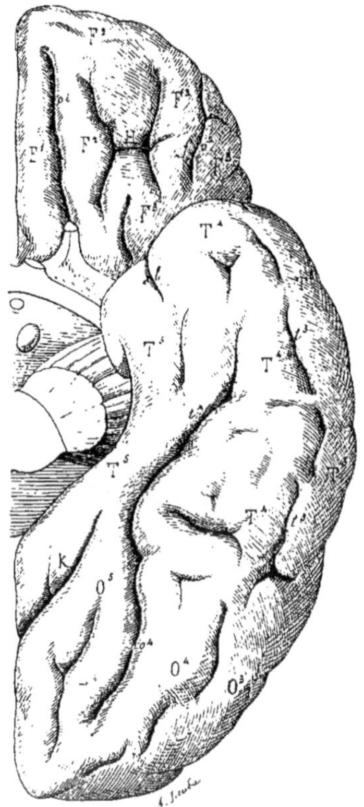

Fig. 251. — Circonvolutions cérébrales.

Face inférieure.

Ces trois dessins sont l'assemblage des dessins partiels que nous avons donnés plus haut. Je n'y mets aucune indication, afin qu'ils puissent servir d'exercice pour la lecture courante des circonvolutions.

IV. — TOPOGRAPHIE CRANIO-CÉRÉBRALE

Dans une première période purement *anatomique (Gratiolet, Broca)*, ce fut au point de vue de la morphologie que l'on étudia les rapports entre les circonvolutions du cerveau et les lignes naturelles du crâne extérieur, c'est-à-dire la *topographie crânio-cérébrale.* On reconnut bientôt qu'il n'existait aucune concordance rigoureuse de forme entre les productions écailleuses de la voûte crânienne et la division conventionnelle des lobes cérébraux. Il n'y a que des relations d'ensemble entre la surface nerveuse et la surface osseuse, bien que cette dernière soit faite uniquement pour protéger la première. Ainsi les bosses frontale, pariétale et occipitale répondent approximativement au centre des lobes de même nom ; l'écaille temporale recouvre la partie antérieure du lobe temporal ; la scissure occipitale est à peu près sous-jacente à la suture lambdoïde, et la scissure de Sylvius longe sur un certain trajet le bord supérieur de l'écaille temporale. Mais cette dernière scissure s'étend aussi chez l'adulte sous le sphénoïde et sous le pariétal, et chez le nouveau-né elle est bien au-dessus de la suture temporo-pariétale ; la scissure de Rolando est loin de la suture coronale, de telle sorte que le lobe frontal est au point de vue crânien en partie pariétal; la scissure occipitale du nouveau-né est à 12 et 15 mm. en avant de la suture lambdoïde; enfin les circonvolutions ont une direction en complète discordance avec les fibres rayonnantes des plaques osseuses qui les recouvrent.

La découverte des localisations cérébrales, en permettant de diagnostiquer le siège précis de certaines lésions circonscrites et en engageant le chirurgien à attaquer ces lésions par une brèche à la voûte crânienne, ne devait pas tarder à exiger une connaissance plus exacte et plus minutieuse des rapports crânio-cérébraux. C'est la deuxième période ou période *chirurgicale*, dirigée surtout dans un sens pratique, celui de l'intervention opératoire. On dut alors s'occuper beaucoup moins de la forme du crâne et de ses divisions en os distincts, et beaucoup plus des lignes géométriques que l'on peut tracer sur la surface de la tête d'un homme vivant, en correspondance avec les lignes sous-jacentes de la surface cérébrale ; le crâne fournit simplement des points saillants, des *repères* ou jalons pour le tracé du terrain. La topographie cérébrale de crâniologique est devenue céphalométrique.

A ce point de vue nouveau, la question est surtout du domaine de l'anatomie chirurgicale; aussi renverrons-nous le lecteur aux ouvrages spéciaux. Il trouvera une étude approfondie du sujet dans la *Topographie crânio-encéphalique* de P. Poirier (1891), œuvre complétée depuis lors par la thèse de Lefort, de Lille (1890), celle de Woolonghan, de Bordeaux (1891); un chapitre spécial de l'*Anatomie médico-chirurgicale* de P. Poirier (1892), et enfin plusieurs communications nouvelles (d'Antona, Semaine médicale, 1891 ; — Kœhler, Deutsch. Zeitschr. f. Chir. 1891; — Clado, congrès de chirurgie, 1893; — Masse et Woolonghan, Bordeaux, 1894).

Nous nous contenterons d'indiquer les données fondamentales sur lesquelles est basée à l'heure actuelle la topographie crânio-cérébrale.

Pour déterminer sur le vivant les relations topographiques entre les circonvolutions et la surface extérieure, il faut éviter les repères difficiles à trouver, les mesures difficiles à prendre, les instruments difficiles à manier. C'est ainsi qu'on a renoncé à chercher sur la ligne médiane le *bregma*, point qui marque la rencontre des sutures coronale et bi-pariétale et que rien ne révèle au toucher; les plans vertico-transversaux, celui de Merkel notamment, passant par les apophyses mastoïdes, ne sont pas commodes à tracer; même il n'est pas aisé de dessiner une simple ligne horizontale du crâne, et l'on a dû abandonner les procédés de Lucas-Championnière qui malgré leur imperfection ont rendu pourtant de réels services. Les seuls repères utilisés sont : l'angle fronto-nasal qui sépare le nez du front ; le lambda, point où se rencontrent les trois branches des sutures lambdoïde (pariéto-occipitale) et sagittale (bi-pariétale); l'inion, terme anthropologique employé pour abréger son synonyme protubérance occipitale externe; le trou auditif et l'apophyse orbitaire externe. Les trois premiers sont placés sur la ligne médiane antéro-postérieure qui a reçu le nom de *ligne sagittale.* Quant aux mesures d'angles qu'emploient un certain nombre de chirurgiens, elles sont données par les cyrtomètres ou encéphalomètres, instruments formés par des lames de métal flexible qui se moulent sur la convexité de la tête et s'inclinent à volonté l'une sur l'autre.

Les trois scissures qui séparent les quatre grands lobes sont les lignes fondamentales à construire. La plus importante de toutes est la scissure de Rolando, pour deux raisons : d'abord le milieu de Rolando est au milieu de la longueur de l'hémisphère et représente le centre du diamètre de la courbe antéro-postérieure ; en second lieu les centres moteurs connus sont tous situés dans son voisinage. Si à la scissure de Rolando on ajoute la scissure occipitale ou perpendiculaire externe qui limite en arrière le lobe pariétal et qu'avoisinent les centres visuels, on pourra déjà dessiner toute la surface cérébrale, car la scissure de Sylvius longe l'extrémité inférieure de Rolando à une distance et sous un angle déterminés (30° Woolonghan), et par elle nous connaissons la position de la première temporale. Pour plus de précision toutefois il est bon de tracer par des repères spéciaux la ligne sylvienne, comme on trace la ligne rolandique et la ligne occipitale.

1° **Ligne rolandique.** — La ligne rolandique correspond à la scissure de Rolando. Pour la tracer, il faut déterminer son extrémité supérieure et son extrémité inférieure.

Extrémité supérieure. — Le *procédé américain*, procédé des chirurgiens d'Angleterre et d'Amérique, l'indique d'une façon simple et exacte. Il consiste à prendre le milieu de la ligne courbe sagittale naso-iniaque ; ce milieu est le point central ou mi-sagittal. « Mesurer avec soin la distance qui sépare le fond de l'angle naso-frontal de l'inion, « en suivant bien la ligne sagittale ou ligne médiane antéro-postérieure ; prendre la moi- « tié de cette distance à partir du point nasal, y ajouter 2 cm. en arrière (un travers de

« doigt), et marquer ce point qui donne certainement à 1 cm. près le point de la voûte « qui répond au haut de Rolando (*Poirier*). » C'est donc au fond une mesure relative et par conséquent excellente, applicable à tous les sujets; ceci revient à dire en effet que l'extrémité de la scissure est située au 53/100 de la ligne sagittale. Il se trouve qu'en chiffres absolus ce point rolandique est à 18 cm. 5 en moyenne de la suture nasale, quelque-

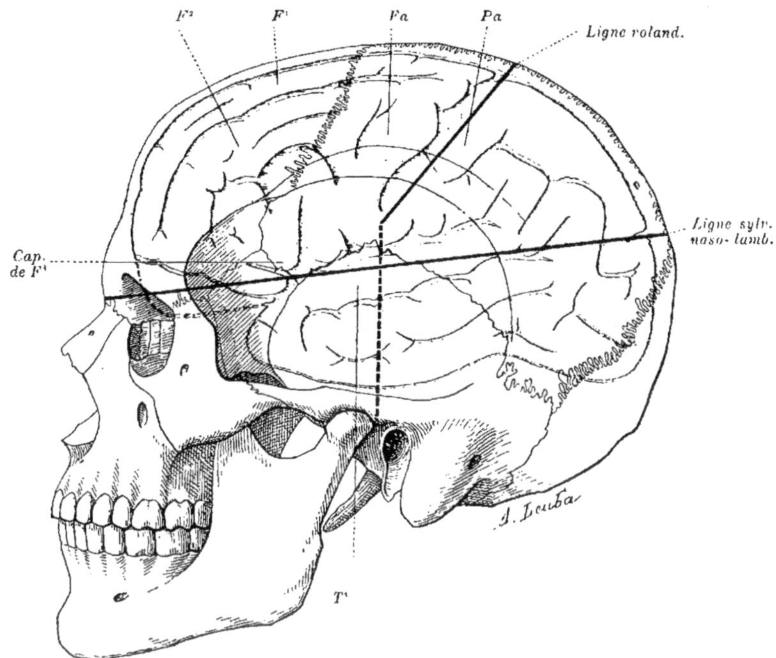

Fig. 252. — Topographie crânio-cérébrale.

Ligne rolandique et ligne sylvienne. — (d'après Poirier).

fois à 19 et même à 20, d'après Kœhler; à 17 chez les dolichocéphales et 18 chez les brachycéphales, d'après Lefort.

Extrémité inférieure. — Pour la déterminer, le procédé le plus sûr est celui de la verticale pré-auriculaire, qui est avec variantes la ligne de Poirier et de Merkel. « Reconnaître et tracer au crayon l'arcade zygomatique qui est sensiblement horizontale; sur « cette ligne de l'arcade élever une perpendiculaire passant juste au-devant du tragus, « par la fossette ou *dépression pré-auriculaire*, et compter à partir du trou auditif, 7 cm. « sur cette perpendiculaire (Poirier). » C'est là encore une mesure qu'on peut transformer en mesure proportionnelle, car on peut à tout âge prendre, au lieu des 7 cm., chiffre absolu et vrai pour l'adulte, la moitié, moins un travers de doigt, de la distance auri-sagittale. J'ai vu ce chiffre varier de 2 cm., c'est-à-dire entre 60 à 80 m., comme aussi la verticale abaissée du sillon peut tomber en avant de l'articulation temporo-maxillaire et non en arrière, et cela d'un côté seulement. La ligne auri-sagittale mesure de 15 à 17 cm. d'après Kœhler sur 51 cadavres, 16 dans les 2/3 des cas; il compte pour le bas de Rolando 6 cm. au-dessus du méat, ou en mesure relative le point entre le milieu et l'union du 1/3 moyen avec le 1/3 inférieur.

Woolonghan, qui a contrôlé le procédé de Poirier, l'a trouvé très exact.

En réunissant les deux points extrêmes, on obtient la ligne rolandique qui correspond à la direction générale de la scissure, mais non à son trajet détaillé: car la scissure marche en zig-zag, infléchie ou ondulée, souvent fortement convexe en arrière dans sa partie supérieure et quelquefois coudée en crochet sur le bord supérieur de l'hémisphère, ce qui la reporte à 10 ou 15 mm. plus en arrière. On se rappellera que les deux circonvolutions qui la bordent, *Fa* et *Pa*, ont ensemble une largeur moyenne de 30 mm., soit 15 mm en avant et en arrière de la scissure.

On peut encore construire la ligne rolandique d'une autre façon, par une simple mesure d'angle, quand on a obtenu son extrémité supérieure. En effet la scissure de Rolando fait avec la ligne médiane antéro-postérieure un angle (angle rolando-sagittal) qui est de 70°. Ce chiffre est excellent quoi qu'on en ait dit, je l'ai vérifié sur de nombreux cerveaux, Lefort et Woolonghan aussi. On mène donc une ligne oblique de 70° sur la ligne sagittale, ce que l'on peut faire avec un des cyrtomètres ou encéphalomètres construits dans ce but, ou même sans instrument en construisant au point supérieur un angle droit avec la ligne sagittale, angle que l'on partage deux fois en son milieu, c'est-à-dire d'abord en un angle de 45° et celui-ci à son tour en un angle de 22°. La ligne étant tracée, on compte à partir du point supérieur 11 cm. et on obtient ainsi l'extrémité inférieure de Rolando. La scissure n'a que 8 à 9 cm. de long, mais on en prend 11 à cause des parties molles.

Clado construit autrement la ligne rolandique, la ligne clé, comme il l'appelle. Du point supérieur connu (point mi-sagittal, plus un travers de doigt) il mène une ligne au sommet de l'angle de l'os malaire ; cette ligne passe par Rolando, l'origine de Sylvius et la pointe du lobe temporal.

On remarquera que *le milieu* de la ligne rolandique est situé, par rapport au plan frontal, à 50 ou 60 mm. au-dessous du point central ou mi-sagittal du crâne, et par rapport au plan antéro-postérieur au milieu du diamètre sagittal ou grande longueur du cerveau.

2° **Ligne occipitale.** — Cette ligne correspond à la branche externe de la scissure occipitale ou perpendiculaire. Pour déterminer son extrémité supérieure, il faut d'abord chercher le lambda, c'est-à-dire le point d'union des sutures lambdoïde et sagittale ; il est sur la ligne médiane, immédiatement en avant d'une petite saillie qui marque l'angle supérieur de l'occipital. Le lambda correspond presque toujours à l'origine de la scissure ou mieux à la rencontre de ses deux branches externe et interne. Il est quelquefois de 2 à 5 mm. en arrière d'après Poirier ; je l'ai observé à 15 mm., et Woolonghan signale des écarts de 5 à 25 mm.

Si l'on n'a pas trouvé le lambda par le toucher, ce qui arrive surtout sur les crânes âgés, on compte 7 cm. au-dessus de l'inion (Poirier) ; je trouve plus fréquemment 6. Lefort indique 7 et 6 selon le type de tête.

Du point lambdoïdien on mène une perpendiculaire à la ligne sagittale ; elle correspond à la scissure occip. externe, qui est, comme on le sait, toujours plus ou moins comblée par des plis de passage.

3° **Ligne sylvienne.** — Il existe plusieurs manières de reproduire la direction de la scissure de Sylvius.

La ligne la plus pratique est la *ligne de Poirier* ou *ligne naso-lambdoïdienne*. Cette ligne oblique réunit l'angle fronto-nasal au lambda : elle passe environ à 6 cm. au-dessus du trou auditif. On trouve sur cette ligne, en partant du lambda : à 7cm., le lobule angulaire (pli courbe) ; à 10 cm., le lobule marginal (lobule du pli courbe) ; au-dessus du trou auditif la scissure de Sylvius que la ligne suit sur une longueur de 4 à 6 cm., au-dessus du milieu de l'arcade zygomatique le cap de la troisième frontale.

Rapport des bosses de la voûte. — Le centre de la bosse frontale correspond à tout âge à la deuxième circonvolution frontale, en moyenne à l'union de son tiers interne avec ses deux tiers externes (*Poirier*) ; la bosse pariétale, au lobule marginal ou du pli courbe.

Ajoutons encore que le bord inférieur et externe du lobe frontal s'élève de 6 à 12 mm. au-dessus de la moitié externe de l'arcade orbitaire, qu'il se relève un peu (8 à 15 mm.) au niveau de l'apophyse orbitaire externe, tandis qu'en dedans il s'abaisse et répond à peu près à la suture fronto-nasale. La pointe mousse du lobe temporal, logée dans l'excavation sphénoïdale, est à 15 mm. en arrière du bord postérieur de l'apophyse orbit. externe et à 2 cm. au-dessus de l'arcade zygomatique ; le bord inféro-externe du lobe temporal passe de 4 à 10mm. au-dessus du trou auditif (*P.*).

Variations. — Les variations topographiques peuvent être le fait de l'individualité, de l'âge, du sexe ou de malformations crâniennes.

1° Les variations *individuelles* sont peu étendues et n'excèdent pas 2 cm. Pour le point rolandique supérieur, je l'ai trouvé de 10 à 30 mm. en arrière du point central. On voit fréquemment des asymétries bilatérales, de droite à gauche ; leur moyenne est de 5 mm., mais elles peuvent atteindre 2 cm., pour le haut et le bas de Rolando. Le point central a les mêmes rapports chez les brachycéphales et chez les dolichocéphales ; les premiers ont la scissure occipitale plus près de l'inion. Les variations qu'on observe chez les aliénés, les dégénérés, les anciens amputés, sont inconstantes et sans règles fixes.

2° Les variations qui sont le fait de l'*âge* ne portent que sur la première enfance. A partir de l'âge de 8 à 9 ans d'après Symington, les rapports sont fixés et ne changeront plus ; le crâne a acquis son type définitif et s'immobilise de plus en plus par la soudure de ses articulations. Dans la première enfance, les rapports crâniologiques sont très

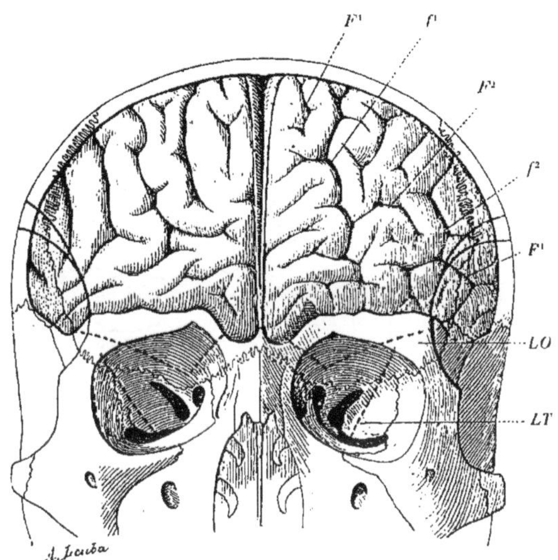

Fig. 253. — Rapports de l'orbite avec le cerveau.

La ligne *L O* indique l'étendue des rapports du lobule orbitaire avec la voûte orbitaire ; la ligne *L T*, les rapports du pôle temporal avec le tiers postérieur de la paroi ext. de l'orbite — d'après POIRIER.

différents de ceux de l'adulte ; mais les mesures céphalométriques proportionnelles sont les mêmes. L'angle rolando-sagittal est déjà de 70° (Cunningham et moi-même) chez le nouveau-né ; chez ce dernier, le point mi-sagittal conduit au haut de Rolando, comme chez l'adulte ; il faut seulement compter 1 cm. en arrière au lieu de 2 cm. Je signalerai la difficulté de trouver l'inion sur ces crânes arrondis. La scissure de Sylvius est un peu plus haut que chez l'adulte et dépasse de 1 cm. en haut la ligne naso-lambdoïdienne de Poirier.

3° Les variations d'origine *sexuelle* sont tout à fait négligeables.

4° Les *déformations* crâniennes artificielles n'ont pas encore été étudiées au point de vue de la topographie crânio-cérébrale, à l'exception de la déformation dite *toulousaine*. Ambialet (Thèse de Toulouse, 1893) a montré que ces têtes normalement brachycéphales sont rendues dolichocéphales par une compression transversale qu'exerce un bandeau appliqué sur le crâne des enfants. Dans ces cas, 1° le haut de Rolando est parfois repoussé de 1 c. en plus que la distance habituelle en arrière de la suture coronale, ce qui n'empêche pas que huit fois sur treize le procédé américain a conduit à peu près exactement sur l'extrémité supérieure de la scissure ; trois fois la scissure était à 30 mm. en arrière du point central, une fois elle lui correspondait ; — 2° l'extrémité inférieure de Rolando est presque constamment abaissée et reportée *en avant*, d'où un angle rolandique de 60° au lieu de 70°, la longueur de la scissure restant la même, 9 à 10 c. Le bas de Rolando est de 55 à 70 mm. sur la verticale préauriculaire de Poirier ; — 3° le pied de F^3 n'est pas abaissé, mais repoussé en avant, de 5 à 15 mm. — 4° La scissure occipitale externe correspondait 5 fois sur 13 au lambda, 7 fois elle était de 3 à 10 mm. en arrière.

En résumé, propulsion du bas de Rolando, rétropulsion de la scissure occipitale.

Topographie des Ganglions centraux et des Ventricules latéraux. — Les ganglions centraux (couche optique et corps striés) sont limités par trois plans, deux vertico-transversaux ou frontaux et un horizontal. 1° Le premier plan transversal passe à 4 c. en arrière de l'extrémité antérieure du cerveau, à 18 mm. de l'apophyse orbitaire externe ; 2° le deuxième plan transversal, par le haut de Rolando, à 1 c. en arrière de l'apophyse mastoïde ; 3° le plan horizontal, à 45 mm. de la convexité de la tête ; il limite en haut les noyaux ganglionnaires (*Féré*).

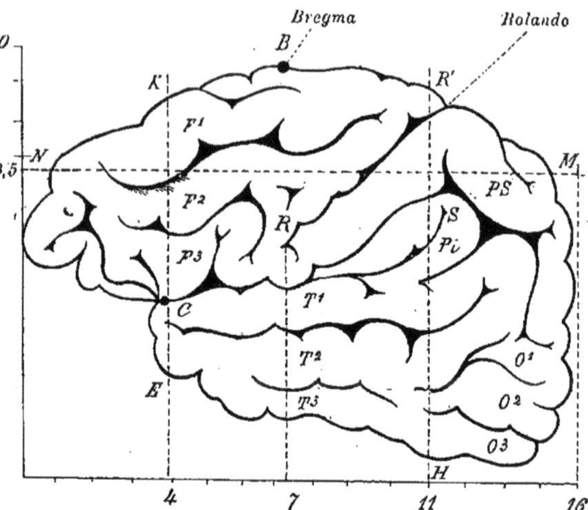

Fig. 254. — Topographie des corps opto-striés et du ventricule latéral.

Le carré bleu indique l'étendue des rapports du ventricule latéral. — D'après FÉRÉ.

Les limites du ventricule latéral sont à peu de chose près celles des ganglions qu'il contourne ; il se prolonge seulement un peu plus en arrière. Le carrefour où convergent les trois cornes ventriculaires est situé à la base du lobule marginal de P^2, sur l'extrémité postérieure de la première temporale ; c'est un des points les plus favorables pour la ponction (*Masse*). Il est à 45 mm. de profondeur. L'étage inférieur avec ses deux cornes, temporale et occipitale, est également à une profondeur de 40 mm. environ à partir de la peau. Il correspond assez exactement à la deuxième circonvolution temporale, elle-même située chez l'adulte à 4 c. au-dessus du conduit auditif (*Poirier*). On a eu déjà l'occasion d'ouvrir et de drainer les ventricules latéraux dans l'hydrocéphalie interne.

II. — COMMISSURES DU MANTEAU

Broca a donné le nom de *seuil de l'hémisphère* ou *limen* à l'ouverture circonscrite par la fente de Bichat et le sillon du corps calleux, sur la face interne de l'hémisphère. Tout autour le manteau forme un anneau complet ouvert seulement en bas et en avant. Cette région centrale n'est pas libre ; elle est occupée par le pédoncule cérébral, le corps calleux, le trigone cérébral et le septum lucidum. Ce sont ces trois dernières formations nerveuses que nous allons décrire.

CORPS CALLEUX

Le corps calleux est une grande commissure blanche tendue transversalement entre les deux hémisphères. On l'aperçoit en écartant les faces opposées de la scissure médiane. Son nom lui vient de ce qu'il rappelle la callosité des cicatrices soit par sa blancheur, soit par sa consistance ferme.

Il est courbé en arc dans le sens antéro-postérieur et couvre comme une voûte les ventricules latéraux. Cet arc peut être très bombé ou très aplati dans sa partie moyenne ; souvent aussi les courbes des faces supérieure et inférieure ne sont point parallèles, et l'on observe par places des amincissements qui me paraissent tenir à une forte saillie des lobules sus-jacents, du precuneus surtout. Sa longueur varie entre 7 et 9 cm. Sa largeur moyenne est de 15 mm., mais s'abaisse à 12 en avant et s'étend jusqu'à 20 en arrière où elle atteint sa plus grande extension; ces chiffres ne concernent d'ailleurs que la partie libre du corps calleux. L'épaisseur est de 10 mm. au niveau du genou, 6 à 8 à la partie

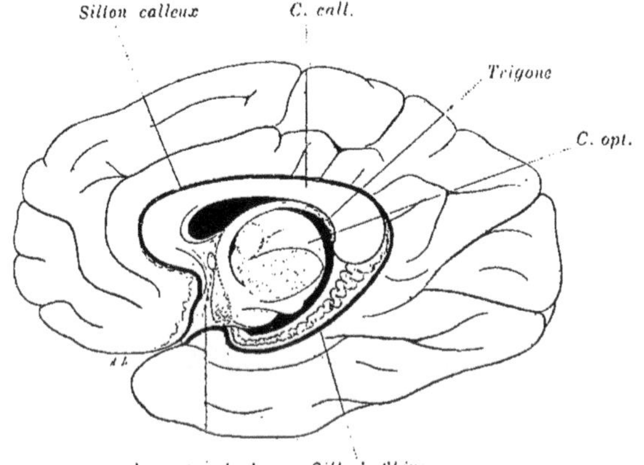

Fig. 255. — Le seuil de l'hémisphère.
L'hémisphère est teinté en bleu, le seuil est réservé en blanc.

moyenne, 15 sur le bourrelet. Les chiffres de 8 cm., 1, 5 et 1 correspondent sensiblement aux trois dimensions.

On distingue dans le corps calleux deux parties : une partie libre ou tronc, une partie adhérente ou radiations calleuses.

1° TRONC DU CORPS CALLEUX

La partie libre, partie moyenne ou tronc, la seule qui se voie sans préparation spéciale, présente une face supérieure, une face inférieure, deux extrémités et deux bords.

1° Face supérieure. — Cette face, large de 15 à 20 mm., plus large que la scissure interhémisphérique au fond de laquelle on voit sa partie médiane, est quadrilatère dans son ensemble, plane ou légèrement concave en sens transversal, nettement arquée d'avant en arrière ; au sommet de sa courbe elle se rapproche à 3 cm. du bord sagittal de l'hémisphère. Elle est en rapport au milieu avec la faux du cerveau, dont le bord inférieur tranchant et logeant le sinus long. infér. ne la touche nulle part; ce bord est séparé du bourrelet par une distance de 1 mm., du genou par un intervalle de 3 mm., qui contient un espace sous-arachnoïdien. Sur les côtés elle est recouverte par la circonvolution du corps calleux qui surplombe et limite une anfractuosité profonde de 5 mm., profonde surtout en arrière, appelée sillon, sinus, rainure, ventricule du corps calleux ; celle-ci loge l'artère cérébrale antérieure qui occupe le plus souvent son entrée. Je conserverai le nom de *sillon*, sillon du corps calleux, à cette fente, car elle est l'ancien *sillon d'Ammon* qui, chez l'embryon, circonscrivait extérieurement l'arc marginal ; aussi se prolonge-t-il en arrière dans la fissure de l'hippocampe, tandis qu'en avant il se continue avec cette dépression qui sépare le trigone olfactif de l'espace perforé antérieur et qui n'est autre que l'ancien sillon postérieur du rhinencéphale ou lobe olfactif.

La face supérieure est striée transversalement ; ces stries indiquent les plans de séparation de feuillets de 1 mm. de large. On y remarque : sur la ligne médiane, le *sillon médian* ou *raphé* du corps calleux, sillon superficiel, longitudinal, un peu plus large en arrière, redressé quelquefois en crête à sa partie centrale ; sur les côtés, deux tractus blancs, étendus d'avant en arrière, les nerfs de Lancisi, que nous étudierons un peu plus loin.

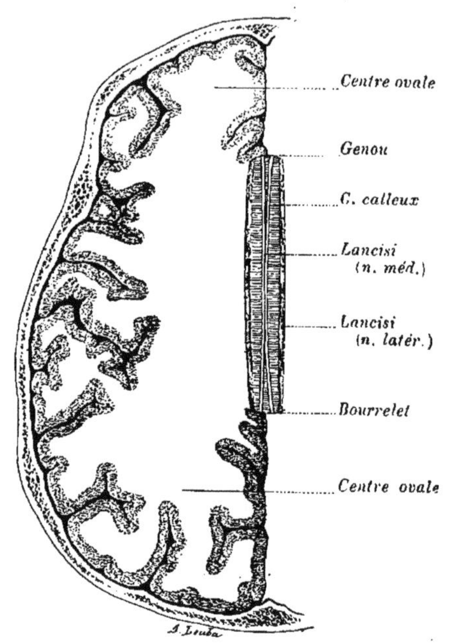

Fig. 256. — Centre ovale de Vieussens et face supérieure du corps calleux.

Le demi-centre ovale gauche est seul figuré. — Le corps calleux et les nerfs de Lancisi.

2° **Face inférieure.** — Cette face légèrement convexe dans le sens transversal, fortement concave dans le sens antéro-postérieur, est tout à la fois plus large (35 à 40 mm.) que la face supérieure et beaucoup plus courte (5 à 6 cm.). Par sa partie médiane elle repose sur le septum lucidum en avant, sur le trigone cérébral en arrière ; ses parties latérales sont libres, recouvertes seulement par l'épendyme, et forment le toit des ventricules latéraux.

3° **Extrémités.** — Les deux extrémités sont renflées. A leur niveau le corps calleux se replie sur lui-même, et les feuillets vertico-transversaux qui le constituent, suivant ce mouvement d'inflexion, deviennent horizontaux au sommet de la courbure, pour reprendre plus bas une direction frontale.

L'*extrémité antérieure* ou *genou* proémine en avant dans la scissure médiane, séparée de l'extrémité antérieure de l'hémisphère par un espace de 3 cm. Elle est formée par la réflexion à angle aigu du corps calleux, qui décrit une courbe à concavité postérieure embrassant l'extrémité du corps strié et fermant les ventricules latéraux ainsi que le ventricule de la cloison. Le feuillet inférieur ou feuillet réfléchi du genou, situé à 10 ou 15 mm. au-dessous du feuillet supérieur, s'étend à 2 cm. en arrière ; puis il s'effile en une lame mince, cunéiforme, de 1 cm. de longueur, appelée *bec* ou *rostrum*, qui descend en avant du ventricule moyen et s'unit au bord supérieur de la lame terminale ainsi qu'à la circonvolution du corps calleux. Ce même feuillet est croisé sur sa face antérieure par deux faisceaux blancs à direction sagittale, auxquels Vicq d'Azyr a donné le nom tout à fait impropre de *pédoncules du corps calleux.*

Ces soi-disants pédoncules n'ont qu'un rapport de contiguité avec le corps calleux ; ils existent sans changements chez les animaux qui n'ont pas de commissure calleuse. Nous verrons plus loin qu'ils sont constitués par la réunion de deux tractus, les nerfs de Lancisi qui sont sus-calleux et le faisceau olfactif du trigone qui est sous-calleux; que le faisceau unique qui en résulte descend vers l'espace perforé antérieur, puis s'écartant du pédoncule opposé se porte en dehors en sens horizontal ; dans l'espace perforé, une petite portion se porte à la racine olfactive interne, la plus grosse devient la bandelette diagonale plus ou moins apparente suivant les sujets.

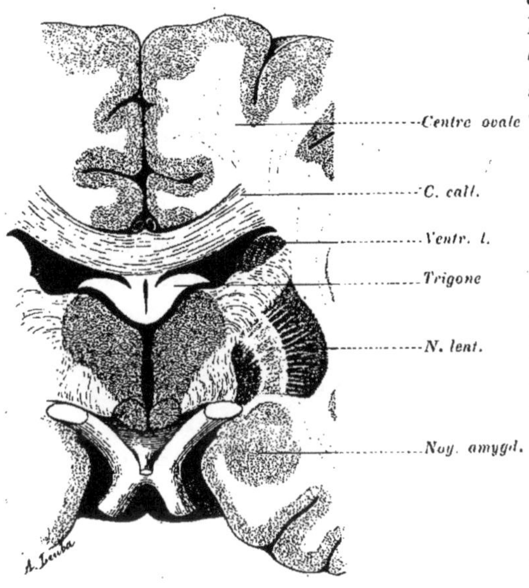

Fig. 257. — Le corps calleux vu en coupe transversale.
Ses rapports avec le trigone et le ventricule latéral. — En partie d'après Merkel.

La partie du bec à striation transversale, qu'on aperçoit entre les pédoncules, a reçu de quelques auteurs le nom de *commissure blanche des pédoncules* ou comm. bl. de la base.

En regardant un cerveau par sa base et en écartant les lèvres de la fente interhémisphérique, on reconnaîtra le feuillet réfléchi, le bec et les pédoncules du corps calleux.

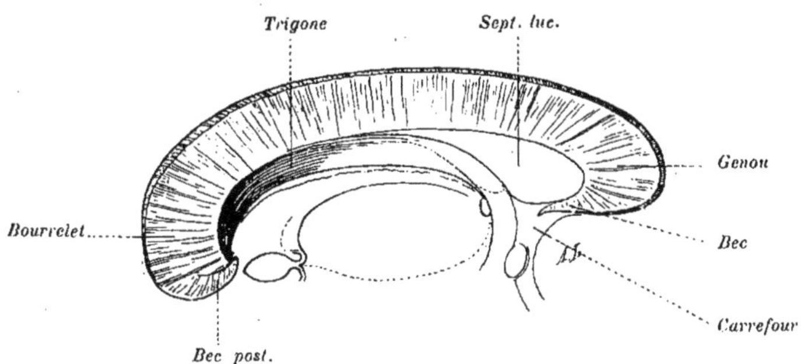

Fig. 258. — Le tronc du corps calleux vu en coupe sagittale. Son genou et son bourrelet.

L'extrémité postérieure ou *bourrelet* (*splenium* dans la terminologie latine, d'où fibres spléniales), plus épaisse, mieux détachée que le genou, est à une distance double de la pointe cérébrale, soit 6 cm. du sommet du lobe occipital.

Elle est légèrement concave dans le sens transversal. Elle repose sur les T. quadr. et forme la lèvre supérieure de la partie moyenne de la fente de Bichat.

Le bourrelet est, comme le genou, produit par la réflexion du corps calleux sur lui-même ; seulement ici ce reploiement, dû au développement du lobe occipital en bas et en arrière, est beaucoup plus complet ; les deux feuillets s'appliquent l'un contre l'autre, pour former une masse d'apparence homogène ; on reconnaît cependant que le feuillet inférieur ou réfléchi, long de 15 mm., se termine en avant par un bord aminci, en sorte qu'on peut là aussi distinguer un genou et un *bec postérieur*.

4° **Bords.** — De chaque côté, le bord latéral et antéro-postérieur a pour limite apparente, en dessus, le fond du sinus du corps calleux où se réfléchit la pie-mère ; en dessous et beaucoup plus en dehors, l'union de la voûte du ventricule latéral avec sa paroi externe.

2° RADIATIONS CALLEUSES

Il est facile de voir sur les coupes frontales que les bords du corps calleux, sur toute leur étendue, ne sont pas nettement limités, et qu'ils se continuent avec le noyau blanc central des hémisphères auquel Vieussens a donné le nom de *centre ovale*. Les fibres du corps calleux sont groupées en paquets de 1 mm. de D, formant eux-mêmes des lamelles à direction transversale comme le montre la coupe antéro-postérieure du corps calleux. Elles pénètrent dans le centre ovale et, plus ou moins reconnaissables, constituent la partie adhérente ou irradiée. Leur champ de distribution comprend la totalité de l'écorce, à l'exception du lobe olfactif et de la partie ventrale du lobe temporal.

Pour voir le centre ovale de Vieussens sous sa forme typique et dans sa plus grande extension, il faut pratiquer sur le cerveau entier une coupe horizontale passant à peine au-dessus du corps calleux. On a alors sous les yeux une vaste surface blanche, *grand centre ovale,* composée des deux *demi-centres ovales* des hémisphères droit et gauche avec leur bordure de substance grise irrégulièrement festonnée ; elle est rétrécie à sa partie moyenne, où le corps calleux unit comme un isthme les deux moitiés opposées. Le mot *centre ovale* seul désigne toute la substance blanche intra-hémisphérique, à quelque niveau que porte la coupe (Voy. fig. 256).

Les irradiations du corps calleux dans le centre ovale ne se voient qu'avec quelque difficulté et seulement sur une certaine partie de leur trajet. Si, avec le doigt introduit dans le sillon, on rejette en dehors l'hémisphère après l'avoir libéré au couteau en avant et en arrière (procédé de *Foville*), on peut sans trop de délabrement isoler la face supérieure de la commissure jusqu'au bord externe du ventricule latéral et du corps strié ; on voit alors qu'elle présente une dépression médiane et deux soulèvements latéraux, et que le corps calleux se prolonge en avant et en arrière sous forme de cornes comme la cavité du ventricule latéral ; ces cornes émanent des angles antérieurs et postérieurs. Au delà la dissection devient artificielle.

On distingue les radiations de la partie moyenne, celles du genou et celles du bourrelet.

1° Les *radiations moyennes* émanent de toute la longueur du bord latéral et s'enfoncent en éventail à déploiement vertical dans le noyau blanc de l'hémisphère ; les supérieures ascendantes décrivent une courbe à concavité interne. Elles sont destinées au lobe pariétal, à la partie postérieure du lobe frontal et à une partie du lobe temporal.

2° Les *radiations antérieures* ou du genou partent des angles antérieurs pour se disperser dans le lobe frontal. Comme elles décrivent un arc à concavité interne,les parties droite et gauche figurent les deux branches d'une pince courbe, d'où leur nom de *forceps anterior* ou forceps minor. D'après Déjerine, ce n'est là qu'une apparence qui ne correspond point à la structure histologique ; la partie antérieure du forceps appartient aux fibres de la couronne rayonnante et non aux fibres calleuses.

3° Les *radiations postérieures* ou du bourrelet sont affectées au lobe occipital

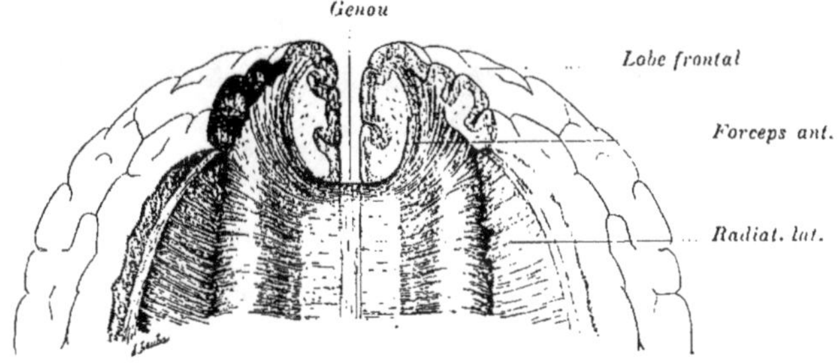

Fig. 259. — Forceps anterior ou radiations antérieures du corps calleux, d'après HIRSCHFELD.

Selon Déjerine, la figure totale du forceps est un mélange de fibres calleuses et de fibres de la couronne rayonnante.

et à la partie postérieure du lobe pariétal. Outre les fibres émanées du feuillet supérieur du bourrelet, on observe deux systèmes de radiations spéciales,issues du genou du bourrelet et de son feuillet inférieur ou réfléchi : ce sont le tapetum et le forceps posterior.

Le *tapetum* ou tapis n'est pas un faisceau compact, mais une nappe de fibres qui, du coude du bourrelet, descendent en bas et en dehors en suivant une ligne courbe à concavité interne, et se déploient d'avant en arrière autour des cornes temporale et occipitale des ventricules latéraux. Elles occupent leur paroi supérieure et externe.

Il est certain que la couche épaisse de fibres blanches décrite par les classiques sous le nom de tapetum sur la paroi externe soit de la corne occipitale,soit des deux cornes occipitale et temporale des ventricules latéraux, ne saurait être admise aujourd'hui. On sait en effet que cette couche persiste dans les cas d'absence totale du corps calleux et qu'elle n'est pas atteinte dans les dégénérations de cette commissure ; on sait aussi qu'elle est essentiellement constituée par les radiations optiques et par des faisceaux d'association à direction antéro-postérieure, notamment par le faisceau longitudinal inférieur. Malgré cela il semble bien qu'il existe sur la paroi externe de ces cornes ventriculaires, sous l'épendyme, une mince nappe médullaire qui appartient au corps calleux et qui doit conserver le nom de tapetum.

Le *forceps posterior* ou major (grande pince, de l'aspect que présentent les faisceaux droit et gauche se regardant par leur concavité) est un faisceau compact émané du feuillet réfléchi et du bec du bourrelet. En se repliant sur lui-même, le bourrelet a produit la torsion spiralée de ses fibres, qui ont pris l'aspect d'un cordon et par un trajet à forte concavité interne suivent la paroi interne de la corne occipitale. La saillie de l'ergot de Morand les dissocie en deux faisceaux, un faisceau supérieur, principal, qui est le forceps proprement dit et

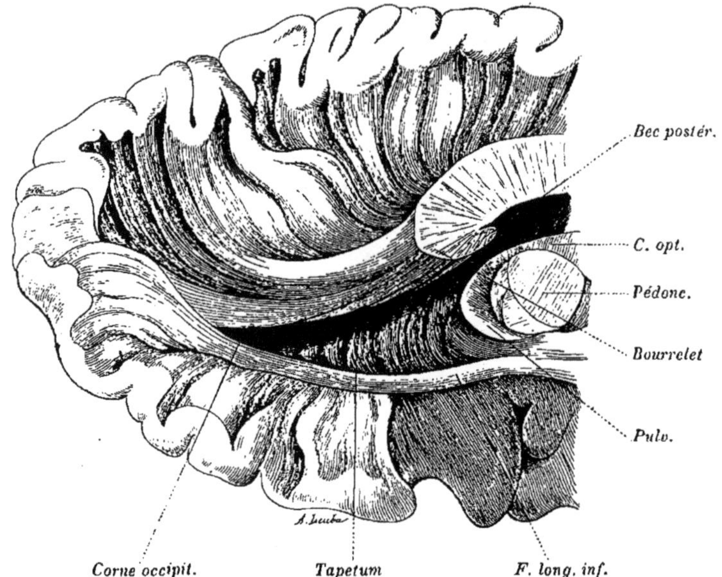

Fig. 260. — Forceps posterior ou radiations postérieures du corps calleux dans le lobe occipital.

La corne occipitale du ventricule latéral est ouverte par sa face interne. — D'après SCHWALBE.

proémine dans la cavité sous le nom de *bulbe* de la corne occipitale; un faisceau inférieur accessoire. En arrière de l'ergot, les deux faisceaux se rejoignent en une couche unique qui enveloppe en cornet la pointe du ventricule et s'épanouit dans le lobe occipital.

NERFS DE LANCISI

Sur la face supérieure du corps calleux, de chaque côté du sillon médian, on remarque un faisceau de fibres de couleur blanchâtre, large de 1 mm., qui coupe perpendiculairement les fibres transversales de la commissure. Ces *nerfs de Lancisi* ou tractus longitudinaux médians sont sujets à de grandes variations ; ils sont droits ou flexueux, séparés ou entrelacés, quelquefois unis en avant. Ils s'écartent en arrière et peuvent être suivis jusqu'au corps godronné de la circonvolution de l'hippocampe ; en avant on les voit au niveau du bec du corps calleux se perdre en partie dans l'extrémité initiale de la circonvolution adjacente, en partie passer dans les pédoncules calleux qui les conduisent à l'espace perforé antérieur

Assez rarement, les nerfs de Lancisi sont côtoyés par deux traînées grises de cellules nerveuses qui naissent de la corne d'Ammon et passant sur le bourrelet se terminent au milieu du corps calleux ou même au niveau du genou. Ce sont les *tractus gris* de Lancisi ou tractus latéraux, appelés encore *stries couvertes,* parce que ces faisceaux sont cachés par la circonvolution du corps calleux.

Les nerfs de Lancisi n'ont avec le corps calleux qu'un rapport topographique ; on les isole sur les pièces macérées dans les liquides durcissants, et dans les cas d'absence totale du corps calleux ils sont le plus souvent intacts. Ils appartiennent, comme les tractus gris, au système olfactif ; ce sont les vestiges atrophiés d'un anneau cortical qui, chez les animaux à odorat bien développé, unit la pointe du lobe temporal au corps godronné.

Les nerfs de Lancisi représentent la partie dorsale ou sus-calleuse de la circonvolution godronnée (corps godronné). Chez les animaux osmatiques, c'est-à-dire à odorat très développé, cette petite circonvolution acquiert une certaine importance et forme une traînée grise continue qui, logée entre le lobe limbique et le corps calleux, contourne ce dernier dans toute son étendue. Chez les anosmatiques, chez l'homme et plus encore chez certains primates, elle est atrophiée, rudimentaire, et comme tous les organes en rétrogradation sujette à de grandes variations.

On distingue les nerfs médians et les nerfs latéraux.

1° Les **nerfs médians de Lancisi** (nerfs de Lancisi proprement dits, tractus longitudinaux médians, cordons médullaires, raphé du corps calleux, stries médianes, stries internes, stries libres ; nervuli longitudinales de Lancisi) sont deux cordons blancs, larges de 1 mm. qui situés sur la ligne médiane de la face supérieure du corps calleux sont dirigés en sens antéro-postérieur, perpendiculairement au sens des fibres calleuses. Droits ou flexueux, séparés ou entrelacés, quelquefois unis en avant, ils forment sur le corps calleux tantôt un raphé saillant quand ils sont fusionnés, tantôt un raphé creux ou sillon, quand ils sont écartés l'un de l'autre. A la partie antérieure, ils contournent le genou du corps calleux et passant au-devant du bec débouchent dans les pédoncules du corps calleux, avec lesquels ils se fusionnent et par lesquels ils se continuent, sous le nouveau nom de bandelette diagonale, dans l'espace perforé antérieur et dans le pôle temporal. Sur certains sujets les nerfs de Lancisi semblent ne pas passer tout entiers dans les pédoncules calleux, mais se terminer en partie dans la petite région corticale, située à côté du bec et nommée par Broca le *carrefour de l'hémisphère*, par Zuckerkandl le *pli sous-calleux* (gyrus s. c.)

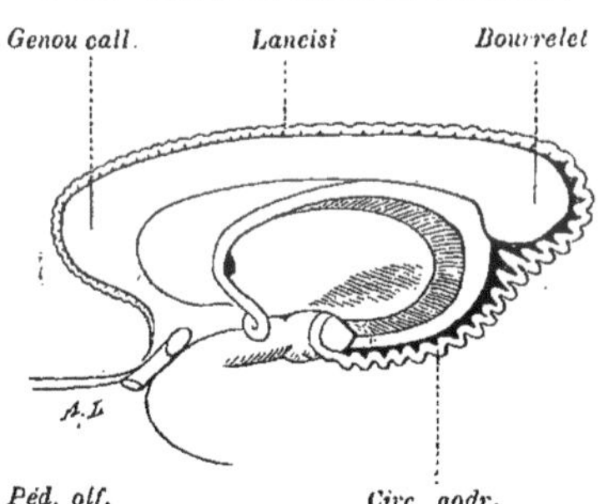

Fig. 261. — Nerfs de Lancisi.

Figure schématique montrant les tractus gris (tæniæ tectæ, nerfs latéraux) sous la forme d'une petite circonvolution lancisienne continue en bas avec la circonvolution godronnée (corps godr.).

A leur extrémité postérieure, les nerfs médians de Lancisi, contournant le bourrelet du corps calleux, pénètrent dans l'extrémité amincie du corps godronné connue sous le nom de fasciola cinerea ; en d'autres termes, le corps godronné émet des traînées de cellules et de fibres nerveuses qui sont les nerfs de Lancisi. Trolard dit les avoir vu perforer le bourrelet du corps calleux et y disparaître sur un certain trajet.

2° **Nerfs latéraux de Lancisi** (stries cachées ou couvertes, striæ ou tæniæ tectæ, stries latérales). On décrit sous ce nom deux productions différentes, qui peuvent être isolées ou concomitantes et qui ont ce caractère commun d'être cachées dans le sillon du

corps calleux et recouvertes par la face inférieure de la circonvolution qui borde cette commissure. Lancisi les avait signalées sous le nom de limbes médullaires.

On peut d'abord rencontrer des *tractus gris*, ou *induseum griseum*, placés en dehors des nerfs médians. Cette forme, normale chez les animaux osmatiques, paraît être rare chez l'homme. Les tractus renferment des cellules nerveuses caractéristiques de l'écorce cérébrale. Ordinairement ils sont limités à la région du bourrelet; exceptionnellement ils arrivent jusqu'au genou. Chez les animaux osmatiques c'est une petite circonvolution annulaire qui aboutit en avant au lobe olfactif. Il est plus fréquent, sinon même constant, à divers degrés, d'observer, au fond du sillon du corps calleux, un liseré simple ou double, blanchâtre, denticulé, libre par son bord interne, adhérent à l'écorce par son bord externe. Au-dessous de cette bandelette est le sillon du corps calleux, au-dessus un petit sillon (sillon limbique vrai de quelques auteurs) qui la sépare de la circonvolution du corps calleux. En arrière, elle proviendrait de la substance réticulée qui couvre en dehors la corne d'Ammon; en avant, elle disparaît presque toujours vers le genou du corps calleux, ou bien se perd dans ses pédoncules antérieurs.

En résumé, nous voyons que la corne d'Ammon et la circonvolution godronnée se prolongent bien chez l'homme, comme chez les mammifères osmatiques, par dessus le corps calleux, et forment un arc presque complet, dont l'aboutissant est l'espace perforé avec ses centres olfactifs avoisinants : lobule de l'hippocampe, trigone olfactif. Mais la partie supérieure de cet arc atrophiée, dissociée, n'est plus qu'à l'état de vestige ; des traînées irrégulières, inconstantes, de substance grise et blanche, permettent seules de reconstituer le trajet de la circonvolution originelle.

TRIGONE CÉRÉBRAL ou VOUTE A TROIS PILIERS

Le trigone cérébral est une lame médullaire, de forme cintrée, qui s'étend d'avant en arrière, de la base du cerveau au bord interne du lobe temporal. En arrière il est sous-jacent au corps calleux, en avant il s'en sépare en décrivant une courbe inscrite dans celle du corps calleux ; la cloison transparente remplit cet intervalle. Le nom de trigone lui vient de sa forme en triangle isocèle à sommet antérieur; on l'a appelé aussi *voûte à trois piliers* (Winslow), à tort car il y a deux piliers postérieurs, et deux piliers antérieurs, ceux-ci très rapprochés il est vrai ; *fornix*, forme latine du mot voûte ; *bandelettes géminées* (Reil), parce qu'il est formé de deux cordons juxtaposés. Comme la plus grande partie de ses fibres appartiennent au système olfactif, il est relativement peu développé chez l'homme et chez les animaux à faible odorat.

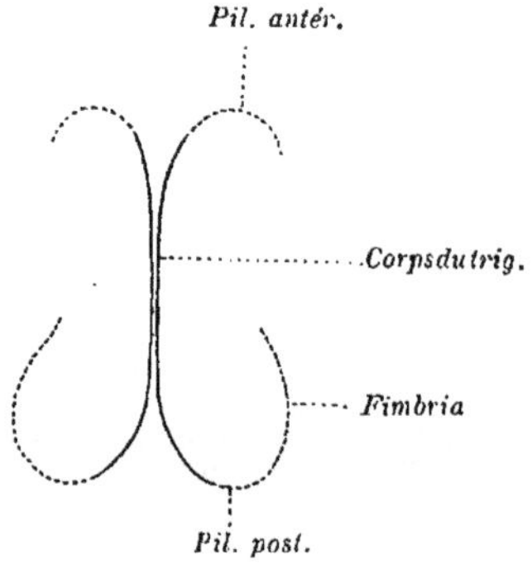

Fig. 262. — Forme en X du trigone cérébral.

Les lignes pointillées indiquent la partie adhérente. — (SCHWALBE).

C'est un ensemble de faisceaux à destinations différentes; par les fibres de la lyre, il appartient aux commissures interhémisphériques; par son faisceau olfactif, aux commissures antéro-postérieures intra-hémisphériques; par la majeure partie de ses fibres, au système de projection qui unit l'écorce hémisphérique au cerveau intermédiaire. On ne saurait donc lui assigner une place exclusive dans tel ou tel système anatomique.

En découvrant la voûte après avoir enlevé avec précaution le corps calleux, on voit qu'elle est formée d'un corps et de piliers qui émanent des extrémités du corps. Ceux-ci ont de leur côté une partie libre et une partie adhérente. Le tout forme un X dont les quatre extrémités sont recourbées. La longueur de la partie libre ou apparente du trigone est de 8 à 9 cm.

1° Corps. — Le corps du trigone, long de 2 cm. environ, large de 1 cm. et épais de 5 mm., s'étend du tubercule antérieur optique au triangle de l'habenula. Il est triangulaire, son sommet est dirigé en avant. Sa *face supérieure,* faiblement convexe, est en rapport sur la ligne médiane avec la cloison transparente en avant, avec le corps calleux en arrière, et adhère assez fortement à ce dernier chez l'adulte ; sur les côtés, elle est libre, sous-jacente au corps calleux, et fait partie du plancher des ventricules latéraux. Sa *face inférieure,* parcourue par un sillon médian que limitent deux reliefs latéraux, repose sur la toile choroïdienne et par elle sur la face supérieure de la couche optique. Ses *bords,* qui sont externes, sont nets, minces, appliqués sur le sillon choroïdien de la couche optique ; ils répondent à la jonction de la toile choroïdienne avec les plexus choroïdes, ces derniers se repliant souvent sur la face supérieure de la voûte. La voûte sépare donc les trois cavités du ventricule moyen et des ventricules latéraux.

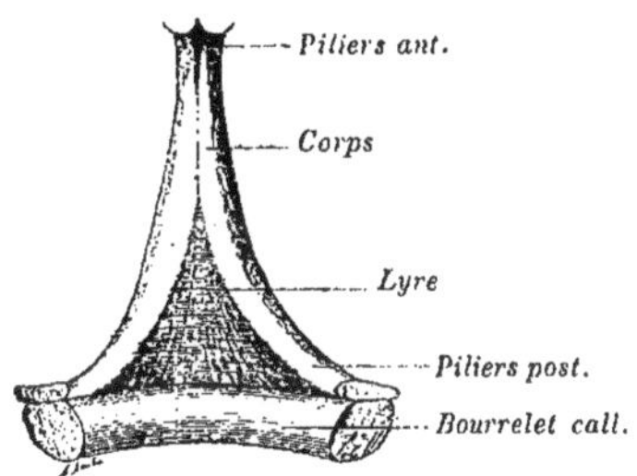

Fig. 263. — La Lyre ou psalterium.
Le trigone est vu par sa face inférieure. D'après SAPPEY.

On peut voir, par les coupes transversales, qu'en avant les deux bandelettes constitutives du trigone sont intimement unies en une masse triangulaire à base supérieure, tandis qu'en arrière elles s'écartent l'une de l'autre et forment une lame plate qui mesure à peine 2 mm. d'épaisseur. L'espace triangulaire produit par cet écartement est comblé par des fibres transversales qu'on voit bien surtout à la face inférieure. L'ensemble de ces fibres, comparées à des cordes d'instrument, des deux piliers sur les côtés et du bourrelet calleux qui forme une base postérieure, s'appelle la *lyre* (lyre de David, corpus psalloïdes, psalterium, d'où l'épithète fibres psaltériales). Les fibres transversales de la lyre sont en grande partie une commissure ammonienne, interhémisphérique par conséquent, qui unit les cornes d'Ammon d'un côté à l'autre ; une petite partie semble appartenir au corps calleux.

2° Piliers antérieurs. — L'angle antérieur ou sommet du corps est bifide ; chacune de ses branches se prolonge en cordons larges de 3 mm. appelés *piliers antérieurs, colonnes* de la voûte. Ces piliers s'écartant à angle aigu descendent verticalement en contournant l'extrémité antérieure de la couche optique ; à ce niveau ils forment un demi-anneau antérieur convexe que complète en arrière le demi-anneau concave du sommet de la couche optique ; ainsi est délimité le *trou de Monro* qui fait communiquer les ventricules latéraux avec le ventricule moyen. Les piliers écartés reposent sur le bord supérieur de la commissure blanche antérieure et s'y bifurquent ; la grosse masse passe en arrière, une petite partie (faisceau olfactif) se dirige en avant. Entre les piliers et la commissure blanche qui les croise par devant est un intervalle qui répond au ventricule de la cloison transparente, c'est la *fossette triangulaire* (recessus, vulve, dépression vulvaire); les piliers dans ce point sont tapissés en avant par la cloison qui leur adhère, tandis qu'en arrière ils sont libres et recouverts par l'épendyme du ventricule moyen.

La partie des piliers antérieurs que nous venons de décrire est libre et se voit sans préparation; mais au delà, c'est-à-dire au-dessous du trou de Monro, est une portion adhérente, engagée dans la base du cerveau, qu'on appelle les *racines* du trigone. Chaque racine plonge dans la substance grise du troisième ventricule, et se dirigeant en bas et en arrière à travers le tuber cinereum, aboutit au côté externe et postérieur du tubercule mamillaire, dont elle constitue en

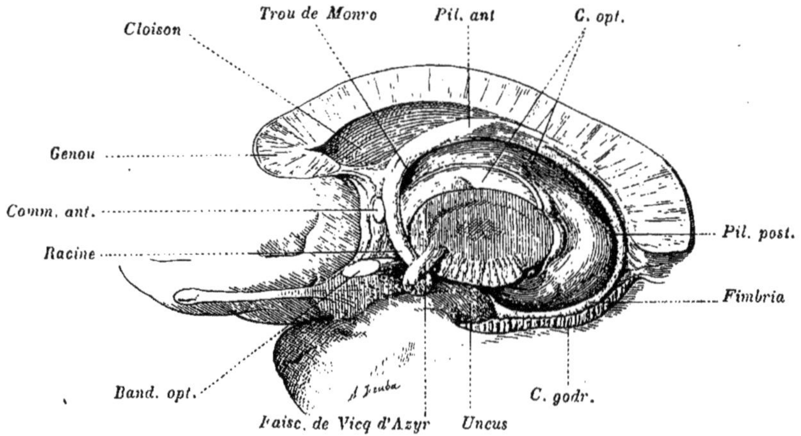

Fig. 264. — Le trigone cérébral.
Vu dans le sens antéro-postérieur. — D'après Hirschfeld.

ce point la capsule blanche, adjacente au noyau gris externe de ce ganglion. De la partie antérieure et interne de ce même tubercule mamillaire part un second faisceau compact, qui monte en haut et en dehors sous la substance grise du troisième ventricule, puis se coude horizontalement pour se terminer dans le tubercule antérieur de la couche optique.

Comme ces deux cordons, la racine du trigone et le faisceau ascendant, se croisent en X à leur émergence du tubercule mamillaire, ils semblent être la continuation l'un de l'autre, et depuis Vicq d'Azyr jusqu'à Meynert on a admis que le pilier antérieur se contourne en anse ou en 8 de chiffre dans le tubercule mamillaire, pour se terminer réellement dans la couche optique; de là la distinction de deux racines pour chaque pilier, une racine ascendante et une racine descendante, la racine ascendante (descendante pour d'autres auteurs) allant du tubercule antérieur optique au corps mamillaire, la racine descendante (ou ascendante) de ce corps mamillaire au trou de Monro. Mais Gudden, confirmé par Monakow, a montré que le tubercule mamillaire est composé de deux noyaux cellulaires différents : un externe d'où émerge le pilier antérieur, un interne d'où part le faisceau de la couche optique. Ils sont donc bien distincts, et, pour éviter toute confusion, Forel a proposé d'appeler *faisceau de Vicq d'Azyr* le cordon qui va de la couche optique au corps mamillaire (racine ascendante de Meynert).

Le pilier antérieur naît donc du tubercule mamillaire, des cellules nerveuses de son noyau externe ; mais comme au niveau du trou de Monro il est plus volumineux qu'à son émergence mamillaire et que le corps du trigone a une section plus large que ses piliers réunis, il faut admettre qu'il a d'autres origines. Ces fibres accessoires lui viennent : 1° encore du tubercule mamillaire par la *strie blanche* aberrante (faisceau aberrant du trigone) que nous avons décrite à la base du cerveau ; 2° des fibres du septum lucidum, de son bord postéro-inférieur ; 3° probablement des fibres de l'espace perforé antérieur, qui longent le pédoncule du corps calleux, en avant de la commissure blanche antérieure ; peut-être aussi des fibres du tuber cinereum.

Faisceau olfactif du pilier antér. — Foville le premier avait expressément décrit et figuré une bifurcation des piliers antérieurs du trigone ; il avait reconnu que chaque pilier antérieur possède, outre sa branche postérieure

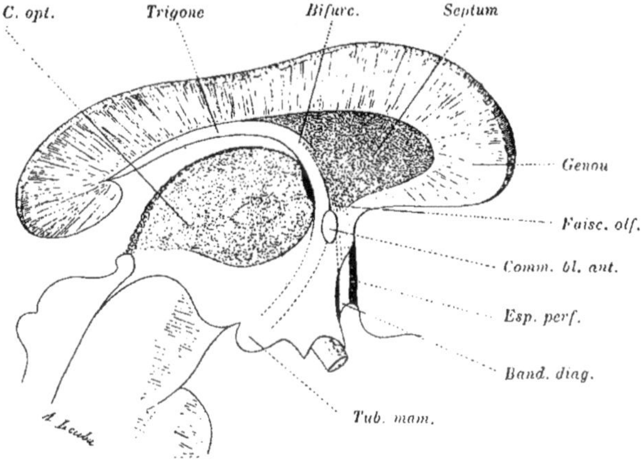

Fig. 265. — Faisceau olfactif du trigone.

Le pilier antérieur se bifurque et donne le faisceau olfactif qui descend en avant de la commiss. blanche.

classique, une *branche antérieure* qui passe en avant de la commissure et va s'unir au lobe olfactif.

Zuckerkandl l'a étudiée récemment en détail chez les osmatiques et chez l'homme, et lui a donné le nom de *faisceau olfactif* de la corne d'Ammon. Au moment où le pilier antérieur de la voûte longe le bord postérieur du septum lucidum, il se bifurque ; la grosse masse compacte descend *en arrière* de la commissure blanche pour se diriger vers le tubercule mamillaire, tandis que la partie antérieure sensiblement moindre et éparpillée (*faisceau olfactif*) s'engage à travers la paroi du septum lucidum qu'elle parcourt verticalement, en constituant la majeure partie de sa couche blanche externe. Au niveau de l'angle postéro-inférieur, les fibres se rassemblent pour passer *en avant* de la commissure antérieure, atteindre le carrefour de l'hémisphère, entre le bec du corps calleux et l'espace perforé, et se jeter dans le pédoncule antérieur du corps calleux qu'elles constituent en majeure partie, le reste étant formé par les nerfs de Lancisi. On sait que ce pédoncule, arrivé sur l'espace perforé, le traverse sous le nom de bandelette diagonale et aboutit au lobule de l'hippocampe. Zuckerkandl admet qu'à l'angle interne, au tournant de l'hémisphère, le pédoncule calleux ne passe pas tout entier dans la bandelette diagonale, mais qu'une partie s'en détache pour suivre la gouttière qui sépare la lame perforée du tubercule olfactif et aboutir au pédoncule olfactif avec la racine olfactive interne.

En d'autres termes, le faisceau olfactif, émané du trigone, traverse le septum lucidum en formant son pédoncule et, sur les côtés du bec calleux, devient partie intégrante et principale du pédoncule calleux dont il partage la terminaison.

3° **Piliers postérieurs.** — Les piliers postérieurs naissent des angles, au niveau de la lyre. Aplatis en ruban, et non arrondis en colonne comme les piliers antérieurs, de plus très divergents, ils se portent en arrière et en bas en contournant le pulvinar, puis se recourbent en avant comme le ventricule latéral et se terminent dans la corne d'Ammon. Presque dès leur origine, au niveau du bourrelet, ils se sont divisés en deux branches : une branche *postérieure* ou externe, pars fixa, très courte, qui s'éparpille à la surface de la corne d'Ammon ; une branche *antérieure* ou interne, pars marginalis, branche libre, compacte, qui passe dans la bandelette blanche ou fimbria, et par elle longeant le bord concave de la corne d'Ammon va se terminer au lobule de l'hippocampe.

Les deux branches des piliers postérieurs sont toutes deux notablement amoindries chez l'homme et chez les anosmatiques, mais principalement la branche postérieure ou pars fixa qui est réduite sur l'alveus de la corne à un ruban très grêle. Les animaux osmatiques au contraire, avec une voûte plus large et plus épaisse, des tubercules mamillaires plus volumineux, ont une fimbria plus grosse et surtout un énorme alveus.

Ventricule de Verga ou ventricule du trigone. — Un anatomiste italien, Verga, a découvert en 1851 un espace libre qu'on observe chez tous les nouveau-nés entre le trigone et le corps calleux, mais qui s'oblitère peu après la naissance et ne persiste que très rarement chez l'adulte. Ce ventricule se présente comme une fente étroite sur la coupe ; il est triangulaire, son sommet se continue avec le ventricule du septum lucidum par un canal appelé *aqueduc ;* sa base est en arrière, confondue avec la base de la lyre et fermée par l'union du bourrelet calleux avec le trigone ; les deux côtés sont formés par les bandelettes du trigone adhérentes au corps calleux. Il mesure environ 15 mm. dans le sens antéro-postérieur chez le nouveau-né. Les parois seraient alors tapissées par un feuillet épendymaire (*Tenchini*). On l'a vu dilaté par hydropisie.

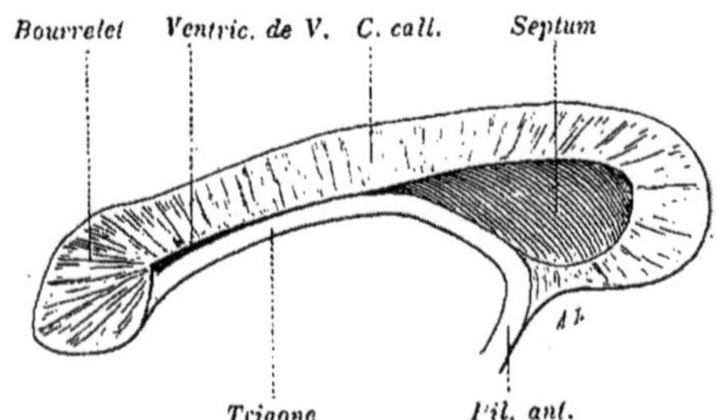

Fig. 266. — Ventricule de Verga.
Cerveau de nouveau-né.

Chez quelques animaux, notamment chez le cheval, ce diverticule s'étend jusqu'au bourrelet du corps calleux et s'insinue entre son feuillet supérieur et son feuillet réfléchi.

Les rapports des nerfs de Lancisi, de la bande diagonale, de l'espace perforé, des pédoncules du corps calleux et des pédoncules du septum lucidum sont encore obscurs sur plusieurs points, même de l'anatomie extérieure, et les auteurs sont souvent en désaccord.

On consultera : Foville, *Système nerveux cérébro-spinal,* 1844 ; — Broca, Le grand lobe limbique, 1878 et Recherches sur les centres olfactifs, 1879 ; — Zuckerkandl, *Das Riechbundel des Ammonshornes*, 1888 ; — Trolard, *Appareil central de l'olfaction*, 1889 ; — Brissaud, *Anatomie du cerveau*, 1893.

SEPTUM LUCIDUM ou CLOISON TRANSPARENTE

Le *septum lucidum* ou *cloison transparente* est un diaphragme mou et translucide qui sépare les chambres antérieures des ventricules latéraux. Il est placé de champ, entre le corps calleux qui est en avant et le trigone qui est en arrière. Sa forme est celle d'un triangle à bords curvilignes. Le bord supérieur convexe, le plus long des trois, est embrassé par la concavité du corps calleux, de son genou surtout, et lui adhère. Le bord postérieur concave s'applique sur le corps du trigone et sur ses piliers antérieurs. Le bord inférieur, très court, convexe, base du triangle, repose sur la portion réfléchie et sur le bec du corps calleux. Des trois angles, le postérieur, ou queue, très aigu et très long, se prolonge jusque vers le tiers postérieur du corps calleux, quelquefois jusqu'au bourrelet ; l'antéro-inférieur est arrondi comme le genou dans lequel il s'enchâsse ; le postéro-inférieur est à la jonction du bec du corps calleux et des piliers antérieurs de la voûte, au-dessus de la commissure blanche antérieure. Les faces externes, humides et lisses, forment la paroi interne des ventricules latéraux dans leur étage supérieur.

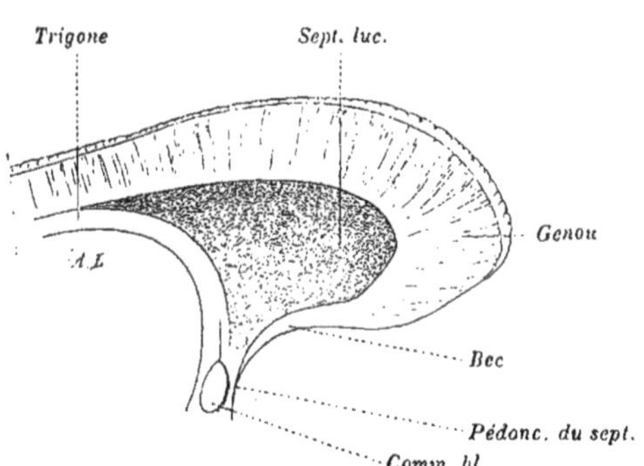

Fig. 267. — Le Septum lucidum ou Cloison transparente. Vue latérale.

La cloison est formée de deux lames nerveuses parallèles, dirigées dans le sens antéro-postérieur, interceptant entre elles une cavité très aplatie, bien marquée en avant et en bas, plus effacée en arrière et en haut, où elle se prolonge plus ou moins suivant l'agglutination des parois ; elle contient de la sérosité. Chaque lame est composée : 1° d'une couche grise interne, couche corticale analogue à celle du cerveau, et comme elle présentant à sa surface ventriculaire une zone blanche de fibres tangentielles ; 2° d'une couche blanche externe, mince, en grande partie formée par l'éparpillement d'une portion du trigone. Il n'est pas toujours facile de distinguer nettement ces deux couches à l'œil nu. Sur la face interne, celle qui regarde la cavité du septum, il n'y a ni endothélium ni épithélium, mais seulement un tissu conjonctif analogue à la pie-mère ; sur la face externe, qui est tournée vers le ventricule latéral, l'épendyme se superpose à la couche blanche.

La cavité porte le nom de *ventricule de la cloison* ou du *septum* (cinquième ventricule, ventricule de Sylvius, sinus du septum). Elle mesure 2 mm. d'épais-

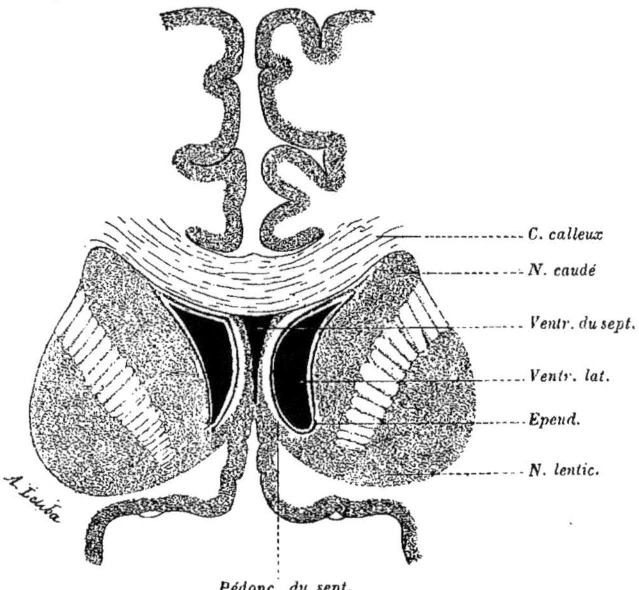

Fig. 268. — Le Septum lucidum et son ventricule.
Vus sur une coupe vertico-transversale.

seur, 12 à 15 dans sa plus grande hauteur et 40 au plus dans le sens antéro-postérieur. Elle est fermée en bas, en haut et en avant par la face inférieure du corps calleux, en arrière par le trigone cérébral, de chaque côté par les parois du septum. On a cru longtemps que cette cavité communiquait avec celle du troisième ventricule, par une fente ouverte dans la fossette triangulaire que limite l'écartement des colonnes de la voûte ; cet orifice (*vulve*, de Vieussens) n'existe pas, et la communication ne peut se faire que par filtration à travers la paroi ventriculaire. En revanche chez le fœtus, en même temps que les lames du septum sont plus épaisses et opaques, la cavité du ventricule est plus grande et se prolonge par un aqueduc dans un diverticulum placé tout en fait en arrière et en haut, sous le bourrelet calleux, et que nous avons décrit sous le nom de ventricule de Verga.

Que l'on fasse une coupe antéro-postérieure, ou bien une coupe frontale passant entre le bec du corps calleux et les colonnes antérieures, on remarque qu'une partie de la substance blanche, qui constitue la couche externe de chacune des lames de la cloison, se rassemble en un mince tractus; celui-ci émerge de l'angle postéro-inférieur, descend en bas, en dehors et en avant, et se porte vers l'espace perforé antérieur. Ce tractus est le *pédoncule du septum lucidum*. Nous avons expliqué plus haut 1° que ce pédoncule n'est autre qu'une branche

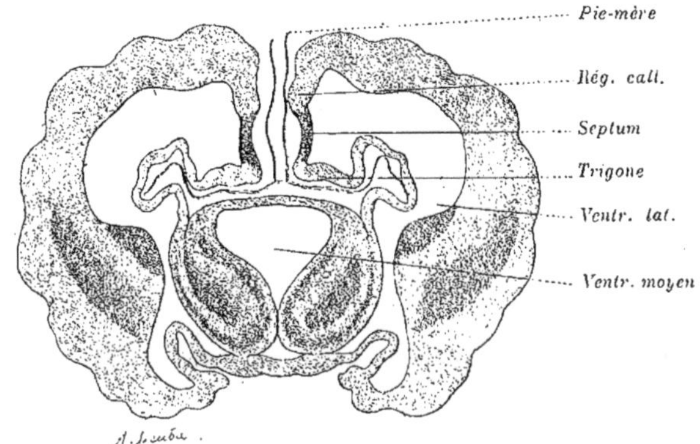

Fig. 269.

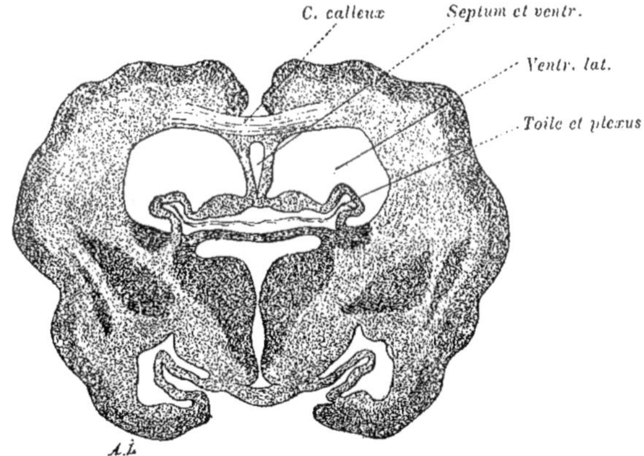

Fig. 270. — Formation du septum lucidum par accolement des parois internes des vésicules hémisphériques (d'après Math. DUVAL).

Fig. 269 : embryon du 3e mois ; ni corps calleux, ni septum. — Fig. 270 : embryon du 4e mois ; corps calleux et septum.

de bifurcation des piliers antérieurs du trigone ; 2° que sur les côtés du bec calleux il se fusionne avec le pédoncule antérieur du corps calleux et passe avec lui dans la bandelette diagonale.

Le septum lucidum se présente chez les mammifères sous des formes diverses. Tantôt les deux lames sont comme chez l'homme séparées par un ventricule ; tantôt elles sont soudées sur toute leur étendue, et ne laissent aucune cavité.

Dans ce dernier cas, le septum peut former un noyau gris médian, volumineux, qu'on a appelé le *ganglion du septum*.

La cloison transparente existe même chez d'autres vertébrés, notamment chez les oiseaux (fait contesté toutefois par Osborn), mais comme ceux-ci n'ont pas de corps calleux, la fente entre les lames n'est pas close et il n'y a pas de ventricule ; un état semblable se voit chez l'homme dans les cas où manque le corps calleux. On a observé plusieurs fois l'absence du septum, ordinairement dans ces cas le corps calleux fait aussi plus ou moins complètement défaut ; cependant Tenchini a constaté sur un enfant de 2 ans l'absence complète de la cloison transparente avec intégrité de tous les organes environnants.

En se reportant à l'embryogénie (v. page 45), il est facile de comprendre que le terme de ventricule est un terme impropre, appliqué à la cavité du septum. Cet espace n'est point une dilatation d'une cavité embryonnaire primordiale, comme le sont les autres ventricules ; c'est une partie de la surface du manteau, de la scissure interhémisphérique, qui a été sequestrée par l'adossement des deux écorces grises opposées et leur suture suivant un contour triangulaire. La cavité n'est donc qu'une partie isolée de la fente du manteau, et ses parois sont l'écorce d'une portion des anciens lobes frontaux droit et gauche ; de là cette couche grise interne, sans épendyme, qui constitue en partie la cloison et qui représente une substance grise corticale atrophiée.

COMMISSURE BLANCHE ANTÉRIEURE

La commissure blanche antérieure devrait logiquement être décrite avant le corps calleux, car elle paraît avant lui chez l'embryon humain, et elle existe même chez des vertébrés inférieurs, alors que le corps calleux ne se montre qu'avec les mammifères. Elle est essentiellement une commissure de la base, tandis que le corps calleux est une commissure de la convexité du manteau.

Sa forme est celle d'un cordon compact, à section elliptique, mesurant 5 mm. dans son grand D. qui est vertical, et 4 mm. en sens transversal ; elle a à peu près le volume du nerf optique, mais avec des variations individuelles assez marquées. Elle parcourt horizontalement la base du cerveau et s'étend d'un lobe temporal à l'autre, en décrivant un arc de cercle en fer à cheval à concavité postérieure, comme la bandelette optique à laquelle elle est parallèle en arrière, et dont elle est séparée par l'espace perforé antérieur ainsi que par l'anse pédonculaire de Gratiolet.

On peut lui distinguer trois portions, une moyenne, une latérale et une terminale ou irradiée.

1° La portion *moyenne*, impaire et médiane, tantôt convexe, tantôt légèrement concave en avant, est très courte ; elle mesure 7 mm. sur son bord inférieur qui est plus long que le supérieur à cause de la convergence des piliers antérieurs du trigone. Cette portion se voit sans préparation dès qu'on a ouvert le ventricule moyen ; elle est en effet située en avant de son bord antérieur, sous la cloison transparente, au-dessus de la lame terminale. Sa face postérieure est libre et tapissée par l'épendyme. Les deux piliers de la voûte qui la croisent en arrière limitent avec elle la fossette triangulaire du troisième ventricule. A quelques millimètres de la ligne médiane, elle reçoit des tractus blancs qui proviennent de la racine olfactive moyenne, après avoir traversé l'espace perforé et la lame terminale.

2° La portion *latérale,* paire et symétrique, n'est libre nulle part; elle est toute entière enfouie dans la base du cerveau, mais on l'isole facilement, car elle occupe un espace creux appelé par Gratiolet le *canal de la commissure,* et constitué en haut par une gouttière du corps strié, en bas par une gouttière creusée dans l'espace perforé. Ramassée en un cordon cylindrique et compact, elle se dirige en arrière et en dehors, en suivant une ligne à concavité postérieure, passe au-dessus de l'espace perforé, au-dessous de la tête du noyau caudé, puis sous le noyau extra-ventriculaire. On la voit successivement sous le deuxième membre, plus loin entre le deuxième et le troisième segments.

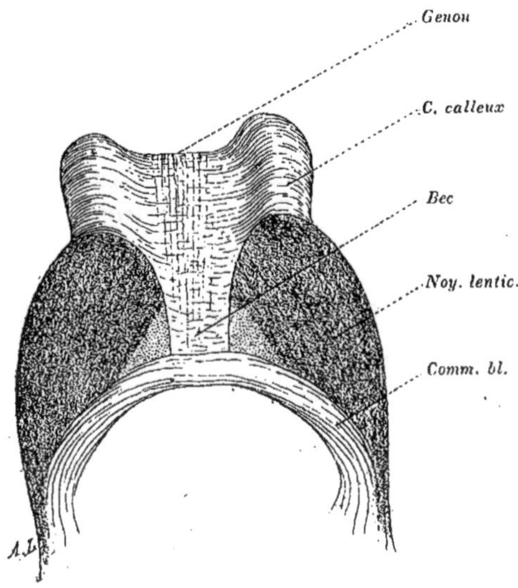

Fig. 271. — La commissure blanche antérieure (d'après FOVILLE).

3° La portion *terminale* ou *irradiée* ne peut être reconnue par la dissection seule. Au sortir du corps strié, sur la limite de l'espace perforé et de la partie postéro-inférieure de la capsule externe, le cordon devient lamelleux, se dissocie tout d'un coup, et déploie ses fibres en éventail dans la pointe du lobe temporal ; on les suit dans l'uncus, sur la face externe du noyau amygdalien et même dans la direction du lobe occipital. Leur terminaison, comme nous le verrons plus loin, est encore incertaine.

Les fibres de la commissure blanche ne sont pas parallèles, mais légèrement tordues sur l'axe du cordon, de telle sorte que les antérieures de la partie moyenne deviennent postérieures à leur extrémité, et inversement.

III. — FORMATIONS DE LA BASE. — CORPS STRIÉS CAPSULE INTERNE

Tandis que les couches optiques sont d'origine centrale et représentent un épaississement des parois de la vésicule cérébrale moyenne, les corps striés, comme l'a montré Wernicke, sont d'origine corticale. Ils naissent de la base de la vésicule cérébrale antérieure, de l'écorce dont ils constituent une excroissance intérieure et à laquelle ils restent toujours attachés par leur face inférieure au niveau de la substance perforée ; cette substance ne prend elle-même qu'un développement imparfait.

Les *corps striés,* ainsi nommés des stries blanches de la capsule interne qui les traverse, comprennent de chaque côté deux ganglions ou noyaux gris distincts : le *noyau caudé,* qui se voit sans préparation dès qu'on a ouvert le ventricule latéral, et le *noyau lenticulaire,* placé contre la face externe du premier, et qui étant enfoui dans la masse blanche de l'hémisphère ne peut s'étudier que sur des coupes, surtout frontale et horizontale, ou par des dissections artificielles.

1° **Noyau caudé.** Le *noyau caudé* ou *intra-ventriculaire* (corps strié proprement dit des auteurs allemands) appartient à la paroi du ventricule latéral ; il en occupe le plancher dans l'étage supérieur et le toit dans l'étage inférieur. Son nom lui vient du prolongement caudal en lequel il s'effile en arrière ; il est en effet pyriforme. On l'a comparé à un crochet, une virgule, une larme batavique, ou plus simplement à un anneau placé verticalement, ouvert seulement en bas et en avant.

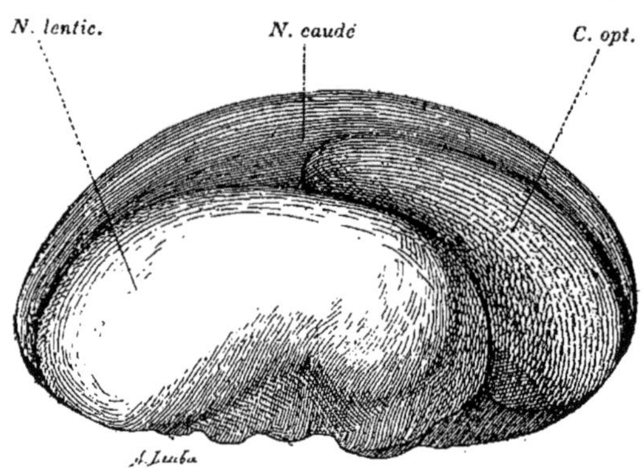

Fig. 272. — Les trois ganglions, noyau caudé, noyau lenticulaire et couche optique.

Vus en place par leur face externe, côté gauche. D'après Féré.

Sa longueur en ligne droite est de 6 cm. jusqu'à 7 cm. ; sa largeur atteint en avant 10 mm. sur 25 à 30 mm. en épaisseur ; ces deux dimensions se réduisent en arrière à 5 mm. et même moins.

On lui distingue une tête, un tronc et une queue.

La *tête* large de 20 mm., située en avant et renflée en ovoïde à convexité antérieure et interne, s'étend sur une longueur de 20 à 25 mm. depuis le corps calleux dont le genou la contourne, jusqu'au trou de Monro. Sa face interne, libre, regarde la cloison transparente et appartient au plancher ventriculaire ; sa face externe et son sommet antérieur sont continus avec la substance blanche du lobe frontal ; sa base adhère à l'espace perforé antérieur, par conséquent à l'écorce cérébrale ; elle fait même saillie extérieurement en avant de la bandelette diagonale, sous le nom de *colliculus* du noyau caudé.

Le *tronc* ou corps, ou partie moyenne, division que tous les auteurs n'admettent pas, a pour limite conventionnelle l'étendue antéro-postérieure du ventricule moyen, soit 30 à 35 mm. ; il est juxtaposé à la couche optique. Il a lui aussi une face interne, libre, recouverte par l'épendyme, et une face externe adhérente au centre ovale. Son bord externe, convexe, festonné, répond à l'union du plancher du ventricule avec la voûte calleuse ; son bord interne, concave, circonscrit la couche optique, séparé d'elle par le sillon opto-strié qui renferme la bandelette demi-circulaire et la veine du corps strié. — La *queue,* qui fait suite insensiblement au corps, s'effile peu à peu jusqu'à n'avoir plus que 3 mm. de D ; elle contourne latéralement la couche optique, passe dans la corne inférieure du ventricule et se prolonge vers la pointe du lobe temporal. Dans cette portion réfléchie, sa face libre de supérieure est devenue interne ; elle occupe la partie externe du toit venticulaire, sous forme d'un ruban de 3 mm. de large, tantôt saillant sous l'épendyme, tantôt caché par la substance blanche ; elle arrive à la partie postérieure du noyau amygdalien. Chez les singes elle s'y termine par un nouveau renflement en massue ; un petit renflement irrégulier existe quelquefois chez l'homme.

Le noyau caudé a donc une forme arquée ou plutôtannulaire ; il est enroulé autour du prolongement du pédoncule cérébral et occupe toute l'étendue du ventricule latéral, en bas comme en haut. C'est pourquoi sur un grand nombre

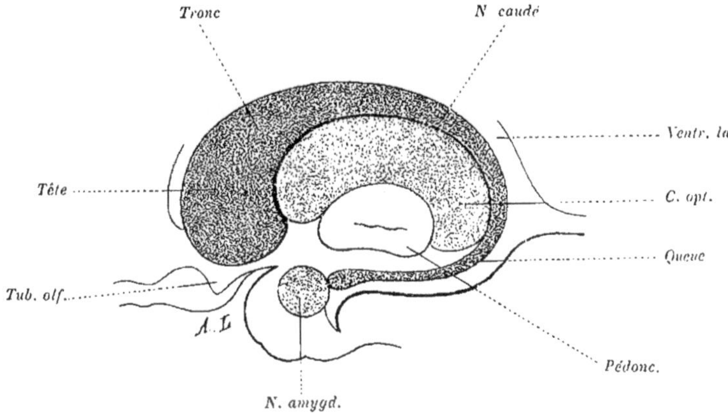

Fig. 273. — Le Noyau caudé.

Face interne du côté droit.

de sections horizontales et vertico-transversales de la couche optique, il est coupé deux fois et forme dans le dessin deux champs distincts et éloignés.

Il présente deux faces : une *face libre*, ventriculaire, une *face adhérente* à la capsule interne ; et deux bords, un *bord interne* qui répond au sillon optostrié, un *bord externe* qui suit l'angle latéral du ventricule.

Sa coupe transversale est biconvexe. Au niveau du tronc, elle est coudée en crochet ; une petite partie que Schnopfhagen rattache à la substance grise sous-épendymaire empiète sur la voûte du ventricule. Sa couleur est gris-rougeâtre. La substance grise est finement striée par la pénétration de fibres médullaires.

2° **Noyau lenticulaire**, — Le noyau lenticulaire, en forme de lentille convexe, ou noyau extra-ventriculaire, parce qu'il est dans toute son étendue en dehors du ventricule latéral, est un ganglion situé en dehors et en dessous du noyau caudé, entre la couche optique et l'insula de Reil.

On a comparé sa forme à un segment d'ovoïde à grosse extrémité antérieure, ou encore à une *lentille* biconvexe en coupe horizontale. En avant et en arrière le noyau lenticulaire ne présente en effet que deux faces, externe et interne, et sa coupe frontale est presque semi-lunaire, la face interne étant plutôt concave; mais dans toute sa partie moyenne, cette face interne se projette en une saillie arrondie dirigée en bas et en dedans, qui donne aux coupes frontale et horizontale une forme plutôt en coin ou en triangle ; à ce niveau, qui est d'ailleurs le plus caractéristique, le noyau lenticulaire a donc la forme d'une *pyramide* à sommet interne et présente trois faces, externe, interne et inférieure.

La face *externe,* convexe, verticale, est la base du coin ; elle regarde l'insula,

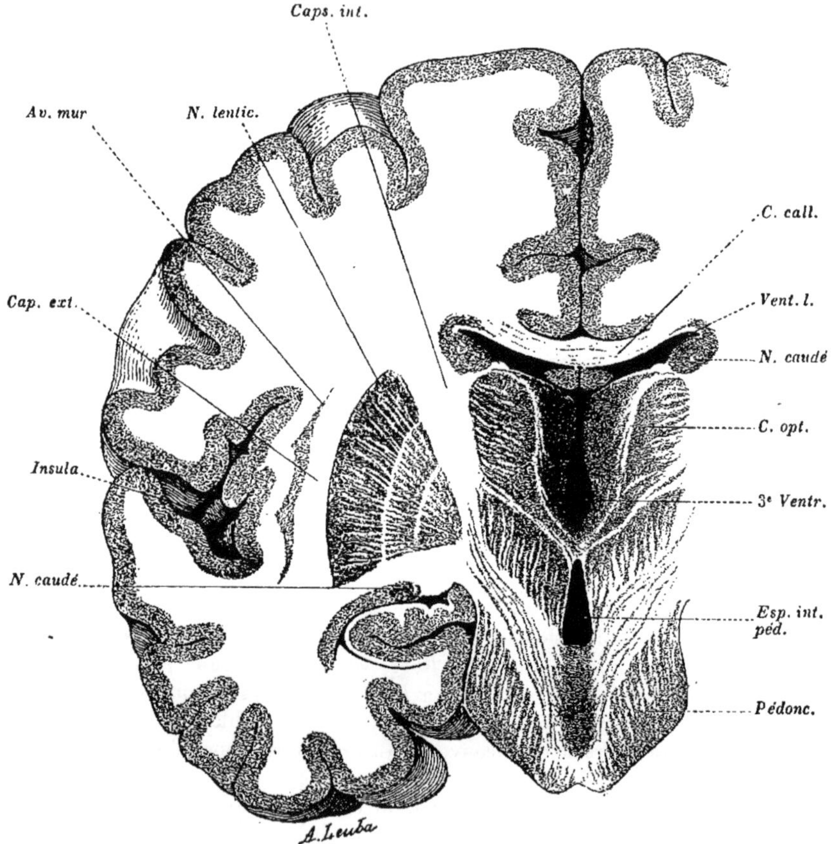

Fig. 274. — Rapports des corps striés sur le plan transversal.
Coupe passant par les pédoncules cérébraux.

auquel Cruveilhier en raison de ce rapport avait donné le nom de *lobule du corps strié.* Elle fait saillie au fond de l'excavation de Sylvius et n'est séparée de l'écorce grise de l'insula que par une mince couche de substance blanche, appelée *capsule externe.* Elle n'adhère à cette capsule que par de rares fibres nerveuses, aussi est-elle lisse et facile à énucléer. De gros vaisseaux artériels et veineux, artères et veines striées et optiques, sillonnent cette face.

La face *interne,* oblique en bas et en dedans, est en rapport avec la couche optique et le noyau caudé ; entre ces trois ganglions s'interpose une couche épaisse de substance blanche, la *capsule interne.*

La face *inférieure,* horizontale, face *basale* pour certains auteurs, est unie à la base du cerveau dont elle a émergé originellement ; elle est longée par la commissure blanche antérieure à laquelle elle fournit une gouttière. Cette face présente des rapports complexes ; elle répond successivement, d'avant en arrière, à l'espace perforé au niveau du pli falciforme et à la partie horizontale de

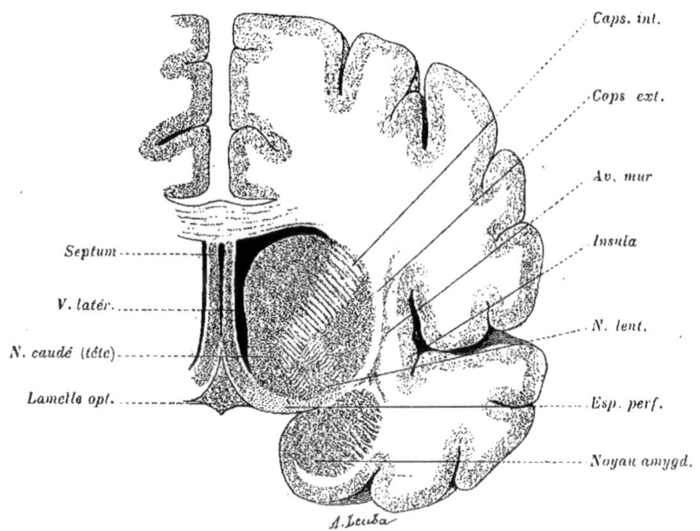

Fig. 275 — Attache des corps striés à la base du cerveau.
Coupe frontale passant par l'espace perforé antérieur et la lamelle grise optique.

l'avant-mur, puis à l'anse pédonculaire de Gratiolet, enfin au noyau amygdalien et à la queue du noyau caudé.

L'*extrémité antérieure* volumineuse arrive au contact de celle du noyau caudé, mais est un peu dépassée par elle. L'*extrémité postérieure* amincie est située en dehors du corps genouillé externe, et là encore est dépassée par la queue du noyau intra-ventriculaire. Celui-ci dont la longueur atteint 6 cm. déborde donc en avant et surtout en arrière le noyau extra-ventriculaire, qui ne mesure que 45 à 50 cm. dans sa plus grande étendue, sur 3 cm. de hauteur.

Il y a trois bords : un *bord supérieur* et un *bord inférieur,* tous deux convexes, que sur les coupes antéro-postérieures on voit s'unir aux deux extrémités comme les deux courbes d'une lentille biconvexe ; un *bord interne* coudé, formé par la rencontre de deux lignes obliques qui, sur les coupes horizontales, longent la capsule interne et s'unissent au niveau de son genou.

Les deux noyaux, caudé et lenticulaire, sont unis l'un à l'autre par leur face inférieure, sur toute leur moitié antérieure, et ils constituent à ce niveau une masse unique ; en haut par des ponts de substance grise qui vont de l'un à l'autre à travers la capsule interne. L'union de leurs faces inférieures répond à l'espace perforé et donne aux coupes frontales qui passent par ce niveau une forme en U dont l'ouverture, tournée en haut, est occupée par la capsule interne (voy. fig. 268). Plus en arrière, la queue du noyau caudé est encore reliée à l'extrémité postérieure du noyau lenticulaire.

De cette union des deux bases, il résulte que le pédoncule cérébral ne peut passer entre elles à ce niveau, et qu'il s'engage dans la boutonnière que limite leur écartement en arrière.

Le noyau lenticulaire est divisé en trois parties par deux lames blanches curvilignes, dirigées en bas et en dehors, les *lames médullaires interne et externe*. Chacune de ces parties, dont le volume va décroissant de l'insula à la ligne médiane, est appelée *membre* ou *segment* du noyau lenticulaire ; on les compte de dedans en dehors, le premier membre est interne, le second est moyen, et le troisième est externe. Les deux premiers, qu'une ou deux lamelles accessoires peuvent encore rediviser, ont une teinte claire, gris-jaunâtre, à cause de la dissociation de leurs cellules à pigment jaunâtre par de nombreuses fibres blanches ; ils sont ordinairement décrits ensemble sous le nom de *globus pallidus,* noyau pâle. Brissaud a proposé le terme de *globus medialis* pour désigner le deuxième segment. Le troisième membre ou membre externe, appelé *putamen* (écorce, coque) tranche par sa couleur gris rouge sombre ou ambre foncé, qui le rapproche du noyau caudé dont il a d'ailleurs la structure. Il est quadrilatère sur la coupe horizontale. C'est le plus grand de tous ; il dépasse de tous côtés, sauf en bas, le noyau pâle qui forme le sommet du coin. C'est lui qui constitue les extrémités antérieure et postérieure du noyau extra-ventriculaire ; seul, il s'unit au noyau caudé, soit en avant, soit par son prolongement temporal.

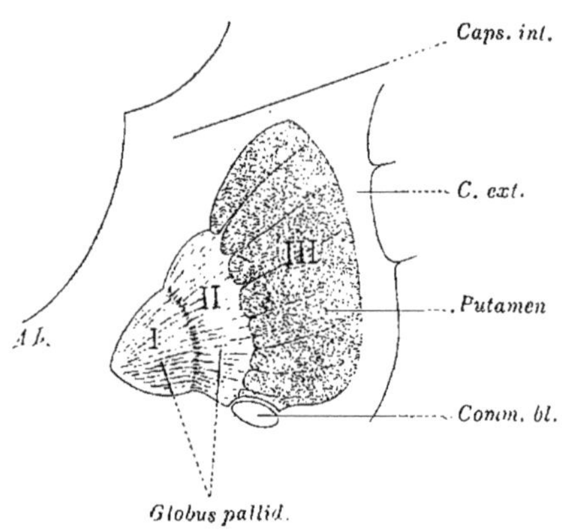

Fig. 276. — Les trois membres du noyau lenticulaire.

Vus sur une coupe frontale, côté gauche.

3° **Capsule du noyau lenticulaire.** — Le noyau lenticulaire est enveloppé sur ses faces externe et interne par une couche de substance blanche que Reil a comparée à une capsule à deux valves, et distinguée en capsule interne et capsule externe.

1° La **capsule interne** la plus épaisse, 8 mm. en moyenne, 5 à 10 suivant les points, est la valve interne qui sépare le noyau lenticulaire du noyau caudé et de la couche optique. Foville la comparait plus justement à une tige portant des cotylédons (ganglions opto-striés). Gratiolet l'assimilait à un éventail ou encore à un cornet ouvert en dehors, entouré par le noyau caudé, entourant le noyau lenticulaire, et incliné suivant l'axe de divergence des pédoncules cérébraux.

Elle se continue en bas avec le pédoncule cérébral dont elle est en partie le prolongement direct, en haut avec le centre ovale.

Sur la coupe vertico-transversale, on voit qu'elle est dirigée en haut et en dehors. Sa coupe horizontale, connue sous le nom de *coupe de Flechsig* (Voy. fig. 278), présente un angle ouvert en dehors, qui embrasse la partie antérieure, le sommet et la partie postérieure de la face interne du noyau extra-ventriculaire. Elle a donc deux bras, coudés presque à angle droit, et un genou. Le *bras antérieur* ou lenticulo-caudé est le plus court. Il mesure 2 cm. de long ; dirigé en avant et en dehors, il sépare la tête du noyau caudé d'avec le noyau lenticulaire. Le *bras postérieur* ou lenticulo-optique, le plus long, 3 cm., dirigé oblique-

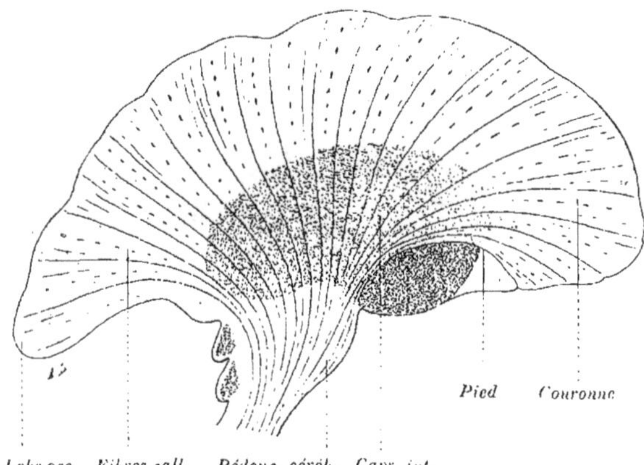

Fig. 277. — Eventail de la capsule int. se déployant pour former la couronne rayonnante (figure schématique).

Le noyau lenticulaire est vu par sa face interne. Les fibres calleuses sont en pointillé. On n'a pas figuré les ganglions qui interrompent les fibres du lobe occipital (rad. opt.).

ment en dehors et en arrière, s'interpose entre le noyau lenticulaire et la couche optique. Comme il déborde en arrière le noyau du corps strié sur une étendue de 12 à 15 mm., on peut distinguer cette dernière partie sous le nom de *segment rétro-lenticulaire (Déjerine)* ; elle est remarquable par la direction horizontale de ses fibres qui contiennent les radiations optiques. Le *genou*, sommet arrondi, est à la rencontre des deux bras.

La capsule interne est composée de faisceaux blancs. Dans le bras antérieur, leur direction est principalement horizontale ; ils sont formés surtout par le pédoncule antérieur de la couche optique et sont coupés par de nombreux ponts de substance grise qui unissent les deux noyaux striés. Dans le bras postérieur, à l'exception du segment rétro-lenticulaire, les faisceaux sont verticaux et disposés les uns derrière les autres en gros paquets aplatis d'avant en arrière. Le genou représente une zone de transition entre les fibres verticales et les fibres horizontales.

Coupe de Flechsig. — La coupe dite de Flechsig, connue et figurée depuis longtemps, mais dont Flechsig a montré toute l'importance, est une coupe horizontale qui passe par la tête du noyau caudé et la partie moyenne de la couche optique. Pour la pratiquer, on mène le couteau horizontalement de dehors en dedans, un peu au-dessus de la scissure de Sylvius et parallèlement à elle. Dans le procédé de Brissaud, on coupe de dedans en dehors, en se dirigeant un peu obliquement en avant et en arrière ; on passe par l'union du tiers supérieur avec les deux tiers inférieurs de la couche optique, et le milieu de la tête du noyau caudé. Ballet attaque par dehors, comme Flechsig, en suivant un plan qui correspond en arrière un peu au-dessus de la pointe du lobe occipital, en avant à la jonction du 1/3 supérieur et des 2/3 inférieurs du pied de F^3. Enfin Déjerine, comme Brissaud, commence par la face interne et pratique une coupe encore plus oblique sur le plan horizontal; il prend comme repères le tubercule antérieur de la couche optique et l'extrémité antérieure du pli cunéo-limbique.

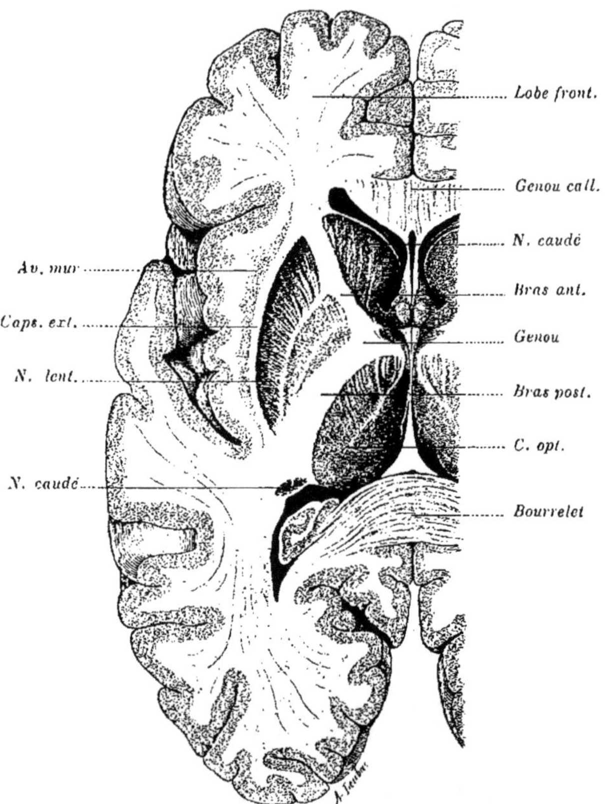

Fig. 278. — La coupe de Flechsig.
La capsule interne et ses bras vus sur une coupe horizontale.

En attaquant par la face interne, on est plus sûr de ne pas s'égarer ; seulement il faut au préalable avoir séparé le cerveau en deux moitiés.

2° La **Capsule externe**, ou valve externe de la capsule, est appliquée contre la face externe convexe du noyau lenticulaire ; mais elle ne lui adhère pas et ne reçoit d'elle que de rares fibres, de sorte qu'on peut l'en séparer facilement, et sans qu'on puisse parler de vide ou de cavité, il existe du moins à ce niveau une zone décollable traversée par les grosses artères striées, sources fréquentes d'hémorrhagies cérébrales. Elle n'appartient pas, en effet, comme la capsule interne, à l'épanouissement du pédoncule, mais à un système complexe de fibres, parmi lesquelles on observe des fibres courtes d'association, élément principal, les faisceaux longitudinaux supérieur et inférieur, quelques fibres issues du corps calleux, de la commissure blanche antérieure et de la couche optique. Son épaisseur est de 1 mm. 5 en moyenne ; elle varie de 1 à 2 mm. suivant les ondulations de l'avant-mur.

La capsule externe sépare le noyau lenticulaire du lobe de l'insula. Dans toute cette région, ce lobe est doublé sur sa partie profonde d'une lame grise ou *avant-mur* (claustrum) que nous avons décrite avec l'insula. C'est donc l'avant-mur qui limite en dehors la capsule externe. A son tour, l'avant-mur est séparé de l'écorce insulaire par une couche blanche, la *capsula extrema* de Reil, que constituent des fibres courtes d'association et des fibres émanées de la capsule externe.

Couronne rayonnante. — Au sortir de la filière qui sépare les corps striés et la couche optique, les faisceaux de la capsule interne s'engagent dans cette

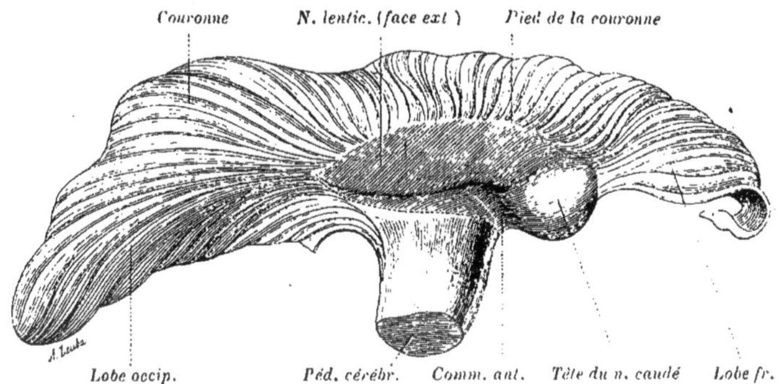

Fig. 279. — La Couronne rayonnante (d'après Schwalbe).

grande masse de substance blanche que nous avons appelée le *centre ovale* de Vieussens. Vicq d'Azyr a donné le nom inutile de *petit centre ovale* ou centre ovale latéral au plan de section uni-hémisphérique qui passe à un centimètre ou plus au-dessus du corps calleux. Sur un cerveau frais, on ne distingue aucun trajet de fibres dans cette masse d'aspect homogène et pâteux ; mais déjà Vieussens (1684), en faisant bouillir le cerveau dans l'huile, avait reconnu dans le centre ovale une structure fibrillaire qui lui fit assimiler cette partie à la substance médullaire, et plus tard Reil (1809), sur des pièces durcies par l'alcool, put distinguer les irradiations du pédoncule cérébral de celles du corps calleux. Toutes deux se font dans le plan frontal et s'intersèquent en alternant et en se coupant à angle droit.

C'est à ces irradiations du pédoncule cérébral ou de la capsule interne dans le centre ovale, que Reil a donné le nom de *couronne rayonnante*. Regarde-t-on le cerveau de profil, par sa face externe, les feuillets vertico-transversaux des rayons, au lieu de se voir par leurs faces antérieure ou postérieure, seront vus par leur côté externe et donneront l'idée de tiges ou de *rayons*. Les rayons de la partie moyenne montent verticalement à l'écorce cérébrale ; les rayons antérieurs s'inclinent en avant et les postérieurs en arrière. Le *pied* ou *base* de la couronne rayonnante de Reil est l'émergence des faisceaux sur le bord supérieur de la capsule interne, qui correspond au bord externe du noyau caudé ; elle se fait sur une ligne arquée ; en ce point les feuillets sont encore rassemblés et ne se sont pas dissociés par l'interposition des lames du corps calleux.

On voit par là que le centre ovale est composé de plusieurs parties : des irradiations du corps calleux et des irradiations pédonculaires de la capsule interne (couronne rayonnante) ; il faut y joindre, près de l'écorce cérébrale, des faisceaux d'association qui unissent entre elles les circonvolutions.

IV. — VENTRICULES LATÉRAUX

Tandis que le troisième ventricule est unique, impair et médian, les ventricules latéraux, qui sont les premier et second ventricules et qu'on désigne sous le nom de ventricules droit et gauche, sont pairs, situés symétriquement de chaque côté de la ligne médiane, dans l'épaisseur de l'hémisphère cérébral. Ils ne communiquent entre eux qu'indirectement, par l'intermédiaire du ventricule moyen.

Chacune de ces cavités figure un canal qui commence dans l'épaisseur du lobe frontal, se dirige horizontalement en arrière, puis se réfléchit autour de la couche optique pour se diriger de nouveau en avant et en bas et se terminer près de la pointe du lobe temporal, un peu au-dessous et en arrière de leur point de départ. C'est un canal annulaire, qui s'enroule autour des ganglions opto-striés et par eux autour du pédoncule cérébral ; il est circumpédonculaire. Les deux ventricules ne sont pas exactement dans le plan antéro-postérieur, à direction parallèle ; leur paroi interne qui, en avant, n'est qu'à 2 mm. de la ligne médiane, en est à 25 ou 30 en arrière ; ils sont donc divergents par leur portion directe. Leur portion réfléchie est très légèrement convergente.

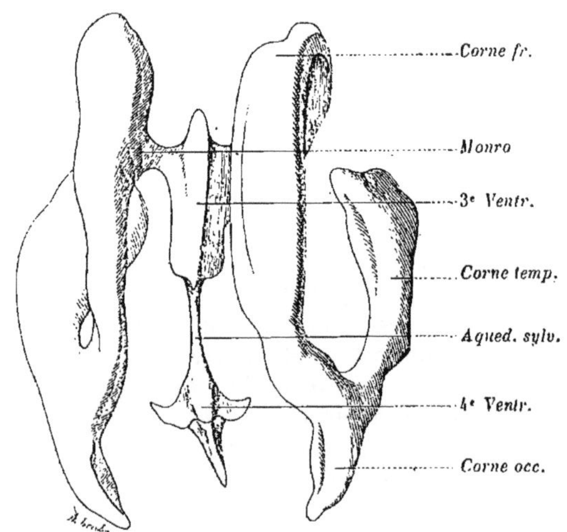

Fig. 280. — Moule des ventricules (d'après WELCKER).

« Il n'existe pas un seul cerveau d'animal chez lequel, tenant compte de la « différence de volume, le segment du cercle figuré par les ventricules appro- « che autant d'un cercle complet que chez l'homme ; et ce segment de cercle ou « d'ellipse ventriculaire étant toujours complété en cercle entier par l'espace

« perforé, il n'y a pas d'animal chez lequel cet espace figure une si faible « fraction du cercle total que chez l'homme (*Foville*). » Cet enroulement du ventricule, analogue à celui du noyau caudé, est la conséquence de la courbure à concavité antérieure que subit l'hémisphère dans le cours de son développement.

Cette partie circulaire du ventricule qui occupe les trois lobes frontal, pariétal et temporal, est sa partie fondamentale, celle qui se montre de bonne heure chez l'embryon humain. Il s'y adjoint ultérieurement un diverticulum accessoire, d'apparition tardive, propre à un très petit nombre d'animaux, qui se détache de la cavité au niveau de son coude et s'étend en arrière dans l'épaisseur du lobe occipital. Le ventricule se trouve alors divisé en trois cavités communicantes ou *cornes*, dirigées vers les trois pointes de l'hémisphère ; aussi a-t-on pu dire que le ventricule latéral est la répétition du type de l'hémisphère tout entier et par celui-ci du crâne moulé sur le cerveau. La jonction de ces trois cornes est le *carrefour* du ventricule.

Nous décrirons successivement les cornes frontale, temporale et occipitale.

1° **Corne frontale**. La *corne frontale* ou *étage supérieur* est horizontale,

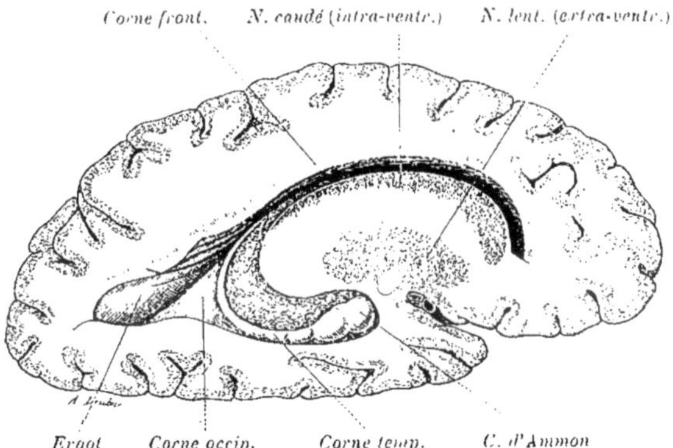

Fig. 281. — Les trois Cornes du ventricule latéral.
Coupe de l'hémisphère droit (d'après HIRSCHFELD).

un peu arquée à convexité supérieure ; sa longueur atteint 6 à 7 cm. Elle est à 25 mm. du bord supérieur de l'hémisphère en avant, à 35 en arrière ; à 30 mm de la face externe de l'hémisphère dans le plan horizontal, à 25 de l'insula ; à 15 mm. de la base du cerveau en avant, à 20 en arrière, dans le plan vertical (chiffres de *Schwalbe*).

On peut lui distinguer deux portions, une antérieure et une postérieure, dont la limite est au niveau du trou de Monro.

La *portion antérieure* (corne antérieure de *Schwalbe*) est une fente en croissant vertical, à concavité postéro-externe moulée sur la tête du noyau caudé. Son extrémité antérieure est à 30 mm. de l'extrémité antérieure du cerveau. Son bord antérieur répond au genou du corps calleux, son bord postérieur s'ouvre dans la seconde portion de la corne frontale. Sa paroi externe est formée par la tête du noyau caudé ; sa paroi interne par le septum lucidum, les piliers antérieurs du trigone et la partie adjacente de la substance grise du troisième ventricule. Le corps calleux contourne tout l'espace en haut, en avant et en bas.

La *portion postérieure,* décrite encore sous le nom de *cella media,* est beaucoup plus étroite. Elle n'est plus verticale, mais horizontale et mesure en largeur 15 mm. On lui décrit une voûte, un plancher et deux bords.

La *voûte* ou *toit* ou paroi supérieure, concave, est formée par la face inférieure du corps calleux. Le *plancher* ou paroi inférieure comprend de dehors en dedans : la face interne ou ventriculaire du tronc du noyau caudé, le sillon

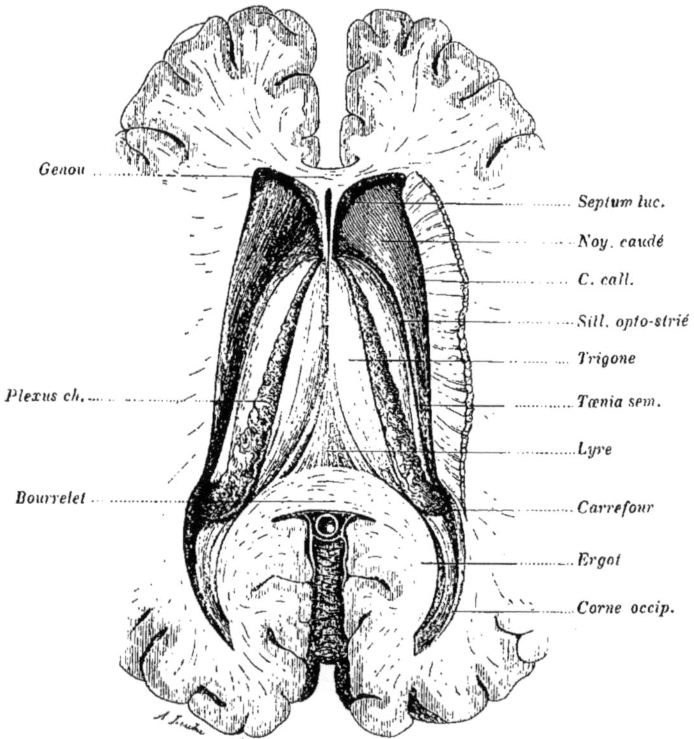

Fig. 282. — Plancher de la corne frontale et de la corne occipitale du ventricule latéral (d'après Hirschfeld).

opto-strié qui contient la bandelette demi-circulaire, le liseré le plus externe de la face supérieure de la couche optique, le sillon choroïdien fermé par l'insertion de l'épithélium qui recouvre les plexus choroïdes et la partie oblique de la face supérieure du trigone. Les plexus choroïdes qui sortent par le sillon choroïdien en refoulant l'épithélium épendymaire sont tantôt étalés sur le plancher, tantôt retournés et logés dans le recessus ventriculaire formé par le corps calleux et la face libre du trigone. Key et Retzius ont signalé l'existence fréquente d'une lamelle nerveuse émanée du bord du trigone, recouverte sur ses deux faces par l'épithélium épendymaire, et flottant par-dessus le plexus choroïde. Parfois cette lamelle contracte avec la voûte du ventricule des adhérences vasculaires ; dans ce cas le recessus interne est encore plus isolé et la cella media est divisée en deux cavités juxtaposées (Voy. fig. 208).

Les bords sont aigus. Le *bord externe* répond à l'union du corps calleux et du noyau caudé ; celui-ci y fait un crochet qui embrasse ce bord. Le *bord interne* est la jonction du trigone avec le corps calleux.

Le trou de Monro qu'on voit à l'union des deux portions de la corne frontale, est un orifice qui fait communiquer le ventricule latéral avec le ventricule moyen. Il est falciforme et mesure 2 à 3 mm. de D. ; son bord antérieur convexe est formé par le pilier antérieur du trigone, son bord postérieur concave par le sommet légèrement excavé de la couche optique. Il est tapissé par l'épendyme, et laisse passer le liquide ventriculaire ; les plexus choroïdes longent sa paroi qu'ils soulèvent en se glissant sous l'épendyme, au moment où ils passent du ventricule moyen dans les ventricules latéraux. Le trou de Monro est très vaste chez le fœtus, grand encore chez l'enfant ; mais il se rétrécit progressivement par rapprochement de ses bords, et M. Duval prétend que chez l'adulte il est normalement oblitéré. Il s'élargit de nouveau dans l'atrophie sénile.

Dans le sillon opto-strié sont contenues la lame cornée, la bandelette demi-circulaire et la veine du corps strié. Le long du bord externe du ventricule et du noyau caudé, Foville et Cruveilhier ont remarqué plusieurs fois une bandelette semblable à la bandelette demi-circulaire, avec le même trajet et les mêmes terminaisons.

Lame cornée. — La lame cornée est superficielle. Ce ruban, de 2 à 3 mm. de large, de teinte opaline ou ambrée, assez consistant, est soulevé par la veine du corps strié ; il commence large en avant vers le trou de Monro, au niveau duquel il s'étale sur le noyau caudé en recouvrant les origines de la veine striée ; en arrière il se rétrécit et se perd insensiblement au point de réflexion de la corne frontale. C'est un simple épaississement de l'épendyme ventriculaire.

Bandelette demi-circulaire. — La bandelette demi-circulaire, *tœnia semicircularis,* est réunie par les auteurs allemands à la lame cornée et décrite sous le nom de *strie terminale*. C'est un ruban blanc de fibres nerveuses situé en dessous et en dehors de la veine du corps strié, dont le volume et la réplétion variables donnent à ces organes une teinte plus ou moins brune ou bleuâtre ; quelques fibres sont sus-jacentes à la veine et contiguës à la lame cornée. La bandelette commence vers l'extrémité antérieure de la couche optique par des fibres dissociées qui se confondent avec le septum lucidum et le pilier antérieur du trigone, à travers lequel on les aurait suivies soit dans la couche optique, soit dans les tubercules mamillaires ou encore dans la commissure blanche antérieure. De là, elle suit le sillon opto-strié, réduite à une largeur de 1 à 2 mm., contourne le pédoncule cérébral, comme un lien entoure une gerbe, suit le bord interne du toit de la corne temporale dont le noyau caudé occupe le bord externe, et, après avoir traversé le noyau amygdalien, finit à la pointe du lobe temporal, dans la substance grise du lobule de l'hippocampe.

2° **Corne temporale.** — Appelée encore portion réfléchie, *étage inférieur,* corne *sphénoïdale* alors que le lobe temporal s'appelait lobe sphénoïdal, cette cavité occupe le lobe temporal; la pénétration de la pie-mère à son niveau l'a fait considérer comme la partie principale du ventricule. Elle se dirige en avant, le long du bord interne de l'hémisphère, parallèlement à la fente de Bichat; elle est donc obliquement descendante, et légèrement convergente vers celle du côté opposé. Sa longueur, d'autant plus grande que le cerveau s'enroule davantage autour des couches optiques, mesure de 30 à 40 mm. Elle est éloignée de 20 à 25 mm. de la face externe de l'hémisphère, de 25 mm. de la base.

La coupe transversale montre qu'elle est conformée en fente courbe oblique à 45° en bas et en dehors, limitée par deux faces, dont l'une est tout aussi bien externe que supérieure, et l'autre tout à la fois interne et inférieure. Nous décrirons deux extrémités, antérieure et postérieure, deux parois, supérieure et inférieure, deux bords, externe et interne.

L'*extrémité antérieure* forme le cul-de-sac antérieur du ventricule. Elle est à 2 cm. seulement (10 à 25 mm.) du sommet du pôle temporal. En avant et au-dessus, elle est fermée par une saillie arrondie, le *tubercule amygdalien* (Schwalbe), de 1 cm. de D. qui proémine dans l'intérieur de la cavité et contient le noyau amygdalien. La bandelette demi-circulaire s'enfonce dans ce tubercule, le noyau caudé se termine un peu en arrière de lui. Sur sa face interne, le cul-de-sac a pour paroi le *voile terminal* d'Aeby, mince lamelle corticale, située en avant des plexus choroïdes et continue avec l'épithélium qui les recouvre.

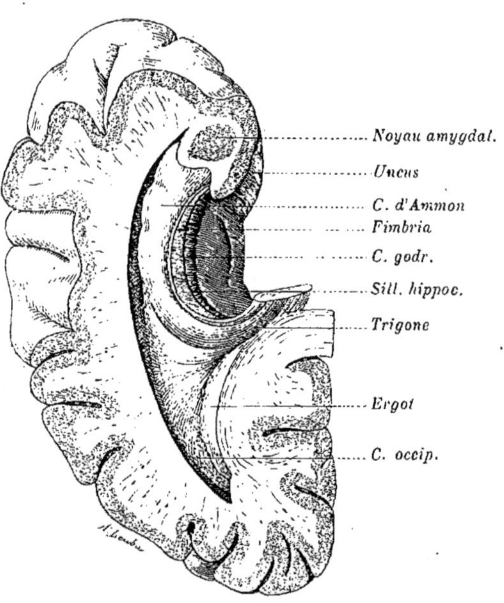

Fig. 283. — Étage inférieur du ventricule latéral (d'après Hirschfeld), modifié.

L'*extrémité postérieure*, libre, s'ouvre dans la partie commune aux trois cornes.

La *paroi supérieure* ou externe, car elle regarde en bas, en dedans et un peu en arrière, est concave, moulée sur la corne d'Ammon. Elle contient en dedans la bandelette demi-circulaire, en dehors la queue du noyau caudé saillante ou cachée. Cette face, qui forme le toit de la corne temporale, est constituée par des fibres nerveuses que l'on rapporte au *tapetum* du corps calleux, à la partie temporale de ce tapetum, mais qui appartiennent en grande partie aux fibres d'association fronto-occipitales (Voy. fig. 235).

La *paroi inférieure* ou interne, convexe, est représentée par la face libre et saillante (alveus) de la corne d'Ammon, sur laquelle s'est épanouie la branche postérieure des piliers du trigone, par la fimbria et par le corps godronné. La fimbria, ou *corps frangé*, reçoit en arrière la branche antérieure des piliers du trigone et se termine en avant dans la substance blanche du lobule de l'hippocampe ; le corps godronné s'unit en avant et en arrière avec la substance grise de la cinquième circonvolution temporale et reçoit aussi par son extrémité postérieure les tractus gris de Lancisi. Quant à la corne d'Ammon, que nous avons décrite avec les circonvolutions cérébrales, elle se montre avec sa forme de bourrelet bosselé et arqué, dont la tête s'encadre en avant dans le crochet du lobule de l'hippocampe tandis que sa queue effilée va se confondre avec le pilier du trigone et l'ergot de Morand.

En dehors et en dessous de la corne d'Ammon, concentriquement à sa courbe, se voit quelquefois une seconde saillie semblable, appelée *éminence collatérale* (ou accessoire du pied d'hippocampe, cuissart de Malacarne). Elle est produite par le quatrième sillon temporal, qui anormalement profond, refoule la substance blanche dans la cavité ventriculaire (Voy. fig. 235).

Le bord *externe,* en même temps inférieur, est à la jonction de la corne d'Ammon ou de son accessoire avec la face supérieure, par conséquent de l'alveus avec le tapetum.

Le bord *interne* et supérieur, curviligne à concavité interne, est percé d'une fissure qui n'est autre que la partie latérale de la *fente de Bichat*. La bandelette optique forme sa lèvre supérieure, et le corps frangé de la corne d'Ammon sa lèvre inférieure. D'une lèvre à l'autre s'étend un feuillet épithélial, ancienne paroi de la vésicule hémisphérique embryonnaire conservée sous sa forme primitive ; ce feuillet est refoulé en dedans par la pie-mère qui s'engage à travers la fente de Bichat et bourgeonne dans la cavité en touffes vasculaires ou *plexus choroïdes*. La fente de Bichat n'est donc pas ouverte ; l'épithélium ventriculaire qui coiffe les plexus choroïdes sépare la cavité d'avec la pie-mère, et celle-ci à son tour sépare la paroi épithéliale d'avec l'espace sous-arachnoïdien central. Quelques auteurs, Merkel entre autres, admettent qu'il se fait ultérieurement une résorption dans la paroi épithéliale et pie-mérienne qui comble la fente de Bichat, et que le liquide intra-ventriculaire peut communiquer avec le liquide céphalo-rachidien.

3° **Corne occipitale.** — La corne occipitale ou corne postérieure, appelée encore cavité *digitale,* cavité *ancyroïde,* en forme de doigt courbé ou d'ancre, se détache du canal ventriculaire au-dessous et en dehors du bourrelet du corps calleux et se dirige horizontalement, dans le lobe occipital, en inclinant vers la ligne médiane. Sa forme est arquée à concavité interne. C'est un diverticulum de la corne inférieure produit par l'extension postérieure du cerveau.

Sa longueur est des plus variables suivant les différents sujets et même d'un côté à l'autre du cerveau ; elle mesure 30 mm. en moyenne (25 à 35). Dans les 2/3 des cas, la cavité gauche est plus considérable (*Engel*). Elle est située à 30 mm. du bord supérieur de l'hémisphère, à 20 mm. de sa face externe, à 15 de la base du cerveau.

Sa coupe transversale montre que la cavité est un canal en forme de pyramide triangulaire. Le sommet ou extrémité postérieure est effilé en pointe et est séparé de l'extrémité postérieure du lobe occipital par une distance très variable, depuis quelques millimètres jusqu'à 3 cm. (25 mm. en moyenne). L'extrémité antérieure s'unit au ventricule latéral, au niveau de son coude de réflexion. Ce coude est le *carrefour* (*trigone* du ventricule, Schwalbe), d'où partent les trois cornes. C'est la partie la plus large; elle est triangulaire sur la coupe et occupée par un renflement du plexus choroïde, le glomus ou glomérule choroïdien. La face *inférieure* plane est horizontale. La face *externe* concave est plutôt latéro-supérieure; elle est constituée par la portion occipitale du *tapis* du corps calleux, étendue en nappe très mince, et autour du tapis, par les radiations optiques. La face *interne*, convexe, très amincie en certains points où elle n'est qu'à 3 mm. de la face interne du cerveau, présente deux saillies superposées. La saillie supérieure (*bulbe* de la corne occipitale) est due au relief du forceps postérieur, irradiation du bourrelet du corps calleux. La saillie inférieure, plus considérable, est l'*ergot de Morand*.

On appelle ainsi (et encore : petit hippocampe, calcar, c'est-à-dire éperon ou

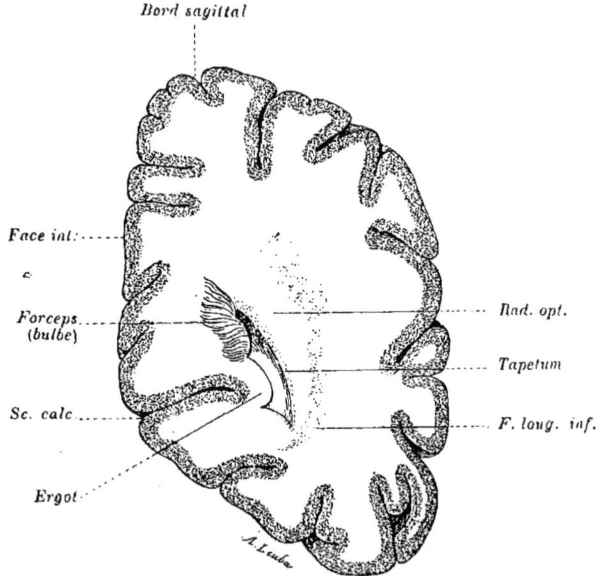

Fig. 284. — La corne occipitale, coupée transversalement.

serre d'oiseau) une saillie blanche, courbe à convexité supérieure et externe, qui longe la partie inférieure de la face interne et se continue en avant avec la corne d'Ammon. L'ergot varie beaucoup dans ses dimensions ; il est grand ou petit, lisse ou plissé, large ou allongé. Il manque quelquefois, 1 fois sur 20 (Wenzel). Dans sa forme compliquée, il a 8 mm. de large, occupe toute la hauteur de la face interne et présente de légers sillons transversaux. Une coupe vertico-transversale montre qu'il est tout simplement, non pas une circonvolution retournée comme on l'a dit longtemps, mais la partie profonde de la calcarine faisant relief dans la cavité ventriculaire. Il répond à la branche antérieure de cette scissure, c'est-à-dire à la tige qui lui est commune avec la scissure occipitale interne ou queue de l'Y. Les variations nombreuses de l'ergot sont liées à celle de la partie terminale de la calcarine. J'ai vu plusieurs fois un ergot à peine apparent et dédoublé en deux bourrelets de faible saillie correspondre à une scissure calcarine bifurquée dans sa profondeur. Un sillon supérieur et un sillon inférieur le séparent des saillies voisines, ils répondent aux lèvres de la scissure. A de rares exceptions près, la corne occipitale et l'ergot n'existent que chez l'homme et chez les singes; ils sont liés au développement de la partie postérieure du cerveau et à la formation du lobe occipital, laquelle entraîne à son tour l'apparition de la scissure calcarine. Toutes deux, la cavité et sa saillie, sont proportionnellement considérables chez les singes inférieurs, spacieuses chez les anthropoïdes et les races primitives, et relativement étroites chez les hommes des races supérieures.

CHAPITRE TROISIÈME

STRUCTURE DU TRONC CÉRÉBRAL

Le *tronc cérébral* est la partie des centres nerveux qui est intermédiaire à la moelle et au cerveau proprement dit, et qui contient les origines des nerfs crâniens, le premier ou olfactif excepté. Il comprend donc le bulbe, la protubérance avec le cervelet, le pédoncule cérébral et la couche optique, c'est-à-dire l'arrière-cerveau, le cerveau postérieur, le cerveau moyen et le cerveau intermédiaire. En deçà est la moelle, au delà l'hémisphère. Toutefois, pour la clarté de l'exposition, nous rattacherons la couche optique au cerveau et nous ne suivrons, pour le moment, les faisceaux nerveux que jusqu'à leur entrée dans la base de l'encéphale, au-dessous de la couche optique.

Il est d'usage, dans nos auteurs classiques, d'adopter pour la description un ordre topographique ; on étudie une série de coupes transversales successives, depuis le collet du bulbe jusqu'à l'extrémité du pédoncule cérébral. Cette méthode, excellente pour un ouvrage de laboratoire, a de grands inconvénients pour l'enseignement ; les élèves ne peuvent se repérer et superposer exactement les coupes l'une sur l'autre ; ils n'ont ni l'image, ni la mémoire de la continuité des organes. Aussi suivrons-nous l'ordre de l'anatomie descriptive, étudiant la substance blanche et la substance grise dans leur continuité de la moelle au cerveau, et nous nous bornerons à donner à la fin, sous forme de résumé d'anatomie topographique, les régions typiques du tronc cérébral vues en coupes transversales.

Les grandes difficultés que comporte l'étude de cette partie des centres nerveux tiennent à trois causes : au changement dans la disposition des éléments constitutifs de la moelle, à l'introduction d'éléments nouveaux (faisceaux de substance blanche, masses grises ganglionnaires), enfin à l'énorme accroissement des éléments cérébelleux.

Nous passerons successivement en revue :

1° la continuité de la substance grise motrice et sensitive ;
2° les origines des dix derniers nerfs crâniens ;
3° les voies centrales des nerfs moteurs ;
4° les voies centrales des nerfs sensitifs ;
5° les origines et voies centrales des nerfs olfactif et optique ;
6° les voies cérébelleuses ;
7° les voies d'association et la substance grise ganglionnaire.

Auparavant il est nécessaire d'indiquer les couches constitutives du tronc cérébral et de définir les termes qui les désignent.

Une coupe verticale antéro-postérieure nous montre d'arrière en avant quatre couches ou régions superposées :

1° En arrière et en haut, la voûte du quatrième ventricule réduite à l'état d'obex, de ligula et d'épithélium épendymaire, toutes formations atrophiques que nous avons déjà décrites ; plus haut, le cervelet et la valvule de Vieussens, puis les tubercules quadrijumeaux et la couche optique avec l'épithélium de la voûte du troisième ventricule.

2° Au-dessous de cette région dorsale, les cavités centrales, quatrième ventricule, aqueduc de Sylvius, ventricule moyen.

3° Au-dessous des cavités ventriculaires, la masse nerveuse, pleine et subdivisée en deux étages, l'étage postérieur ou dorsal (rappelons-nous que le tronc cérébral est presque vertical), appelé couramment la *calotte ;*

4° L'étage antérieur ou ventral, ou basal, que nous appellerons le *pied* ou la *base.*

Le terme de *calotte* (*tegmentum*) a d'abord été appliqué exclusivement à

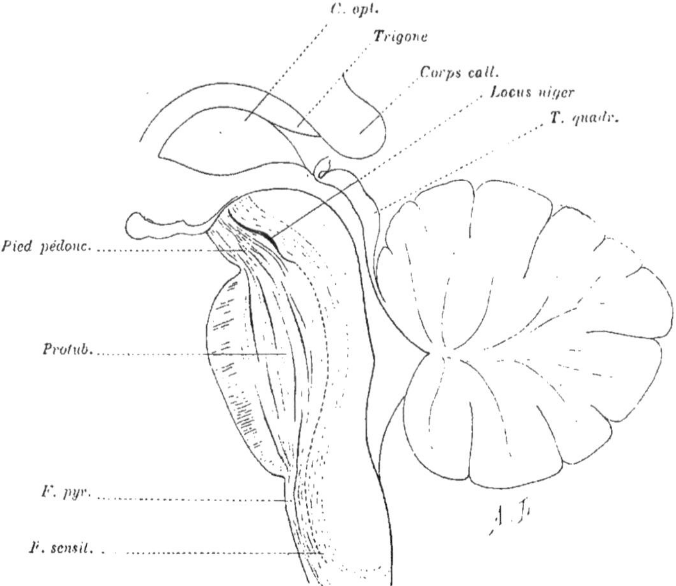

Fig. 285. — Région du tronc cérébral.

Le pied en rouge, la calotte en bleu. — Le faisceau pyramidal d'après nature, le faisceau sensitif (ruban de Reil) schématisé. — La coupe est médiane au-dessus des cavités ventriculaires ; au-dessous, elle est un peu latérale pour permettre de voir le passage des faisceaux.

l'étage dorsal du pédoncule cérébral (voy. p. 309) ; mais, avec Forel, on l'étend aujourd'hui à toute la partie postérieure du tronc cérébral. La calotte s'étend donc depuis le bec du calamus sous le quatrième ventricule jusqu'à la couche optique ; elle comprend une partie du bulbe, toute la partie postérieure sous-ventriculaire de la protubérance et du pédoncule cérébral, et la région sous-optique. En arrière, elle est nettement limitée, au milieu du moins, par les cavités ventriculaires ; en avant, sa limite est également assez nette, et constituée par la face postérieure des pyramides, les fibres transversales les plus profondes du pont de Varole et le locus niger de Sœmmering. Dans toute son étendue, la région sous-optique exceptée, elle contient : 1° la *formation réticulée,* disposition en mailles de la substance nerveuse ; 2° les origines ou terminaisons des dix derniers nerfs crâniens ; seul des onze nerfs du tronc cérébral, le nerf optique a ses centres ganglionnaires dans la voûte du tronc cérébral, au-dessus des cavités centrales, c'est-à-dire dans les tubercules quadrijumeaux et la couche optique ; 3° les voies sensitives.

La *partie ventrale* est aussi simple que la calotte est compliquée. Toute sa face antérieure est superficielle et libre. Dans le pédoncule cérébral, elle a été désignée sous le nom de *pied,* et comme pour celui de calotte, ce terme, à cause de sa commodité, s'applique aussi à l'étage antérieur de la protubérance. Ce n'est qu'un lieu de passage pour les faisceaux nerveux et ceux-ci appartiennent essentiellement aux voies motrices. Ces faisceaux sont longitudinaux ; ils sont croisés par des fibres transversales extérieures qui sont les fibres arciformes externes du bulbe, les fibres protubérantielles, et dans le pied du pédoncule, le tœnia pontis et le tractus pédonculaire transverse.

On peut dire que la calotte est un champ de substance grise traversé par des faisceaux blancs, tandis que le pied est un champ de substance blanche parsemée de quelques noyaux gris.

§ 1. — CONTINUITÉ DE LA SUBSTANCE GRISE MOTRICE ET SENSITIVE

1° Substance grise motrice. – Dans la moelle épinière, c'est la portion ventrale de la substance grise qui est motrice, celle qui est en avant du canal de l'épendyme. Les cellules motrices se groupent en deux chaînes ou colonnes qui occupent la tête de la corne antérieure et sont placées l'une en dedans, l'autre en dehors, groupes ou colonnes interne et externe ou latéral ; le reste de la corne et notamment sa base contiennent des cellules disséminées, la corne latérale exceptée, qui sont surtout des cellules de cordon et très accessoirement des cellules radiculaires. Les racines antérieures sortent de ces deux groupes.

A partir du quatrième ou du cinquième nerf cervical, il se fait une disjonction anatomique et fonctionnelle. Le groupe interne est réservé aux racines antérieures motrices des quatre premiers nerfs cervicaux, tandis que la plupart des cellules du groupe externe ou latéral sont affectées aux origines du nerf spinal. Il en est ainsi jusqu'à l'extrémité supérieure de la moelle.

Enfin dans le tronc cérébral, la séparation et la fragmentation des deux colonnes sont complètes. Le croisement des pyramides a pour effet de décapiter la corne antérieure ; la base se confond avec la substance grise des cavités ventriculaires, la tête isolée est refendue en sens longitudinal et laisse ses deux groupes cellulaires se poursuivre indépendamment. Ainsi la colonne cellulaire interne et la colonne cellulaire externe ne sont plus ni rattachées entre elles, ni rattachées à la base de la corne. La colonne interne (groupe antéro-interne de la moelle), fragmentée en trois tronçons, donne successivement le noyau du grand hypoglosse, celui du moteur oculaire externe, et les deux noyaux continus du pathétique et du moteur oculaire commun, tous nerfs qui sortent près de la ligne médiane. La colonne externe (groupe externe ou latéral de la moelle), divisée elle aussi en trois segments, présente de bas en haut le noyau ambigu, origine du spinal bulbaire, du pneumo-gastrique et du glosso-pharyngien, le noyau du facial et celui du trijumeau moteur (nerf masticateur) ; tous ces nerfs émergent sur les parties latérales.

La substance motrice de la moelle finit en pointe à l'extrémité antérieure de l'aqueduc de Sylvius et par conséquent du cerveau moyen. C'est en décrivant les origines des nerfs crâniens que nous exposerons la structure des différents noyaux cellulaires.

La *dislocation de la corne antérieure* ne se borne pas à l'isolement de ses deux colonnes cellulaires ; on en trouve encore deux autres portions bien moins importantes et la corne est par suite divisée en quatre tronçons ou segments. De ces deux portions, limitées au bulbe, la première est *le reste de la corne antérieure,* petite traînée cellulaire qu'on voit au niveau de l'entrecroisement sensitif dans le champ latéral, en dehors du faisceau fondamental antérieur ; ce reste atteint à peine l'extrémité inférieure de l'olive ; à ce niveau la parolive interne le remplace ; il représente peut-être la base de la corne antérieure de la moelle. Le second fragment est le noyau du cordon latéral ou *noyau latéral* du bulbe.

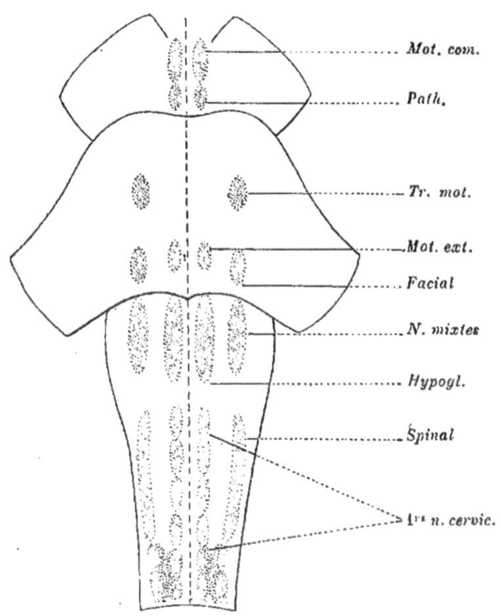

Fig. 286. — Continuation de la substance grise motrice de la moelle dans le tronc cérébral.

Séparation en deux chaînes ou colonnes, correspondant aux groupes homonymes de la moelle et constituant les origines des nerfs crâniens moteurs.

Ce noyau occupe l'épaisseur du faisceau latéral du bulbe, et s'étend à peu près sur la hauteur de l'olive, saufqu'il commence et finit un peu plus bas. D'abord arrondi, puis disposé en un feuillet qui peut être arqué ou même divisé en deux parties, il se prolonge en dedans jusqu'à la parolive externe. Les cellules qui le constituent sont rondes ou anguleuses, de moyenne grosseur. D'après Véjas et Bechterew, il envoie des fibres au cervelet par le corps restiforme, fibres qui s'adjoignent à celles de Goll ou de Burdach ; Kœlliker pense qu'il reçoit au contraire des fibres cérébelleuses descendantes par la voie de l'olive bulbaire et qu'il unit ainsi le cervelet à la moelle. Ce dernier auteur considère ce noyau comme étant en partie un reste de la portion latérale de la corne antérieure, en partie une formation nouvelle.

2° **Substance grise sensitive du tronc cérébral.** — Dans la moelle, la partie grise sensitive, celle dont les cellules reçoivent les fibres terminales ou collatérales des racines postérieures et les continuent à leur tour vers le cerveau, est représentée par la moitié postérieure de l'axe gris ou corne postérieure, et surtout par la tête de cette corne. Dans le tronc cérébral, la substance grise sensitive est plus profondément transformée que la substance motrice. Trois faits saillants se produisent : 1° l'isolement de la tête de la corne postérieure, 2° la formation des noyaux de Goll et de Burdach, aux dépens de la base de cette même corne, 3° l'apparition de noyaux sensitifs indépendants.

1° **Isolement de la tête de la corne postérieure.** — Dès le commencement du bulbe, immédiatement au-dessus du plan de l'entrecroisement pyramidal, la corne postérieure est *décapitée* par le passage des cordons postérieurs qui se dirigent en avant pour subir dans le raphé le croisement dit sensitif. La tête isolée se continue presque sans changement sous forme de colonne volumineuse, arrondie, entourée de sa substance de Rolando. On la suit jusqu'au niveau de l'émergence du trijumeau, c'est-à-dire jusque vers le tiers supérieur de la protubérance ; à ce niveau, elle présente un renflement terminal, appelé *noyau sensitif* de la cinquième paire. Mais en réalité toute la colonne est un noyau sensitif terminal, affecté au trijumeau sensitif dont elle reçoit la longue branche descendante ou spinale, de même que dans la moelle elle recevait les branches de bifurcation des racines postérieures et notamment leurs branches descendantes. Elle contient des cellules nerveuses grandes et petites, beaucoup de névroglie et de fines fibres nerveuses, les unes longitudinales, les autres transversales.

Dans la partie inférieure du bulbe, la tête affleure la surface ; elle est couverte d'une mince couche médullaire et fait saillie extérieurement sous le nom de *tubercule cendré de Rolando.*

2° **Formation des noyaux de Goll et de Burdach.** — En même temps que la corne postérieure est spécialement réservée aux fibres du trijumeau, il se produit sur la face postérieure de la base de cette même corne deux excroissances, deux cornes accessoires, destinées à suppléer la corne principale, et à recevoir la terminaison des cordons postérieurs. Ces deux excroissances se dirigent d'avant en arrière dans l'épaisseur des faisceaux de Burdach et de Goll ; elles portent le nom de noyau de Burdach et de noyau de Goll. Les deux noyaux commencent au niveau du croisement des pyramides, par conséquent au collet du bulbe, et finissent à quelques millimètres au-dessus du bec du calamus ; le noyau de Goll commence et finit un peu plus bas que l'autre. En avant, ils sont toujours rattachés par un pédicule à la base de la corne postérieure ; en arrière, ils sont toujours séparés de l'extérieur par une couche blanche d'épaisseur variable suivant le point considéré. Sur les bords du plancher ventriculaire, ils sont progressivement rejetés en dehors par l'écartement des branches du V et l'arrivée sur la ligne médiane des noyaux de l'hypoglosse et des nerfs mixtes.

Le noyau de Goll (noyau du cordon grêle, noyau postpyramidal, *clava*) a une forme de massue ; un mince pédicule le relie à la base de la corne. Son plus grand développement correspond à la saillie que nous avons décrite près du V du calamus, sous le nom de *clava* (massue) ou de pyramide postérieure

(v. p. 271). Il est composé d'îlots de fibres et de cellules assez régulièrement répartis; les cellules externes sont les plus grosses et sont destinées aux voies cérébelleuses.

Le noyau de Burdach (noyau cunéiforme) est pyriforme, attaché à la corne postérieure par un large pédicule; il atteint son plus grand développement en dehors de la clava, dans le renflement que nous avons désigné, avec Schwalbe, du nom de *tubercule cunéiforme* (p. 272). Il est composé d'amas de cellules nerveuses séparés par de gros paquets de fibres.

Blumenau a distingué dans le noyau de Burdach deux parties : une partie interne (*noyau interne de Burdach*) qui renferme des cellules plutôt petites, de 25 à 40 μ et un petit nombre de grosses cellules ; une partie externe ou *noyau externe*, composé de vastes cellules multipolaires de 50 à 80 μ, et engagé par son extrémité supérieure ou tête dans le corps restiforme. Les deux noyaux de Burdach sont séparés par les fibres ascendantes du faisceau de même nom et reliés entre eux par des ponts de substance grise.

On ne confondra pas le noyau externe de Burdach avec le noyau ou *ganglion restiforme*, amas de cellules nerveuses qui semble le continuer plus haut, au milieu des fibres du corps restiforme ou à leur périphérie ; ni avec le *noyau accessoire* inconstant qu'on voit isolé dans le cordon postérieur en dehors du noyau principal et qu'on a appelé aussi noyau externe.

C'est parmi les cellules des noyaux de Goll et de Burdach que les cordons postérieurs viennent se terminer et déployer leurs arborisations. Quant aux cylindre-axes des cellules, leur destination est double. Les fibres des noyaux externes, à grandes cellules, de Goll et de Burdach vont au cervelet par la voie du corps restiforme ou pédoncule cérébelleux inférieur, ainsi que le montrent les atrophies et les dégénérations ; les fibres des noyaux internes à petites cellules vont au cerveau et constituent la voie centrale sensitive ou ruban de Reil.

3° Apparition de noyaux sensitifs indépendants. — Tout le long du tronc cérébral se montrent des colonnes ou des amas de substance grise destinés à recevoir la terminaison des nerfs crâniens sensitifs, et qui, dans la forme hautement différenciée du bulbe et de la protubérance chez les vertébrés supérieurs, ont perdu toute analogie avec une corne postérieure. Ce sont : le noyau de l'aile grise, pour les nerfs glosso-pharyngien et pneumo-gastrique, la bandelette solitaire pour ces mêmes nerfs et le nerf de Wrisberg, les nombreux noyaux acoustiques, et le noyau de la branche ascendante du trijumeau.

§ 2. — ORIGINES DES DIX DERNIERS NERFS CRANIENS

Les nerfs *crâniens* naissent de l'encéphale et sortent par les trous de la base du crâne, tandis que les nerfs *rachidiens* naissent de la moelle et sortent par les trous de conjugaison.

Classification. — Il y a 31 paires rachidiennes, il n'y a que 12 paires crâniennes. Willis, dans son *Anatomie du cerveau* (1664), avait distingué dix paires crâniennes, et sa classification a été conservée longtemps par les auteurs anglais. Sœmmering (1788) en reconnut douze, dont les six premiers seulement concordent avec ceux de Willis, ainsi que le montre le tableau suivant :

CLASSIFIC. DE WILLIS	NERFS CRANIENS	CLASSIF. DE SŒMMERING
1	Nerf olfactif	1
2	Nerf optique	2
3	Nerf moteur ocul. commun.	3
4	Nerf pathétique	4
5	Nerf trijumeau	5
6	Nerf moteur ocul. externe	6
7	Portion dure — Nerf facial.	7
	Portion molle — Nerf acoustique.	8
8	Nerf glosso-pharyngien	9
	Nerf pneumo-gastrique	10
	Nerf accessoire ou spinal	11
9	Nerf grand hypoglosse	12
10	Nerf sous-occipital ou 1er cervical.	

Dans les deux séries on compte, comme pour les nerfs rachidiens, de haut en

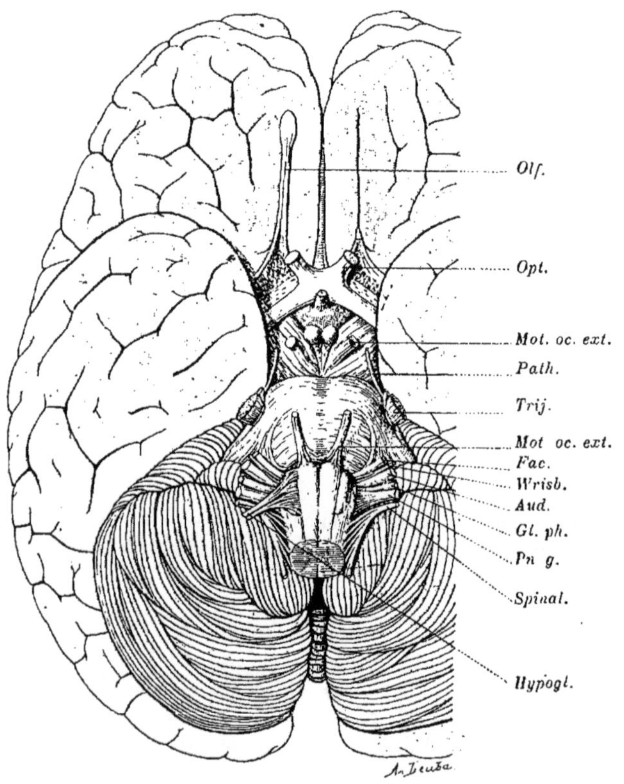

Fig. 287. — Origine apparente des nerfs crâniens à la base de l'encéphale. D'après HIRSCHFELD.

bas, c'est-à-dire dans l'ordre d'origine à partir du point le plus élevé ; le premier nerf est celui qui naît le plus haut et ainsi de suite; on est toutefois obligé de suivre un ordre un peu conventionnel, car le facial et l'auditif naissent sur la même ligne transversale et le spinal (11e) descend beaucoup plus bas que l'hypoglosse (12e). Sœmmering a rejeté dans les nerfs rachidiens le nerf sous-occipital, devenu le premier cervical, et séparé le facial de l'auditif. La huitième paire de Willis a été dédoublée et a fourni trois nerfs qui se suivent par ordre alphabétique (glosso-pharyngien, pneumo-gastrique et spinal) et se succèdent sur une même ligne d'émergence. Ce dédoublement n'est peut-être pas au fond suffisamment justifié, car ces trois nerfs, comme nous le verrons, ont le même noyau moteur d'origine, les mêmes noyaux sensitifs terminaux; mais il est incontestablement commode.

Quoi qu'il en soit, la classification de Sœmmering a depuis longtemps prévalu, sans avoir même subi aucune modification; celle de Willis n'est plus qu'un souvenir. Récemment Sapolini a cru devoir considérer le nerf intermédiaire de Wrisberg, qui naît entre le facial et l'auditif, comme un nerf à part dont il a fait le *treizième nerf cérébral;* mais il est, pour le moment, plus simple de le regarder comme une dépendance du nerf facial, dont il figure la portion sensitive.

Origine embryologique. — Chacune des cinq vésicules qui composent primitivement le cerveau total est l'origine d'une ou de plusieurs paires nerveuses qui se répartissent de la façon suivante :

Cerveau antérieur (hémisphère)	Nerf olfactif.
Cerveau intermédiaire (couches optiques) .	Nerf optique.
Cerveau moyen (pédoncules cérébraux) .	Nerf moteur commun. Nerf pathétique.
Cerveau postérieur (protubérance annul.)	Nerf trijumeau. Nerf moteur oc. externe. Nerf facial. Nerf acoustique.
Arrière-cerveau (bulbe)	N. glosso-pharyngien. N. pneumo-gastrique. N. spinal. N. hypoglosse.

Les limites ne sont pas absolues; c'est ainsi que le nerf acoustique est à cheval sur le territoire du cerveau postérieur et sur celui du bulbe, le spinal sur celui du bulbe et sur celui de la moelle.

Disposition générale. — En principe les nerfs crâniens sont les homologues des nerfs rachidiens ; ils ont comme eux une double racine antérieure et postérieure, et sortent par des trous comparables aux trous intertransversaires ; ils ont une disposition métamérique, c'est-à-dire que chaque paire est affectée à un segment transversal du corps. Mais l'application de cette loi générale rencontre les plus grandes difficultés ; la moelle se modifie profondément à son passage dans le bulbe et la protubérance ; le nombre et la position des vertèbres crâniennes ne sont pas nettement déterminés, et les nerfs crâniens primitivement simples ont perdu, soit par fusion, soit par dissociation, leur régularité originelle. Nous exposerons plus tard la question de la métamérie des nerfs encéphaliques et de leur assimilation aux paires rachidiennes. Pour le moment, nous indiquerons seulement les affinités qui unissent leurs origines, soit à l'état embryonnaire, soit dans l'état définitif.

1° Disposition embryonnaire. — His et Kœlliker ont montré que les origines des nerfs crâniens et rachidiens *sensitifs* ont lieu *en dehors* des centres, dans les ganglions spinaux, qui d'abord situés en arrière de l'axe cérébro-spinal et près de la ligne médiane, s'écartent peu à peu et se placent en avant. Les ganglions de Gasser, géniculé, pétreux, jugulaire, de Scarpa, représentent dans le crâne les ganglions rachidiens ; ils ont la même origine et la même structure. Les nerfs *moteurs* dans la moelle et dans le cerveau ont leur origine *en dedans* de ces centres ; ils naissent de la moitié antérieure ou ventrale du canal médullaire, sur deux colonnes, l'une interne ou médiane, l'autre externe ou latérale. Dans la moelle, la colonne cellulaire médiane est le groupe antéro-interne des cellules motrices, la colonne latérale est le groupe antéro-externe ; les racines

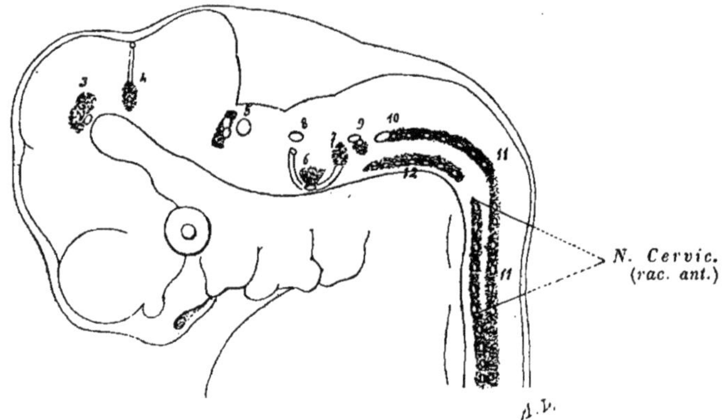

Fig. 288. — Disposition embryonnaire des nerfs crâniens. D'après His.
Colonnes médioventrale et dorsolatérale. Les petits cercles représentent l'émergence des racines.

motrices nées de ces deux chaînes se réunissent dans le sillon collatéral antérieur et sortent en même temps, elles n'ont qu'une émergence. Dans la région cervicale supérieure, les racines commencent à se dissocier ; les racines motrices médianes continuent à sortir par le sillon collatéral antérieur et constituent les premiers nerfs cervicaux, tandis que les racines latérales qui forment le spinal se dirigent en dehors et en arrière et viennent émerger près des racines sensitives. A partir du bulbe, la dissociation ne porte plus seulement sur les racines motrices, elle affecte aussi leurs colonnes cellulaires d'origine. La colonne médiane ou interne, colonne antéro-interne de la moelle, devient le noyau d'origine, de bas en haut, de l'hypoglosse, du moteur oc. externe, du pathétique et du moteur oc. commun ; la colonne latérale, prolongée sous forme du noyau ambigu, est la source du spinal, de la portion motrice du pneumo-gastrique et glosso-pharyngien ; elle émet encore le facial et la portion motrice du trijumeau. Il importe de remarquer que non seulement la corne antérieure de la moelle s'est dissociée, mais qu'à partir de la protubérance, chacune des deux colonnes est discontinue, segmentée en noyaux isolés qui sont le moteur externe, le facial, le trijumeau moteur, et plus haut la rangée continue du pathétique et du moteur commun.

Si donc nous partons de la moelle dorsale, qui nous présente la forme simple d'une corne antérieure à une seule colonne cellulaire, nous observons de bas en haut cette complication croissante dans sa portion motrice :

Moelle cervicale inférieure : une seule corne à deux colonnes, une seule émergence.

Moelle cervicale supérieure : une seule corne à deux colonnes, deux émergences (spinal).

Bulbe : deux colonnes distinctes mais continues, deux émergences.

Protubérance : deux colonnes discontinues, deux émergences.

L'*origine apparente* ou émergence des nerfs crâniens se fait aussi sur deux lignes, une ligne interne ou médiane qui comprend les nerfs moteurs de la colonne interne, une ligne externe qui est affectée non seulement aux nerfs moteurs de la colonne latérale, mais encore aux nerfs sensitifs, et le long de laquelle s'échelonnent, de haut en bas, le trijumeau, le facial, l'auditif, les nerfs mixtes et le spinal. En outre toutes ces émergences ont lieu sur la face antérieure ou ventrale du cerveau, ce qui concorde avec la position des trous de sortie qui sont situés à la base du crâne ; une seule exception a lieu pour le pathétique dont l'émergence présente cette double particularité d'être tout à fait dorsale, sur la ligne médiane du cerveau moyen, et complètement croisée.

2° **Disposition définitive**. — Les nerfs crâniens sont moteurs, sensitifs ou mixtes.

Les nerfs moteurs naissent de la substance grise motrice du bulbe, de la protubérance, des pédoncules cérébraux, substance que Stilling et Schrœder van der Kolk ont depuis longtemps reconnue chez l'adulte comme la continuation de la corne antérieure de la moelle. Cette substance grise motrice est segmentée en masses distinctes, dites *noyaux moteurs;* les noyaux sont constitués essentiellement par un assemblage de cellules radiculaires dont le cylindre-axe devient fibre de la racine du nerf moteur. La disposition est donc identique à celle de la moelle.

Les nerfs sensitifs ont pour *noyaux d'origines* des ganglions en tout semblables aux ganglions rachidiens, c'est-à-dire à cellules primitivement bipolaires, plus tard unipolaires à fibre en T. Ces ganglions sont le ganglion de Gasser pour le trijumeau, le ganglion pétreux ou d'Andersch pour le glosso-pharyngien, les ganglions jugulaire et plexiforme pour le pneumo-gastrique, le ganglion géniculé pour le nerf de Wrisberg qui est accolé au facial. La branche périphérique du ganglion est celle qui vient des organes ; la branche centrale, étendue entre le ganglion et le cerveau, est identique à la racine postérieure des nerfs rachidiens. Comme celle-ci, elle aboutit dans la substance cérébrale à un *noyau terminal,* assemblage de cellules nerveuses, autour desquelles la racine finit librement; ces cellules, comparables à celles de la corne postérieure, conduisent à leur tour vers le cerveau les impressions qu'elles ont reçues du nerf périphérique. Les noyaux terminaux sensitifs peuvent être considérés comme le prolongement cérébral de la corne postérieure; ils sont fragmentés, comme les noyaux moteurs, et le même nerf crânien peut avoir plusieurs noyaux terminaux.

La disposition des racines sensitives au point de leur terminaison est analogue à celle des racines postérieures rachidiennes. Elles se bifurquent en branches ascendante et descendante, et émettent des collatérales à terminaison arborisée. Seulement cette forme typique se modifie sur plusieurs nerfs. Tandis que dans les racines rachidiennes, la branche descendante est très courte, l'ascendante très longue, c'est la disposition inverse qu'on observe dans les racines

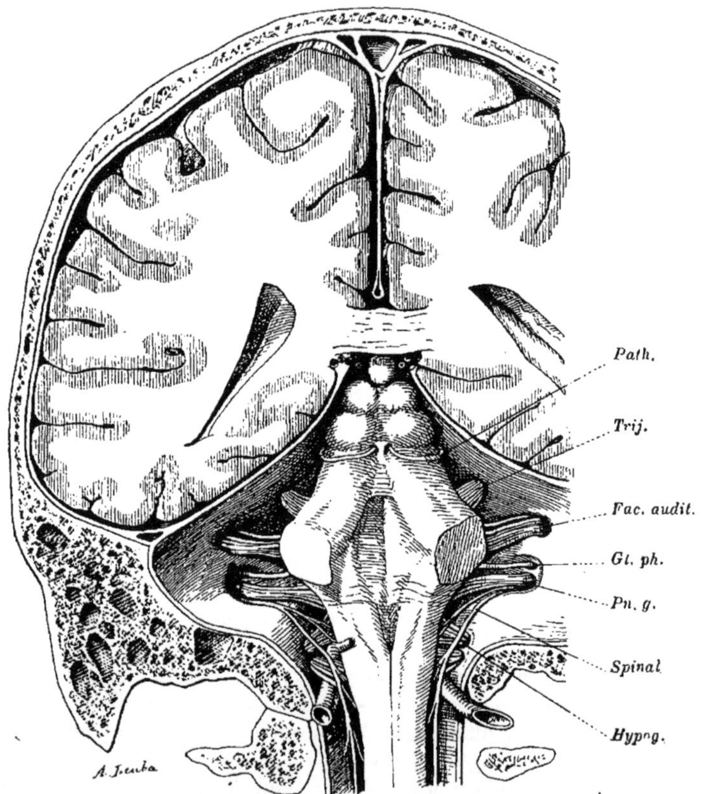

Fig. 289. — Les nerfs crâniens vus par la face postérieure du tronc cérébral. D'après Merkel.

crâniennes. Ainsi le trijumeau, les nerfs glosso-pharyngien et pneumo-gastrique, et le nerf acoustique, ont une branche descendante très longue et très forte, tandis que, le trijumeau excepté, leur branche ascendante est courte, presque horizontale et à fibres disséminées.

Les nerfs sensoriels, olfactif, optique et acoustique sont construits sur le même plan que les nerfs de sensibilité générale, mais avec des modifications profondes dans le dispositif de détail. Le nerf olfactif n'a pas de ganglions ; ses cellules d'origines sont complètement périphériques, intercalées dans la muqueuse olfactive, et sa racine postérieure est représentée par les nerfs olfactifs qui vont de la pituitaire au bulbe ethmoïdal ; celui-ci équivaut au noyau terminal. Le nerf optique est dans le même cas : ses cellules sont dans la rétine, seulement elles y sont réunies et non plus dispersées, et forment une couche continue, un ganglion étalé ; comme il y a plusieurs couches cellulaires superposées et articulées entre elles, les racines postérieures n'existent que virtuellement, sous forme de cylindre-axes très courts ; le nerf optique est déjà une voie centrale et non un nerf périphérique. Enfin le nerf acoustique présente la forme la plus simple. Son ganglion est dans l'intérieur de l'oreille, et sa racine postérieure s'étend depuis l'aqueduc de Fallope jusqu'au bulbe ; en effet sa branche cochléaire traverse le ganglion spiral ou de Corti qui occupe la base du limaçon, et sa branche vestibulaire, le ganglion de Scarpa qui est au fond du conduit auditif interne. Ces deux ganglions ne sont pas seulement remarquables par leur éloignement du centre et leur proximité de la surface sensitive, mais encore par la forme bipolaire de leurs cellules adultes; ce double caractère les rapproche des formes primordiales qu'on observe chez les vertébrés les plus inférieurs et chez les invertébrés.

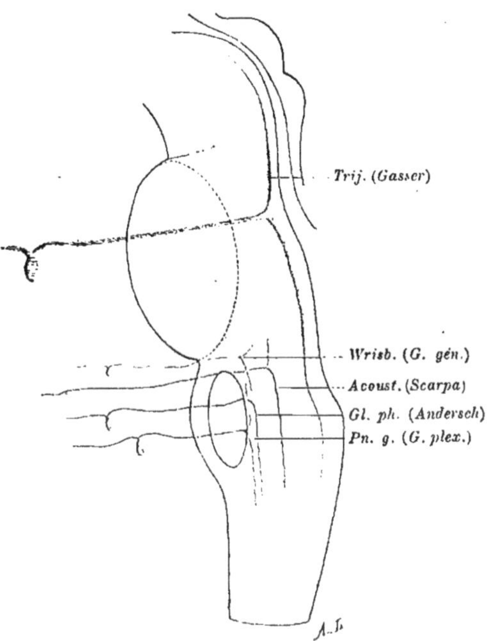

Fig. 290. — Disposition schématique des nerfs sensitifs.

Leurs ganglions, leurs racines et les branches ascendante et descendante de ces racines.

Les nerfs mixtes se comportent en tous points comme les nerfs moteurs et les nerfs sensitifs crâniens, ou comme les nerfs rachidiens complets. D'ailleurs, les nerfs sensoriels mis à part, il n'existe dans les nerfs crâniens que des nerfs moteurs et des nerfs mixtes.

Topographie des noyaux d'origine et de terminaison. — La figure ci-jointe (f. 291) a pour but de montrer les rapports qui existent entre les origines des nerfs crâniens et la surface extérieure du tronc cérébral, bulbe, protubérance et pédoncule. Le lecteur voudra bien se reporter à la description détaillée que nous avons donnée du plancher du quatrième ventricule, à la page 297.

On remarquera que les noyaux d'origine des nerfs moteurs sont disposés sur deux colonnes, une médiane et une latérale, suites des colonnes cellulaires interne et externe de la moelle ; en bleu sont figurés les noyaux de terminaison des nerfs sensitifs, qui occupent la partie externe du plancher, tandis que les origines motrices sont confinées dans la partie centrale. L'aile grise correspond à la double origine, motrice et sensitive, des nerfs mixtes, glosso-pharyngien et pneumogastrique ; l'aile blanche interne appartient à l'hypoglosse, l'éminentia teres au moteur oc. externe, l'aile blanche externe à l'acoustique et au trijumeau. Il ne faut point croire que tous ces noyaux sont superficiels, qu'ils affleurent le plancher; les noyaux moteurs du spinal, du pneumo-gastrique et du glosso-pharyngien, le noyau du facial, ceux du trijumeau moteur et sensitif, et enfin autour de l'aqueduc de Sylvius, les noyaux du pathétique et du moteur oculaire commun, sont tous profonds, à plusieurs millimètres de distance de la surface libre dont ils sont séparés par des faisceaux de fibres ou par des groupes cellulaires mal définis. Ils ne seraient donc pas atteints par une lésion superficielle. Au contraire les noyaux moteurs de l'hypoglosse et du moteur oc. externe, les noyaux sensitifs des nerfs mixtes et deux des noyaux acoustiques sont tout à fait superficiels.

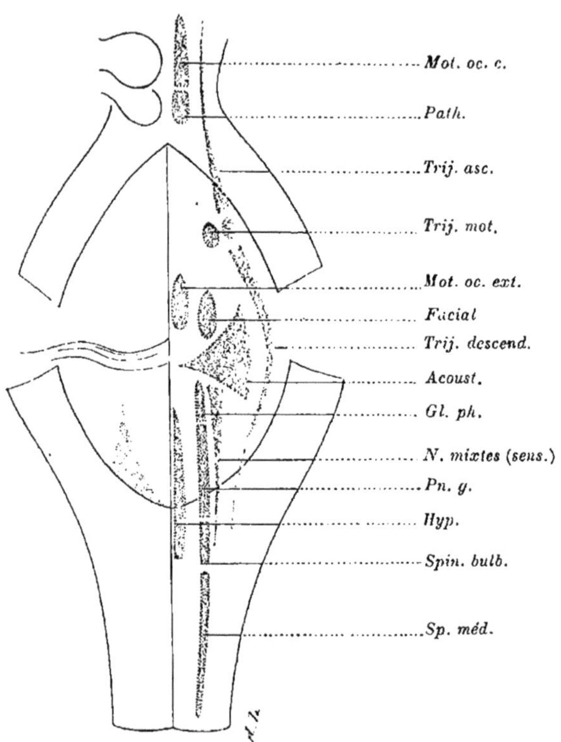

Fig. 291. — Topographie des noyaux des nerfs crâniens sur le plancher du 4e ventricule.

Les noyaux moteurs en rouge ; les noyaux sensitifs en bleu (comp. avec fig. 192).

Je ferai encore observer que tous les noyaux de terminaison sensitive ne sont pas représentés dans ce dessin qui eût été trop compliqué. Il y manque des noyaux acoustiques et quelques origines accessoires.

Nous décrirons les nerfs crâniens de bas en haut, du dernier au premier, afin de les rattacher plus aisément à la moelle qui nous est connue. Une première étude comprendra leur trajet périphérique, de leur émergence ou origine apparente à leur origine réelle ; une seconde, leurs voies centrales, c'est-à-dire les faisceaux encore mal connus qui relient les noyaux automatiques des nerfs avec le cerveau conscient et volontaire.

Sur les nerfs crâniens en général, l'olfactif et l'optique exceptés, consulter : *Mathias Duval*, Recherches sur l'origine réelle des nerfs crâniens, *Journal de l'Anatomie,* 1876 à 1880 ; — *Schwalbe*, Neurologie, 1881 ; —*His*, Die Entwickelung der ersten Nervenbahnen, *Arch. f. Anat.*, 1887 ; —*Held,* Die Endigungsweise der sensiblen Nerven in Gehirn, *Arch. f. Anatomie,* 1892 ; — *Kœlliker,* Gewebelehre, 1893 ; — *Cramer,* Beitrage zur feineren Anatomie der Medulla oblongata... 1894.

Voyez aussi les traités généraux de *Bechterew*, *Edinger*, *v. Gehuchten*, *Obersteiner*.

XII. — NERF GRAND HYPOGLOSSE. — 12e paire.

Le nerf *grand hypoglosse* ou plus simplement l'hypoglosse (le *petit hypoglosse*, appellation tombée en désuétude, étant le lingual, branche du trijumeau) est un nerf exclusivement moteur destiné aux muscles de la langue. Son origine apparente ou émergence est dans le sillon, dit de l'hypoglosse ou collatéral antérieur, qui, sur la face antérieure du bulbe, sépare la pyramide de l'olive.

Noyau d'origine. — Son *noyau d'origine, noyau principal*, est la continuation du groupe interne des cellules de la corne antérieure. Dès le milieu de la région cervicale, les deux groupes de cellules radiculaires que nous avons décrits dans la corne antérieure de la moelle, sont affectés à des nerfs différents ; le groupe externe devient le noyau d'origine du spinal, surtout par sa colonne postérieure ; le groupe interne donne naissance aux racines antérieures des premiers nerfs cervicaux. On peut voir au collet du bulbe que les racines du premier nerf cervical sont continuées sans interruption par celles de l'hypoglosse ; il en est de même de leur colonne cellulaire, malgré l'interposition d'une zone de transition un peu confuse.

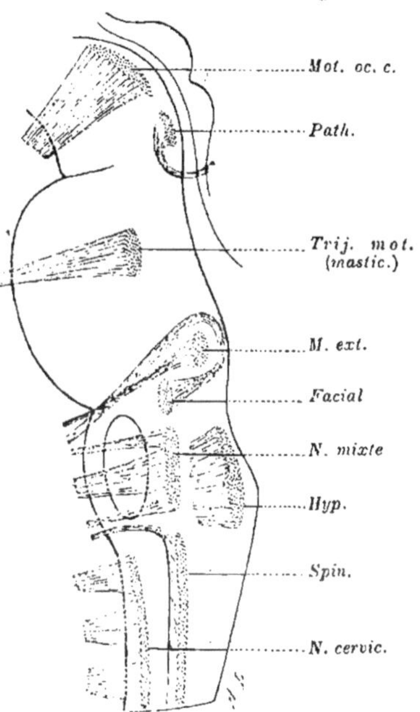

Fig. 292. — Noyaux d'origine des N. crâniens moteurs. Fig. schématique.

Les noyaux sont vus latéralement à travers le tronc cérébral supposé transparent.

Le noyau de l'hypoglosse a la longueur de l'olive, soit 18 mm. environ, sur une épaisseur antéro-postérieure de 1 mm. 5 et une largeur de 2 mm. 3. Dans la partie inférieure ou sous-ventriculaire du bulbe, il est situé en avant du canal central et en rapport avec sa substance grise, en arrière du croisement sensitif; en dehors est la formation réticulée, en dedans il s'adosse au noyau opposé dont il n'est séparé que par le raphé, et cette contiguité explique peut-être la fréquence des lésions bilatérales de l'hypoglosse dans les maladies centrales ; le noyau du spinal est en arrière et en dehors. Dans la partie ventriculaire, de beaucoup la plus considérable, il présente les rapports suivants. En dehors et un peu en arrière est le noyau sensitif terminal des nerfs vague et glosso-pharyngien ; en dedans, les noyaux homonymes confinent au sillon médian du plancher et au raphé, séparés l'un de l'autre par une épaisse couche plexiforme ; en avant, est la formation réticulée grise. La face dorsale ou postérieure du noyau est sous-jacente au plancher ventriculaire et correspond à *l'aile blanche interne* ou triangle de l'hypoglosse, partie inférieure du funiculus teres (v. p. 298) ; mais une couche plexiforme épaisse de fibres médullaires, capsule du noyau de l'hypoglosse, s'interpose entre le groupe cellulaire et l'épendyme et donne au triangle de l'hypoglosse sa couleur blanche.

Dans cette même couche médullaire et du côté interne, le long du sillon, on remarque un groupe de petites cellules nerveuses multipolaires, souvent divisé en deux sous-groupes externe et interne ; ce groupe, qui contribue à donner à l'aile blanche sa forme bombée, s'étend en colonne continue jusqu'aux stries acoustiques, et atteint son plus grand développement au delà de l'extrémité supérieure du noyau de l'hypoglosse, en dedans de la pointe du noyau du glosso-pharyngien. Il porte le nom de *noyau médian* du plancher, noyau interne, ou encore *noyau du funiculus teres* ; sa signification est inconnue.

L'extrémité supérieure de l'hypoglosse répond à l'extrémité supérieure de l'olive et à la base de l'aile blanche, un peu au-dessous de la strie acoustique

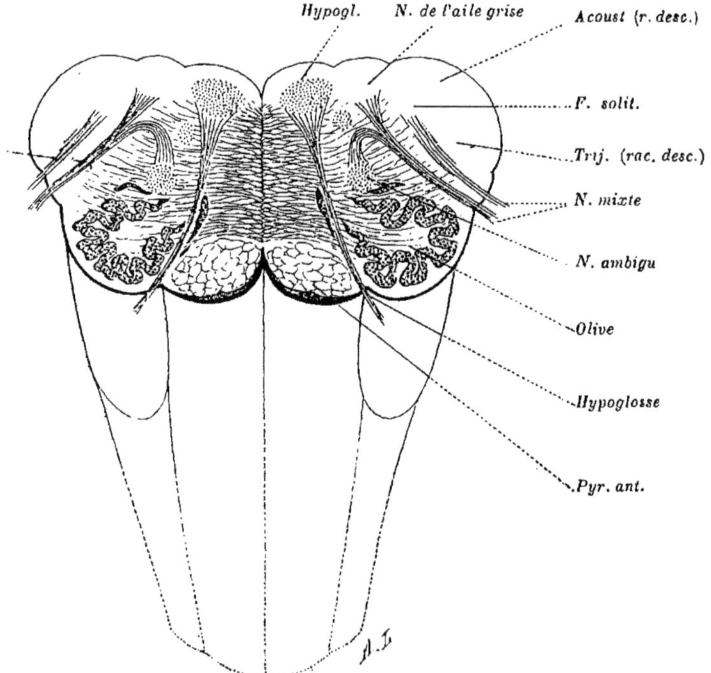

Fig. 293. — Origines du nerf hypoglosse et d'un des nerfs mixtes (glosso-pharyngien ou pneumogastrique).

Coupe transversale par la partie supérieure de l'olive. Grossie trois fois.

la plus basse ; son extrémité inférieure, étroite, est sur le même niveau que celle de l'olive.

Le noyau est composé de deux parties, de cellules nerveuses et d'un plexus nerveux.

Les *cellules radiculaires* ressemblent à celles des cornes antérieures de la moelle ; elles sont très grandes, jusqu'à 60 à 70 μ ; elles émettent un cylindre-axe dirigé en avant et en dehors, et de riches prolongements protoplasmiques qui rayonnent en tous sens; les expansions des cellules les plus internes vont s'entrelacer avec celles du côté opposé, comme l'a vu v. Gehuchten, et former, ainsi que dans la moelle, une commissure protoplasmique. On compte de 30 à 50 cellules sur une coupe; elles sont mélangées de petites cellules peu nombreuses, de 25 à 30 μ. Les cellules radiculaires sont réparties chez l'homme en deux groupes, externe et interne.

Le plexus nerveux (*fibres propres* de l'hypoglosse, de Koch) est un des plus considérables qui existent dans les nerfs crâniens et n'a de comparable que celui du moteur oculaire commun. Il remplit dans l'intérieur du noyau tous les intervalles intercellulaires (plexus central) et entoure le noyau entier d'une capsule blanche épaisse, bien marquée surtout sur les faces externe, postérieure et interne (plexus périphérique). On y reconnaît des fibres médullaires grosses et petites qui pénètrent par devant et par côté, et des arborisations terminales complexes. Ce plexus est inextricable. On admet hypothétiquement qu'il renferme la terminaison de fibres nerveuses ou de collatérales de provenances variées : du faisceau pyramidal qui commande aux mouvements du côté opposé, de fibres sensitives du pneumogastrique ou du glosso-pharyngien servant aux voies réflexes, et de fibres commissurales, issues soit des cylindre-axes moteurs, soit de cellules commissurales; celles-ci, en outre des commissures protoplasmiques, associent entre elles, par conjugaison nerveuse, les cellules d'un même noyau et les deux noyaux droit et gauche l'un avec l'autre. Cramer, sur des moelles fœtales, a confirmé récemment l'existence de cette commissure bilatérale. On fait observer que les mouvements de la langue, comme ceux de l'œil, nécessitent une grande synergie et que les deux moitiés fonctionnent presque constamment ensemble.

Origines secondaires. — Le noyau que nous venons de décrire est le *noyau principal* d'origine du nerf hypoglosse, le noyau classique reconnu en 1843 par Stilling. On a signalé d'autres origines, dont deux seulement méritent d'être indiquées, ce sont le noyau accessoire et le noyau de Roller.

1° **Noyau accessoire.** — Indiqué par Meynert comme noyau antérieur, par Duval comme noyau accessoire ou antéro-externe, il occupe la substance réticulée, en avant et en dehors du noyau principal; il n'est bien marqué que dans le territoire inférieur de l'hypoglosse. Duval le considère comme une des origines des fibres motrices; Koch, pour qui il représente le prolongement du groupe antéro-externe de la corne antérieure, source du spinal médullaire, admet l'opinion de Duval et présume que chez les oiseaux il est même le noyau principal. Il y a des expériences contradictoires faites chez le lapin par quelques observateurs (méthode des atrophies). Kœlliker distingue deux catégories d'éléments nerveux : 1° de grandes cellules, distribuées de chaque côté des racines de l'hypoglosse dans la substance réticulée, et qui, par leur caractère épars, ne méritent pas le nom de noyau; elles paraissent fournir quelques fibres radiculaires; 2° beaucoup plus en dehors et près de la parolive dorsale, de petites cellules qui n'émettent certainement aucune racine. La question reste donc indécise.

2° **Noyau de Roller.** — Sous le nom de noyau ventral, *noyau à petites cellules*, Roller a signalé un groupe arrondi et serré de cellules, la plupart petites, de 15 μ, mêlées de quelques grands éléments, et renfermant un riche plexus comme le noyau principal. Ce noyau est situé immédiatement en avant du noyau principal, en dehors des racines de l'hypoglosse; il est asymétrique d'un côté à l'autre, fait souvent défaut sur une coupe et n'est bien marqué qu'à la partie supérieure du territoire du nerf. Aucune observation positive ne prouve qu'il donne naissance à des fibres de l'hypoglosse.

Trajet des fibres. — Nées des cellules du noyau principal et peut-être du noyau accessoire, les fibres radiculaires se dirigent obliquement en avant et en dehors, passant successivement entre la couche sensitive et la formation réticulée, puis entre l'olive et la parolive interne, entre l'olive et le faisceau pyramidal. Assez souvent un faisceau traverse la partie interne de l'olive ou même sa cavité centrale, ou plus rarement la pyramide antérieure. Ces variétés se reconnaissent même extérieurement à l'émergence de certaines fibres. Ce trajet est rarement rectiligne, ordinairement arqué, à concavité externe embrassant l'olive, ou encore en S ; en outre, près de l'origine, il subit des coudes et des plissements brusques. Il se fait sur un plan horizontal, excepté pour les racines les plus élevées qui sont légèrement descendantes, et les plus basses qui sont ascendantes.

Une décussation ou croisement partiel, par laquelle une partie des fibres du noyau droit traverserait le raphé pour aller sortir au côté gauche ou inversement, est formellement niée par tous les observateurs. La section ou l'extirpation du nerf hypoglosse provoque une atrophie limitée à son noyau homolatéral (*Mingazzini*). Mais récemment v. Gehuchten, sur un embryon de poulet, a constaté par la méthode de Golgi que des cylindre-axes radiculaires sortaient par la face dorsale du noyau, traversaient le raphé et pénétraient dans le noyau opposé pour devenir racine émergente de ce noyau. La question est donc à reprendre chez l'homme.

L'*émergence* des racines de l'hypoglosse se fait dans le sillon collatéral antérieur ou dans les lèvres de ce sillon, par 10 à 12 filets en éventail qui se réunissent en deux faisceaux, lesquels, hors de la dure-mère, constitueront le tronc unique du nerf grand hypoglosse. Chez la plupart des animaux, le nerf sort en dehors et non en dedans de l'olive (*Obersteiner*).

Voyez : *Koch*, Untersuch. über die Ursprung d. Nervus hypoglossus, in *Arch. f. microsc. Anatomie*, 1888.

XI. — NERF SPINAL — 11e paire.

La onzième paire crânienne est le *nerf spinal* ou *accessoire de Willis ;* spinal, parce que c'est le seul nerf crânien qui se prolonge sur la moelle ; accessoire, parce que Willis, dans sa classification, le réunissait dans une paire commune avec le glosso-pharyngien et le pneumo-gastrique, et le considérait comme un accessoire de ces deux nerfs. Le spinal est un nerf exclusivement moteur.

Il importe de distinguer deux portions dans le nerf spinal, une portion supérieure ou bulbaire, une portion inférieure ou médullaire. La *portion bulbaire* se compose de quatre à cinq filets radiculaires, qui sortent horizontalement du sillon collatéral postérieur ou sillon des nerfs mixtes, derrière la moitié inférieure de l'olive, sur une étendue verticale de 10 mm., comprise entre la dernière racine du pneumogastrique dont les racines spinales se distinguent par leur bifidité et la première racine du spinal bulbaire, dont elle continue la ligne d'émergence. Cette portion devient la *branche interne* du spinal qui, dès sa sortie du crâne, se fusionne avec le pneumogastrique, et par lui va innerver les muscles du larynx, du pharynx et le cœur. La *portion médullaire,* beaucoup plus longue et ascendante, comprend six à sept filets qui s'échelonnent verticalement sur une étendue de 5 cm. depuis le cinquième nerf cervical, jusques et y compris le premier nerf cervical ; ces racines émergent, un peu en avant (un quart de millimètre) des racines postérieures de la moelle, de la lèvre antérieure du sillon collatéral postérieur, entre les racines postérieures et le ligament dentelé. Les plus élevées, qui correspondent au premier nerf cervical, sortent du fond même du sillon, confondues avec les racines de ce nerf. La portion bulbaire devient la branche externe du spinal, destinée à deux muscles du cou, le sterno-mastoïdien et le trapèze.

Nous examinerons successivement les origines des deux portions.

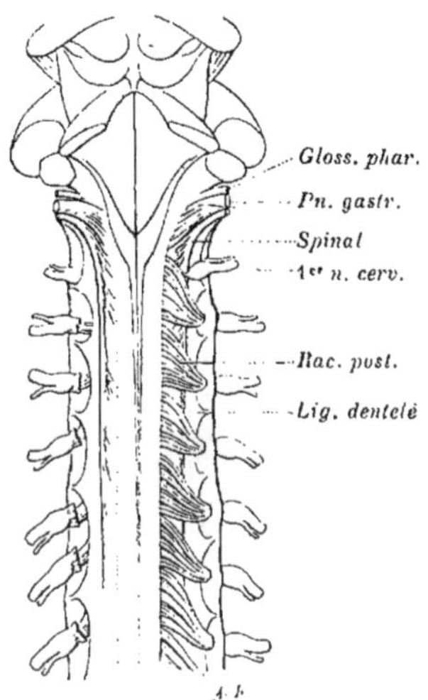

Fig. 294. — Origine apparente du N. spinal.

La moelle et le bulbe sont vus par leur face postérieure.

1° Portion médullaire du spinal. Spinal médullaire. — Le *spinal médullaire*, spinal inférieur, est l'*accessoire spinal* de Schwalbe.

Son *noyau d'origine*, noyau moteur du spinal, occupe la corne antérieure de la moelle cervicale ; il n'est autre que le groupe externe ou latéral des cellules de cette corne, le groupe interne étant réservé aux racines motrices des cinq premières paires cervicales. C'est par erreur qu'on a indiqué autrefois la colonne cellulaire de la corne latérale, qui d'ailleurs à ce niveau est à peine reconnaissable. Ce noyau commence en haut, un peu au-dessus du premier nerf cervical, dans l'espace qui sépare ce nerf de l'extrémité inférieure de l'olive; en bas, il finit entre le cinquième et le sixième nerf cervical ou au niveau du cinquième.

Dans sa partie inférieure, entre le quatrième et le sixième nerf cervical, il occupe surtout la partie postérieure du groupe externe de la corne antérieure ; au milieu, dans son territoire moyen, du deuxième au quatrième nerf, il tient tout le groupe externe ; et dans son territoire supérieur, ou du premier nerf cervical, il est placé au milieu de la corne antérieure. Cette extrémité supérieure est d'ailleurs mal définie, car à ce niveau la corne antérieure se transforme pour devenir le noyau de l'hypoglosse, et on rencontre une zone transitionnelle mixte d'où naissent la dernière racine de l'hypoglosse, la première du spinal et les filets les plus élevés du premier nerf cervical. Le noyau est disposé en chapelet ; sur sa coupe transversale, on observe huit à dix cellules en couronne, en tout semblables aux cellules radiculaires motrices des cornes antérieures, c'est-à-dire qu'elles présentent une grande taille, de riches ramifications protoplasmiques, un fort cylindre-axe et qu'elles sont en contact avec le plexus des collatérales qui leur viennent soit des cordons voisins soit des racines postérieures.

Les racines qui sortent à l'état pénicillé de ce noyau, comme cylindre-axes des cellules, et qui constituent sur le même plan un, deux, rarement trois et quatre fascicules de fibres fortes, présentent un trajet intra-médullaire remarquable à un double point de vue. Tout d'abord au lieu de se diriger en avant, comme les racines motrices ordinaires de la moelle, elles se dirigent en arrière et en dehors pour aller rejoindre les racines postérieures, en avant desquelles elles sortent de la moelle. Pour arriver à la lèvre antérieure du sillon collatéral postérieur, elles traversent successivement la formation réticulée, le faisceau pyramidal croisé, en avant de la substance de Rolando, et le faisceau cérébelleux, c'est-à-dire le champ postérieur du cordon latéral. En second lieu, elles sont coudées en Z dans le plan vertical. Dès son origine des cellules du groupe externe, chaque fibre se dirige horizontalement en dehors sur un court trajet; arrivée hors de la substance grise dans la formation réticulée, elle se coude à angle droit, monte verticalement au milieu de cette formation, puis se coude de nouveau (genou des racines du spinal), pour traverser alors horizontalement tout le cordon latéral, en ligne droite ou encore en ligne courbe à concavité antérieure et externe, et venir sortir près des racines postérieures.

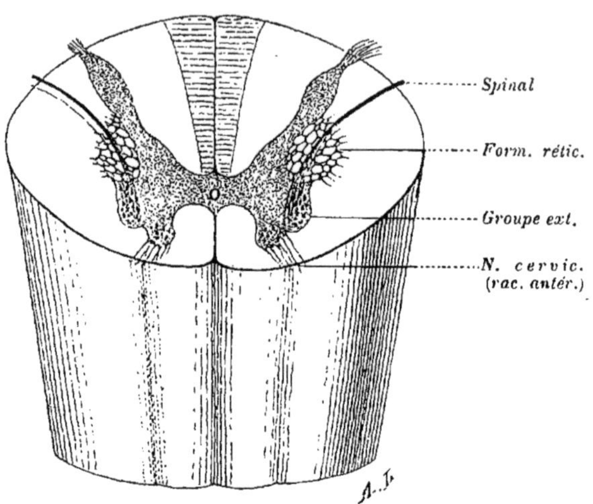

Fig. 295. — Noyau d'origine du nerf spinal.
Coupe passant au niveau du 2e n. cervical.

Cette double inflexion fait que le trajet total de la fibre ne peut se suivre que sur des coupes frontales ; on comprend aussi que la dernière racine du spinal puisse n'émerger qu'au niveau du quatrième nerf cervical, alors que par sa branche verticale elle peut naître de cellules placées beaucoup plus bas, vers le cinquième nerf cervical.

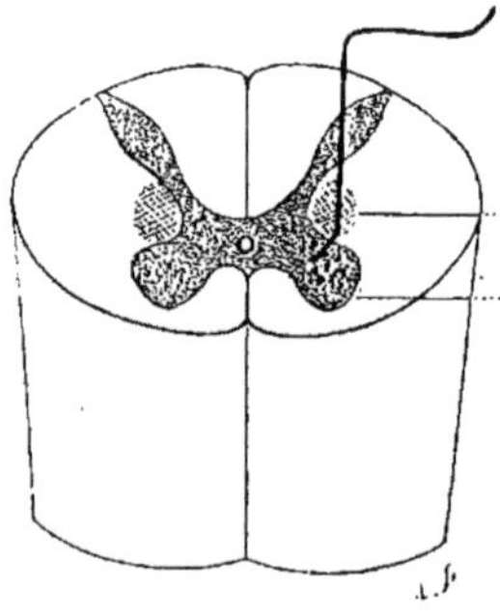

Toutes les fibres du spinal ne présentent pas ce trajet coudé et ascendant. Un certain nombre sont directement horizontales ou faiblement infléchies, ce qui serait particulièrement le cas, d'après Kœlliker, des petits faisceaux antérieurs, quand les racines sortent par deux ou trois faisceaux parallèles. On a également signalé des fibres à trajet infléchi descendant.

Fig. 296. — Trajet intramédullaire des racines du Spinal.
Coude en Z.

2° **Portion bulbaire du spinal. Spinal bulbaire.** — Le spinal bulbaire ou supérieur est encore appelé l'*accessoire du pneumogastrique*. Schwalbe et d'autres auteurs tendent à le séparer complètement du spinal médullaire et à le rattacher au nerf pneumogastrique ; il naît du même noyau que ce dernier nerf, il se fusionne avec lui au delà du ganglion jugulaire, il est composé surtout de fibres fines et non de fibres fortes comme les racines médullaires. C'est cette portion qui correspond au tiers ou à la moitié inférieure de l'olive, entre la dernière racine du nerf vague et la première du spinal bulbaire; la séparation des deux portions est donc à la pointe de l'olive.

Son noyau d'origine est le *noyau ambigu, nucleus ambiguus,* colonne cellulaire qui donne aussi naissance au pneumogastrique et au glosso-pharyngien, et que nous décrirons avec ces nerfs. Le spinal a pour territoire la partie la plus inférieure du noyau ambigu. Ses fibres sortent horizontalement et non plus infléchies, en avant du corps restiforme et de la racine du trijumeau ; leur trajet n'est pas direct; elles se dirigent d'abord en arrière, puis se coudent pour reprendre un trajet antéro-postérieur, comme le font les fibres du nerf vague. Kœlliker signale un second noyau d'origine assez important, placé en dehors du noyau ambigu, et composé d'îlots espacés.

Tandis que la plupart des auteurs reconnaissent que le spinal bulbaire naît d'un noyau commun avec le glosso-pharyngien et le nerf vague et que logiquement on doit le considérer comme une partie de ce dernier nerf, Darkschewitsch, dont les études sont déjà anciennes, a soutenu l'unité du spinal : pour lui, il n'y a qu'un noyau d'origine, qui s'étend du cinquième nerf cervical au tiers inférieur de l'olive et c'est cette portion olivaire, confondue à tort suivant lui avec la partie inférieure du nucleus ambiguus, qui est l'origine des fibres bulbaires.

Sur les origines du Spinal : *Roller,* Der centrale Verlauf des N. accessorius, in *Zeitschr. f. Psych.* 1881. C'est Roller qui a découvert le trajet infléchi des racines du spinal et leur origine dans le groupe externe de la corne antérieure : — *Darkschewitsch*, Ueber den Ursprung des N. accessorius, in *Arch. f. Anatomie* 1885 ; — *Dees*, Communications diverses en 1887, 1890, 1891.

X. — NERF PNEUMOGASTRIQUE. — 10ᵉ paire.

Le nerf *pneumo gastrique* ou nerf de la dixième paire, appelé encore *nerf vague,* à cause de l'étendue et de la diversité de son territoire, est un nerf mixte, tout à la fois et dès son origine moteur et sensitif, destiné non seulement, comme l'indique son nom, aux poumons et à l'estomac, mais encore à la partie supérieure du tube digestif, aux voies respiratoires et au cœur. Son origine apparente ou émergence occupe une hauteur de 5 mm. ; les filets nerveux sortent en plusieurs groupes entre le glosso-pharyngien et le spinal bulbaire, dans le sillon collatéral des nerfs mixtes.

A leur émergence les filets radiculaires sont mixtes; mais, dans l'intérieur du bulbe, les origines sont différentes pour les fibres de la motricité et pour celles de la sensibilité. Nous devons donc distinguer une portion motrice et une portion sensitive.

1° Portion motrice du nerf vague. — Les fibres motrices ont pour origine un noyau cellulaire connu depuis Krause sous le nom de *noyau ambigu, nucleus ambiguus.* Ce fait est démontré par la constatation directe des cellules radiculaires, par les recherches embryologiques (*Bechterew*) et par l'atrophie du noyau consécutive à l'extirpation du nerf pneumogastrique (*Gudden, Dees*).

Le *noyau ambigu* peut être considéré comme le prolongement bulbaire du groupe externe de la corne antérieure de la moelle, groupe qui dans la région cervicale donne naissance au spinal médullaire, et qui, dans le bulbe, devenu noyau ambigu, émet les racines du spinal bulbaire, du pneumogastrique et du glosso-pharyngien, tandis que le groupe interne des cellules motrices a pour continuation dans la moelle allongée le noyau de l'hypoglosse. Il est profond, et non superficiel comme le noyau de l'hypoglosse qui est sous le plancher ventriculaire ; il est au milieu de la formation réticulée, au centre d'un espace limité en avant par l'olive et la parolive externe, en arrière par le noyau sensitif des nerfs mixtes, en dedans par les fibres de l'hypoglosse, en dehors par les fibres horizontales des nerfs mixtes et la racine descendante du trijumeau. Sa longueur est un peu plus grande que celle du noyau de l'hypoglosse, il mesure

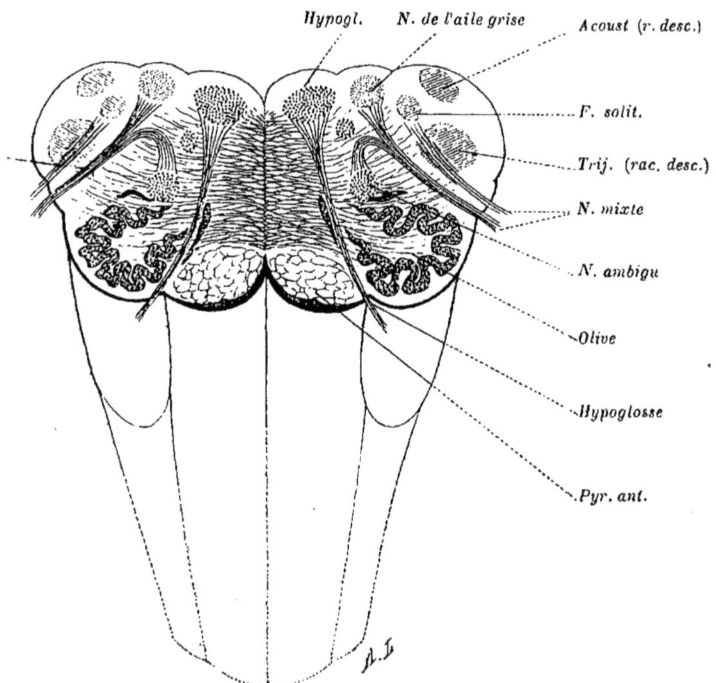

Fig. 297. — Origines du nerf hypoglosse et d'un des nerfs mixtes (glosso-pharyngien ou pneumogastrique).

Coupe transversale par la partie supérieure de l'olive. Grossie trois fois.

près de 2 cm. de hauteur ; son D. transversal oscille entre 0 mm. 4 et 1 mm. et son D. antéro-postérieur entre 0 mm. 15 et 0 mm. 42. Son extrémité inférieure peu distincte répond au croisement sensitif, c'est-à-dire à l'extrémité inférieure de l'olive ; son extrémité supérieure se prolonge jusqu'à la racine la plus basse du nerf cochléaire et la racine la plus haute du nerf glosso-pharyngien, par conséquent elle répond à toute la moitié inférieure du quatrième ventricule ; elle dépasse le noyau de l'hypoglosse. Sa forme générale est celle d'un fuseau, dont la partie la plus renflée est à la pointe du calamus.

Le noyau ambigu est composé de cellules nerveuses, au nombre de 20 à 30 sur les coupes, aux points de plus grande largeur. Ces cellules sont du type moteur, grandes de 50 à 60 μ, multipolaires, allongées dans le sens des fibres efférentes. On trouve aussi quelques cellules à cylindre-axe court. Entre les cellules est un plexus relativement pauvre, formé de fines arborisations qui paraissent provenir des collatérales du trijumeau et de celles des fibres réticulées. Schwalbe indique des fibres commissurales entre les noyaux droit et gauche, notamment par les fibres de l'obex.

Trois nerfs échelonnés naissent du noyau ambigu. Ce sont : en bas le spinal bulbaire ou accessoire du vague, au-dessus de lui les fibres motrices du pneumogastrique, et à l'extrémité supérieure celles du glosso-pharyngien. Il est difficile de déterminer le territoire de chacun de ces nerfs.

Outre ce noyau qui est le noyau classique et qu'il appelle noyau externe ou ventrolatéral, Holm a décrit un *noyau interne et postérieur* dont les fibres se dirigeraient en arrière le long du raphé pour contourner en genou le noyau de l'hypoglosse et reprendre avec les autres racines du vague un trajet antéro-postérieur.

Les fibres nées des cellules radiculaires du noyau ambigu, et d'abord espacées à leur origine, se constituent en faisceaux qui, au lieu de se diriger en avant par le plus court chemin, se dirigent en arrière vers le noyau sensitif du vague; là elles se recourbent brusquement pour s'unir aux fibres sensitives et suivre avec elles un trajet oblique en avant et en dehors, presque parallèle au premier. Ce trajet est direct, homolatéral ; on n'a pas observé de façon certaine l'entrecroisement des fibres d'un côté à l'autre.

2° **Portion sensitive du nerf vague.** — La portion sensitive a son noyau d'origine dans les ganglions jugulaire et plexiforme du pneumogastrique. Ces ganglions, pareils aux ganglions rachidiens, contiennent des cellules nerveuses unipolaires à branche divisée en T ; la branche périphérique ou externe est celle qui arrive des organes respiratoire ou digestif, la branche centrale ou interne gagne le bulbe, entre par le sillon des nerfs mixtes, et mêlée aux fibres motrices se dirige en ligne droite en arrière et en dedans, sous forme de minces faisceaux qui traversent la racine du trijumeau et sa substance gélatineuse. Avant d'atteindre la substance grise du plancher, la racine sensitive, pareille aux racines postérieures de la moelle, se bifurque en deux branches, une branche ascendante, courte, plutôt même horizontale, qui pénètre et se termine dans le noyau dorsal du pneumogastrique, une branche descendante qui s'incorpore au faisceau solitaire.

Il existe donc deux *noyaux terminaux* sensitifs pour le nerf vague, le noyau dorsal, sous-ventriculaire ou *noyau de l'aile grise* et le *faisceau solitaire ;* dans l'un comme dans l'autre, les fibres afférentes se terminent par des arborisations libres, autour des cellules nerveuses. Le cylindre-axe de ces cellules passe, non pas dans les racines du pneumogastrique, mais dans le ruban de Reil qui le conduit au cerveau ; cellules et cylindre-axes représentent la voie centrale ou cérébrale.

1° **Noyau dorsal ou noyau de l'aile grise.** — Ce noyau peut être considéré comme le prolongement de la base de la corne postérieure. Il s'étend depuis l'extrémité inférieure de l'olive, jusqu'à la strie acoustique la plus basse. Dans la partie inférieure du bulbe, il est situé au-dessus et en dehors du noyau de l'hypoglosse. Dans la région ventriculaire, il est en dehors de ce noyau ; il est très superficiel, placé immédiatement sous le plancher ventriculaire et correspond à *l'aile grise,* dont la base, et par conséquent la partie la plus large du noyau, est au niveau du bec du calamus. Tout à fait en haut, il s'enfonce au-dessous du tubercule acoustique qui déborde pardessus lui. On y trouve de petites cellules fusiformes ou en massue, dont le cylindre-axe se dirige en avant vers le raphé ; elles peuvent se répartir en deux groupes, l'un antérieur, l'autre postérieur, ce dernier à cellules plus petites. Les fibres radiculaires les entourent de nombreuses ramifications, dont les arborisations terminales sont toutefois peu développées (*Kœlliker*). La plupart des auteurs admettent que ce noyau est, comme le noyau ambigu, commun aux deux nerfs pneumogastrique et glosso-pharyngien, celui-ci occupant la plus petite part, la part supérieure ou proximale. Holm a soutenu qu'il y a deux noyaux distincts, que celui du nerf vague est sur un plan plus antérieur et n'a pas la même époque de myélinisation.

2° **Faisceau solitaire.** — On appelle ainsi une colonne de cellules et de fibres nerveuses qui occupe la partie latéro-postérieure du bulbe et dans laquelle se terminent une partie des fibres du vague et du glosso-pharyngien ; nous la décrirons avec ce dernier nerf, qui prend à sa formation une place prépondérante. Il nous suffira de faire remarquer que le pneumogastrique lui envoie quelques-unes de ses fibres, celles de sa racine descendante ; c'est ce que montrent soit l'observation directe soit l'expérimentation, car Dees a vu que la section du vague chez le lapin provoquait une atrophie notable du faisceau solitaire.

A ces deux terminaisons, Edinger en ajoute une troisième, dans le cervelet. Il croit avoir reconnu l'existence d'un faisceau, le *faisceau sensoriel cérébelleux,* qui conduirait au cervelet des fibres du pneumogastrique et du glosso-pharyngien ; opinion très contestée.

Faisons observer en terminant que le glosso-pharyngien et le pneumogastrique sont associés dans tous leurs noyaux centraux ; tous deux ont leur noyau moteur originel dans le nucleus ambiguus, tous deux partagent leurs fibres sensitives entre le noyau de l'aile grise et le faisceau solitaire.

Holm a cru pouvoir conclure d'études faites sur les enfants mort-nés que le groupe antérieur ou médio-ventral du noyau dorsal, groupe à cellules plus grandes, est le centre respiratoire, et que son développement imparfait à la naissance peut être une cause de mort. D'autre part Léonowa, ayant observé un anencéphale qui vécut 17 heures malgré l'absence du noyau du pneumogastrique, présume qu'il doit exister dans la moelle des centres respiratoires accessoires.

Voyez : *Holm,* Die Anatomie des dorsalen Vaguskerns in *Arch. f. path. Anat.* 1893.

IX. — NERF GLOSSO-PHARYNGIEN. — 9e paire.

Le nerf *glosso-pharyngien,* nerf de la neuvième paire, est un nerf mixte typique ; il possède un ganglion, deux espèces de racines, et sa distribution est nettement limitée à un arc viscéral ; il a pour territoire le pharynx. Sa communauté d'origine et de terminaison dans la moelle avec le pneumogastrique fait qu'un certain nombre d'anatomistes, Kœlliker et autres, réunissent ces deux nerfs sous le nom de vago-glosso-pharyngien. Son origine apparente est dans le sillon des nerfs mixtes, au-dessus de celle du pneumogastrique, au-dessous de celle de l'auditif.

1° **Portion motrice.** — Les fibres des cellules motrices naissent du noyau ambigu, dans la partie la plus élevée de ce noyau que nous avons décrit à propos du pneumogastrique. De là les fibres se dirigent, comme celles de ce dernier nerf, en arrière vers le plancher du ventricule, puis se recourbent en *genou,* pour se joindre aux fibres sensitives et prendre avec elles un trajet antérograde jusqu'au sillon collatéral. A ce niveau, on voit sortir cinq ou six filets qui se réunissent en deux faisceaux, lesquels à leur tour vont constituer le tronc du glosso-pharyngien. Comme pour le nerf vague, les fibres motrices sont fortes et peu nombreuses; les fibres sensitives sont fines et prédominent en nombre. On n'a pas constaté de décussation partielle.

2° **Portion sensitive.** — Son origine est dans le ganglion pétreux ou d'Andersch, situé à la base du crâne. Les cellules de ce ganglion unipolaires, mais à prolongement en T, émettent une branche périphérique qui se distribue à la muqueuse de la langue et du pharynx, une branche centrale qui se dirige vers le bulbe, pénètre par le sillon collatéral, traverse en ligne droite ou légèrement arquée, au milieu de la racine du trijumeau, et se divise en deux branches terminales, l'une ascendante, l'autre descendante. La branche ascendante courte est presque horizontale, elle aboutit au noyau dorsal ; la branche descendante longue pénètre dans le faisceau solitaire. De là deux *noyaux terminaux,* au milieu desquels les fibres sensitives déploient leurs arborisations terminales.

1° **Noyau dorsal** ou de *l'aile grise, noyau sensitif proprement dit.* — Nous avons décrit ce *noyau de l'aile grise* à propos du pneumogastrique dont il est la principale terminaison. Il ne laisse au contraire qu'un territoire très restreint au glosso-pharyngien, qui se distribue à sa partie supérieure étroite de plus en plus profonde; tandis que le faisceau solitaire qui ne recevait que quelques fibres du nerf vague absorbe la grande majorité de celles de la neuvième paire.

2° **Faisceau solitaire.** — Ce faisceau, appelé ainsi faisceau solitaire par Lenhossèk (1885), faisceau respiratoire par Krause, *bandelette solitaire* par Duval,

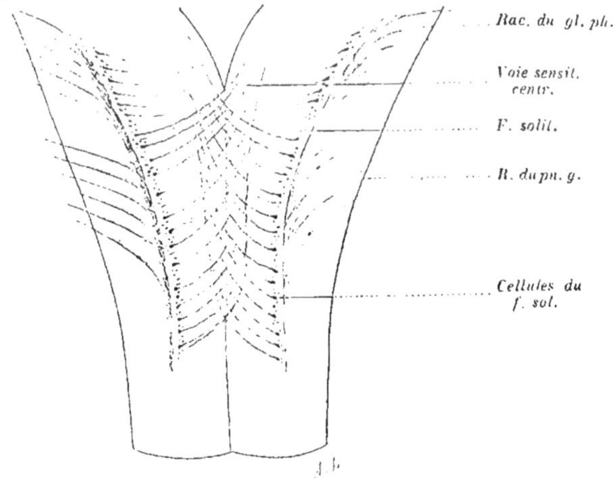

Fig. 298. — Le Faisceau solitaire.

Figure schématique montrant les rac. sensitives descendantes du glosso-pharyngien et du pneumogastrique et leur colonne de cellules nerveuses terminales.

racine ascendante ou descendante du vago-glosso-pharyngien par d'autres auteurs, représente bien réellement, comme nous venons de le voir, la racine descendante ou mieux les *branches descendantes des racines sensitives du pneumogastrique et du glosso-pharyngien* unies à leur noyau terminal ; il est l'équivalent de la branche descendante d'une racine postérieure. On le reconnaît à l'œil nu sur des pièces durcies, grâce à sa coupe nette et arrondie ; il est quelquefois dédoublé ; son volume est relativement plus grand chez l'homme que chez les animaux.

Il est situé dans la formation réticulée, en dehors et en avant du noyau dorsal du pneumogastrique, en dehors des racines de ce nerf qui émergent de sa face interne. Examiné dans sa longueur sur une coupe frontale, il montre un trajet oblique qui le porte de plus en plus en dehors, à mesure qu'il s'élève, en même temps qu'il suit une ligne courbe à concavité externe ; c'est ainsi qu'à son origine inférieure, il est à 1 mm. de la ligne médiane, à 4 au niveau du bec du calamus, à 7 mm. à sa terminaison. En bas, sa limite est peu précise ; perdue dans le faisceau cunéiforme, elle répond à l'entrecroisement sensitif ou à l'extrémité inférieure de l'olive ; sûrement, elle ne dépasse pas le premier nerf cervical (*Kœlliker*). En haut, le faisceau atteint le milieu du plancher ventriculaire, c'est-à-dire la dernière racine du glosso-pharyngien et la première de l'acoustique. Sa longueur totale mesure près de 25 mm. Il est pyriforme à grosse extrémité supérieure : il va donc toujours croissant de bas en haut, car son D. qui mesure en bas $0^{mm}10$ à 20 atteint en haut $1^{mm}4$.

Dans la constitution du faisceau solitaire entrent deux éléments différents, les racines médullaires des nerfs mixtes et la substance grise.

Les racines sont les branches terminales descendantes du glosso-pharyngien et du pneumogastrique, échelonnées régulièrement : celles du glosso-pharyngien, qui sont les plus élevées, sont aussi de beaucoup les plus nombreuses. Leurs fibres fines présentent de nombreuses divisions et émettent d'abondantes collatérales qui peuvent s'étendre jusqu'aux noyaux gris voisins ; les terminaisons arborisées en buisson entourent les cellules nerveuses comme il arrive pour la corne postérieure. D'après His et Kœlliker, il faut à ces deux nerfs joindre le nerf de Wrisberg, dont les fibres descendantes iraient se terminer dans la partie la plus élevée du faisceau.

La substance grise est une colonne gélatineuse détachée de la substance gélatineuse de Rolando (l'autre partie étant affectée à la racine descendante du trijumeau). Elle occupe ordinairement la face interne du faisceau ; dans certains points elle l'entoure en anneau ; elle peut aussi se reporter à la face externe ou encore s'interposer entre les fibres. On y trouve un nombre restreint de cellules nerveuses assez petites, de forme multipolaire ; d'autres se disposent en traînées le long des fibres radiculaires efférentes qui sortent surtout par la face ventrale. Ces cellules, avons-nous dit, entrent en contact par leurs prolongements protoplasmiques avec les arborisations terminales des nerfs mixtes. Mais où va le cylindre-axe qu'elles émettent ? on ne le sait pas sûrement, bien que tout fasse présumer qu'après un trajet ascendant il traverse le raphé, pour se mêler au faisceau sensitif et devenir voie cérébrale consciente. On peut penser aussi que soit par quelques-unes de leurs fibres, soit par des collatérales, les cellules du faisceau solitaire entrent en relation avec les noyaux moteurs des nerfs mixtes ou même avec d'autres parties du bulbe, telles que le noyau de l'aile grise, ainsi que Held l'a observé.

Cramer, qui place l'origine inférieure du faisceau solitaire dans la corne postérieure, fait remarquer qu'on a constaté plusieurs fois sa dégénération dans le tabes et que dans certains cas il y avait une dégénération concomitante de la corne et des cordons postérieurs.

Les racines du glosso-pharyngien, fibres motrices et fibres sensitives réunies, traversent horizontalement la partie latérale du champ de la coupe, en suivant un trajet oblique qui les porte en avant et en dehors. Elles émergent du sillon des nerfs mixtes, au-dessous de l'auditif, par cinq à six filets, qui se groupent bientôt en deux faisceaux, l'un antérieur, l'autre postérieur plus volumineux ; ceux-ci s'unissent dans le ganglion d'Andersch, véritable ganglion rachidien, que les fibres motrices traversent simplement alors que les fibres sensitives y possèdent leurs cellules d'origine.

Sur le Glosso-pharyngien voy. *Holm* (cité plus haut) ; — *Roller*, Centralverlauf d. Nervus glosso-pharyngeus in *Arch. f. micr. Anat.* 1881.

VIII. — NERF ACOUSTIQUE OU AUDITIF. — 8e paire.

Le nerf *acoustique* ou *auditif*, nerf de la huitième paire, est un nerf sensoriel qui se distribue à l'oreille interne. Sa consistance est molle, pulpeuse ; il contient même en plusieurs points des cellules nerveuses entre ses faisceaux.

Il est formé par l'accolement de deux racines ou de deux nerfs dont l'origine, la terminaison et très probablement les fonctions sont différentes ; ce sont le nerf *cochléaire* ou limacien, destiné au limaçon, et le nerf *vestibulaire* qui se répand dans le vestibule membraneux. Ces deux nerfs sont distincts sur tout leur trajet chez un certain nombre d'animaux ; mais, chez la plupart d'entre eux et chez l'homme surtout, ils se réunissent à leur sortie du labyrinthe en un seul tronc d'apparence homogène ; à son tour ce tronc unique, au moment où il aborde le bulbe, se bifurque en deux racines qui passent l'une en dedans du corps restiforme, l'autre en dehors. La première est la racine antérieure, la seconde la racine postérieure. Flourens le premier (1842) reconnut que ces racines sont le prolongement des branches d'origine, et non un tronc mixte, car il dit : « le vrai nerf acoustique, le nerf du limaçon, n'a qu'une seule racine ; cette racine est postérieure et se porte par dessus le corps restiforme jusqu'à la ligne médiane du quatrième ventricule. » Cette notion oubliée a été pleinement confirmée et développée par les recherches de Bechterew (1885) ; cet auteur a montré que les deux racines et leurs nerfs ont chacun leur époque de myélinisation, que le nerf cochléaire en sortant du tronc commun de l'acoustique se reconstitue pour passer tout entier dans la racine postérieure, tandis que le nerf vestibulaire se continue dans la racine antérieure.

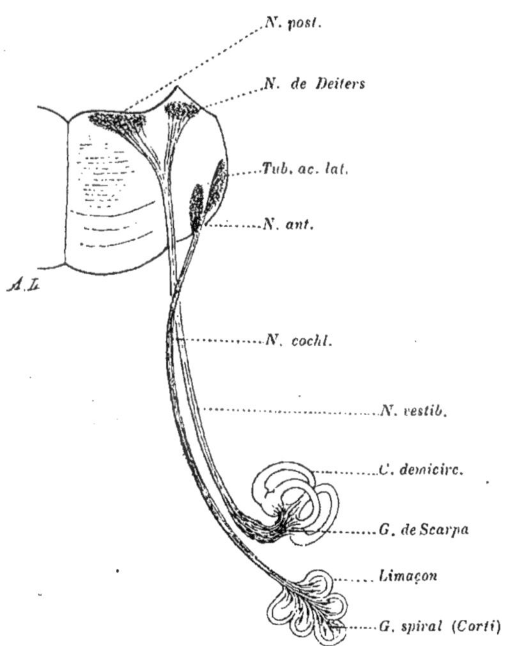

Fig. 299. — Origine et terminaison du nerf acoustique. Figure schématique.

Ainsi donc au moment où le nerf acoustique arrive au contact du bulbe dans la fossette latérale, il se divise en deux racines qui pénètrent immédiatement dans la substance nerveuse. C'est le bord antérieur du corps restiforme qui sépare les deux nappes de fibres et les rejette l'une en dedans, l'autre en dehors. La racine qui passe en dedans du corps restiforme est la racine antérieure ou interne, pour nous *racine vestibulaire,* puisque nous savons qu'elle est la continuation des nerfs de ce nom ; la racine qui passe en dehors est la racine postérieure ou externe, pour nous *racine cochléaire.*

Disons de suite qu'une des grandes difficultés dans l'intelligence des origines bulbaires du nerf auditif tient à la profusion des termes synonymes pour désigner les racines et les noyaux ; il n'y en a pas moins de vingt à vingt-cinq. Nous adopterons les dénominations les plus claires et les plus simples.

1° **Nerf cochléaire.** — Le *nerf cochléaire,* branche cochléaire, branche limacienne du nerf acoustique, a son noyau d'origine dans le *limaçon* de l'oreille interne, accessoirement dans le saccule et le canal demi-circulaire inférieur. Le limaçon contient en effet des cellules nerveuses bipolaires, découvertes par Corti (1851), et disposées en une bande qui porte le nom de *ganglion spiral* ou ganglion de Corti. Le prolongement périphérique des cellules bipolaires se termine librement entre les cellules épithéliales sensorielles et conduit à la cellule les impressions sonores. Le prolongement central, essentiellement nerveux, se dirige vers le bulbe et se réunit aux prolongements voisins pour constituer le nerf cochléaire. Celui-ci est donc l'équivalent d'une racine postérieure ; il est formé par l'ensemble des prolongements centraux des cellules bipolaires du ganglion spiral.

Etroitement confondu, dans son trajet libre, avec le nerf vestibulaire et formant avec lui un seul tronc, il s'en sépare de nouveau dans la fossette latérale du bulbe, et pénètre dans le bulbe en devenant la racine cochléaire. Tronc et racines se distinguent du nerf vestibulaire par la finesse plus grande de leur fibre et l'époque plus tardive de leur myélinisation.

La *racine cochléaire* est dite *postérieure* par la plupart des auteurs, parce qu'elle se dirige en arrière de la racine vestibulaire, et comme à son origine elle lui est au contraire antérieure, le limaçon étant situé en avant du vestibule, les deux racines se croisent en X dans leur trajet, — *externe* ou *superficielle,* parce qu'elle est presque à la surface du corps restiforme, — *inférieure,* parce qu'elle occupe un plan inférieur, elle est tout entière intra-bulbaire, alors que la racine vestibulaire est intra-protubérantielle.

Arrivée au bord antérieur du corps restiforme, elle se dirige en dehors et en arrière, contourne en arc de cercle la face externe de ce corps restiforme et sur cette face externe s'engage dans une masse ganglionnaire, le *noyau antérieur.* Sur tout son trajet, elle est infiltrée de nombreuses cellules nerveuses, fusiformes, isolées ou groupées, qui occupent surtout sa partie externe, au point de la rendre noueuse.

Le *territoire terminal* de la racine cochléaire est représenté par deux noyaux principaux, entre lesquels passent les fibres nombreuses en émettant incessamment leurs collatérales, le *noyau antérieur* et le *tubercule acoustique latéral* qui en est une dépendance. Chez l'homme, le tubercule acoustique est rudimentaire et n'est qu'un centre très accessoire. Il n'est pas impossible qu'il y ait encore d'autres terminaisons moins importantes.

A) **Noyau acoustique antérieur.** — Ce noyau, dit encore latéral ou ventral ou accessoire ou ganglion acoustique, est situé sur la face externe du pédoncule cérébelleux inférieur et arrive jusqu'à sa jonction avec la face antérieure. Tout à fait en avant, il est presque en dehors du bulbe, appliqué contre la face externe de la racine cochléaire, en dedans du flocculus, et s'y détache en relief comme un ganglion appendiculé; plus loin, il est en dedans de cette même racine, entre elle d'un côté et de l'autre la racine vestibulaire avec le corps restiforme. Sa longueur verticale est de 5 mm.; sa coupe transversale est celle d'un triangle dont la base antérieure mesure 2 mm., la hauteur 3. Il contient des cellules nerveuses arrondies, plutôt petites, 25 à 35 μ, et très serrées; ces cellules sont capsulées comme celles des ganglions rachidiens.

B) **Tubercule acoustique.** — Le noyau antérieur étant traversé par la racine cochléaire est par là même divisé en deux parties : une interne et antérieure, c'est celle que nous venons de décrire, une latérale et postérieure, située sur la face externe de la racine et qu'on appelle encore le *tubercule acoustique*. Le tubercule acoustique des neurologistes est donc la portion latérale du noyau antérieur ; mais comme les anatomistes décrivent sur le plancher du ventricule un renflement qui répond au noyau postérieur et qu'ils nomment le tubercule acoustique (v. page 299), il est nécessaire de distinguer ces deux parties d'ailleurs assez rapprochées l'une de l'autre ; nous appellerons *tubercule acoustique latéral* la saillie située sur la face externe du corps restiforme et qui est une dépendance du noyau antérieur, et *tubercule acoustique postérieur* la saillie du plancher qui répond aux noyaux postérieurs du nerf vestibulaire.

Au reste le tubercule acoustique latéral est à peine indiqué chez l'homme : il y est à l'état atrophique. Chez certains animaux au contraire, chez le chat notamment, il est saillant, bien développé ; son écorce est stratifiée en trois couches, et ses cellules, très petites, de 10 à 15 μ, ont des prolongements protoplasmiques à terminaison buissonnante ; quelques-unes sont fusiformes.

Le noyau antérieur, avec son tubercule latéral, est la vraie terminaison du nerf cochléaire, car il s'atrophie soit après la section du nerf soit après la destruction du limaçon. Arrivée entre les deux parties du noyau, la racine cochléaire se bifurque à angle droit en branches ascendante et descendante à très court trajet; chaque branche subit des dichotomisations successives qui abandonnent de nombreuses collatérales et se terminent par des arborisations d'une extrême richesse. Les cellules du noyau entrent en contact avec ces plaques terminales du nerf sensoriel, et aussi avec d'autres arborisations qui paraissent venir des stries acoustiques ; à leur tour, elles émettent des cylindre-axes qui entrent dans les voies centrales de l'audition.

Il est bien certain que la grande majorité des fibres cochléaires se termine dans le noyau antérieur; mais il n'est pas impossible qu'un petit nombre d'entre elles aille au delà, sur la face dorsale, pour aboutir à quelque centre inconnu. Quant aux stries acoustiques ou barbes du calamus qui semblent au premier abord continuer quelques-unes des racines postérieures, nous verrons plus loin qu'il n'en est rien et qu'elles émergent du tubercule acoustique lui-même (Voy. fig. 317).

2° **Nerf vestibulaire.** — La branche vestibulaire du nerf acoustique naît, comme la branche cochléaire, d'un ganglion situé dans l'oreille interne, le *ganglion de Scarpa,* dont les cellules également bipolaires ont un prolongement périphérique qui se termine dans les taches acoustiques de l'utricule et des canaux demi-circulaires supérieur et horizontal, et un prolongement central qui devient fibre de la branche vestibulaire. Dans la fossette du bulbe, les fibres vestibulaires se séparent du tronc commun de l'acoustique, et constituent la racine vestibulaire qui pénètre dans la protubérance. Ces fibres sont plus grosses, et leur gaine de myéline se forme plus tardivement.

La *racine vestibulaire,* racine *antérieure* d'un grand nombre d'auteurs, — racine *interne* ou *profonde,* — racine *supérieure* parce qu'elle s'engage dans la protubérance et non dans le bulbe, se dirige en arrière et en dedans, passe entre le noyau acoustique antérieur et le pédoncule cérébelleux inférieur qui sont sur son côté externe, et la racine du trijumeau qui est à son côté interne ; elle arrive près du plancher du quatrième ventricule. Là elle se divise en deux branches, une branche ascendante très courte qui de suite s'irradie par arborisations dans les noyaux voisins, le noyau postérieur et celui de Deiters ; une *branche descendante*, très longue et compacte, tout à fait comparable à la branche descendante du trijumeau et surtout des nerfs mixtes. Cette branche descendante est la *racine ascendante* de l'acoustique de Roller et des classiques à sa suite.

Le champ de terminaison du nerf vestibulaire occupe un large espace sur le plancher du ventricule. Il comprend l'aile blanche externe de la partie bulbaire, la fossette antérieure de la partie protubérantielle et entre les deux, au niveau des stries acoustiques, presque toute la largeur du plancher, y compris le tubercule acoustique postérieur, en débordant par-dessus le sommet de l'aile grise. Il n'y a pas un noyau terminal, mais plus encore que pour la racine cochléaire un *territoire terminal*, qui embrasse plusieurs noyaux. Les observateurs les plus récents, qui ont suivi la méthode de Golgi, sont d'accord pour admettre que ce territoire comprend le *noyau postérieur*, le *noyau de Deiters* avec le noyau vestibulaire de Bechterew qui en est une dépendance, et le noyau de la *racine descendante* (*Kœlliker, Held, Martin*). Martin ajoute à ces terminaisons principales des fibres radiculaires que l'on voit, chez le chat du moins, quitter le faisceau principal un peu éparpillé d'ailleurs, et finir, soit par leur tige, soit par de longues collatérales, autour des cellules disséminées qui s'intercalent dans la racine vestibulaire, ainsi que dans un îlot spécial du noyau acoustique antérieur.

Noyau postérieur. — Appelé encore noyau principal, ou dorsal interne, vestibulaire, triangulaire, ce noyau un peu diffus présente sur la coupe transversale une figure triangulaire dont le sommet mousse regarde en avant, dont la base large occupe le plancher ventriculaire. Cette base ou surface ventriculaire atteint sa plus grande largeur au milieu du plancher, où les stries acoustiques la divisent en deux moitiés ; à ce niveau, elle n'est séparée du sillon médian que par le noyau du funiculus teres et se prolonge en dehors jusqu'au pédoncule cérébelleux inférieur. Dans sa partie bulbaire, elle longe le bord externe du noyau de l'hypoglosse et s'étend par-dessus le sommet de l'aile grise, en repoussant vers la profondeur l'origine du glosso-pharyngien ; dans sa partie protubérantielle, elle suit le côté externe du noyau moteur externe (c. teres) et recouvre l'origine profonde du facial. Les cellules de ce noyau sont petites, 25 à 30 μ, et espacées, comme elles le sont aussi dans le noyau suivant.

Noyau de Deiters — Le noyau de Deiters, noyau latéral ou externe, dorso-externe, noyau à grandes cellules, est situé également sous le plancher, mais en dehors du précédent ; il se prolonge en haut jusqu'au même niveau que le noyau postérieur, en bas il descend plus loin que lui. Ses cellules multipolaires sont remarquables par leur grande taille ; elles atteignent jusqu'à 100 μ chez l'homme, et plus encore chez beaucoup d'animaux.

Ses rapports avec la branche vestibulaire ne sont pas sûrement établis ; un certain nombre d'auteurs nient toute relation acoustique ; d'autres en font le lieu de terminaison de la branche descendante.

En arrière et en dehors de ce noyau, on en trouve un autre situé à l'angle externe du plancher ventriculaire, qui porte le nom de *noyau angulaire* ou noyau de Bechterew ; Kœlliker le regarde comme n'étant que la partie externe du noyau de Deiters. Il reçoit comme lui une partie des fibres acoustiques.

Racines descendantes. — La branche descendante du nerf vestibulaire est remarquable par sa longueur et son volume ; aussi Roller l'a-t-il reconnue dès 1880 et lui a donné le nom de *racine ascendante* du nerf acoustique. Il la considérait comme naissant du noyau cunéiforme ou de Burdach et comme constituant une racine spinale de l'acoustique.

Elle est de tous points comparable à la forte racine descendante du glosso-pharyngien et du pneumogastrique qui constitue le faisceau solitaire. On la suit jusque vers le territoire inférieur du bulbe, près de l'entrecroisement sensitif. Elle est située sur le même plan antéro-postérieur que la racine descendante du trijumeau et en arrière d'elle ; dans sa partie supérieure, elle est superficielle et répond au tubercule acoustique postérieur. On sait qu'elle émet de nombreuses collatérales, mais son noyau terminal n'est pas nettement déterminé. Pour les uns c'est le noyau de Deiters, pour d'autres c'est une colonne cellulaire qui l'accompagne, un *noyau descendant*, pareil à celui du faisceau solitaire, et qui se continuerait en bas avec le noyau cunéiforme (*Kœlliker*).

Racines cérébelleuses. — Plusieurs auteurs (*Duval, Edinger, Sala*) admettent que toutes les fibres du nerf vestibulaire ne se terminent pas dans les noyaux du bulbe et de la protubérance, mais qu'un certain nombre continuent directement leur trajet et vont par le corps restiforme aboutir au cervelet, constituant ainsi la racine cérébelleuse du nerf acoustique. v. Gehuchten n'est pas éloigné de croire que quelques fibres de la branche ascendante ont en effet cette destination. Mais Flechsig, Bechterew, Kœlliker contestent toute relation directe. Pour eux les relations sont indirectes, elles sont établies par des fibres qui vont des noyaux dorsaux, et surtout du noyau postérieur au cervelet, en suivant la partie interne du pédoncule cérébelleux inférieur. Ces fibres aboutiraient soit aux ganglions centraux du cervelet (*Bechterew*) soit à l'écorce du flocculus (*Stscherbach*). Cramer n'a constaté lui aussi que des rapports médiats : il indique pour le nerf cochléaire des fibres qui émanent du noyau ac. antérieur et passent dans le pédoncule du flocculus, pour le nerf vestibulaire, des fibres qui vont des noyaux de Bechterew et de Deiters aux noyaux du toit dans le cervelet.

Sur les racines et les noyaux bulbaires de l'acoustique : *Roller*, Eine aufsteigende Acusticus-wurzel, *Arch. f. micr. Anat.* 1880 : — *Bechterew*, Ueber den achten Hirnnerven, *Neurol. Centralbl.* 1885 et Ueber den Ursprung des Hœrnerven, *Neurolog. Centralbl.* 1887 : — *Sala*, Origine de l'acoustique, *Arch ital. de Biologie*, 1891 et *Arch. f. micros. Anat.* 1893 ; — *Held*, Die Endigungsweise der sensiblen Nerven, *Arch. f. Anat.* 1892 et *Arch. f. Anat.*, 1893: — *Martin*, Zur Endigung der Nervus acusticus, *Anat. Anzeiger*, 1894.

VII. — NERF FACIAL ET NERF INTERMÉDIAIRE DE WRISBERG. — 7ᵉ paire.

Le nerf *facial*, nerf de la septième paire, est un nerf exclusivement moteur destiné aux muscles peauciers de la face et du cou, muscles qui sont surtout expressifs ou mimiques Mais il est accompagné, depuis son origine bulbaire jusqu'à son coude dans le rocher, par un cordon nerveux, signalé par Wrisberg, cordon qui aboutit au *ganglion géniculé* et dont la nature sensitive est aujourd'hui hors de doute. La septième paire crânienne constitue donc un nerf mixte, dans lequel il y a lieu de décrire une grosse portion motrice, le nerf facial, et une petite portion sensitive, le nerf intermédiaire de Wrisberg.

I. — PORTION MOTRICE DE LA 7ᵉ PAIRE — NERF FACIAL

Noyau d'origine. — Le *noyau d'origine* tout à la fois profond et latéral, situé dans l'épaisseur de la protubérance, peut être considéré comme le prolongement à distance du noyau ambigu, lui-même suite du groupe externe de la corne antérieure. Il est situé dans la partie antérieure de la formation réticulée, en arrière des fibres transversales de la protubérance et du corps trapézoïde, en avant du plancher ventriculaire qui est à 4 mm. derrière lui, en dedans de la racine du trijumeau, en dehors des racines du moteur oculaire externe et de l'olive supérieure dans sa partie la plus élevée.

Il a une forme allongée, un peu renflée vers le bas ; sa longueur est de 4 mm. à 4 mm. 5 ; sa largeur 1 mm. 4 à 1 mm. 7 ; son épaisseur antéro-postérieure 2 à 3 mm. Son extrémité inférieure répond au bord inférieur de la protubérance, au bord supérieur de l'olive ; elle est à une faible distance du bout terminal du noyau de l'hypoglosse et du noyau ambigu. Son extrémité supérieure est à son tour rapprochée du noyau moteur du trijumeau.

Le noyau facial se compose de plusieurs groupes cellulaires alignés en hauteur. Sur le plan transversal, on peut en distinguer deux, un antérieur ou ventral, un postérieur ou dorsal, plus petit et à cellules moins volumineuses. Les cellules radiculaires sont grandes, jusqu'à 60 μ, légèrement pigmentées, de forme multipolaire ; leur cylindre-axe est dirigé en dedans et en arrière. Elles sont entourées de fines arborisations dont l'origine a pu être suivie dans la racine du trijumeau homolatéral et dans le faisceau pyramidal opposé à travers le raphé ; ce sont là les voies réflexes sensitives et les voies motrices cérébrales.

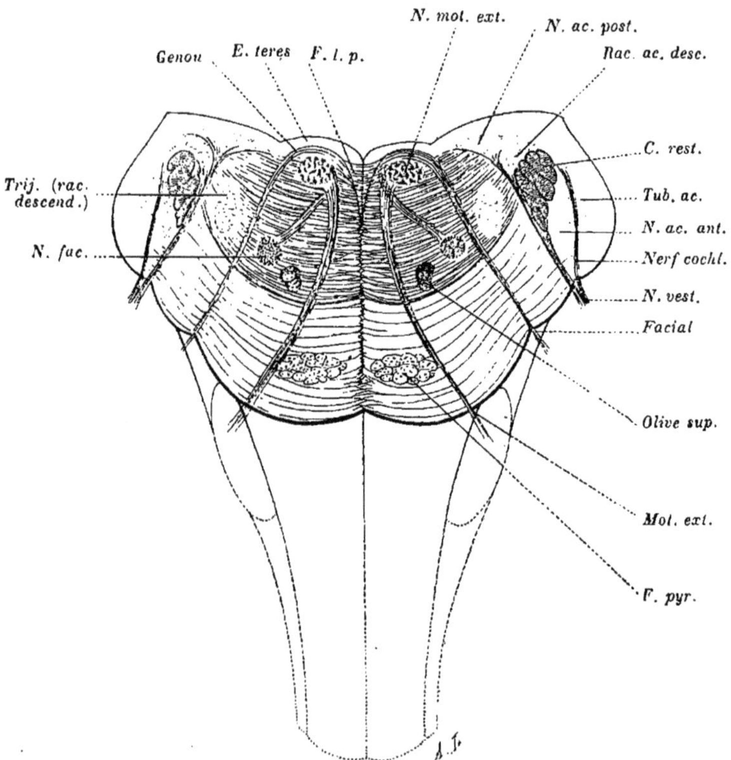

Fig. 300. — Origines du N. facial et du N. moteur oc. externe.
Coupe transversale de la protubérance, passant par l'eminentia teres.

D'autres connexions moins certaines relient le noyau au corps trapézoïde, à la petite olive et aux cellules du cordon latéral. Exner dit aussi avoir constaté chez le lapin des fibres commissurales entre les noyaux des deux côtés.

Les cellules radiculaires émettent comme cylindre-axes les fibres efférentes. Celles-ci, au lieu de se diriger en avant et de sortir par le plus court chemin, décrivent dans l'épaisseur de la protubérance un trajet compliqué, paradoxal. Elles se dirigent d'abord en arrière, comme le font aussi les fibres motrices du glosso-pharyngien et du pneumo-gastrique, se coudent une première fois pour devenir ascendantes, puis une seconde pour redevenir horizontales et se diriger cette fois en avant, de façon à venir sortir presque au niveau de leur point d'origine, à 2 mm. plus haut seulement. De là deux coudes et trois branches, rappelant la forme d'un fer à cheval ; il faut ajouter que le fer à cheval est tordu sur lui-même en hélice, de sorte qu'aucune coupe ni transversale, ni sagittale, ni autre ne peut montrer le trajet total du facial. La figure 301 que j'emprunte à Schwalbe, et qui nous présente non pas une coupe, mais une vue en relief du facial à travers la protubérance supposée transparente, est celle qui permet le mieux de suivre la description.

Le facial, avons-nous dit, présente deux coudes et trois branches entre son point d'origine et son point de sortie. Le deuxième coude s'appelle le *genou* du facial ; les trois branches, qui ont reçu des désignations multiples, sont la branche d'origine, la branche intermédiaire et la branche de sortie.

La *branche d'origine* n'est pas un faisceau serré, mais une série de radicules penniformes qui naissent de la face postérieure du noyau radiculaire ; elle se dirige d'avant en arrière vers le plancher, elle est également légèrement ascendante, en même temps qu'elle s'incline en dedans pour aborder le noyau du moteur oc. externe par son bord interne. A ce niveau elle s'infléchit à angle droit, premier coude du facial, et les fibres disséminées se rassemblent en un faisceau compact, branche intermédiaire. — La *branche intermédiaire* (branche longitudinale ou ascendante de plusieurs auteurs) longue de 5 mm, cordon compact, monte verticalement entre le raphé et le noyau du moteur oc. externe, au-dessus et en dehors du faisceau longitudinal postérieur. Elle est superficielle le long du sillon médian, sous-épendymaire, et contribue avec le noyau qu'elle longe à former l'*eminentia teres* (tubercule du facial, de *Kœlliker*). Son volume s'accroît de bas en haut, par l'adjonction continuelle de fibres de la branche d'origine, et atteint 1 mm. à son point le plus élevé. A ce niveau, la branche intermédiaire se coude encore à angle droit, en contournant sur sa face externe l'extrémité supérieure du noyau de la sixième paire, qu'elle recouvre par conséquent sous le plancher du ventricule, au bout cérébral de l'eminentia teres. Ce second coude est le *genou du facial*. En somme, avec ses deux coudes supérieur et inférieur, la branche intermédiaire figure une anse ou demi-ellipse qui enchâsse obliquement le bord interne du noyau de l'abducens. — La *branche de sortie* s'étend du genou au sillon bulbo-protubérantiel. Elle se dirige en bas, en avant et en dehors, traversant en sens antéro-postérieur ou dorso-ventral toute l'épaisseur de la protubérance. Elle passe entre la racine du trijumeau qui est en dehors, le noyau d'origine et l'olive supérieure qui sont en dedans. Son émergence est à un niveau plus bas que le genou, plus haut que le noyau originel ; elle se fait dans la fossette latérale du bulbe, en avant du nerf acoustique, en arrière du nerf moteur oculaire externe, au-dessus des nerfs mixtes.

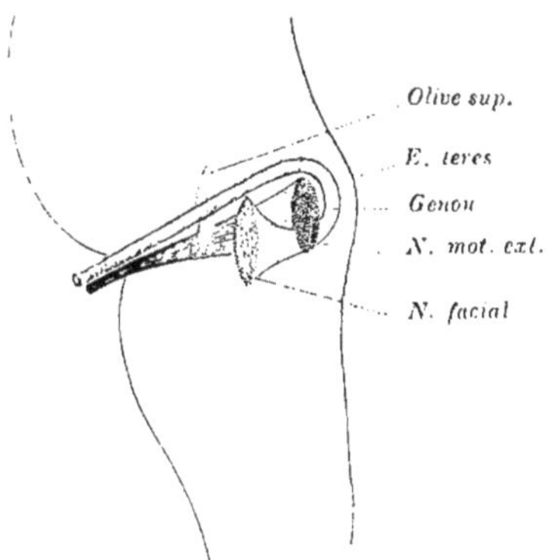

Fig. 301. — Trajet intraprotubérantiel du N. facial et du N. moteur oc. externe. Côté gauche. Vue latérale ; la protubérance est supposée transparente.

Toutes les fibres sont-elles directes ? Il est probable que, comme pour l'hypoglosse et le moteur oculaire commun, le facial présente un entrecroisement partiel de ses fibres radiculaires en rapport avec la synergie bilatérale des muscles de la face. Bechterew l'admet pour l'homme et Gehuchten croit l'avoir constaté sur le poulet par la méthode de Golgi.

Cramer décrit aussi, chez le fœtus humain, une décussation très nette d'une partie des racines dans le raphé, immédiatement au-dessous du plancher ventriculaire.

Origines accessoires du nerf facial. — On a attribué au nerf facial des origines accessoires, aux dépens des noyaux moteurs voisins, tels que le moteur oculaire externe, le moteur oculaire commun et même l'hypoglosse.

1° Noyau du moteur oc. externe. — L'accroissement progressif de la branche intermédiaire du facial, à mesure qu'elle s'enroule autour du noyau de l'abducens, et l'apparence de fibres allant de l'un à l'autre, ont pu faire croire que les cellules de ce noyau fournissaient un certain nombre de racines au facial. De là le nom de *noyau facial supérieur* donné au noyau du moteur externe ou au moins à sa partie faciale, et celui de *noyau facial inférieur* à l'origine du facial proprement dit. Cette origine accessoire n'est plus admise aujourd'hui; elle a contre elle les observations directes récentes, les faits d'anatomie pathologique (*Gowers, Déjerine*) qui ont montré des dégénérescences totales du noyau de l'abducens sans altération des fibres de la branche de sortie, et les expériences de Gudden qui, après arrachement du facial dans le crâne, a constaté que l'atrophie était limitée au noyau facial proprement dit, et que de même l'arrachement du moteur externe et la lésion de son noyau laissaient intacts les deux nerfs faciaux.

Ajoutons que quelques auteurs ont appelé noyau facial inférieur le noyau du funiculus teres qui est au sommet de l'aile blanche interne.

2° Noyau du moteur oculaire commun. — La question a été résumée ainsi par *Mendel* (Uber der Kernursprung des Augen Facialis in *Neurol. Centralbl.*, 1887). Si, dans la paralysie périphérique, le facial total est envahi, dans la paralysie centrale on observe une dissociation, le nerf facial supérieur ou facial oculaire échappe à la lésion, le facial inférieur ou facial buccal est seul atteint. L'explication de ce fait n'est point dans la présence de deux centres corticaux différents, car on observe le même phénomène dans les maladies du bulbe; c'est ainsi que dans la paralysie glosso-labio-laryngée, on peut voir le noyau du facial totalement détruit, alors que le nerf facial inférieur est seul paralysé.

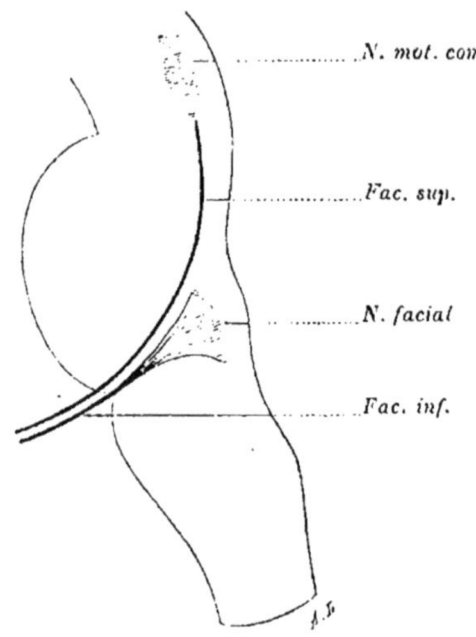

Fig. 302. — Schéma du Facial supérieur. D'après MENDEL.

Mendel, sur un lapin et deux cobayes, enlève d'un côté les deux paupières et le muscle frontal en conservant les yeux et leurs muscles. Il constate plusieurs mois après l'intégrité des noyaux du facial et du moteur oculaire externe, et au contraire une dégénérescence de la partie postérieure du noyau du moteur oc. commun, dont les cellules ont disparu ou se sont atrophiées. Il en conclut que le nerf facial oculaire, celui qui anime les muscles périoculaires, le frontal, le sourcilier et l'orbiculaire des paupières, a son noyau d'origine dans le noyau du moteur commun, dont la partie postérieure est le véritable *noyau facial supérieur*, tandis que le facial buccal, celui des muscles des joues, des lèvres et du cou, a pour origine le noyau classique, *noyau facial inférieur*. Les fibres du noyau supérieur passeraient par le faisceau longitudinal postérieur et pénétreraient dans le tronc du facial au niveau de son genou. Il y aurait ainsi dans le bulbe même et probablement aussi dans les centres corticaux de l'hémisphère une association anatomique entre les muscles protecteurs de l'œil, de même qu'il existe une association fonctionnelle; les muscles de l'œil et de l'iris se contractent synergiquement dans le regard ou dans l'occlusion avec les muscles de la face, frontal, sourcilier et sphincter palpébral. On peut faire valoir encore à l'appui de cette hypothèse, qu'après l'arrachement du nerf moteur oc. commun on a vu la partie postérieure de son noyau rester intacte, et aussi que chez l'homme on observe les deux faits suivants : 1° dans l'apoplexie, le facial oculaire et l'oculo-moteur commun sont ordinairement respectés tous deux dans leurs fonctions; 2° dans la paralysie bulbaire, le noyau du moteur commun est habituellement conservé, de même que les mouvements de l'orbiculaire et du frontal.

La question n'est pas définitivement tranchée et d'autres explications sont possibles. Kœlliker n'a constaté le passage d'aucune fibre du faisceau l. postérieur dans le genou du facial.

II. — PORTION SENSITIVE DE LA 7e PAIRE. — NERF INTERMÉDIAIRE DE WRISBERG

On appelle ainsi un cordon nerveux de petit volume, intermédiaire comme situation entre l'auditif et le facial, et qui s'étend de l'émergence bulbaire de ces deux nerfs au ganglion géniculé du facial.

Sa signification est restée longtemps douteuse. A plusieurs reprises les anatomistes et les physiologistes l'avaient considéré comme la portion sensitive du nerf facial, mais sans preuve précise, alors que Duval, en raison de ses origines centrales, le rattachait au glosso-pharyngien dont il représentait une partie détachée ou aberrante. Une série de recherches, dont les premières remontent à Sapolini (1883), ont établi définitivement qu'il est l'équivalent d'une racine postérieure rachidienne ; il est la racine postérieure du facial, dont le ganglion est

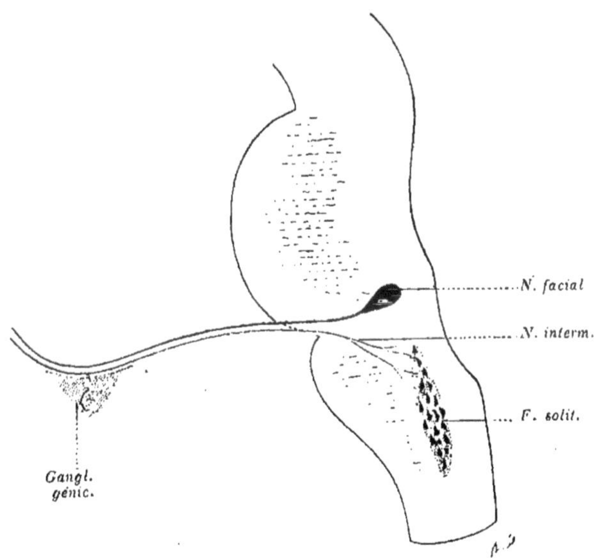

Fig. 303. — Le Nerf intermédiaire de Wrisberg. Figure schématique.

le *ganglion géniculé*. En effet ce petit ganglion qu'on voit accolé au tronc du facial, à son coude dans l'aqueduc, présente une origine indépendante et émet une double expansion, une centrale qui se dirige vers le bulbe, une périphérique qui se dirige vers l'extérieur. Il contient chez l'homme et chez les animaux des cellules nerveuses primitivement bipolaires, plus tard unipolaires à cylindre-axe en T, tout comme un ganglion rachidien, le ganglion de Gasser, le ganglion d'Andersh ou le ganglion jugulaire. La branche externe ou périphérique de la fibre nerveuse passe dans la corde du tympan, la branche interne ou centrale gagne le tronc cérébral. C'est cette branche centrale ou l'ensemble des branches centrales qui, véritable racine postérieure issue du ganglion, constitue le nerf de Wrisberg, nerf embryologiquement et physiologiquement centripète.

Que deviennent les branches périphériques au delà du ganglion ? Elles passent dans la corde du tympan, dont elles sont sans doute les fibres sensorielles gustatives ; mais la corde du tympan ne contient-elle pas d'autres fibres, issues du facial, notamment les fibres sécrétoires ? c'est un point encore en discussion, sur lequel nous n'avons pas à nous arrêter ici.

Revenons à la branche centrale afférente, au nerf de Wrisberg. Il pénètre dans le bulbe par la fossette latérale, et dissocié en fascicules, dans son trajet intra-médullaire, suit tantôt le facial et tantôt l'acoustique, se dirige comme eux en arrière et en dedans, en traversant la racine descendante du trijumeau, ou bien il passe entre cette racine et la branche vestibulaire de l'acoustique, et arrive à la partie dorsale et supérieure du bulbe.

Le noyau terminal du nerf de Wrisberg est le même que celui du glosso-pharyngien. Seulement, tandis que Duval faisait aboutir le nerf au noyau dorsal ou noyau de l'aile grise du nerf de la neuvième paire, il paraît acquis, par les observations de His et de Kœlliker, que la terminaison a lieu dans l'autre noyau, dans celui du faisceau solitaire. Ce fait n'implique d'ailleurs ni identité anatomique, ni identité physiologique entre les deux nerfs. La colonne de cellules nerveuses du faisceau solitaire reçoit les terminaisons de trois nerfs différents : en bas du pneumo-gastrique dont la racine postérieure émane du ganglion jugulaire ; au milieu et dans son plus grand territoire, celle du glosso-pharyngien qui vient du ganglion d'Andersch ; enfin à son extrémité supérieure celle du nerf intermédiaire qui arrive du ganglion géniculé. Toutes trois apportent ou peuvent apporter des impressions sensitives fort différentes, et les cellules du faisceau solitaire ne sont que des agents de transmission qui conduisent ces impressions au cerveau.

Voy. *Sapolini*, Journal de médecine de Bruxelles, 1884. — Les études de Sapolini sont des études macroscopiques, qui ont trait à l'anatomie comparée. L'auteur a cru suivre une racine descendante jusque dans le cordon de Goll. Pour lui, le nerf de Wrisberg n'est pas la portion sensitive du facial, c'est un nerf indépendant, le *treizième nerf cérébral*.

VI. — NERF MOTEUR OCULAIRE EXTERNE. — 6e paire.

Le nerf *moteur oculaire externe* ou *abducens*, nerf de la sixième paire, est un nerf exclusivement moteur, destiné au muscle droit externe, lequel est abducteur du globe oculaire.

Son *noyau d'origine*, situé près de la ligne médiane, peut être considéré comme faisant suite au noyau de l'hypoglosse dont il est d'ailleurs séparé par un certain espace, notamment par le noyau du funiculus teres ; il continue donc le groupe interne de la corne antérieure de la moelle. Il appartient à la moitié supérieure du plancher ventriculaire et correspond à l'eminentia teres, placée comme on sait à côté du sillon médian, au-dessus des stries acoustiques ; cette éminence est constituée par le noyau de l'oculo-moteur externe et le genou du facial.

Ses rapports sont les suivants : logé dans la partie la plus postérieure de la calotte protubérantielle, il est superficiel en arrière, sous-épendymaire, sauf à son extrémité supérieure où la branche sortante du facial le sépare du plancher ventriculaire ; en dehors, il répond au noyau acoustique postérieur ; en dedans il est longé par la branche moyenne du facial qui contourne successivement sa face interne et l'extrémité supérieure de sa face externe, en décrivant une anse, *genou* du facial, dans laquelle s'enchâsse le noyau du moteur externe (Voyez fig. 300 et 301).

Le noyau est sphérique dans sa coupe transversale qui mesure de 1 à 2 mm., allongé dans le sens vertical dans lequel il a 4 à 5 mm. Il comprend des cellules radiculaires, de forme étoilée et de moyenne grosseur, de 40 à 50 μ, plus petites que celles du facial, et des ramifications de fibres nerveuses qui ont vraisemblablement une double origine : des fibres ou des collatérales du faisceau pyramidal, faisceau moteur volontaire, et des fibres sensitives du trijumeau. Il possède avec l'olive supérieure ou olive protubérantielle une relation remarquable, grâce à un faisceau qui émané de ce ganglion, sous forme de *pédoncule* de l'olive, s'unit au noyau de l'abducens. On ne peut dire si, au delà de l'olive, ce faisceau va se mettre en rapport avec les centres acoustiques ou avec les centres optiques des tubercules quadrijumeaux, et s'il associe l'abduction de l'œil au son perçu ou à l'impression visuelle.

Les cellules radiculaires émettent les cylindre-axes des fibres efférentes. Celles-ci émergent surtout de la face interne et postéro-interne du noyau ; d'abord espacées, elles se réunissent en plusieurs fascicules qui traversent d'arrière en avant toute la protubérance, passant en dedans de l'olive supérieure, en dehors du faisceau pyramidal et en partie à travers ses faisceaux externes. La direction des fibres efférentes, ou si l'on veut leur trajet intra-protubérantiel, n'est cependant pas rigoureusement sagittale ; elles sont doublement inclinées, d'abord sur le plan horizontal, car elles sont obliques en bas et en avant, et ensuite sur le plan transversal, car elles sont légèrement arquées à concavité externe.

Leur émergence ou *origine apparente* est dans la fossette olivaire du sillon bulbo-protubérantiel. Elle se fait par deux faisceaux, dont le postérieur sort par la lèvre protubérantielle de la fossette et l'antérieur, plus gros, par la pyramide antérieure ou même par l'olive.

Les racines du moteur oculaire externe sont homolatérales ou directes ; on n'a jamais observé de décussation d'un côté à l'autre.

Nous avons vu, à propos du facial, que quelques auteurs ont admis l'origine d'un certain nombre de ses fibres aux dépens du noyau moteur oc. externe, et donné à ce noyau le nom de noyau facial supérieur ou noyau supérieur du facial.

V. — NERF TRIJUMEAU. — 5e paire

Le nerf *trijumeau*, nerf de la cinquième paire, est un nerf mixte destiné à la face. A l'inverse du nerf facial, qui a une petite portion sensitive, le nerf de Wrisberg, et une grosse portion motrice, le facial proprement dit, le trijumeau possède une petite portion motrice, le nerf masticateur, et une grosse portion sensitive, le trijumeau proprement dit.

I. — PORTION MOTRICE DU TRIJUMEAU ; NERF MASTICATEUR

Ce nerf, qui accompagne le tronc du trijumeau, s'accole à la branche maxillaire inférieure au delà du ganglion de Gasser, et va se distribuer aux muscles masticateurs, masséter, temporal, ptérygoïdiens, mylo-hyoïdien et digastrique.

Son noyau d'origine, *noyau du trijumeau moteur*, noyau masticateur, est situé dans la partie latérale de la calotte protubérantielle, assez loin du plancher. On peut le considérer comme faisant suite au noyau du facial, bien qu'il ne lui soit pas relié et qu'il occupe une situation plus postérieure. Il fait ainsi partie de la colonne motrice latérale segmentée, discontinue, qui prolonge la colonne externe ou latérale de la corne antérieure de la moelle et qui comprend

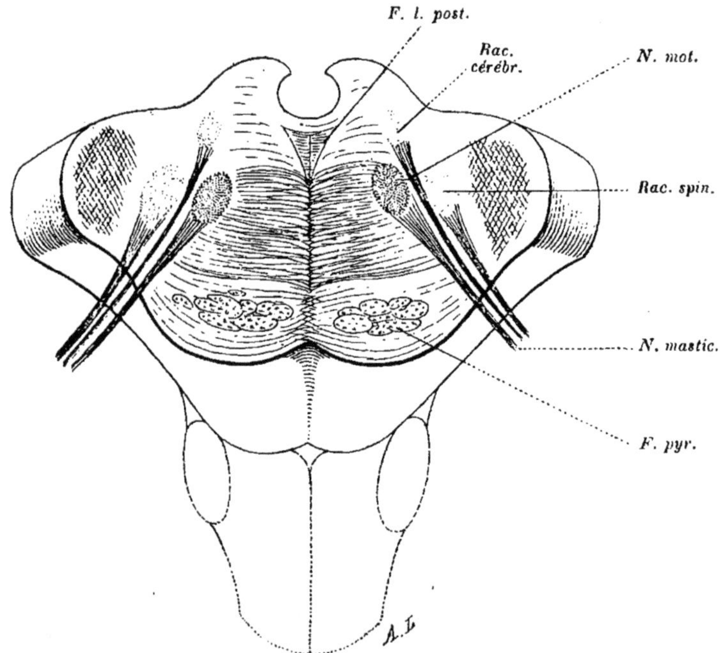

Fig. 304. — Noyaux d'origine et de terminaison du Nerf trijumeau.
Coupe passant par la partie supérieure de la protubérance.

de bas en haut le noyau cervical du spinal médullaire, le noyau ambigu, origine du spinal bulbaire, du pneumogastrique et du glosso-pharyngien, le noyau du facial et celui du trijumeau moteur.

Il correspond au bord externe du quatrième ventricule, éloigné de ce bord par l'interposition d'une couche assez épaisse ; il est appliqué contre la face interne de la racine supérieure du trijumeau, au moment où celle-ci rassemble ses fibres pour se couder et suivre son chemin de sortie. Sa longueur est de 3 mm., son diamètre transversal de 1 mm. 5. Son extrémité inférieure répond à l'extrémité supérieure de l'olive supérieure et au coude du facial, par conséquent elle est un peu au-dessus du noyau de ce dernier nerf. Son extrémité supérieure dépasse légèrement la fin de la racine bulbaire du trijumeau.

Les cellules radiculaires qui le constituent sont multipolaires, de grande taille, 50 à 70 μ. Elles sont en connexion avec la racine du trijumeau sensitif, à l'aide de collatérales qui émanent de cette racine et assurent la continuité de l'axe réflexe ; les relations avec le faisceau pyramidal, faisceau des impulsions volontaires, et avec la moelle (ce que fait pressentir le trismus d'origine réflexe) sont admises par nécessité et non par l'observation directe.

Les fibres radiculaires, nées des cellules, se dirigent en avant, suivant un trajet qui est légèrement ascendant et faiblement courbé à convexité supérieure. Elles émergent à côté du trijumeau sensitif sur le bord externe de la protubérance.

Il est très probable qu'il existe chez l'homme une décussation partielle, les mouvements de mastication présentant une grande synergie bilatérale. En tous cas cet entrecroisement a été constaté chez le lapin (*Kœlliker*), et paraît exister aussi chez le poulet (*Gehuchten*). Cramer dit avoir constaté chez l'homme des fibres radiculaires croisées provenant soit du noyau moteur soit du locus cœruleus, du côté opposé.

II. — PORTION SENSITIVE DU TRIJUMEAU ; TRIJUMEAU SENSITIF ; TRIJUMEAU PROPREMENT DIT

Le trijumeau sensitif a pour noyau d'origine le *ganglion de Gasser*, qui occupe sur le rocher la cavité de Meckel. Ce ganglion, tout à fait semblable à un ganglion rachidien, renferme des cellules nerveuses, bipolaires à la période embryonnaire, unipolaires à l'état adulte avec division en T du cylindre-axe. Les branches périphériques ou externes de division vont constituer les nerfs ophthalmique, maxillaire supérieur et maxillaire inférieur ; les branches centrales forment un tronc, véritable racine postérieure, qui se dirige vers le pont de Varole, pénètre (origine apparente) dans celui-ci à son point de jonction avec le pédoncule cérébelleux moyen, et suit dans l'épaisseur de la protubérance un trajet rectiligne antéro-postérieur, un peu oblique en dedans. Arrivé dans la partie postérieure ou calotte de la protubérance, le trijumeau se bifurque à angle droit et se partage en deux branches, l'une descendante, l'autre ascendante, celle-ci plus courte et moins épaisse que la première. Ce point de division est aussi celui où les fibres motrices commencent leur trajet efférent ; aussi l'a-t-on appelé point de rassemblement ou de convergence (convolutio trigemini) des racines du trijumeau (Voy. fig. 304).

1° Racine descendante ou spinale. — Cette branche de bifurcation possède des désignations multiples : *racine ascendante* pour la plupart des auteurs, branche descendante pour quelques autres, racine bulbaire, spinale, caudale, sensitive. Nous savons aujourd'hui que les racines postérieures de la moelle se bifurquent en branche ascendante et descendante, que les nerfs crâniens sensitifs suivent la même loi, que notamment le glosso-pharyngien et le pneumogastrique ont une racine descendante qui passe dans le faisceau solitaire ; nous ne pouvons plus désigner autrement que sous le nom de descendante la branche de bifurcation du trijumeau qui se dirige vers la moelle, et ascendante celle qui monte vers le cerveau; car ce sens n'est pas seulement physiologique, celui de la conduction centripète, il est aussi celui de l'accroissement embryologique. Toutefois pour éviter la confusion en allant contre un terme couramment employé, nous adjoindrons à l'épithète de *descendante* celle de *spinale.*

La racine *descendante* ou *spinale* est remarquable par sa longueur, par la précocité de son développement et par la localisation de certaines maladies dégénératives. Sa longueur n'atteint pas moins de 30 à 35 mm. et s'étend depuis le haut de la protubérance jusqu'à l'origine de la moelle; elle ne nous surprendra pas si nous nous rappelons que cette racine représente la partie sensitive d'une longue colonne motrice, dissociée chez les vertébrés supérieurs, et formant les noyaux distincts, autonomes, du facial, du masticateur et des trois nerfs moteurs de l'œil, noyaux probablement tous reliés par des collatérales avec la branche sensitive. L'apparition de sa gaine de myéline est précoce; elle est contemporaine de celle du faisceau de Burdach dans sa zone radiculaire, ce qui rapproche encore l'une de l'autre ces deux catégories de racines. Enfin, Pierret a démontré que, dans l'ataxie locomotrice, la branche descendante du trijumeau pouvait être atteinte tout comme une racine postérieure ou le faisceau de Burdach, et déterminer des douleurs fulgurantes et des anesthésies de la face.

La racine spinale s'étend jusqu'à la jonction de la moelle au bulbe, c'est-à-dire au-dessus du premier nerf cervical, au-dessous de l'entrecroisement des pyramides; au-dessous de l'extrémité inférieure du faisceau solitaire et au niveau à peu près du tubercule cendré de Rolando. Chez les animaux domestiques, elle se prolongerait jusqu'au quatrième nerf cervical. Son trajet total n'est pas rectiligne ; il est courbé en S dans le plan frontal, la concavité est externe dans la moitié supérieure, interne dans la moitié inférieure. La coupe montre le faisceau en forme de croissant appliqué contre la face externe de la substance gélatineuse de Rolando. Ce faisceau va grossissant de bas en haut, ou plus exactement diminue de haut en bas à mesure que les fibres descendantes se terminent dans les divers étages de la colonne cellulaire (Voy. fig. 291).

Dans ce long parcours, la racine spinale n'est jamais superficielle, sous l'épendyme du ventricule ; elle reste profonde et confinée dans le champ latéral. Dans sa partie bulbaire elle est juxtaposée au corps restiforme, et traversée par les fibres radiculaires des nerfs mixtes qui la divisent en deux portions et par le faisceau olivaire cérébelleux ; dans sa partie protubérantielle, elle est en dehors de la racine du nerf facial (Voy. fig. 293 et 300).

Les fibres de la racine descendante aboutissent à un double noyau terminal, au noyau gélatineux et au noyau sensitif.

Le *noyau gélatineux,* véritable *noyau sensitif inférieur,* est une longue colonne constituée par la substance gélatineuse de Rolando, qui accompagne d'un bout à l'autre le faisceau nerveux. A l'extrémité supérieure de la moelle, la substance gélatineuse de la corne postérieure se divise en deux colonnes, l'une plus petite qui devient le noyau terminal du faisceau solitaire des nerfs mixtes, c'est-à-dire de leur branche descendante, l'autre plus considérable qui reçoit la branche descendante du trijumeau. On trouve dans ce noyau, comme dans la substance de Rolando, de nombreuses cellules nerveuses de petite taille, dont le cylindre-axe se dirige en sens varié, mais non vers le côté externe.

Les fibres radiculaires de la branche spinale sont appliquées contre la face externe et postérieure du noyau gélatineux. Dans leur trajet descendant, elles se subdivisent en rameaux qui restent parallèles, en même temps qu'elles émettent à angle droit de nombreuses collatérales. Parmi ces collatérales, les unes vont se répandre dans les noyaux moteurs de l'hypoglosse, du facial, du masticateur, très probablement aussi dans le noyau ambigu des nerfs mixtes, les autres sont destinées au noyau gélatineux. Celui-ci contient autour de ses cellules un plexus d'une richesse extrême, plus riche d'après Kœlliker que celui de n'importe quelle autre partie nerveuse ; il est formé par les arborisations terminales des collatérales et aussi des extrémités des fibres radiculaires.

A leur tour, les cellules du noyau gélatineux envoient leur cylindre-axe, sous forme de fibres arciformes internes, dans la couche du ruban de Reil qui se croise au raphé et va porter au cerveau les impressions sensitives. D'autres relations paraissent encore exister, soit par ces cylindre-axes, soit par leurs nombreuses collatérales, avec la substance réticulée et avec le cordon antéro-latéral.

Noyau sensitif. — Ce noyau placé au point de rassemblement des racines qui même le traversent en partie, à côté et en dehors du noyau moteur qu'il dépasse par ses deux extrémités, mesure 4 à 5 mm. en sens longitudinal. On voit de petites cellules nerveuses, groupées en îlots de différentes grosseurs, qui se disséminent entre les racines.

Pour Kœlliker, ce n'est pas un noyau à part, c'est l'extrémité supérieure du noyau gélatineux, un peu plus développée que le reste de la colonne cellulaire. Les recherches de Cramer sur le cerveau fœtal confirment cette opinion. Hœsel trouve au contraire que, par sa forme, sa grandeur, la disposition de ses cellules et sa réaction pathologique, le noyau sensitif est de tous points analogue au noyau interne de Burdach.

2° **Racine ascendante ou cérébrale.** — C'est la racine descendante de la plupart des auteurs, pour d'autres racine ascendante, supérieure, petite racine motrice, racine trophique. Pour nous, c'est la racine ascendante ou cérébrale.

Moins longue (15 à 18 mm. au lieu de 30 à 35) et beaucoup moins épaisse que la branche inférieure, cette racine s'étend depuis le point de bifurcation du trijumeau, c'est-à-dire depuis le noyau masticateur, jusqu'aux tubercules quadrijumeaux antérieurs sous lesquels elle finit insensiblement. Dans ce trajet elle va toujours en diminuant de volume, car ses fibres s'épuisent au fur et à mesure. C'est un faisceau assez épais qui se présente sur la coupe sous la forme d'un croissant à concavité interne. Il est situé à 3 mm. en dehors du bord externe de l'aqueduc de Sylvius et de la valvule de Vieussens. En dehors de lui se trouve le pédoncule cérébelleux supérieur qui, en avant, lui devient inférieur ; en dedans, la substance grise centrale de l'aqueduc, et tout près de la concavité de son croissant, le nerf pathétique au-dessus, le locus cœruleus au-dessous ; ces derniers rapports anatomiques ont pu faire penser à des relations d'origine (Voyez fig. 305).

Dans sa partie initiale, c'est-à-dire à sa grosse extrémité inférieure, près du noyau masticateur, la racine cérébrale est enclavée entre la racine motrice et la racine descendante, et il est difficile de dire à laquelle des deux elle s'adjoint pour sortir de la protubérance. Kœlliker affirme qu'elle s'unit à la portion motrice, d'autres disent à la portion sensitive ; Bechterew pense que des expériences sont nécessaires pour trancher la question.

Le noyau auquel aboutit la racine ascendante, *noyau sensitif supérieur* ou *colonne vésiculeuse,* est constitué par des cellules peu nombreuses, tantôt éparses, tantôt réunies en îlots qui se disposent en grappe. On les observe sur toute la longueur de la racine, depuis sa première origine au niveau des nates; elles occupent ordinairement sa face interne, comme pour la racine descendante, d'autres fois elles l'entourent en anneau. A la partie inférieure de la racine, près de son point d'origine sur le tronc commun, elles s'entassent et forment un groupe ou noyau spécial, qui rappelle le noyau sensitif dont il est très rapproché et qui est lui aussi une condensation du noyau inférieur. Les cellules qui constituent le noyau sont remarquables à plusieurs points de vue; elles sont de grande taille, de 40 à 80 μ, de forme ronde, bien que multipolaires en réalité, d'aspect clair à cause de la réfringence de leur protoplasma ; elles ne ressemblent en rien aux éléments du noyau gélatineux. Il faut ajouter qu'on n'a pu observer ni la direction de leur cylindre-axe, ni la manière dont les fibres du trijumeau se terminent autour d'elles. On ignore également d'où proviennent les fines arborisations qui du raphé ou des régions voisines arrivent au noyau sensitif.

Racine ascendante ou cérébrale. — En décrivant cette racine comme la branche supérieure de bifurcation du trijumeau sensitif, nous nous sommes fondé sur l'analogie avec les racines postérieures des nerfs rachidiens et sur les observations directes de v. Gehuchten qui a constaté la bifurcation du trijumeau en branche ascendante et descendante, sur des embryons de poulet traités par la méthode de Golgi ; mais il est nécessaire de faire des restrictions.

Tout d'abord les cellules de forme anormale qui constituent le noyau de la racine ont été décrites par Deiters qui les a découvertes (1865) et tout récemment encore par Golgi (*Sur l'origine du quatrième nerf cérébral*, Arch. ital. de biologie, 1893) comme étant rigoureusement unipolaires, avec un prolongement nerveux sans prolongements protoplasmiques, et tout à fait semblables aux cellules des ganglions rachidiens. Krause en a fait des éléments bipolaires, un des pôles étant nerveux. Meynert les a appelées *vésiculeuses* à cause de leur aspect boursouflé. Enfin Kœlliker a montré que ces cellules sont au premier abord bipolaires, mais que chaque pôle se subdivisant en plusieurs branches, l'élément est en réalité multipolaire ; il n'a d'ailleurs pu observer son cylindre-axe.

Deiters, Henle et Golgi considèrent ces cellules comme des origines du pathétique ; Meynert, Krause, Kœlliker les rapportent au trijumeau.

Quelle est la nature de cette racine supérieure ? Krause la regardait comme la partie trophique de la branche ophthalmique et par conséquent du globe oculaire, opinion à peu près abandonnée. Kœlliker se fonde sur la grosseur des fibres qui la constituent, sur la grande taille des cellules et sur le passage de la racine dans la portion motrice du trijumeau, fait qu'il aurait constaté, pour lui assigner une fonction motrice ; aussi l'appelle-t-il la *petite racine motrice* du trijumeau. D'après lui, les cellules du noyau seraient des cellules radiculaires dont les cylindre-axes constitueraient la racine, à sens centrifuge, descendant ; les fibres iraient peut-être au tenseur du palais ou au tenseur du tympan, ou encore au digastrique. Il est remarquable que cette racine échappe le plus souvent aux processus d'atrophie ou de dégénération qui atteignent facilement au contraire la racine descendante ; c'est ce que Homen a constaté récemment encore dans un cas d'hémiatrophie faciale.

Held se range à l'avis de Kœlliker ; il admet même pour la branche motrice une triple origine, le noyau classique, les cellules vésiculeuses et une partie des cellules du locus cœruleus. Il en est de même de Cramer.

Origines accessoires. — On a indiqué encore d'autres racines du trijumeau, notamment une racine cérébelleuse et la racine descendante externe de Meynert.

1° **Racine cérébelleuse.** — Meynert a décrit une racine qui, par le pédoncule cérébelleux supérieur, irait au cervelet. Edinger, qui admet pour tous les nerfs crâniens sensitifs une racine sensorielle cérébelleuse, dit que ces fibres cérébelleuses de la cinquième paire sont peu nombreuses chez l'homme, mais que, chez les vertébrés inférieurs, notamment chez les poissons, elles constituent la masse principale du nerf. v. Gehuchten sur l'embryon de poulet (méthode de Golgi) a observé que toutes les fibres du trijumeau ne se bifurquaient pas en racine ascendante et descendante, mais que sur plusieurs d'entre elles la branche ascendante était remplacée par une branche horizontale allant dans la direction du cervelet, ce qui expliquerait en même temps le volume moindre de la racine supérieure. Enfin Homen, dans un cas d'hémiatrophie faciale, a constaté la dégénérescence de la racine descendante médullaire et celle de la racine cérébelleuse, tandis que la racine supérieure était à peu près intacte.

En regard de ces opinions concordantes, citons Kœlliker et Bechterew qui nient toute racine cérébelleuse. Ce dernier signale comme cause d'erreur la provenance de quelques fibres du trijumeau d'un groupe cellulaire situé au bord externe du plancher, au voisinage de l'écorce du vermis inférieur.

2° **Racine descendante externe** ou *racine du locus cœruleus.* Meynert a avancé qu'une racine du trijumeau qu'il appelle *descendante externe*, et qui suit surtout un trajet horizontal sous le plancher, va se mettre en rapport, par des fibres directes et par des fibres croisées, avec les cellules du locus cœruleus. Le *locus cœruleus* ou *substance ferrugineuse* est un amas cellulaire situé près de l'angle supérieur du quatrième ventricule, en dedans de la racine supérieure du trijumeau. L'atrophie de ces cellules aurait été observée en même temps que celle du trijumeau (*Mendel*).

Kœlliker et Edinger ont observé eux aussi des fibres en partie directes en partie croisées, qui paraissent s'étendre du locus cœruleus aux racines du trijumeau, mais ils ne peuvent affirmer qu'elles constituent une racine ; ce sont peut-être de simples fibres d'association ou bien des fibres de la voie centrale.

Voyez sur le Trijumeau : *Pierret*, Symptômes céphaliques du Tabes dorsalis, *Thèse de Paris*, 1876 ; — *Bechterew*, Ueber den Faserursprung der grossen aufsteigenden Trigeminus Wurzel, *Arch. f. Anat.*, 1886 et 1887 ; — *Homen*, Zur Kenntniss des Ursprungs des Nervus trigeminus (*Neurolog. Centralblatt*, 1890).

IV. — NERF PATHÉTIQUE. — 4me paire.

Le nerf *pathétique*, nerf *trochléaire*, nerf de la 4me paire, est un nerf exclusivement moteur qui se distribue à un seul muscle, le grand oblique, lequel porte l'œil en bas et en dehors, et non, comme on le croyait, en haut et en dedans (expression pathétique). Il appartient, comme le moteur oc. commun, au cerveau moyen, à la région des pédoncules cérébraux et des tubercules quadrijumeaux.

Noyau d'origine. — Son *noyau d'origine*, noyau trochléaire, situé près de la ligne médiane, est la suite de la colonne motrice interne, qui plus bas donne le noyau du moteur oc. externe et plus haut celui du moteur oc. commun. Il correspond à un plan transversal passant par l'extrémité cérébrale des tubercules quadrijumeaux postérieurs ou testes. Il est en avant, c'est-à-dire en dessous de l'aqueduc de Sylvius, dans l'épaisseur de la substance grise centrale ; sa face interne convexe fait saillie dans cette substance, tandis que sa face externe s'enchâsse dans un angle rentrant du faisceau longitudinal postérieur. Son extrémité supérieure est contiguë à l'extrémité inférieure du noyau moteur commun; ces deux noyaux ne forment même qu'une seule masse chez l'embryon (voy. fig. 308).

Hémisphérique, épais de 1 mm. à 1,5 le noyau du pathétique contient des cellules radiculaires multipolaires, légèrement pigmentées en jaune et de moyenne

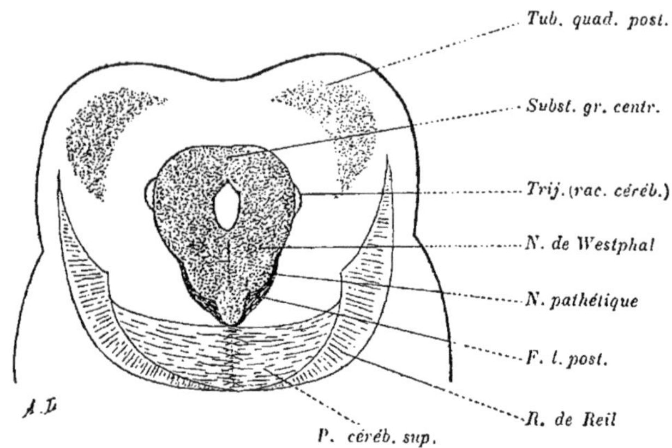

Fig. 305. — Origine du N. pathétique.
Coupe du pédoncule cérébral, passant par les Tub. quadr. postér.

grosseur, de 40 à 50 μ. Entre ces cellules est un plexus serré d'arborisations terminales qui représentent peut-être des fibres du faisceau pyramidal et des fibres sensitives.

Nous avons déjà dit, en décrivant le trijumeau, que la racine supérieure de ce nerf était accompagnée de grandes cellules rondes et claires, et que plusieurs auteurs, notamment Deiters et Golgi, rattachaient ces cellules, non au trijumeau, mais au pathétique dont elles seraient une des origines. Il est à remarquer d'ailleurs que, chez certains animaux, le cheval, les rongeurs, la racine descendante ou cérébrale du trijumeau et celle du pathétique sont intimement entrelacées et se traversent réciproquement, ce qui rend plus difficile encore l'attribution des cellules concordantes. La plupart des auteurs toutefois rapportent ces éléments au trijumeau. Citons entre autres raisons ce fait consigné dans Schwalbe que chez les animaux à vue très réduite, tels que la taupe, les noyaux du moteur commun et du pathétique ont presque complètement disparu, alors que la branche supérieure du trijumeau et les cellules qui l'accompagnent conservent leur plein développement.

Trajet de la racine nerveuse. — La racine efférente du noyau du pathétique suit un trajet intra-cérébral remarquable à plusieurs titres. Le pathétique est le seul nerf crânien qui s'entrecroise complètement avec celui du côté opposé et le seul qui émerge à la face dorsale ou postérieure du tronc cérébral. Ce trajet ressemble à celui du facial, il décrit un fer à cheval dont l'ouverture est en dedans, et non en dehors comme pour le nerf de la septième paire. Le pathétique est donc deux fois coudé et présente trois branches à angle droit les unes sur les autres, deux horizontales et une longitudinale.

1° Branche antérieure. — Cette branche, dite encore branche d'origine, est constituée par les fibres qui naissent du côté externe du noyau, et qui se dirigent en dehors, en sens horizontal, et aussi en arrière, en contournant la substance grise centrale; elles se rassemblent en faisceau, quand elles atteignent la racine supérieure du trijumeau, et se coudent à angle droit en passant dans la branche moyenne.

2° **Branche moyenne.** — Celle-ci est longitudinale, dans l'axe antéro-postérieur du cerveau moyen ; on l'appelle encore la branche descendante. Composée d'un ou de plusieurs fascicules, elle longe l'aqueduc de Sylvius, en dedans de la racine supérieure du trijumeau dont elle occupe la concavité. Elle passe sous les tubercules quadrijumeaux postérieurs, et arrivée sur leur limite postérieure elle se coude de nouveau à angle droit pour redevenir horizontale.

3° **Branche postérieure** — Transversale comme la première, à laquelle elle est à peu près parallèle, et dirigée de dehors en dedans, cette branche traverse la voûte de l'aqueduc de Sylvius qu'elle constitue d'ailleurs avec l'extrémité antérieure de la valvule de Vieussens, et, décrivant un arc à convexité postérieure, se croise avec la branche du nerf opposé pour sortir à travers la voûte ventriculaire.

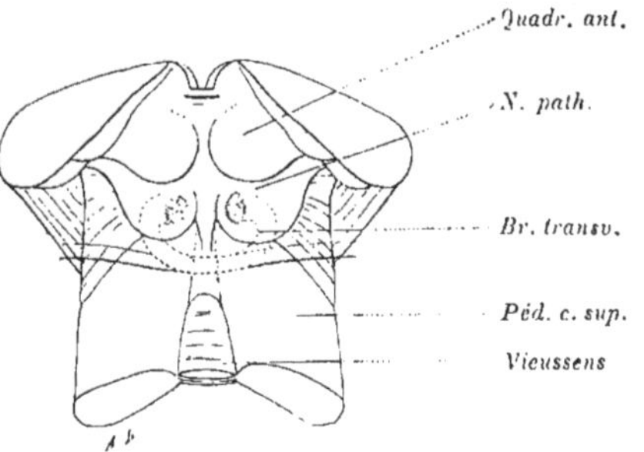

Fig. 306. — Entrecroisement du Nerf pathétique.

Les racines du pathétique vues par transparence (partie pointillée) sur la face postérieure du pédoncule cérébral.

Dans tout ce trajet la racine du pathétique se porte de plus en plus en arrière, chaque branche est sur un plan plus dorsal que la branche précédente et l'émergence se fait en un point bien plus élevé que le noyau d'origine. Cette émergence a lieu de chaque côté du frein de la valvule de Vieussens, derrière les testes. On peut sur des cerveaux frais distinguer le croisement dans l'épaisseur du sommet de la valvule.

Le croisement est complet, soit chez l'homme, soit chez les mammifères et les oiseaux. Il n'est pourtant pas impossible que certaines fibres, en nombre minime d'ailleurs, suivent un trajet direct, ainsi que le pensent plusieurs observateurs; cependant Bechterew dit que sur les cerveaux embryonnaires à l'époque où le pathétique tranche nettement sur les parties voisines il n'a observé aucune fibre directe, de même Cramer, et Gudden par ses expériences sur le lapin (méthode des atrophies, arrachement des nerfs moteurs) a constaté que le croisement est total pour le pathétique, partiel pour le moteur commun, et que toutes les fibres du moteur externe sont directes.

Le noyau du pathétique que nous avons décrit est le noyau classique. Westphal a découvert en 1887 un second noyau, *à petites cellules*, situé en arrière du noyau précédent, dans l'épaisseur de la substance grise centrale ; il s'est fondé sur une observation de paralysie et d'atrophie pour en faire un des noyaux moteurs du pathétique, opinion qu'il a lui-même abandonnée aujourd'hui. Ce groupe n'est probablement qu'un des ganglions à petites cellules qu'on rencontre le long de la substance grise ventriculaire.

Plus tard Westphal et Siemerling ont reconnu l'existence d'un troisième noyau, situé également au-dessus, c'est-à-dire en arrière du noyau classique, dans la substance grise, et ayant à peu près les mêmes limites en étendue longitudinale. Ils se sont basés sur certaines particularités anatomiques et sur des observations d'atrophie nucléaire pour le considérer comme le noyau pathétique vrai, et l'ont appelé *noyau trochléaire principal;* en même temps ils rattachaient le noyau classique au territoire du moteur ocul. commun, peut-être même comme centre du facial supérieur et le désignaient du nom de *noyau ventral postérieur* du moteur commun.

Les recherches plus récentes de Kausch sont contraires aux conclusions de Westphal. Pour lui le noyau pathétique des auteurs est bien le centre d'origine de ce nerf, tandis que le noyau de Westphal ne possède aucun caractère moteur ; ses cellules sont plutôt petites et de forme ronde, il ne possède pas de plexus intercellulaire, on ne voit pas de racines émerger de sa surface.

Voyez : *Westphal* und *Siemerling*, Ueber die progr. Lœhmung der Augenmuskeln, *Arch. f. Psychiatrie*, 1891 ; — *Kausch*, Ueber die Lage des Trochleariskern, *Neurol. Centralbl.*, 1894.

III. — NERF MOTEUR OCULAIRE COMMUN. — 3e paire.

Le nerf *moteur oculaire commun* est un nerf exclusivement moteur qui se distribue à tous les muscles de l'œil, excepté au grand oblique, innervé par le pathétique, et au droit externe, innervé par le nerf moteur oculaire externe. Comme le nerf pathétique, il appartient au cerveau moyen. Ces deux nerfs ainsi que le moteur externe font défaut, eux et leurs noyaux d'origine, chez la taupe, animal à peu près aveugle (*Gudden*).

Noyau d'origine. — Son *noyau d'origine* est situé au niveau des tubercules

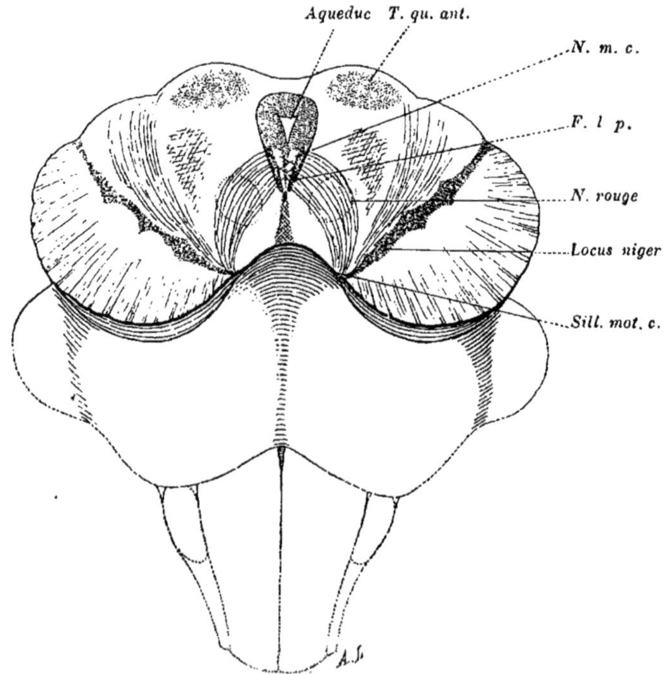

Fig. 307. — Origine du Nerf moteur oc. commun.
Coupe du pédoncule cérébral, passant par les Tub. quadr. antérieurs.

quadrijumeaux antérieurs. Il est près du raphé, par conséquent très rapproché du noyau opposé, en avant de l'aqueduc de Sylvius et dans le plancher de sa substance grise, en arrière et en dedans du faisceau longitudinal postérieur lequel est fortement excavé pour le recevoir. Son extrémité supérieure correspond à la commissure blanche postérieure, un peu en arrière d'elle. Son extrémité inférieure est tangente au plan de séparation des tubercules qu. antérieurs d'avec les postérieurs ; elle se continue presque sans démarcation avec le noyau du pathétique, qui se distingue d'ailleurs par ses faibles dimensions transversales. La coupe du noyau a la forme d'un triangle équilatéral à base supérieure ; les deux noyaux droit et gauche se touchent par le bord interne de leur triangle qui est occupé par le raphé, et semblent s'enfoncer en coin entre les faisceaux l. postérieurs.

Le noyau du moteur commun mesure 5 mm. de long, si l'on ne tient compte que du noyau principal, à signification incontestée, et 10 mm. si on y joint les noyaux antérieurs découverts récemment, dont la nature radiculaire n'est d'ailleurs pas démontrée. Sa largeur est de 4 mm. Il contient de nombreuses cellules multipolaires, de taille moyenne, un peu moins grosses que celles du pathétique ; elles sont légèrement pigmentées en jaune. Outre les fortes et nombreuses racines des faisceaux nerveux, on remarque dans l'épaisseur du noyau, principalement dans sa partie postérieure et jusque dans la substance grise ventriculaire un plexus serré de fibres nerveuses fines, qui représentent sans doute les terminaisons des fibres cérébrales motrices, des fibres sensitives de la voie réflexe et des fibres d'association des autres noyaux du plancher, mais à vrai dire ce ne sont là que des probabilités.

Trajet des racines. — Les racines naissent surtout de la face externe ou ventrale du triangle, un certain nombre de sa face médiane. Elles se dirigent presque horizontalement en avant en décrivant des courbes à concavité interne, plus prononcées sur les fibres externes, parfois même arquées en S ; elles convergent vers leur point d'émergence. Dans ce trajet intra-cérébral, elles traversent successivement le faisceau longitudinal postérieur, la calotte du pédoncule avec le noyau rouge et le locus niger. On compte en moyenne dix à douze fascicules sur la coupe.

Ces fascicules se rassemblent dans la partie externe du pied du pédoncule cérébral et sortent (émergence, origine apparente) par le sillon de l'oculo-moteur, creusé sur la face interne du pédoncule cérébral. Il n'est pas rare qu'un ou plusieurs faisceaux traversent le pédoncule cérébral en dehors du tronc commun et ne rejoignent celui-ci qu'à une certaine distance ; c'est ce qu'on appelle la ou les *racines latérales* ou *externes*. Schwalbe présume qu'elles viennent des parties dorsales du noyau et qu'elles sont peut-être de nature sensitive.

Entrecroisement. — Les fibres radiculaires du moteur commun ne sont pas toutes directes, un certain nombre sont croisées. Cette *décussation partielle,* que l'on pouvait prévoir à cause de la synergie bilatérale des muscles de l'œil, a été constatée non seulement chez l'homme, mais encore chez les mammifères, les oiseaux, les amphibies ; c'est donc un fait très général. L'observation directe et l'expérimentation par la méthode des atrophies ont établi les points suivants : l'entrecroisement est constant chez les animaux ; — il est toujours partiel, les fibres directes étant de beaucoup les plus nombreuses ; — les fibres croisées appartiennent bien au moteur oc. commun et non au moteur oc. externe ; — ces fibres proviennent surtout de la partie dorsale du noyau, c'est-à-dire de celle qui est le plus près de l'aqueduc.

Fibres d'association. — Les mouvements du globe oculaire, mouvements si précis et si bien coordonnés, supposent des fibres multiples d'association reliant entre eux les différents groupes cellulaires du noyau, et ce noyau tout entier avec les autres nerfs moteurs de l'œil, pathétique et abducens, avec le cerveau, la moelle et les autres nerfs crâniens. Mais toutes ces voies sont ignorées. Le seul faisceau d'association que l'on connaisse est le *faisceau longitudinal postérieur*. Il court en avant des noyaux des trois nerfs moteurs de l'œil et plus bas se prolonge jusqu'à l'hypoglosse ; on lui voit abandonner d'abondantes collatérales ou des fibres elles-mêmes à chacun de ces noyaux, mais surtout au noyau du moteur commun qu'il remplit de ses arborisations. Il représente très probablement la voie de la réaction réflexe et de la synergie motrice ; et pour la plupart des anatomistes actuels, cette voie est directe, *homolatérale ;* les noyaux droits sont reliés entre eux, mais non avec les noyaux gauches. Le croisement n'existe que pour les fibres radiculaires.

Noyaux accessoires et subdivisions du noyau principal. — Le noyau d'origine que nous venons de décrire est le noyau classique connu depuis les travaux de Stilling (1846), noyau principal, noyau inférieur ou postérieur d'autres auteurs. Depuis lors, on en a découvert d'autres dans son voisinage immédiat et on l'a lui-même décomposé en groupes distincts.

Observons pour l'intelligence de ce qui va suivre que les termes d'antérieur et de supérieur, de postérieur et d'inférieur sont souvent pris l'un pour l'autre par les auteurs, la direction oblique en haut et en avant du pédoncule cérébral justifiant en partie cette double terminologie. Antérieur ou supérieur signifient donc l'extrémité qui est tournée vers le cerveau, postérieur ou inférieur celle qui est tournée vers la moelle ; ventral, la partie qui regarde le pied du pédoncule ; dorsal, celle qui regarde les tubercules quadrijumeaux.

1° Noyau de la commissure ou de Darkschewitsch. — Ce noyau a été découvert par Darkschewitsch, qui l'a nommé *noyau supérieur* (noyau antérieur, pour Edinger ; noyau latéral antérieur, pour Perlia). Il est situé en avant et en dehors du noyau principal, au débouché de l'aqueduc de Sylvius dans le ventricule, et empiète sur le plancher ventriculaire ; il est en avant de tous les autres noyaux. Il est composé de petites cellules et son rapport avec la partie profonde ou ventrale de la commissure blanche postérieure paraît bien démontré ; aussi Kœlliker l'a-t-il nommé le *noyau profond de la commissure postérieure*. Mais ses relations avec le moteur oculaire commun sont incertaines ; on ne lui voit pas émettre de fibres radiculaires, et si Darkschewitsch en a fait un centre pupillaire en considérant la commissure postérieure comme une voie lumineuse réflexe qui transmet les excitations rétiniennes au noyau moteur. ce n'est encore qu'une hypothèse.

Presque au même niveau, mais en dedans et un peu en arrière, Perlia signale un second noyau analogue qu'il appelle le noyau *médian antérieur*.

2° Noyau d'Edinger-Westphal. — Situé en arrière du précédent et près de la ligne médiane, en dedans du noyau principal, ce noyau a été découvert par Edinger chez le fœtus, plus tard par Westphal chez l'adulte. Il se compose de deux groupes, un médian et un latéral, fusionnés par un de leurs côtés, et noyés dans un plexus fibrillaire serré. Les cellules qui le composent sont remarquables par leur petitesse, plus marquée encore que pour le noyau antérieur ; d'où son nom de noyau à petites cellules. Westphal, qui l'appelle le noyau médian, ayant observé un cas d'ophthalmoplégie externe dans lequel toutes les grandes cellules du moteur commun avaient disparu, alors que les petites étaient conservées, en a fait le centre des muscles lisses internes de l'œil (sphincter pupillaire et muscle ciliaire), opinion qui manque encore de contrôle.

Noyau central. — Ce noyau occupe la ligne médiane et sépare à son niveau les noyaux droit et gauche ; il est impair, à grandes cellules. Perlia l'a signalé le premier ; Edinger (noyau médian) et Kœlliker reconnaissent son existence.

Noyaux secondaires du noyau principal. — Le noyau principal, noyau postérieur par rapport à ceux de Darkschewitsch et d'Edinger, noyau classique à grandes cellules, présente, d'après Perlia, chez le fœtus humain et chez les grands mammifères adultes une dissociation en groupes indépendants, qui ne se retrouve plus chez l'homme adulte ni chez les petits mammifères. Perlia distingue quatre groupes ou noyaux secondaires, deux noyaux dorsaux, l'un antérieur, l'autre postérieur, et deux noyaux ventraux, également antérieur et postérieur. Le noyau ventral postérieur confine au noyau du pathétique. Perlia figure ainsi de chaque côté six noyaux alignés sur deux rangs, en direction sagittale, sur 1 cm. de longueur (y compris les noyaux accessoires), et en plus le noyau central impair.

Cette subdivision du noyau principal n'a pas paru aussi nette aux autres observateurs *(Bechterew, Edinger, Kœlliker)*, qui se bornent à distinguer une partie dorsale et une partie ventrale, sans limite précise. Kœlliker fait remarquer en outre qu'il existe, soit dans le noyau du moteur commun, soit dans celui du pathétique, 1° de nombreuses cellules isolées, de grosseurs diverses, disséminées entre les groupes nucléaires ; 2° des îlots cellulaires, grands ou petits, infiltrés en grand nombre dans l'épaisseur du faisceau longitudinal postérieur et jusque sur sa face ventrale, îlots qu'il rattache aux noyaux d'origine de ces deux nerfs.

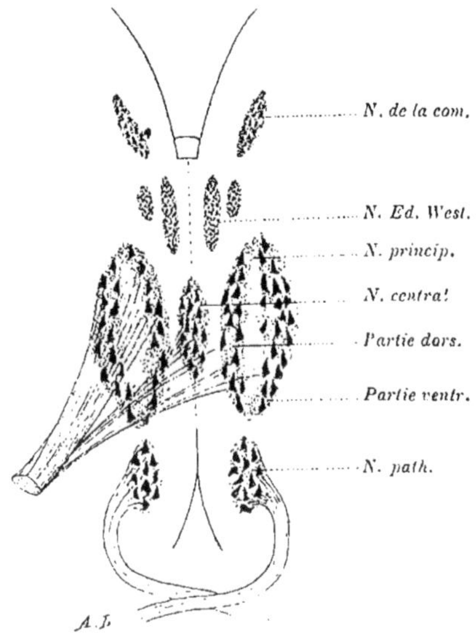

Fig. 308. — Noyaux du Nerf moteur ocul. commun.
Fig. schématique.

En résumé, le lieu d'origine du moteur oculaire commun comprend : un territoire antérieur (cérébral ou proximal) nouvellement découvert, occupé par deux noyaux à petites cellules, le noyau de Darkschewitsch et celui d'Edinger-Westphal, dont la signification est incertaine : un territoire postérieur (caudal ou distal), d'égale longueur, 5 mm., dans lequel le noyau classique à grandes cellules montre une tendance à la séparation en groupes autonomes, le noyau central et les noyaux dorsal et ventral.

Centres musculaires. — Si la morphologie des noyaux secondaires reste encore indéterminée, il n'en est pas moins certain qu'il existe des groupes ou territoires cellulaires qui correspondent chacun à un muscle de l'œil et dont l'emplacement a pu être au moins esquissé par la physiologie et surtout par l'anatomie pathologique. Ce sont des centres de mouvements, accommodation, convergence.....

Hensen et Vœlkers ont pu exciter chez le chien le plancher de l'aqueduc de Sylvius et ont trouvé que les centres musculaires se succédaient dans l'ordre suivant, d'avant en arrière, c'est-à-dire du cerveau à la moelle : 1° accommodation ; 2° sphincter pupillaire ; 3° droit interne ; 4° droit supérieur ; 5° releveur de la paupière ; 6° droit inférieur ; 7° petit oblique.

Pick et Kahler ont étudié chez l'homme les cas de paralysie, limitée à un seul muscle ou à un petit nombre de muscles, à la suite de lésions circonscrites du noyau moteur, et indiqué une répartition topographique, que Starr a complétée (1882) par l'analyse de 20 observations de paralysies nucléaires. Le diagramme de Starr, basé sur un calcul de probabilité, concorde assez bien avec les résultats des expériences physiologiques de Hensen et Vœlkers. Nous le donnons ici. On voit que les muscles ciliaire et pupillaire viennent toujours en tête, ils fonctionnent d'ailleurs synergiquement, la contraction de la pupille accompagnant celle du muscle de l'accommodation ; on voit aussi que les centres musculaires sont répartis en deux rangées, une médiane, une latérale, qui peut-être correspondent aux groupes dorsal et ventral dont nous avons parlé plus haut.

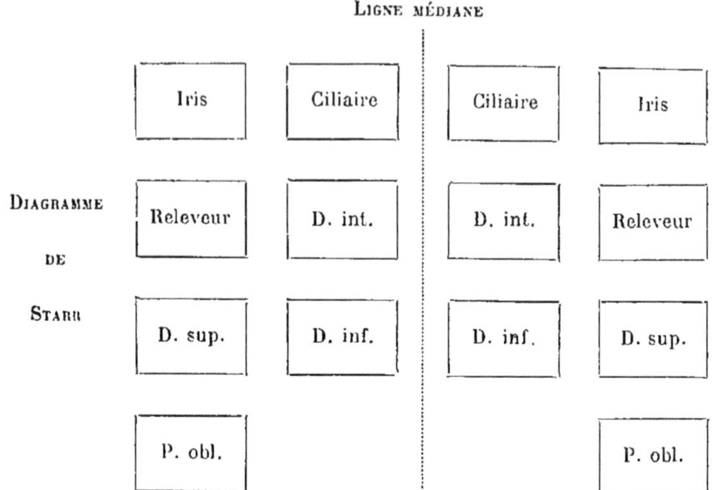

Si l'hypothèse de Mendel se justifiait, hypothèse qui place l'origine du facial oculaire dans la partie postérieure du noyau moteur oculaire commun, il faudrait ajouter en bas de ce tableau le facial supérieur, lequel devrait être immédiatement suivi par le noyau du pathétique.

Les fibres radiculaires de ces différents centres, se disposant dans leur trajet intra-cérébral et à leur émergence en séries régulières, acquièrent la même signification anatomique que celles de leur origine ; c'est-à-dire que les racines antérieures seront celles des muscles lisses du globe oculaire (accommodation, contraction pupillaire), les plus postérieures celles du petit oblique et du droit inférieur.

Entrecroisement. — Gudden le premier reconnut chez le lapin, par l'expérimentation, un entrecroisement partiel des fibres d'origine ; il vit aussi que ces fibres croisées, en nombre inférieur du reste, provenaient de la partie dorsale du noyau moteur commun. Cette décussation a été confirmée chez de nombreux mammifères, et en outre chez la poule, chez le canard, la grenouille. On admet communément que chez l'homme les fibres croisées appartiennent uniquement au noyau, principal, et dans ce noyau surtout à sa partie dorsale, la plus près de l'aqueduc ; cependant la partie ventrale fournit elle aussi des fibres à croisement.

Le trajet des fibres croisées est discuté. Tandis que la plupart des auteurs enseignent qu'elles se tiennent près de la ligne médiane et vont constituer la partie interne du nerf émergent, Kœlliker prétend qu'elles se croisent en S, se placent tout à fait en dehors dans la nappe des fibres qui traversent le pédoncule et qu'à leur sortie elles occupent la partie externe du moteur commun.

On sait encore moins où vont ces fibres croisées. Spitzka suppose qu'elles sont destinées au muscle droit interne, et c'est ainsi qu'il explique la synergie croisée des yeux.

Synergie binoculaire. — Les mouvements conjugués des deux yeux nécessitent dans certains cas l'action simultanée de muscles antagonistes ; ainsi dans le regard à droite sur le plan de l'horizon, le muscle droit externe de l'œil droit se contracte en même temps que le muscle droit interne de l'œil gauche, chacun de ces muscles ayant un nerf moteur différent, moteur oculaire externe et moteur oculaire commun.

Quel est le dispositif anatomique qui préside à ces synergies physiologiques ? On a émis plusieurs hypothèses. Soit toujours le cas simple que nous venons d'indiquer, regard à droite. 1° Hughenin et Meynert supposent une association croisée de noyau à noyau par des fibres qui traversent le raphé ; le noyau du moteur externe est uni au noyau du moteur commun du côté opposé, et forme avec lui un couple anatomique. C'est ce que représente la fig. 47 de nos *Centres nerveux*.

2° Pour Duval et Laborde, l'association ne se fait pas de noyau à noyau, mais du noyau à la racine. Duval dit avoir constaté que du noyau oculaire externe partent des fibres qui suivent le faisceau longitudinal postérieur, se croisent au raphé, remontent jusqu'au noyau du moteur commun et sortent mêlées à ses racines ; pour lui toutes les fibres du moteur ocul. commun sont directes ; les fibres croisées ne lui appartiennent pas, elles viennent de très loin, du noyau moteur oculaire externe. Les racines mêlées des deux nerfs ressemblent alors aux doubles rênes d'un attelage. Un système semblable de fibres commissurales croisées relient le noyau de l'abducens avec le noyau ou mieux les racines du pathétique, de sorte que le moteur externe prend part à l'innervation de muscles multiples (droit externe, droit interne et grand oblique...).

L'objection à faire à cette hypothèse est que les histologistes qui ont depuis réétudié avec soin cette disposition anatomique (*Nusbaum, Bechterew, Edinger, Kœlliker*) n'ont pas confirmé l'existence de fibres commissurales croisées. Pour eux les fibres commissurales vont

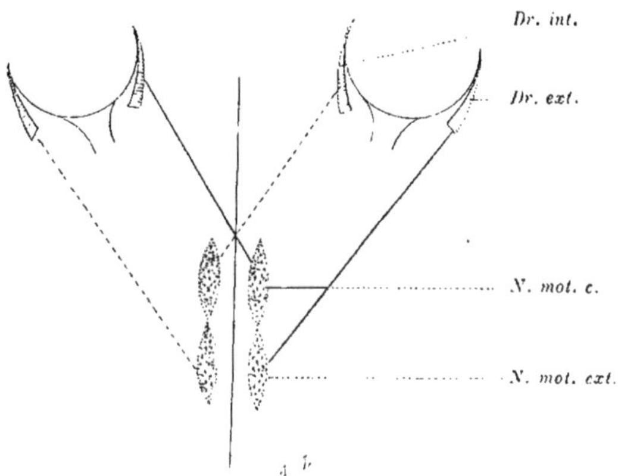

Fig. 309. — Association des noyaux moteurs dans la vision binoculaire.

Hypothèse des fibres croisées des moteurs communs, associées aux fibres directes du moteur externe.

de noyau à noyau en sens sagittal, étant exclusivement directes, homolatérales. En outre il est bien certain que les fibres croisées des racines de l'oculo-moteur commun viennent du noyau de ce nerf, et non de la sixième paire.

3° Mentionnons enfin l'hypothèse de Spitzka que les fibres croisées du moteur commun vont au muscle droit interne du côté opposé, ce qui expliquerait assez simplement le fonctionnement simultané des muscles droit externe et droit interne par l'action des noyaux moteurs d'un seul et même côté.

Il ne faut pas oublier d'ailleurs que tous les mouvements des yeux supposent des actions synergiques semblables et encore plus étendues, et par conséquent des mécanismes d'association compliqués. Nous ignorons la part qu'il faut faire dans ce réseau commissural au faisceau l. postérieur, aux collatérales des racines, aux fibres de communication avec le ner trijumeau.

Sur l'origine du nerf Moteur oculaire commun voyez : *Duval et Laborde*, De l'Innervation des mouvements associés des globes oculaires, *Journal de l'Anatomie*, 1880 ; — *Darkschewitsch*, Ueber den oberen Oculomotoriuskern, *Arch. f. Anat.*, 1889 ; — *Perlia*, Die Anatomie des Oculomotorius centrum, *Arch. f. Ophthalm.*, 1889 ; — *Kœlliker*, Ueber den Ursprung des Oculomotorius, 1892 ; — *v. Gehuchten*, Origine du nerf oculomoteur commun, *La Cellule*, 1892 ; — Les recherches d'*Edinger* sont de 1885, celles de *Westphal* de 1888.

§ III. — VOIES MOTRICES CENTRALES

FAISCEAU PYRAMIDAL

Les noyaux des nerfs crâniens ne sont pas isolés dans le bulbe ou dans la protubérance. Des fibres d'association les unissent entre eux ; ils sont très probablement reliés au cervelet, ils sont sûrement unis au cerveau.

Considérons séparément les noyaux moteurs et les noyaux sensitifs.

Noyaux moteurs. — Les noyaux moteurs des nerfs crâniens sont reliés : 1° Aux autres noyaux moteurs. Cette voie d'association est surtout le faisceau longitudinal postérieur qui s'étend sur toute la longueur des origines motrices, depuis l'hypoglosse jusqu'au groupe le plus antérieur du moteur oc. commun. Continuation probable du faisceau fondamental antérieur qui associe les divers étages de la corne motrice, il constitue, soit par ses fibres directes soit par ses collatérales, un réseau de routes plus ou moins riches suivant les territoires nucléaires, au maximum dans le noyau du moteur commun, réseau qui fait communiquer tous ces centres cellulaires plus espacés que dans la moelle. — 2° Aux nerfs sensitifs. De même que les cellules radiculaires de la moelle reçoivent par les collatérales ou les fibres mêmes des racines postérieures (*faisceau sensitivo-moteur* ou collatéral réflexe) les excitations nécessaires aux mouvements réflexes, de même les noyaux moteurs reçoivent des racines sensitives voisines des fibres de communication ; c'est ce que l'on a constaté pour le faisceau solitaire et surtout pour la longue racine du trijumeau qui émet sur sa face interne d'innombrables collatérales, destinées aux groupes moteurs dont elle est satellite. Ce sont là les voies réflexes bulbaires. — 3° Au cervelet. On est obligé d'admettre que si le cervelet communique son impulsion motrice aux centres médullaires, il doit en faire autant pour les nerfs crâniens, à l'aide de fibres directes ou indirectes qui viennent actionner les cellules radiculaires. Ces voies cérébelleuses centrifuges ou motrices sont inconnues ; mais on a vu les noyaux moteurs dégénérer après des extirpations du lobe médian du cervelet (*Marchi*). — 4° Au cerveau. Ces voies cérébrales centrifuges (voie motrice centrale) sont celles qui de l'écorce cérébrale passent par la capsule interne et le pied du pédoncule cérébral ; elles font partie du faisceau pyramidal et se terminent au fur et à mesure le long des noyaux du tronc cérébral. Elles apportent les impulsions volontaires.

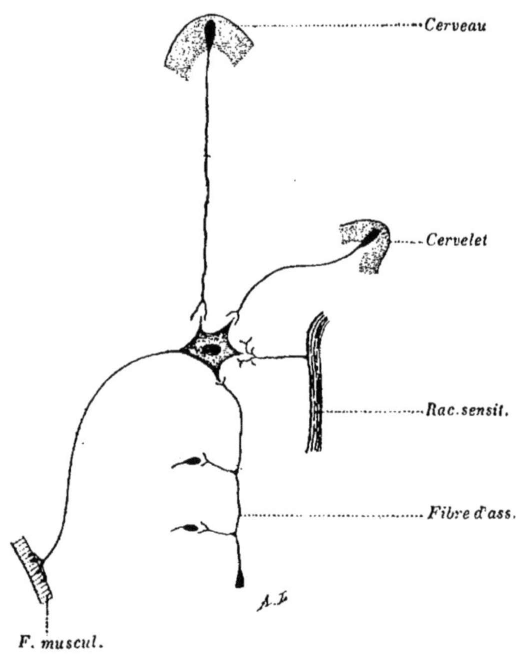

Fig. 310. — Relations d'un nerf crânien moteur. La cellule radiculaire en rouge. Figure schématique.

Noyaux sensitifs. — Nous trouvons ici les mêmes relations fondamentales. Les noyaux sensitifs sont associés entre eux, non plus par le faisceau longitudinal postérieur, mais par les collatérales qu'émettent les longues racines descendantes des nerfs de sensibilité ; la seule racine du trijumeau s'étend d'un bout à l'autre des origines crâniennes. Ils sont reliés aux noyaux moteurs par les fibres collatérales réflexes que nous venons d'indiquer. Leur communication avec le cervelet, voie centripète sensitive, est comme la voie centrifuge mal déterminée ; on doit bien supposer que le cervelet reçoit les impressions périphériques de la tête aussi bien que celles du tronc ou des membres, mais on ne peut dire si ces impressions ont pour chemin des fibres radiculaires directes (faisceau sensoriel cérébelleux direct d'Edinger), isolées ou en faisceau, ou si, ce qui paraît plus probable, ce sont des fibres indirectes, tendues entre les noyaux terminaux et l'écorce cérébelleuse. Enfin la transmission cérébrale (voie sensitive centrale) se fait par les fibres croisées qui se mêlent au ruban de Reil, par conséquent aux fibres sensitives de la moelle, et montent avec lui à travers la calotte du pédoncule jusqu'aux circonvolutions de la sphère sensitive.

FAISCEAU PYRAMIDAL

Le faisceau pyramidal est la véritable voie motrice directe, celle qui transmet à tous les noyaux moteurs des nerfs crâniens ou rachidiens les excitations cérébrales volontaires. Nous avons déjà suivi ce faisceau sur toute la longueur de la moelle (voyez p. 221 et 243). Nous avons vu qu'il se compose de deux faisceaux inégaux : un principal, dit f. pyramidal *latéral* ou croisé, qui occupe le cordon latéral de la moelle sur toute sa longueur ; un accessoire, f. pyramidal *antérieur*, direct ou de Türck, qui ne dépasse pas le haut de la région dorsale et suit dans le cordon antérieur la lèvre du sillon médian.

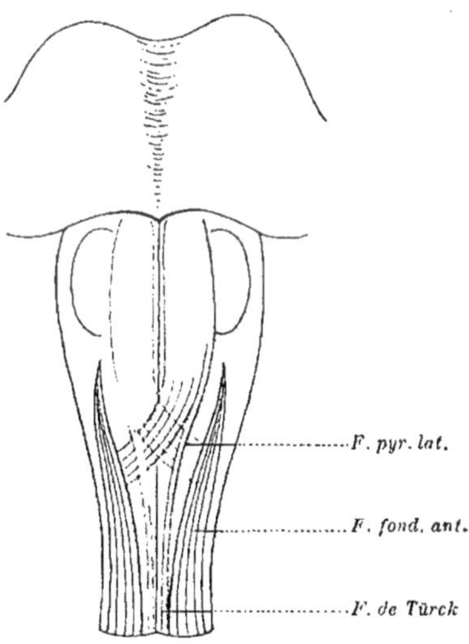

Fig. 311. — Entrecroisement des Pyramides.
Face antérieure du Bulbe. Fig. schématisée

Entrecroisement des pyramides. — Au collet du bulbe, ces deux faisceaux se rejoignent pour constituer les pyramides antérieures. Le faisceau de Türck, qui s'est déjà croisé fibre à fibre tout le long de la commissure blanche antérieure, n'a plus à subir de nouvelle décussation ; il reste sur le même côté au bulbe et à la moelle, et se dévie seulement un peu en dehors pour occuper la partie externe de la pyramide. Il n'en est pas de même du faisceau latéral qui n'étant pas croisé dans l'épaisseur de la moelle se croise tout d'un coup et en bloc à la partie inférieure du bulbe ; c'est ce qu'on appelle l'*entrecroisement* ou *décussation des pyramides,* ou encore le croisement inférieur, par opposition au croisement supérieur ou sensitif, qui se fait au-dessus de lui, aux dépens des cordons postérieurs.

Pour s'entrecroiser, les faisceaux pyramidaux latéraux, abandonnant la partie postérieure du cordon latéral qui est leur siège normal, se dirigent obliquement en haut, en avant et en dedans, passent en pleine corne antérieure, entre la tête et la base qu'ils séparent, et atteignent ainsi le voisinage du sillon médian. Le faisceau fondamental antérieur très réduit à ce niveau est repoussé fortement en dehors. Le faisceau pyramidal se dissocie en 5 ou 6 fascicules plats, étagés sur une hauteur de 8 mm. environ, qui se nattent en se croisant et comblent le sillon médian antérieur. En examinant avec soin une pyramide antérieure durcie dans l'alcool, on remarquera que son sommet tronqué ou extrémité inférieure laisse échapper un chevelu de petits faisceaux d'abord ronds, puis aplatis qui se dirigent obliquement en arrière et en dedans à travers le sillon médian, puis en arrière et en dehors.

L'entrecroisement terminé, les deux faisceaux latéral et antérieur confondus en une masse unique constituent la pyramide antérieure ; parfois un léger sillon vertical permet de distinguer en dehors le faisceau antérieur de Türck, et c'est ainsi que Longet avait depuis longtemps reconnu son existence. La pyramide présente sur la coupe une forme triangulaire à base extérieure convexe ; elle est composée de gros faisceaux de fibres nerveuses séparés par des cloisons de névroglie. Elle reçoit un certain nombre de fibres arquées du bulbe et des fibres émanées du noyau arciforme.

Trajet du faisceau pyramidal. — Après avoir constitué les pyramides, le faisceau pyramidal se ramasse en un cordon arrondi et pénètre dans la protubérance qu'il traverse dans toute sa longueur, passant sous sa couche superficielle comme sous un pont, pour sortir au bord supérieur et réapparaître extérieurement à la surface du pédoncule cérébral. Dans ce passage, le faisceau occupe l'étage inférieur ou pied de la protubérance ; il est recouvert par la couche superficielle des fibres transversales du pont, et côtoie la ligne médiane sans la toucher toutefois ; des fibres radiculaires du moteur oc. externe traversent sa partie latérale. Deux particularités doivent être signalées; tout d'abord la dissociation de ses fibres dans la partie supérieure de la protubérance, où les fibres horizontales du pédoncule moyen, devenues de plus en plus nombreuses, envahissent le cordon pyramidal jusque-là compact, isolent ses fascicules et les éparpillent sur un large espace ; puis l'accroissement progressif de volume, par adjonction de fibres nouvelles, que ce cordon subit en traversant le mésocéphale.

Au sortir de la protubérance, les fibres dispersées du faisceau pyramidal se rassemblent et reconstituent un faisceau unique, compact, cunéiforme, qui s'étale en éventail à la surface du pédoncule cérébral, dans son pied, et avec lui pénètre dans le cerveau où nous le retrouvons plus loin, traversant la capsule interne et se terminant dans les circonvolutions motrices des lobes frontal et pariétal. Dans le pied pédonculaire, il occupe avec les fibres bulbaires les 3/4 ou les 4/5 internes, toute la surface, excepté la partie externe où passe le faisceau de Meynert.

Nous venons de suivre le faisceau pyramidal en sens ascendant, à contre-courant par conséquent, pour pouvoir opérer son raccord de la moelle au cerveau ; mais il est maintenant nécessaire de reprendre son trajet en sens inverse du cerveau à la moelle, qui est son véritable sens, puisque ses fibres sont centrifuges et ont leurs cellules d'origine dans l'écorce cérébrale.

Né des lobes frontal et pariétal, plus particulièrement des circonvolutions rolandiques, le faisceau moteur descend par la capsule interne, et émerge à la base du cerveau, où il traverse le pied du pédoncule. A cette émergence, il se présente dans sa plénitude, n'ayant encore perdu aucune fibre ; il contient toutes les fibres motrices des nerfs crâniens et des nerfs rachidiens. Les observations de dégénération ont permis de reconnaître que les fibres des nerfs

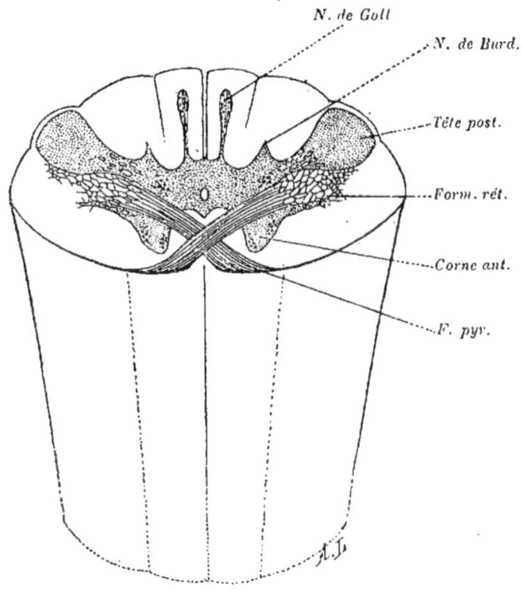

Fig. 312. — Entrecroisement moteur.

Coupe transversale de la partie inférieure du Bulbe. On remarque à ce niveau l'écartement de la tête postérieure (tubercule de Rolando), le noyau de Goll et le commencement du noyau de Burdach.

crâniens constituaient un faisceau secondaire distinct, qui remplit le quart ou le cinquième interne du pied pédonculaire ; comme ce faisceau occupe le genou de la capsule interne, Brissaud l'a appelé le *faisceau géniculé*, et quand on dit que le faisceau pyramidal occupe seulement le tiers ou les deux quarts moyens du pédoncule, c'est qu'on fait abstraction de ce faisceau. Mais au fond il n'y a qu'une voie motrice avec une partie crânienne (faisceau géniculé) et une partie rachidienne (faisceau pyramidal proprement dit).

Dans l'épaisseur de la protubérance, le faisceau moteur diminue considérablement de haut en bas, car il émet un grand nombre de fibres collatérales destinées aux noyaux ganglionnaires du pont de Varole, collatérales protubérantielles qui le mettent peut-être en relation indirecte avec le cervelet ; et surtout il perd une partie de son faisceau crânien ou géniculé. Le *faisceau géniculé* en effet, à mesure qu'il passe devant la chaîne des noyaux crâniens moteurs, leur envoie les fibres qui leur sont destinées ; les dernières sont celles de l'hypoglosse. *Toutes ses fibres sont croisées ;* elles traversent le raphé et se dirigent obliquement vers les noyaux opposés pour y déployer leurs arborisations terminales, dont les plus riches sont celles du noyau de l'hypoglosse. Kœlliker dit que ces fibres centrales motrices s'échappent au fur et à mesure du faisceau pyramidal et surtout de sa face ventrale pour aller immédiatement en dedans traverser le raphé. Bechterew au contraire croit que le faisceau géni-

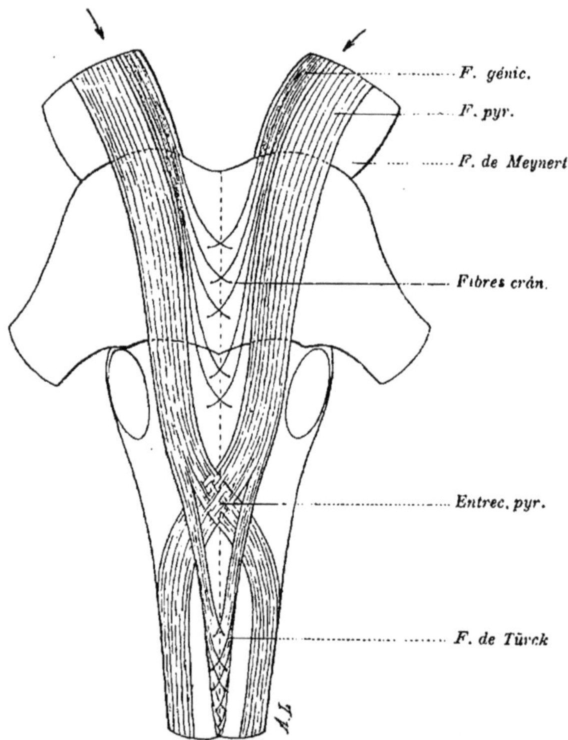

Fig. 313. — Le Faisceau pyramidal.

Le faisceau géniculé ou crânien et le faisceau de Türck sont entrecroisés fibres à fibres, le faisceau pyramidal antérieur s'entrecroise en masse. Figure schématique.

culé, quittant la région du pied pour celle de la calotte à son entrée dans la protubérance, conserve son individualité jusqu'au bout ; il le figure près de la ligne médiane, en dedans du ruban de Reil, en arrière du faisceau pyramidal ordinaire : c'est le *faisceau accessoire médian* de la couche de Reil, *ruban médial* de Flechsig et Hœsel, dont Spitzka aurait constaté le puissant développement chez les cétacés qui sont dépourvus du faisceau pyramidal rachidien.

Il est bon d'ajouter qu'on n'a pas encore observé les fibres pyramidales destinées aux noyaux du moteur commun et du pathétique, et qu'on ignore leur trajet, ces noyaux étant situés dans la calotte du pédoncule. On a quelque raison de croire que celles du pathétique ne sont pas croisées, car ce nerf, comme nous l'avons dit plus haut, seul de tous les nerfs crâniens, subit un croisement complet dans ses fibres périphériques.

Au-dessous de la protubérance, le faisceau moteur, diminué de ses fibres crâniennes supérieures, devient la pyramide antérieure ; il s'amoindrit encore, en abandonnant ses fibres crâniennes inférieures aux noyaux de l'hypoglosse et du spinal, et d'autres fibres aux centres ganglionnaires du bulbe. Au collet du bulbe, devenu faisceau purement rachidien ou spinal, il prend la disposition typique qu'il conservera dans la moelle. Sa partie externe (faisceau de Türck ou pyramidal antérieur) descend tout droit dans le cordon antérieur, et ne croise ses fibres qu'au fur et à mesure qu'elles arrivent à leur destination, comme cela a lieu pour les fibres des nerfs crâniens. Sa partie interne se croise en masse, en une seule fois, et devenue le faisceau pyramidal latéral ou croisé, va rejoindre sa place définitive dans le cordon latéral, qu'elle atteint au niveau du deuxième nerf cervical.

Entrecroisement des pyramides. — L'entrecroisement des pyramides a été découvert en 1709 par Mistichelli. On a vérifié son existence chez tous les mammifères observés ; les mammifères seuls du reste possèdent un faisceau pyramidal, encore paraît-il faire défaut chez quelques-uns, l'éléphant, le tatou, les cétacés. Chez un certain nombre d'animaux, les pyramides sont petites relativement au cerveau, mal limitées, et leur croisement n'est pas fasciculé ; chez d'autres, chez ceux qui possèdent des voies pyramidales bien développées, et l'homme en est le type, les pyramides sont fortes, nettes, et émettent des fascicules distincts. Nous avons fait remarquer déjà que le développement du faisceau pyramidal marche de pair tout à la fois avec la supériorité du cerveau d'où il procède et l'activité des membres qu'il dessert ; nous avons dit aussi que chez le plus grand nombre des animaux, il n'y a pas de faisceau antérieur ou de Türck, et seulement un faisceau latéral, de sorte que le croisement du faisceau est nécessairement total et se fait dans le bulbe (voyez p. 224).

Chez l'homme même, on constate de nombreuses variations indiquées par Flechsig. Déjà sur le nouveau-né on peut observer que les pyramides sont tantôt très grosses, tantôt très petites, ou bien que l'une dépasse l'autre en volume d'un tiers, la gauche étant ordinairement la plus grosse ; c'est elle d'ailleurs qui dessert le côté droit du corps. Le type ordinaire, normal, celui de la semi-décussation (faisceau antérieur direct égal au tiers de la surface totale des voies pyramidales, faisceau latéral croisé, et cela des deux côtés), se rencontre dans 75 p. 100 des cas ; mais dans quinze cas sur ce chiffre, le type est *asymétrique :* sur un des deux côtés, le faisceau de Türck est plus volumineux ou plus étroit que du côté opposé. Dans 25 pour 100, on constate une véritable *anomalie*, symétrique ou asymétrique d'un côté à l'autre. Ces anomalies sont de deux sortes : 1° *absence totale de décussation* ; il n'y a pas ou à peu près pas de faisceau latéral croisé ; le faisceau de Türck élargi, contenant la totalité ou les 9/10 des fibres pyramidales, descend tout le long du sillon médian antérieur ; la pyramide n'a pas son sommet pointu ; au siège habituel de l'entrecroisement on n'observe que quelques fins faisceaux croisés, le cordon antérieur se continue sans changement de la moelle à la protubérance, et le cordon latéral est d'une petitesse anormale. — 2° *Décussation totale ;* le faisceau de Türck fait défaut ou est réduit à quelques fibres, et le faisceau latéral absorbe la presque totalité des voies pyramidales.

Quelles sont les conséquences physiologiques que peuvent entraîner des anomalies aussi importantes et aussi fréquentes ? Peut-on leur rapporter certaines irrégularités observées dans les paralysies cérébrales ? Si l'on pense que le faisceau latéral est seul croisé et que le faisceau antérieur reste direct jusqu'à sa terminaison, on devra logiquement déduire de ces anomalies la possibilité de graves perversions physiologiques et pathologiques. Mais pour nous qui admettons le croisement total du faisceau pyramidal, des fibres de ses deux faisceaux, ces anomalies sont sans conséquences ; ce ne sont que des variations morphologiques, des différences momentanées de trajet qui ne sauraient rien changer aux terminaisons définitives des nerfs cérébraux dans la moelle.

Marchi (*Neurol. Centralbl.* 1885) a rapporté un cas jusque-là unique d'*entrecroisement double* du faisceau pyramidal. Sur un homme de 73 ans, mort quelques mois après une attaque d'hémiplégie gauche, on pouvait suivre un ruban de dégénération secondaire qui s'entrecroisait une première fois dans la partie initiale de la protubérance, et une seconde fois au collet du bulbe. Unverricht (*Neurol. Centralbl.* 1890) soutient même que le double entrecroisement est la règle. Il fait remarquer que la loi de croisement n'est pas absolue, car 1° dans beaucoup d'hémiplégies, le côté sain est affaibli, et chez les anciens hémiplégiques la contracture tardive est bilatérale, surtout dans les membres inférieurs; 2° les observations de paralysie prouvent que si l'innervation est surtout unilatérale pour les muscles des membres et de la face, elle est bilatérale à degré égal pour les muscles de la déglutition, de la mastication et de la parole. De ses expériences sur le chien il conclut que les fibres destinées aux muscles du tronc, après s'être croisées dans les pyramides, se recroisent de nouveau plus bas, sans doute à différents étages; car l'excitation d'un hémisphère produit toujours l'incurvation de la colonne du même côté.

Est-ce encore par un double entrecroisement ou bien par un entrecroisement unique au-dessus du bulbe, qu'il faut expliquer les faits nombreux rassemblés par Brown-Sequard et qui nous montrent que dans la moitié des cas de lésions isolées des pédoncules, de la protubérance ou du bulbe au-dessus de l'entrecroisement, les phénomènes paralytiques ou autres sont directs, non croisés, quel que soit le siège de la lésion, en avant, en arrière ou latéralement. Toute lésion cérébrale au contraire donne lieu à des phénomènes croisés. Ces observations lui ont fait supposer qu'il y a d'autres entrecroisements que ceux du bulbe, qu'il s'en produit sur toute la longueur du tronc cérébral et de la moelle.

L'explication de ces faits paradoxaux nous échappe pour le moment et peut provoquer encore d'autres hypothèses; la loi du croisement des fibres pyramidales n'en reste pas moins une loi générale solidement établie.

Nerfs vaso-moteurs. — La physiologie a reconnu 1° l'existence dans le tronc cérébral et plus particulièrement dans le bulbe, sous le plancher ventriculaire, d'un centre vaso-constricteur, d'un centre vaso-dilatateur et d'un centre sécréteur, sudoral du moins; 2° l'existence de centres semblables dans l'écorce cérébrale, qui commandent à ces centres bulbaires et qui nous expliquent les phénomènes de pâleur, de rougeur, de sueur et autres sécrétions dans les émotions psychiques. Les fibres des centres bulbaires sortent en petite partie avec les nerfs crâniens, en grande partie descendent dans la moelle et s'échappent avec les racines antérieures pour pénétrer en masse dans les ganglions de la chaîne sympathique.

Mais au point de vue anatomique nous ne savons rien sur ces centres ni sur leurs faisceaux. Faut-il les identifier avec les noyaux d'origine des nerfs crâniens, ou bien ont-ils leurs cellules spéciales? Quelles voies suivent les fibres cérébrales vaso-motrices, et les fibres bulbaires qui descendent vers la moelle? Helweg, qui croit avoir déterminé le trajet des nerfs vaso-moteurs à travers le tronc cérébral et qui les fait passer dans la calotte pour aboutir aux tubercules quadrijumeaux et à la couche optique, me paraît avoir eu en vue ce que l'on considère aujourd'hui comme la voie sensitive centrale, et surtout la voie acoustique et les fibres olivaires.

Voyez : *Helweg*, Ueber die centrale Verlauf der vasomot. Nervenbahnen in *Arch. f. Psych.* 1894 et *Landois*, Traité de physiologie humaine, 1893.

§ IV. — VOIES SENSITIVES CENTRALES

RUBAN DE REIL ET FAISCEAU ACOUSTIQUE

Les voies sensitives centrales, ou de second ordre, conduisent au cerveau les excitations apportées à leurs noyaux par les voies périphériques. Les voies périphériques, ce sont les nerfs sensitifs extérieurs et leurs racines qui viennent se terminer librement dans leurs noyaux correspondants, corne postérieure, noyaux de Goll et de Burdach, noyau de l'aile grise, bandelette solitaire, racines descendantes. Les voies centrales, ce sont les cylindre-axes des cellules de ces noyaux qui vont porter à l'écorce de l'hémisphère une impression destinée à devenir consciente.

Ces voies centrales sont beaucoup plus compliquées que les voies motrices analogues; car un bon nombre de fibres n'arrivent pas d'un seul trait au cerveau ; elles s'interrompent une ou plusieurs fois à travers les centres ganglionnaires échelonnés sur leur passage, comme cela arrive même pour la moelle, beaucoup de fibres ascendantes des racines postérieures ne parvenant pas directement jusqu'aux noyaux de Goll ou de Burdach. Dès lors il y a lieu de distinguer dans les fibres centrales des *fibres directes* (ruban cortical, de Flechsig et Hœsel), qui vont sans interruption du noyau sensitif à l'écorce cérébrale, et des *fibres indirectes* qui s'arrêtent dans une ou plusieurs stations intermédiaires. Ces dernières sont composées de deux ou plusieurs neurones, accouplés en chaîne, qui s'actionnent successivement dans la conduction de l'excitation centripète. On ignore la proportion des fibres directes par rapport aux fibres indirectes. Enfin il est possible que certaines voies sensitives soient totalement directes, et n'empruntent pas de voie centrale, en ce sens que des fibres des racines postérieures de la moelle ou des nerfs crâniens se prolongeraient sans interruption jusqu'à l'écorce cérébrale et seraient des fibres de toute longueur. De là trois catégories de voies pour la conduction sensitive.

Directes ou non, la totalité des fibres sensitives connues aujourd'hui, à l'exception du nerf acoustique, passent par un faisceau décrit sous le nom de *ruban de Reil*. Ce terme sert déjà à désigner un faisceau triangulaire qui recouvre la face externe du pédoncule cérébelleux supérieur (v. page 305), et qui n'appartient même pas au cordon principal, car nous verrons plus loin qu'il représente la partie terminale de la voie acoustique centrale.

Le ruban de Reil porte aussi le nom de *lemnisque* (ruban), de *laqueus* (lacet). On le qualifie également de ruban supérieur ou de ruban interne (médial) pour le distinguer de la voie acoustique centrale appelée ruban inférieur, ruban externe ou latéral. On dit ruban *supérieur*, parce qu'il monte plus haut (dans le cerveau) que le faisceau acoustique qui s'arrête aux tubercules quadrijumeaux ; et ruban interne, parce que dans son trajet à travers le tronc cérébral il se tient plus près de la ligne médiane. Encore ces termes de supérieur et de médial sont-ils parfois appliqués à d'autres systèmes de fibres. Toutes ces dénominations, variables avec chaque auteur, augmentent la confusion dans un exposé déjà assez obscur par lui-même. Pour y couper court, après avoir établi la synonymie, je réserverai le mot de *ruban de Reil* ou ruban tout court, à la voie sensitive centrale des nerfs crâniens et rachidiens, et celui de *faisceau acoustique* à la voie centrale du nerf acoustique et plus spécialement de sa branche cochléaire.

Dans tout son parcours, le ruban de Reil occupe la région de la calotte, depuis le niveau de l'olive bulbaire où il se constitue, jusqu'à la base du cerveau où il s'enfonce au-dessous de la couche optique. Dans la calotte même, il a pour siège la région la plus ventrale, sur les confins du pied ; il semble séparer ces deux portions l'une de l'autre.

I. — RUBAN DE REIL ou FAISCEAU SENSITIF

Le ruban de Reil ici décrit est le ruban médial ou ruban inférieur, ruban cortical d'Hœsel, lemniscus, laqueus, de la plupart des auteurs étrangers, ou encore le *faisceau sensitif*. Nous étudierons successivement son origine rachidienne, son croisement, son trajet, son origine crânienne et sa terminaison.

1° **Origine rachidienne ou spinale.** — Le ruban de Reil, voie centripète, prend naissance à l'extrémité inférieure du bulbe, dans les cordons postérieurs de cet organe. Il a pour *origine principale* les cellules des noyaux de Goll et de Burdach, dont il représente le prolongement cylindraxile. Ces cellules par leurs prolongements protoplasmiques sont enlacées, articulées, avec les branches ascendantes des racines postérieures qui viennent déployer autour d'elles leurs arborisations terminales, et leur apportent les impressions des cellules sensitives des ganglions rachidiens. A leur tour, et par leur cylindre-axe, elles transmettent ces excitations dans deux sens différents ; les grandes cellules, groupées dans les noyaux externes, envoient leurs prolongements dans le corps restiforme et par là au cervelet ; les petites cellules, qui prédominent dans les noyaux internes, dirigent leurs prolongements nerveux vers le ruban de Reil et par lui vers le cerveau.

Les *origines accessoires* du ruban sont d'abord les fibres radiculaires directes, qui lui arrivent des racines postérieures sans s'être interrompues dans les noyaux de Goll ou de Burdach. L'existence de ces fibres n'est pas certaine, et en tous cas elles sont peu nombreuses; — en second lieu, les fibres du cordon antéro-latéral, également discutées, et que le ruban recevrait d'ailleurs plus loin, après son croisement.

2° **Entrecroisement sensitif.** — A peine nées des cellules des noyaux postérieurs, les fibres du ruban se dirigent en avant et en dehors, en décrivant de belles courbes parallèles à concavité interne autour du canal de l'épendyme ; ces fibres courbes sont les *fibres arciformes internes.* Dans leur passage à travers la substance grise, elles décapitent la corne postérieure de même que les faisceaux pyramidaux décapitent la corne antérieure ; cette tête, isolée désormais, servira de noyau terminal au nerf trijumeau. Arrivées en avant du canal central, les fibres arciformes se croisent à angle aigu ou à angle droit en traversant le raphé et passent du côté opposé, derrière les pyramides antérieures, dans le fond du sillon médian qu'elles comblent.

Les cordons postérieurs se croisent donc totalement par l'intermédiaire des fibres qui les prolongent. C'est là le *croisement sensitif, croisement du ruban,* croisement *supérieur* parce qu'il se place au-dessus du croisement pyramidal moteur. Il ne se fait d'ailleurs qu'après l'achèvement complet du croisement moteur, entre le niveau supérieur de celui-ci et l'extrémité inférieure de l'olive. Les deux entrecroisements sont étagés, superposés. Les fibres de Goll se croisent les premières; celles de Burdach ensuite.

Arrivées derrière les pyramides, les fibres, jusque-là horizontales et arciformes, se coudent pour devenir rectilignes et verticalement ascendantes. C'est au niveau de ce coude qu'elles recevraient une partie des fibres du cordon antéro-latéral de la moelle. Plusieurs auteurs admettent en effet, à la suite d'Edinger, qu'une partie des fibres du cordon antéro-latéral sont des fibres sensitives qui proviennent des cellules de la corne postérieure opposée par la voie de la commissure blanche antérieure. Ces fibres, étant déjà croisées dès leur origine, iraient se terminer dans le ruban de Reil du même côté, lui-même aussi déjà croisé, ce qui au fond mettrait toutes les fibres des cordons postérieurs et antérieurs sur le même pied. Il est bon d'ajouter qu'on n'a pas la certitude de l'existence de ces fibres sensitives antéro-latérales, et ceux qui les admettent ne sont pas d'accord sur leur nombre ni sur leur longueur, ni même sur leur origine. Les uns n'y voient que des fibres courtes de second ordre, d'autres y font entrer même le faisceau de Gowers.

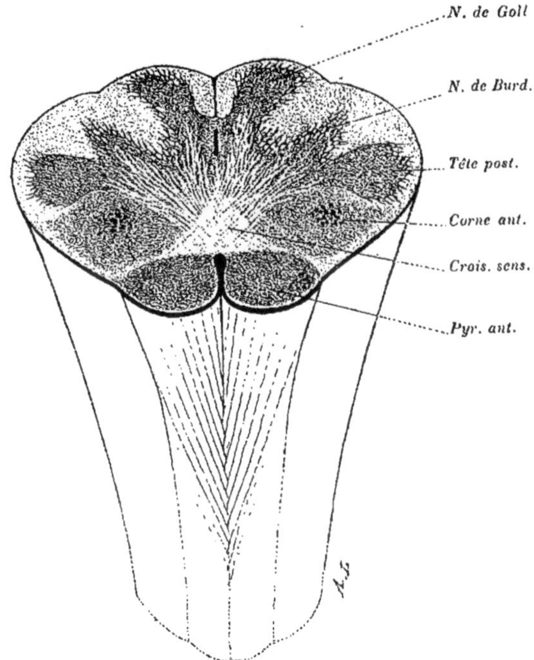

Fig. 314. — Entrecroisement sensitif.

Coupe transversale du Bulbe. Noyaux de Goll et de Burdach. Décapitation de la tête postérieure.

3° **Trajet du ruban de Reil.** — A partir de son coude, le ruban de Reil monte verticalement au-dessus et en arrière du faisceau pyramidal, et tous deux faiblement séparés, occupant l'un la calotte, l'autre le pied du tronc cérébral, cheminent jusqu'à la base du cerveau.

Dans le bulbe, le ruban occupe la *couche interolivaire* qu'il constitue presque exclusivement. Il est situé entre l'olive en dehors et le raphé en dedans, en arrière de la pyramide antérieure, par conséquent du faisceau pyramidal, en avant du noyau de l'hypoglosse et du faisceau longitudinal postérieur. A ce niveau, on l'appelle quelquefois *portion sensitive des pyramides*. Debove et Gombault ont même pensé qu'une partie des fibres était mélangée avec les fibres du faisceau pyramidal ; mais peut-être ces fibres saines qu'ils ont constatées au

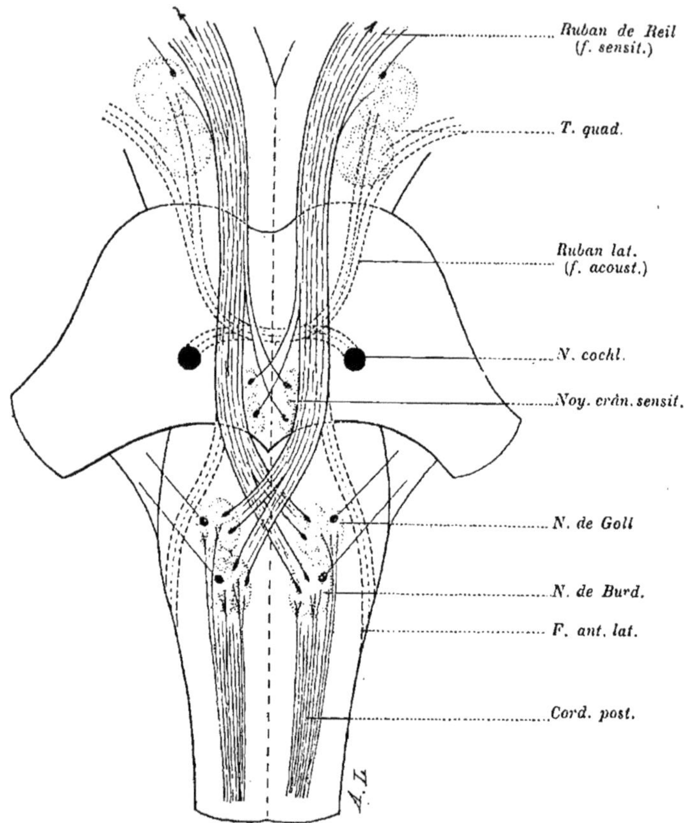

Fig. 315 — Le Ruban de Reil ou Faisceau sensitif.

La voie acoustique centrale (faisceau acoustique, ruban de Reil latéral) est sommairement indiquée en rouge. Figure schématique.

milieu d'une pyramide dégénérée provenaient-elles d'autres parties du bulbe, qui envoient quelques fibres dans la pyramide ou à travers elle.

En entrant dans la protubérance, le faisceau sensitif quittant la couche interolivaire se constitue à l'état de véritable ruban. Il s'élargit transversalement et s'aplatit d'arrière en avant. Le champ large et étroit qu'il occupe est situé dans la partie la plus ventrale de la calotte, immédiatement en arrière des fibres transversales les plus profondes ; et dans la région inférieure, il est en arrière du corps trapézoïde qui le traverse en partie.

Nous le retrouvons avec les mêmes caractères dans la calotte du pédoncule cérébral. De plus en plus aplati, il s'étend du raphé à la face externe de l'organe ;

derrière lui (au-dessus) est le pédoncule cérébelleux supérieur prolongé plus loin par le noyau rouge, en avant (au-dessous) le locus niger qui le sépare du pied du pédoncule (Voyez fig. 336).

4° Origine crânienne. — De même que le faisceau pyramidal moteur possède un faisceau destiné aux nerfs moteurs crâniens, de même la voie ascendante sensitive contient les fibres des noyaux sensitifs crâniens qu'elle recueille sur son passage. Elle s'accroît donc au fur et à mesure qu'elle s'élève dans le tronc cérébral, d'autant plus qu'elle reçoit non seulement les fibres des nerfs crâniens mais encore une partie des fibres des ganglions échelonnés dans ce trajet, notamment des noyaux du ruban de Reil, et peut-être même des fibres cérébelleuses. Les noyaux terminaux du glosso-pharyngien, du pneumogastrique et du trijumeau émettent des prolongements cylindraxiles qui traversent le raphé du bulbe ou du pont, à la façon des fibres arciformes de Burdach, et vont se joindre aux fibres de Reil.

Les fibres du *trijumeau*, ainsi que Hœsel l'a reconnu dans deux cas de dégénération secondaire, nées du noyau sensitif et de la colonne cellulaire de la racine spinale, se croisent dans le raphé comme fibres arciformes internes, dans un champ médullaire situé entre le pédoncule cérébelleux supérieur et le locus cœruleus, poursuivent un instant leur trajet dans la calotte à l'état de faisceau isolé, puis se mêlent au ruban principal et partagent sa terminaison.

La partie *vestibulaire* du nerf acoustique possède une voie centrale complexe (*Kœlliker*). De ses noyaux sensitifs, noyau dorsal, noyau de Deiters, racine descendante, partent des fibres qui vont en plusieurs directions : d'abord dans le cervelet, par un fort faisceau qui naît surtout du noyau de Deiters et qui suit le pédoncule moyen pour aboutir à tous les noyaux ganglionnaires centraux et à l'écorce du vermis supérieur, — puis au ruban de Reil, en se croisant dans le raphé ; — d'autres au noyau d'origine du moteur oculaire externe avec lequel elles forment une association remarquable ; — d'autres enfin moins bien connues iraient soit dans le cordon latéral de la moelle, soit dans les voies acoustiques centrales du nerf cochléaire.

5° Terminaison du ruban de Reil. — Nous n'avons pas en ce moment à étudier la terminaison cérébrale du faisceau sensitif ; nous n'en donnerons qu'une indication sommaire. L'aboutissant final du ruban de Reil est l'écorce cérébrale, principalement celle des circonvolutions centrales ou rolandiques. Flechsig et Hœsel estiment que les 5/6 des fibres y parviennent. On admet que la plupart vont directement, de leur noyau d'origine à l'écorce du cerveau ; que d'autres subissent une interruption momentanée dans les tubercules quadrijumeaux antérieurs, dans la couche optique et le noyau lenticulaire. Sans doute un certain nombre, celles qui servent aux réflexes, s'y terminent même complètement.

Nous avons signalé la terminaison dans l'écorce cérébelleuse d'une partie des fibres du nerf vestibulaire, qui n'appartiennent pas d'ailleurs au ruban de Reil.

Origine du ruban. — Hœsel (Die Centralwindungen... *Arch. f. Psych.*, 1892) se fonde sur un cas de dégénération secondaire pour soutenir que les fibres du ruban proviennent bien du noyau interne de Burdach et partiellement aussi du noyau de Goll, mais que, contrairement à l'opinion générale, elles ne prennent qu'une part très restreinte au croisement sensitif. Elles se croisent par faisceaux isolés, comme fibres arquées internes de la formation réticulaire. D'après lui, le croisement sensitif, composé de fibres du noyau de Goll et de la partie la plus inférieure du noyau de Burdach, ne prend aucune part à la couche interolivaire; ses fibres, destinées surtout au cervelet, contournent l'olive ou traversent la pyramide et se jettent dans le corps restiforme. Seule la partie la plus élevée du croisement appartiendrait aux fibres qui doivent aller constituer le faisceau sensitif.

Faisceaux du ruban de Reil. — Bechterew distingue, d'après l'époque de leur développement, plusieurs faisceaux dans le ruban de Reil : 1° le *faisceau interne*, constitué par les fibres de Goll. Ces fibres occupent d'abord la partie postérieure de la couche interolivaire, puis la portion interne du ruban; elles vont aboutir directement à l'écorce cérébrale ou à la couche optique; 2° le *faisceau externe*, qui contient les fibres de Burdach et qui abandonne ses fibres au tubercule quadrijumeau antérieur et au noyau lenticulaire; 3° le *faisceau épars*, formé de fibres fines, disséminées sur toute la largeur du ruban principal, depuis le bord inférieur de la protubérance jusqu'à son bord supérieur. Ce faisceau représente les fibres centrales des nerfs crâniens sensitifs; aussi s'accroît-il constamment, à mesure qu'il monte. Dans le pédoncule cérébral, il sort du ruban, traverse la partie externe du locus niger, et se place dans le pied au-dessus du faisceau pyramidal qu'il suit à travers la capsule interne jusqu'au lobe pariétal.

Bechterew mentionne encore, d'abord le *ruban latéral*, le plus précoce de tous les faisceaux, que nous allons décrire comme faisceau acoustique; puis le *faisceau médian accessoire* qui occupe près du raphé la partie interne de la couche ou région de Reil. Ce dernier faisceau à développement très tardif, postérieur à la naissance, n'aurait avec Reil que des rapports de contiguïté, car il ne serait autre que le faisceau géniculé du faisceau pyramidal, ayant pénétré du pied pédonculaire dans la calotte protubérantielle et se distribuant aux noyaux des nerfs crâniens moteurs.

Hœsel dans ses derniers travaux reconnaît quatre parties différentes: 1° le *ruban cortical*, partie fondamentale de la voie sensitive, qui va sans interruption des cordons postérieurs à l'écorce cérébrale; 2° le *ruban du pied*, de Flechsig, qui va probablement à l'insula en passant par le globus pallidus et qui dans le pédoncule cérébral est situé dans le pied, au-dessus du faisceau pyramidal; 3° le *ruban médial*, qui me semble correspondre au faisceau géniculé des Français, faisceau accessoire de Bechterew; 4° le *ruban du thalamus*, qui se perd dans la couche optique.

Dégénérations du ruban de Reil. — On a observé des dégénérations du ruban, les unes expérimentales, les autres pathologiques.

Les dégénérations expérimentales ont été provoquées par Gudden et par Monakow en extirpant le lobe pariétal. Dans ce cas, l'atrophie est descendante et a pu être suivie jusque dans le noyau de Goll et la partie externe du noyau de Burdach, eux-mêmes atteints dans certains cas par la dégénération. Inversement, Véjas, puis Singer et Münzer, en détruisant les noyaux des cordons postérieurs, ont vu se produire une atrophie ascendante à travers les fibres arciformes internes homolatérales, et le ruban de Reil controlatéral jusqu'au corps trapézoïde dans quelques cas, jusqu'à la couche optique dans d'autres.

Les observations de dégénération pathologique sont rares, peut-être parce que ces lésions sont profondes et ne se voient pas à l'œil nu, et qu'elles échappent à un examen superficiel; on en compte à peine huit ou dix cas. Tantôt il s'agit d'une lésion de l'hémisphère (lésion corticale, foyer dans la capsule interne, porencéphalie), et dans ce cas la dégénération descendante s'est propagée jusqu'aux noyaux de Goll et de Burdach opposés et même au noyau sensitif du trijumeau, les deux noyaux du cordon postérieur pouvant être atteints isolément ou simultanément; tantôt et le plus souvent, c'est une lésion du tronc cérébral, tumeur, foyer hémorrhagique, qui provoque une dégénération ascendante ou même tout à la fois ascendante et descendante.

Il reste donc acquis qu'on peut faire dégénérer le ruban de Reil en attaquant une quelconque de ses extrémités, les noyaux du cordon postérieur ou les circonvolutions centrales, et qu'une interruption du faisceau sur son trajet peut provoquer une dégénération dans les deux sens, ascendant et descendant. Il faut en conclure que le ruban contient deux espèces de fibres, ayant chacune leur origine et par suite leur centre trophique à une extrémité opposée, des fibres centripètes et des fibres centrifuges. Les *fibres centripètes* à dégénération ascendante, sont les vraies fibres sensitives, issues des cellules des noyaux de la moelle et des noyaux des nerfs crâniens. Les *fibres centrifuges*, à dégénération descendante, qui viennent du cerveau ou des ganglions opto-striés ou d'autres noyaux inférieurs, sont analogues aux fibres centrifuges que nous signalerons plus loin dans les voies sensorielles, dans les voies centrales acoustique, optique et olfactive. Un certain nombre d'entre elles fonctionnent comme voie de retour réflexe à quelque centre ganglionnaire ; mais la signification de beaucoup d'entre elles est inconnue.

II. — FAISCEAU ACOUSTIQUE

Ruban de Reil latéral ou inférieur

Sous le nom de *faisceau acoustique,* nous décrivons la voie centrale acoustique que les auteurs étrangers nomment le ruban de Reil latéral ou externe, ou ruban inférieur. Cette voie concerne uniquement la branche cochléaire ou limacienne du nerf auditif, branche essentiellement affectée à l'audition, tandis que la branche vestibulaire, dont les fonctions sont différentes et se rapportent surtout au sens de l'espace, a sa voie centrale, comme celle des autres nerfs crâniens, dans le ruban de Reil ordinaire.

Origine du faisceau acoustique. — Il faut distinguer des origines fondamentales et des origines accessoires.

Les origines *fondamentales* sont dans les deux noyaux du nerf cochléaire, c'est-à-dire dans le noyau acoustique antérieur et dans le tubercule acoustique. C'est autour des cellules de ces deux noyaux, au contact de leurs vastes ramifications protoplasmiques, que se terminent les fibres du nerf cochléaire. A leur tour ces cellules émettent des cylindre-axes ascendants qui vont par leur ensemble constituer la portion initiale et principale du faisceau acoustique. Ces fibres cylindraxiles passent par deux voies. Celles des cellules du noyau acoustique antérieur se dirigent transversalement en dehors, dans la portion ventrale de la calotte, et forment à ce niveau une couche horizontale de fibres médullaires, appliquées contre les fibres protubérantielles les plus profondes, et connues sous le nom de *corps trapézoïde.* Celles du tubercule acoustique suivent au contraire la voie dorsale ; elles constituent les *stries acoustiques* ou barbes du calamus. A leur sortie du tubercule, elles contournent les faces externe, puis postérieure du corps restiforme, apparaissent superficielles sous le plancher du quatrième ventricule qu'elles parcourent horizontalement ou en sens oblique (*strie ascendante,* baguette d'harmonie), et plongent dans la profondeur, en traversant pour la plupart le raphé à un niveau très variable. Arrivées du côté opposé, après croisement par conséquent, ou bien restant du même côté que leur point de départ, elles se rapprochent de la partie ventrale de la calotte, entrent en relation par leurs collatérales avec un ganglion appelé olive supérieure, puis d'horizontales qu'elles étaient jusque-là se recourbent pour devenir verticales et descendantes. Il en est de même des fibres trapézoïdes. Ces deux systèmes de fibres en grande partie croisées, en petite partie directes, s'unissent en un faisceau unique, nettement limité, qui est le *faisceau acoustique ;* il apparaît au-dessus des noyaux du facial et du moteur externe, au niveau de l'émergence du trijumeau.

Les origines *accessoires* sont une série de petits centres ganglionnaires qui forment un chapelet continu depuis l'origine du faisceau jusqu'aux tubercules quadrijumeaux postérieurs. Ces centres sont de bas en haut, le noyau trapézoïde, l'olive supérieure et le noyau latéral. Dans chacun d'eux, les cellules sont en relation avec le faisceau acoustique par les collatérales que celui-ci leur abandonne ; de leur côté, elles lui envoient la majorité de leurs cylindre-axes, en sorte que le faisceau va toujours grossissant, à mesure qu'il recueille les fibres des noyaux gris qu'il traverse.

Trajet du faisceau acoustique. — Constituée à l'état de faisceau dans le tiers supérieur du pont de Varole, la voie acoustique suit la partie ventrale de

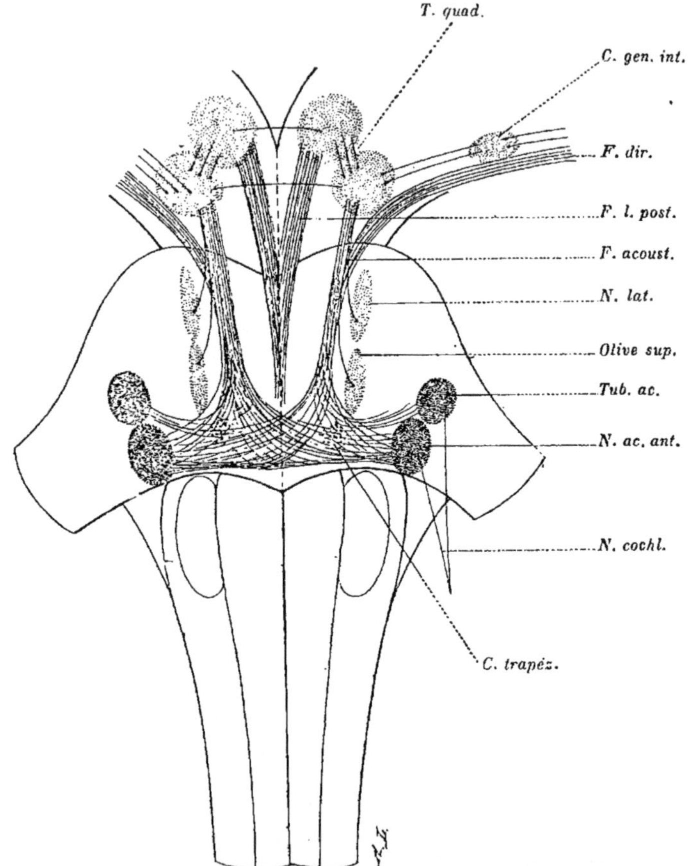

Fig. 316. — Le Faisceau acoustique (Voie acoustique centrale du Nerf cochléaire). Figure schématique.

la calotte, toujours située en dehors du ruban de Reil qu'elle accompagne. Au niveau du pédoncule cérébral, le faisceau prend une forme allongée d'avant en arrière, laquelle s'unissant à angle droit avec le ruban de Reil transversalement étendu donne sur la coupe une figure en faux à concavité interne (Voyez fig. 336). C'est également sur la face externe du pédoncule cérébral, que le faisceau acoustique devenu superficiel se présente comme un triangle de fibres émergeant par sa base du sillon latéral de l'isthme, appliqué contre le pédoncule cérébelleux supérieur, et s'engageant par sa pointe sous le tubercule quadr. postérieur (v. pag. 305). Ce triangle, qui n'est pas toujours bien reconnaissable, a reçu entre autres noms celui de *ruban de Reil,* terme qui prête évidemment à la confusion, et qu'il vaut mieux remplacer par son synonyme : le *faisceau triangulaire de l'isthme.*

Terminaison du faisceau acoustique. — Le faisceau acoustique possède des fibres directes et des fibres indirectes.

Les fibres directes sont celles qui ne s'arrêtent point dans les stations ganglionnaires du cerveau intermédiaire. Traversant sans s'y interrompre les tubercules quadrijumeaux postérieurs, elles suivent son bras postérieur, puis la région sous-optique, le bras postérieur de la capsule interne où elles rejoignent le ruban de Reil, et de là arrivent à l'écorce du lobe temporal, principalement à la première circonvolution temporale.

Les fibres indirectes se terminent ou mieux s'interrompent dans les ganglions du cerveau intermédiaire, les tubercules quadrijumeaux postérieurs et le corps genouillé interne, de la même manière que les fibres optiques subissent un relai dans les tubercules antérieurs, le corps genouillé externe et le pulvinar. Ce sont les *centres ganglionnaires* des voies sensorielles. De nouvelles fibres, nées des cellules des tubercules nates et du corps genouillé interne, continuent la chaîne nerveuse et se joignent aux fibres directes pour monter vers le cerveau.

Il est important d'observer que le faisceau acoustique, au moment où il sort des tubercules quadrijumeaux pour aborder la base du cerveau, est, comme la bandelette optique, composé de fibres en majeure partie croisées, en petite partie directes. Le chiasma existe pour ces deux nerfs crâniens.

Voie acoustique réflexe. — Held a découvert 1° que la chaîne ganglionnaire du faisceau acoustique possède des fibres descendantes qui relient de haut en bas ces stations nerveuses ; ces fibres centrifuges, de fonction inconnue, se retrouvent dans toutes les voies sensitives ; 2° qu'en dehors de la chaîne ganglionnaire, il existe une voie descendante réflexe.

La voie réflexe a son origine dans les tubercules quadrijumeaux antérieurs, comme la voie optique. Ces tubercules sont donc un centre visuel et acoustique réflexe. Leurs grandes cellules, impressionnées par les fibres rétiniennes et par les fibres auditives, transmettent cette excitation, en sens descendant, à leurs cylindre-axes qui constituent en grande partie le faisceau longitudinal postérieur. Par ce faisceau qui descend jusque dans la moelle, et par d'autres voies encore, telles que les collatérales des cellules ganglionnaires, les fibres acoustiques entrent en relation avec tous les noyaux moteurs de l'œil, avec le facial, avec les nerfs moteurs de la tête ; ainsi s'expliquent ces associations synergiques réflexes par lesquelles un son ou une image font contracter les paupières ou l'oreille, diriger l'œil et la tête ou l'écarter du côté qui nous apporte l'impression.

Le trajet de la voie acoustique centrale a été vérifié par l'expérimentation, au moins dans ses lignes fondamentales. C'est ainsi que Baginski, en détruisant le limaçon chez de jeunes animaux, a déterminé l'atrophie ascendante du noyau acoustique antérieur et du tubercule acoustique, puis du corps trapézoïde et de l'olive du même côté, enfin du tubercule quadrijumeau postérieur et du corps genouillé interne du côté opposé. Monakow en lésant le faisceau acoustique au niveau des tubercules quadrijumeaux a vu les stries acoustiques dégénérer, et Gudden, en opérant sur le lobe temporal, a obtenu l'atrophie du corps genouillé interne, quelquefois même du bras conjonctival postérieur et de son tubercule quadrijumeau.

Nous avons dit que le faisceau acoustique naissait du noyau acoustique antérieur par des fibres ventrales, corps trapézoïde, et du tubercule acoustique par des fibres dorsales, stries acoustiques ; que ses fibres se renforçaient en traversant les ganglions échelonnés de l'olive supérieure et du noyau latéral, et qu'elles aboutissaient en partie dans les tubercules quadrijumeaux. Nous allons donner quelques détails complémentaires sur chacun de ces points.

1° **Stries acoustiques** — On a vu, page 298, que les stries acoustiques ou *barbes du calamus* se présentent sous des formes très variables. La figure 187 nous montre un développement insolite des fibres transversales et la figure 192 plusieurs fibres obliques, appelées stries ascendantes. Il est des cas dans lesquels on ne voit presque aucune strie sur le plancher, et, contrairement à l'opinion ordinaire, Bechterew soutient qu'on n'en voit pas parce qu'elles font réellement défaut, et non parce qu'elles sont profondes. Quelquefois une strie traverse toute la largeur du plancher pour ne plonger dans l'épaisseur du plancher que près du bord opposé.

Chez la plupart des animaux, chez le chat et le lapin notamment, fréquemment utilisés

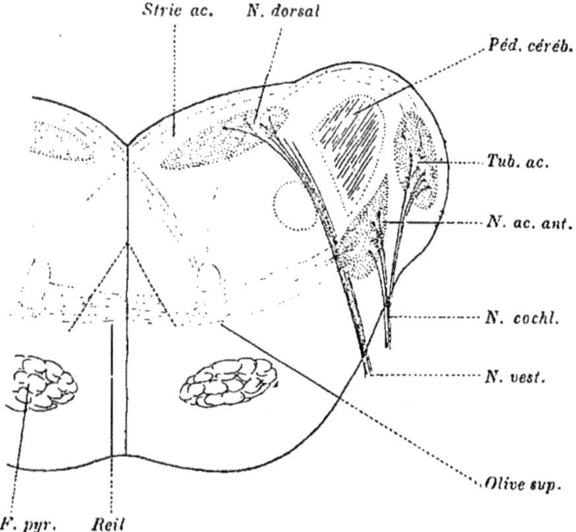

Fig. 317. — Les Stries acoustiques.

Les stries et le corps trapézoïde en bleu. Coupe transversale de la protubérance. Figure schématique.

pour l'étude des voies acoustiques, les stries sont régulières, profondes, par conséquent peu apparentes, et entrecroisées symétriquement dans le raphé. Chez l'homme et en partie aussi chez les singes, elles sont irrégulières et presque toujours superficielles, elles passent bien du côté opposé, mais sans se croiser méthodiquement dans le raphé ; aussi est-ce plutôt par analogie que par l'observation directe qu'on leur décrit les mêmes relations que chez les animaux. Mais Bechterew, seul d'ailleurs contre Monakow, Edinger, Held et Kœlliker, soutient qu'il n'y a aucune parité à établir entre les stries des animaux et celles de l'homme, que les premières sont bien une voie acoustique, mais que celles de l'homme sont une voie cérébelleuse, que leur origine et leur terminaison sont différentes et que leur grande variabilité contraste avec la régularité du nerf cochléaire. D'après lui, elles naissent non du tubercule acoustique, mais de l'écorce du flocculus ou lobule du pneumogastrique, contournent comme on sait le corps restiforme, traversent le plancher ventriculaire, plongent en un point très variable dans la moitié opposée, et se dirigent en ligne dorso-ventrale vers la pyramide antérieure ; là elles passent à travers cette pyramide et ressortent au dehors sous forme de fibres arquées externes pour aller rejoindre en arrière le corps restiforme qui les conduit au cervelet. Les stries ascendantes, les baguettes d'harmonie, y montent même directement par le pédoncule céréb. moyen. Les stries acoustiques ne seraient ainsi qu'une commissure basale du cervelet.

2° **Corps trapézoïde.** — On appelle ainsi une couche de fibres nerveuses qui présente une forme en trapèze et s'étend transversalement d'un *noyau acoustique antérieur* à l'autre. On ne le confondra pas avec le corps trapézoïde du cervelet. Chez la plupart des animaux, il est visible extérieurement sous forme de nappe blanche striée entre le bulbe et la protubérance ; les pyramides antérieures le recouvrent près de la ligne médiane. Chez l'homme il est invisible, non qu'il ait subi une réduction bien sensible, mais parce que le puissant développement de la protubérance l'a enfoui sous une couche épaisse de fibres horizontales comme lui, et seules ses fibres les plus inférieures débordent un peu sur le bulbe, au-dessous du pont de Varole. Sa limite inférieure est donc au sillon bulbo-protubérantiel, et sa limite supérieure au niveau de l'émergence du trijumeau.

Il est situé derrière les fibres transversales les plus profondes de la protubérance, dans la partie ventrale de la calotte, en avant de l'olive supérieure qu'il entoure d'ailleurs et qu'il pénètre, et de la racine spinale du trijumeau. Il est traversé par les fibres du nerf vestibulaire, du nerf facial, du nerf moteur oc. externe, et près de la ligne médiane par le ruban de Reil. Son entrecroisement dans le raphé est bien marqué.

Il renferme un amas de cellules nerveuses, *noyau trapézoïde*, situé au milieu de ses fibres, en avant et en dedans de l'olive ; il est peu développé chez l'homme. Les cellules multipolaires, rondes ou fusiformes, sont de moyenne grosseur ; leur cylindre-axe passe dans le corps trapézoïde.

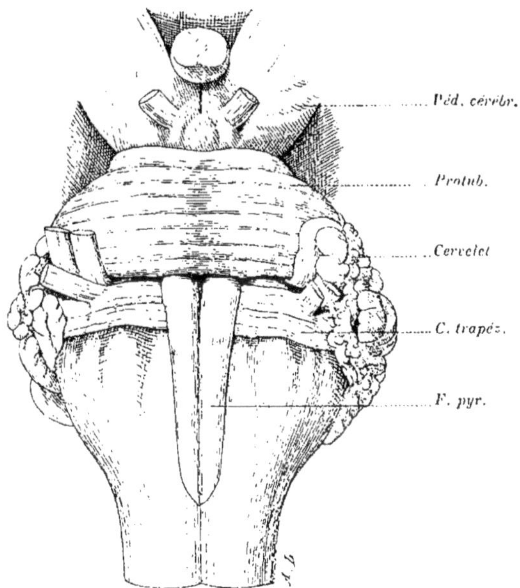

Fig. 318. — Le Corps trapézoïde du sanglier. D'après un dessin de Vié.

Les fibres du corps trapézoïde reconnaissent plusieurs origines. 1° Les noyaux du nerf cochléaire. Le noyau acoustique antérieur est la source fondamentale des fibres trapézoïdes. Ses cellules multipolaires présentent des ramifications protoplasmiques extrêmement riches, comme d'ailleurs les arborisations terminales du nerf cochléaire avec lesquelles elles s'entrelacent ; leur cylindre-axe passe dans le corps trapézoïde. Quelques autres fibres arrivent du tubercule acoustique, en suivant une voie dorsale autour du corps restiforme. — 2° Le noyau trapézoïde, par le prolongement nerveux de ses cellules. — 3° L'olive supérieure, dont il reçoit également un certain nombre de cylindre-axes. Bechterew y ajoute des fibres cérébelleuses venues du corps restiforme.

Les fibres du corps trapézoïde passent en majeure partie dans le faisceau acoustique ; une partie est directe, la plus grosse part est croisée. Un certain nombre de fibres s'épuisent dans l'olive même, et peut-être, à titre de voie commissurale, d'un noyau acoustique antérieur dans l'autre.

3° **Olive supérieure.** — Le terme d'olive supérieure a quelquefois été appliqué au noyau rouge ou même au corps de Luys. L'olive supérieure vraie, ou petite olive, est l'*olive protubérantielle*. Elle est située dans l'épaisseur du corps trapézoïde, à la hauteur du noyau d'origine du nerf facial ; elle est en dedans de ce noyau, dont elle atteint le milieu par son extrémité inférieure et qu'elle dépasse en haut de moitié. Sa longueur est de 4 à

5 mm., son D. antéro-postérieur de 2 mm. 8. Très grosse chez les cétacés, volumineuse encore chez beaucoup d'animaux, le chat, le lapin, elle présente chez eux la plus grande analogie avec l'olive inférieure ou bulbaire ; car elle est formée de 2 ou 3 lobes dont le plus externe est une lamelle plissée plusieurs fois en S et montrant une sorte de hile. Chez l'homme, l'olive petite et sans pli ne mérite plus d'être comparée à la formation de même nom qui occupe le bulbe.

Les cellules nerveuses sont tout à fait analogues à celle de la grosse olive et du corps dentelé du cervelet. Pyriformes ou fusiformes, de taille plutôt grande, pourvues de riches dendrites protoplasmiques, elles sont disposées sur 4 à 5 couches dans la lamelle.

L'olive reçoit de nombreuses collatérales et quelques fibres terminales du corps trapézoïde et des stries acoustiques ; ces fibres viennent en partie du tubercule acoustique opposé. Bechterew signale aussi des fibres cérébelleuses venues par le pédoncule moyen. De son côté, elle émet dans deux sens différents les cylindre-axes de ses cellules. Le plus grand nombre des fibres passe dans le faisceau acoustique qu'il accroît. Une autre partie, connue sous le nom de *pédoncule de l'olive*, émerge de la face postérieure et se dirige vers le noyau d'origine du nerf moteur oculaire externe dans lequel elle se perd, établissant ainsi, entre le nerf acoustique et le nerf abducteur de l'œil, une association qui sert vraisemblablement à des synergies réflexes.

Au-dessus de l'olive, la masse des fibres horizontales du corps trapézoïde et autres se coude pour devenir longitudinale et constituer le faisceau acoustique ou ruban latéral.

4° **Noyau latéral**. — Le noyau latéral (noyau denté du pont, noyau du ruban latéral), que traverse le faisceau acoustique, est un ensemble de cellules éparses qui s'étendent en traînée depuis l'olive supérieure qu'elles continuent, jusqu'aux tubercules testes. Les fibres cylindraxiles vont renforcer le faisceau acoustique ; un certain nombre se dirigent en dedans et se cirosent sur la ligne médiane pour aboutir au tubercule qu. postérieur opposé. — On ne le confondra pas avec le noyau latéral du bulbe ou noyau du cordon latéral.

5° **Tubercules quadrijumeaux**. — Les tubercules quadrijumeaux sont une dépendance, une condensation de la lame quadrijumelle qui couvre en voûte ou en toit la calotte du pédoncule cérébral et l'aqueduc de Sylvius. Bien qu'ils présentent de grandes analogies au point de vue de leur disposition et de leur rôle, ils ont cependant une certaine indépendance et une individualité propre. Les tubercules qu. antérieurs (nates) sont énormes chez les vertébrés non mammifères et constituent les lobes optiques ; ils sont essentiellement affectés au sens visuel, soit comme station ganglionnaire intermédiaire soit comme centre réflexe des mouvements de l'œil ; seuls ils s'atrophient avec leur corps genouillé après l'extirpation de l'œil ; leur substance grise est régulièrement stratifiée. Held a montré qu'ils sont aussi un centre réflexe acoustique. Les tubercules qu. postérieurs (testes), beaucoup plus petits que les autres chez les vertébrés inférieurs et comme enfouis dans leur partie postérieure (*Edinger*), ne sont atteints, avec leurs corps genouillés, que dans la lésion de l'oreille et non dans celle des voies optiques ; ils constituent un centre ganglionnaire interposé sur le trajet du faisceau acoustique ; leur substance grise est réunie en une masse homogène. D'après Spitzka, ils sont extraordinairement volumineux chez les cétacés, et sont reliés par un puissant faisceau croisé au noyau acoustique opposé.

1° *Tubercules quadrijumeaux antérieurs*. — La substance grise de ces ganglions n'est pas très nettement limitée à sa partie profonde ; elle se continue par place avec la substance grise centrale de l'aqueduc de Sylvius et n'en est séparée qu'en certains points, notamment par la racine ascendante du trijumeau. Cette observation s'applique également aux tubercules postérieurs.

Elle est disposée en couches stratifiées qui se superposent de la surface à la profondeur. Malgré les recherches de Tartuferi, de Marchi et de Held, la structure et surtout les relations de ces centres nerveux ne sont qu'imparfaitement connues, et même les auteurs sont en désaccord sur le nombre et l'étendue des couches constitutives. On distingue le plus communément six couches alternantes qui vont de la surface à la profondeur, c'est-à-dire de la pie-mère à la substance grise ventriculaire :

T. Q. antér.	Couche superficielle	blanche (stratum zonale)
		grise (coiffe cendrée)
	Couche moyenne	grise
		blanche
	Couche profonde	grise
		blanche (moelle profonde des T. Q.).

La couche superficielle est essentiellement optique, affectée aux fibres rétiniennes qui lui arrivent par le bras antérieur et la racine externe de la bandelette optique. Le stratum zonale est très épais chez l'homme et les singes, d'où la couleur blanche des tubercules antérieurs et postérieurs, très mince chez la plupart des autres animaux et laisse transparaître en gris la couche cellulaire sous-jacente. Il renferme des vaisseaux dirigés en sens radiés et un plexus de fibres nerveuses, fibres rétiniennes, qui plongent dans la couche grise et s'y terminent par de riches arborisations. Cette substance grise superficielle contient de petites cellules nerveuses étoilées, origines des fibres optiques indirectes qui sortent par le bras antérieur et vont prendre part aux radiations optiques.

Cette couche est très réduite chez la taupe, animal à vision rudimentaire ; c'est elle aussi qui s'atrophie par l'extirpation de l'œil.

Les couches moyenne et profonde sont caractérisées par la présence de *grandes cellules* multipolaires qui sont vraisemblablement les éléments des voies réflexes. En effet ces couches sont en communication tout à la fois avec les fibres optiques et avec les fibres acoustiques ; avec les fibres optiques par des cylindre-axes émanés de cellules d'association qu'on trouve dans la couche grise superficielle, avec les fibres auditives par la terminaison d'une partie importante du faisceau acoustique. Les cylindre-axes de ces grandes cellules descendent vers la ligne médiane et s'y croisent pour prendre part au faisceau longitudinal postérieur, lequel est en relation avec la chaîne des noyaux crâniens moteurs, surtout avec les nerfs moteurs de l'œil, avec le facial, avec le spinal moteur de la tête.

Je mentionne aussi l'existence de fibres croisées unissant les tubercules droit et gauche et provenant soit de cellules de ces ganglions, soit des fibres acoustiques. On sait également que les tubercules antérieurs reçoivent un certain nombre de fibres du ruban de Reil et lui en abandonnent qui montent au cerveau.

2° *Tubercules quadrijumeaux postérieurs.* — Nous trouvons là aussi le même stratum zonale, les mêmes vaisseaux radiés, et les deux espèces de cellules, les grandes cellules dont les fibres vont aux tubercules supérieurs ou descendent dans la voie réflexe et d'autres plus petites, cellules d'association du type II et cellules d'origine des fibres cérébrales. Seulement il n'y a plus de stratification. Le tubercule quadrijumeau est occupé par une grosse masse grise, elliptique ou biconvexe, appelée *ganglion* du T. Q. postérieur ; une capsule blanche l'enveloppe complètement et forme au-dessus du ganglion le stratum zonale, au-dessous la moelle profonde. Les bijumeaux postérieurs reçoivent la plus grande partie du faisceau acoustique soit du même côté soit du côté opposé. Ils communiquent avec les bijumeaux antérieurs et émettent des fibres qui vont, en voie directe ou croisée, s'adjoindre au faisceau acoustique cérébral en suivant le bras conjonctival postérieur.

3° *Corps genouillé interne.* — Ce petit ganglion appartient lui aussi à la voie acoustique, car il est sur le chemin des fibres auditives et il s'atrophie dans les lésions expérimentales de l'oreille. Il renferme des cellules plutôt petites, une couche médullaire extérieure (stratum zonale) qui lui vient de la racine interne de la bandelette optique, et une couche médullaire profonde formée soit des fibres afférentes du tubercule qu. postérieur soit des fibres efférentes de ses propres cellules. Ce ganglion, d'après Spitzka, est puissamment développé chez la baleine et relié par un fort faisceau aux noyaux acoustiques du côté opposé. C'est d'autre part l'aboutissant de la commissure de Gudden qui passe dans la bandelette optique.

C'est à Flechsig, Bechterew, Held et Kœlliker que revient le mérite d'avoir débrouillé la question confuse des voies acoustiques centrales ; il s'en faut que tout soit connu, et notamment la partie cérébrale du faisceau acoustique est exposée très différemment suivant les auteurs.

Voyez : *Bechterew*, Die Leitungsbahnen, 1894 ; — Kœlliker, Gewebelehre, page 258 et suiv. 1894, — et surtout *Held*, Die centrale Gehœrleitung, *Arch. f. Anat.*, 1893.

§ V. — ORIGINES ET VOIES CENTRALES DES NERFS OLFACTIF ET OPTIQUE

Ces deux nerfs sensoriels ne peuvent être comparés aux autres paires crâniennes. Ils émergent du cerveau antérieur ou du cerveau intermédiaire qui est partiellement fusionné avec l'hémisphère ; en outre, leur origine ganglionnaire se fait ua sein même des organes sensoriels, et ce que nous voyons de leur trajet intra-crânien n'appartient déjà plus aux voies périphériques, mais aux voies centrales.

NERF OLFACTIF. — 1re paire.

Les nerfs *olfactifs,* nerfs de la première paire, sont les nerfs sensoriels de l'olfaction. Seuls ils constituent une émanation du cerveau lui-même, et non du tronc cérébral ou des prolongements de la substance grise de la moelle.

Dans l'appareil olfactif, il faut distinguer, comme pour tous les nerfs crâniens, des voies périphériques et des voies centrales; le bulbe olfactif est le point de jonction entre ces deux conducteurs.

Voies périphériques. — Les voies périphériques sont représentées par les *nerfs olfactifs* proprement dits qui occupent les fosses nasales. Ces nerfs naissent dans la muqueuse spéciale qui revêt la partie supérieure des cornets et de la cloison et traversent les trous de la lame criblée ethmoïdale, pour pénétrer dans le bulbe olfactif par sa face inférieure. Comme les fibres rétiniennes et les fibres acoustiques, les fibres olfactives ont pour origine des cellules nerveuses bipolaires situées à la périphérie de l'organe sensoriel. Ces *cellules olfactives* sont intercalées entre les cellules épithéliales qui leur servent de soutien et d'isolateur ; leur prolongement périphérique protoplasmique très court se divise en cils qui flottent librement à la surface de la muqueuse ; leur prolongement central cylindraxile descend dans les couches profondes de la muqueuse, puis se coude pour remonter vers la voûte des fosses nasales et se terminer dans le bulbe. C'est ce prolongement central qui, enveloppé d'une gaine de Schwann, sans myéline, à l'état par conséquent de fibre de Remak, constitue, en s'unissant à d'autres semblables, les nerfs olfactifs (fila olfactoria) qu'on voit ramper entre la muqueuse et la paroi osseuse.

L'origine des nerfs olfactifs est donc dans la muqueuse, où sont placées leurs cellules sensitives, et ces nerfs sont assimilables à une racine postérieure. Les nerfs optique et acoustique présentent une disposition analogue; mais les nerfs olfactifs se distinguent par ce fait que leurs cellules d'origine ne sont pas groupées en couche ou en ganglions (couche nerveuse rétinienne, ganglion de Scarpa), elles sont disséminées, et de plus elles sont tout à fait périphériques, en contact avec l'air extérieur, comme les cellules cutanées sensitives d'un grand nombre d'invertébrés.

Voies centrales. — Toute la portion de l'appareil olfactif qui est située dans la cavité crânienne appartient aux voies centrales. De même que pour l'appareil optique, nous distinguerons une partie extra-cérébrale et une partie intra-cérébrale. Cette distinction ne repose pas seulement sur l'anatomie macroscopique, qui nous montre des organes situés en dehors de la masse du cerveau, et d'autres englobés dans son épaisseur ; elle s'appuie aussi sur l'embryologie et probablement aussi sur la physiologie. En effet bien que la partie extra-cérébrale soit complètement revêtue par l'écorce nerveuse de l'hémisphère, nous avons vu (page 40 de ce volume) qu'elle naissait de la base de l'hémisphère sous forme d'un appendice ou d'une expansion cérébrale appelée *lobe olfactif* ou *rhinen-*

céphale, qu'elle renfermait un prolongement de la cavité ventriculaire, et que cette formation basale se rapprochait plus du corps strié par son origine embryologique que de la convexité de l'hémisphère ou manteau. Au point de vue physiologique, il est admis communément que le lobe olfactif, malgré son grand développement et son revêtement cortical complet chez beaucoup d'animaux, n'est qu'un centre ganglionnaire, un centre inférieur ou primaire, comparable aux centres analogues des voies optiques (pulvinar, corps genouillé, tubercules quadrijumeaux), et que les centres supérieurs résident dans le manteau de l'hémisphère, dans une ou plusieurs de ses circonvolutions.

PARTIE EXTRA-CÉRÉBRALE

(Lobe olfactif. Rhinencéphale).

La partie extra-cérébrale ou lobe olfactif est composée de trois segments qui sont, d'avant en arrière, le bulbe olfactif, le pédoncule et la tubérosité avec le trigone; au trigone se rattachent les racines olfactives et l'espace perforé antérieur qui ont pour origine un second diverticule du plancher de l'hémisphère.

1° **Bulbe olfactif.**— Le *bulbe olfactif,* bulbe ethmoïdal, crosse olfactive, est un renflement ovale d'aspect ganglionnaire, qui par sa face supérieure s'enchâsse dans le sillon olfactif, un peu en arrière de l'extrémité de ce sillon, et par sa face inférieure repose sur la lame criblée de l'ethmoïde; l'apophyse crista-galli le sépare du bulbe opposé; l'arachnoïde lui forme un manchon complet et se prolonge sur les nerfs olfactifs qui, au nombre de 15 à 20 de chaque côté, naissent de la face inférieure ; sa partie antérieure est séparée du lobe frontal par un repli dural inconstant, la *tente olfactive.* Sa couleur est gris-jaunâtre, sa consistance très molle ; sa longueur est de 8 à 9 m. sur 3 à 4 en largeur (Voyez fig. 322).

2° **Pédoncule olfactif.** — Le *pédoncule olfactif,* tractus olfactif, ruban olfactif, s'étend en direction sagittale, un peu oblique toutefois en arrière et en dehors, le long de la face inférieure du cerveau; il est logé dans le sillon olfactif, contre lequel il est appliqué par l'arachnoïde qui ne lui forme un manchon qu'au voisinage du bulbe ethmoïdal. Sa longueur est de 30 à 35 mm.; sa couleur, blanche sur la face inférieure, est plus ou moins grisâtre dans la partie dorsale. En l'écartant du sillon olfactif, on voit qu'il n'a pas la forme d'un ruban plat, mais celle d'un prisme triangulaire dont l'arête et les deux faces sont juxtaposées aux lèvres du sillon, tandis que la base est libre extérieurement. Cette base ou face inférieure est cannelée ; un sillon longitudinal, qui commence vers sa partie moyenne, la divise en deux *stries* qui s'écartent au niveau du trigone olfactif et constituent les racines externe et interne.

3° **Tubérosité olfactive. — Racines olfactives.** — La *tubérosité olfactive,* tuber olfactorium, caroncule olfactive, est une petite saillie conique ou plus exactement une pyramide triangulaire, à laquelle aboutit le pédoncule. Elle s'élève sur le bord antérieur de l'espace perforé, par conséquent sur la partie terminale de la troisième circonvolution frontale ; une légère gouttière la sépare en arrière de l'espace perforé, tandis qu'en avant le sillon olfactif se termine par une dépression plus profonde, la *fossette olfactive*. Son sommet reçoit le pédoncule olfactif ; sa base est implantée dans l'écorce orbitaire. Sa face supérieure ou dorsale, qu'on ne voit qu'en rabattant le pédoncule, est couverte d'une couche de substance grise, ou *racine grise* olfactive, prolongement de l'écorce frontale sur l'arête du pédoncule. Sa face inférieure, que l'on aperçoit extérieurement sans préparation, a une couleur presque blanche, gris-jaunâtre, qu'elle doit à une extension de l'écorce de l'espace perforé ; elle est bordée de chaque côté par les racines olfactives externe et interne, nées de la divergence des stries inférieures du pédoncule ; c'est cette face triangulaire qu'on appelle le triangle ou *trigone olfactif*.

La tubérosité olfactive représente l'origine de l'évagination du lobe olfactif sur le plancher de l'hémisphère ; elle est creuse chez le nouveau-né et laisse passer le diverticule olfactif du ventricule latéral ; chez l'adulte, sa base pleine n'est séparée de la partie déclive du ventricule latéral (corne frontale) que par un espace de 5 mm.

De la tubérosité émanent les *racines olfactives*. Le terme de racines serait évidemment impropre, si on l'entendait dans le sens qu'on lui donnait autrefois, d'origine cérébrale des nerfs olfactifs, analogue aux racines des nerfs crâniens ordinaires ; mais il est justifié, s'il doit signifier les insertions du lobe olfactif sur le cerveau. C'est par ces prolongements en effet, restes bien amoindris chez l'homme et comme décortiqués de la jonction du lobe olfactif avec le lobe limbique chez les quadrupèdes, que l'appareil ganglionnaire du bulbe et du pédoncule entre en relation avec le manteau de l'hémisphère.

Il faut distinguer une racine fondamentale et des racines accessoires.

1° **Racine fondamentale ou externe.** — La racine externe, ou latérale, est la racine fondamentale, parce que seule elle est constante et que le centre auquel elle aboutit est le seul centre trophique et fonctionnel qui soit pour le moment déterminé dans l'appareil olfactif. Sa couleur est blanche, le manchon cortical qu'elle possède chez les animaux osmatiques ayant disparu chez l'homme ; sa longueur est de 15 à 20 mm. (racine longue) ; elle est forte et ses fibres sont de gros calibre. Elle part de l'angle externe du trigone olfactif, se dirige en arrière et en dehors en décrivant un trajet curviligne à concavité interne, parallèle à la bandelette optique ; elle contourne le pli falciforme qui sépare l'espace perforé du pôle de l'insula, tantôt à découvert, tantôt sous une très mince couche de la substance grise perforée, et aboutit au bord antérieur du lobe temporal, en avant du lobule de l'hippocampe. Chez les quadrupèdes, on la voit pénétrer dans l'extrémité antérieure de ce lobule. Assez souvent un ou deux faisceaux secondaires, situés en dedans du faisceau principal, se perdent dans l'espace perforé.

2° **Racines accessoires.** — Je groupe sous ce nom d'autres racines dont plusieurs sont inconstantes et qui au point de vue pratique, fonctionnel, sont peut-être toutes oblitérées chez l'homme. On décrit une racine interne, une racine moyenne et une racine grise ou supérieure (voy. fig. 322).

La *racine interne* est une racine blanche, grêle, courte, de 5 à 6 mm. de trajet, qui se détache de l'angle interne du trigone olfactif, se dirige en dedans et un peu en arrière dans la gouttière qui sépare le pôle frontal de l'espace perforé, puis disparaît dans l'angle antéro-interne de cet espace. Avec la racine externe, elle forme les deux côtés du trigone olfactif et toutes deux se continuent dans les stries du pédoncule. Souvent elle est à peine apparente. Sa terminaison est incertaine. On a indiqué en effet comme son aboutissant l'extrémité antérieure du lobe calleux *(Broca)*, la commissure blanche antérieure (*Bechterew, Obersteiner*), le tractus gris de Lancisi et le faisceau olfactif de la voûte à trois piliers (*Zuckerkandl*).

La *racine moyenne*, également blanche, naît de la base du trigone entre les racines externe et interne. Elle se compose d'un ou plusieurs filets superficiels, très grêles, qui échappent souvent à l'observation, et de nombreux filets profonds, déjà connus de Scarpa, que l'on ne voit bien qu'en faisant tomber un filet d'eau sur l'espace perforé ; ils se répandent en divergeant ou en série parallèle (formation pectinée de Trolard) dans cet espace perforé et peuvent être suivis, d'après Cruveilhier, jusqu'à la commissure blanche antérieure.

La *racine grise*, décrite par Sœmmering, n'est autre que la substance grise de la face supérieure de la tubérosité olfactive. A ce niveau, la mince écorce qui revêt l'arête du pédoncule olfactif se continue avec celle de la tubérosité et celle-ci à son tour avec l'écorce frontale, notamment avec la substance grise de la fossette olfactive. Il faut donc pour la voir rabattre le trigone en arrière. Sous cette écorce grise, la substance blanche dorsale du pédoncule se continue avec celle de l'écorce frontale ; Broca a donné à cette jonction des deux couches médullaires le nom de *racine olfactive supérieure*.

Structure du lobe olfactif. — Bulbe olfactif. — Le bulbe olfactif est composé d'un certain nombre de couches qui, chez les animaux dont le bulbe est bien développé, sont circulaires et concentriques autour d'une cavité centrale, mais qui chez l'homme n'existent qu'au-dessous de cette cavité et sont disposées en bandes parallèles, la partie dorsale étant occupée uniquement par une couche de substance blanche que cache à peine une écorce rudimentaire. Avec v. Gehuchten nous distinguerons trois couches, qui sont de dehors en dedans : la couche externe ou des fibres périphériques, la couche moyenne ou des cellules mitrales, et la couche interne ou des fibres centrales. Tout autour, le bulbe est revêtu par la pie-mère et en reçoit de nombreux vaisseaux ; à son centre, chez l'homme au-dessus de la troisième couche, il contient la cavité du ventricule olfactif.

1° Couche des fibres périphériques, couche fibrillaire. — Superficielle, très mince, très molle, de couleur grisâtre, elle est constituée par les fibres olfactives qui se réunissent sur la face inférieure du bulbe, s'entrecroisent, se subdivisent, et forment un plexus serré avant de pénétrer dans leurs glomérules terminaux.

2° Couche des cellules mitrales. — Cette couche est ainsi nommée de ses éléments principaux ; mais elle se décompose en trois zones bien différentes, une zone supérieure ou profonde qui contient les cellules mitrales, une zone inférieure périphérique caractérisée par les glomérules, et une zone intermédiaire polymorphe.

Les *cellules mitrales*, décrites par Golgi, occupent la limite entre la couche moyenne et la couche interne. Ce sont des cellules nerveuses géantes de 30 à 50 μ, en forme de triangle ou de mitre, disposées en série continue et sur une seule ligne, comme les cellules de Purkinje. Du sommet de la mitre ou pôle supérieur, qui regarde le centre du bulbe, émane un prolongement cylindraxile qui monte d'abord verticalement, puis se coude à angle droit pour devenir fibre constitutive du pédoncule olfactif et suivre comme lui une direction sagittale. Chemin faisant, ce prolongement nerveux émet de nombreuses collatérales dont les unes sont descendantes et vont se terminer entre les cellules mitrales, tandis que les autres entrent en relation avec les grains de la couche profonde, et avec l'écorce grise du pédoncule olfactif. Les prolongements protoplasmiques sont de deux ordres : les uns latéraux, multiples, partent des angles de la cellule et se dirigent horizontalement pour aller, quelquefois jusqu'à de grandes distances, s'entrelacer avec les expansions semblables des cellules voisines ; l'autre descendant ou basal, unique, volumineux, traverse toute l'épaisseur de la zone intermédiaire et se termine en panache ou en bouquet dans un glomérule de la zone externe.

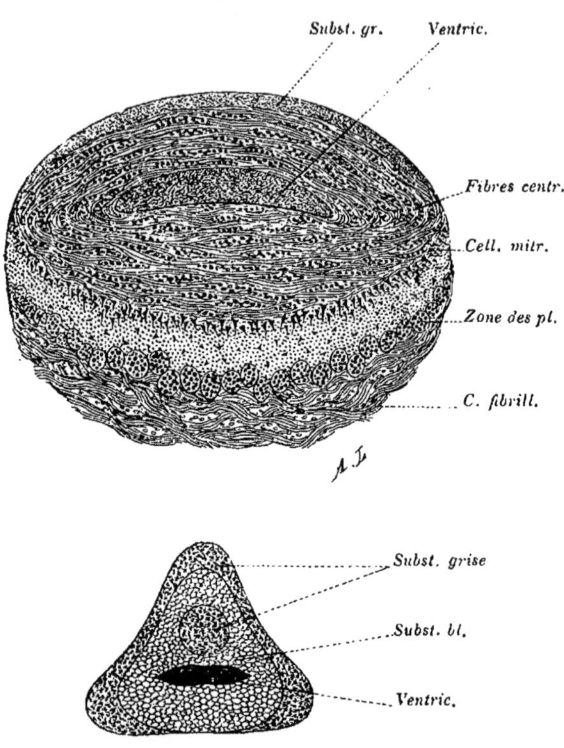

Fig. 319. — Bulbe et pédoncule olfactifs.

En haut, coupe transversale du bulbe olfactif ; en bas, coupe du pédoncule, nouveau-né. Le bulbe, en partie, d'après SCHWALBE. Le ventricule est déjà oblitéré.

Les *glomérules*, papilles de Broca, sont des masses sphéroïdales, d'aspect finement granuleux, épaisses de 0 mm. 1 (0,3 à 0,05), disposées en double ou triple rangée sur la limite de la couche fibrillaire. Des vaisseaux importants les entourent et les pénètrent. Ces corps sont des pelotes de fibres nerveuses, ou pour mieux dire, ils représentent l'entrelacement de deux arborisations compliquées, de l'arborisation terminale et nerveuse des fibres des nerfs olfactifs, et de l'arborisation initiale et protoplasmique des cellules mitrales. C'est donc là que la fibre olfactive, prolongement d'une cellule bipolaire de la muqueuse nasale, rencontre l'expansion que lui envoie la cellule mitrale sous forme de son prolongement protoplasmique descendant. Le glomérule est l'articulation entre ces deux cellules nerveuses.

La zone intermédiaire qui sépare la rangée des cellules mitrales de la rangée des glomérules est finement grenue (*couche moléculaire* de Cajal). On y trouve, outre les prolongements descendants des cellules mitrales, des cellules nerveuses éparses, en général de petite taille, qui se comportent comme les cellules mitrales, c'est-à-dire que leur cylindre-axe passe dans le tractus olfactif et que leur principale expansion protoplasmique se termine dans un glomérule.

3° **Couche des fibres centrales.** — Cette couche, la plus profonde et la plus épaisse, s'étend de la zone des cellules mitrales à la cavité ventriculaire. Elle renferme deux éléments bien différents, d'abord les fibres myélinées, prolongements des cellules mitrales, ainsi que leurs collatérales; puis les *grains*, cel-

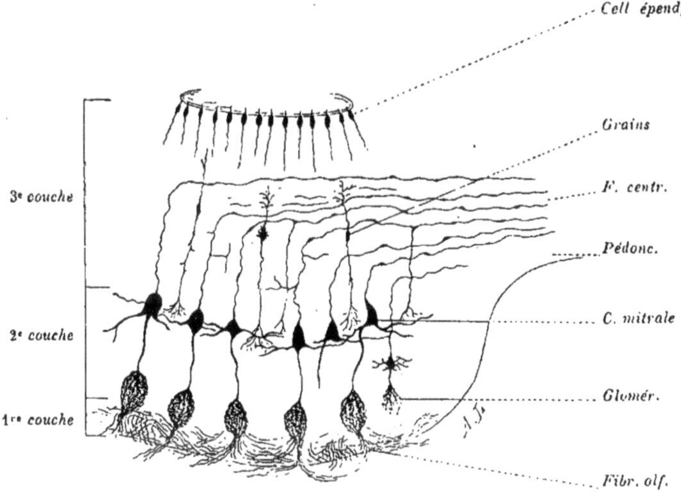

Fig. 320. — Structure du bulbe olfactif.
Coupe longitudinale. Fig. schématique.

lules petites, très nombreuses, douées d'un double prolongement, l'un central, l'autre périphérique ; enfin quelques cellules nerveuses étoilées de grande taille, à cylindre-axe court. La nature des grains est incertaine; on ne leur connaît pas de cylindre-axe ; Cajal les assimile aux spongioblastes de la rétine.

Cavité ventriculaire. — Au-dessus de ces trois couches, au-dessous d'une couche de substance blanche, est la cavité centrale, émanation du ventricule latéral. Cette cavité est réelle chez le nouveau-né, et persiste toute la vie chez beaucoup d'animaux, le mouton notamment. Chez l'homme adulte et chez un certain nombre de mammifères, elle est comblée par du tissu gélatineux. Sa paroi est formée par l'épendyme ventriculaire, c'est-à-dire par une rangée de cellules épithéliales cylindriques dont les cils se projettent dans la cavité, tandis que leur pied émet un long filament qui s'enfonce dans une couche gélatineuse de nature névroglique.

Pédoncule olfactif. — Dans sa forme normale, chez presque tous les quadrupèdes, le pédoncule olfactif est un cylindre régulier de substance cérébrale ; il comprend au centre la cavité ventriculaire, autour d'elle une couche de substance blanche, et autour de celle-ci un manchon de substance grise corticale. Chez l'homme, l'écorce atrophiée ne fournit plus qu'une enveloppe très mince, disparaissant même par place ou au contraire présentant des renflements partiels ; elle ne forme une masse un peu notable, à cellules nerveuses petites, disséminées, que dans l'arête du tractus olfactif, au-dessus de la cavité ventriculaire. La cavité centrale est oblitérée après la naissance ; le noyau gélatineux qui le remplace est entouré par une couche de substance blanche, elle-même revêtue par l'écorce extérieure, mais entourant le cordon dorsal de substance grise. Cette substance médullaire est formée par les fibres nerveuses émanées des cellules mitrales, des petites cellules nerveuses de la zone intermédiaire et des rares cellules de la substance grise du pédoncule.

Tubérosité olfactive. — La tubérosité olfactive ou tubercule olfactif possède une écorce cérébrale imparfaitement développée. Les cylindre-axes de ses cellules passent en direction horizontale à travers l'espace perforé et la partie inférieure du corps strié. Les cellules elles-mêmes sont entourées par des arborisations terminales de fibres qui viennent probablement du bulbe olfactif. Nous reviendrons sur ces particularités en décrivant la corne d'Ammon.

PARTIE INTRA-CÉRÉBRALE DES VOIES OLFACTIVES (centres corticaux).

On ne connaît jusqu'à présent qu'un seul centre cortical de l'olfaction ; ce centre, centre postérieur, centre temporal, est le *lobule de l'hippocampe*. Nous avons désigné sous ce nom l'extrémité antérieure de la cinquième circonvolution temporale recourbée en crochet ou uncus. La racine olfactive externe, racine fondamentale, vient en effet se terminer dans ce lobule, et, dans la série animale, racine et lobule croissent et décroissent proportionnellement. Gudden a montré que le lobule de l'hippocampe s'atrophie après l'extirpation du bulbe olfactif, et quelques faits tendent à prouver que son excitation ou sa destruction provoquent l'une la sensation d'odeurs, l'autre la disparition de l'odorat. La racine externe, qui amène au lobule les impressions sensorielles du bulbe olfactif, étant directe, la voie olfactive, celle-ci du moins, est par conséquent directe, non croisée. La terminaison des fibres radiculaires a probablement lieu dans l'écorce du lobule, et non dans le noyau amygdalien, masse grise que nous avons décrite dans l'épaisseur de l'uncus ; car ce noyau est bien développé chez des animaux, comme le dauphin, qui n'ont même plus de lobe olfactif.

Le lobule de l'hippocampe est relativement plus petit chez l'homme que chez les animaux osmatiques, il l'est même absolument, comparé au lobule de la plupart d'entre eux ; sa forme infléchie en crochet qui caractérise les animaux à faible odorat tient probablement elle-même à la rétrogradation, à la rétraction involutive de la corne d'Ammon (*Zuckerkandl*).

Trajet réel des voies olfactives. — Le trajet des impressions sensorielles le long des voies olfactives présente une grande simplicité et une grande netteté.

L'impression suit d'abord la voie périphérique, c'est-à-dire les cils périphériques de la cellule olfactive intra-épithéliale, le corps cellulaire et le prolongement cylindraxile (nerf olfactif) qui l'amène dans le glomérule; là elle rencontre l'arborisation du prolongement protoplasmique descendant d'une cellule mitrale, parcourt ce prolongement, puis la cellule mitrale elle-même et passe dans le filament cylindraxile qui, à travers le pédoncule olfactif et la racine externe, la conduit dans l'écorce du lobule de l'hippocampe, au contact des grandes cellules pyramidales.

Ce long trajet est formé de deux neurones accouplés, un neurone périphérique, la cellule bipolaire de la muqueuse nasale, un neurone cérébral, la cellule mitrale. L'articulation se fait dans le glomérule, et comme à ce niveau la fibre nerveuse olfactive n'entre en contact qu'avec le prolongement protoplasmique de la cellule mitrale située très loin, on est là en présence d'un exemple typique du mode d'agencement des éléments nerveux; on a la preuve que les prolongements protoplasmiques ont une fonction nerveuse et non pas seulement nutritive et que leur conduction est cellulipète. Cajal a souvent cité cet exemple à l'appui de sa théorie de la polarisation dynamique. Quant aux prolongements latéraux, il est vraisemblable qu'ils servent à associer entre elles les différentes cellules mitrales.

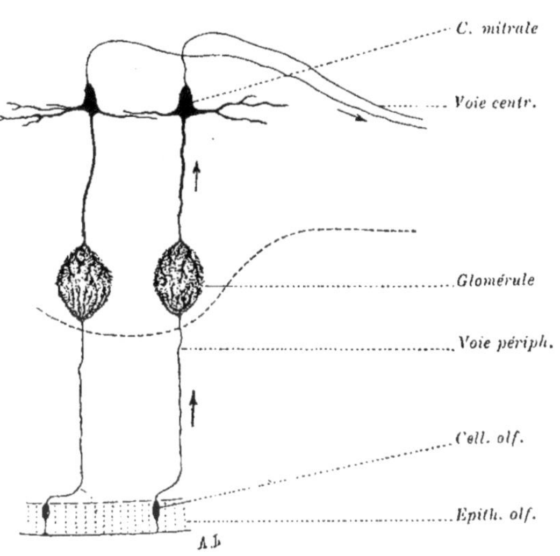

Fig. 321. — Trajet de la voie ofactive. Voie périphérique et voie centrale. Figure schématique.

Les cellules mitrales représentent la voie principale, typique; mais il existe des voies secondaires, collatérales, par les petites cellules de la zone intermédiaire qui elles aussi plongent par une de leurs expansions dans le glomérule, tandis que par l'autre elles prennent part au tractus olfactif. Grandes et petites cellules représentent le *noyau terminal sensitif* des nerfs olfactifs, analogues aux noyaux terminaux bulbaires du trijumeau ou des nerfs mixtes.

v. Gehuchten a observé que l'union intra-glomérulaire des deux neurones sensitifs se fait suivant deux types différents. Chez la plupart des mammifères étudiés, le glomérule reçoit les cylindre-axes de plusieurs cellules olfactives bipolaires, et le prolongement protoplasmique d'une seule cellule mitrale ; le neurone central conduit donc les impressions perçues par plusieurs points de la muqueuse. Au contraire chez les oiseaux et chez le chien, une seule cellule olfactive aboutit par son cylindre-axe à un seul glomérule, et celui-ci à son tour entre en relation avec plusieurs cellules mitrales ; dans ce second cas, il y a plusieurs neurones centraux pour transporter l'excitation d'un seul point de la muqueuse. On n'a pas étudié assez d'animaux pour savoir s'il existe un rapport entre ces dispositifs anatomiques et la perfection de l'odorat.

Brünn, puis Golgi et Cajal, ont reconnu dans les voies olfactives, comme dans les voies optiques, l'existence de *fibres centrifuges*. On trouve en effet des terminaisons nerveuses libres, peu nombreuses d'ailleurs, soit dans le bulbe au milieu des grains, soit à la surface de la muqueuse olfactive et surtout de l'organe de Jacobson. Où sont les cellules d'origine de ces fibres périphériques ? sont-elles réellement centrifuges ? c'est ce que l'on ne peut décider actuellement. Kœlliker semble y reconnaître la terminaison de fibres commissurales.

Commissures olfactives bilatérales. — On a tout lieu de croire que les lobes olfactifs droit et gauche sont reliés entre eux par des fibres d'association bilatérales, analogues aux corps calleux, et situées dans la commissure blanche antérieure. Cette union se ferait d'un bulbe olfactif à l'autre (centres ganglionnaires) et peut-être du lobule de l'hippocampe droit au lobule gauche (centres corticaux).

1° Gudden et Ganser ayant extirpé le bulbe olfactif d'un seul côté ont provoqué l'atrophie de toute la partie olfactive de la commissure antérieure. Ils ont conclu de cette expérience que cette partie de la commissure est formée de fibres arquées qui s'étendent d'un bulbe à l'autre, commissure interbulbaire. Il est probable que, chez l'homme, il faut chercher ces voies d'association dans les filets superficiels ou profonds qui émanent de la base du trigone olfactif et que nous avons décrits sous le nom de racine moyenne, comme se dirigeant vers la commissure blanche.

2° La partie postérieure de cette même commissure unit entre eux les lobules de l'hippocampe, sans leur être d'ailleurs spéciale, car elle s'étend à une partie du lobe temporal.

Il s'en faut que la disposition des voies olfactives soit aussi simple que le laisse présumer notre description. De tous les nerfs crâniens, les nerfs olfactifs sont ceux dont l'anatomie et la physiologie sont le plus imparfaites ; des questions fondamentales sont encore sans solution, et beaucoup de données considérées comme acquises ne reposent que sur l'anatomie macroscopique, humaine ou comparée, sans avoir reçu le contrôle de l'expérimentation ou de l'anatomie pathologique. Ce sont ces points controversés que nous allons indiquer dans ce petit texte.

Tout d'abord il importe de se rappeler que Broca a divisé les animaux en deux grandes classes, les *osmatiques* à odorat bien développé, les *anosmatiques* à odorat faible ou rudimentaire. La plupart des quadrupèdes rentrent dans la première catégorie ; les primates (homme et singes), les cétacés et quelques autres mammifères appartiennent à la seconde. Mais cette division est trop absolue ; il convient de réserver la qualification d'anosmatique aux cétacés dont l'appareil olfactif est vraiment rudimentaire ou même absent, et celle de *microsmatique* (Turner) aux primates. On ne saurait dire en effet que l'homme est privé d'odorat ; il en a autant peut-être que certains animaux à gros appareil olfactif, tels que le bœuf et le mouton.

Les animaux osmatiques (ongulés, carnivores) chez lesquels le sens dominant est l'olfaction ont, comme nous l'avons vu en décrivant le cerveau, un lobe olfactif considérable se continuant sans interruption ni changement avec le grand lobe limbique qui entoure le seuil de l'hémisphère. Le bulbe olfactif est revêtu sur ses deux faces, supérieure et inférieure, d'une écorce épaisse qui chausse l'extrémité antérieure du pédoncule à la façon d'un soulier ; le pédoncule possède une gaine complète de substance grise, de même que les deux branches ou racines qui l'unissent au lobe limbique;

la commissure blanche interbulbaire est volumineuse. Quant au lobe limbique, il peut être si puissamment développé qu'il occupe toute la base de l'hémisphère et l'appareil olfactif total peut représenter la moitié du cerveau. Edinger fait remarquer que la première région de l'hémisphère sur laquelle on voit dans la série animale apparaître une véritable écorce, c'est-à-dire une substance grise à plusieurs couches de cellules pyramidales est la région olfactive (reptiles, tortue) ; il semble donc que le sens olfactif en tant que sens psychique précède tous les autres.

L'homme microsmatique ne possède plus qu'un appareil olfactif amoindri ; son rhinencéphale offre encore une certaine importance à l'état embryonnaire et sa racine externe est grosse, mais l'évolution définitive restreint de plus en plus ces ébauches de développement et de bonne heure même des corps amyloïdes, indices de dégénérescence, infiltrent ses voies olfactives. Le bulbe petit a perdu l'écorce de sa face dorsale, et le pédoncule olfactif en est presque dépourvu ; il en est de même des racines, dont la substance blanche est à nu ; la racine interne est méconnaissable. Pour le lobe limbique, nous savons qu'il s'est dissocié en deux circonvolutions distinctes, la cinquième temporale et le lobe du corps calleux, et dans chacune d'elles il n'y a probablement plus que l'extrémité antérieure, la pointe qui reçoit les racines atrophiées, qui soit restée centre olfactif. Le reste s'est adapté à d'autres fonctions. Et pourtant si amoindri soit-il, notre appareil olfactif est encore bien plus que suffisant pour les nécessités de notre odorat. Sur une jeune fille qui percevait les odeurs comme tout le monde, on ne trouva à l'autopsie ni bulbe ni pédoncule olfactif (Cl. Bernard a cité un cas semblable) et seulement les nerfs olfactifs intacts dans la pituitaire, nerfs dont la terminaison cérébrale ne put être précisée. Le système olfactif de l'homme pourrait donc subir encore une réduction plus forte, le bulbe même disparaître, sans que la perception des odeurs fût abolie. (Voyez *M. Duval*, Atrophie des nerfs olfactifs, *Bulletin Soc. d'anthrop.* 1884).

Racines olfactives postérieures. — On a signalé des terminaisons olfactives dans les ganglions du cerveau intermédiaire et du cerveau moyen.

1° Edinger décrit sous le nom de *tœnia thalami* un faisceau qui émerge de la partie externe de l'espace perforé antérieur, traverse la partie antérieure de la couche optique, et longe la paroi du troisième ventricule pour se terminer dans le ganglion de l'habenula. Le tœnia thalami n'est autre que le pédoncule antérieur (habenula) de la glande pinéale. Edinger rattache donc le ganglion de l'habenula à l'appareil olfactif ; il fait observer que ce ganglion existe chez tous les vertébrés, que son volume est proportionnel à celui des organes de l'olfaction et qu'il est relié à l'espace perforé antérieur et au ganglion interpédonculaire. — Obersteiner et Bechterew parlent d'un faisceau grêle qui va à la partie antérieure de la couche optique, le long du bord interne de la partie inférieure de la capsule interne.

2° Chez certains poissons, le nerf olfactif s'insère sur le pédoncule cérébral. Broca admet aussi que chez les animaux osmatiques, une racine moyenne, atrophiée chez l'homme, va directement au pédoncule cérébral. Edinger décrit de son côté, toujours chez les osmatiques, un faisceau de fibres fines qui provient du lobe olfactif, traverse le corps strié dans sa partie basale et arrive au voisinage des tubercules mamillaires ; on le suit jusqu'au ganglion interpédonculaire et peut-être jusqu'au ruban de Reil. Béclard et Breschet ont vu sur des hydrocéphales des tractus blancs unissant la racine olfactive au tronc cérébral. Enfin Trolard croit qu'il existe un faisceau constant (*bandelette mamillaire*) qui s'étend de l'espace perforé ou de la bandelette diagonale aux tubercules mamillaires d'abord, en longeant le tractus optique à la surface ou dans l'épaisseur du tuber cinereum, puis du corps mamillaire à la protubérance le long de l'espace perforé postérieur. On ne peut dire s'il faut identifier la bandelette mamillaire de Trolard avec la *strie blanche du tuber cinereum* décrite par Lenhossék, ou bien avec un faisceau longitudinal que ce dernier auteur a indiqué comme allant du corps mamillaire à l'espace perforé antérieur.

Dans cette manière de voir, le système habénulaire et le système mamillaire seraient des dépendances de l'appareil olfactif (voyez plus loin : Structure de la couche optique et du cerveau intermédiaire).

On voit par cet exposé tout ce qu'il y a d'incertitudes sur ces racines postérieures ou basales des nerfs olfactifs. Sont-elles constantes, régulières ? proviennent-elles du pédoncule olfactif, ou bien des cellules de l'espace perforé ou encore de la bandelette diagonale ? Quelle est leur terminaison ? sont-elles la voie réflexe olfactive ? Faut-il comprendre les tubercules mamillaires et le ganglion de l'habenula dans le territoire olfactif ?

Centres corticaux. — Dans le démembrement du territoire olfactif qui caractérise les animaux microsmatiques, homme et singe, il est bien difficile de savoir quelles sont les régions qui ont conservé l'attribution première, quelles sont celles qui se sont adaptées à d'autres fonctions ; d'autant qu'on ne s'est laissé guider que par des connexions d'anatomie macroscopique. Mettons d'abord à part les centres du lobe olfactif ou rhinencéphale sûrement insignifiants chez l'homme, à savoir l'écorce du pédoncule olfactif et celle de l'espace perforé antérieur ; ces surfaces nerveuses, vastes chez les animaux osmatiques, ne renferment plus chez l'homme qu'une couche mince de cellules nerveuses, dont au reste nous ignorons le rôle. Cajal figure ces cellules comme recevant les collatérales des fibres mitrales, et émettant à leur tour des cylindre-axes qui se dirigent vers le cerveau c'est-à-dire comme des neurones intermédiaires. Quant aux centres corticaux supérieurs, ceux du manteau de l'hémisphère, on en a distingué trois, un frontal, un calleux et un temporal.

1° Centre frontal ou orbitaire. — Broca qui l'a appelé centre antérieur lui assigne pour surface le tiers postérieur des circonvolutions frontales qui bordent en avant l'espace perforé, c'est-à-dire le pôle frontal et surtout la partie orbitaire de la troisième frontale telle que nous l'avons décrite ; la branche transversale du sillon en U marquerait la limite extrême de ce centre. Les nerfs olfactifs lui arrivent par la racine supérieure, c'est-à-dire par la continuation de la substance médullaire dorsale du pédoncule avec la substance blanche du lobe frontal ; la pyramide grise de Sœmmering (racine grise) forme un autre

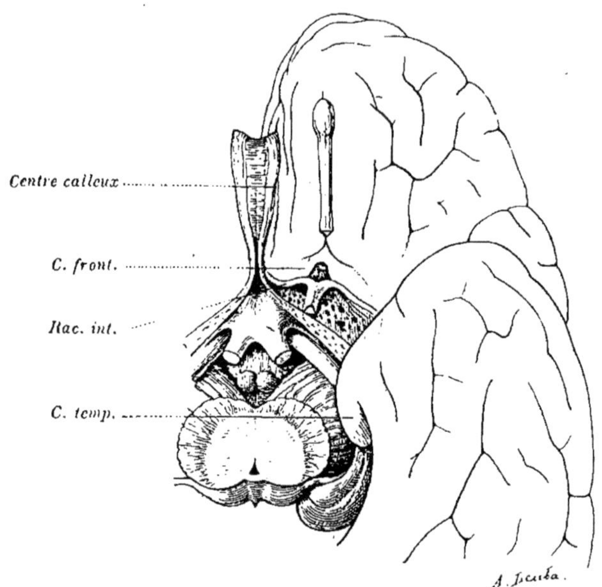

Fig. 322. — Centres corticaux de l'olfaction.

trait d'union. Quel est au fond l'étendue, l'importance et la signification de ce centre orbitaire ? est-il très grand, est-il très restreint ? nous l'ignorons complètement.

2° Centre du lobe calleux. Que la circonvolution du corps calleux soit olfactive chez les animaux osmatiques, cela n'est pas douteux ; elle est chez eux l'arc supérieur du lobe limbique, plus vaste que l'arc inférieur, et se soude par ses deux extrémités avec le lobe de l'hippocampe, arc inférieur, et avec le lobe olfactif à l'aide d'une puissante racine interne. Mais, avec l'effacement du sens olfactif, on la voit chez certains animaux s'atrophier en partie comme la racine interne, tandis que chez d'autres elle conserve son volume, sans doute parce qu'elle s'est appropriée à un autre rôle. C'est ainsi que les baleines ont un vaste lobe du corps calleux, malgré une atrophie olfactive qui les range dans les anosmatiques. Broca pensait que l'extrémité antérieure du lobe du corps calleux, depuis son origine jusqu'au sillon fronto-limbique en arrière, avait conservé le caractère olfactif, et c'est là qu'il plaçait son *centre olfactif supérieur*. C'est encore ici une simple hypothèse. Non seulement la plus grande partie de cette circonvolution paraît se fusionner de plus en plus avec le lobe frontal comme cela est déjà acquis pour sa partie pariétale, mais il est même douteux que sa partie initiale conserve une signification olfactive. En effet la racine olfactive interne n'est pas constante, et il paraît démontré qu'elle se termine, non dans l'écorce de la circonvolution, mais dans les tractus de Lancisi et dans le faisceau olfactif de la voûte. Le fait que chez le dauphin anosmatique cette région est atrophiée n'est pas démonstratif pour le cerveau humain.

3° **Centre temporal.** — Le lobe de l'hippocampe constitue chez les osmatiques l'arc inférieur du lobe limbique ; il est tout entier olfactif. Chez l'homme, il est devenu la cinquième circonvolution temporale, et nous avons admis que, seule, son extrémité antérieure ou lobule de l'hippocampe avait persisté comme centre de l'olfaction (centre postérieur de Broca) ; le rapport de volume entre le lobule et la racine externe concorde avec cette délimitation. En tous cas, c'est à l'heure actuelle le seul centre olfactif qui ait pour lui le contrôle de l'expérimentation et de l'anatomie pathologique.

Au lobule de l'hippocampe, Zuckerkandl ajoute toute la partie enroulée de la cinquième temporale, c'est-à-dire la corne d'Ammon ou grand hippocampe. Pour lui l'anatomie comparée démontre que la corne d'Ammon a un volume et une structure histologique, en rapport avec l'appareil olfactif, qu'elle est très vaste chez les osmatiques, très atrophiée chez les anosmatiques complets (dauphin), et que chez l'homme sa forte réduction, surtout dans sa partie postérieure ou caudale, marche de pair avec celle du lobule de l'hippocampe et du trigone cérébral.

Système d'association. — Il convient de distinguer les commissures bilatérales et les associations antéro-postérieures.

Les commissures bilatérales ou transversales unissent la moitié droite et gauche. Nous avons déjà indiqué que dans la partie antérieure les bulbes olfactifs et les lobules de l'hip-

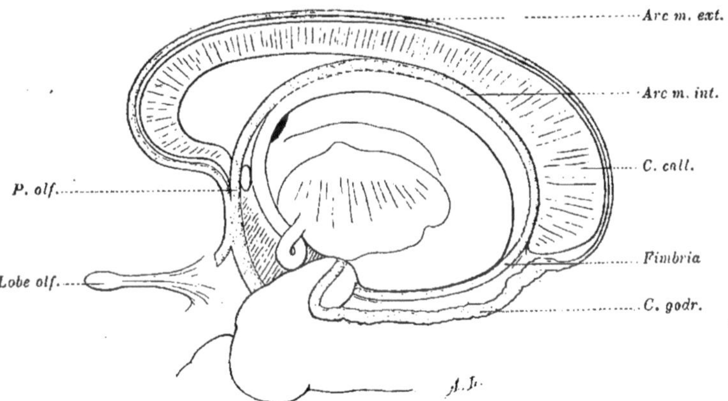

Fig. 323. — Système d'association olfactive.
Arcs marginaux externe et interne (schéma).

pocampe sont réunis par la commissure blanche antérieure. On admet aussi à la partie postérieure une commissure semblable : elle est représentée par les fibres de la *lyre* ou psalterium, situées sous le bourrelet du corps calleux et dans le corps du trigone, fibres qui relient les deux cornes d'Ammon entre elles.

Les fibres d'union antéro-postérieure ou sagittales relient dans le même hémisphère les portions antérieure et postérieure de l'appareil olfactif central. Zuckerkandl, qui a étudié spécialement la connexion des organes olfactifs, reconnait deux systèmes d'association, décrivant autour du seuil de l'hémisphère des arcs concentriques, et passant l'un au-dessus, l'autre au-dessous du corps calleux. Ce sont les arcs marginaux externe et interne. L'*arc marginal externe* comprend le corps godronné avec sa bandelette cendrée et les circonvolutions sous-calleuses, les nerfs de Lancisi, la bandelette diagonale. Il passe par dessus le corps calleux, en partie caché dans son sillon. Chez les animaux osmatiques qui possèdent un véritable lobe limbique, il faut ranger aussi dans l'arc marginal le faisceau de l'ourlet ou cingulum qui occupe l'épaisseur de la circonvolution annulaire. L'*arc marginal interne*, sous-calleux, est surtout formé par un faisceau spécial de la voûte à trois piliers ou trigone. Ce faisceau, *faisceau olfactif de la corne d'Ammon*, naît en effet de la corne ammonienne comme le trigone dont il fait partie intégrante et dont il occupe la partie externe ; comme lui il se recourbe sur le bord postérieur du septum lucidum ; là abandonnant les piliers antérieurs du trigone, il passe en avant de la commissure blanche antérieure et vient émerger à la base du cerveau, au niveau du bec du corps calleux ; c'est en ce point qu'il reçoit les nerfs de Lancisi et par eux se fusionne avec l'arc marginal externe en constituant les pédoncules du corps calleux. Ces pédoncules passent en partie dans le bulbe olfactif par la racine interne et dans l'espace perforé antérieur, en partie se prolongent le long de l'espace perforé sous la forme de la bandelette diagonale et aboutissent au lobule de l'hippocampe.

Outre le faisceau olfactif, le trigone contient un autre faisceau qu'Edinger range dans le système olfactif et qui a été signalé chez le lapin par Forel et Honegger sous le nom de *fornix longus*. Il occupe la partie médiane et dorsale du trigone. Né de la paroi de la corne temporale ventriculaire, au voisinage de la corne d'Ammon, il suit la voûte à trois piliers, se croise en partie dans la lyre, et descend en avant avec les piliers antérieurs dans la base du cerveau intermédiaire.

Toutes ces attributions de faisceaux blancs ou de tractus de substance grise à l'appareil olfactif reposent sur ce fait qu'on les voit, dans la série animale, croître et décroître comme les fonctions osmatiques. Il est également remarquable qu'ils aboutissent tous à l'espace perforé antérieur, véritable *champ olfactif* ou carrefour olfactif, où se donnent rendez-vous la tubérosité olfactive, les racines olfactives, la bandelette diagonale qui contient les nerfs de Lancisi et la partie olfactive de la voûte, les faisceaux mamillaires et enfin le lobule de l'hippocampe.

Après avoir exposé les faits disséminés et les opinions souvent contradictoires, nous voyons qu'il ne nous est pas possible de répondre d'une façon satisfaisante aux questions fondamentales suivantes :

1° **Quelles sont les fibres olfactives qui passent par la capsule interne ?** — Les observations de lésions localisées au bras postérieur de la capsule interne ont prouvé que dans ce cas l'olfaction, tout comme la vue ou les autres sens, était atteinte, diminuée ou abolie. Les fibres olfactives passent donc par la partie postérieure de la capsule interne avec les autres fibres sensitives. Mais d'où proviennent ces fibres ? par quel chemin arrivent-elles à la capsule ? et sont-elles destinées au centre sensoriel du lobe temporal ?

2° **Où se fait le croisement des fibres olfactives ?** — Les fibres olfactives, comme les fibres optiques, sont en partie croisées, puisque des lésions d'une moitié de l'hémisphère ont pu déterminer une anosmose du côté opposé. Meynert a supposé que la commissure blanche antérieure était un *chiasma olfactif*, et que les fibres olfactives s'y croisaient en partie. C'est une simple présomption, et les expériences de Gudden et de Ganser qui, après l'extirpation d'un bulbe olfactif, ont vu la commissure blanche, dans sa partie olfactive, dégénérer en totalité et non dans une partie de ses fibres, infirment jusqu'à présent cette hypothèse.

3° **Quelle est la voie olfactive réflexe ?** — Comme tous les nerfs sensoriels, le nerf olfactif a des associations motrices réflexes ; une odeur agréable ou non provoque, dans les muscles du nez et de la face et dans ceux qui meuvent la tête, des mouvements en rapport avec l'impression perçue. Pour les autres nerfs crâniens, ce sont le faisceau longitudinal postérieur et les collatérales des racines descendantes qui relient les nerfs sensitifs aux noyaux moteurs du bulbe. Mais comment les nerfs olfactifs communiquent-ils avec les origines motrices des nerfs de la face et du cou ?

4° Si l'on admet la pluralité des centres, le lobule de l'hippocampe, le centre orbitaire, la pointe du corps calleux, la corne d'Ammon et d'autres peut-être sur la convexité dans l'épanouissement de la couronne rayonnante, quelle est la signification physiologique de chacun d'eux et comment se produit l'unicité de la perception sensorielle ?

Sur le Bulbe olfactif : *Golgi*, Sulla fina struttura dei bulbi olfatorii, 1873 et Origine du tractus olfactorius, *Archives italiennes de biologie*, 1882 ; — *Broca*, Recherches sur les centres olfactifs ; *Revue d'anthropologie*, 1879 ; — v. *Gehuchten* et *Martin*, le Bulbe olfactif de quelques mammifères, La Cellule, 1891 ; — *Cajal*, Les nouvelles idées sur la structure du système nerveux, 1894.

Sur les Centres olfactifs : *Broca*, Le grand lobe limbique, *Revue d'anthropologie*, 1878 ; — *François Franck*, Olfaction, in Dict. des sc. médic., 1881 ; — *Zuckerkandl*, Ueber das Riechcentrum, 1887 ; — *Trolard*, Appareil nerveux central de l'olfaction, 1889 ; — *Edinger*, Vorlesungen über den Bau.... 5e leçon, 1893.

II. — NERF OPTIQUE. 2e paire.

On ne peut assimiler le nerf optique aux autres nerfs crâniens, car la rétine d'où il provient est déjà une partie cérébrale. En effet l'œil, dans sa partie sensorielle, dérive embryologiquement de la vésicule oculaire primitive, elle-même prolongement du cerveau antérieur primordial, et le nerf optique n'est que le pédicule qui unissait la vésicule oculaire à la vésicule cérébrale. Le nerf optique a la structure des faisceaux centraux, ses fibres possèdent une gaine de myéline sans gaine de Schwann; son tissu interstitiel est névroglique; sectionné, le nerf peut retrouver sa continuité anatomique, apparente au moins, mais non physiologique; il ne conduit plus les impressions lumineuses. Enfin le chiasma et les bandelettes optiques ne sont qu'en partie des voies rétiniennes, et renferment des commissures cérébrales étrangères à la vision.

Tout le système conducteur, depuis le globe oculaire, appartient donc aux *voies centrales* et non aux voies périphériques. Le noyau d'origine des fibres optiques doit être cherché dans la rétine, et spécialement dans la couche de cellules nerveuses la plus extérieure, cellules bipolaires comme celles des ganglions de l'oreille et des ganglions spinaux embryonnaires. Ces cellules, par leur prolongement protoplasmique, reçoivent les excitations lumineuses des cônes et des bâtonnets et par leur prolongement nerveux les transmettent aux grandes cellules ganglionnaires des couches moyennes de la rétine. Toute la voie extérieure, le neurone périphérique sensitif, est ainsi réduite à quelques dixièmes de millimètre, alors que dans les autres nerfs elle mesure la longueur même des nerfs, acoustique, trijumeau, sciatique. Le noyau terminal est représenté par la couche nerveuse profonde de la rétine, où sont les cellules ganglionnaires géantes dont le prolongement cylindraxile sort du globe de l'œil en devenant fibre du nerf optique. Ainsi le nerf optique n'est assimilable ni à un nerf périphérique ni à une racine postérieure; c'est un faisceau central détaché, projeté hors du cerveau.

Les voies optiques centrales, de la rétine où elles naissent jusqu'à l'écorce du cerveau où elles se terminent, comprennent deux parties bien différentes : 1° une partie *extra-cérébrale* ou antérieure, superficielle et libre, connue de tout temps, facile à voir, qui s'étend du globe de l'œil à la base du cerveau et dans laquelle se rangent le nerf optique, le chiasma et la bandelette optique ; 2° une partie *intra-cérébrale* ou postérieure, profonde, noyée dans la substance blanche du cerveau, invisible ou à peu près sur des pièces fraîches et qui n'a pu être déterminée que par des méthodes spéciales, comme pour les faisceaux de la moelle. Cette deuxième partie comprend les centres ganglionnaires (tubercules quadr. antér. ; corps genouillé externe et couche optique), les radiations optiques et le centre cortical visuel.

Le point de jonction de ces deux parties se fait sur les côtés du cerveau moyen et du cerveau intermédiaire ; en ce point la bandelette optique s'enfonce dans les centres ganglionnaires, au-dessous de la couche optique, et c'est là que pour les anatomistes est l'*origine apparente* du nerf optique, c'est-à-dire son *émergence* cérébrale.

PARTIE EXTRA-CÉRÉBRALE

La partie extra-cérébrale des voies optiques comprend, avons-nous dit, le nerf optique, le chiasma et la bandelette optique.

1° **Le nerf optique** émerge en dedans du pôle postérieur de l'œil, le pôle étant occupé par la macula lutea, point de la vision parfaite alors que le nerf répond à une partie aveugle, le punctum cœcum. Tandis que les deux yeux de l'homme sont presque parallèles et ne divergent que sous un angle de 10°, les nerfs optiques qui en partent sont beaucoup plus obliques et convergent pour aboutir aux angles antérieurs du chiasma.

2° **Le chiasma**, masse blanche, quadrangulaire, à côtés curvilignes, repose sur la partie antérieure de la tente pituitaire; sa face antérieure ou ventrale est

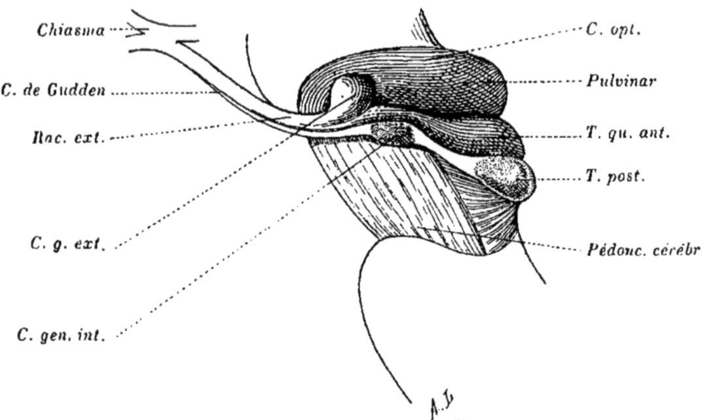

Fig. 324. — Racines et centres ganglionnaires optiques.
Face latérale gauche du tronc cérébral.

libre, sa face supérieure ou dorsale est adhérente au plancher du troisième ventricule et notamment à la lamelle grise optique ou lame terminale du cerveau intermédiaire. Les quatre angles se continuent avec les nerfs et les bandelettes optiques.

3° **La bandelette optique** ou *tractus optique* sort de l'angle postérieur du chiasma. Conformée en faisceau plat, libre par sa face inférieure, mais adhérant par sa face supérieure à la base du cerveau, elle se porte en arrière et en dehors entre l'espace perforé et le tuber cinereum, suit la grande fente de Bichat dont elle constitue en partie la lèvre interne, contourne en spirale le pédoncule cérébral et arrive aux corps genouillés. Dans la plus grande partie de ce trajet, la bandelette est sus-jacente à la cinquième circonvolution temporale qui la déborde et la masque quand on regarde le cerveau par sa base. Sur les côtés du pédoncule cérébral et de la partie postérieure de la couche optique, elle se divise en deux racines, l'une externe, l'autre interne.

La *racine externe* est de beaucoup la plus considérable. Elle se divise en deux branches, une branche antérieure destinée à la couche optique et au corps genouillé externe, une branche postérieure pour le tubercule quadr. antérieur. La branche antérieure enveloppe et pénètre le corps genouillé externe ; un faisceau central se termine dans ce ganglion, un faisceau profond qui passe en dessous s'enfonce dans la couche optique et s'épuise dans la couche médullaire de sa partie basale, un faisceau superficiel contourne la face libre du corps genouillé et va par le plus grand nombre de ses fibres se répandre sur la couche optique, dans son stratum zonale, par quelques autres s'adjoindre à la branche du tubercule quadrijumeau. La branche postérieure, forte chez beaucoup d'animaux, notamment chez les ongulés, les carnivores, petite chez l'homme et chez les singes, passe entre les deux corps genouillés et se continue avec le bras du tubercule quadr. antérieur, *racine intermédiaire* de Gratiolet. Ce ganglion reçoit donc des fibres optiques par deux voies, directement de la bandelette, indirectement de la nappe radiculaire qui rampe à la surface du corps genouillé externe et du pulvinar ; toutes lui arrivent par le *bras antérieur*. — La *racine interne*, bien moins développée, aboutit au corps genouillé interne et par lui est en relation avec le tubercule quadrijumeau postérieur.

Trajet réel des fibres optiques ; entrecroisement. — Il importe de distinguer dans le chiasma et la bandelette deux systèmes de fibres qui sont sans rapport entre eux et suivent seulement une route commune, les fibres optiques qui sont sur un plan antérieur, les fibres commissurales qui sont postérieures à celles-ci. La commissure inférieure ou de Gudden occupe la partie postérieure du chiasma, passe toute entière dans la racine interne de la bandelette optique et par elle aboutit au corps genouillé interne ; elle est étrangère au système optique et appartient vraisemblablement à la voie acoustique. Dès lors nous n'avons à nous occuper ici ni de la racine optique interne, ni du corps genouillé interne, ni des tubercules quadr. postérieurs.

C'est par la méthode de l'atrophie expérimentale, en extirpant un seul œil ou les deux yeux aux animaux nouveau-nés, et en observant dans les voies optiques les atrophies consécutives, que Gudden a élucidé le trajet réel de la conduction visuelle. D'autre part l'étude minutieuse des atrophies et des dégénérations pathologiques chez l'homme, consécutives à la perte du globe ou à des lésions de différentes régions du cerveau, est venue contrôler et accroître le résultat des expériences, en même temps que l'observation directe des pièces traitées par la méthode de Golgi révélait de fines particularités de structure. Tous les points fondamentaux sont aujourd'hui établis.

Le chiasma est le lieu de l'entrecroisement des fibres du nerf optique. Cet *entrecroisement* ou *décussation* est *total* chez les vertébrés non mammifères, oiseaux, amphibies, reptiles, poissons ; tout le nerf optique droit passe dans la bandelette optique gauche et inversement. Il est encore total chez un certain nombre de mammifères, le cobaye, la souris, le cheval, le bœuf, le mouton. Il est *partiel* chez d'autres, le lapin et les carnivores, chien, chat, les singes et l'homme ; mais encore chez eux c'est la partie croisée qui l'emporte de beaucoup ; la partie directe, surajoutée, est secondaire. Gudden avait pensé que le croisement total est lié à la vision monoculaire, tandis que la vision binoculaire, dans laquelle les champs visuels se superposent quand on fixe un objet, comporte un croisement seulement partiel ; l'homme a la vision binoculaire la plus parfaite, puisque ses deux yeux sont presque parallèles. Mais cette explication ne se concilie guère avec les différences que nous venons de citer chez des mammifères très voisins, ni avec ce fait que des oiseaux à vision binoculaire, tels que la chouette, ont pourtant un croisement complet.

Il y a donc dans le chiasma un *faisceau croisé* qui d'un nerf optique passe à la bandelette opposée ou hétéronyme, controlatérale, et un *faisceau direct*, qui va à la bandelette du même côté, homonyme, homolatérale. Dans le nerf optique de l'homme, qui compte d'après Salzer 438,000 fibres sur un champ de 9 mm. carrés, le faisceau direct représente au plus le tiers du faisceau croisé. Il a pour territoire d'origine la partie externe de la rétine, partie temporale, laquelle n'est que le tiers de la partie interne et nasale, puisque le plan de séparation est un méridien vertical passant en dehors du punctum cœcum, par le point de fixation de la macula lutea. Ce point reçoit des fibres des deux moitiés ou si l'on veut des deux faisceaux, de sorte que la destruction de l'un d'eux n'abolit jamais entièrement la vision centrale. Le faisceau croisé part de la rétine interne et nasale, traverse le chiasma dans son centre et passe dans la bandelette opposée (voyez la figure 321).

La position respective des deux faisceaux paraît être la suivante. Le faisceau direct occupe la partie externe du nerf optique et du chiasma et la partie supéro-interne de la bandelette, tandis que le faisceau croisé, qui dans le nerf optique et le chiasma est en dedans du faisceau direct, se place dans le champ inférieur et externe de la bandelette. Au reste, dans celle-ci, la répartition est moins bien déterminée, car à côté d'auteurs qui n'admettent pour le faisceau direct que des fibres disséminées, d'autres (*Tschaussow, Mœller*) reconnaissent chez l'homme et chez les singes un double faisceau direct dans la bandelette ou mieux sa dissociation en deux petits faisceaux, l'un interne et l'autre externe.

Il n'existe pas de *commissure arquée antérieure,* c'est-à-dire de fibres allant d'une rétine à l'autre en contournant le bord antérieur du chiasma ; le croisement à angle très obtus des fibres les plus antérieures a pu faire croire à des fibres réfléchies. Signalons encore un faisceau distinct des faisceaux précédents, le *faisceau maculaire.* Issu de la région de la macula lutea, point central de l'œil qui possède une structure rétinienne spéciale et une acuité physiologique supérieure, le faisceau maculaire, qui n'a guère en surface que la moitié du faisceau direct, suit la partie externe du nerf optique, puis se place dans sa partie centrale, et garde cette position dans le chiasma et la bandelette.

Le faisceau maculaire n'est au fond qu'une partie spéciale des faisceaux directs et croisés, la partie de ces faisceaux qui correspond au centre de la rétine; aussi ses fibres sont-elles à leur tour en partie directes et en partie croisées.

Arrivées au corps genouillé externe, les fibres directes et croisées de chaque bandelette passent par la racine externe et la racine intermédiaire et vont se distribuer dans ce ganglion, dans la couche optique et dans le tubercule quadrijumeau antérieur.

On a décrit encore d'autres racines optiques sur lesquelles on est mal fixé.

1° **Racine descendante**. — S. Stilling croit avoir reconnu une *racine descendante* qui se prolongerait jusqu'au bulbe, et Perlia parle d'une racine semblable qu'il aurait constatée chez des oiseaux après extirpation de l'œil. Ces observations n'ont pas été confirmées.

2° **Racine basale.** — Obersteiner, Bechterew, Flechsig, Tschaussow signalent tous une *racine basale* représentée par des fibres qui s'étendent du tuber cinereum ou de la substance grise du troisième ventricule à la bandelette optique et au chiasma, dans la partie postérieure de celui-ci. Ces fibres sont nettes chez le lapin; Edinger les signale aussi chez les oiseaux et les poissons. On a pu supposer que ces fibres, qui abandonnent le chiasma ou la bandelette pour pénétrer dans la base du cerveau, sont des fibres pupillaires, qui traversent la paroi du ventricule moyen et vont à la partie antérieure du noyau moteur oculaire commun provoquer les mouvements réflexes de la pupille. Cette hypothèse de Bechterew paraît infirmée par les derniers travaux de Held.

On décrivait autrefois une racine optique dans la partie supérieure et antérieure du chiasma, au point où il adhère à la lamelle optique; mais il n'y a là qu'un rapport de contiguïté, la lamelle optique est une simple dépendance du plancher ventriculaire.

3° **Tractus pédonculaire transverse.** — Nous avons décrit plus haut (p. 305) ce faisceau inconstant, que Gall connaissait déjà, et que Broca a reconnu être beaucoup plus fréquent à gauche qu'à droite. Nous avons vu que, né de la région du tubercule quadr. antérieur, il contourne la partie moyenne du pédoncule cérébral et s'enfonce sous ses fibres inférieures à un niveau très variable. Apparent ou non, il se laisse poursuivre jusqu'au sillon du nerf moteur oc. commun; il y pénètre et s'enfonce entre le locus niger et le ruban de Reil. On ne le confondra pas avec le tœnia pontis ni avec un faisceau aberrant du pied pédonculaire, faisceau arciforme ou en écharpe de Féré.

Sa signification anatomique est obscure. On sait qu'il ne dégénère pas, alors que le faisceau pyramidal qu'il recouvre est complètement atteint. Pour Brissaud et Féré, ce serait un faisceau aberrant du ruban de Reil; pour Schwalbe, peut-être une racine dorsale du moteur oc. commun. Bechterew lui assigne pour terminaison un petit noyau conique du pédoncule cérébral, situé entre le noyau rouge et le locus niger, *noyau du tractus pédonculaire*, et croit qu'il unit le nerf optique avec la formation réticulée. Perlia a vu un de ses faisceaux aller au noyau du moteur commun, et Brissaud dans un cas a observé qu'il se jetait dans la bandelette optique en avant du corps genouillé externe.

Gudden a fait quelques recherches expérimentales. L'ablation d'un œil chez un lapin jeune fait dégénérer du côté opposé le tubercule quadrijumeau antérieur et le tractus pédonculaire; cette expérience est à peu près négative chez le chien, et d'autre part la destruction du tubercule qu. antérieur est sans influence sur le tractus qui semble en émaner.

PARTIE INTRA-CÉRÉBRALE DE LA VOIE OPTIQUE

Dans cette partie se rangent les centres ganglionnaires, les centres corticaux et les faisceaux médullaires ou radiations optiques qui relient les centres ganglionnaires à ceux de l'écorce.

Centres ganglionnaires. — Les *centres ganglionnaires* ou *primaires*, interposés sur le trajet des fibres entre la rétine et l'écorce cérébrale, reçoivent la terminaison des fibres optiques.

Toutefois il est probable qu'un certain nombre de fibres se prolongent sans interruption jusqu'au cerveau; du moins la méthode des atrophies a-t-elle révélé à Gudden l'existence *d'un faisceau cortical direct*, comprenant des fibres croisées et non croisées. Si ce fait se vérifie chez l'homme, il y aura lieu de distinguer dans les voies optiques des fibres longues ou directes allant d'un seul trait de l'œil au cerveau, et des fibres courtes ou indirectes interrompues par un relai dans les centres ganglionnaires.

Les fibres courtes, les mieux connues et de beaucoup les plus nombreuses, se terminent dans trois ganglions qui se répartissent en deux catégories, d'une part, le tubercule quadrijumeau antérieur, d'autre part le corps genouillé externe et le pulvinar de la couche optique. Gall avait déjà remarqué que ces trois organes s'atrophient après la perte des yeux, et Gudden a mis le fait hors de doute par l'ablation de l'œil chez les jeunes animaux. Edinger de son côté nous a appris que l'importance des tubercules quadrijumaux est en sens inverse de celle du corps genouillé externe et du pulvinar. Chez les vertébrés inférieurs, les tubercules quadrijumeaux reçoivent ou émettent la presque totalité des fibres; ils sont tout à la fois le centre réflexe et le centre cortical. Chez les vertébrés supérieurs, à mesure que se forme le centre cortical par accroissement du lobe occipital, on voit grandir et prédominer le corps genouillé et le pulvinar. L'homme enfin, dont la sphère visuelle corticale est considérable, se fait remarquer par l'importance de sa couche optique et de son ganglion genouillé, comme aussi par la petitesse, l'état presque atrophique de ses trijumeaux antérieurs, relégués au rang de simples centres réflexes.

Tubercules quadrijumeaux antérieurs. — Rétrogradé chez l'homme, ne tirant de la bandelette optique qu'un nombre très restreint de fibres, le tubercule antérieur est un centre effacé, qui se trouve bien encore sur la grande voie cérébrale, mais ne communique plus qu'en sens descendant avec l'écorce de l'hémisphère; il en reçoit des fibres et ne lui en envoie pas. Les fibres rétiniennes arrivent à sa surface, dans son stratum zonale et se terminent par de riches arborisations. Celles-ci entrent en contact avec les grandes cellules ganglionnaires des couches grises moyennes et profondes dont le cylindre-axe est constamment *descendant;* ce prolongement nerveux descend le long du pédoncule, de la protubérance et du bulbe, en suivant le chemin du faisceau longitudinal postérieur, et par ses collatérales communique avec tous les noyaux moteurs des nerfs crâniens, surtout avec ceux des muscles de l'œil, le moteur oc. commun, le pathétique, le moteur externe. C'est donc là la *voie réflexe,* par laquelle les impressions optiques actionnent les grandes cellules du tubercule quadrijumeau, lesquelles à leur tour provoquent dans la pupille, dans l'accommodation, dans les muscles extrinsèques de l'œil les mouvements nécessaires à la vision. Le faisceau longitudinal postérieur se prolongeant jusque dans la moelle, des mouvements de rotation de la tête (nerf spinal) et du tronc peuvent s'associer à ceux des yeux.

Ce n'est pas seulement avec la terminaison des fibres rétiniennes que les cellules ganglionnaires entrent en relation par leur vaste branchage protoplasmique, c'est aussi avec les arborisations de fibres cérébrales venues de l'écorce et de fibres sensitives du ruban de Reil qui arrivent de la moelle. De là des combinaisons multiples de mouvements automatiques ou volontaires.

Il faut ajouter que les tubercules quadrijumeaux antérieurs ne sont pas affectés uniquement au sens de la vue; ils reçoivent encore des fibres acoustiques de la voie centrale, et constituent un centre réflexe double de la vision et de l'audition, pouvant fonctionner dans un seul sens ou dans les deux à la fois.

Corps genouillé externe et Pulvinar. — Le *corps genouillé externe* est ce ganglion en forme de cœur, qui est accolé à l'extrémité externe du pulvinar. On voit sur la coupe qu'il est comme enveloppé d'une capsule médullaire, stratum zonale, et qu'il est strié d'étroites raies blanches qui paraissent roulées sur elles-mêmes et sont dirigées dans le sens de la bandelette optique. Entre ces raies sont de larges bandes grises qui renferment des cellules fusiformes ou étoilées, de moyenne grosseur, de 30 à 40 μ, un peu plus grosses que celles de la couche optique. La capsule extérieure est constituée par les fibres de la bandelette qui passent les unes en dessous, les autres en dessus du ganglion, en l'enchâssant dans leur double nappe, et vont aborder la couche optique. Les stries ou lames blanches centrales sont les fibres de la bandelette qui se terminent dans le corps genouillé lui-même.

Monakow a distingué dans le corps genouillé externe un noyau dorsal, un noyau ventral, et un latéro-ventral ; les deux premiers sont eux-mêmes divisés en deux groupes. Chacun de ces noyaux serait en rapport avec une partie définie de la sphère visuelle à l'aide de fibres corticales ; c'est la partie postérieure du noyau dorsal qui recevrait les fibres rétiniennes.

On sait aujourd'hui que soit dans le corps genouillé externe, soit dans le pulvinar, le tubercule quadrij. antérieur ou les lobes optiques des oiseaux qui remplacent ces organes, les fibres rétiniennes se terminent par de larges arborisations qui s'entrelacent avec les panaches protoplasmiques des cellules ganglionnaires. Ce sont donc bien là des noyaux terminaux pour les fibres de la rétine. Quant aux cylindre-axes des cellules du corps genouillé et du pulvinar, au lieu de descendre vers la moelle, comme ceux des tubercules quadrijumeaux, ils montent vers le cerveau, vers l'écorce occipitale où est leur terminaison ; ils sont la deuxième section des voies optiques.

Outre ces fibres centripètes des centres ganglionnaires, Monakow avait soupçonné de par les dégénérescences l'existence de *fibres centrifuges* allant du cerveau à la rétine. Cajal et v. Gehuchten ont reconnu qu'en effet les cylindre-axes d'un certain nombre de cellules des centres primaires des mammifères ou des lobes optiques des oiseaux passaient dans la bandelette optique, et qu'on retrouvait leur terminaison libre dans la rétine de tous les vertébrés au niveau de la couche des spongioblastes. L'action de ces fibres cérébrales centrifuges sur les éléments rétiniens est inconnue.

Le *pulvinar* ou tubercule postérieur de la couche optique est cette saillie de la base du thalamus qui proémine par dessus les deux corps genouillés. Mal limité, variable dans sa forme et ses dimensions, tantôt régulièrement arrondi, tantôt conique à sommet mousse et à base antérieure, le pulvinar fait défaut ou reste rudimentaire chez la plupart des animaux ; il ne se dessine bien que chez les primates et atteint chez l'homme son plein développement. La coupe horizontale montre qu'il appartient au noyau externe de la couche optique dont il est l'extrémité postérieure renflée. Les fibres qu'il reçoit de la racine interne de la bandelette optique lui arrivent par deux chemins, comme nous l'avons dit plus haut : un faisceau superficiel, passant par-dessus le corps genouillé externe, s'étale sur le pulvinar et s'avance jusqu'au tiers moyen de la face supérieure libre de la couche optique, dont il forme en partie le stratum zonale ; un faisceau profond se dirige par dessous le corps genouillé et s'enfonce dans le pulvinar dont il occupe la partie inférieure ou ventrale sous forme d'une lame médullaire transversale.

La disposition des fibres rétiniennes et des cellules nerveuses est la même dans la couche optique que dans le corps genouillé externe.

Radiations optiques. — Les *radiations optiques* sont les faisceaux de fibres qui relient les centres ganglionnaires à l'écorce cérébrale. Gratiolet, qui leur donna ce nom, avait reconnu en effet que les nerfs optiques ne s'arrêtent point définitivement dans leurs centres inférieurs, mais qu'ils envoient des expansions cérébrales aux centres supérieurs de l'hémisphère ; seulement il croyait que ces expansions se distribuaient à la totalité de l'écorce et il en avait déduit des conséquences philosophiques qui ne peuvent plus se maintenir. On sait aujourd'hui que les radiations ont pour territoire terminal le lobe occipital seul, et encore dans sa face interne seulement.

Les radiations optiques émanent : 1° du corps genouillé externe, de sa face inférieure, d'où elles se placent profondément au-dessous des expansions du pulvinar ; 2° du pulvinar, des deux mêmes couches qui marquent l'arrivée des fibres rétiniennes, c'est-à-dire du stratum zonale superficiel et de la lame médullaire profonde ; ces radiations sont les plus considérables de toutes ; 3° de la bandelette optique elle-même, si l'existence du faisceau cortical direct de Gudden est confirmée ; 4° des tubercules qu. antérieurs, pour les auteurs qui admettent encore l'existence de fibres centripètes fournies par ces ganglions.

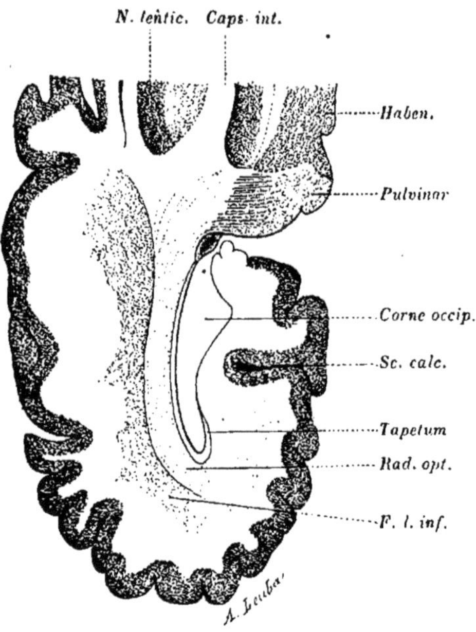

Fig. 325. — Radiations optiques.
Coupe horizontale de l'hémisphère gauche.

L'entrecroisement des radiations du pulvinar avec celles du corps genouillé externe produit une masse compacte de fibres qui enveloppent en corne d'abondance la partie externe du pulvinar et du corps genouillé ; c'est le *champ de Wernicke* (*Déjerine*).

Pour arriver du bord externe de la couche optique au lobe occipital, les radiations optiques, éparses à leur origine, puis ramassées en un faisceau qui constitue le *pédoncule postérieur* de la couche optique, traversent d'abord le bras postérieur de la capsule interne. Elles occupent dans celui-ci la partie la plus reculée (segment rétro-lenticulaire), puis s'engagent dans le centre ovale du lobe occipital qu'elles parcourent d'avant en arrière en décrivant autour de la corne occipitale du ventricule latéral une courbe à concavité interne. Le centre ovale du lobe occipital est constitué sur sa périphérie, au-dessous de l'écorce grise, par les fibres d'association et dans son centre par une couche médullaire à direction antéro-postérieure que Wernicke a nommée la *substance sagittale*. Celle-ci se voit très bien sur des pièces un peu durcies. On y reconnaît trois faisceaux également à direction sagittale : 1° autour de la corne ventriculaire, immédiatement sous l'épendyme, le *tapetum* du corps calleux qui revêt en couche mince les deux faces externe et interne du ventricule, et présente deux renforcements (forceps) le long de la face interne, au-dessus et au-dessous de l'ergot de Morand ; — 2° en dehors du tapetum, les *radiations optiques*, sous forme d'un large faisceau blanc qui contourne la face externe du ventricule, puis son extrémité postérieure pour aborder la pointe du lobe occipital et la face interne de ce même lobe. Dans la partie postérieure de la corne, une mince nappe de fibres optiques (*voile sagittal interne*, de Sachs) passe sur la face interne du ventricule ; — 3° en dehors du faisceau optique et reconnaissable à sa teinte légèrement grise, le *faisceau longitudinal inférieur*, qui s'étend du lobe occipital aux lobes antérieurs.

Centre cortical. — Il est bien acquis aujourd'hui que le centre cortical de la vision est sur la face interne du lobe occipital et qu'il a pour limite certaine

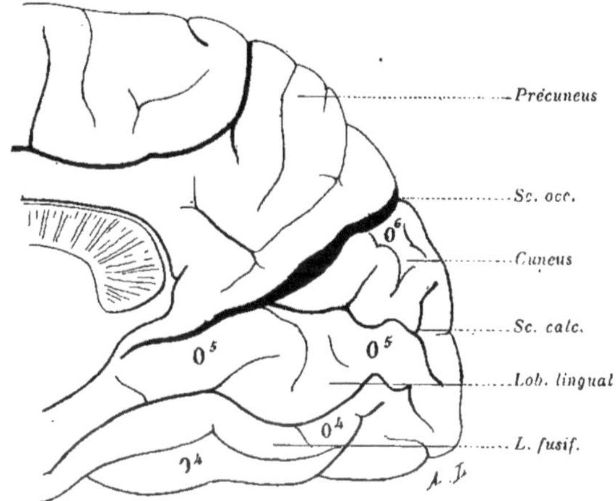

Fig. 326. — Centre cortical optique ou sphère visuelle.
Face interne de l'hémisphère droit. — La région visuelle en bleu.

en avant la scissure occipitale ou perpendiculaire interne qui l'isole du lobe pariétal, plus spécialement du précuneus. Beaucoup d'auteurs le restreignent au cuneus ou huitième circonvolution occipitale. Vialet conclut de ses recherches d'anatomie pathologique que le territoire visuel comprend toute la face interne du lobe, c'est-à-dire le cuneus O^6, la partie occipitale du lobule lingual O^5 et du lobule fusiforme O^4, et le pôle occipital. Le centre de ce centre serait la scissure calcarine remarquable par sa profondeur, la précocité de son apparition ontogénique et phylogénique, et la riche vascularisation qu'elle doit à l'artère calcarine, rameau de la cérébrale postérieure.

Les relations établies entre l'écorce visuelle, centre supérieur, et les ganglions des cerveaux intermédiaire et moyen, centres inférieurs, ont été expérimentalement démontrées par Monakow. L'ablation du lobe occipital fait atrophier les trois noyaux ganglionnaires, dans le pulvinar et le corps genouillé externe la totalité des cellules, dans les tubercules quadrijumeaux antérieurs la substance blanche moyenne. La nature de ces relations est la suivante :

1° Les fibres directes et les fibres croisées, ou du moins les fibres ganglionnaires qui les prolongent, se mélangent intimement dans les radiations optiques et se terminent dans toute l'étendue de la sphère corticale.

2° Les fibres qui vont de l'écorce aux tubercules quadrijumeaux antérieurs sont des fibres *centrifuges* à dégénération descendante, c'est-à-dire le prolongement cylindraxile de cellules pyramidales qui se termine au contact des cellules nerveuses du tubercule quadrijumeau, lesquelles envoient leurs fibres en petite partie dans la rétine, en grande partie dans les noyaux moteurs du tronc

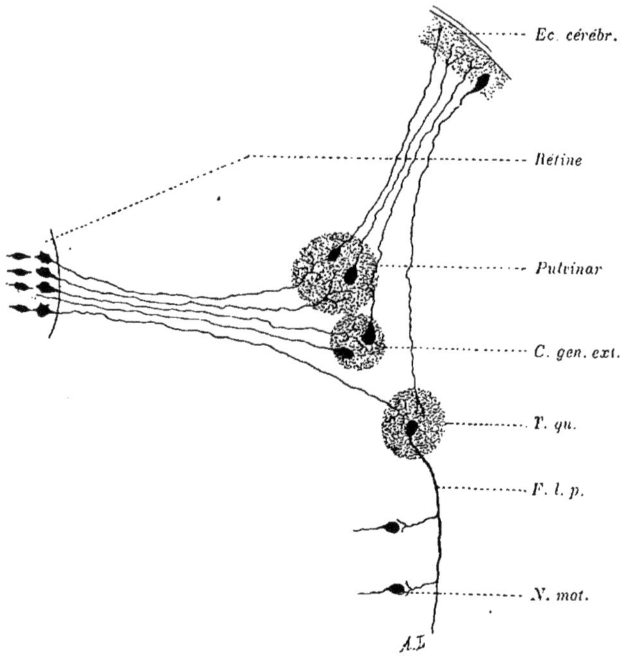

Fig. 327. — Voies optiques ganglionnaires. — *Schéma.*

cérébral. Les fibres des autres ganglions sont des fibres *centripètes* à dégénération ascendante ; leur cellule d'origine est dans le pulvinar et le corps genouillé, leur terminaison libre dans l'écorce cérébrale. Les données expérimentales de Monakow sont confirmées sur ce point par l'observation des dégénérations ascendante et descendante des radiations optiques (*Vialet*).

3° Le centre cortical visuel est relié aux autres lobes et aux autres centres corticaux par le faisceau longitudinal inférieur. Il est surtout uni à l'écorce de la face externe du lobe occipital par des faisceaux d'association qui sont le faisceau du cuneus et le faisceau transverse du lobule lingual. Or il se peut que la face interne du lobe occipital soit le centre des perceptions simples, et la face externe, le centre des souvenirs visuels, celui dont la destruction entraîne la cécité psychique, l'impossibilité d'interpréter les images perçues (*Wilbrand*). Et si le lobe occipital est dans sa presque totalité un centre visuel, on peut penser que son grand développement chez l'homme tient à ce que le sens de la vision est devenu chez lui vraiment supérieur et intellectuel, autant que s'est amoindrie l'importance de sa voie réflexe, automatique (tubercule quadrijumeau).

Hémianopsie. — Chaque lobe occipital, recevant la bandelette de son côté, reçoit par là même le faisceau direct et le faisceau croisé, et a pour domaine extérieur la portion externe ou temporale de la rétine, de la rétine du même côté que lui, et la portion interne ou nasale de la rétine opposée, disposition qui nous rappelle le mécanisme nerveux dans le regard latéral associé. Et comme les fibres des deux faisceaux se distribuent à la fois dans le même œil au point

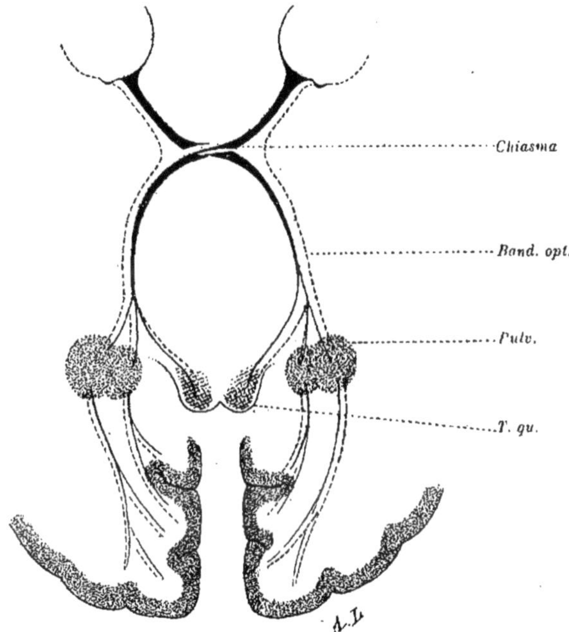

Fig. 328. — Disposition d'ensemble des voies optiques. — *Schéma.*

central de la vision, il s'ensuit que chaque lobe a sous sa dépendance les points centraux des deux rétines.

On comprend dès lors que toute lésion qui, au delà du chiasma jusqu'au point terminal, interrompra la conduction, toute lésion de la bandelette optique, du corps genouillé externe, du pulvinar, du bras postérieur de la capsule interne, du centre ovale occipital, et enfin de l'écorce occipitale elle-même sur une étendue suffisante abolira la vision dans la moitié externe de la rétine du même côté et la moitié interne de l'autre rétine. C'est ce qu'on appelle hémiopie, *hémianopsie latérale homonyme*. L'hémianopsie hétéronyme relève au contraire de lésions du chiasma.

Le travail si complet et si approfondi de *Vialet* (les centres cérébraux de la vision, *Thèse de Paris*, 1893), auquel j'ai beaucoup emprunté, me dispense de donner la bibliographie des origines optiques. Je ne puis qu'y renvoyer le lecteur.

§ VI. — VOIES CÉRÉBELLEUSES

Le cervelet, par ses trois pédoncules, est en rapport non seulement avec le tronc cérébral, mais encore avec la moelle et le cerveau. Les pédoncules supérieurs et inférieurs plongent dans la région de la calotte, ses pédoncules moyens ou protubérantiels dans la partie ventrale de la protubérance. Tous contiennent des voies centrifuges et des voies centripètes. Leur étude se rattache naturellement à celle du cervelet. Nous nous bornerons ici à la description du faisceau cérébelleux direct que nous avons déjà suivi dans la moelle et dans le bulbe (v. pages 225 et 272).

Faisceau cérébelleux direct. — Né dans la région lombaire et la fin de la région dorsale, ce faisceau monte sur la périphérie du cordon latéral, en accroissant progressivement son volume; au bulbe, vers l'extrémité inférieure de l'olive, il se coude pour se porter en haut et en arrière, sur le corps restiforme; il traverse ainsi la ligne d'insertion du spinal, passe en avant du tubercule de Rolando, et contournant la racine descendante profonde du trijumeau, se place successivement sur la face externe, puis sur la face postérieure du corps restiforme. Jusque-là il est superficiel, et chez le nouveau-né, grâce à sa blancheur qui tranche sur les parties grises voisines, il peut être suivi à l'œil nu jusqu'à son entrée dans le cervelet; quand au contraire il est dégénéré, il se distingue par sa teinte grise sur le fond blanc qui l'entoure. En pénétrant dans le cervelet, il se place avec les fibres de Burdach dans la partie centrale du pédoncule cérébelleux inférieur (c. restiforme prolongé), passe en dedans de la partie antérieure du corps dentelé et aboutit au vermis supérieur, par quelques fibres au vermis postérieur. La terminaison se fait essentiellement dans la partie dorsale du vermis supérieur, du même côté ou homolatéral ; le faisceau est donc direct, non croisé, dans la totalité de son parcours, de son origine dans la cellule de Clarke à sa terminaison dans l'écorce du cervelet. Ces faits ont été reconnus par Monakow, qui a ainsi complété le parcours du faisceau que Türck et Foville n'avaient pu suivre au delà de son entrée dans le cervelet ; ils ont été confirmés par les observateurs qui se sont servis de la méthode embryologique.

Lœwenthal en 1885 a découvert un second faisceau cérébelleux dans le tronc cérébral. Il est dès lors nécessaire de distinguer le faisceau classique que nous venons de décrire, ou du moins sa portion bulbaire et cérébelleuse, portion principale, sous le nom de *faisceau dorsal* ou restiforme, et de désigner comme *faisceau ventral* la portion accessoire nouvellement connue.

Faisceau cérébelleux ventral. — Ce faisceau se sépare du faisceau dorsal dans la partie inférieure du bulbe, se dirige en haut et en avant, pendant que le faisceau restiforme se dirige en arrière, traverse la protubérance annulaire en passant dans le corps trapézoïde, puis entre le nerf facial et le moteur oc.-externe, et arrive un peu en arrière du tubercule quadr. postérieur, à côté du ruban de Reil. Là il se coude brusquement pour prendre un trajet rétrograde; il s'adjoint au pédoncule cérébelleux supérieur autour duquel il s'enroule en occupant sa face externe, puis sa face dorsale et sa face interne; il va se terminer dans le vermis supérieur, dans la partie ventrale de ce vermis, et principalement du côté opposé.

Ainsi les deux portions du faisceau cérébelleux aboutissent au même centre, au vermis supérieur ou lobe médian du cervelet, le faisceau dorsal à la partie dorsale du vermis, le faisceau ventral à la partie ventrale. L'un passe par le pédoncule cérébelleux inférieur, l'autre par le pédoncule supérieur; Auerbach admet que quelques fibres de ce dernier faisceau suivent le pédoncule moyen. Le faisceau dorsal ayant une terminaison principalement directe, le faisceau ventral une terminaison essentiellement croisée, l'équilibre serait rétabli pour la totalité des fibres cérébelleuses.

L'origine intra-médullaire du faisceau ventral est incertaine. Il semble bien qu'il ne doit pas être confondu avec le *faisceau aberrant du cordon lateral,* de

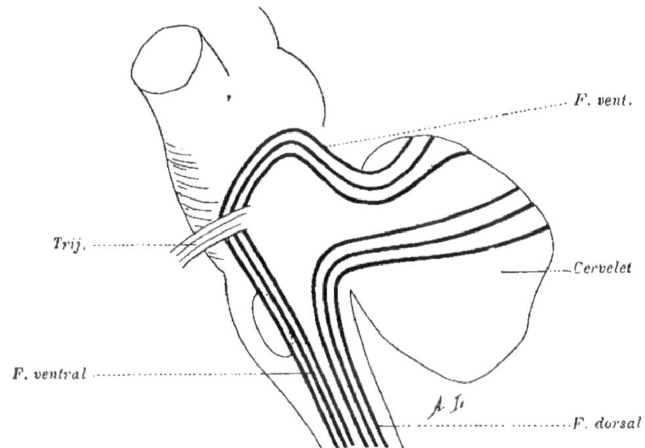

Fig. 329. — Terminaison du Faisceau cérébelleux direct.
D'après Mott (schéma).

Monakow, qui dans la protubérance passe plus en dehors que le faisceau cérébelleux, entre le noyau du facial et l'olive supérieur, et a été suivi jusqu'au noyau rouge du pédoncule cérébral. Mais faut-il, d'après Mott et quelques autres neurologistes, l'identifier avec le faisceau de Gowers, de telle sorte que le faisceau ventral ne serait que la portion supérieure du faisceau antéro-latéral de Gowers, et que celui-ci se rangerait dans les voies cérébelleuses ? c'est ce qu'on ne saurait décider actuellement.

Quoi qu'il en soit le faisceau cérébelleux direct, dans ses deux portions, est un groupe de fibres de gros calibre et de grande longueur, qui dégénèrent en sens ascendant; c'est par suite un système centripète, dont l'origine est dans la moelle et la terminaison dans le cervelet. Pour le faisceau dorsal au moins, nous savons que les cellules d'origine sont les cellules de la colonne de Clarke, elles-mêmes en rapport avec les collatérales des racines postérieures. Le faisceau cérébelleux apporte donc à l'écorce du vermis des impressions sensitives, d'espèce indéterminée. Il ne faut pas oublier que, par un autre chemin, les cordons postérieurs communiquent encore avec le cervelet ; les noyaux de Goll et de Burdach, dans le bulbe, émettent des fibres qui vont au cervelet par la voie du corps restiforme.

Fibres cérébelleuses descendantes. La moelle contient des fibres cérébelleuses descendantes centrifuges, encore mal connues et que nous nous bornerons à indiquer. C'est ainsi que Marchi en a signalé dans le cordon antéro-latéral et surtout dans le faisceau intermédiaire (v. page 227) ; elles proviendraient du lobe médian et passeraient par le pédoncule cérébelleux moyen, le ruban de Reil et le faisceau longitudinal postérieur du bulbe pour entrer de là dans le cordon antéro-latéral de la moelle. Le même observateur ainsi qu'Auerbach ont constaté des fibres à dégénération descendante, par conséquent centrifuges, dans le faisceau cérébelleux direct, dans ses deux portions dorsale et ventrale. Bechterew au contraire croit trouver la voie descendante dans des fibres qui suivent le pédoncule moyen, abordent la formation réticulée de la partie inférieure du pont, et par son intermédiaire passent dans le cordon antéro-latéral. Enfin Kœlliker indique un autre chemin, celui de l'olive bulbaire. L'olive reçoit par le faisceau olivaire du pédoncule cérébelleux inférieur la terminaison d'un certain nombre de fibres du corps dentelé et des cellules de Purkinje ; à leur tour ses cellules enverraient leur cylindre-axe dans le cordon latéral du bulbe et de la moelle, et par les fibres de ce cordon, qu'elles constitueraient en partie, pourraient agir sur les cellules des cornes antérieures.

§ VII. — VOIES D'ASSOCIATION — SUBSTANCE GRISE GANGLIONNAIRE

Si par la pensée on isole du tronc cérébral les voies motrices pyramidales, les voies sensitives de Reil et les voies cérébelleuses, avec leur substance grise motrice et sensitive, continuation de celle de la moelle, il reste encore de nombreuses formations ganglionnaires, tous éléments surajoutés, en rapport avec des fibres courtes qui appartiennent au système d'association.

Ces centres ganglionnaires, les uns condensés en noyaux, les autres diffus, renferment des cellules des deux types, en grande majorité des cellules à cylindre-axe long, en petite partie des cellules à cylindre-axe court s'épuisant sur place. Nous n'avons pas de raisons pour les considérer autrement que comme des cellules les unes motrices, les autres sensitives ; elles reçoivent des collatérales du faisceau pyramidal et du ruban de Reil, qui forment autour d'elles de fins plexus, et un certain nombre de leurs prolongements nerveux passent dans ces grandes artères de la motricité et de la sensibilité. Mais anatomiquement ce sont des voies indirectes de deuxième ou de troisième ordre, éléments intercalés dans une chaîne plus ou moins complexe de neurones, dont nous ne connaissons pas encore le parcours total ; et d'autre part il faut bien avouer que physiologiquement le terme de moteur ou de sensitif n'éveille qu'une idée obscure, quand il s'agit de certaines excitations cérébrales ou cérébelleuses.

Nous étudierons d'abord la substance ganglionnaire, puis les faisceaux qui s'y rattachent.

I. — SUBSTANCE GRISE GANGLIONNAIRE.

Cette substance comprend des noyaux limités à un des segments du tronc cérébral et d'autres qui sont communs à toute cette partie de l'axe nerveux.

Noyaux du bulbe { Olive inférieure et parolives ; Noyau arciforme }

Noyaux de la protubérance { Noyaux protubérantiels ; Olive supérieure ; Noyau trapézoïde ; Noyau latéral ; Locus cœruleus }

Noyaux du pédoncule { Tubercules quadrijumeaux / Locus niger / Noyau rouge

Substance ganglionnaire diffuse { Formation réticulée / Substance grise centrale.

Nous avons déjà étudié les tubercules quadrijumeaux, le noyau trapézoïde, le noyau latéral et l'olive supérieure, à propos du faisceau acoustique ; nous n'y reviendrons pas.

1° **Olive inférieure ou bulbaire et Parolives.** — L'olive bulbaire ou inférieure, ou grosse olive, est ainsi appelée pour la distinguer de l'olive protubérantielle, olive supérieure ou petite olive qui appartient à la voie acoustique centrale. Nous avons vu (page 270) qu'elle est constituée par une lame nerveuse irrégulièrement plissée et conformée en sac ou bourse;

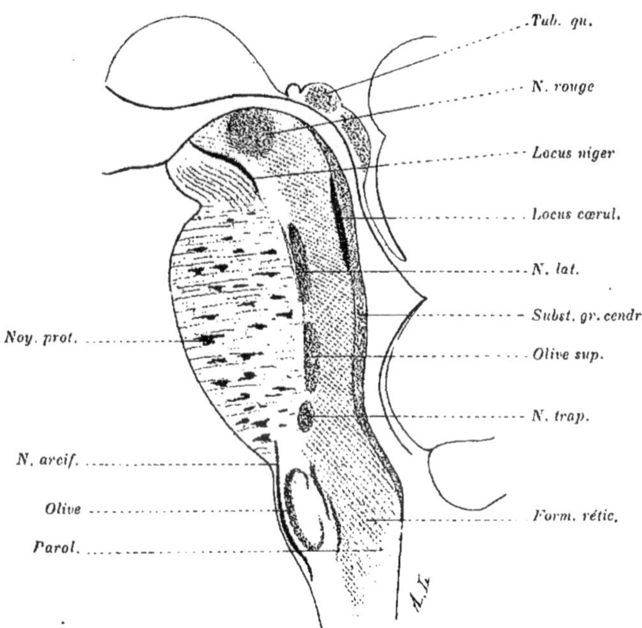

Fig. 330. — Substance grise ganglionnaire du tronc cérébral. Figure schématique.

ce sac, qui contient un noyau médullaire, est ouvert seulement sur le milieu de sa face interne, au niveau de son *hile*. Il mesure 15 mm. en hauteur, 6 en sens transversal, 5 en sens antéro-postérieur : la lame elle-même a une épaisseur de 0 mm. 3. Le sac est aplati en sens sagittal, en sorte qu'il présente un feuillet antérieur ou ventral, un feuillet postérieur ou dorsal. Il n'est bien net que chez les mammifères, et encore l'homme seul possède une olive fortement plissée ; les plis sont rudimentaires chez les singes, et font défaut chez la plupart des animaux ; la lamelle est rudimentaire chez le bœuf, le cheval. Les oiseaux n'ont pas d'olive et seulement des cellules éparses.

La lamelle nerveuse est composée : d'abord d'un grand nombre de petites cellules rondes, de 18 à 15 μ, à pigment jaunâtre, possédant plusieurs prolongements protoplasmiques et un prolongement nerveux ; puis d'un riche plexus de fibres fines qui déploient autour des cellules leurs arborisations terminales et constituent les *fibres intérieures* de Kœlliker. Cet auteur présume que les fibres arborisées proviennent des cellules de Purkinje dans le cervelet et que les cylindre-axes des cellules olivaires vont au reste du cordon latéral du bulbe. Extérieurement l'olive est recouverte par une couche blanche d'épaisseur très variable, que lui fournissent les fibres arciformes externes; celles-ci proviennent ou de l'olive ou de la pyramide antérieure (voyez fig. 330).

L'olive bulbaire est en rapport 1° avec le cervelet, 2° avec la moelle, 3° avec le cerveau.

1° **Avec le cervelet**, par le *faisceau olivaire cérébelleux*. Ce faisceau bien connu provient du noyau dentelé et de l'écorce cérébelleuse, suit le corps restiforme qu'il constitue en majeure partie, s'échappe de sa face antérieure, au moment où il aborde le bulbe, et divergeant en large éventail traverse toute la partie latérale du bulbe à l'état de fibres arciformes. Les fibres convergent vers l'olive, se réunissent en faisceaux pour pénétrer de part en part la lamelle nerveuse qu'ils fragmentent, et après s'être croisées dans le raphé vont aboutir à l'olive opposée. On appelle *pédoncule* de l'olive le faisceau des fibres cérébelleuses qui entre en masse compacte par le hile de l'olive. Les olives sont ainsi en relation croisée avec le cervelet.

2° **Avec la moelle**, par le *faisceau olivaire spinal*. — Cette voie est incertaine. Kœlliker suppose que les cellules olivaires envoient leurs cylindre-axes au reste du cordon latéral dans le bulbe et par celui-ci à tout le cordon latéral de la moelle. Ce serait la voie cérébelleuse descendante. Helweg, sous le nom de faisceau *triangulaire*, Bechterew, sous celui de faisceau spinal de l'olive, ont décrit simultanément un faisceau de fibres fines qui s'étend depuis le haut du renflement cervical jusqu'à l'extrémité inférieure de l'olive. Il occupe dans la moelle l'espace compris entre le cordon antérieur et le cordon latéral, en avant du faisceau de Gowers dont il semble être la partie antérieure ; dans le bulbe, la région des pyramides. Il naîtrait des cornes antérieures et se terminerait autour des cellules olivaires (Voy. *Bechterew*, Ueber das Olivenbündel, *Neur. Centr.* 1894).

3° **Avec le cerveau**, par le *faisceau olivaire cérébral*. — Bechterew a décrit sous le nom de *voie centrale de la calotte* (*Neur. centralbl.* 1885) un faisceau qui sort de l'olive dans sa partie externe et dorsale, se constitue immédiatement avec son volume définitif et sa forme compacte, passe dans le pont au-dessus du corps trapézoïde, puis se rapproche de plus en plus de la partie postérieure, pénètre dans la formation réticulée, et la suit jusqu'au pédoncule cérébral. Dans cette dernière région, il passe à travers le pédoncule céréb. supérieur, sur la face dorsale du noyau rouge, et après croisement aboutit au corps strié.

Cette voie centrale serait identique avec le faisceau décrit par Stilling comme prolongement du cordon latéral, par d'autres comme faisceau de la calotte de la commissure postérieure. Flechsig admet aussi l'existence de ce faisceau ; mais Kœlliker dit qu'elle est entièrement hypothétique. Enfin il est probable qu'on peut identifier la voie centrale de Bechterew avec le faisceau cérébro-olivaire récemment signalé par Luys (1894, Ac. des sciences) ; cet auteur le décrit comme une bandelette blanche qui descend par la partie postérieure de la protubérance pour envelopper la face externe de l'olive et se perdre dans ses replis.

Quels que soient les faisceaux qui relient l'olive à la moelle, au cerveau et au cervelet, et quand même nous saurions ceux qui sont centripètes et ceux qui sont centrifuges, le rôle de cet organe n'en resterait pas moins tout à fait énigmatique.

L'olive est accompagnée de deux petits noyaux appelés *olives accessoires* ou *parolives;* on les distingue en externe et interne (Voyez fig. 330).

La *parolive externe* ou *dorsale* est un noyau plat, transversal et rectiligne, en certains points courbé en arc, situé derrière le feuillet postérieur de l'olive. Il correspond au hile, par conséquent à la partie moyenne de l'olive et se confond en haut avec la parolive interne.

La *parolive interne* est un noyau long et étroit, composé de deux lamelles, coudées l'une sur l'autre à angle obtus ; une de ces lamelles est tranversale, longue de 3 à 4 mm. et placée derrière la pyramide antérieure, l'autre est sagittale, un peu plus courte, et s'enfonce dans la couche interolivaire ; cette dernière existe seule à la partie postérieure. Le noyau olivaire interne commence plus bas que l'olive et se prolonge moins haut ; il lui est relié par des ponts de substance grise.

Les parolives externe et interne ont la même structure que l'olive, dont elles représentent des parties aberrantes.

2° **Noyau arciforme**. — Le noyau arciforme, noyau des pyramides, est un mince feuillet superficiel qui de bas en haut apparaît d'abord à la face antérieure des pyramides, puis sur leur face interne le long du sillon médian (voyez fig. 330). Il commence un peu au-dessous de l'olive et se prolonge plus haut qu'elle, dans la protubérance, où il se présente sous une forme triangulaire. Dans ce long trajet, il envoie dans la pyramide des prolongements qui se confondent avec les petits noyaux, de position et de nombre inconstants, que contient cet organe. Il fait défaut chez les mammifères non primates.

Mingazzini pense que le noyau arciforme est un centre moteur qui transmet à la moelle les impulsions cérébelleuses. Mais on admet communément que ce ganglion n'est qu'une expansion, une projection à distance des noyaux protubérantiels ; il se continue en effet avec eux par son extrémité supérieure, et il en a la structure, cellules très petites, fusiformes, bien différentes de celles de l'olive. Kœlliker admet que le noyau arciforme reçoit la terminaison d'un certain nombre de fibres restiformes homolatérales et qu'il émet ses propres fibres dans le corps restiforme opposé ; il le considère donc comme une commissure inter-cérébelleuse.

3o **Noyaux protubérantiels.** — A travers les fibres transversales, et même au milieu du faisceau pyramidal à son passage dans le pont de Varole, sont infiltrés de très nombreux ilots de couleur gris foncé, les uns formant des masses importantes, les autres de simples nids. Ils sont disséminés dans toute l'épaisseur du pied et la protubérance, comblant les espaces libres que laissent entre elles les fibres des couches profondes ou superficielles ; les plus importants sont situés en avant du faisceau pyramidal. Ce sont les *noyaux gris protubérantiels* ou *noyaux du pont*. Ils se prolongent dans le bulbe en constituant le noyau arciforme. (Voyez fig. 330).

Ils sont composés de nombreuses cellules de petite taille, 15 à 20 μ, fusiformes, étoilées ou triangulaires, plongées dans un riche plexus que forment les fibres afférentes. Ces fibres afférentes viennent de plusieurs sources : — 1° du cervelet. Un certain nombre de cellules de Purkinje envoient leurs fibres nerveuses dans les noyaux protubérantiels homo et controlatéraux, mais principalement dans ceux du côté opposé, après croisement dans le raphé ; ces fibres du pédoncule cérébelleux moyen sont centrifuges par rapport au pont ; — 2° du faisceau de Meynert, qui, issu du lobe temporal et descendant par la partie externe du pied pédonculaire, se termine dans certains noyaux protubérantiels, ainsi que l'atteste l'atrophie de ces centres ganglionnaires constatée dans les dégénérations du faisceau ; — 3o du faisceau pyramidal, qui à son passage dans la protubérance émet d'innombrables collatérales dont les terminaisons plexiformes entourent les cellules ganglionnaires (V. *Cajal*, le pont de Varole, 1894).

Par leurs fibres afférentes, les ganglions du pont sont donc en rapport avec le cerveau et avec le cervelet. Leurs *fibres efférentes*, c'est-à-dire les cylindre-axes de leurs cellules retournent au cervelet par la même voie du pédoncule moyen, lequel comprend des fibres centripètes et des fibres centrifuges ; presque toutes ces fibres se croisent dans le raphé du pont et vont à l'hémisphère cérébelleux opposé. On les a suivies jusque dans la couche des grains, dans laquelle elles constituent probablement les fibres grimpantes (*Cajal*, *Azsulay*). Par elles-mêmes, par leurs collatérales ascendantes, elles impressionnent les cellules de Purkinje, auxquelles elles apportent soit les excitations cérébrales du faisceau pyramidal et du faisceau de Meynert, soit les excitations cérébelleuses des cellules de l'hémisphère opposé (fibres commissurales).

Bechterew admet que les noyaux de la partie inférieure du pont envoient leurs fibres dans la moelle et non dans le cervelet ; il les considère comme les éléments de la voie cérébelleuse descendante, ces noyaux supérieurs restant affectés à la voie ascendante cérébro-cérébelleuse. C'est une hypothèse qui ne repose que sur des observations embryologiques contestées par d'autres observateurs.

4° **Locus cœruleus** ou **Substantia ferruginea**. — Nous avons déjà signalé (p. 299) sous ce nom une traînée brune ou bleuâtre qui s'étend, dans la partie supérieure du plancher du quatrième ventricule, en dehors du funiculus teres, en avant de la fossette antérieure. Toujours superficielle, dissimulée ou non par une mince couche blanche, elle a une longueur apparente de 5 mm. environ, mais se poursuit en réalité sur une étendue de 1 cm. jusqu'à l'émergence du pathétique, par conséquent jusqu'aux tubercules qu. postérieurs. Sur la coupe, le locus cœruleus occupe le bord externe du ventricule, en avant et en dedans de la racine ascendante ou cérébrale du trijumeau, entre elle et le faisceau longitudinal postérieur. Il est composé de cellules moyennes et grosses, très grosses même, puisqu'elles atteignent jusqu'à 60 et 70 μ en longueur, de forme multipolaire et contenant un pigment gris qui les colore intensivement. Ce pigment fait défaut chez l'enfant et chez la plupart des animaux. Amaldi signale chez l'adulte des cellules non pigmentées mêlées aux autres, et des cellules pigmentées éparses qui se prolongent jusqu'au noyau rouge et rattachent ce ganglion au locus cœruleus.

La signification du locus cœruleus est incertaine. Held et Cramer le rattachent en partie aux origines motrices du trijumeau.

5o **Locus niger de Sœmmering.** — Le locus niger ou substantia nigra, que nous avons déjà signalé (page 308), porte le nom de substance de Sœmmering bien que Vicq d'Azyr l'eût déjà décrit sous le nom de tache noire. C'est une couche ardoisée, épaisse de 1 à 2 mm., conformée sur la coupe en croissant à concavité supérieure, étendue du sillon latéral de l'isthme au sillon de l'oculo-moteur commun; elle sépare dans le pédoncule cérébral les régions du pied et de la calotte (Voyez fig. 330). Elle dépasse le pédoncule par ses deux extrémités, sinon comme tache noire du moins comme amas cellulaire ; car des cellules non pigmentées la prolongent en bas dans le pont sur 5 à 6 mm. d'étendue, jusqu'au noyau latéral du faisceau acoustique, en haut dans la région sous-optique jusqu'au corps de Luys *(Amaldi)*.

Mingazzini avait cru reconnaître dans les cellules de la couche supérieure du locus niger une forme pyramidale et une orientation régulière, qui rappelaient celles de l'écorce cérébrale et portaient à assimiler ce ganglion à un ganglion du manteau. Amaldi n'a pas retrouvé cette disposition. Selon lui, le locus niger est, comme le lœcus cœruleus, et comme beaucoup d'autres îlots épars dans le pont et dans le pédoncule, un mélange de cellules, les unes très pigmentées, les autres non pigmentées. Leur forme est très variable, pyramidale, globuleuse, fusiforme; il n'y a pas de stratification précise ni d'orientation fixe du corps cellulaire; tout ce qu'on peut dire, c'est que le cylindre-axe semble se diriger presque toujours en avant vers le pied du pédoncule.

Le locus niger existe chez tous les animaux, au moins sous des formes équivalentes; mais, chez l'homme seul, les cellules présentent la pigmentation caractéristique, qu'elles n'acquièrent d'ailleurs qu'après la naissance.

Au milieu des cellules se trouve un plexus constitué par les fibres afférentes d'origine inconnue. On a décrit, sous le nom de faisceau longitudinal intermédiaire ou couche intermédiaire, des fascicules de fibres nerveuses qui occupent surtout la partie externe du locus niger, et sous le nom de *pédoncule* du locus niger (Meynert), ou étage dorsal du pied (Flechsig), un faisceau situé entre le locus et le faisceau pyramidal. Ces faisceaux représenteraient les fibres cérébrales afférentes.

En fait les relations du locus niger sont tout à fait obscures. Tout ce qu'on peut dire c'est que ses fibres efférentes descendent en majeure partie dans le pied du pédoncule, qu'elles traversent en sens radié pour se recourber et devenir fibres longitudinales à direction inconnue. Tel auteur unit le locus niger au corps strié, tel autre à la couche optique. On a observé plusieurs fois la dégénérescence de ses cellules à la suite de lésions étendues du cerveau, de l'atrophie unilatérale du cerveau, de vastes lésions des corps opto-striés, de foyers anciens dans le bras antérieur de la capsule interne *(Bechterew)*. Tout récemment Edinger, se fondant sur des recherches d'anatomie comparée et sur la dégénération secondaire provoquée chez un chien par l'ablation des corps striés, admet que, conformément aux vues anciennes de Meynert, le locus niger reçoit une partie des fibres de l'anse lenticulaire, par conséquent du corps strié et que c'est là un des traits d'union entre le cerveau antérieur et le cerveau moyen.

(Voy. *Amaldi*, Contributo all' anatomia della regione pedoncolare, *Riv. speriment* 1892).

6° **Noyau rouge.** — Le noyau rouge (voy. p. 309) est un ganglion situé dans la calotte du pédoncule cérébral. Il a une teinte rougeâtre, une forme globuleuse, un D. de 6 à 7 mm. Il occupe la partie supérieure ou proximale du pédoncule, celle qui correspond aux tubercules quadrijumeaux antérieurs, et se prolonge dans la région sous-optique. En arrière de lui (en sens distal), sous les tubercules quadrijumeaux postérieurs, est le croisement des pédoncules cérébelleux supérieurs qui, après décussation, pénètrent dans le ganglion et s'y terminent en grande partie. Les fibres radiculaires du moteur oc. commun le traversent sans s'y arrêter.

Le noyau rouge est composé de nombreuses cellules multipolaires pigmentées. Il appartient à la voie cérébro-cérébelleuse. Nous y reviendrons en décrivant le cervelet. Forel observe que le noyau rouge et le pédoncule cérébelleux supérieur ont chez l'homme un puissant développement, comparés aux tubercules quadrijumeaux et à l'étendue de la calotte pédonculaire.

Noyau du tractus pédonculaire. — Sous ce nom Bechterew décrit un petit amas de substance grise, conique, situé entre le noyau rouge et le locus niger, qui recevrait les fibres du tractus pédonculaire transverse.

7° **Substance grise centrale.** — La substance grise qui entoure immédiatement dans la moelle le canal de l'épendyme se prolonge dans le bulbe à la surface du plancher, le long du sillon médian, puis se reconstitue en tube autour de l'aqueduc de Sylvius ; à son débouché, elle se continue avec la substance grise du ventricule moyen. Elle est parsemée d'un grand nombre de cellules nerveuses de formes et de grosseurs variables ; dans certains points, ces cellules se réunissent en groupes, et c'est ainsi que nous avons signalé *le noyau du funiculus teres*, qu'on voit en dedans du noyau de l'hypoglosse, sur la lèvre du sillon médian, et qui est bien marqué vers l'extrémité supérieure de l'aile blanche interne ; puis les deux noyaux de petites cellules qui occupent la substance grise de l'aqueduc au niveau des tubercules qu. postérieurs, noyaux que Westphall a successivement rapportés aux origines du nerf pathétique.

Au milieu de cette substance grise ventriculaire est disséminée une immense quantité de fibres, ordinairement d'une grande finesse D'après Schütz, un grand nombre de ces fibres auraient une direction longitudinale et seraient rassemblées en un faisceau, *faisceau longitudinal dorsal*, qui s'étend de la substance grise du ventricule moyen à la substance qui entoure le canal central de la moelle, dans la partie inférieure de la moelle. Il occupe l'épaisseur de la substance grise et sur le plancher s'étale en nappe tout à fait superficielle. Il relie non seulement ses points d'origine et de terminaison, mais les parties intermédiaires, et communique avec les noyaux des nerfs crâniens. Kœlliker conteste l'existence de ce faisceau ; pour lui il n'y a que des fibres éparses dirigées en tous sens, qui sont peut-être des voies courtes d'association. Les cylindre-axes des cellules se terminent tous dans la substance grise ventriculaire et ne se rendent jamais aux noyaux des nerfs crâniens.

(Voy. *Schütz*, Ueber die Faserlauf in centralen Hœhlengrau (*Arch. f. Psych.*, 1890 ; et Kœlliker, *Gewebelhre*, 1893).

8° **Formation réticulée.** — La formation réticulée n'est pas à proprement parler un élément nouveau du bulbe, mais dans le tronc cérébral seulement elle acquiert un développement important. Sur toute la longueur de la moelle, l'angle rentrant compris entre la corne postérieure et la partie latérale de la corne antérieure est occupé par un réseau de prolongements de la substance grise, dans les mailles duquel passent les fibres du faisceau latéral profond ; ce réseau porte le nom de *formation réticulée*. Il s'accroît en sens ascendant, et atteint son plein développement dans le haut de la région cervicale. A ce niveau, dès le deuxième nerf cervical, les faisceaux pyramidaux du cordon latéral se dirigent vers la ligne médiane pour s'entrecroiser ; dans leur trajet oblique ou horizontal, ils coupent les fibres longitudinales qui entourent la substance grise, et ces intersections produisent de nouvelles mailles.

Le premier accroissement de la formation réticulée est donc produit par l'entrecroisement des pyramides, dans la région de transition cervico-bulbaire. A partir du bulbe, la formation réticulée est constamment située dans la région de la calotte.

Dans le bulbe, elle occupe un vaste espace, tout l'espace compris entre les pyramides en avant, les cordons postérieurs ou la substance grise du plancher en arrière ; latéralement elle s'étend sur presque toute la largeur du bulbe. On l'a subdivisée en deux parties, la formation *blanche*, ou champ interne, de forme triangulaire, comprise entre le raphé médian et les racines de l'hypoglosse ; la formation *grise* ou champ externe, allant de ces mêmes racines à celles des nerfs mixtes. La formation blanche est ainsi appelée parce qu'elle est composée presque uniquement de fibres médullaires et ne renferme que de rares cellules nerveuses. C'est seulement près du raphé que se voient de petits amas de cellules, analogues à celles du noyau arciforme et désignées parfois du nom de noyaux arciformes du raphé. Ce champ interne de la formation réticulée blanche n'est autre que la couche interolivaire, que nous savons être constituée presque exclusivement par les fibres ascendantes du ruban de Reil, et dans la partie tout à fait dorsale par le commencement du faisceau longitudinal postérieur.

Dans la protubérance, la formation réticulée est uniformément grise, les cellules étant réparties sur toute son étendue, et même les grandes cellules habitent de préférence près du raphé ; on peut toutefois, mais à un point de vue purement topographique, distinguer un champ interne limité par le raphé et par les racines du moteur oc. externe. Le champ réticulé occupe à peu près toute la calotte entre le plancher ventriculaire et les fibres transversales du pont, et d'un pédoncule cérébelleux à l'autre.

Dans le pédoncule cérébral, son territoire est de plus en plus restreint par le passage des pédoncules cérébelleux supérieurs et l'interposition des noyaux rouges ; il correspond à l'espace compris entre la substance grise centrale, le locus niger et le ruban de Reil. C'est sous cette forme extrêmement amoindrie que la formation réticulée pénètre dans la région sous-optique pour se fondre en partie dans la couche optique, en partie dans la paroi du ventricule moyen.

Sur toute son étendue, la formation réticulée est composée de deux éléments, de cellules nerveuses et de fibres médullaires.

Les cellules nerveuses appartiennent à deux catégories, les grandes et les petites. Les grandes cellules sont étoilées et peuvent atteindre une taille colossale jusqu'à 90 μ ; elles ressemblent tout à fait aux grandes cellules radiculaires de la moelle, sauf que leurs prolongements protoplasmiques sont peu ramifiés. Les petites cellules, multipolaires ou fusiformes, ont la même disposition que les grandes. Tous ces éléments occupent les travées du réseau.

Les fibres médullaires suivent deux directions diamétralement opposées ; les unes sont longitudinales, dans l'axe du tronc cérébral et passent dans les trous du réseau ; les autres, perpendiculaires aux premières, sont transversales et décrivent des arcs à concavité interne ; elles se croisent presque toutes dans le raphé. La plupart de ces fibres sont fines et groupées en minces fascicules.

L'origine des fibres transversales arciformes est variable suivant la région. Dans le bulbe, elles proviennent essentiellement de l'épanouissement du corps restiforme, et plus particulièrement du faisceau olivaire cérébelleux ; dans la protubérance, d'abord des cellules mêmes de la formation réticulée dont les prolongements cylindraxiles prennent à leur naissance une direction horizontale avant de se recourber en sens longitudinal ; puis des fibres afférentes et efférentes des noyaux du nerf crânien ; dans le pédoncule cérébral, à ces fibres s'en ajoutent d'autres des pédoncules cérébelleux, du noyau rouge et des tubercules quadrijumeaux.

Les fibres longitudinales sont représentées dans le bulbe, pour la formation réticulée interne qui correspond à la couche interolivaire, par les fibres ascendantes du ruban de Reil ou faisceau sensitif, et pour la formation externe par la terminaison des faisceaux de la moelle, autres que le faisceau pyramidal et les faisceaux postérieurs. Dans le pont de Varole et dans le pédoncule cérébral, ce sont surtout les cylindre-axes des cellules réticulées qui constituent les fibres longitudinales en se recourbant à angle droit et en devenant ascendants après leur premier trajet transversal.

Kœlliker considère la formation réticulée comme une voie centripète de troisième ordre. Ses cellules reçoivent la terminaison d'un grand nombre de fibres cordonales de la moelle, surtout des fibres du cordon latéral, et à leur tour transmettent à des étages plus élevés les excitations qu'elles ont reçues des fibres médullaires. Ce seraient donc des voies courtes d'association. Cajal y ajoute la terminaison de nombreuses fibres cérébelleuses, issues des cellules de Purkinje. Mais on ignore où aboutissent à leur tour les fibres ascendantes réticulées ; on sait seulement que leur nombre décroît de bas en haut et qu'on n'en trouve plus qu'un petit nombre au passage du pédoncule dans le cerveau.

Kœlliker déclare que nulle part les cellules de la formation réticulée ne se rassemblent en noyau, et que nulle part les fibres longitudinales ne se réunissent en faisceau, à l'exception du faisceau longitudinal postérieur que nous décrirons plus loin. C'est un ganglion essentiellement diffus. Bechterew au contraire croit pouvoir distinguer plusieurs amas ganglionnaires et un faisceau allant de l'olive au troisième ventricule, faisceau qui est la *voie centrale de la calotte* et dont nous avons déjà parlé à propos de l'olive.

Les noyaux que Bechterew admet dans la formation réticulée sont : 1° pour le champ externe, en dehors de l'émergence de l'hypoglosse ou du moteur oc. externe, le noyau du cordon latéral, l'olive supérieure ou protubérantielle, et un petit noyau innominé de la calotte du pédoncule cérébral. A vrai dire, ces centres cellulaires sont placés dans le champ de la formation réticulée, mais ne sont pas formés par ses cellules. — 2° Pour le champ interne, le noyau de Roller, le noyau réticulé de la calotte et le noyau central supérieur. Ceux-ci sont vraiment propres à la substance réticulée, mais Kœlliker, ainsi que nous l'avons dit, ne les trouve pas suffisamment caractérisés.

Le *noyau de Roller* ou *central inférieur* atteint son plus grand développement au niveau de l'extrémité supérieure de l'olive ; il est formé de grosses cellules et remplit presque toute l'étendue du champ interne. Il reçoit le plus grand nombre des fibres du faisceau fondamental latéral. Le *noyau réticulé de la calotte* occupe les deux tiers inférieurs de la protubérance ; dans son plus grand développement, il s'étend d'avant en arrière depuis le ruban de Reil jusqu'au faisceau longitudinal postérieur ; il émet de chaque côté trois prolongements compacts. Enfin *le noyau central supérieur* est placé immédiatement au-dessus du précédent et correspond au tiers supérieur du pont de Varole. Il suit de cette description que, dans toute la hauteur du bulbe et de la protubérance, le champ interne triangulaire de la formation réticulée et par conséquent de la calotte est occupé par des amas cellulaires qui se succèdent sans interruption et sont de bas en haut : le noyau de Roller, le noyau réticulé et le noyau central supérieur.

(Voy. Bechterew, Ueber die Langfaserzüge der Formatio reticularis, *Neurol. Centralbl.*, 1885).

II. — FIBRES D'ASSOCIATION.

Dans les fibres d'association à court trajet viennent se ranger des fibres qui sont les unes longitudinales et associent les étages superposés de la substance grise, les autres transversales ; celles-ci unissent bilatéralement des noyaux symétriques. Aux premières appartiennent : le faisceau longitudinal postérieur, les fibres ascendantes de la formation réticulée, les fibres de la substance grise ventriculaire dont Schütz a fait le faisceau longitudinal dorsal. Parmi les fibres horizontales il faut compter les commissures entre les noyaux symétriques des nerfs crâniens, le faisceau qui va de l'olive supérieur au noyau moteur externe, une partie du corps trapézoïde tendue entre les deux noyaux acoustiques.

Nous les avons toutes indiquées à l'occasion ; il ne nous reste plus à décrire que la voie principale, la mieux connue, la plus importante, le *faisceau longitudinal* postérieur.

Mais auparavant il est nécessaire d'indiquer comment se terminent dans le bulbe les différents faisceaux de la moelle et spécialement les voies courtes et moyennes des cordons.

Terminaison des faisceaux de la moelle dans le bulbe. — Faisceau pyramidal. Ce faisceau, nous l'avons vu, s'entrecroise avec le faisceau opposé, constitue la pyramide antérieure, traverse la protubérance et le pédoncule et passe dans le cerveau.

Cordons postérieurs. Les faisceaux de Goll et de Burdach, qui constituent le cordon postérieur, se terminent dans les noyaux de même nom et du même côté. De ces noyaux, ils ressortent à l'état de fibres du ruban de Reil, s'entrecroisent immédiatement dans la partie inférieure du bulbe, puis montent derrière le faisceau pyramidal, et comme lui passent à travers le pont de Varole et le pédoncule pour aborder le cerveau.

3° **Faisceau cérébelleux direct.** — Il passe sur la face externe du bulbe, contourne le corps restiforme et monte avec lui dans le cervelet ; un faisceau antérieur accessoire traverse la protubérance et suit la voie du pédoncule cérébelleux supérieur pour aboutir lui aussi à l'écorce cérébelleuse.

4° **Faisceau de Gowers.** — Le faisceau antéro-latéral ou de Gowers occupe, dans la région cervicale supérieure, le champ périphérique compris entre les racines antérieures et le faisceau cérébelleux direct, passe dans le bulbe le long du bord postérieur de l'olive, et finit vraisemblablement (*Gowers, Bechterew*) dans le noyau du cordon latéral ou *noyau latéral,* noyau qui ne dépasse pas la hauteur du bulbe. Nous avons dit que quelques auteurs identifient le faisceau de Gowers au faisceau cérébelleux antérieur et dès lors le conduisent jusqu'au cervelet par le pédoncule cérébelleux supérieur.

5° **Faisceau fondamental antérieur.** — Le faisceau fondamental antérieur, arrivé au collet du bulbe, est repoussé progressivement en arrière par l'entrecroisement moteur et l'entrecroisement sensitif ; de sorte qu'il devient latéral, puis postérieur. Dans cette dernière situation, qu'il occupe sur toute la longueur du plancher ventriculaire, il prend le nom de faisceau longitudinal postérieur.

La continuité du faisceau fondamental antérieur avec le faisceau l. postérieur n'est pas absolue, car le faisceau fondamental est composé de fibres à court trajet, et sa dégénération ascendante ne dépasse pas l'émergence supérieure de l'hypoglosse (*Auerbach*). Il subit probablement une ou plusieurs interruptions soit dans la formation réticulée (dans le noyau réticulé, *Bechterew*), soit dans les noyaux moteurs des nerfs crâniens.

6° **Faisceau latéral profond** (couche limitante) et **Faisceau intermédiaire** du cordon latéral. — Ces deux faisceaux, qui constituent le faisceau fondamental latéral, ont une destination obscure ; ils aboutissent au tronc cérébral, mais on ne peut affirmer s'ils y naissent ou s'ils s'y terminent et à quel niveau est leur extrémité supérieure.

Kœlliker dit qu'ils passent à l'état de fascicules nombreux en arrière de l'olive et que par leurs fibres ou leurs collatérales ils vont se terminer dans les noyaux des nerfs moteurs, depuis le spinal jusqu'au trijumeau moteur. C'est pour lui une voie sensitive ascendante, de deuxième ordre. Bechterew fait aboutir le faisceau fondamental latéral dans les noyaux de la formation réticulée interne, principalement dans le noyau central inférieur de Roller qui occupe le bulbe. Enfin des recherches de Monakow, de Held, de Bechterew, il résulte qu'un faisceau distinct du cordon latéral monte (ou descend) à travers la protubérance et le pédoncule cérébral par la voie du ruban de Reil et va aboutir, après croisement, en partie au noyau rouge, en partie aux tubercules qu. antérieurs du côté opposé (faisceau aberrant du cordon latéral, *Monakow ;* faisceau antéro-latéral des tubercules quadrij. *Held ;* faisceau périphérique du cordon latéral, *Bechterew*).

Faisceau longitudinal postérieur (f. longitudinal dorsal, de Kœlliker ; bandelette l. postérieure, de M. Duval). — Ce faisceau important d'association est connu depuis longtemps. Il s'étend sur toute la longueur du plancher du quatrième ventricule et de l'aqueduc de Sylvius, constamment situé dans la partie la plus postérieure de la calotte et le long du raphé, par conséquent près de la ligne médiane, juxtaposé au faisceau opposé. Dans le pédoncule cérébral, il est en avant de la substance grise centrale. Sa coupe est caractéristique par sa forme triangulaire ; on remarque dans son aire de petits faisceaux de fibres médullaires de fort calibre (voy. fig. 331).

Le faisceau longitudinal postérieur contient vraisemblablement une double voie : une voie ascendante, centripète, motrice ; une voie descendante, centrifuge, motrice.

L'existence d'une voie ascendante se déduit du simple fait que le faisceau l. postér. va diminuant de bas en haut, ce qui suppose qu'il épuise progressivement ses fibres à mesure qu'il s'élève. Ces fibres centripètes ont leur origine dans la moelle, et sont, comme nous venons de le voir, le prolongement du faisceau fondamental antérieur, rejeté en arrière par les croisements du bulbe ; il est probable qu'elles subissent des interruptions cellulaires, étant essentiellement des voies courtes, et qu'elles naissent en partie de cellules nerveuses qui accompagnent le faisceau dans son trajet, peut-être même de cellules des noyaux moteurs. Au delà du noyau du moteur oc. commun, auquel il semble abandonner la majeure partie de ses fibres, le faisceau devenu très grêle se termine vers l'orifice antérieur de l'aqueduc. Suivant les uns, il se termine dans le noyau antérieur ou supérieur du moteur ocul. commun, noyau à petites cellules, dit *noyau de Darkschewitsch* ou *noyau de la commissure,* parce qu'il reçoit aussi des fibres de la commissure blanche postérieure ; suivant d'autres

(Edinger), dans un petit ganglion qu'on voit chez tous les animaux dans la paroi du troisième ventricule, près de l'orifice de Sylvius (*noyau du f. long. post.*).

Les noyaux de la commissure droit et gauche, et par suite les deux faisceaux l. postérieurs, sont probablement unis entre eux par les fibres de la commissure blanche postérieure.

La voie descendante ou centrifuge, découverte par Held, se compose de fibres qui naissent des grandes cellules des tubercules quadr. antérieurs, et passent,

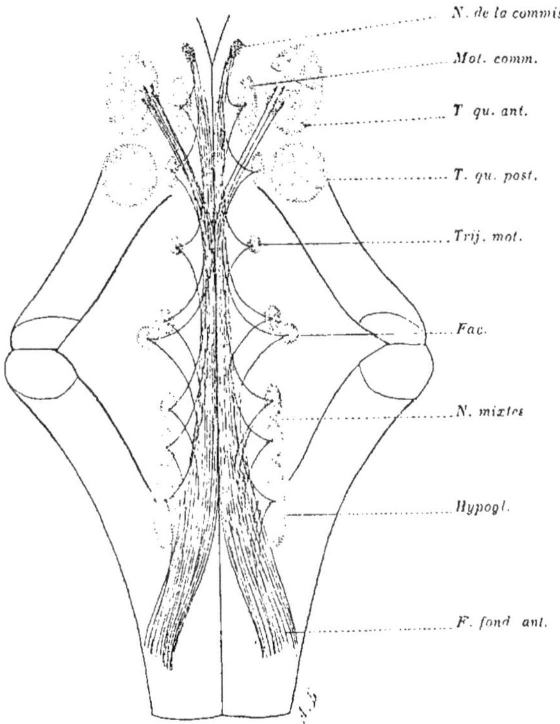

Fig. 331. — Le faisceau longitudinal postérieur.
Figure schématique.

après croisement, dans le faisceau long. postérieur ; elles le suivent dans toute sa longueur et se prolongent dans le cordon antéro-latéral de la moelle cervicale.

Ce qu'il y a de remarquable, c'est que ces deux systèmes de fibres sont en rapport intime avec les noyaux des nerfs moteurs échelonnés sur leur trajet, nerfs moteurs de l'œil, masticateur, facial, hypoglosse, spinal, glosso-pharyngien, pneumogastrique, et sans doute par leurs fibres spinales avec les nerfs cervicaux moteurs du cou et de la tête. Ils cèdent à ces noyaux de riches collatérales qui entourent les cellules radiculaires et même des fibres terminales, puisque la voie s'épuise au fur et à mesure de son trajet. Les plus considérables de ces fibres d'association sont les fibres *oculaires,* celles qui vont aux centres du moteur oc. commun, du moteur oc. externe et du pathétique. Bechterew dit qu'elles se distinguent des autres par leur finesse, leur développement tardif et leur situation à la partie externe du faisceau.

Nous pouvons penser que cette double voie, malgré ses directions opposées, est physiologiquement une, c'est la voie réflexe. Les fibres spinales ascendantes sont la voie de sensibilité générale par laquelle les nerfs de la moelle agissent sur les centres moteurs de la face et des yeux. Les fibres descendantes sont la voie réflexe sensorielle ; car les tubercules quadrijumeaux antérieurs reçoivent une partie des fibres optiques et des fibres acoustiques et sont un centre réflexe de la vision et de l'audition. — Ainsi s'expliqueraient ces mouvements synergiques variés des yeux, des oreilles, de la face et de la tête entière qui suivent instantanément la perception d'un son ou d'une image.

TOPOGRAPHIE DU TRONC CÉRÉBRAL

Nous donnerons, sous forme de résumé d'anatomie topographique, la description des principales coupes transversales du bulbe, de la protubérance et du pédoncule cérébral. Ces coupes seront aussi peu nombreuses que possible, afin qu'elles puissent mieux se graver dans l'esprit du lecteur. Elles comprendront, comme régions caractéristiques : la transition de la moelle au bulbe, les noyaux de Goll et de Burdach, l'olive, la protubérance annulaire et le pédoncule cérébral.

Mais auparavant, il est nécessaire de rappeler sommairement ce que deviennent, dans le tronc cérébral, les éléments constitutifs de la moelle.

La substance grise centrale périépendymaire s'étale en couche mince le long du sillon médian du quatrième ventricule pour se reconstituer en fourreau autour de l'aqueduc de Sylvius.

La corne antérieure motrice se dissocie. Sa partie latérale se prolonge dans la hauteur du bulbe, en devenant le noyau du cordon latéral. Sa partie antérieure fournit les deux colonnes cellulaires des nerfs crâniens moteurs et ne finit qu'à l'entrée du ventricule moyen.

La corne postérieure se dissocie également. Sa tête persiste jusque dans la partie supérieure du pont de Varole, comme noyau de la racine spinale du trijumeau. Sa base produit dans le bulbe deux excroissances, les noyaux de Goll et de Burdach, où se terminent les faisceaux de ce nom. Au delà sont les nombreux noyaux sensitifs des nerfs crâniens autres que le trijumeau, noyaux qu'il est difficile de rattacher morphologiquement à la corne postérieure.

Le faisceau pyramidal s'entrecroise au bas du bulbe, devient la pyramide antérieure et se prolonge jusqu'au cerveau.

Les cordons postérieurs se terminent dans les noyaux de Goll et de Burdach. Ils sont continués par le ruban de Reil ou faisceau sensitif, qui de ces mêmes noyaux monte, après croisement, le long du tronc cérébral, pour pénétrer dans le cerveau.

Le faisceau cérébelleux direct va au cervelet par le pédoncule cérébelleux inférieur.

Le faisceau de Gowers se termine probablement dans le noyau du cordon latéral.

Le faisceau fondamental antérieur passe en arrière et devient le faisceau longitudinal postérieur.

Enfin le faisceau latéral profond et le faisceau intermédiaire du cordon latéral disparaissent dans la formation réticulée.

1° Région de transition de la moelle au bulbe. — La coupe passe par le point le plus bas de l'entrecroisement des pyramides, c'est-à-dire à la limite exacte de la moelle et du bulbe. La section a la forme arrondie des coupes de la moelle.

La substance grise présente le déjettement latéral de la corne postérieure, qui

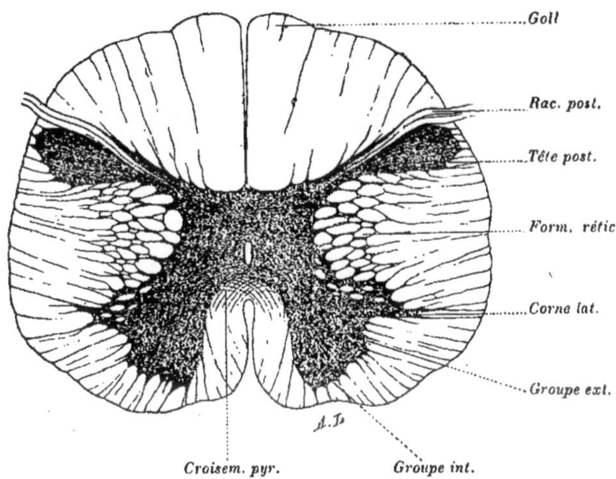

Fig. 332. — Région de transition de la moelle au bulbe.

Coupe transversale par la partie inférieure du croisement pyramidal. Grossie environ 6 fois. D'après SCHWALBE, modifiée.

quitte la direction radiée pour devenir transversale et occuper le champ latéral de la coupe. La tête de la corne postérieure est plus régulièrement sphérique, plus volumineuse et beaucoup plus superficielle ; elle affleure en ce point la surface, et quand elle la dépasse elle constitue le *tubercule cendré* de Rolando. Le col très aminci s'effile en pédoncule et contient les racines postérieures des premiers nerfs cervicaux. La base étalée se confond avec une épaisse commissure grise postérieure ; elle est sur le point de fournir les deux noyaux de Goll et de Burdach, et son volume tient surtout à ce qu'elle reçoit la terminaison des racines postérieures des deux premiers nerfs cervicaux, la tête de la corne étant réservée au trijumeau.

Dans la substance blanche, les cordons postérieurs sont considérablement accrus et c'est leur accroissement excentrique qui a écarté les cornes postérieures et les a rejetées en dehors ; ils rassemblent toutes leurs fibres pour se terminer un peu plus haut dans leurs noyaux respectifs. La formation réticulée est beaucoup plus marquée ; déjà elle commence à être traversée par les premiers paquets du faisceau pyramidal latéral marchant vers son croisement. La commissure blanche antérieure disparaît, remplacée par l'entrecroisement des pyramides.

2° **Bulbe.** — **Région des noyaux de Goll et de Burdach.** — La coupe passe à 1 cm. environ au-dessus de la coupe précédente ; elle atteint l'extrémité inférieure ou pointe de l'olive, et correspond au croisement sensitif. La section conserve une forme arrondie, car nous sommes encore dans ce qu'on appelle la

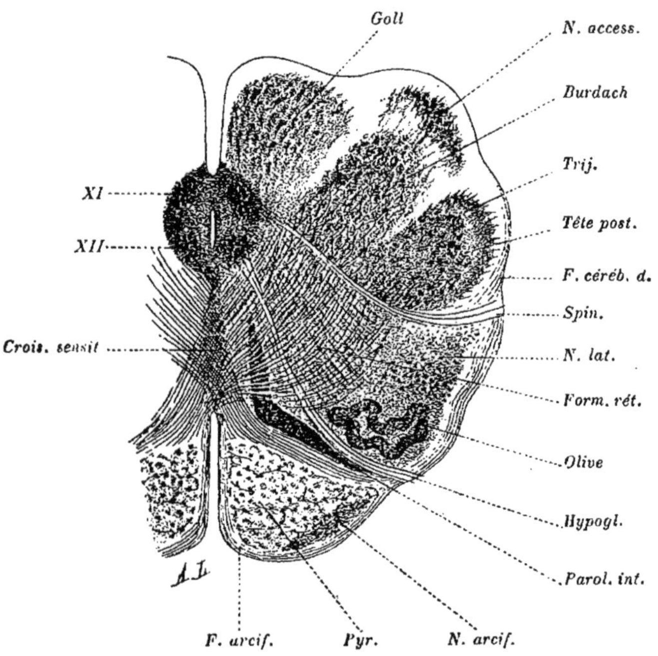

Fig. 333. — Topographie du Bulbe. — Région des noyaux de Goll et de Burdach. Coupe transversale par la partie inférieure de l'olive. Grossie environ cinq fois. — D'après SCHWALBE, modifiée.

partie fermée du bulbe, celle dans laquelle le canal central n'est pas fendu en arrière pour constituer le plancher du ventricule.

En suivant la périphérie de la substance grise, nous observons :

1° En arrière et au milieu, le canal central en forme de tube ;

2° A côté de lui, les *noyaux de Goll et de Burdach,* ou cornes accessoires, projetés en arrière en forme de massue, et rattachés par un pédicule à la base de la corne postérieure dont ils sont des excroissances ; à côté du noyau de Burdach, son petit noyau accessoire. Le noyau de Goll n'est séparé de la surface que par une mince couche blanche ; il correspond à la clava ou pyramide postérieure. Le noyau de Burdach, toujours recouvert d'une épaisse couche médullaire, répond à la saillie extérieure du tubercule cunéiforme ;

3° La *décapitation* de la corne postérieure par le croisement des cordons postérieurs. La tête, séparée de son tronc ou base, persistera désormais comme colonne arrondie et isolée, recevant les fibres de la racine descendante du trijumeau ; elle est coiffée par son croissant de substance gélatineuse ;

4° Au centre de la coupe, la *formation réticulée,* constituée, à ce niveau, pour ses fibres transversales ou arciformes, par les fibres du croisement sensitif, c'est-à-dire par des fibres qui, nées des noyaux de Goll et de Burdach, se dirigent vers le raphé médian et passent du côté opposé. C'est là le croisement sensitif ou supérieur (par rapport au croisement moteur). Cette nappe de fibres est la partie initiale du ruban de Reil ; une partie toutefois est destinée au corps restiforme et au cervelet.

5° En avant de la formation réticulée, nous trouvons, de dedans en dehors, la *parolive interne* avec sa forme coudée ; l'extrémité inférieure de l'olive en sac fermé, et le reste de la corne antérieure, devenue noyau du cordon latéral ; tout à fait en avant le noyau arciforme encore peu développé et placé sur la face antérieure des pyramides.

6° La substance blanche périphérique nous présente : la *pyramide antérieure,* constituée par le faisceau pyramidal latéral qui s'est croisé un peu au-dessous et le faisceau de Türck qui est direct dans cette région, — le faisceau fondamental antérieur, rejeté en dehors par l'intercalation de la pyramide antérieure — le faisceau intermédiaire ou faisceau latéral du bulbe, placé entre l'olive et la tête postérieure, un peu plus haut entre le sillon rétro-olivaire et le sillon des nerfs mixtes. Ce faisceau, reste du cordon latéral, très amoindri par la disparition du faisceau cérébelleux direct et du faisceau pyramidal, finit avec le bulbe à l'origine de la protubérance. Il contient un reste de la corne antérieure, le noyau du cordon latéral ou *noyau latéral* qui, mieux développé plus haut, reçoit peut-être la terminaison du faisceau de Gowers ; — dans la partie postérieure de la circonférence, les cordons postérieurs extrêmement réduits, car ils se sont épuisés dans les noyaux de Burdach et de Goll, et un peu en avant d'eux, en dehors de la tête de la corne postérieure, le faisceau cérébelleux direct qui se dirige en arrière pour aborder le corps restiforme.

3° **Bulbe.** — **Région de l'olive.** — C'est la coupe typique du bulbe ; elle atteint en effet l'olive dans le milieu de sa hauteur et correspond à la *partie ouverte* de la moelle allongée, celle dans laquelle le canal central semble s'être fendu et étalé pour former le plancher ventriculaire. La section n'est plus arrondie, mais cordiforme ; un angle rentrant sur la face postérieure, ici supérieure, marque l'excavation ventriculaire.

La substance blanche périphérique nous présente : en avant (en bas sur le dessin) la pyramide antérieure, ou faisceau pyramidal, entourée extérieurement par le *noyau arciforme* qui est ici dans son plein développement et se prolonge le long du sillon médian — sur le côté, le faisceau latéral et son noyau près de disparaître — en arrière, la masse arrondie du *corps restiforme* ou pédoncule cérébelleux inférieur, contenant sur sa face dorsale le faisceau cérébelleux direct qui ne peut se distinguer à l'état normal chez l'adulte.

Les cordons postérieurs n'existent plus ; ils sont remplacés par le ruban de Reil. Le faisceau fondamental antérieur, devenu tout à fait postérieur et médian, occupe la partie dorsale de la formation réticulée et prend le nom de *faisceau longitudinal postérieur*.

Dans le vaste champ de la calotte, qui comprend toute la région située en arrière des pyramides antérieures, nous observons :

La disparition des noyaux de Goll et de Burdach, et, à leur place, sous le plancher que recouvre une couche médullaire, les noyaux des nerfs crâniens. Au centre et le long du sillon médian ou tige du calamus, le noyau moteur de l'hypoglosse sous la saillie de l'aile blanche interne ; en dehors de lui, le noyau sensitif des nerfs mixtes (pneumo-gastr. ou gloss.-phar.) qui répond à l'aile grise. En avant et en dehors de ces noyaux, dans la formation réticulée, sont

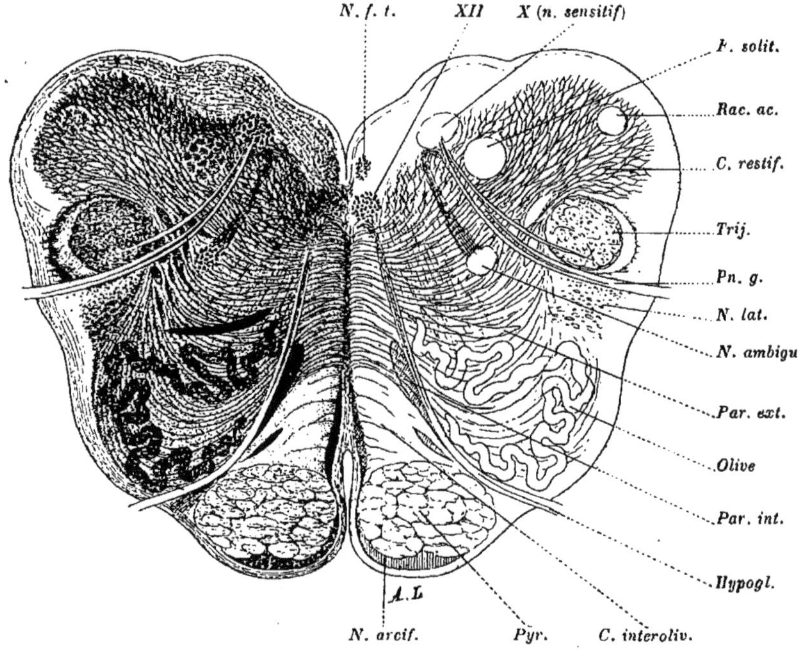

Fig. 334. — Topographie du Bulbe. — Région de l'olive.

Coupe transversale par le milieu de l'olive. Grossie environ quatre fois. — D'après Sappey et Mathias Duval, modifiée.

le noyau ambigu, noyau moteur des nerfs mixtes et la bandelette solitaire, autre noyau sensitif de ces mêmes nerfs ; enfin la racine descendante de l'acoustique ;

La tête de la corne postérieure, racine du trijumeau et le noyau latéral, tous deux persistants ;

L'*olive,* sectionnée dans son territoire moyen, par conséquent avec *son hile* d'où s'échappe son *pédoncule ;* elle est entourée de sa capsule médullaire qui lui forme une écorce blanche ou stratum zonale, et flanquée de ses deux parolives externe et interne ; des fibres arciformes la traversent. On voit qu'elle présente deux feuillets, un antérieur et un postérieur ;

Dans le grand espace qui s'étend entre la substance grise ventriculaire, les pyramides antérieures et les corps restiformes, la formation réticulée dans son plein développement.

La formation réticulée est divisée en deux champs, par les racines de l'hypoglosse qui passent entre la parolive interne et l'olive pour aller en ligne courbe sortir par le sillon de l'hypoglosse ou s. collat. antérieur.

Le champ interne ou formation blanche, est triangulaire. Sa partie antérieure constitue la *couche interolivaire* ou pyramide sensitive, placée derrière la pyramide motrice ; elle est formée par le ruban de Reil, c'est-à-dire par les fibres qui, issues des noyaux de Burdach et de Goll, se sont croisées un peu plus bas et devenues longitudinales montent désormais en arrière du faisceau pyramidal. Les deux champs droit et gauche sont séparés par le *raphé*, qui atteint ici sa plus grande longueur dorso-ventrale, 1 cm. environ, et sépare les deux moitiés de la calotte. Il est produit par le croisement de fibres transversales et de fibres sagittales; les fibres transversales sont presque horizontales et dissociées en pinceau ; les fibres sagittales, connues sous le nom de *fibres droites*, se dirigent en sens antéro-postérieur ou inversement et, après un trajet plus ou moins long, se croisent à angle très aigu. L'origine de toutes ces fibres de croisement du raphé est très complexe ; elles proviennent du corps restiforme, de l'olive, de la formation réticulée, de fibres du faisceau pyramidal allant aux noyaux crâniens moteurs, de fibres des noyaux crâniens sensitifs allant au ruban de Reil. On trouve dans le raphé de petits noyaux ganglionnaires, *noyaux du raphé ;* le plus important est en avant et peut être considéré comme un prolongement du noyau arciforme.

Le champ externe de la formation réticulée, ou formation grise, s'étend depuis les racines de l'hypoglosse jusqu'aux racines des nerfs mixtes et même un peu en arrière d'elles jusqu'au corps restiforme. C'est le *champ moteur* de la calotte d'Edinger. Il contient entre autres le noyau ambigu.

La formation réticulée est constituée, outre ses cellules propres, par deux espèces de fibres, des fibres longitudinales, ici coupées en travers, qui passent dans les mailles du réseau, et des fibres transversales ou arciformes. Les fibres longitudinales sont celles du ruban de Reil et des faisceaux prolongés de la moelle.

Les *fibres arciformes* ou transversales, ou fibres arquées, sont de deux ordres, les fibres internes et les fibres externes.

Les fibres arciformes *internes* ou profondes sont contenues dans l'intérieur de la coupe. Elles proviennent en majeure partie des irradiations du corps restiforme, et dans celui-ci des irradiations du faisceau olivaire, en moindre partie des noyaux de Goll et de Burdach, du pédoncule de l'olive, et de la formation réticulée. On les a distinguées, au point de vue topographique, en pré, intra et rétro-trigéminales, la racine descendante du trijumeau servant de repère, ou en pré, intra et rétro-olivaires.

Les fibres arciformes *externes* ou superficielles constituent à l'extérieur des couches ou rubans d'importance très variable, en sens inverse ordinairement du développement des fibres internes (voyez p. 273). Nous avons signalé les faisceaux périolivaires ou de la silique, de Burdach, et l'avant-pont d'Arnold. On distingue dans le système arciforme externe : 1° les fibres *postérieures* ou dorsales qui entourent le corps restiforme; elles représentent les fibres de

Goll et de Burdach, allant au cervelet et le faisceau cérébelleux direct qui s'y dirige également; 2° les fibres *antérieures* ou ventrales qui émergent du sillon antérieur ou du sillon de l'hypoglosse ; elles entourent l'olive (fibres périolivaires recouvrant le stratum zonale de l'olive) ou la pyramide antérieure (fibres péripyramidales) ou toutes les deux à la fois. Ces fibres émanent du noyau arciforme ou des noyaux des pyramides, ou bien de la profondeur, des noyaux du cordon postérieur.

(Voyez sur les fibres arciformes : *Mingazzini*, Ulteriori ricerche intorno alle fibræ arciformes, *Intern. Monatschr.* 1893 ; — *Kœlliker*, Gewebelehre, 1893, p. 210 et p. 326).

4° **Protubérance annulaire.** — **Région de l'eminentia teres.** — La coupe passe par le tiers inférieur de la protubérance. La section est irrégulièrement quadri-

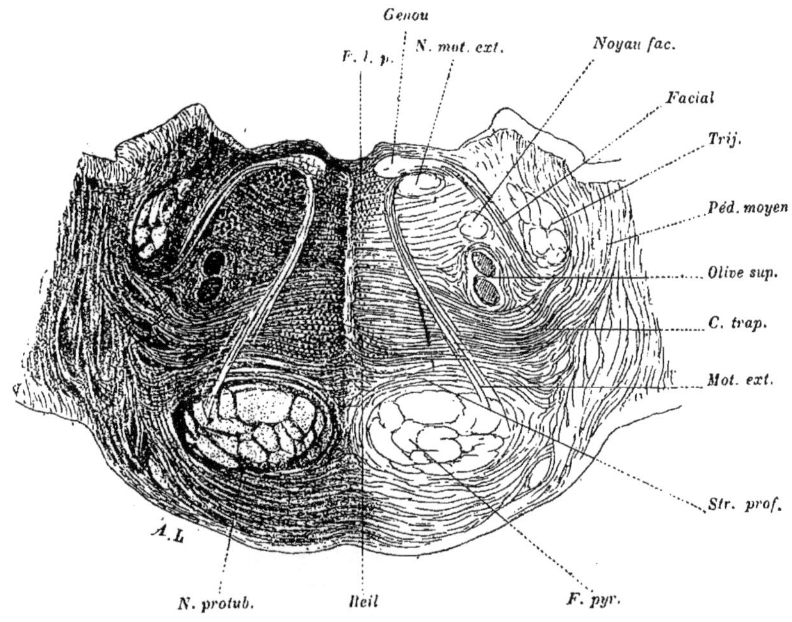

Fig. 335. — Topographie de la Protubérance. — Région de l'eminentia teres.

Coupe transversale, par la partie inférieure de la Protubérance. Grossie environ trois fois. D'après Kœlliker.

latère. On remarque sur le contour du dessin en avant (ici en bas) le sillon basilaire, les bourrelets pyramidaux, le pédoncule cérébelleux moyen sectionné et sur la face postérieure ou supérieure le plancher du quatrième ventricule.

Le pied de la protubérance est formé par les faisceaux pyramidaux, encore compacts, dissociés plus haut, qui sont ici vus en coupe, et par les fibres transversales du pédoncule cérébelleux moyen. Ces fibres se terminent du même côté ou du côté opposé, ces dernières plus nombreuses, dans les noyaux gris-protubérantiels infiltrés au milieu d'elles. Un grand nombre se croisent sur la ligne médiane et constituent un raphé dans lequel un certain nombre prennent momentanément un trajet sagittal (faisceau *médian*). On divise les fibres transversales en trois couches : le *stratum superficiale,* placé en avant du faisceau pyramidal ; le *stratum profondum,* situé en arrière, et le *stratum complexum* ou medium qui pénètre et dissocie les faisceaux pyramidaux. Cette dernière couche n'apparaît qu'au-dessus du niveau du noyau moteur externe, par conséquent un peu plus haut que le niveau de notre coupe (Voy. *Mingazzini,* Sur le trajet du pedunculus medius, *Intern. Monatschr.* 1891).

Dans la calotte, nous observons de haut en bas : le noyau du moteur ocul. externe entouré par le genou du facial, tous deux formant la saillie de *l'eminentia teres.* La saillie du funiculus teres, d'où dépend cette éminence, est produite par la substance grise centrale disposée en cordons, renforcée par les noyaux de l'hypoglosse et du moteur externe, — la racine du moteur externe, — le noyau du facial et sa branche radiculaire de sortie, — en dehors, la petite olive ou *olive supérieure,* centre ganglionnaire acoustique, — la racine spinale ou descendante du trijumeau avec la tête de la corne postérieure ; — au milieu, le *raphé* de la calotte, flanqué en haut par les faisceaux longitudinaux postérieurs à coupe triangulaire, en bas par le *ruban de Reil* ou faisceau sensitif, de forme triangulaire aussi, avec ses fibres vues en coupe ; — enfin sur les limites du pied et de la calotte, les fibres transversales du *corps trapézoïde,* origine principale du faisceau acoustique central.

La formation réticulée occupe encore la presque totalité de la calotte entre les racines du trijumeau. Le passage des racines du moteur oc. externe la divise aussi en deux champs, mais qui n'offrent aucune différence structurale.

5o **Pédoncule cérébral.** — **Région du noyau rouge.** — La coupe passe par les tubercules quadrijumaux antérieurs et le noyau rouge ; elle a la forme d'un trapèze aux côtés arrondis.

Le locus niger de Sœmmering la divise en deux régions, le pied et la calotte. Le locus niger s'étend du sillon latéral de l'isthme en dehors, au sillon du moteur oc. commun en dedans ; on remarque dans sa partie externe la coupe du *faisceau intermédiaire,* formée par des fibres nerveuses de ce même noyau ganglionnaire.

Le *pied* est composé de substance blanche à direction radiée. On voit sur sa périphérie la coupe de plusieurs sillons qui le divisent en faisceaux ; mais il faut bien savoir que la division apparente en faisceaux est toujours superficielle et qu'elle ne correspond pas à la division physiologique ou anatomique réelle. Celle-ci ne se constate que chez le fœtus à cause de la différence de couleur suivant l'état de la myélinisation, et dans les cas de dégénération secondaire. En observant la surface du pied, on remarque que les fascicules peuvent être rectilignes et parallèles, ce qui n'est pas la règle, et sous cette forme divisés en deux ou trois faisceaux, ou bien tordus et divisés en deux faisceaux externe et interne. Gudden a montré que, dans le plus grand nombre des cas, la surface pédonculaire se compose d'un faisceau externe, rectiligne, et d'un faisceau interne qui s'enroule de dedans en dehors et d'arrière en avant autour du faisceau externe et recouvre en partie son extrémité supérieure ou antérieure. Cette torsion de la partie interne peut être portée à l'extrême dans une anomalie assez rare, signalée par Féré sous le nom de *faisceau en écharpe.* Dans ce cas, un ruban du faisceau interne se détachant du bord supérieur de la protubérance se porte en haut et en dehors, croisant obliquement toute la partie du pied qui lui est extérieure ; il peut ainsi masquer une dégénération sous-jacente. On ne confondra pas le faisceau en écharpe avec le tractus pédonculaire transverse, en général plus grêle, beaucoup plus fréquent et qui se porte en haut sous les tubercules quadrijumeaux.

Le pied du pédoncule atteint chez l'homme son plus grand développement, soit absolument, soit relativement ; ce grand volume est en rapport avec les vastes circonvolutions d'où naissent ses faisceaux (*Meynert*).

Dans la calotte, les deux moitiés droite et gauche ne sont séparées qu'en bas par le raphé. Nous remarquons : au milieu, l'aqueduc de Sylvius avec son sillon médian inférieur, — autour de lui, la substance grise centrale qui contient à sa

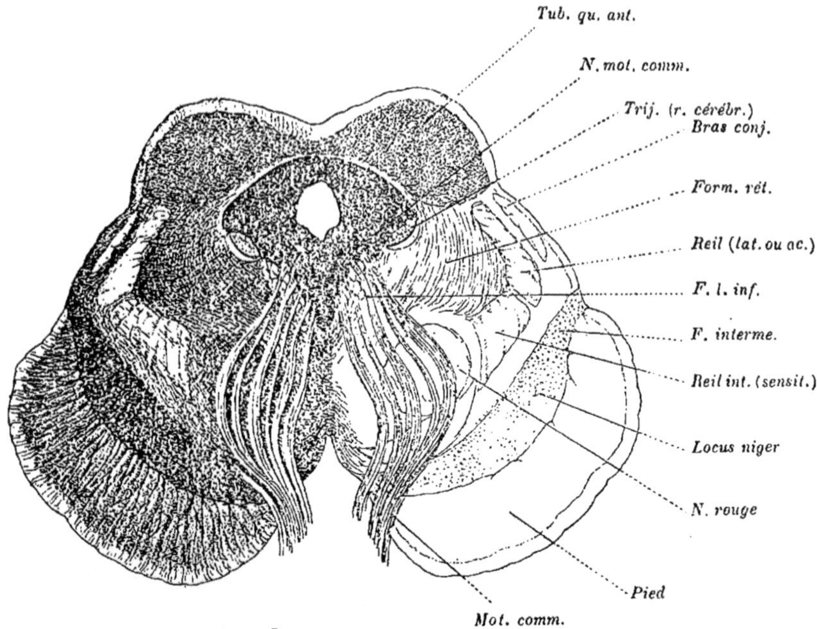

Fig. 336. — Topographie du Pédoncule cérébral. Région du noyau rouge. Coupe transversale. Grossie environ trois fois. — D'après Kœlliker, modifiée.

partie inférieure le noyau d'origine du moteur oc. commun dont les fibres arquées descendent à travers le noyau rouge, pour se rassembler vers le sillon de la face interne, où se fait leur émergence, — sur la périphérie de la substance grise, le commencement de la racine ascendante ou cérébrale du trijumeau, le faisceau longitudinal postérieur, — en haut et appartenant à la voûte du cerveau moyen et non à la calotte, les tubercules quadr. postérieurs avec leur stratum zonale.

Au-dessous et en dehors de la substance grise, se voient, le bras conjonctival postérieur qui vient des tubercules testes, — le ruban de Reïl conformé en croissant à concavité interne, et divisé en deux parties, une horizontale, qui est le ruban de Reil proprement dit (ruban supérieur, ruban interne, ruban cortical, *faisceau sensitif*), une verticale qui est le *faisceau acoustique* (ruban inférieur, ruban latéral) déjà épuisé en partie et prêt à se terminer dans les tubercules quadrij., — dans la concavité du ruban de Reil, et entre les deux noyaux rouges, la formation réticulée, très amoindrie, sur le point de se fondre dans la couche sous-optique, — le *noyau rouge,* qui a reçu les fibres croisées du pédoncule cérébelleux supérieur ; un peu en arrière ou au-dessous, la coupe aurait atteint ces deux pédoncules constituant les noyaux *blancs ;* — enfin le raphé dans lequel on a distingué une partie dorsale et une partie ventrale qui ne peuvent bien se comprendre qu'avec la connaissance de la région sous-optique.

Faisceaux anormaux du bulbe. — Henle le premier a signalé un faisceau anormal du bulbe, que Pick a observé à son tour ; ce faisceau, qui existait d'un seul côté, partait du croisement des pyramides et se perdait en haut dans le corps restiforme. Pick suppose qu'il provenait du reste du cordon latéral. Schaffer qui a retrouvé ce faisceau croit qu'il émane du noyau de Burdach. Cramer en a décrit un identique et également unilatéral.

Kronthal a constaté sur un sujet un autre faisceau anormal, qui siégeait à gauche. Ce faisceau, d'origine spinale inconnue, commençait au niveau de la région moyenne de l'hypoglosse, se dédoublait en deux fascicules, dont le plus gros montait près de la ligne médiane, puis, redevenu unique par fusion de ses deux portions, paraissait se terminer dans le noyau central inférieur de la formation réticulée (Voyez : Neurolog. Centralblatt. 1890).

STRUCTURE DU CERVELET

Nous avons vu que le cervelet constituait un organe indépendant, surajouté et superposé au tronc cérébral, que sa surface était plissée comme celle du cerveau et comme elle formée par une écorce grise recouvrant sans interruption toutes les circonvolutions, enfin que ce centre nerveux était uni par trois paires de pédoncules au reste de l'axe encéphalo-médullaire. Nous étudierons successivement : l'écorce cérébelleuse, les noyaux ganglionnaires centraux, la substance blanche, les pédoncules cérébelleux, et les relations de ces organes soit entre eux soit avec la moelle, le tronc cérébral et le cerveau.

I. — ECORCE DU CERVELET

L'écorce du cervelet est plissée plusieurs fois sur elle-même pour constituer les lobules, les lames et les lamelles. Les plis élémentaires, c'est-à-dire les plus petits et de forme simple, qui par leur réunion forment les lames, elles-mêmes éléments des lobules, sont les *lamelles* ou *circonvolutions.* Il y en a de 600 à 800 dans le cervelet tout entier. Il est important de remarquer que presque toutes sont alignées transversalement, comme des vagues pressées les unes derrière les autres ; elles ont par conséquent une *orientation frontale* qui influence le sens d'extension des cellules nerveuses qu'elles contiennent. Chaque lamelle ou circonvolution mesure en moyenne 3 mm. en longueur sur 2 mm. au point le plus large ; elle a deux faces libres, une crête élargie qui est son bord libre, une base étroite qui est son pédicule ; un sillon interlamellaire la sépare de la lamelle adjacente.

Une nappe continue de substance grise recouvre la surface du cervelet, se moulant sur toutes les saillies et sur toutes les dépressions, comme sur la surface du cerveau. La coupe d'une lamelle nous présente donc son revêtement extérieur de substance grise et son axe central de substance blanche ; le revêtement gris est plus considérable qu'au cerveau, il représente en poids et en volume le tiers de l'écorce totale.

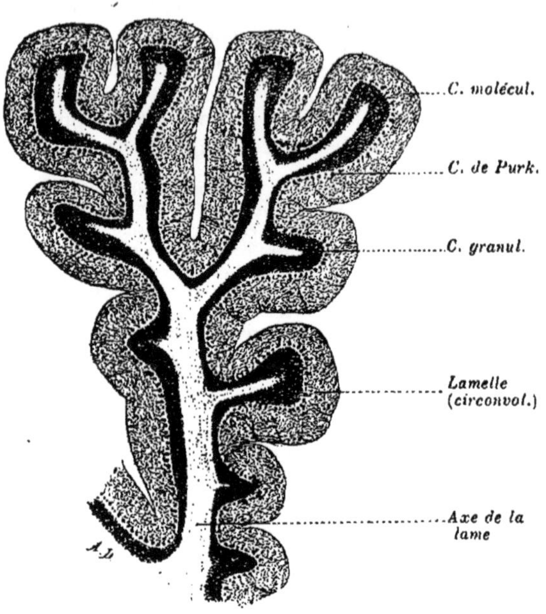

Fig. 337. — Lamelles du cervelet.
Coupe sagittale d'une lame cérébelleuse chez le chien. D'après RANVIER.

Nous renvoyons l'étude de la couche médullaire de l'écorce au paragraphe suivant qui traite de la substance blanche du cervelet, et nous décrirons uniquement la substance grise corticale.

Substance grise corticale. — La *substance grise corticale* ou écorce proprement dite a une épaisseur de 1 mm. à 1 mm. et demi, et moins de 1 mm. au fond des sillons interlamellaires.

Elle se compose de trois couches, qui sont, de la surface à la profondeur :

La couche *moléculaire,* ou granuleuse externe ;
La couche *intermédiaire,* ou des cellules de Purkinje ;
La couche *granuleuse,* ou granuleuse interne.

Les couches extrêmes ont à peu près la même épaisseur. La couche moléculaire mesure 0 mm. 5 ; la couche intermédiaire, 1 dixième de millim. au plus, et la granuleuse, qui est la plus profonde, 0 mm. 5.

1° Couche moléculaire. — Appelée encore granuleuse externe, couche externe, couche superficielle, cette zone offre une teinte grisâtre, et au microscope un aspect très finement grenu que l'on a rapporté tantôt à la présence d'un ciment interstitiel, tantôt, et c'est l'opinion la plus généralement admise, à la coupe d'un plexus serré de filaments cylindraxiles, névrogliques et protoplasmiques. Elle renferme comme éléments caractéristiques les *petites cellules étoilées,* cellules nerveuses de petite dimension, de forme aplatie, qui occupent surtout les deux tiers internes de la couche. Leur cylindre-axe très long, non myéliné, court en sens transversal par rapport au sens des lamelles, c'est-à-dire en sens antéro-postérieur pour le cervelet, parallèlement à la coupe sagittale d'une lamelle et au plan des arborisations des cellules de Purkinje. Il émet dans son trajet des collatérales ascendantes insignifiantes et d'importantes collatérales descendantes qui vont, comme d'ailleurs l'extrémité du cylindre-axe lui-même, former autour du corps des cellules de Purkinje et jusque sur l'origine de son prolongement nerveux des plexus connus sous le nom de *corbeilles terminales*.

3° **Couche intermédiaire ou des cellules de Purkinje.** — Beaucoup d'auteurs rangent cette couche dans la zone moléculaire, car les ramifications protoplasmiques des cellules de Purkinje occupent la zone moléculaire, et seul le corps de la cellule en est indépendant ; mais le fait que ce corps cellulaire

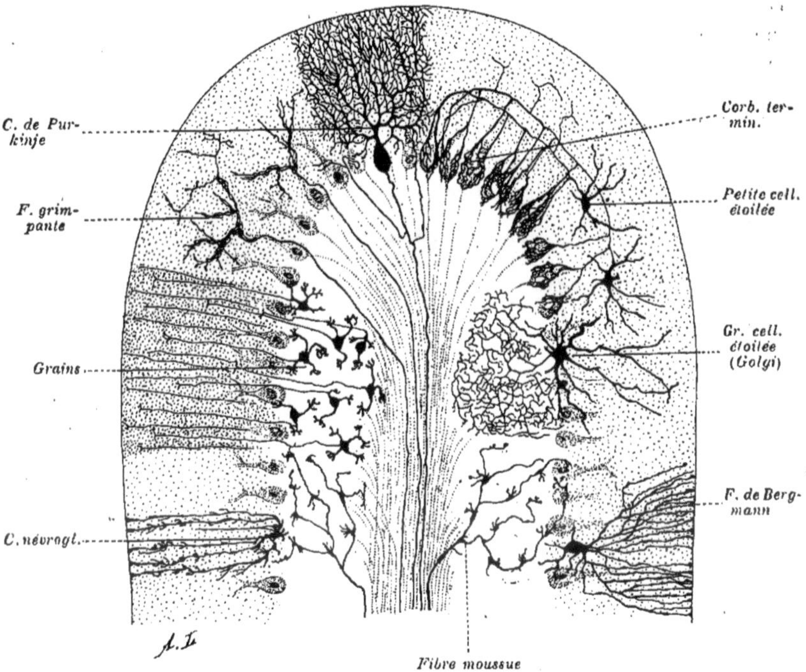

Fig. 338. — Structure de l'écorce cérébelleuse.

Coupe sagittale d'une circonvolution. — Figure schématique, d'après CAJAL, à peine modifiée. La cellule de Purkinje est vue de face.

peut empiéter également sur la couche granuleuse profonde, comme chez le nouveau-né, et l'importance capitale de ces éléments justifient leur attribution à une zone spéciale. Les *cellules de Purkinje* sont des cellules de grande taille, appartenant aux cellules nerveuses les plus différenciées de tout le corps humain, découvertes par Purkinje en 1837. Elles sont disposées sur une seule rangée chez l'homme, les mammifères et les oiseaux ; il y en a deux chez les reptiles, et plusieurs irrégulières chez les amphibiens et les poissons. Meynert estime qu'il y a environ 10 millions de ces cellules dans le cervelet de l'homme. Le corps de la cellule aplati en lentille, de forme ovale ou pyriforme, en grenade ou raquette, nettement strié, mesure en longueur 40 μ, 30 en largeur et 25 à 30 en épaisseur ; il possède un gros noyau rond, un nucléole très distinct, et presque pas de granulations pigmentaires. — Du pôle supérieur de la cellule, celui qui est dirigé vers l'extérieur, émane une *arborisation protoplasmique* tout à fait remarquable. De grosses branches, d'abord dichotomiques, se subdivisent ensuite de façon irrégulière en une infinité de rameaux épineux qui se terminent par des extrémités libres soit dans la couche moléculaire, soit à la surface même de l'écorce; l'ensemble figure une végétation luxuriante, plus considérable chez l'homme que chez tous les autres animaux. Les rameaux ne s'anastomosent ni entre eux, ni avec ceux des arborisations voisines. Il est à remarquer que l'arborisation ne ressemble pas à un buisson arrondi, développé en tous sens, mais à une feuille de thuya ou à un arbre fruitier en espalier ; elle est aplatie, orientée en sens sagittal, dans un plan parfaitement perpendiculaire à la longueur de la lamelle ; suivant donc que les coupes de la lamelle seront transversales ou longitudinales, on verra des arborisations étalées ou en profil. — Le *prolongement nerveux* cylindraxile, délicat, part du pôle inférieur et suit un trajet descendant ; il traverse la couche granuleuse et pénètre dans l'axe de substance blanche où on le perd. Près de son origine, où il est enlacé par les corbeilles terminales des cellules étoilées, il prend un gaine de myéline, et au niveau de petits étranglements de cette gaine il émet à angle droit ou aigu 2 à 3 collatérales récurrentes, qui se ramifient en partie dans la couche des grains, en partie montent dans la zone inférieure de la couche moléculaire pour se terminer auprès des cellules de Purkinje voisines, constituant peut-être une voie d'association entre ces cellules nerveuses.

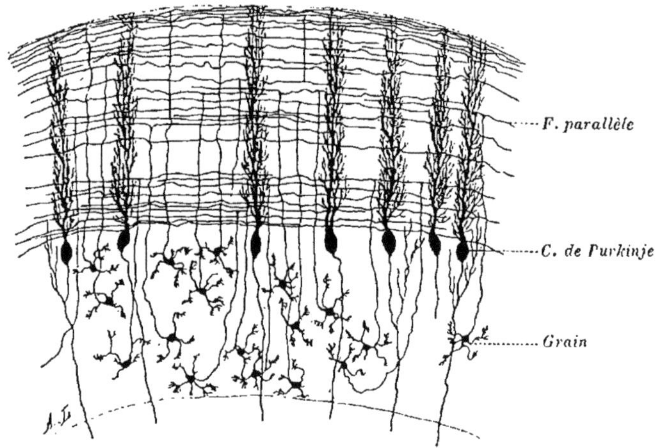

Fig. 339. — Structure de l'écorce cérébelleuse.

Coupe frontale d'une circonvolution, d'après KŒLLIKER. — Les cellules de Purkinje sont vues de profil et les fibres parallèles de face.

2° **Couche granuleuse** ou des grains profonds, ou couche interne. Cette couche, de coloration jaunâtre ou rouillée, est d'une épaisseur très variable, qui paraît proportionnelle au nombre des cellules de Purkinje, et qui contraste avec l'épaisseur assez uniforme de la couche moléculaire ; très mince au fond des sillons, elle égale sur le bord libre des lamelles les dimensions de la couche moléculaire. Sur les coupes colorées au carmin, tandis que la couche moléculaire est presque incolore et finement ponctuée de rose, la couche granuleuse se montre comme un amas serré de grains polyédriques fortement teintés en rouge. Chaque *grain* est une petite cellule nerveuse de 4 à 6 μ, qui ne possède que de courts prolongements protoplasmiques, mais émet un long et grêle prolongement nerveux qui monte à travers la couche des grains, la couche intermédiaire et la couche moléculaire, et se termine en T dans cette dernière. La branche transversale du T porte le nom de *fibre parallèle ;* sa direction est exclusivement longitudinale, c'est-à-dire parallèle à la longueur de la lamelle et perpendiculaire aux arborisations sagittales des cellules de Purkinje ; elle suit un très long trajet et va se terminer aux deux bouts de la lamelle par un simple épaississement. La couche moléculaire est striée dans toute sa hauteur par ces fibres parallèles. Dans ce parcours si étendu, chaque fibre parallèle entre en contact avec les rameaux latéraux de toute la file des cellules de Purkinje sur lesquels elle repose comme un fil télégraphique sur les isolateurs des poteaux ; aussi Cajal pense-t-il que ce fil relie ainsi un nombre considérable de grandes cellules nerveuses.

Outre les grains, on trouve encore dans la couche granuleuse, ordinairement au-dessous des cellules de Purkinje, et en nombre à peu près égal à celui de ces dernières, les *grandes cellules étoilées,* ou cellules de Golgi, éléments nerveux à corps plutôt volumineux, à ramifications protoplasmiques divergentes en tous sens. Leur cylindre-axe, du type court, se résout rapidement en un nombre considérable de rameaux qui forment au sein de la couche granuleuse un inextricable plexus.

Nous venons de décrire les éléments cellulaires de la substance grise ainsi que leurs fibres cylindraxiles nues ou myélinées; mais on trouve aussi, au sein de cette substance, des fibres nerveuses afférentes qui arrivent du dehors et présentent des particularités remarquables dans leur terminaison ; ce sont les fibres moussues et les fibres grimpantes de Cajal.

Les *fibres moussues,* grosses, très ramifiées, portent de distance en distance des nœuds ou rosaces, en forme de plaques de mousse, à courtes expansions divergentes. Elles se terminent dans la couche des grains par des nodosités libres ou par une rosace finale. Ces fibres ont été rencontrées chez tous les vertébrés et sont peut-être les voies cérébelleuses ascendantes de la moelle. Les *fibres grimpantes,* également volumineuses et myélinées, traversent sans se diviser la couche des grains et abordent la couche moléculaire à laquelle elles sont destinées. Collées comme des lianes sur les branches et les gros rameaux protoplasmiques des cellules de Purkinje, le long desquelles elles grimpent, elles les couvrent de leurs arborisations plexiformes. Un certain nombre de ces fibres paraissent provenir des cellules ganglionnaires de la protubérance.

D'après la description qui précède et dans laquelle nous avons suivi pas à pas l'exposé de Ramón y Cajal, il semble que l'élément fondamental de l'écorce du cervelet est la cellule de Purkinje, non seulement à cause de sa grande taille et de la haute différenciation de sa forme, mais aussi parce que seule elle possède un prolongement nerveux qui sort de l'écorce pour aller actionner des éléments situés hors du cervelet. Dans toutes les autres cellules, le cylindre-axe s'épuise sur place, et il est difficile d'y voir autre chose que des éléments d'association. On remarquera la complexité des rapports de la cellule de Purkinje. Elle est associée en effet aux cellules de même espèce et cela sur une très grande longueur, par ses propres collatérales, par les fibres parallèles des grains, par les corbeilles terminales des petites cellules étoilées ; elle reçoit les impressions périphériques, extra-cérébelleuses, par les fibres grimpantes et aussi peut-être par les grains qui les ont reçues eux-mêmes des fibres moussues, et elle transmet son impulsion centrifuge par son prolongement cylindraxile.

Nos connaissances sur la structure de l'écorce du cervelet ont été profondément remaniées dans ces dernières années. Golgi le premier a reconnu la nature nerveuse des petites cellules étoilées et des grains, découvert les grandes cellules étoilées et décrit plus exactement les cellules de Purkinje. Tout le reste est presque entièrement l'œuvre de Cajal ; rappelons, en passant, que c'est à propos des petites cellules étoilées qu'il a découvert la terminaison des cylindre-axes par arborisation libre, fait qu'il devait bientôt généraliser à tous les éléments du système nerveux.

Golgi, Sulla fina anatomia del cerveletto, 1874 : — *Cajal*, Sur les fibres nerveuses de la couche granuleuse du cervelet, *Intern. Monatsch.*, 1889.

Voyez aussi comme recherches complémentaires : *Kœlliker*, in Zeitschrift f. wiss. Zool., 1890 ; — *Gehuchten*, la Cellule, 1891 : — *Retzius*, in Biolog. Untersuch... 1892 ; — *Falcone*, 1893.

Substance de soutien. — La substance de soutien de l'écorce est représentée par les prolongements conjonctifs qui accompagnent les vaisseaux et par la névroglie. Dans toute la substance médullaire et dans la zone profonde de la couche des grains, les cellules névrogliques ne diffèrent en rien de leur disposition habituelle dans la substance blanche ; elles sont peu nombreuses et irrégulièrement placées entre les faisceaux. Mais il n'en est plus de même dans la zone superficielle de la couche granuleuse et dans la couche moléculaire. Là les cellules, pressées les unes contre les autres, présentent deux catégories de prolongements, des prolongements centraux ou internes courts, peu nombreux, quelquefois assez gros, et des prolongements périphériques ou externes, au nombre de 12 à 15, qui montent parallèlement en branches de chandeliers à la surface de l'écorce et se terminent sous la pie-mère par un renflement triangulaire.

Les plus remarquables de ces cellules sont situées dans la zone externe de la couche granuleuse, immédiatement au-dessous des cellules de Purkinje. Leurs prolongements périphériques, très nombreux (Gehuchten en a compté jusqu'à trente) rigides, un peu épineux, ordinairement indivis, s'élèvent régulièrement à travers la couche moléculaire qu'ils strient en sens vertical. Ce sont ces prolongements que Bergmann a décrits en 1857 et qui sont connus sous le nom de *fibres radiées* ou *fibres de Bergmann* (voir fig. 338). Elles aboutissent à la surface et sous la pie-mère à une membrane dite *limitante*, basale ou cuticulaire, qu'elles semblent tendre. Bergmann avait déjà reconnu le caractère amorphe de cette membrane et l'avait justement comparée à la limitante interne de la rétine. Elle est probablement formée par l'expansion des fibres radiées, c'est-à-dire par l'accolement de leurs épaississements terminaux. Au-dessous d'elle, est une couche névroglique assez épaisse, analogue à celle de la moelle.

La présence de ces nombreux filaments névrogliques augmente encore la complication des plexus de la substance grise. Les plexus de la couche moléculaire, qui sur la coupe donnent l'idée d'une substance ponctuée, comprennent en effet les fibres de Bergmann, les fibres parallèles des grains, les prolongements cylindraxiles ou autres des petites cellules étoilées, les arborisations des cellules de Purkinje et leurs fibres grimpantes. Dans la couche des grains, les fibrilles se rapportent aux cylindre-axes et aux collatérales des cellules de Purkinje, aux fibres moussues, à l'arborisation cylindraxile des grandes cellules étoilées, aux prolongements des grains, aux expansions névrogliques.

Sur la névroglie du cervelet, voyez : *Retzius*, Biolog. Untersuch. 1892 ; — *Azoulay*, C. R. Soc. de Biologie, 1894; — v. *Gehuchten*, Bibliogr. anatom. 1894.

Vaisseaux de la substance grise. — Ranvier dit qu'un même réseau capillaire alimente les trois couches et qu'il y est partout également serré. D'après Obersteiner, on rencontre dans la couche moléculaire des artères et des veines pénétrantes à direction perpendiculaire à la surface et un réseau capillaire allongé en sens radié ; la couche granuleuse possède également un réseau à mailles étroites. Les mailles s'agrandissent dans la substance blanche et s'allongent dans le sens des fibres nerveuses. Ce même auteur signale aussi autour des cellules de Purkinje des artérioles et des veinules assez développées, parallèles à la surface.

II. — STRUCTURE DES GANGLIONS CENTRAUX

La substance blanche du cervelet contient dans chacune de ses moitiés quatre ganglions nerveux qui sont par conséquent pairs et symétriques. Le plus gros, le *corps dentelé*, était connu depuis longtemps : Stilling a découvert les trois autres. Parmi ces trois ganglions nouveaux, deux sont situés dans le noyau blanc de l'hémisphère et peuvent être considérés comme des corps dentelés accessoires : ce sont le *bouchon* ou *embolus*, et le *noyau sphérique* ; le troisième ou *noyau du toit* occupe la substance blanche du vermis.

Nous pouvons les répartir ainsi :

Ganglions centraux	Dans l'hémisphère	Corps dentelé	
		Corps dentelés accessoires	Bouchon ou embolus Noyau sphérique
	Dans le vermis	Noyau du toit.	

On peut les voir tous à la fois sur une coupe horizontale du cervelet passant par le noyau central du vermis supérieur, et par le grand sillon circonférentiel, en rasant la valvule de Vieussens. On remarquera qu'ils sont tous voisins de la partie antérieure de la voûte du quatrième ventricule.

1° **Corps dentelé.** — Nous avons déjà décrit sommairement le corps dentelé (p. 290). Nous avons vu qu'il occupe la moitié interne du noyau central de l'hémisphère, qu'il présente une forme ovoïde ou en coque d'amande dont le grand axe, long de 15 à 20 mm., est dirigé en sens antéro-postérieur, convergeant un peu en avant vers le corps dentelé opposé. Une coupe frontale fait reconnaître deux faces, hautes de 1 cm., une face externe qui regarde un peu en haut, une face interne qui regarde en bas, un bord supérieur et un bord inférieur. La lame jaune en forme de sac ou de bourse plissée, qui constitue le corps dentelé, a une épaisseur de 0 mm. 3 à 0 mm. 5 ; elle est festonnée par des plis eux-mêmes recoupés de denticules qui s'élèvent des deux faces et des bords. Sur l'extrémité antérieure de la face interne, le sac est percé d'une ouverture ou *hile*, qui semble laisser échapper les pédoncules cérébelleux supérieurs ; immédiatement derrière le hile, le corps dentelé n'est séparé de la voûte épendymaire du quatrième ventricule que par une lamelle blanche très ténue. La cavité du sac est remplie par de la substance blanche. Enfin nous avons fait remarquer que le corps dentelé, à peine visible chez le chat ou le chien, n'atteignait son plein développement et son état plissé que chez l'homme ; il est proportionnel aux hémisphères du cervelet. De grandes analogies de forme et de structure le rapprochent des olives du bulbe ; il leur est uni par des faisceaux qui rendent leur nutrition en partie solidaire; l'olive bulbaire, elle aussi, n'acquiert que chez l'homme son accroissement complet.

La lame du corps dentelé est une couche occupée par des cellules nerveuses et traversée par des fibres radiées ; les cellules sont entourées d'un plexus serré. On compte sur une coupe de six à dix cellules distribuées irrégulièrement dans la largeur du ruban. Elles sont de grosseur moyenne, 18 à 36 μ ; elles possèdent de une à cinq branches protoplasmiques très ramifiées, et un cylindre-axe que l'on a pu suivre très loin et qui se dirige tantôt vers une face, tantôt vers l'autre. Mêlées à ces éléments, se trouvent des cellules à cylindre-axe court (V. Saccozzi, *Rivista di freniatria*, 1887, et Kœlliker).

Corps dentelés accessoires. — Ces deux petits ganglions, qui paraissent être des satellites détachés du corps dentelé principal, ne sont bien reconnaissables que chez l'homme. Le plus externe des deux, par conséquent le plus rapproché du corps dentelé, est le bouchon ; le plus interne, le noyau sphérique. Je les décris d'après Schwalbe.

2° **Noyau du bouchon** ou de **l'embolus**, nucleus emboliformis. Ce noyau, qui commence à 4 mm en arrière de la lingula, s'étend en direction antéro-postérieure le long

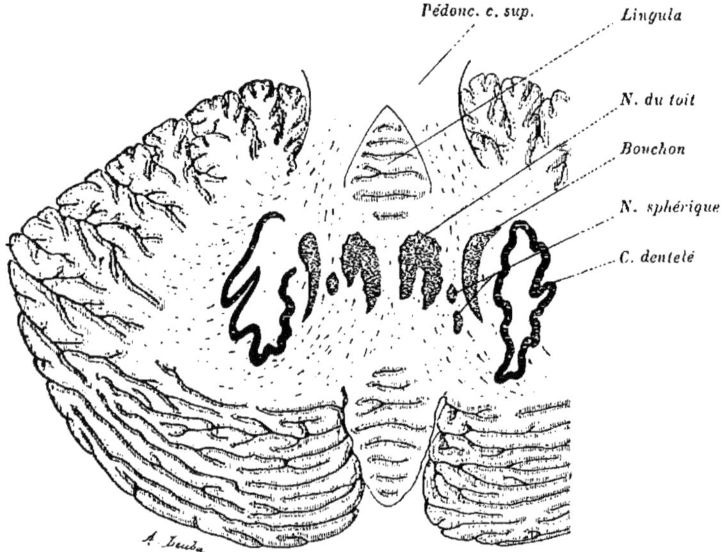

Fig. 340. — Les Ganglions centraux du cervelet.

Coupe horizontale rasant la valvule de Vieussens. — Le noyau sphérique est sectionné deux fois à droite.

de la face interne du corps dentelé, en avant du hile qu'il semble oblitérer en partie. Il rappelle la parolive interne. Sa longueur est de 13 à 15 mm. ; il présente une extrémité antérieure renflée, large de 3 à 4 mm., une extrémité postérieure effilée. Sa substance grise a une structure analogue à celle du corps dentelé, avec lequel elle est d'ailleurs fusionnée en arrière.

3° **Noyau sphérique** ou noyau globulaire ; nucleus globosus. — Situé en dedans et un peu en dessous du bouchon, le long des deux tiers antérieurs de ce ganglion, au-dessus du nid d'hirondelle, il a la forme d'un ruban à direction sagittale, long de 13 à 14 mm., composé d'un pédoncule en avant, et d'une tête renflée, en arrière. Les coupes le montrent parfois sectionné en deux ou trois tronçons. Son extrémité antérieure se fusionne avec le noyau dentelé et le noyau du toit. Par sa structure, il se rapproche de l'un ou de l'autre de ces ganglions, suivant les auteurs ; du noyau du toit, d'après Kœlliker, mais avec des cellules plus petites.

4° **Noyau du toit** ou noyau de Stilling ; substance ferrugineuse supérieure. — Ce noyau paraît être plus important que les corps accessoires ; il est situé, non plus dans l'hémisphère, comme ceux-ci, mais dans le lobe médian ou vermis, dont il occupe le noyau

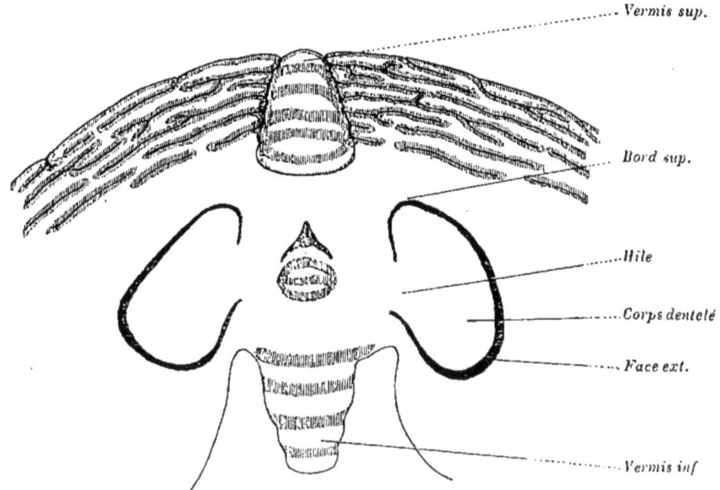

Fig. 341. — Position du corps dentelé sur le plan frontal.
Coupe vertico-transversale.

central médullaire dans les deux tiers de sa partie antérieure, sous la branche verticale de l'arbre de vie, et immédiatement au-dessus de la voûte épendymaire du ventricule. Sa couleur est brune ou gris-clair. Sa forme est celle d'un ellipsoïde aplati de haut en bas ; il

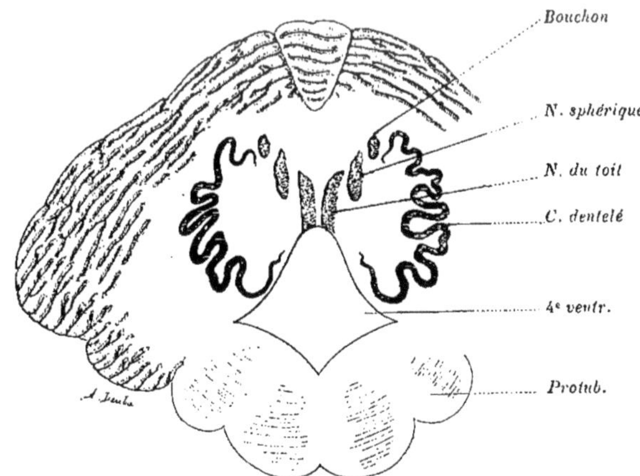

Fig. 342. — Noyaux accessoires dans leurs rapports avec le ventricule.
Coupe vertico-transversale passant par la protubérance.

mesure 1 cm. dans le sens antéro-postérieur et 5 à 6 mm. transversalement. L'extrémité antérieure est renflée ; l'extrémité postérieure, mal limitée, découpée en dents, se fusionne avec celle du noyau opposé. Les deux noyaux sont du reste très rapprochés l'un de l'autre, et confinent à la ligne médiane ; dans la mince lame de substance blanche qui les sépare courent des fibres descendantes qui appartiennent à la commissure antérieure du cervelet et des fibres transversales, ces dernières unissant les deux noyaux (*commissure* des noyaux du toit).

On trouve dans le noyau du toit de grandes cellules multipolaires, qui ont de 40 à 90 μ, et renferment beaucoup de pigment brun-jaunâtre. Leurs cylindre-axes sont ordinairement dirigés vers le pédoncule. Bechterew a reconnu un faisceau qui relie le noyau avec l'écorce du vermis supérieur.

III. — STRUCTURE DE LA SUBSTANCE BLANCHE

La substance blanche du cervelet est constituée par l'assemblage de fibres nerveuses à myéline ; nous avons indiqué plus haut la disposition des cellules de névroglie, peu nombreuses, ordinairement irrégulièrement disséminées ou bien rangées le long des faisceaux ; nous avons signalé aussi le réseau capillaire à mailles larges et étirées dans le sens des fibres.

Sur des cervelets convenablement durcis, surtout si, après durcissement, la coupe a été colorée par le carmin ou par l'hématoxyline, on peut déjà, à l'œil nu, reconnaître un certain nombre de faisceaux au milieu de la substance blanche. Nous avons distingué un noyau médullaire de l'hémisphère, auquel il faut joindre le noyau blanc du corps dentelé, le noyau médullaire du vermis ou lobe médian, et la substance blanche des lobules, lames et lamelles.

Une coupe antéro-postérieure du vermis, passant un peu en dehors de la ligne médiane, nous permet de reconnaître : 1° des *fibres arquées* qui se moulent sur la face interne de la substance grise corticale, surtout au fond des sillons qui unissent deux lames ou deux lamelles. Des fibres semblables existent dans l'écorce du cerveau, et dans les deux cas, on a affaire à un système d'association. Stilling a donné le nom de *faisceaux en guirlande* aux fibres cérébelleuses. L'épaisseur de cette couche est de 0 mm. 2 à 0 mm. 5; — 2° dans l'axe des plis de l'écorce, c'est-à-dire dans les branches et dans les rameaux émanés du noyau central, des fibres qui affectent, à leur origine au sein des lamelles, une disposition en éventail, due à la convergence des cylindre-axes vers le pédicule de la lamelle, et dans les rameaux et les branches une direction sagittale qui les fait converger vers le noyau central. Là on perd ces *fibres sagittales;* à peine les suit-on au-dessus du noyau du toit et dans ce noyau même ; un faisceau dit *basal* parsemé de quelques cellules nerveuses très pigmentées. passe sous le noyau du toit dans la substance blanche de la valvule de Vieussens ; — 3° la coupe de fibres transversales appartenant aux commissures du cervelet. On distingue dans le noyau blanc du vermis deux commissures ou croisements de fibres sur la ligne médiane, séparées l'une de l'autre par le noyau du toit : la grande *commissure antérieure,* épaisse suivant les points de 0 mm. 2 à 1 mm., située en avant et au-dessus du corps dentelé et du noyau du toit, dans l'épaisseur du noyau médullaire du vermis, à la base de la lingula et du lobule central, et dans la base de la branche verticale du noyau blanc ; la *commissure postérieure,* plus petite, qui occupe la base de la branche horizontale.

La coupe des hémisphères du cervelet, ou la préparation de Reil consistant à disséquer un cervelet durci, en passant par le grand sillon horizontal, et à le séparer en deux moitiés supérieure et inférieure, permettent de reconnaître, là aussi, des fibres arquées et des fibres sagittales. On peut voir encore que, dans le vaste noyau médullaire, une partie des fibres se disposent en feuillets curvilignes, concentriques au corps dentelé (*fibres semi-circulaires* de Stilling). Mais seul le microscope montre sur la face externe, convexe, du corps dentelé une couche blanche plexiforme, appelée *plexus extra-ciliaire* (le corps dentelé s'appelant aussi corps ciliaire) ou *toison* (Stilling), ou *capsule* du corps dentelé. Un amas semblable de fibres intriquées existe dans le noyau médullaire de ce ganglion, *plexus intra-ciliaire.*

D'après Tenchini, la valvule de Tarin est composée de fibres verticales et de fibres transversales, parsemées de cellules nerveuses du type cérébelleux.

La constatation de ces faisceaux isolés n'est que d'un faible secours pour l'étude de la structure du cervelet ; nous n'en découvrons ni l'origine ni la terminaison. C'est par d'autres méthodes que l'on a pu, sinon établir, du moins ébaucher l'organisation des fibres cérébelleuses.

PÉDONCULES CÉRÉBELLEUX

Nous avons distingué trois paires de pédoncules cérébelleux : les inférieurs ou corps restiformes qui émanent du bulbe, les moyens qui viennent de la protubérance, et les supérieurs qui sortent du pédoncule cérébral en dessous des tubercules quadrijumeaux. La figure 187 montre la position réciproque de ces trois pédoncules. En observant le côté droit de la figure on remarquera que le pédoncule cér. inférieur émerge en haut entre le pédoncule moyen et le pédoncule supérieur ; il y a là dans le noyau médullaire une sorte de trou (*porte de sortie*, de Stilling) par où le corps restiforme et les faisceaux inférieurs du pédoncule moyen pénètrent dans le cervelet.

La constitution des pédoncules cérébelleux, et bien plus encore l'origine et la terminaison de leurs faisceaux, sont loin d'être connues. Suit-on dans la description un des quelques auteurs compétents, on est sûr d'être en désaccord avec les autres. On s'abuse d'ailleurs constamment sur la valeur des mots. C'est ainsi qu'on admet quatre terminaisons possibles dans le cervelet pour les faisceaux des pédoncules : l'écorce cérébelleuse, le plexus extra-ciliaire, le plexus intra-ciliaire, et les noyaux accessoires. Mais ces plexus ne renfermant pas de cellules nerveuses ne peuvent être des points terminaux. Ce ne sont que des lieux de passage, et rien ne nous dit si de ces plexus les fibres vont aux cellules du corps dentelé ou si elles ne font que passer à côté d'elles. C'est ainsi encore qu'on parle toujours de la *terminaison* des faisceaux dans le cervelet, mais pour beaucoup c'est *l'origine* qu'il faut dire.

Au fond rien ne prouve actuellement que toutes les fibres centripètes, afférentes, d'un pédoncule quelconque, ne vont pas se terminer dans l'écorce de l'hémisphère ou du vermis, après avoir ou non contracté des rapports avec les cellules du corps dentelé et autres par des collatérales ; quant aux voies efférentes centrifuges, ce sont les cylindre-axes des cellules de Purkinje et des grandes cellules des ganglions centraux. Dans un tel état d'ignorance il vaut mieux s'en tenir aux hypothèses les plus simples.

1° Pédoncules cérébelleux supérieurs. — On voit déjà à l'œil nu que la plus grande partie du pédoncule cérébelleux supérieur sort de la cavité du corps dentelé par le hile ouvert en avant et en dedans, et qu'à son autre extrémité, dans la partie supérieure du pédoncule cérébral, il se croise avec le pédoncule opposé et pénètre dans le noyau rouge où il se perd. Ce croisement est presque total, un petit nombre de fibres seulement sont directes ; il atteint son plein développement sous les tubercules quadrijumeaux postérieurs. Le pédoncule supérieur est donc en relation, par une de ses extrémités, avec le corps dentelé (connexion principale), et avec l'écorce du cervelet (connexion accessoire), par l'autre avec le noyau rouge opposé ; à son tour le noyau rouge est uni à la couche optique et au noyau lenticulaire, et par leur intermédiaire, peut-être même par des fibres directes, avec l'écorce cérébrale.

Schwalbe compare cette disposition des pédoncules cérébelleux à deux branches de ciseaux à demi ouvertes ; le croisement répond à l'articulation des branches, et les noyaux rouges figurent les anneaux.

Ces rapports sont bien établis et du reste observés depuis longtemps, mais on ignore dans quel point est l'origine des fibres pédonculaires et dans quel point leur terminaison. Sont-ce des fibres centripètes, des cylindre-axes des cellules du noyau rouge ou même de la couche optique, qui vont se mettre en contact avec les cellules du corps dentelé et de l'écorce cérébelleuse ? Sont-ce au contraire des voies centrifuges, à trajet opposé ? Il semble que ces deux catégories de fibres existent, à en juger par des faits d'interprétation d'ailleurs difficile ; car on a vu d'une part, des lésions anciennes de la couche optique ou même de l'écorce cérébrale provoquer l'atrophie du noyau rouge, du pédoncule cérébel-

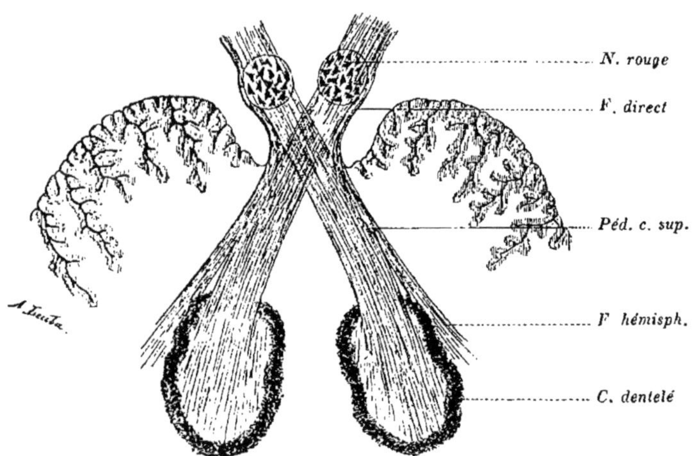

Fig. 343. — Les Pédoncules cérébelleux supérieurs.
Origine et entrecroisement. — Figure demi-schématique.

leux, du corps dentelé et même de l'écorce ; d'autre part, les lésions du cervelet, atrophies d'ordre pathologique, ablations expérimentales, font dégénérer le pédoncule, le noyau rouge opposé et peuvent retentir jusque sur le corps strié et la couche optique.

2° **Pédoncules cérébelleux moyens.** — Ces pédoncules unissent le cervelet avec les noyaux gris de la protubérance ; leur position excentrique fait déjà présumer, ce que confirment les recherches embryologiques, qu'ils sont surtout en rapport avec l'hémisphère cérébelleux, bien plus qu'avec le lobe médian ou le corps dentelé. Ce sont leurs fibres qui constituent la plus grande partie des *fibres semi-circulaires* que nous avons signalées dans le noyau blanc de l'hémisphère. Ces fibres vont donc de l'écorce du cervelet aux noyaux ganglionnaires du pont ; dans l'épaisseur du pont, les unes sont croisées (fibres centro-latérales), les autres directes (fibres homolatérales) ; les premières prédominent chez l'homme et chez les mammifères observés.

Les pédoncules moyens renferment deux catégories de fibres, les fibres centrifuges et les fibres centripètes.

Les *fibres centrifuges,* le cervelet étant pris comme centre, sont les cylindre-axes des cellules de Purkinje ; on les reconnaît à leur épaisseur, à leur myélinisation précoce, à leur dégénération descendante. Elles abondent surtout dans la partie postérieure de la protubérance et vont, après croisement dans le raphé, se terminer à l'aide de branches ascendante et descendante, et de collatérales, en partie dans la formation réticulée, en partie dans les noyaux protubérantiels. Il est probable qu'elles remplissent plusieurs fonctions, que les unes sont des voies commissurales intercérébelleuses, tandis que les autres, par leurs relations avec les cellules de la formation réticulée et les noyaux moteurs des nerfs crâniens, apportent à ces éléments l'influence régulatrice du cerveau.

Les *fibres centripètes* sont les cylindre-axes des cellules des noyaux ganglionnaires protubérantiels. Quelques-unes passent dans le pédoncule homolatéral, la plupart, après croisement, dans le pédoncule opposé et peuvent être suivies dans l'écorce cérébelleuse ; elles émettent à ce niveau des collatérales

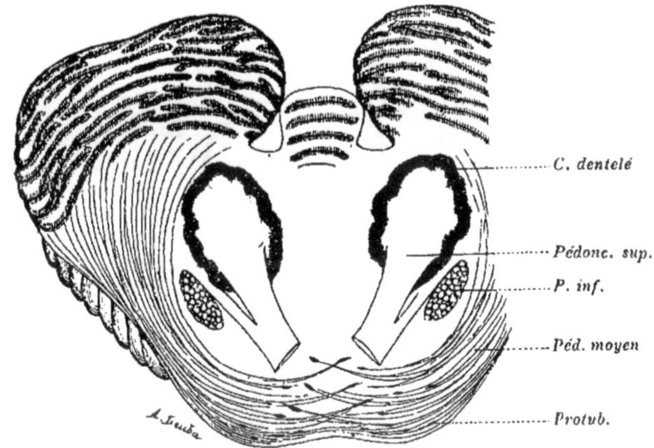

Fig. 344. — Les Pédoncules cérébelleux moyens.
Coupe horizontale du cervelet. — Figure demi-schématique.

ascendantes et constituent peut-être les fibres grimpantes. Ces fibres sont très nombreuses. Cajal, qui les a découvertes, fait remarquer que, les noyaux du pont recevant du faisceau pyramidal d'innombrables collatérales, les fibres de ces noyaux transmettent probablement aux cellules de Purkinje les impulsions cérébrales volontaires (Voyez : *Cajal*, le Pont de Varole, 1894).

3° **Pédoncules cérébelleux inférieurs.** — Nous employons ce terme comme synonyme de corps restiforme, bien que quelques auteurs réservent ce dernier terme à la moitié inférieure, juxta-ventriculaire, des pédoncules, et d'autres à la partie externe de ces mêmes pédoncules.

Le pédoncule céréb. inférieur renferme trois faisceaux principaux : le faisceau cérébelleux direct, le faisceau de Goll et de Burdach, le faisceau olivaire.

Le faisceau cérébelleux direct, dont nous avons étudié le trajet en détail à propos de la structure du bulbe, est représenté par sa partie principale ou partie postérieure, partie dorsale. Ces fibres qui sont nées des cellules de la colonne de Clarke vont se terminer dans l'écorce du cervelet, surtout dans celle du vermis. Elles sont directes depuis leur origine jusqu'à la fin.

Les *faisceaux de Goll* et de *Burdach,* que nous réunissons pour la commodité de la description, comprennent deux catégories de fibres, des fibres nées du noyau de Burdach et des fibres issues du noyau de Goll, ces deux noyaux occupant la partie postérieure du bulbe. Ce sont probablement les cylindre-axes d'un certain nombre de cellules de ces noyaux, qui se groupent et montent dans le pédoncule pour se perdre dans la substance grise corticale. Les fibres de Goll sont croisées, on hésite sur celles de Burdach.

Ces deux faisceaux sont à direction centripète ; leur origine est dans la moelle ou dans le bulbe, leur arborisation terminale dans le cervelet. D'après Held,

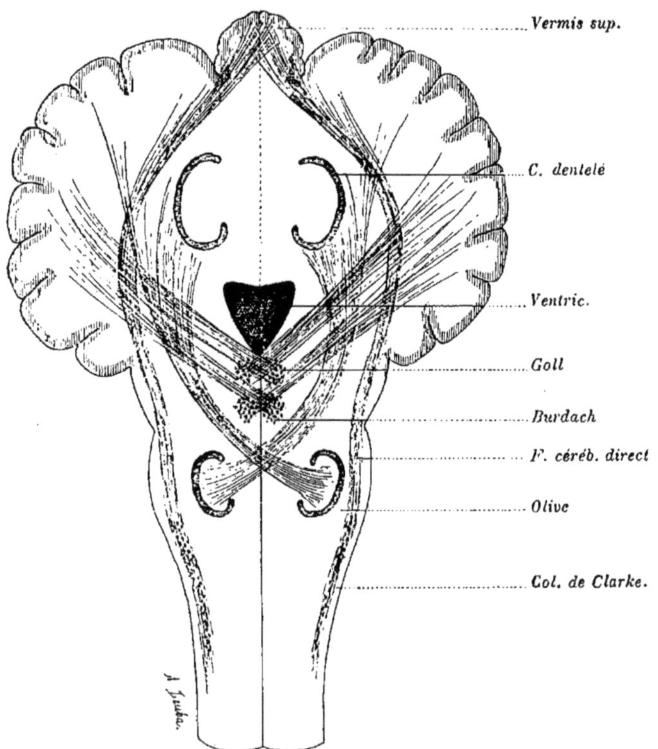

Fig. 345. — Les Pédoncules cérébelleux inférieurs.
Figure schématique.

leurs fibres se terminent dans les deux moitiés du vermis, tandis que leurs collatérales vont aux cellules du corps dentelé et aux circonvolutions hémisphériques voisines du vermis. Par les connexions étroites de leurs cellules d'origine (colonne de Clarke, noyaux des cordons postérieurs) avec les racines postérieures, elles conduisent vraisemblablement au cervelet des impressions sensitives complexes.

Le *faisceau olivaire* (f. cérébello-olivaire de Kœlliker) constitue pour les uns la majeure partie, pour d'autres la moindre partie du corps restiforme. Il paraît être à direction centrifuge et sa signification physiologique est obscure.

Mais au point de vue anatomique, c'est un des plus anciennement connus et des mieux établis dans la structure du cervelet. Depuis longtemps on avait remarqué que l'atrophie congénitale ou acquise et ancienne d'un hémisphère cérébelleux, ou simplement celle du corps dentelé, entraîne l'atrophie de l'olive bulbaire opposée ; on possède aujourd'hui de nombreux faits confirmatifs. L'extirpation d'une moitié du cervelet, chez les jeunes animaux, fait atrophier l'olive du côté opposé (*Gudden, Marchi*). Enfin dans la série animale, l'olive et le corps dentelé suivent une marche parallèle, n'existent que chez les mammifères et n'acquièrent que chez l'homme leur plein développement.

Le faisceau olivaire se constitue sur la partie externe du corps dentelé, émergeant de sa capsule ou plexus extra-ciliaire et par quelques faisceaux de l'écorce du cervelet. Il descend le long du ventricule, aborde le bulbe par sa partie postérieure et se dissocie en fibres arciformes, qui vont à travers le raphé à l'olive opposée. Leur pénétration a lieu par le hile de l'olive et la terminaison se fait en pinceau à la surface profonde de la lamelle nerveuse. Le corps dentelé exerçant une action trophique sur l'olive, il est bien probable que ce sont les cylindre-axes d'un certain nombre de ses cellules qui fournissent les fibres du faisceau olivaire ; d'autres sont vraisemblablement des prolongements nerveux des fibres de Purkinje.

Indications complémentaires. — Les données que nous possédons sur l'organisation des pédoncules cérébelleux sont encore très incertaines. Les observations de dégénération liées à des foyers de ramollissement sont rares et ordinairement complexes, comme aussi les cas d'atrophie cérébelleuse précoce ; les atrophies expérimentales donnent des résultats dont l'interprétation est difficile ; la méthode embryologique (formation des gaines de myéline) a fait faire quelques progrès entre les mains d'Edinger et de Bechterew, mais elle aurait besoin de contrôle et les observateurs sont en désaccord sur bien des points.

Pédoncule cérébelleux supérieur. — Le croisement des pédoncules ou croisement de la calotte commence à l'émergence du pathétique et finit en arrière des nates ; les pédoncules se reconstituent au delà en un faisceau compact, noyau blanc de la calotte, qui aborde le noyau rouge. Il est à peu près démontré que ce croisement est incomplet, et qu'une partie des fibres, de beaucoup la moindre d'ailleurs, est directe et va à la couche optique homolatérale.

L'extirpation du vermis *(Marchi)*, d'un hémisphère cérébelleux *(Gudden)* fait dégénérer le pédoncule supérieur et le noyau rouge opposé. De même la section de ce même pédoncule *(Forel)*. En sens inverse, des lésions de la couche optique *(Gudden, Mendel)*, de l'écorce des circonvolutions rolandiques (*Flechsig, Hœsel*) provoquent la dégénération du noyau rouge, du pédoncule et du corps dentelé.

La voie cérébro-cérébelleuse est croisée et indirecte ; le noyau rouge est certainement une station intermédiaire. Mais le trajet entre le noyau rouge et l'écorce cérébrale n'est pas encore bien connu. La plupart des auteurs admettent que du noyau rouge, aussi bien de sa capsule extérieure que de sa profondeur, émergent des fibres qui vont en grande partie à la couche optique (faisceau thalamique de Forel), en petite partie au noyau ventriculaire (f. lenticulaire). Pour Mingazzini, l'expérimentation et les observations pathologiques démontrent que la couche optique est la station fondamentale interposée entre l'hémisphère cérébral du même côté et l'hémisphère cérébelleux du côté opposé. De là les atrophies croisées cérébro-cérébelleuses avec lésions du thalamus. La voie totale comprend donc au moins trois neurones alignés, du cerveau à la couche optique, de celle-ci au noyau rouge, de ce noyau au cervelet. Hœsel se fonde sur une observation de dégénération secondaire, d'origine cérébrale, pour avancer que les fibres cérébelleuses vont directement du noyau rouge à l'écorce cérébrale, en passant par la capsule interne avec les fibres sensitives et les fibres pyramidales, pour aboutir comme elles aux circonvolutions rolandiques.

Relativement à la distinction de fibres centripètes et de fibres centrifuges, Held a reconnu que la plus grande partie des fibres du pédoncule naissent dans les cellules du corps dentelé, et qu'une petite partie seulement, issue du noyau rouge et de la région quadrijumelle, a ce ganglion pour aboutissant.

On n'a pas décrit moins de six faisceaux dans ce pédoncule : 1o un faisceau *externe*, qui va directement du corps dentelé à la couche optique *(Marchi)*, 2o, 3o et 4o les faisceaux *dorsal*, *moyen* et *interne (Bechterew)*, tous croisés, qui du vermis, du noyau du toit, des corps dentelés et de ses accessoires, vont au noyau rouge ; 5° le faisceau *ventral (Bechterew)*, qui suit le côté externe et inférieur du pédoncule et l'abandonne derrière le croisement pour aller au côté opposé. C'est une commissure bilatérale entre les deux noyaux du nerf vestibulaire, une voie acoustique, non cérébelleuse ; 6° le faisceau *ventral* ou *antérieur* du faisceau cérébelleux direct *(Lœwenthal)*. Il occupe d'abord la région dorso-externe, puis la région dorso-interne du pédoncule, et monte en partie au noyau du toit, en partie à la portion inférieure du vermis du côté opposé. Il dégénère en sens ascendant ; Marchi aurait constaté des fibres à dégénération descendante, dans l'extirpation du cervelet.

Enfin Obersteiner indique : 1° un faisceau *basal* ou *sagittal médian* qui émerge des tubercules quadrijumeaux comme frein de la valvule de Vieussens, suit la lame blanche de cette valvule sous la lingula, de là passe sous le noyau du toit et pénètre dans le noyau blanc du vermis ; 2° le faisceau *latéro-longitudinal* qu'on voit sous l'épendyme à l'angle externe du quatrième ventricule, allant du flocculus au locus cœruleus.

Pédoncule cérébelleux moyen. — Les lésions expérimentales du cervelet font dégénérer en sens descendant le pédoncule moyen et les noyaux gris protubérantiels opposés *(Véjas)*. L'extirpation du vermis provoque la dégénération du tiers supérieur du pont, cette dégénération va en diminuant à partir de cette limite *(Marchi)*. Les dégénérescences totales du pied du pédoncule n'atteignent pas le pédoncule moyen.

Le croisement est partiel. D'après Marchi, les fibres homolatérales prédominent ; les fibres controlatérales ou croisées sont en minorité. D'après Bechterew les fibres protubérantielles et la moitié supérieure sont toutes croisées ; celles de la partie inférieure sont, la moitié croisées, la moitié directes. Cajal a constaté par la méthode de Golgi que la grande majorité des fibres sont croisées.

Toutes les fibres descendantes ne vont pas aux noyaux protubérantiels ; il en est qui aboutissent au noyau réticulé et à la formation réticulaire *(Bechterew, Cajal)*.

Bechterew divise les fibres du pédoncule moyen en deux systèmes fondamentaux : 1° le système des *fibres cérébrales*, qui embrasse les fibres de la moitié supérieure du pont ou partie proximale. Ces fibres sont à développement tardif. Nées dans les noyaux protubérantiels, elles montent obliquement en haut et en arrière pour se terminer surtout dans la partie postérieure de l'hémisphère du cervelet ; accessoirement dans ses parties supérieures et latérales, dans le vermis et les noyaux du toit. Elles sont croisées, leur direction est centripète ; elles conduisent au cervelet les impulsions cérébrales qui leur sont apportées par les fibres cortico-protubérantielles. — 2° Le système des *fibres spinales*. Ces fibres distales, à développement précoce, occupent la partie inférieure du pont. Elles viennent elles aussi des noyaux protubérantiels, passent en dedans et en arrière des précédentes, en sens antéro-postérieur, le long du pédoncule et aboutissent à la partie antérieure et moyenne de l'hémisphère, ainsi qu'aux noyaux centraux. Elles sont en partie croisées, en partie directes. Elles conduisent les excitations cérébelleuses aux noyaux réticulés du bulbe et de là à la moelle.

Cette distinction d'un système spinal et d'un système cérébral est formellement contredite par Mingazzini qui se fonde sur des recherches de dégénérescence expérimentale et de formation myélinique pour soutenir que les fibres du pédoncule moyen forment un seul système homogène.

Nous avons vu plus haut que, par la méthode de Golgi appliquée aux mammifères (chien, chat, rat...), Cajal a reconnu deux espèces de fibres pédonculaires : les unes, centripètes par rapport au cervelet, vont des noyaux du pont à l'écorce du cervelet ; les autres, centrifuges, vont de cette même écorce, des cellules de Purkinje en particulier, à la protubérance, et dans celle-ci surtout à la formation réticulée.

Pédoncule cérébelleux inférieur. — Wernicke a donné le nom de *noyau du corps restiforme* à des îlots de grandes cellules nerveuses, disséminées tantôt au milieu du corps restiforme, tantôt à la pér[illegible]ie sur le faisceau olivaire. Ce noyau confine en bas à l'extrémité supérieure du noy[illegible]xterne de Burdach.

On a indiqué sept faisceaux dans le pédoncule céréb. inférieur.

1° Le faisceau olivaire. — Ses fibres nées en grande partie de la face externe du corps dentelé, en petite partie de l'écorce, descendent d'abord sur la face externe du c. restiforme, puis la contournent pour passer à sa face interne, entrent dans le bulbe et s'y croisent, en constituant les fibres arquées antérieures externes et internes, et s'épanouissent dans la concavité de l'olive opposée. Elles sont à développement tardif. A son tour, l'olive est unie au noyau lenticulaire par le *faisceau central de la calotte*, en sorte que ces trois ganglions, le corps dentelé du cervelet, l'olive du bulbe et le noyau lenticulaire du cerveau formeraient un système solidaire dont les trois membres peuvent être simultanément atrophiés *(Flechsig)*.

2° **Le faisceau cérébelleux direct** (partie dorsale). Remarquable par ses grosses fibres, il monte sur la partie externe du pédoncule, puis s'unit au faisceau du noyau latéral, et aboutit à la partie dorsale du vermis supérieur homolatéral, comme l'ont démontré Monakow par la méthode des atrophies, Auerbach par la dégénération expérimentale, Bechterew par l'embryologie. Ses fibres sont centripètes ; toutefois, chez le chien et chez le singe, Marchi a expérimentalement constaté des fibres centrifuges, à dégénération descendante.

3° **Les fibres de Burdach**. — Ces fibres sortent du noyau externe de Burdach, comme fibres arquées externes postérieures, se constituent en un faisceau compact qui monte derrière le faisceau cérébell. direct et se terminent dans le vermis supérieur homolatéral. Ces fibres ne seraient donc pas croisées *(Bechterew)*. Blumenau remarque que le noyau externe de Burdach est un noyau à grandes cellules, qui remplace probablement dans le bulbe la colonne de Clarke ; il a constaté son atrophie dans un cas d'atrophie du cervelet. Les cylindre-axes des cellules montent dans le corps restiforme.

4° **Les fibres de Goll**. — Très fines, elles naissent de la partie externe du noyau de Goll, remarquable par ses grandes cellules, et se terminent dans la partie externe du vermis supérieur. Bechterew distingue deux catégories de fibres : les fibres croisées, les plus nombreuses, qui se croisent dans la couche interolivaire et se rassemblent sur le bord externe de l'olive, fibres arquées antérieures ; elles sont peut-être interrompues par les cellules du noyau arciforme ; — les fibres directes, peu nombreuses, qui sortent en arrière avec les fibres de Burdach, fibres postérieures et externes du bulbe.

5° **Les fibres du noyau latéral**. — Bechterew signale ces fibres, que Véjas a reconnues aussi par la méthode des atrophies, et qui, du noyau du cordon latéral du bulbe, montent le long de la partie inférieure du corps restiforme, se croisent dans la commissure antérieure du cervelet et vont au vermis supérieur.

6° **Les fibres de l'olive supérieure**. — Du noyau du toit, elles vont, après croisement, à l'olive supérieure protubérantielle, en suivant la partie du corps restiforme.

7° **Le faisceau sensoriel cérébelleux**. — Edinger admet que du noyau du toit émane un faisceau qui suit la partie interne du corps restiforme et la partie externe du quatrième ventricule, pour aboutir aux noyaux du trijumeau et de l'acoustique et se prolonger en bas dans les noyaux du pneumogastrique et du glosso-pharyngien. Ce faisceau est direct. Il unit le cervelet avec les nerfs crâniens sensitifs, dont il est en quelque sorte la racine cérébelleuse.

L'existence de ce faisceau est formellement contestée par les autres observateurs. Bechterew dit que le nerf acoustique seul (branche vestibulaire) est en rapport avec le cervelet, et encore ses fibres de connexion ne passent-elles pas par le pédoncule cérébell. inférieur. V. Gehuchten, qui ne reconnait pas ce faisceau, admet pourtant, mais théoriquement, qu'une partie des fibres radiculaires des nerfs sensitifs crâniens se prolongent dans le cervelet.

Noyaux du toit. — Les noyaux droit et gauche sont unis entre eux par une commissure de fibres médullaires. Bechterew dit que chaque noyau est uni par un faisceau spécial avec le vermis supérieur, et que d'autre part il reçoit, au moins en grande partie, le faisceau dorsal du pédoncule cérébell. supérieur et des fibres venues de l'olive protubérantielle.

Noyaux accessoires. — Bechterew signale aussi leur union avec le vermis supérieur par des fibres spéciales, et la terminaison au milieu de [illegible]s cellules d'une partie des fibres restiformes, du faisceau moyen du pédoncule céréb[illegible]upérieur et de fibres du noyau acoustique vestibulaire.

Sur les pédoncules du cervelet et par suite sur les connexions de cet organe, consultez, outre les Traités d'*Obersteiner* (Anatomie des centres nerveux, 1893), d'*Edinger* (Vorlesungen..., 1893) ; et de *Bechterew* (Die Leitungsbahnen..., 1894), les travaux suivants :

Bechterew, Zur Anat. des Kleinhirns, in *Neurol. Centralbl.*, 1885 ; — Ueber die Bestandtheile des Corpus restiforme, in *Arch. f. Anat.*, 1886 ; — Ueber die Bestandtheile der vorderen Kleinhirnschenkeln, in *Arch. f. Anat.*, 1888.

Brosset, Contrib. à l'étude des connexions du cervelet, *Thèse de Lyon*, 1890.
Blumenau, Ueber die aüsseren Kern des Keilstranges, in Neurol. Centralbl., 1891.
Marchi, Sull' origine e decorso dei peduncolari cerebellari, in *Rivista di freniat.*, 1891.
Mingazzini, Sur le trajet du pedunculus medius cerebelli, in *Intern. Monatschr.*, 1891, et *Arch. ital. de Biologie*, 1894.
Cajal, Le Pont de Varole, *Bibliogr. anatomique*, 1894, et Ganglions cérébelleux. *Ibid.* 1895.

V. — ARCHITECTURE DU CERVELET

Nous avons pu décrire une architecture de la moelle, comme un édifice qui, sans être achevé, révèle cependant son ensemble et déjà de nombreux détails ; celle du cerveau plus imparfaite nous est pourtant connue dans ses lignes fondamentales ; mais l'architecture du cervelet n'est qu'une ébauche.

Quelques données générales ont pu se dégager des faits que nous avons exposés plus haut. :

1° Le cervelet est en connexion avec la totalité de l'axe cérébro-spinal. Il est uni directement aux noyaux ganglionnaires du pédoncule cérébral, de la protubérance et du bulbe ; directement ou indirectement au cerveau et à la moelle. Ces connexions sont à double voie, ascendante et descendante ; en d'autres termes il y a des fibres centripètes qui vont au cervelet et des fibres centrifuges qui du cervelet vont à la moelle ou à l'encéphale. — 2° Le territoire cérébelleux est limité à l'axe cérébro-spinal. Toutes les fibres qu'il reçoit ou qu'il émet proviennent des centres nerveux ou y aboutissent ; il ne lui arrive aucune fibre nerveuse de la peau, des muqueuses, des muscles ou des viscères, et il ne leur en envoie aucune. Il reste un organe central dans toute l'étendue du mot. — 3° Ses fibres afférentes ou efférentes ne subissent qu'une semi-décussation ; elles appartiennent au type du chiasma. Si la majorité des fibres d'origine ou de destination cérébrale paraissent être croisées, les fibres spinales au contraire sont principalement directes, homolatérales ; c'est ainsi que le faisceau cérébelleux, voie centripète, est direct d'un bout à l'autre de la colonne de Clarke à l'écorce du vermis, et que les voies centrifuges, mal connues du reste, sont surtout homolatérales à en juger par les recherches anatomiques de Marchi et par les expériences physiologiques de Luciani. Chaque moitié du cervelet est en rapport avec les deux moitiés du corps, mais principalement avec la moitié correspondante ou homologue.

L'anatomie nous a montré que le cervelet est un organe appendiculaire et non intermédiaire, je veux dire par là qu'il n'est pas intercalé entre la moelle et le cerveau, mais surajouté et à distance. C'est un centre autonome, indépendant comme le cerveau, et, comme lui, il possède deux systèmes de fibres, un système d'association et un système de projection.

A. Système d'association. — Ce système comprend les fibres *intérieures* qui unissent entre elles les différentes parties du cervelet, pour en faire un organe solidaire, homogène. Elles sont de deux ordres, les fibres d'association intra-corticales et extra-corticales ou fibres arquées, et les fibres commissurales.

Les *fibres intra-corticales* sont celles que nous avons décrites dans l'épaisseur de l'écorce cérébelleuse. Nous avons vu les cellules de Purkinje reliées entre elles par leurs propres collatérales, par les cylindre-axes des petites cellules étoilées, par les fibres parallèles des grains ; ces relations comprennent tous les degrés en espace dans une même lamelle ; les unes sont rapprochées, limitées à trois cellules contiguës, les autres sont éloignées et s'étendent d'un bout d'une lamelle à l'autre.

Les *fibres arquées* ou extra-corticales, fibres d'association proprement dites, fibres en guirlande de Stilling, courent à la base de l'écorce en faisceaux assez épais, se moulant sur les sillons interlamellaires et interlobulaires. Elles unissent non plus les éléments nerveux d'une même lamelle, mais deux lamelles entre elles dans un même lobule ou d'un lobule à l'autre. Leurs cellules d'origine sont complètement inconnues.

On a longtemps rangé avec Stilling les *commissures antérieure* et *postérieure,* qu'il avait découvertes dans l'épaisseur du noyau médullaire du vermis, parmi les fibres d'union reliant directement des parties homologues des hémisphères ;

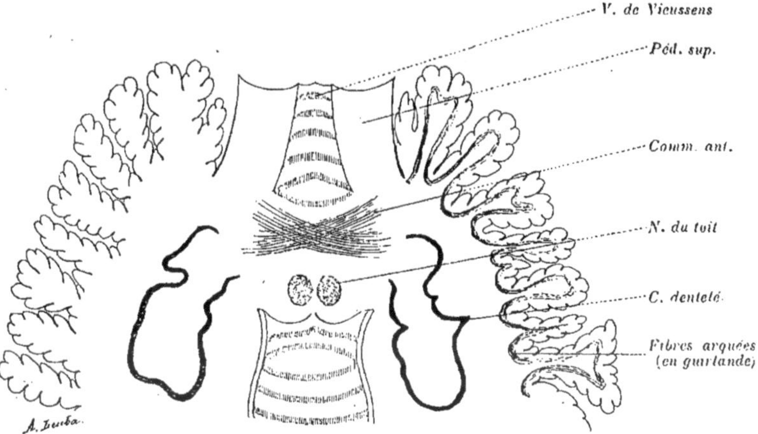

Fig. 346. — Fibres d'association et commissures du cervelet.
Commissure antérieure de Stilling et fibres arquées ou en guirlande, schématisées sur une coupe horizontale.

mais il paraît se confirmer que c'est uniquement un lieu de croisement pour les fibres extérieures qui arrivent ou sortent par les pédoncules cérébelleux. On pensait aussi qu'une partie de la protubérance, analogue au corps calleux, contenait des fibres jetées transversalement d'une moitié du cervelet à l'autre ; or toutes les fibres connues du pédoncule cérébell. moyen se terminent dans les noyaux gris du pont de Varole, du côté homologue ou opposé.

Une mention particulière doit être faite des fibres d'association du *flocculus* ou *lobule du pneumogastrique.* Ce lobule singulier a, comme nous l'avons vu (p. 284), une origine embryologique spéciale et peut persister seul dans l'absence totale du cervelet ; nous savons aussi qu'il est en relation avec les stries acoustiques. Bechterew a reconnu que de son pédicule part un faisceau à myélinisation précoce, qui, issu de la partie postérieure et inférieure du flocculus, se dirige en dedans sur la voûte du quatrième ventricule et monte du côté du vermis supérieur. Stscherbach, par la même méthode embryologique, a confirmé l'existence de ce faisceau qui comprend la plus grande partie du pédoncule flocculaire, passe au-dessus du corps restiforme, et se termine en partie dans les noyaux accessoires, en partie dans le vermis opposé après croisement. Il a indiqué également que le flocculus est en rapport avec les noyaux du nerf vestibulaire.

B. Système de projection. — On appelle ainsi depuis Meynert l'ensemble des fibres *extérieures* qui se projettent ou se prolongent hors du cerveau ou du cervelet; ce sont les irradiations extérieures de l'organe, centripètes et centrifuges.

A ne considérer que les rapports immédiats, nous voyons le cervelet à cheval sur le tronc cérébral, s'unissant par ses trois paires de membres avec les parties sous-jacentes de ce tronc nerveux, avec le cerveau moyen (pédoncule cérébral) par ses pédoncules supérieurs, avec le cerveau postérieur (protubérance) par ses pédoncules moyens, avec l'arrière-cerveau (bulbe) par les pédoncules inférieurs. Mais les noyaux de ces diverses parties ne sont pas des stations terminus d'arrivée ou de départ pour les fibres de projection, ce sont des stations intermédiaires. Les fibres cérébelleuses sont d'ailleurs coupées sur leur trajet par ces relais plus ou moins nombreux; c'est ainsi que vraisemblablement telle fibre de Purkinje se termine au contact d'une cellule du corps dentelé ou des noyaux accessoires; celle-ci à son tour va actionner une cellule d'un noyau bulbaire ou protubérantiel, laquelle transmet son excitation à la cellule radiculaire d'un nerf moteur crânien ou rachidien. La voie descendante comprend donc dans ce cas quatre neurones ou cellules nerveuses alignées et accouplées; il y a trois cellules pour la partie cérébelleuse, et sur ce nombre on compte une cellule d'origine, la cellule de Purkinje, et deux cellules ou stations intermédiaires, celles du corps dentelé et du noyau protubérantiel. C'est dans ces stations intercalaires que nous rangeons le noyau rouge, la couche optique, les olives supérieure et inférieure, les noyaux du pont, le noyau réticulé, le noyau latéral, les noyaux de Goll et de Burdach et la colonne de Clarke.

Considérant donc seulement les aboutissants vrais, les origines et terminaisons fondamentales, nous reconnaissons que le cervelet est en rapport par ses fibres de projection avec le cerveau et avec la moelle.

Connexions cérébrales. — Les connexions entre l'écorce du cervelet et celle du cerveau se font par la voie des trois pédoncules. Par le pédoncule supérieur, les fibres rencontrent comme échelons sur leur trajet le noyau rouge, la couche optique et le noyau lenticulaire; par le pédoncule moyen, les fibres cérébrales, cortico-protubérantielles, après s'être ou non interrompues dans le corps strié, descendent par le pied du pédoncule cérébral et s'arrêtent aux noyaux gris de la partie supérieure de la protubérance, avant-gardes eux-mêmes des voies cérébelleuses; par le pédoncule inférieur, l'olive bulbaire reçoit une partie des fibres cérébelleuses du corps restiforme, et en émet d'autres (faisceau central de la calotte) qui montent à travers le tronc cérébral jusqu'au cerveau ou au moins jusqu'à ses ganglions centraux. Dans ces trois catégories de fibres, il y a très probablement un mélange de nerfs afférents et de nerfs efférents; au fond on ne peut rien préciser, et l'on a seulement quelques raisons de croire que la majorité des voies centripètes, allant du cerveau au cervelet, passent par la protubérance, et celle des voies centrifuges par les pédoncules supérieurs et inférieurs.

Ce qui montre bien le caractère essentiellement *indirect* des connexions du cerveau avec le cervelet, c'est que ni les lésions expérimentales ni les lésions pathologiques ne retentissent immédiatement d'un organe sur l'autre. Ainsi l'atrophie congénitale du cerveau n'entraîne pas celle du cervelet, pas plus que l'ablation d'un hémisphère cérébral *(Gudden)*; de même encore l'ablation du cerveau ne trouble pas l'équilibration chez les animaux, alors que la moindre lésion du cervelet altère cette fonction.

Connexions spinales. — Sous ce terme de spinales, il faut comprendre non seulement la moelle épinière proprement dite, avec ses nerfs rachidiens, mais

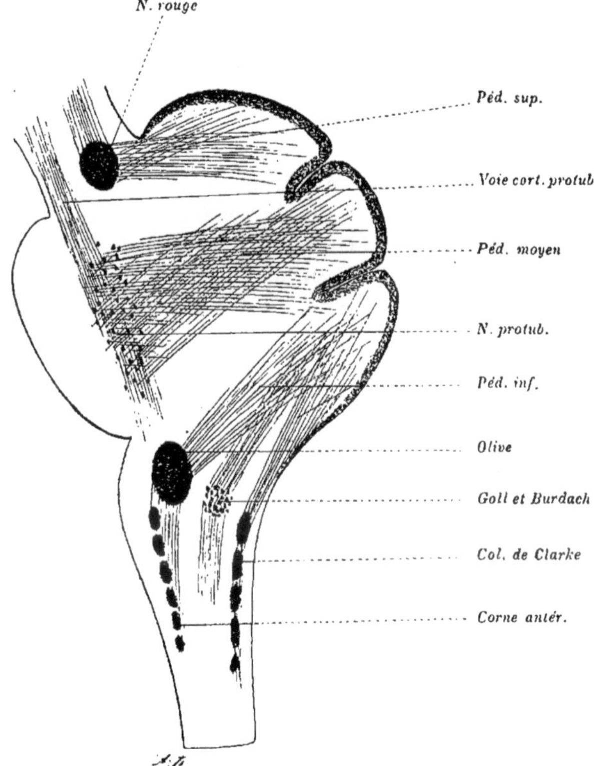

Fig. 347. — Connexions du cervelet avec le cerveau, la protubérance et la moelle. — *Schéma.*

aussi son prolongement dans le crâne, le tronc cérébral avec les nerfs crâniens.

Ici un certain jour commence à se faire sur les relations qui unissent l'écorce cérébelleuse avec les nerfs périphériques. Considérons d'abord les nerfs rachidiens. Par le faisceau cérébelleux direct, par les fibres de Goll et de Burdach, le cervelet est en rapport avec la colonne de Clarke, les noyaux de Goll et de Burdach ; à leur tour ces noyaux reçoivent les terminaisons arborisées des racines postérieures. C'est là la voie montante ou centripète, qui passe en très grande partie par les pédoncules cérébelleux inférieurs. Les impressions périphériques nées dans la peau, les muscles, les viscères montent aux ganglions spinaux, de là par les racines postérieures aux cellules de la colonne de Clarke et des noyaux de Burdach et de Goll, et de ces noyaux, par le corps restiforme, à l'écorce du cervelet. Ces impressions sont sans doute de nature complexe, sens musculaire, sens tactile et autres ; elles se communiquent à la cellule de Purkinje en ébranlant ses ramifications protoplasmiques. La voie descendante, centrifuge, est incertaine. Comment la cellule de Purkinje va-t-elle agir sur la cellule radiculaire motrice de la moelle? Les uns admettent, avec Marchi, que le faisceau cérébelleux direct contient un certain nombre de fibres descendantes qui passent par le cordon antéro-latéral et se distribuent aux cellules de la corne antérieure ; les autres, avec Bechterew et Cajal, pensent que ces fibres sont contenues dans le pédoncule cérébelleux moyen, qu'elles aboutissent aux cellules protubérantielles inférieures, et qu'à leur tour celles-ci directement ou indirectement influencent les cellules motrices de la moelle ; ou enfin avec Kœlliker, que le faisceau olivaire du pédoncule inférieur se prolonge indirectement dans le cordon antéro-latéral de la moelle.

Quant à l'arc nerveux qui unit les nerfs crâniens au cervelet, il faut s'en tenir à une hypothèse provisoire. La voie sensitive ascendante est, sinon le faisceau sensoriel d'Edinger mis en doute, du moins peut-être des branches de bifurcation que les racines du trijumeau, de l'acoustique, de la portion sensitive du pneumo-gastrique et du glosso-pharyngien, enverraient au cervelet. La voie centrifuge pourrait être cherchée dans ces mêmes fibres du pédoncule moyen qui du cervelet vont aux noyaux protubérantiels et à la formation réticulée, et de ces centres, ou même directement, aux noyaux moteurs des nerfs crâniens. On a constaté l'atrophie de plusieurs de ces noyaux à la suite d'extirpation du lobe médian du cervelet chez des animaux jeunes.

Fonction du cervelet. La *fonction* du cervelet est en grande partie énigmatique, et cette incertitude physiologique ne fait qu'accroître celle de l'anatomie, privée d'indications et de contrôle.

Le cervelet est pourtant un organe d'une importance considérable dans l'édifice nerveux. Il existe chez tous les vertébrés, présentant chez tous la même structure, et à mesure que l'on arrive aux types les plus élevés de l'embranchement, aux mammifères, on le voit s'accroître de plus en plus, suivant une marche parallèle à celle du cerveau, pour atteindre chez l'homme son point culminant ; il pèse quatre fois plus que la moelle et égale le septième du poids cérébral. Il a des connexions multiples avec toutes les parties de l'axe cérébro-spinal, au sein duquel il plonge par mille racines, et cependant il garde son autonomie, il est un centre supérieur comme le cerveau.

Cet organe important est un organe *moteur*, étranger à la vie psychique, à la vie sexuelle, aux phénomènes sensitifs proprement dits. C'est ainsi que, suivant les observations d'Edinger, il atteint un développement insolite chez les poissons forts nageurs et chez les reptiles aquatiques, comparés à ces mêmes animaux sédentaires ; on a signalé aussi ses fortes cellules de Purkinje chez les oiseaux de haut vol, comme est l'aigle. Les cellules de Purkinje ont le type moteur : leur grande taille, leur long prolongement cylindraxile à direction centrifuge et n'émettant que de rares collatérales, la richesse de leur arborisation protoplasmique et ses connexions multiples, tout cela rappelle les grandes cellules motrices de la moelle et de l'écorce cérébrale. Leur développement à la naissance chez les divers animaux paraît aller de pair avec la faculté de la marche et de la station. Enfin les observations de lésion cérébelleuse, les atrophies précoces de l'organe, les ablations expérimentales, produisent toutes des troubles moteurs de vertige, de titubation, de déséquilibration dans les muscles volontaires du tronc, des membres (nerfs rachidiens) et de la tête (nerfs crâniens moteurs des yeux et de la langue).

Quel est le caractère de sa motricité? pour les uns, il est coordinateur des mouvements ; pour les autres, il est seulement un équilibrateur, les mouvements coordonnés existant chez les animaux sans cervelet ; pour d'autres enfin, il est, plus simplement encore, un accumulateur de force nerveuse, que Rolando avait déjà comparé à une pile voltaïque.

Luciani, qui a le plus approfondi la question dans ces derniers temps, conclut que le cervelet communique, on pourrait dire injecte, aux autres centres nerveux une force lente, tranquille et continue. C'est au fond l'idée de Rolando, une source de force qui charge les appareils nerveux. Cette influence, dit Luciani, se manifeste de trois manières : par une action sthénique, qui augmente l'énergie potentielle dont disposent les appareils neuro-musculaires: par une action tonique, qui accroît la tension de ces appareils pendant les pauses fonctionnelles; par une action statique, équilibratrice, qui assure dans les éléments en action le rythme et la continuité.

Le cervelet paraît être un organe homogène, doué de l'unité anatomique et physiologique; on n'y a pas reconnu de territoires comme dans le cerveau. On trouve la même structure dans toutes ses régions ; son système d'association relie tous les champs de l'écorce, et les faisceaux pédonculaires, contrairement à ce que croyait Stilling, semblent tous se distribuer, inégalement il est vrai, à la fois au lobe médian et aux hémisphères. Il présente cependant, au cours de son évolution, une variation inverse remarquable entre sa partie centrale et ses masses latérales. Le vermis ou lobe médian existe seul chez les amphibies, les poissons et les reptiles ; il apparaît aussi le premier sur le cerveau humain embryonnaire. Avec les oiseaux se montrent les hémisphères, et désormais ceux-ci grandissant toujours vont finir par étouffer chez l'homme le lobe médian et occuper la place principale. Le vermis ne fait pourtant jamais défaut chez l'homme, le cas cité par Rossi sur un nouveau-né paraît être d'ordre pathologique ; mais son exagération, coïncidant ou non avec une fossette occipitale médiane, est un état réversif, qui s'observe surtout sur les cerveaux inférieurs (14 à 18 fois sur 100 chez les criminels-nés ou aliénés, 4 p. 100 chez les sujets normaux, *Lombroso*). Malgré cet amoindrissement du lobe médian, Bechterew le considère comme étant cependant plus important que les hémisphères ; il reçoit et il émet la plupart des faisceaux pédonculaires, et ses lésions restent rarement silencieuses. Pour Luciani, son action est bilatérale, et s'exerce surtout sur les membres inférieurs ou train postérieur. Mais il est difficile d'admettre que les hémisphères cérébelleux avec leur développement colossal, leur vaste pont de Varole, leur accroissement parallèle à celui des hémisphères cérébraux, leurs noyaux ganglionnaires, ne soient qu'un département secondaire dans le territoire du cervelet.

Cervelet du nouveau-né. — Au moment de la naissance, le cervelet ne possède encore qu'une organisation très imparfaite, inférieure à celle de la moelle épinière. Ainsi la couche moléculaire est divisée en deux couches secondaires, une couche profonde qui a la structure de la couche moléculaire de l'adulte, et une superficielle formée d'éléments transitoires embryonnaires. Cette couche moléculaire superficielle ou couche des grains superficiels, située sous la membrane basale qui recouvre l'écorce du cervelet, possède de petites cellules polyédriques à signification douteuse, que Cajal présume être la forme épithélioïde et transitoire des petites cellules nerveuses de la zone moléculaire adulte. Elle disparaît en se transformant dans le cours du développement. — Les cellules de Purkinje ont un corps effilé ; le cylindre-axe et ses collatérales sont hérissés de globules protoplasmiques : les ramifications dendritiques faiblement divisées ne s'étendent pas jusqu'à la surface de l'écorce et sont recouvertes par la couche moléculaire externe. — Dans la couche des grains, on ne trouve de fibres myélinées que par places, et, dans la protubérance annulaire, aucune des fibres transversales, issues du cervelet par le pédoncule céréb. moyen, ne possède de gaine de myéline avant le début du troisième mois, vers la neuvième semaine (d'après *Mingazzini*), pas plus d'ailleurs que les fibres pyramidales avec lesquelles elles sont en connexion indirecte.

D'études comparatives portant sur l'homme, le chien, la brebis et les oiseaux, Luys a cru pouvoir conclure que l'écorce du cervelet n'atteignait son plein développement histologique qu'à l'époque où l'animal peut se tenir debout et marcher, époque variable suivant les animaux considérés.

Deux points méritent encore de fixer l'attention.

1° A la naissance et déjà plusieurs semaines avant, tous les éléments histologiques, cellules nerveuses et cellules névrogliques, existent, imparfaits sans doute et de petit volume, mais aussi nombreux que ceux de l'adulte, ainsi que le montrent les coupes comparatives portant sur des cervelets d'âges différents. Ce n'est donc pas le nombre des cellules qui augmente par la croissance de l'organe, mais uniquement leur volume et leur étendue.

Le cervelet de l'adulte pèse environ cinq fois plus que celui du nouveau-né ; cet accroissement tient à la formation des gaines de myéline, à l'agrandissement des cellules névrogliques, à l'extension de leurs ramifications, aux vaisseaux plus larges qui les nourrissent. Pour le cervelet, comme pour les autres centres nerveux, les éléments apparaissent tous à la fois, dès la vie embryonnaire, puis cessent de se multiplier et ne font plus que s'accroître individuellement (*V. Gehuchten*).

2° Le corps dentelé se distingue par la précocité de son développement ; ses cellules devancent celles de Purkinje et sont organisées bien avant la naissance, fait jusqu'à présent inexpliqué. D'autre part, Azoulay a observé que toutes les cellules de Purkinje ne sont pas à développement tardif : un certain nombre, mêlées aux autres, sont achevées au huitième mois fœtal, et destinées, présume-t-il, à quelque acte instinctif s'exerçant dès les premiers jours de la vie.

Cervelet sénile. — Le cervelet se fait remarquer par sa résistance à l'atrophie que l'âge provoque dans les centres nerveux. Il maintient plus longtemps son accroissement que le cerveau, et sa déchéance sénile est moins forte, car il ne perd que les 4 centièmes de son poids, au lieu de 7 p. 100, « Les corpuscules amyloïdes qui, à un âge avancé, « se montrent en masse en beaucoup d'endroits du système nerveux central, sont ici très « rares. On les trouve principalement à la surface. Les cellules de Purkinje montrent moins « de tendance aux processus de dégénérescence que les cellules de l'écorce du cerveau ; « les dégénérescences graisseuses et pigmentaires y sont extrêmement rares (*Ober-* « *steiner*) ».

Hétérotopies de substance grise. — Les hétérotopies de la substance grise sont plus communes dans le cervelet que partout ailleurs. Sur 107 observations recueillies par Otto en 1887, 80 concernaient le cervelet, 20 le cerveau, 6 la moelle et 1 la protubérance. Pfleger, qui a recherché systématiquement les hérétopies sur tous les cervelets, en a observé 75 cas sur 400 autopsies ; la proportion de fréquence était la même chez les sujets sains d'esprit et chez ceux qui avaient succombé à une maladie mentale.

Ces anomalies se présentent sous la forme de foyers gris, du volume d'un grain de mil à un noyau de 1 cm. de longueur, siégeant ordinairement entre l'écorce et le corps dentelé. On y trouve des plexus de fibres à myéline, et des cellules nerveuses irrégulièrement disposées qui rappellent, soit les cellules des grains, soit celles de Purkinje. S'il est vrai, comme le soutient Lœwe, que primitivement et normalement c'est une même couche grise qui constitue l'écorce du cervelet et son noyau dentelé, et que ces deux parties sont séparées plus tard par l'envahissement des fibres nerveuses, on peut croire que les hétérotopies reconnaissent une même origine : des portions profondes de l'écorce seraient disjointes et refoulées à l'intérieur dans le cours du développement embryonnaire.

Voyez : *Pfleger,* Centralblatt f. med. Wissensch., 1880 ; — *Otto,* Hyperplasie der Hirnrinde, Virchow's Arch., 1887.

CHAPITRE QUATRIÈME

STRUCTURE DU CERVEAU

Le cerveau proprement dit de l'anatomie descriptive comprend : d'une part, les couches optiques, centres nerveux du cerveau intermédiaire, avec la substance grise du troisième ventricule ; d'autre part, les deux grandes formations cellulaires du cerveau antérieur, les corps striés et l'écorce cérébrale. Sans suivre cet ordre embryologique, nous grouperons sous le nom de *corps opto-striés* les ganglions du noyau cérébral et nous terminerons en étudiant l'écorce hémisphérique, qui représente dans les centres nerveux la partie la plus haute par son organisation comme par ses attributions physiologiques.

I. — CORPS OPTO-STRIÉS

Il faut distinguer dans les corps opto-striés : 1° la couche optique ou thalamus, qui appartient logiquement au tronc cérébral, car elle recouvre la calotte et se comporte comme les tubercules quadrijumeaux et le cervelet ; 2° le corps strié, écorce basale modifiée, qui lui-même est composé du noyau caudé et du noyau lenticulaire.

§ 1. — COUCHE OPTIQUE

La couche optique montre à l'œil nu un mélange de substance blanche et de substance grise, dont on se rendra compte à l'aide d'une coupe horizontale un peu superficielle.

Substance blanche. — La substance blanche se présente sous la forme du stratum zonale, de la couche réticulée et de la lame médullaire interne.

1° Le *stratum zonale* (couche en ceinture) recouvre la face postérieure ou base et la face supérieure, sur une épaisseur un peu inférieure à 1 mm. Sa plus grande minceur est au niveau du tubercule antérieur. Les fibres affectent surtout une direction sagittale ; elles proviennent des radiations optiques (faisceau sagittal du lobe occipital) dont une partie superficielle recouvre le pulvinar, et du pédoncule inférieur de la couche optique qui émerge le long du bord interne. — 2° La *couche réticulée,* ou couche grillagée, recouvre la face externe de la couche optique. C'est un plexus de fibres qui se croisent et s'orientent en tous sens, et qui proviennent de l'écorce cérébrale ; elles représentent les fibres de la couronne rayonnante optique, s'intersequant sous des angles variés avant de pénétrer dans le thalamus. Les mailles du plexus contiennent de la substance grise. La couche réticulée est séparée de la substance grise de la couche optique par une lame mince de substance blanche, la *lame médullaire externe,* mal limitée chez l'homme, un peu plus nette en bas, à son passage dans la région sous-optique. — 3° La *lame médullaire interne* est dirigée en sens antéro-postérieur et divise la couche optique en deux noyaux externe et interne ; elle se bifurque en avant, et circonscrit le noyau antérieur ; en arrière, elle est à peine apparente.

Les coupes frontales montrent que les deux lames médullaires se continuent à la partie inférieure avec la substance blanche de la région sous-optique, prolongement de la calotte, à la partie supérieure avec le stratum zonale.

Sur sa face interne, la couche optique se prolonge dans la substance grise du troisième ventricule ; par places seulement, le faisceau rétroflexe de Meynert et le pédoncule du thalamus établissent une démarcation.

Substance grise. — La coupe horizontale superficielle dont nous avons parlé révèle l'existence de trois masses grises, noyaux cendrés de Burdach, incomplètement séparés par la lame médullaire interne, et fusionnés sur une partie de leur surface : ce sont les noyaux antérieur, externe et interne.

1° Noyau antérieur. — Ce noyau occupe le sommet de la couche optique et produit le renflement très variable du *tubercule antérieur* (corpus subroton-

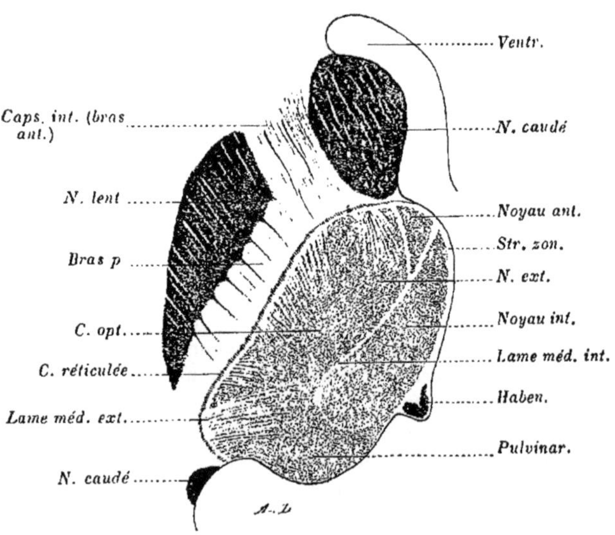

Fig. 348. — Noyaux et lames médullaires de la couche optique.
Coupe horizontale superficielle. — Côté gauche.

dum[1]. Il est encapsulé par la bifurcation de la lame médullaire interne en arrière et par le stratum zonale en avant. Sur sa face inférieure, s'irradie la terminaison du faisceau de Vicq d'Azyr, qui vient du tubercule mamillaire. Il présente sur la coupe horizontale une forme en coin, à renflement antérieur ou tête, à queue dirigée en arrière, qui l'a fait comparer à un noyau caudé en miniature. La tête reçoit des fibres rayonnantes corticales qui lui arrivent par le bras antérieur de la capsule interne (partie du pédonc. opt. ant.).

2° **Noyau externe.** — Le noyau externe est situé entre la couche réticulée et la lame médullaire interne. Il est plus long que le noyau interne qu'il déborde en avant et en arrière ; il s'en distingue encore par sa teinte claire, sa couleur rougeâtre et par les stries blanches transversales qui émanent de toute la longueur de la couche réticulée. Ces *fibres radiées* sont le prolongement des fibres de la couronne rayonnante ; le plus grand nombre pénètrent par l'extrémité antérieure (pédoncule antérieur du thalamus), et par l'extrémité postérieure (pédoncule postérieur).

Le *pulvinar* ou tubercule postérieur n'est pas nettement séparé du noyau interne, auquel il est rattaché par quelques auteurs. On le considère ordinairement comme une dépendance du noyau externe. Il présente, comme celui-ci, des fibres radiées, qui proviennent de la branche profonde de la racine optique externe et des fibres destinées au lobe occipital (radiations optiques).

3° **Noyau interne**. — Le noyau interne est beaucoup plus court, d'une couleur plus sombre ; on n'y voit pas à l'œil nu de stries transversales. Il se continue par places en dehors avec le noyau externe, en dedans avec la substance grise ventriculaire. Dans sa partie inférieure et postérieure, une lame blanche incomplète, lame *médullaire moyenne*, isole avec la lame médullaire externe un petit noyau gris de 5 à 6 mm. de D., rattaché tour à tour au noyau externe et au noyau interne ; c'est le *centre médian* de Luys.

En se fondant plutôt sur des considérations physiologiques que sur l'observation anatomique, Luys avait décomposé la couche optique en cinq *centres*, dont la plupart n'ont pas d'entité réelle. D'autre part Nissl a montré que, chez le lapin du moins, les trois grands noyaux de Burdach peuvent se diviser en trois ou quatre noyaux secondaires, et Tschish a signalé entre le centre médian de Luys et les fibres irradiées du noyau rouge un noyau spécial en forme de *coupe*, le *noyau sémilunaire de Flechsig* (*Déjerine*) ou *noyau en coupe* des Allemands.

Cellules nerveuses. — Les cellules nerveuses de la couche optique ne nous sont guère connues que par les recherches de Marchi (1886), exécutées sur l'homme et sur les mammifères à l'aide de la méthode de Golgi. Toutes les cellules sont multipolaires. Elles sont généralement de grande taille, 50 à 60 μ, et ressemblent aux cellules motrices de la moelle. La plupart sont à cylindre-axe long, quelques-unes à cylindre-axe court épuisé sur place. On compte de 4 à 6 prolongements protoplasmiques ; le prolongement nerveux suit une direction indéterminée.

Les cellules nerveuses sont irrégulièrement disséminées et ne sont pas réunies en centres anatomiques. Celles du noyau externe sont en général plus petites.

RELATIONS DE LA COUCHE OPTIQUE. — FAISCEAUX THALAMIQUES.

Placée comme une station intermédiaire entre le tronc cérébral qu'elle termine et le cerveau antérieur qu'elle précède, la couche optique est en rapport avec ces deux segments nerveux par de nombreux et puissants faisceaux.

1° Faisceaux d'union avec le tronc cérébral. — La plupart de ces faisceaux sont destinés au cerveau moyen, c'est-à-dire au segment qui est situé immédiatement en arrière et au-dessous de la couche optique, cerveau intermédiaire. Ils apparaissent comme une des voies d'*irradiation de la calotte* de la région pédonculaire, pénétrant dans la couche optique par sa partie postérieure ou caudale.

Nous signalerons surtout : 1° les radiations du noyau rouge, c'est-à-dire les fibres émanées de ce ganglion, qui d'autre part reçoit la plus grande partie du pédoncule cérébelleux supérieur croisé. Un faisceau direct de ce même pédoncule se rend à la couche optique sans s'être ni croisé, ni interrompu dans le noyau rouge. Ainsi s'établit entre la couche optique et le cervelet une large voie d'union en partie directe, en majeure partie indirecte, voie qui peut se compliquer de relations que le noyau rouge possède en outre avec la protubérance et le bulbe. L'extirpation d'un hémisphère cérébelleux provoque l'atrophie de la partie postérieure de la couche optique opposée *(Mingazzini)*; — 2° le ruban de Reil ou faisceau sensitif, par celles de ses fibres, en nombre restreint d'ailleurs, qui ne montent pas directement à l'écorce cérébrale ; — 3° les fibres de la formation réticulée, qui se prolongent au-dessous de la couche optique et se continuent à ce niveau avec les lames médullaires externe et interne ; — 4° il faut mettre à part les fibres du système optique, qui proviennent soit des tubercules quadrijumeaux antérieurs soit de la bandelette optique, et s'irradient dans le pulvinar.

2° Faisceaux d'union avec le cerveau antérieur. — Il faut distinguer dans le cerveau antérieur ou hémisphérique les corps striés et l'écorce cérébrale. Ces deux parties sont reliées au thalamus par de nombreuses fibres, éparses ou groupées en faisceaux, et qui toutes appartiennent au système de projection ; car, ainsi que nous le verrons plus loin, on appelle fibres de projection celles qui relient l'hémisphère cérébral, son écorce typique ou modifiée (c. striés), avec les autres segments de l'encéphale, couche optique, protubérance, bulbe, moelle.

1° Union avec les corps striés ; *fibres strio-thalamiques*. — Ces fibres sont très nombreuses ; elles occupent toute la face externe de la couche optique et son extrémité antérieure. Il en est de deux ordres.

Les premières sont représentées par ces fibres qui, nées du noyau caudé, mais principalement du noyau lenticulaire (fibres *lenticulo-thalamiques* de quelques auteurs) traversent horizontalement le genou et le bras postérieur de la capsule interne qu'elles découpent en segments rectangulaires ; sur la face opposée, elles abordent la couche réticulée et la lame médullaire externe de la couche optique, et de là pénètrent dans le noyau externe dont elles constituent en partie les stries radiées. On observe ces fibres en pont sur toute la hauteur de la capsule interne ; elles sont fines, en raison de leur très court trajet, et ne dégénèrent pas dans les lésions de l'écorce cérébrale.

Les secondes sont groupées en fascicules ; elles occupent la partie ventrale de la couche optique, au niveau de son extrémité antérieure, dans la base du cerveau. On voit en cette région des groupes de fibres, dont les unes émergent du sommet du globus pallidus (de son membre interne), pour se jeter immédiatement dans le sommet de la couche optique, tandis que les autres apparaissent au-dessous du globus pallidus et se dirigent sous la face inférieure de la couche optique dans laquelle elles s'enfoncent. Ces dernières fibres, qui courent horizontalement à la base des corps opto-striés, font partie de l'*anse lenticulaire* que nous décrirons avec les corps striés.

Edinger fait observer que chez tous les vertébrés existe un système puissant de fibres strio-thalamiques : chez tous, les deux ganglions sont étroitement associés, par leur base surtout, et tous deux unis, mais d'une façon moins complète, avec le cerveau moyen, cerveau du pédoncule cérébral.

2° Union avec l'écorce cérébrale ; fibres *cortico-thalamiques. Couronne rayonnante optique.* — La couche optique est reliée à toute la surface corticale de l'hémisphère par des fibres de projection dont l'ensemble constitue la *couronne rayonnante*, laquelle se mêle intimement à la couronne issue du pédoncule cérébral. Ces fibres ont, pour la plupart du moins, leurs cellules d'origine dans les circonvolutions, car elles dégénèrent en sens descendant dans les lésions de l'écorce. Presque toutes à leur émergence de la couche optique sont groupées en faisceaux ou *pédoncules*. Les fibres frontales constituent le pédoncule antérieur ; les fibres occipitales, le pédoncule postérieur ; les fibres temporales antérieures, le pédoncule inférieur. Seules les fibres temporales postérieures et les fibres pariétales sont étalées en nappe.

1° **Pédoncule antérieur** ; *fibres frontales*. — Les fibres qui arrivent du lobe frontal convergent à l'extrémité du bras antérieur ou lenticulo-caudé de la capsule interne et s'y réunissent pour former le *pédoncule antérieur* de la couche optique. Celui-ci se dirige horizontalement en arrière et en dedans, occupant à lui seul la plus grande partie de la cap-

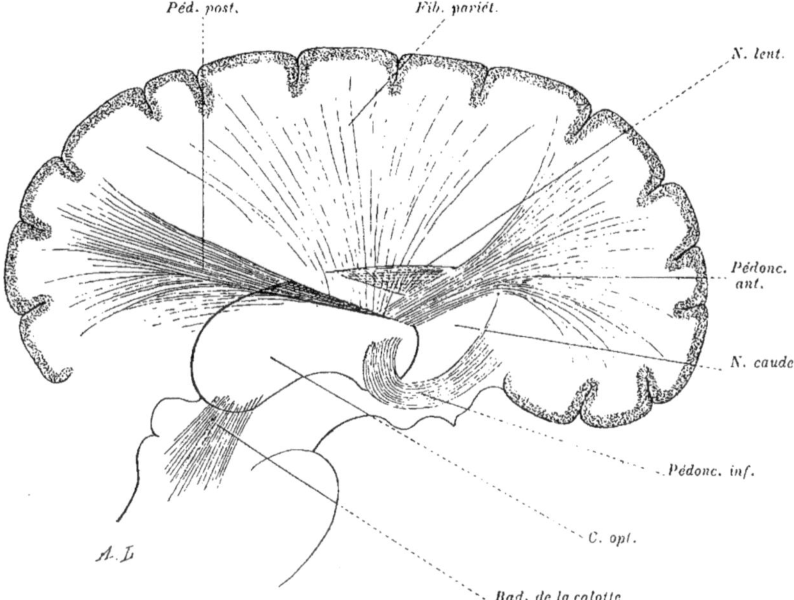

Fig. 349. — Couronne rayonnante de la couche optique.

Les corps striés en rouge, la couche optique en bleu. — Figure schématique.

sule ; au niveau du genou, ses fibres se déploient, entourent le noyau antérieur de la couche optique et se terminent en petite partie dans ce noyau et dans le noyau interne, en très grande majorité dans le noyau externe.

2° **Pédoncule postérieur** ou *Radiations optiques* ; *fibres occipitales*. — Le *pédoncule postérieur* nous est déjà connu, car il n'est autre que l'ensemble des radiations optiques de Gratiolet. Nous avons vu que ces fibres, issues du pulvinar ou tubercule postérieur, dans lequel elles continuent les fibres rétiniennes apportées par la bandelette optique, se dirigent horizontalement en arrière, à travers la partie la plus reculée du bras postérieur de la capsule interne (segment rétro-lenticulaire de Déjerine). Elles sont une des parties constituantes du *faisceau sagittal* de Wernicke qui occupe le centre ovale occipital, et vont se distribuer au sommet et à la face interne du lobe occipital. Sur la couche optique, elles contribuent à former le stratum zonale.

3° **Pédoncule inférieur** ; *fibres temporales*. — Le *pédoncule inférieur* occupe la base du cerveau et des corps opto-striés. Ses fibres, nées des circonvolutions temporales, des trois premières surtout, et en partie de l'écorce insulaire, se rassemblent, entre la face inférieure du noyau lenticulaire et la queue du noyau caudé, en un faisceau, *pédoncule inférieur*, qui fait partie de l'anse pédonculaire de Gratiolet et constitue sa couche inférieure. Avec celle-ci, il passe transversalement de dehors en dedans, au-dessous du noyau lenticulaire, sur la limite de l'espace perforé antérieur et du bord supérieur du pédoncule cérébral qu'il entoure comme d'un lien ; puis il se recourbe en spirale autour de l'extrémité antérieure de la couche optique, et monte le long de sa face interne, entre elle et la substance grise ventriculaire. Une partie des fibres plonge presque immédiatement dans la couche optique, l'autre aborde la face supérieure, se mêle au stratum zonale et pénètre dans le thalamus.

4° **Fibres temporales postérieures.** Ces fibres continuent en arrière celles du pédoncule postérieur ; seulement, au lieu d'être réunies en faisceau, elles forment une nappe étalée transversalement sous le noyau lenticulaire *(fibres temporo-thalamiques*, Déjerine). Pour aborder la couche optique, elles traversent sur une grande partie de sa longueur le bras postérieur de la capsule interne, dans sa région basale.

5° **Fibres pariétales.** — Les fibres pariétales descendent du lobe pariétal, pénètrent dans le bras postérieur de la capsule interne et s'y recourbent pour s'enfoncer dans la couche optique, sur toute la hauteur de sa face externe. Il résulte de cette inflexion que dans la capsule ces fibres sont verticales sur une partie de leur trajet, parallèles aux fibres du faisceau pyramidal, et transversales à leur point terminal, comme les fibres lenticulo-thalamiques.

A ces deux grands systèmes de relation que nous venons de décrire, dont l'un est un système inférieur ou distal, étendu de la couche optique à la moelle ou à sa continuation, dont l'autre est un système supérieur ou proximal, interposé entre la couche optique et le cerveau, il faut joindre deux autres catégories de fibres d'union, beaucoup plus circonscrites et en apparence tout à fait accessoires, au moins chez l'homme. Ce sont les fibres du système habénulaire et celles du système mamillaire, qui tous deux semblent devoir être rattachés à l'appareil olfactif.

Système habénulaire. — Dans la description de la couche optique, il faut réserver une place à part au système habénulaire, qui comprend le ganglion de l'habenula, le tœnia thalami, le faisceau rétroflexe et le ganglion interpédonculaire.

1° **Ganglion de l'habenula.** — Dénommé ainsi par Meynert, ce ganglion occupe sur la couche optique le bord interne de la face supérieure, en avant de la glande pinéale (voy. p. 313). Il existe chez tous les vertébrés; il est plus petit chez l'homme que chez les mammifères.

C'est un amas serré de petites cellules nerveuses, multipolaires, qui sert de point nodal à la rencontre de trois faisceaux : du pédoncule antérieur de la glande pinéale, du tœnia thalami et du faisceau rétroflexe. Nous avons dit en effet (p. 323) que l'on pouvait diviser le pédoncule antérieur de la glande pinéale ou habenula en deux parties : une partie antérieure au ganglion habenulæ, appelée tœnia thalami ou strie médullaire, une partie postérieure à ce même ganglion, qui est le pédoncule proprement dit où habenula propre de la glande pinéale (pédoncule du conarium).

2° **Tœnia thalami.** — Le tœnia thalami, strie médullaire, naît de la partie latérale de l'espace perforé antérieur, par conséquent du champ olfactif. Il se dirige en arrière et en haut, traverse l'extrémité antérieure de la couche optique, puis émerge dans le troisième ventricule à l'union angulaire de la paroi ventriculaire et de la couche optique, et suit cette arête pour aboutir au ganglion de l'habenula. Une partie de ses fibres s'y termine. L'autre, après s'être ou non interrompue dans ce ganglion, se dirige en arrière vers la glande pinéale *(pédoncule du conarium)*; elle y pénètre en partie, en partie se continue avec le pédoncule opposé, formant avec lui la *commissure des pédoncules*, située au-dessus et en avant de la commissure blanche postérieure. Il est possible que cette commissure unisse les deux ganglions et mérite le nom de *commissure habénulaire*.

Il est très probable que les fibres du tœnia thalami ont leurs cellules d'origine dans le champ olfactif, car Edinger a constaté que sa section sur un chien, en avant du ganglion de l'habenula, ne l'avait pas fait dégénérer.

3° **Faisceau rétroflexe.** — Meynert, qui découvrit ce faisceau, l'appela à tort faisceau de la calotte, plus tard faisceau rétroflexe; Forel l'a désigné sous le nom de faisceau de Meynert, dénomination appliquée déjà à d'autres systèmes de fibres.

Il relie le ganglion de l'habenula au ganglion interpédonculaire. Né du premier de ces centres nerveux, il descend à peu près verticalement entre la face interne de la couche optique et la paroi du troisième ventricule, puis entre les deux noyaux rouges, se croise à ce niveau avec le faisceau opposé et se termine dans le ganglion interpédonculaire. D'après Obersteiner, il contiendrait deux espèces de fibres, distinctes morphologiquement. Gudden a constaté sa dégénérescence descendante après l'ablation du ganglion de l'habenula; Edinger a obtenu le même résultat. Ses cellules d'origine sont donc dans ce ganglion, et ses arborisations terminales dans le ganglion interpédonculaire, ainsi que d'ailleurs v. Gehuchen l'a constaté directement.

4° **Ganglion interpédonculaire.** — Ce ganglion unique et impair, découvert par Gudden, occupe sur la ligne médiane la partie ventrale de l'espace perforé postérieur ou interpédonculaire. Il renferme de petites cellules nerveuses multipolaires ou fusiformes, et des formations glomérulaires analogues à celles du bulbe olfactif; Edinger a observé chez le chien sa division en cinq amas distincts. Très marqué chez les ongulés, chez la taupe, la chauve-souris, le ganglion interpédonculaire n'existe pas normalement chez l'homme ; il est remplacé par des cellules nerveuses éparses dans la partie médio-ventrale de la lame perforée, au milieu desquelles se termine le faisceau rétroflexe ; cependant, dans certains cas, il serait reconnaissable (*Brissaud*; voyez figure 197 où il est schématisé).

Les connexions de ce ganglion, autres que celles du faisceau de Meynert, sont encore mal connues.

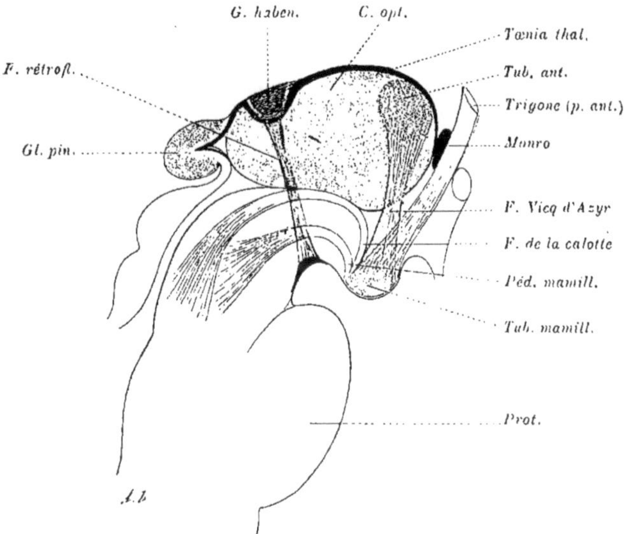

Fig. 350. — Système habénulaire (bleu) et système mamillaire.
Coupe sagittale. — Figure schématique.

Edinger rattache le système habénulaire à l'appareil olfactif. Il fait remarquer que le tœnia thalami, le faisceau rétroflexe, le ganglion de l'habenula et le ganglion interpédonculaire existent chez tous les vertébrés, qu'ils sont morphologiquement reliés au territoire olfactif, et que leur développement est proportionnel à celui de l'olfaction. C'est ainsi que le système habénulaire est très réduit chez l'homme microsmatique.

Système mamillaire. — Le système mamillaire se compose des tubercules mamillaires et des faisceaux qui en émanent ou s'y terminent.

Les *tubercules* ou *corps mamillaires* (voy. p. 318) occupent le plancher du ventricule moyen, entre le tuber cinereum et l'espace perforé postérieur. Unique et médian jusqu'au troisième mois fœtal, toute la vie chez les rongeurs et les ruminants, le ganglion se dédouble chez l'homme et chez les carnivores, disposition qui paraît en rapport avec la forte divergence des pédoncules cérébraux. Chacun d'eux se compose d'une *capsule* médullaire de fibres fines avec une sorte de hile dorsal, et d'une masse grise centrale. Celle-ci à son tour comprend deux noyaux, un *noyau externe* à petites cellules, et un *noyau interne*, à grandes cellules, dans lequel on peut encore distinguer un groupe antérieur et un groupe postérieur.

1° **Piliers du trigone et faisceau de Vicq d'Azyr.** — Les recherches de Gudden, confirmées par celles de Monakow, ont montré que les piliers antérieurs du trigone ne s-recourbent pas, comme on l'avait cru jusque-là d'après l'apparence extérieure, en décrivant un huit de chiffre dans le tubercule mamillaire, pour remonter dans la couche optique. Ils subissent une véritable interruption. Le noyau externe est le noyau d'origine des piliers antérieurs du trigone. Les fibres de ces piliers naissent des cellules du ganglion externe et constituent la *racine ascendante* du trigone, qui se dégage plus haut au niveau de la commissure blanche antérieure. Du noyau interne émane le *faisceau de Vicq d'Azyr* (ancienne racine descendante du trigone). Comme le pilier de la voûte, il émerge du hile dorsal et de la capsule médullaire, monte à peu près verticalement entre la substance grise du ventricule et la face interne de la couche optique, et se termine dans le tubercule antérieur de la couche optique.

Les tubercules mamillaires sont en outre reliés, en avant, au champ olfactif, en arrière au pédoncule cérébral.

2° **Faisceau olfactif.** — Edinger a décrit sous le nom de *faisceau olfactif* du cerveau intermédiaire de fines fibres longitudinales qui passent sous l'anse pédonculaire et aboutissent au lobe olfactif, chez les animaux osmatiques. Ce faisceau est sans doute identique au *faisceau longitudinal*, que Lenhossèk a indiqué dans la partie dorsale du tuber cinereum, et qui va en sens sagittal des corps mamillaires à l'espace perforé antérieur.

Nous avons signalé aussi (page 340) la stria alba tuberis de Lenhossèk et la bandelette mamillaire de Trolard.

3° **Pédoncule du corps mamillaire. — Faisceau de la calotte.** — Ces deux faisceaux ont une direction rétrograde et se portent d'avant en arrière au pédoncule cérébral.

Le *pédoncule du corps mamillaire* naît du noyau externe et semble aboutir au ruban de Reil, c'est-à-dire au faisceau sensitif, après avoir longé le sillon du moteur oculaire commun. Il ne dépasse pas la limite du locus niger.

Le *faisceau de la calotte* a pour origine le noyau interne et paraît continuer le faisceau de Vicq d'Azyr. D'abord ascendant, il s'infléchit et se porte en arrière dans la calotte du pédoncule cérébral; Bechterew lui assigne pour terminaison un petit noyau situé en dehors et en avant du faisceau longitudinal postérieur, noyau étroitement uni à son tour avec le noyau réticulé du toit. Le faisceau de la calotte serait donc relié à la formation réticulée.

On tend actuellement à rattacher le système mamillaire à l'appareil olfactif, à cause surtout de ses relations avec l'espace perforé antérieur et avec la corne d'Ammon.

Gudden a signalé l'existence de corps mamillaires *latéraux* ou accessoires chez le lapin, le chien, le chat, et aussi chez le rat et le cobaye. Staurenghi dit que chez l'homme ils se montrent, dans 10 pour 100 des cas, sous forme de saillies manifestes, et que dans tous les autres cas on les retrouve à l'état de petits ganglions aplatis, en dehors des tubercules médians. Il les considère comme des organes en régression. Déjerine a constaté que leur pédoncule se porte en arrière au ruban de Reil.

Fonctions de la couche optique. — On a attribué à la couche optique les fonctions les plus diverses; on l'a rangée tour à tour dans les organes moteurs et dans les organes sensitifs. Chose remarquable, ses lésions sont silencieuses, ou ne donnent lieu qu'à des symptômes banals. Bechterew se fonde sur ses expériences chez le chien, et sur celles de Réthi chez le lapin, pour la considérer comme un centre moteur, centre réflexe mimique et nutritif. La couche optique recevrait les impulsions sensorielles et y répondrait par des mouvements automatiques coordonnés, dont les uns se rapportent aux expressions passionnelles (contractions des oreilles, du nez, des yeux, de la bouche, sécrétion des larmes), tandis que d'autres ressortissent du tube digestif (mouvements des lèvres, de la déglutition, de l'œsophage, de l'estomac et de l'intestin). Le cœur lui-même et la vessie seraient, pour certaines de leurs actions musculaires, sous la dépendance de la couche optique.

Flechsig lui aussi se demande si la couche optique n'est pas le *centre réflexe psychique*.

Ce qui est mieux connu, c'est que par son pulvinar la couche optique est un des centres ganglionnaires de l'appareil de la vision. Nous avons signalé aussi ses relations avec l'appareil olfactif par les fibres habénulaires et les fibres mamillaires, avec la sensibilité générale par le ruban de Reil, avec le cervelet par le pédoncule cérébelleux supérieur. Des rapports aussi étendus doivent faire présumer l'importance du rôle à peine entrevu que la couche optique remplit dans le fonctionnement des centres nerveux.

RÉGION SOUS-OPTIQUE

La *région sous-optique* ou *sous-thalamique* est la calotte du cerveau intermédiaire, ou si l'on veut la partie basale et postérieure de ce segment des centres nerveux. Elle continue et termine la région de la calotte du pédoncule cérébral. L'étude de cette petite région est des plus importantes et des plus difficiles dans les recherches de laboratoire, car elle représente la jonction du tronc cérébral au cerveau, une sorte de point nodal où les faisceaux nombreux de l'étage supérieur du pédoncule cérébral, eux-mêmes continuation de ceux de la protubérance et du bulbe, se croisent et s'orientent en divers sens pour s'unir à la couche optique, à la capsule interne, au corps strié. L'intercalation de ganglions nouveaux, comme le corps de Luys, augmente encore cette complication. Mais dans un ouvrage d'enseignement général, on ne peut que donner une esquisse de la région sous-optique.

(Forel a consacré à cette partie du tronc cérébral un travail fondamental, qui devra tou-

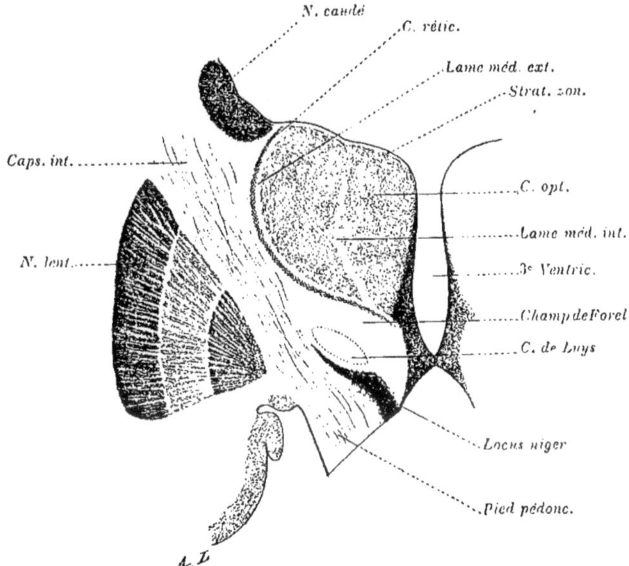

Fig. 351. — Région sous-optique (bleue).
Vue en coupe vertico-transversale.

jours être consulté, bien qu'il remonte à près de vingt ans et que l'auteur se soit servi exclusivement de la coloration au carmin. Forel : *Untersuchungen über die Haubenregion,* in Arch. f. Psych., 1877. — Flechsig, Edinger et Déjerine ont à leur tour apporté de nouvelles précisions).

La région sous-optique, de forme quadrilatère, a pour limites : en haut, la face inférieure de la couche optique ; en bas, le locus niger de Sœmmering ; en dehors, le pied du pédoncule cérébral qui se prolonge dans la capsule interne ; en dedans, la substance grise du troisième ventricule. Elle se continue en arrière avec la calotte des pédoncules cérébraux, en avant dans la partie postérieure de l'espace perforé antérieur ou substance innominée de Reichert. Dans le cerveau moyen, les deux moitiés droite et gauche de la calotte étaient unies par le raphé ; dans le cerveau intermédiaire, la divergence des pédoncules cérébraux disjoint les deux côtés et permet l'interposition de la partie inférieure ou infundibulaire du ventricule moyen, de celle qui est au-dessous du sillon de Monro. Le raphé n'existe plus qu'à la base ; distendu, étalé par l'écartement pédonculaire, il constitue le plancher du ventricule moyen ou commissure grise de la base.

On trouve dans la région sous-optique : des faisceaux médullaires, un noyau gris particulier, le corps de Luys et la partie supérieure, terminale, de deux centres cellulaires du cerveau moyen, du noyau rouge et du locus niger.

Une coupe vertico-transversale de la région nous présente immédiatement au-dessous de la couche optique : 1° une couche blanche, que Déjerine appelle le *champ de Forel*. Elle est constituée surtout par le *faisceau thalamique*, qui provient des lames médullaires externe et interne de la couche optique fusionnées à ce niveau, et qui est destiné principalement au noyau rouge, puis par le *faisceau* lenticulaire qui émane du noyau de ce nom et se distribue en partie au corps de Luys, en partie au noyau rouge. Une bande étroite, mélangée de fibres et de cellules, a reçu de Forel le nom de *zone incertaine*. — 2° Un noyau ganglionnaire, ou corps de Luys.

Corps de Luys. — Luys a découvert en 1865 ce petit ganglion sous-optique qu'il appela *bandelette accessoire de l'olive supérieure*, l'olive supérieure étant pour lui le noyau rouge. Le corps de Luys a la forme d'une lentille biconvexe à faces supérieure et inférieure, mesurant 7 mm. en largeur, 10 à 12 en sens transversal, 3 à 4 en épaisseur ; sa plus grande circonférence répond au plan transversal qui passe immédiatement en dessous des tubercules mamillaires. Sa couleur est café au lait.

Il est bien limité chez l'homme et chez les singes, mais n'est représenté chez les autres mammifères que par des îlots cellulaires diffus. Une mince capsule médullaire l'entoure de toute part, sauf en dedans. Les cellules nerveuses qui constituent le ganglion sont grandes, multipolaires, pigmentées. Elles sont disséminées dans un plexus extrêmement compliqué de fibres nerveuses très fines. Le réseau capillaire est remarquable par ses mailles très serrées et ses vaisseaux contournés en tous sens.

Le corps de Luys est essentiellement uni en haut au corps strié soit par l'anse lenticulaire, soit par des fibres qu'il reçoit, directement ou après croisement, du membre interne du globus pallidus ; en bas au pédoncule cérébelleux supérieur. Ces relations lui donnent une certaine analogie avec le noyau rouge qu'il semble continuer en avant. On admet aussi qu'il abandonne des fibres à l'espace perforé postérieur, et d'autres à la capsule interne. Les fibres de l'espace perforé se croisent dans la voûte de substance grise qui remplit cet espace et vont au corps de Luys opposé ; elles constituent la *commissure de Forel*.

SUBSTANCE GRISE CENTRALE DU VENTRICULE MOYEN.

La substance grise ventriculaire est la continuation de celle de l'aqueduc de Sylvius ; elle tapisse les faces latérales et le plancher du ventricule, la voûte étant réduite à un simple feuillet épithélial. Sur toute son étendue, elle est recouverte par l'épendyme avec ses cellules cylindriques vibratiles.

La substance grise des parois latérales, libre sur sa face interne qui ne porte que l'épendyme, est adhérente par sa face externe avec la couche optique et la région sous-optique. Elle va s'épaississant de haut en bas. Elle est fusionnée en partie avec le noyau interne de la couche optique, et n'en est séparée que localement par le faisceau rétroflexe de Meynert, le faisceau de Vicq d'Azyr et le pédoncule inférieur du thalamus. Elle est beaucoup plus épaisse chez les mammifères non primates. On y trouve des celllules et des fibres nerveuses.

Les cellules sont nombreuses, tantôt éparses, tantôt groupées en îlots. Edinger a décrit dans la partie postérieure un petit noyau, qu'il considère comme l'origine du faisceau longitudinal postérieur. La coloration par la méthode de Weigert révèle dans la substance grise une immense quantité de fibres fines ou très fines, quelques-unes même de gros calibre, dont l'origine et la destination sont à peu près complètement inconnues. Schütz a montré que ces fibres dégénèrent dans la paralysie générale, tout comme les fibres corticales. Il reconnaît, outre les fibres disséminées, plusieurs faisceaux, dont l'un proviendrait de la couche optique, tandis que les autres issus du ganglion de l'habenula et de la région infundibulaire, convergeraient vers l'aqueduc de Sylvius et, sous le nom de *faisceau longitudinal dorsal*, se prolongeraient jusqu'au bulbe. Nous nous sommes déjà expliqués à ce sujet (voyez page 569).

La substance grise du plancher ou commissure de la base est l'équivalent du raphé de la calotte, étirée en lame par la divergence des pédoncules cérébraux. Elle comprend, d'arrière en avant, la partie antérieure de l'espace perforé postérieur, les tubercules mamillaires et le tuber cinereum.

1° **Espace perforé postérieur.** — Cet espace est une couche grise traversée par des vaisseaux, elle renferme chez l'homme des cellules ganglionnaires éparses, et chez beaucoup d'animaux le *ganglion interpédonculaire* (voyez p. 613). C'est l'aboutissant du faisceau rétroflexe habénulaire.

2° **Tubercules mamillaires**. — Nous avons décrit plus haut les tubercules mamillaires médians et latéraux (p. 613) avec leurs faisceaux. Nous ajouterons seulement que dans la couche supérieure de cette région et de la lame interpédonculaire se voient de nombreuses fibres croisées comme dans un raphé ; elles constituent le croisement antérieur d'Edinger ou *commissure de Forel*. On a vu tour à tour dans la commissure de Forel une voie d'union entre les corps de Luys ou entre les noyaux rouges ou même entre les couches optiques. Mais peut-être n'est-ce pas une véritable commissure et simplement le passage croisé de fibres allant de la couche optique au noyau lenticulaire (voyez plus loin : *Système commissural*).

3° **Tuber cinereum**. — La substance grise du tuber cinereum, épaisse de 1 mm. 5, s'étend, depuis le chiasma qu'elle déborde en dessus, jusqu'aux tubercules mamillaires. Elle est traversée dans sa partie inférieure par la stria alba tuberis, dans sa partie supérieure par le faisceau sagittal qui unit les corps mamillaires à l'espace perforé antérieur ; elle contient aussi la partie initiale ou racine ascendante des piliers antérieurs du trigone et la commissure de Meynert. Enfin elle abandonne quelques fibres au chiasma et à la bandelette optique.

C'est à tort que Meynert a décrit le tuber cinereum comme une substance grise homogène et lui a donné le nom de ganglion optique basal. Lenhossék a reconnu dans le tuber trois noyaux distincts, alignés en sens antéro-postérieur et séparés par des faisceaux de fibres nerveuses qui concourent à les encapsuler. Il admet : tout à fait en avant, au-dessus du chiasma et presque hors de la région, le *noyau suprà-optique*, petit, long de 1 mm. à peine, — derrière le chiasma, le *noyau antérieur*, le plus gros, long de 2 mm. 2, qui constitue la masse principale du tuber, — le *noyau postéro-latéral*, long de 1 mm., situé entre le noyau précédent et le tubercule mamillaire.

Commissure de Meynert. — Cette commissure, que nous décrirons plus loin en détail, est située sur la périphérie du tuber, dans la partie supérieure du chiasma et de la bandelette optique. Elle réunit les corps de Luys et les noyaux lenticulaires.

Il est remarquable que la substance grise centrale du ventricule moyen renferme plusieurs commissures : la commissure grise ou molle de la couche optique, la commissure de Forel et la commissure de Meynert.

Bechterew a cru pouvoir conclure que la substance grise du troisième ventricule est un double centre, pour l'équilibre du corps et pour les réflexes pupillaires à la lumière. Les lésions de la paroi ventriculaire produisent d'une part une dilatation extrême et une inertie de la pupille, d'autre part de la titubation, des oscillations de la tête et des mouvements impulsifs.

§ II. — NOYAU CAUDÉ

Le noyau caudé ou intra-ventriculaire est tapissé sur sa face libre par l'épendyme du ventricule latéral. Sa substance grise est traversée dans sa partie externe par des stries blanches, comme le noyau externe de la couche optique ; ces stries, disposées surtout dans le sens sagittal, représentent la pénétration de faisceaux médullaires qui arrivent par la capsule interne. Meynert a désigné sous le nom de nucleus septi, *noyau du septum*, un prolongement de la substance grise de la tête, qui entoure en gouttière la face externe du septum lucidum sur une hauteur de 8 mm. Edinger indique tout le long du bord externe, dans l'angle latéral du ventricule, un faisceau d'association à fibres courtes qui suit toute la longueur et émet une partie des fibres sagittales dont nous avons parlé ; mais ce faisceau me paraît être le faisceau d'association occipito-frontal, lequel n'a aucune connexion avec le noyau intra-ventriculaire.

Outre sa névroglie et sa substance intercellulaire finement réticulée, le noyau caudé renferme des cellules nerveuses multipolaires, de grande et de moyenne taille, à nombreux prolongements protoplasmiques. On y trouve aussi beaucoup de cellules du type II, c'est-à-dire à cylindre-axe court (*Marchi*).

Relations du noyau caudé. — Le noyau caudé est uni avec l'écorce cérébrale, avec le noyau lenticulaire et avec le tronc cérébral.

1° **Union avec l'écorce cérébrale.** — Meynert avait décrit une couronne rayonnante du noyau caudé ; ses fibres de projection émanant du bord externe du ganglion s'irradiaient dans toute la surface de l'hémisphère. Mais Wernicke a fait observer que les corps striés étant eux-mêmes une partie de l'écorce cérébrale ne pouvaient pas avoir leur fibres de projection dirigées vers le manteau de l'hémisphère ; leur couronne rayonnante va des deux ganglions, partie corticale, à la couche optique et au cerveau moyen. Il a donc nié formellement l'existence de fibres cortico-striées, alors qu'au contraire les fibres cortico-thalamiques sont extrêmement nombreuses. Les radiations décrites par Meynert sont des fibres du corps calleux ou des faisceaux d'association (faisc. occipito-frontal). Wernicke, à son tour, a été trop absolu. L'observation directe et l'étude des dégénérations expérimentales ont démontré la présence de fibres cortico-striées, peu nombreuses, il est vrai ; ces fibres ne rentrent pas dans la catégorie des fibres de projection puisqu'elles vont de l'écorce à l'écorce, mais dans celle des fibres d'association. Celles qu'on a observées pour le noyau caudé proviennent des circonvolutions rolandiques et passent par la capsule interne. Elles dégénèrent consécutivement aux lésions de la zone motrice (*Bianchi*).

Récemment encore, Marinesco, ayant détruit complètement ou partiellement le lobe frontal chez des chiens et des singes, a constaté que cette ablation avait provoqué des dégénérations secondaires dans les corps striés et particulièrement dans le noyau caudé. La dégénération porte sur de minces faisceaux qui, par la voie du bras antérieur de la capsule interne, arrivent au noyau caudé ; les uns semblent traverser directement ce ganglion : les autres, peu nombreux et très minces, s'épanouissent dans sa profondeur. Cette voie d'association cortico-striée laisse supposer que ces deux parties peuvent agir synergiquement (V. *Marinesco*, Soc. Biologie, 1895).

Enfin Cajal, sur le cerveau de petits mammifères imprégnés par la méthode de Golgi, a observé que des fibres de projection, nées des cellules de l'écorce frontale et appartenant probablement au faisceau pyramidal, émettent en traversant le corps strié de fines collatérales avec des arborisations variqueuses très compliquées. Ces collatérales sont très probablement destinées à entrer en relation avec les cellules striées, de même que plus loin elles se mettent en contact avec les cellules des noyaux protubérantiels.

On a décrit enfin comme faisceau cortico-strié la bandelette demi-circulaire qui va apparemment de la tête du noyau caudé au noyau amygdalien ; mais il paraît démontré que son origine antérieure est dans le champ olfactif et non dans le noyau caudé.

2° **Union avec le noyau lenticulaire.** — Ces fibres lenticulo-caudées sont très nombreuses ; elles sont les unes horizontales, les autres verticales. Les fibres horizontales traversent le bras antérieur de la capsule interne, coupant à angle très aigu les fibres du pédoncule antérieur de la couche optique ; on les voit bien, sur les coupes frontales de la partie antérieure, jetées comme des ponts, mêlés de substance grise, du noyau lenticulaire au noyau caudé. Les fibres verticales descendent de la face profonde ou inférieure du noyau caudé, traversent la capsule interne, et s'engagent entre les membres du noyau lenticulaire, dans ses lames médullaires qu'elles constituent en partie ; elles s'infléchissent pour pénétrer dans la substance grise de ce noyau. Il en est qui descendent directement dans le globus pallidus, sans passer par les lames médullaires.

3° **Union avec le tronc cérébral.** — A l'inverse du noyau lenticulaire, le noyau caudé n'est que faiblement uni à la couche optique, à l'aide de fibres qui abordent celles-ci par une voie détournée et non par le court chemin qui sépare ces deux ganglions. Ces fibres passent en effet à travers le noyau lenticulaire, dans les lames médullaires, et se mêlent, au-dessous de ce noyau, à l'anse lenticulaire qui se distribue à la couche optique et aux ganglions sous-optiques (Voy. fig. 352).

§ III. — NOYAU LENTICULAIRE

Le noyau lenticulaire est divisé en trois membres ou segments : les deux segments internes constituent le globus pallidus, le segment externe est le putamen. Tous sont striés par des *fibres radiées*, transversales, étendues de dehors en dedans. Ils contiennent des cellules nerveuses multipolaires, de dimension moyenne, des deux types de Golgi ; elles sont plongées dans des réseaux de fibres compliqués. Le putamen est gris-rouge, comme le noyau caudé dont il a la structure et auquel il est uni par de nombreux ponts de substance grise. Le globus pallidus possède une couleur ambrée, qu'on a attribuée tantôt au pigment de ses cellules, tantôt à sa substance fondamentale.

Les trois segments du noyau lenticulaire sont séparés par les *lames médullaires* externe et interne. Les fibres qui constituent ces lames proviennent soit du noyau caudé, d'où elles descendent en traversant la capsule interne, soit du globus pallidus et du putamen.

Relations du noyau lenticulaire. — Le noyau lenticulaire est en relation avec l'écorce cérébrale, avec le noyau caudé et avec le tronc cérébral.

1° Union avec l'écorce cérébrale. — Comme pour le noyau caudé, il existe un certain nombre de fibres d'association qui relient le noyau extra-ventriculaire à l'écorce cérébrale. Parmi ces fibres, les unes descendent de la partie supérieure de l'hémisphère, du lobe pariétal principalement, se mêlent dans la capsule interne aux fibres lenticulo-caudées et pénètrent par les lames médullaires dans les divers segments du corps strié qu'elles franchissent, pour aller constituer les radiations de la calotte (*Edinger*) ; les autres, assez rares, émanées de l'écorce de l'insula, traversent directement l'avant-mur et la capsule externe ; les autres enfin sont des fibres temporales qui de la base de l'hémisphère se dirigent sous le putamen et aboutissent au globus pallidus.

2° Union avec le noyau caudé. — Nous avons décrit un peu plus haut ces fibres lenticulo-caudées.

3° Union avec le tronc cérébral. — Ces relations sont considérables. Edinger a montré qu'elles existent bien développées chez tous les vertébrés et font par conséquent partie du plan général du cerveau ; elles représentent la soudure du cerveau intermédiaire au cerveau antérieur. Chez les vertébrés non mammifères, les fibres d'union sont groupées en un puissant faisceau : le *faisceau basal du cerveau antérieur*. Chez les mammifères, il y a lieu de distinguer les fibres strio-thalamiques et l'anse lenticulaire. L'expérimentation sur le chien a montré à Edinger que ces fibres dégénèrent en sens descendant, que par suite leur cellule d'origine est dans le corps strié.

Fibres strio-thalamiques. — Nous avons déjà signalé ces fibres qui unissent le noyau lenticulaire à la couche optique en traversant le bras postérieur de la capsule interne. Les plus nombreuses sont celles qui émanent du sommet du globus pallidus (de son membre le plus interne) et qui par le genou de la capsule vont à la partie antérieure de la couche optique.

Anse pédonculaire et anse lenticulaire. — Quand, étudiant un cerveau par sa base, on enlève avec précaution la bandelette optique, on met à nu l'extrémité supérieure du pédoncule cérébral, et l'on voit qu'au point où il pénètre dans le cerveau pour devenir la capsule interne, représentée ici par son bras postérieur seul, le pédoncule est embrassé par une ceinture de substance grise et blanche, large de 5 mm. environ. Cette ceinture ou écharpe est l'*anse pédonculaire* de Gratiolet. Elle croise les fibres du pédoncule, et sa direction est oblique en bas, en dehors et en arrière ; son extrémité interne s'enfonce entre le bord interne du pédoncule et le tuber cinereum et se dirige vers l'extrémité antérieure de la couche optique ; son extrémité externe contourne le bord externe du pédoncule et se fond dans la face inférieure du noyau lenticulaire.

L'anse pédonculaire est formée d'une couche de substance grise, la substance innominée de Reichert, traversée en sens horizontal par des fibres blanches qui appartiennent les unes au pédoncule inférieur de la couche optique, les autres à l'anse lenticulaire.

Substance innominée de Reichert. — Ce terme, appliqué par quelques auteurs à l'anse pédonculaire tout entière, désigne une couche grise que l'on voit soit entre les faisceaux médullaires, soit en dessus et en dessous, formant dans ce dernier cas l'écorce même du cerveau. Gratiolet la considérait comme le ganglion de l'anse pédonculaire. C'est au fond la substance corticale de la base du cerveau ; elle se continue en dedans avec la substance grise du troisième ventricule, en dehors avec le noyau amygdalien. Par sa face supérieure

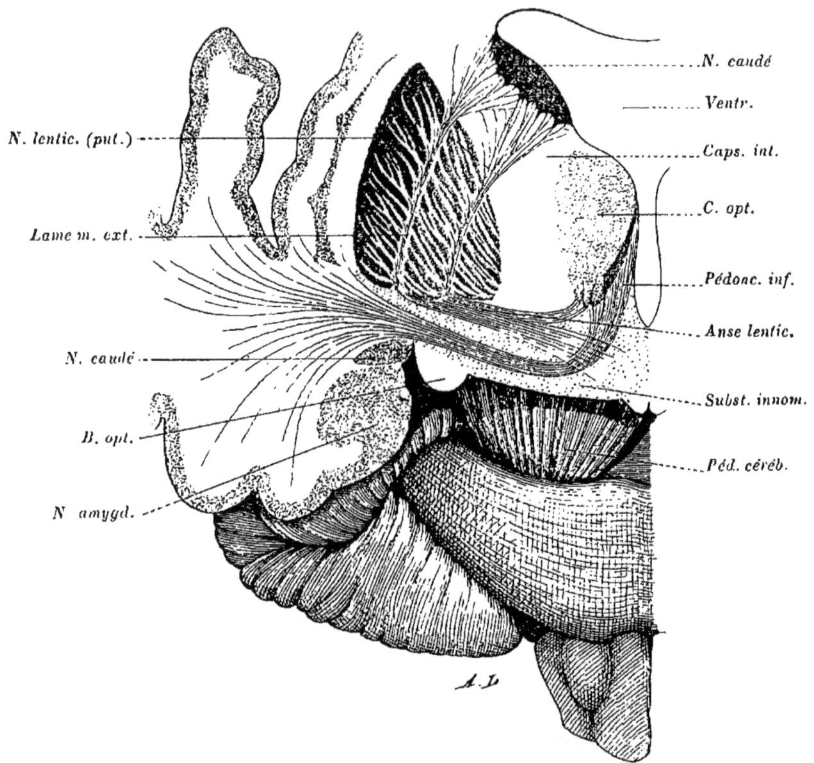

Fig. 352. — L'anse pédonculaire.

Une coupe frontale, un peu oblique en dehors, montre dans l'anse pédonculaire la superposition en partie schématisée du pédoncule optique, de l'anse lenticulaire et de la substance innominée de Reichert.

elle se fusionne avec le noyau lenticulaire et la tête du noyau caudé ; par son bord antérieur, elle fait suite à la substance grise, également corticale, de l'espace perforé antérieur.

Pédoncule inférieur de la couche optique. — Nous avons déjà décrit ce faisceau de fibres, qui, né de l'insula et des circonvolutions temporales, passe transversalement sous le noyau lenticulaire, croisant sous un angle très aigu l'anse lenticulaire située au-dessus de lui et aborde la couche optique par son bord inférieur et par sa face interne.

Anse lenticulaire. — L'anse lenticulaire est un faisceau constitué essentiellement par des fibres lenticulées. Les deux lames médullaires externe et interne, contenant les fibres du putamen et du globus pallidus, s'infléchissent à angle droit pour se diriger horizontalement en dedans sous la base du noyau ; elles reçoivent sur leur trajet d'autres fibres directes du globus pallidus, en sorte que l'anse lenticulaire s'accroît constamment de dehors en dedans. Par les lames médullaires arrivent aussi un certain nombre de fibres du noyau caudé ou même de l'écorce pariétale, qui ne se sont pas épuisées dans le noyau lenticulaire.

L'anse ainsi constituée court sous le corps strié, parallèlement d'abord au pédoncule optique, puis interséqué avec lui. Ses fibres arrivées dans la région sous-optique, dans la partie antéro-interne de la calotte, se dissocient en petits faisceaux qui aboutissent aux divers centres du cerveau intermédiaire, c'est-à-dire : 1° à la couche optique ; 2° au corps de Luys ; 3° au noyau rouge et par lui indirectement au cervelet ; 4° à la formation réticulée de la calotte. Flechsig et Bechterew conduisent ainsi jusqu'au noyau lenticulaire le faisceau qu'ils décrivent comme voie centrale de la calotte et qui provient de l'olive bulbaire ; 5° au locus niger de Sœmmering par les fibres du stratum intermédiaire. Edinger a constaté l'atrophie des fibres du locus niger chez un chien auquel il avait enlevé les corps striés.

Chez les vertébrés inférieurs l'anse lenticulaire est plus nette, elle n'est pas mélangée de fibres corticales ; c'est elle surtout qui constitue le *faisceau basal* du cerveau antérieur, faisceau opto-strié, qui forme la jonction entre le cerveau antérieur et le tronc cérébral.

Fonction des corps striés. — Ces fonctions sont tout aussi obscures que celles de la couche optique. On n'est guère plus avancé quand on a dit que les corps striés se comportent comme l'écorce cérébrale, qu'ils réagissent comme elle par des excitations psychiques, des troubles parétiques du système musculaire et de l'hyperthermie, et que ce sont peut-être des centres psycho-moteurs secondaires. Les expérimentateurs les plus récents ont cependant trouvé les corps striés inexcitables ; ils ont, entre autres hypothèses, émis l'idée qu'ils sont peut-être des centres coordinateurs de la marche et de la course.

II. — ÉCORCE CÉRÉBRALE

L'écorce cérébrale est cette lame de substance grise qui chez tous les vertébrés supérieurs recouvre les hémisphères cérébraux. Chez les vertébrés les plus inférieurs, elle fait défaut ; le manteau est constitué uniquement par un feuillet épithélial.

Son *épaisseur* varie entre 2 et 3 millimètres. Conti a montré, par des recherches précises, qu'elle atteint son maximum sur la crête des circonvolutions, son minimum au fond des sillons ; qu'elle est le plus considérable dans la partie supérieure des circonvolutions rolandiques et du lobe pariétal, et le moins marquée dans le lobe occipital ; qu'elle est plus grande chez l'homme que chez la femme ; enfin qu'elle diminue dans la vieillesse.

Sa *couleur* n'est pas uniforme. Déjà Gennari et Vicq d'Azyr avaient noté que, dans la face interne du lobe occipital, la substance grise est divisée en deux moitiés par une couche blanche interposée (*ruban de Vicq d'Azyr*). Baillarger a pu distinguer à l'œil nu six couches blanches et grises régulièrement alternantes, bien que d'inégale épaisseur, la première qui est la plus superficielle étant une couche blanche, et la dernière, la plus profonde, celle qui repose sur le centre ovale, une couche grise ou mieux gris-jaunâtre. Ces *stries de Baillarger* ne sont bien apparentes que sur la face interne de la première frontale, sur la frontale ascendante ou sur la face convexe du lobe occipital, et encore ne sont-elles pas également manifestes sur tous les sujets. Elles ne peuvent servir à une classification des couches de l'écorce, soit à cause de leur inconstance, soit parce que la plus importante, la strie blanche moyenne, tombe au milieu de la couche homogène des grandes cellules pyramidales. Mais elles nous montrent qu'il faut distinguer dans la structure de l'écorce, outre son tissu de soutien, deux espèces d'éléments groupés, en partie juxtaposés, en partie enchevêtrés, les cellules et les fibres nerveuses.

Nous adopterons comme base de la classification la disposition des cellules nerveuses, éléments nobles par excellence, et nous décrirons successivement : 1° les cellules nerveuses ; 2° les plexus médullaires ; 3° le tissu de soutien.

1° COUCHES CELLULAIRES DE L'ÉCORCE CÉRÉBRALE

Meynert a décrit un type classique à cinq couches ; avec Schwalbe et Cajal, nous le réduirons à quatre, en réunissant en une seule les deux dernières zones de Meynert. De là les couches suivantes, comptées de la surface à la profondeur :

Couche moléculaire ou des cellules de Cajal ;
Couche des petites cellules pyramidales ;
Couche des grandes cellules pyramidales ;
Couche des cellules polymorphes.

1° **Couche moléculaire** ou **des cellules de Cajal.** — La couche moléculaire, la plus superficielle, située immédiatement au-dessous de la névroglie marginale, présente dans sa substance fondamentale un aspect finement granuleux, auquel elle doit son nom. On y rencontre deux espèces d'éléments, les cellules polygonales et les cellules de Cajal ; toutes deux possèdent ce caractère commun que leurs ramifications protoplamisques ou nerveuses restent limitées à la couche elle-même, sans descendre dans les zones sous-jacentes ; les branches qui portent ces ramifications sont horizontales, parallèles au plan de l'écorce et peuvent s'étendre à de grandes distances, rappelant ainsi les fibres parallèles que nous avons décrites dans l'écorce du cervelet.

Les *cellules polygonales* occupent de préférence la partie externe de la couche moléculaire, dans laquelle se trouve un riche système de fibres horizontales ou plexus d'Exner. Elles sont de moyenne grosseur. Elles possèdent cinq ou six rameaux protoplasmiques et un prolongement nerveux qui s'étend en direction horizontale et se décompose en ramuscules très longs, lesquels restent parallèles à l'écorce.

Les *cellules de Cajal,* découvertes par cet anatomiste, ont pour caractéristique d'être pluripolaires au point de vue nerveux, c'est-à-dire que toutes leurs expansions sont nerveuses, cylindraxiles, ce qui les rapproche des spongioblastes de la rétine. Elles se rattachent à deux types : le type *fusiforme* dans lequel le corps, allongé parallèlement à la surface, émet deux longues tiges polaires éga-

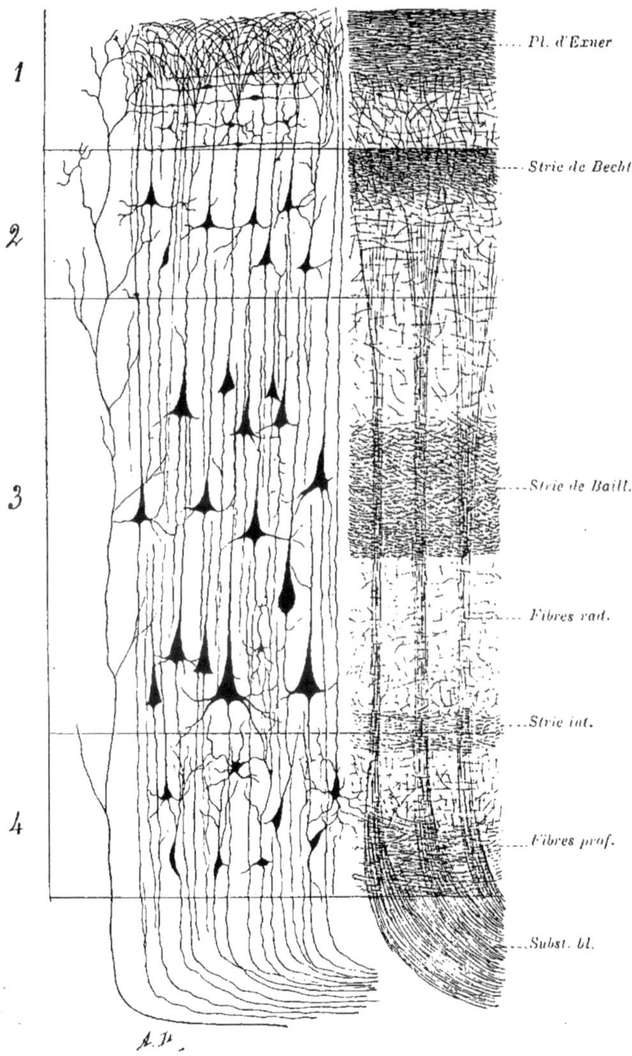

Fig. 353. — Ecorce cérébrale.

Coupe schématique. — A gauche, les couches cellulaires ; à droite, les systèmes de fibres. On voit tout à fait à gauche monter une fibre sensitive.

lement horizontales, qui se ramifient et finissent par des branches ascendantes ; elles émettent tout le long de leur trajet des collatérales ascendantes ; — le type *triangulaire*, qui diffère du type fusiforme, en ce que les cellules possèdent, au lieu de deux tiges, trois ou plusieurs branches qui se ramifient de même dans le plan horizontal et fournissent semblablement des collatérales ascendantes.

Ces cellules spéciales ou autochtones occupent de préférence la partie profonde de la couche moléculaire.

2° **Couche des petites cellules pyramidales.** — Cette couche présente de nombreuses cellules de forme pyramidale, de 10 à 12 μ de hauteur. A mesure qu'on descend, ces cellules augmentent de taille; une zone de transition, composée de pyramides moyennes, les relie aux grandes cellules pyramidales. Au reste les grandes et les petites pyramides ne diffèrent que par la taille; leur configuration et leur disposition sont les mêmes.

3° **Couche des grandes cellules pyramidales.** — La couche des grandes pyramides atteint un millimètre de hauteur. Les cellules qu'elle renferme ont de 20 à 30 μ et sont situées à des niveaux différents.

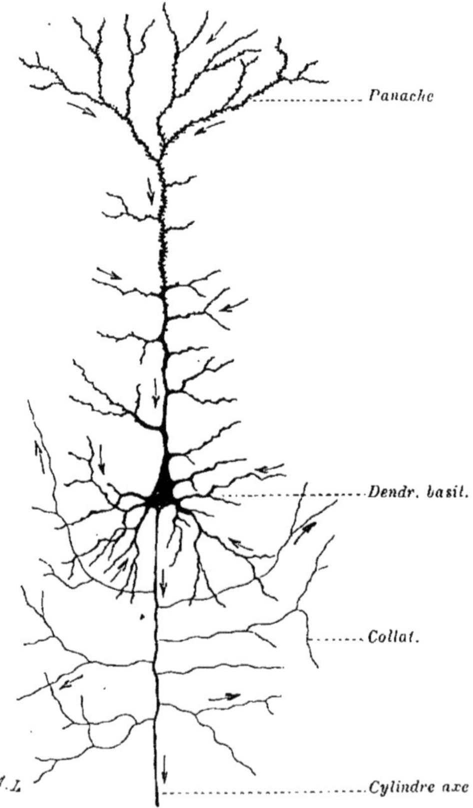

Fig. 354. — La cellule pyramidale ou cellule psychique.

Qu'elle soit petite ou grande, la *cellule pyramidale* ou *cellule psychique* présente toujours la même organisation. Elle a la forme d'un cône ou d'une pyramide, dont la base regarde le centre ovale et le sommet la surface de l'écorce. Le corps renferme un protoplasma finement granulé ou strié, avec du pigment jaune clair, un noyau ovalaire et un nucléole brillant. Il émet des prolongements protoplasmiques et un prolongement nerveux. Les prolongements protoplasmiques comprennent eux-mêmes la tige ascendante et les expansions basilaires.

La *tige ascendante* part du sommet de la pyramide et s'élève en ligne droite jusqu'à la couche moléculaire dans laquelle elle se termine par un bouquet d'arborisation ou *panache,* aux branches finement épineuses, entrelacées avec les arborisations des cellules voisines; ainsi se forme un véritable plexus protoplasmique qui contribue à donner à la couche superficielle son aspect granuleux ou moléculaire.

De la tige émanent des *expansions latérales* qui se répandent sur les côtés en se dichotomisant. Les *expansions basilaires* naissent du corps cellulaire, de tout son contour, et s'épanouissent en tous sens comme le chevelu d'une racine. La tige est l'expansion fondamentale, car elle apparaît la première soit chez l'embryon, soit chez les vertébrés inférieurs.

Le cylindre-axe ou *prolongement nerveux* a pour origine la base de la cellule ou un des gros rameaux basilaires; il descend vers la profondeur, en sens inverse de la tige, et traverse toute l'écorce sous-jacente pour atteindre le centre ovale. Il émet à angle droit, dans l'épaisseur de l'écorce, 6 à 10 collatérales myélinées, longues et fines, qui se terminent librement sans s'arboriser; quelques-unes peuvent remonter jusque dans la couche moléculaire. Lui-même, arrivé dans la substance blanche, peut ou se bifurquer ou émettre une collatérale considérable; cette collatérale ou une des branches de bifurcation devient ordinairement fibre constitutive du corps calleux.

C'est dans la partie supérieure des circonvolutions rolandiques et dans le lobule paracentral qu'on observe les plus grandes cellules pyramidales; elles atteignent 65 μ en longueur et même au delà, et portent le nom de *cellules géantes*. Cajal admet que la taille des cellules pyramidales est indépendante de la richesse des expansions protoplasmiques, qu'elle est surtout en rapport avec le volume de l'animal, et aussi avec la surface cutanée ou musculaire à laquelle la cellule se distribue. Mais il est bien probable que, pour le cerveau comme pour la moelle, il y a une certaine relation entre le volume de l'élément cellulaire et la longueur de son cylindre-axe; c'est ainsi que les cellules géantes occupent surtout les centres moteurs des membres inférieurs, ce qui suppose pour leur cylindre-axe un long trajet à parcourir, depuis le bord sagittal de l'hémisphère jusqu'à la partie inférieure de la moelle. Les plus petites cellules sont dans les centres moteurs de la face.

4° **Couche des cellules polymorphes**. — Cette couche, la plus profonde de toutes, renferme des éléments variés dans leur forme et leur disposition.

Tandis que les cellules des couches précédentes présentaient une orientation définie, horizontale pour celles de la première zone, verticale pour les pyramides grandes ou petites, les éléments en question sont irrégulièrement arrangés. On trouve dans cette zone : 1° des cellules pyramidales éparses, ordinairement de grande taille; 2° des cellules multiformes, ovoïdes, triangulaires, polygonales ou fusiformes. Leurs prolongements protoplasmiques, avec ou sans tige périphérique, ne remontent jamais jusqu'à la couche moléculaire; leur cylindre-axe descendant émet deux ou trois collatérales et passe dans la substance blanche du centre ovale. Les cellules fusiformes abondent surtout dans la zone la plus inférieure et sont dirigées ordinairement en sens vertical; Meynert en avait fait sa cinquième couche; 3° des cellules à cylindre-axe court ou *cellules de Golgi*. Ces cellules sont étoilées; elles donnent de nombreuses expansions protoplasmiques et un cylindre-axe qui s'épuise sur place à peu de distance du corps cellulaire. Golgi les a décrites à tort comme *cellules sensitives* de l'écorce cérébrale. On les rencontre aussi dans les couches supérieures; 4° les cellules à cylindre-axe ascendant, découvertes par Martinotti. Ces éléments habitent aussi dans la zone des cellules pyramidales, mais sont plus nombreux dans la couche des cellules polymorphes. Ils sont fusiformes ou triangulaires, pourvus d'expansions protoplasmiques variées, et caractérisées par la direction de leur cylindre-axe qui est ascendant; en effet, le prolongement nerveux monte en ligne droite jusqu'à la zone moléculaire, s'y divise en deux grosses branches et se termine par une vaste arborisation étalée en sens horizontal.

SIGNIFICATION ET RELATION DES ÉLÉMENTS CELLULAIRES. — Les éléments variés que nous venons de décrire paraissent devoir se répartir en deux groupes: les éléments qui agissent sur place, les éléments qui agissent à distance.

Les premiers semblent être des éléments d'association intra-corticale qui unissent entre elles les cellules pyramidales psychiques; soit dans le sens latéral, sur la surface horizontale d'une même couche, soit dans le sens de la hauteur, d'une couche cellulaire à l'autre. Telles sont, dans le plan horizontal, les cellules autochtones de la couche moléculaire qui relient les panaches terminaux des cellules pyramidales, et dans le plan vertical, les cellules à cylindre-axe ascendant de Martinotti. Les cellules de Golgi, à cylindre-axe court, réalisent des associations plus rapprochées. Il ne faut pas oublier non plus que, par leurs collatérales nerveuses et par leurs expansions protoplasmiques basilaires ou axiales, les pyramides complètent dans les deux sens ce système d'union intercellulaire.

Les autres éléments ont une importance bien plus grande, puisque seuls ils projettent leur expansion nerveuse hors de l'écorce où ils sont placés; les premiers ne sont que leurs auxiliaires ou accessoires. Ces éléments fondamentaux sont les cellules pyramidales et un certain nombre de cellules polymorphes. Leur cylindre-axe qui passe dans le centre ovale y devient fibre de projection, ou d'association intra-hémisphérique, ou fibre commissurale, c'est-à-dire qu'après un long trajet elle aboutit à la moelle, au bulbe, à la couche optique, ou bien à un autre territoire de l'écorce cérébrale. Il ne paraît pas y avoir de cellules spéciales pour chacune de ces catégories de fibres; une cellule pyramidale peut donner naissance à une fibre calleuse comme à une fibre du faisceau moteur, ou même à toutes deux à la fois par une bifurcation de son cylindre-axe. Toutefois, d'une manière générale, les fibres du corps calleux et celles des faisceaux d'association naissent surtout des cellules pyramidales petites et moyennes, et des éléments polymorphes, tandis que les grandes pyramides sont la principale origine des fibres de projection qui ont un plus long chemin à parcourir pour atteindre leur station terminale.

Si nous admettons, avec Cajal et Gehuchten, qu'ici comme ailleurs le sens du courant est cellulipète dans les expansions protoplasmiques, cellulifuge dans les expansions nerveuses, nous comprendrons que la cellule psychique reçoit par tous les rameaux de son vaste panache, par toutes ses dentrites axiales et basilaires, des impressions périphériques qu'elle centralise dans son corps cellulaire et qu'elle retransmet à son tour par son cylindre-axe et ses collatérales. De ces connexions, la plus importante est sans comparaison celle qu'elle établit à l'aide de son panache supérieur avec toutes les expansions qui l'enlacent : fibres et collatérales de cellules d'association, fibres sensitives et sensorielles du ruban de Reil ou des voies optiques, fibres cérébelleuses. Là est le nœud capital de l'articulation entre les cellules pyramidales et les fibres qui lui arrivent de la périphérie ; on conçoit aussi qu'il suffit d'une excitation expérimentale très superficielle pour influencer le corps cellulaire profondément placé et lui faire provoquer des mouvements réflexes. Enfin ce sont ces entrelacements du bouquet protoplasmique terminal ou mieux initial avec les arborisations de mille autres fibres nerveuses que, par analogie avec les plaques motrices des muscles, on a appelés les *plaques de l'âme (Letamendi)*, voulant dire par là que c'est le point où toutes les vibrations extérieures viennent retentir sur les éléments de la conscience et de la volonté.

2° PLEXUS MÉDULLAIRES DE L'ÉCORCE CÉRÉBRALE

L'écorce cérébrale renferme une quantité considérable de fibres, les unes fasciculées ou isolées, les autres disposées en plexus. Leur abondance est en rapport beaucoup moins avec le nombre des cellules qu'avec la richesse de leurs expansions protoplasmiques ; aussi acquièrent-elles leur plein développement chez l'homme, et chez celui-ci à l'âge adulte. Plus ces fibres sont nombreuses, plus les cellules sont espacées pour leur livrer passage. Toutes sont myélinées, à l'exception des arborisations terminales (Voyez fig. 353).

Suivant leur direction, on les distingue en fibres radiaires et fibres tangentielles.

1° Fibres radiaires. — Ces fibres sont disposées en sens perpendiculaire à la surface ou très faiblement oblique. Elles abondent surtout dans la partie centrale ou axiale des circonvolutions, car elles s'épanouissent dans sa crête ou partie libre, tandis que les parois et le fond des sillons renferment principalement des fibres transversales. On les voit nettement dans les deux couches inférieures, la couche des éléments polymorphes et celle des grandes cellules pyramidales, qu'elles traversent réunies en fascicules parallèles. Au-dessus elles s'éparpillent, et dans la couche des petites pyramides, ainsi que dans la zone moléculaire, elles sont à l'état disséminé, noyées dans le feutrage compliqué de ces régions. Les fibres radiaires sont constituées : 1° par les fibres d'arrivée et de sortie, qui entrent dans l'écorce ou qui en émanent. Les fibres d'arrivée ou centripètes sont les fibres sensitives de Reil, les fibres sensorielles, les fibres du cervelet ou des ganglions, enfin les fibres calleuses et les fibres d'association dans leur partie terminale. Les fibres de sortie ou centrifuges sont les fibres de projection (fibres motrices, radiations thalamiques...) et les mêmes fibres des commissures et du système d'association dans leur partie initiale (cellules pyramidales, cellules fusiformes) ; — 2° par les cylindre-axes ascendants de certains éléments polymorphes et par les collatérales également ascendantes ou descendantes que présentent un grand nombre de fibres, surtout celles des cellules pyramidales.

2° Fibres tangentielles. — Les fibres tangentielles sont ainsi nommées parce qu'elles sont transversales, parallèles au plan de l'écorce, tangentes en quelque sorte à la convexité de l'hémisphère. Elles occupent toute l'épaisseur de l'écorce cérébrale, mais elles présentent en des points déterminés des condensations qui les font apparaître sous forme de bandes ou de stries, qui peuvent être visibles à l'œil nu.

On distingue de la surface à la profondeur :

1° **Le réseau d'Exner ou couche tangentielle proprement dite.** — Cette couche épaisse occupe la moitié externe de la couche moléculaire ; elle est formée par les terminaisons cylindraxiles des cellules de cette couche, et par les collatérales des cellules plus profondes, ainsi que par les prolongements nerveux des cellules de Martinotti.

2° **La strie de Bechterew.** — Située dans la couche des petites pyramides, et particulièrement développée dans la partie postérieure de l'hémisphère, elle est composée de fibres qui courent parallèlement au grand axe des circonvolutions et qui sont par conséquent coupées perpendiculairement dans les sections transversales des circonvolutions. Elles constituent pour les parties superficielles de l'écorce un système d'association en longueur.

3° **La strie de Baillarger.** — C'est un plexus serré en large bande qui traverse la partie moyenne de la couche des grandes cellules pyramidales. Cette bande se renforce dans le lobe occipital, surtout sur sa face interne, et constitue le *ruban rayé de Vicq d'Azyr* ou *raie de Gennari*. Dans le lobe frontal, elle est fréquemment dédoublée ; dans ce cas, la plus superficielle, qui correspond à la raie ordinaire des autres lobes, devient la *strie externe* de Baillarger, et la plus profonde, sur la limite des troisième et quatrième couches cellulaires, est la *strie interne*.

4° **Les fibres tangentielles profondes.** — Ces fibres remplissent la partie la plus profonde de l'écorce cérébrale, c'est-à-dire la zone inférieure des éléments polymorphes. Elles sont bien visibles surtout au fond des sillons ; quand elles sont très développées, elles s'étendent en hauteur jusqu'à la strie de Baillarger. Cette bande, par sa partie la plus interne, confine à la substance blanche du centre ovale, occupée à ce niveau par les fibres arquées du système d'association. Kaes et Bechterew lui ont donné le nom un peu ambigu de *couche externe d'association de Meynert*, la couche interne étant les fibres arquées.

Les fibres tangentielles reconnaissent trois origines principales : en premier lieu la terminaison arborisée ou dichotomisée d'un grand nombre des fibres radiaires, des fibres d'entrée, celles qui se terminent dans l'écorce au lieu d'y naître, c'est-à-dire des fibres sensitives, des fibres calleuses, des fibres d'association ; en second lieu les collatérales horizontales des fibres radiaires de sortie; en troisième lieu la totalité des cylindre-axes des cellules de Cajal et de Golgi, dont les expansions restent confinées à l'écorce cérébrale où elles sont nées.

3° TISSU DE SOUTIEN

Le tissu de soutien ne diffère pas sensiblement de celui de la moelle ou du cervelet. Il est représenté en petite partie par le tissu conjonctif qui pénètre avec les vaisseaux, en grande partie par la névroglie.

La névroglie forme à la surface une *couche marginale*, épaisse de 10 à 30 μ, que l'on a cru recouverte par un revêtement de cellules plates, *cuticulum* de

Fleischl; elle renferme de nombreuses cellules araignées, dont beaucoup sont fixées par leur corps ou par un pied sur la face interne de la pie-mère et rayonnent par leur partie libre dans la couche moléculaire. Celle qui constitue la charpente intra-corticale possède deux espèces de cellules : les unes, orientées en sens radiaire, couvertes d'expansions variqueuses, sont les anciennes cellules de l'épendyme, qui ont émigré plus ou moins loin de la paroi ventriculaire ; les autres, sans orientation déterminée, appartenant au type arachniforme et souvent unies aux vaisseaux, reconnaissent peut-être une autre origine.

Les formes des cellules névrogliques sont très variées; Retzius les a ramenées à quatre types.

Les vaisseaux qui pénètrent perpendiculairement à la surface entraînent avec eux du tissu conjonctif sous-arachnoïdien qui leur constitue une gaine lymphatique, adventitielle; sur les petits vaisseaux, cette tunique est remplacée par une gaine névroglique. On n'a pas confirmé l'existence d'une seconde gaine péri-adventitielle, décrite par His, et qui correspond peut-être simplement à de larges mailles du tissu de soutien, ni l'espace épicérébral du même auteur, ni les espaces péricellulaires d'Obersteiner (voy. plus loin : *Vaisseaux du cerveau*).

La substance fondamentale doit en grande partie son aspect finement granulé à la coupe des innombrables fibrilles nerveuses ou ramifications protoplasmiques qui la parcourent; mais elle paraît aussi contenir un ciment, formé d'une matière finement ponctuée, transparente, donnant les réactions chimiques de la neurokératine.

(Voyez Retzius : Biolog. Untersuch, 1894, t. VI).

I. — STRATIFICATION DE L'ÉCORCE CÉRÉBRALE

Si l'on excepte la première couche ou couche moléculaire, toutes les autres manquent d'homogénéité ; à côté des éléments fondamentaux que nous avons décrits, elles renferment d'autres éléments des couches voisines, et sur leurs limites elles passent insensiblement d'une zone dans l'autre, sans être même séparées par les stries tangentielles dont la principale tombe au milieu de la couche la plus homogène, celle des grandes pyramides. Aussi les auteurs ont-ils proposé des classifications différentes. La plus classique est celle de Meynert qui comptait cinq couches de haut en bas : la couche granuleuse ou moléculaire, la couche des petites cellules pyramidales, la couche des grandes cellules pyramidales, la couche des cellules irrégulières, la couche des cellules fusiformes. Nous avons, comme Schwalbe, réuni les deux dernières en une seule. Krause a admis sept zones. Kœlliker, au contraire, suivi en cela par Golgi et par v. Gehuchten, les a réduites à trois : une couche externe, blanche; une couche moyenne, grise ; une couche interne, de teinte jaunâtre, qui comprend toutes les grandes cellules pyramidales et les éléments polymorphes.

La couche moléculaire et celle des petites cellules pyramidales mesurent chacune 0 mm. 25 ; mais la première peut tripler, quand ses fibres tangentielles sont bien développées, ce que l'on observe surtout au fond des sillons. La couche des grandes pyramides a 1 mm. et plus, et la quatrième couche 0 mm. 30.

C'est Kœlliker qui a découvert la couche tangentielle la plus superficielle, celle du réseau d'Exner ; mais c'est à Exner, Kaes, Bechterew et Vulpius que l'on doit les connaissances les plus précises sur l'ensemble des fibres transversales. Le *plexus d'Exner* (fibres tangentielles proprement dites) possède une épaisseur moyenne de 0 mm. 35 ; la strie de Bechterew, de 0,30, et celle de Baillarger de 0,45. La richesse des fibres tangentielles, et par suite la largeur des bandes et leur visibilité, varient suivant les régions du cerveau. Dans une même région elles s'accroissent avec l'âge, pour atteindre leur maximum vers 40 à 45 ans ; elles paraissent également être proportionnelles au degré d'activité cérébrale. On a constaté leur atrophie dans l'idiotie, la paralysie générale et la sénilité ; la fonte des fibres commence par le plexus d'Exner et se propage de là dans la profondeur ; elle est ordinairement accompagnée de l'atrophie des fibres nerveuses dans les corps opto-striés et dans la substance grise des ventricules.

(Sur les fibres tangentielles : *Kaes*, Die Anwendung der Wolters'schen Methode... *Neurolog. Centralbl.*, 1891 ; — Ueber die Faserreichtum..., *Arch.f. Psych.*, 1893 ; — Ueber die markhaltige Fasern..., *Neurol. Centralbl.*, 1894 ; — *Bechterew*, Ueber die æusseren Associationsfasern der Hirnrinde, *Neurol. Centralbl.*, 1891 ; — *Vulpius*, Ueber die Entwickelung... der Tangentialfasern, *Arch. f. Psych.*, 1892.

II. — VARIATIONS RÉGIONALES DE L'ÉCORCE CÉRÉBRALE

Le type général que nous avons décrit dans l'écorce cérébrale se diversifie dans chaque région. Une même circonvolution peut présenter une structure différente suivant le point où on la considère ; c'est ainsi que sur la face interne de l'hémisphère la première frontale et la frontale ascendante présentent des particularités autres que sur la face convexe, et que la troisième frontale se transforme progressivement de son origine à sa terminaison.

Nous étudierons les principaux types secondaires, ceux que nous montrent les circonvolutions rolandiques, le lobe occipital, l'insula, le septum lucidum et la région olfactive.

1° **Région rolandique.** — Dans la région rolandique, qui comprend la plus grande partie des centres moteurs, la couche des grandes pyramides augmente d'épaisseur, et les cellules pyramidales à leur tour sont d'autant plus volumineuses, qu'on se rapproche plus du bord sagittal de l'hémisphère. Dans la partie supérieure, et d'une manière générale dans la sphère motrice des membres ou dans leur voisinage immédiat, c'est-à-dire dans la moitié supérieure de la frontale ascendante, le pied de la première et de la deuxième frontale, le lobule paracentral et la tête de la pariétale ascendante, ces éléments, de grande taille, de forme massive, à large cylindre-axe, constituent les *cellules géantes*. Betz, qui les a signalées, a indiqué aussi qu'elles sont réunies en îlots. Mahoudeau a reconnu que ces groupes, qui sont de véritables centres microscopiques, sont composés de trois à huit cellules ; leur nombre et leur richesse en cellules vont croissant à mesure qu'on se rapproche de la crête des circonvolutions. Cette disposition se retrouve aussi très nette et comme schématisée chez les singes ; elle est moins marquée chez le chien et le chat, chez lesquels la région du sillon crucial et le sillon coronal ont une structure analogue à celle du lobule paracentral (*Kowalewskaja*).

2° **Région calcarine du lobe occipital.** — Une coupe perpendiculaire à la scissure calcarine montre au milieu de la substance grise corticale une large bande blanche bien apparente, que Vicq d'Azyr a décrite sous le nom de *ruban rayé* et que, quelques années avant lui, Gennari avait déjà reconnue (lineola albidior) ; de là son nom de *ruban de Vicq d'Azyr*, *strie* ou *raie de Gennari*. Cette particularité s'observe sur l'écorce des lèvres de la scissure calcarine, et à un degré moindre sur le lobule lingual O^5, le cuneus O^6, jusqu'au pôle occipital.

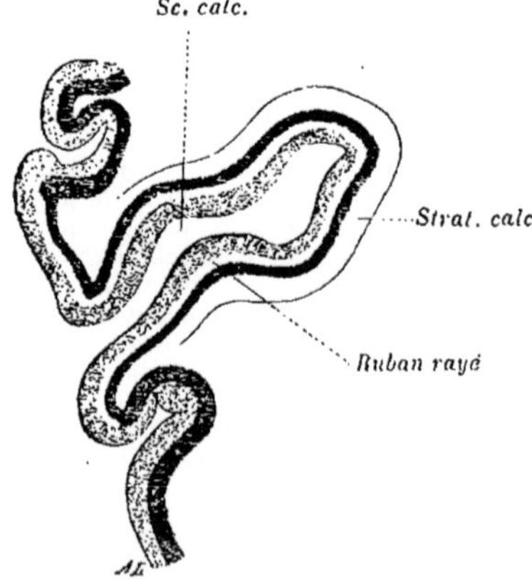

Fig. 355. — L'écorce calcarine et le ruban de Vicq d'Azyr.

Coupe perpendiculaire à la scissure calcarine.

Le ruban de Vicq d'Azyr, large d'un demi-millimètre ou un peu moins, correspond à la *strie de Baillarger*, ici élargie et condensée. Il est formé par des fibres médullaires très nombreuses, à long trajet horizontal, qui s'entrecoupent en feutrage serré ; ces fibres sont presque exclusivement les collatérales des cellules pyramidales, collatérales dont les arborisations luxuriantes entourent les cellules nerveuses. C'est à ces fibres médullaires et non à la pauvreté des cellules en pigment que le ruban doit sa couleur blanche ; de là sa coloration en violet foncé par l'hématoxyline.

Le ruban de Vicq d'Azyr occupe la couche des petites cellules pyramidales, c'est-à-dire une région plus superficielle que la strie de Baillarger dans le lobe frontal. Il y a en effet ici un certain bouleversement des couches cellulaires de l'écorce. Meynert et Hughenin ont décrit huit couches. Cajal, dans ses derniers travaux, les a réduites à cinq. Il admet une couche moléculaire, une couche de cellules fusiformes, une couche de petites cellules pyramidales, une couche de grandes cellules pyramidales, une couche d'éléments polymorphes. La première et les deux dernières diffèrent peu du type classique ; la couche des petites pyramides est occupée par le ruban de Vicq d'Azyr ; enfin il se surajoute à la disposition habituelle des zones corticales une couche intercalée entre la première et la deuxième, couche qui contient comme élément dominant des cellules fusiformes verticales, et à côté des éléments analogues aux spongioblastes de la rétine (Pour plus de détails, v. *Déjerine*, Anatomie des centres nerveux, 1894).

D'une manière générale, l'écorce de la région calcarine, qui répond à la partie fondamentale de la sphère visuelle, est très riche en fibres tangentielles ; le plexus d'Exner, la strie de Bechterew et les fibres profondes d'association s'y voient avec une grande netteté.

3o **Lobe de l'insula.** — L'écorce de l'insula est construite sur le type à quatre couches que nous avons décrit, et ses cellules présentent la même disposition que dans le lobe frontal. La différence porte uniquement sur les plexus médullaires. Les fibres tangentielles sont bien marquées à la surface et dans la profondeur, mais sont rares dans la partie moyenne ; la strie de Baillarger fait défaut. Les fibres radiaires ne présentent qu'un faible développement ; elles appartiennent en grande majorité aux fibres d'association, soit des fibres arquées, soit des faisceaux longitudinaux, fibres qui, dans la profondeur, constituent la partie principale de la capsule extrême. Accessoirement les fibres radiaires contiennent des fibres commissurales du corps calleux et de rares fibres de projection qui se rendent au pédoncule inférieur de la couche optique.

4o **Avant-mur.** — L'avant-mur, claustrum, n'existe que chez les mammifères dont la scissure de Sylvius est bien accusée. Pour Meynert, il représente la partie la plus profonde de l'écorce insulaire, c'est-à-dire la zone la plus interne de la couche des éléments polymorphes, détachée du reste de l'écorce par l'interposition de la capsule extrême ; il renferme comme éléments dominants des cellules fusiformes parallèles à la surface. Pour Mondino, c'est un prolongement de l'écorce temporale. Pour d'autres, c'est une formation qui se rattache morphologiquement au corps strié.

5o **Septum lucidum.** — Le septum lucidum (voyez p. 447) nous représente l'écorce cérébrale à l'état de développement rudimentaire. Son ventricule ne possède ni épendyme ni épithélium. Chacune des parois latérales comprend les couches suivantes, comptées de la ligne médiane à la partie externe : 1o une mince couche blanche, qui est libre dans la cavité du ventricule de la cloison et que constituent les fibres tangentielles ; — 2o une couche grise, plus épaisse à la partie inférieure du septum, et dans laquelle on reconnaît une zone superficielle ou interne de petites cellules pyramidales dont les sommets sont dirigés vers la ligne médiane, et les cylindre-axes en dehors sans qu'on connaisse leur destination ; une zone profonde ou externe de cellules fusiformes ; — 3o une couche blanche, externe, dont les fibres sont en grande partie constituées par l'épanouissement du faisceau olfactif du trigone et se rassemblent à l'angle inférieur pour aboutir à l'espace perforé ; — 4o une couche épendymaire qui appartient au ventricule latéral.

Cette disposition se retrouve chez un certain nombre d'animaux, veau, mouton, cheval. Chez d'autres au contraire (chat, chien, souris, cochon, lapin), les lames droite et gauche de la cloison sont soudées en un seul feuillet : il n'y a pas de ventricule ; l'écorce plus épaisse contient des cellules nerveuses plus nombreuses et plus volumineuses, mais sans stratification prononcée.

6o **Ecorce de la région olfactive.** — L'écorce de la région olfactive, bien que construite sur le type général que nous avons décrit, présente de nombreuses particularités qui méritent d'être signalées. A cette région se rattachent : la corne d'Ammon, le corps godronné, les nerfs de Lancisi, le noyau amygdalien, la tubérosité olfactive, et le bulbe olfactif. Ce dernier nous est déjà connu.

Corne d'Ammon. — La corne d'Ammon et le corps godronné qui lui est superposé constituent deux circonvolutions cérébrales, simplifiées dans leurs couches profondes ; leurs couches superficielles se regardent à travers le sillon de l'hippocampe (*M. Duval*).

Le sillon qui les sépare renferme un prolongement unique de la pie-mère. Il diffère des sillons ordinaires par sa profondeur, son enroulement en haut et en dedans, et surtout par la disposition des nombreux vaisseaux que contient le feuillet pial. Ceux-ci empiètent sur les couches superficielles des deux circonvolutions adjacentes et déterminent entre elles une adhérence qui peut aller jusqu'à la soudure.

La corne d'Ammon comprend trois couches cellulaires qui sont, de la surface à la profondeur, la couche moléculaire, la couche des cellules pyramidales et la couche des cellules polymorphes — et une couche blanche profonde (alveus).

1° Couche moléculaire. — Cette couche superficielle regarde le sillon de l'hippocampe. Elle est remarquable par son épaisseur et sa complexité. Les cellules de Cajal ou cellules pluripolaires, y sont rares; mais on y rencontre un grand nombre de cellules de Golgi, cellules à cylindre-axe court qui s'épuise sur place; toutes possèdent des expansions protoplasmiques qui sont les unes ascendantes, destinées aux zones supérieures, les autres descendantes pour la couche des cellules pyramidales et des éléments polymorphes.

On observe dans la couche moléculaire trois plexus ou bandes plexiformes superposées

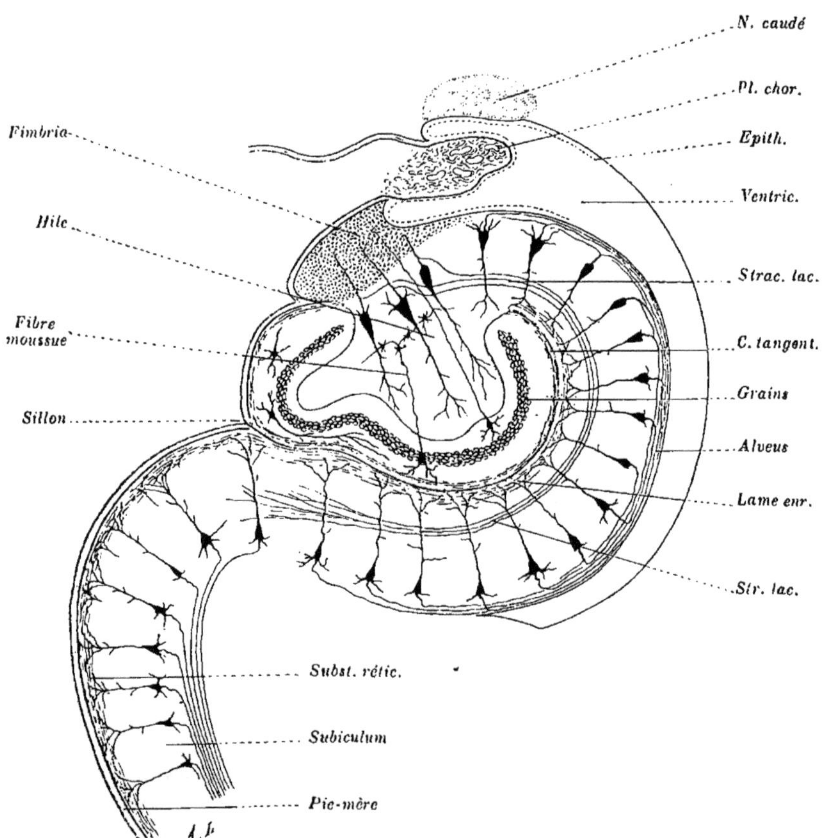

Fig. 356. — La corne d'Ammon et le corps godronné.

Coupe transversale schématique. — Le corps godronné en bleu; la pie-mère en rouge. — Les éléments fondamentaux sont seuls figurés. — En partie, d'après Déjerine.

qui permettent de la diviser en trois zones : 1° la zone superficielle ou *lame médullaire enroulée*, en contact avec la pie-mère du sillon; elle correspond aux fibres tangentielles superficielles de l'écorce ou réseau d'Exner; — 2° le *stratum lacunosum*, constitué par les grosses collatérales horizontales des cellules pyramidales sous-jacentes. Elle doit son nom à un épais réseau d'espaces lymphatiques périvasculaires; — 3° le *stratum radiatum*, dont les stries verticales ne sont autres que les tiges ascendantes des grandes cellules pyramidales traversant un épais feutrage fibrillaire.

2° Couche des cellules pyramidales. — Cette couche renferme des cellules pyramidales de grosseur variée; mais en général elle est dépourvue des petites pyramides de l'écorce typique; au voisinage du corps godronné, les cellules atteignent une grande taille et deviennent des cellules géantes. Comme dans l'écorce cérébrale, elles émettent une tige ascendante qui traverse le stratum radiatum et se termine en bouquet épineux dans le stratum lacunosum ; de leur corps partent des prolongements descendants, en forme de racine. Le cylindre-axe descend à travers la couche des cellules polymorphes à laquelle il abandonne quelques collatérales et, arrivé dans la substance blanche de l'alveus, s'y coude pour se continuer avec les fibres nerveuses de cette région. Quelquefois il se bifurque, et peut-être une des deux branches de bifurcation, la plus ténue, est-elle destinée à la commissure de la lyre (*Cajal*).

La zone qui est immédiatement au-dessus des corps cellulaires est le *stratum lucidum* de quelques auteurs.

3° Couches des cellules polymorphes. — On y rencontre d'abord des cellules fusiformes dont le cylindre-axe sort de l'écorce pour passer dans les fibres de l'alveus, puis des cellules de Golgi dont le cylindre-axe se ramifie sur place et des cellules à cylindre-axe ascendant analogues à celles de Martinotti. Les prolongements nerveux des pyramides, en traversant cette couche, lui abandonnent des collatérales dont l'ensemble forme un plexus connu sous le nom de *stratum oriens*.

Alveus. — L'alveus, interposé entre la couche profonde de l'écorce ammonienne et l'épendyme du ventricule latéral, est la substance blanche sous-corticale. Les fibres qui le constituent sont les cylindre-axes des cellules pyramidales et de quelques cellules de la couche polymorphe ; elles se rendent les unes dans la fimbria et par elle dans le pilier postérieur du trigone, les autres dans la substance blanche de la circonvolution de l'hippocampe.

En résumé, la corne d'Ammon possède comme éléments fondamentaux les mêmes cellules pyramidales ou fusiformes que l'écorce ordinaire, ici moins nombreuses et plus simplement disposées; leurs prolongements nerveux, fibres de projection, et aussi fibres d'association et fibres commissurales, se rassemblent dans l'alveus avant de se répandre par le trigone et la cinquième temporale dans leurs territoires terminaux. Les éléments d'association rapprochée se font remarquer au contraire par leur nombre et leur variété de forme : de là cette grande richesse en fibres tangentielles et ces bandes ou stratum qui s'échelonnent sur toute la hauteur.

Régions de transition. — La corne d'Ammon est reliée en deux points à la masse générale de l'écorce cérébrale ; par son bord inférieur elle se continue sans démarcation avec la cinquième temporale et par son extrémité antérieure avec le bord externe du lobule de l'hippocampe. Dans ces deux points l'écorce présente des caractères de transition.

La partie de la circonvolution de l'hippocampe, T^5, qui se relève sur la face interne de l'hémisphère et se recourbe comme pour loger la corne d'Ammon porte le nom de *subiculum* (lit de la corne). Déjà s'y manifestent la diminution des cellules pyramidales de petite et de moyenne taille, et l'augmentation des fibres tangentielles. Celles-ci, très épaissies à la surface et bien visibles à l'œil nu, constituent la *substance réticulée d'Arnold* qui couvre de son feutrage blanc la partie la plus interne de T^5, et n'est que le plexus d'Exner épaissi. L'aspect réticulé est dû à ce que cette couche est terminée sur sa face profonde par une ligne festonnée, dont les dents se continuent avec les faisceaux des fibres radiaires. La substance réticulée se continue avec la lame médullaire enroulée de la corne d'Ammon. La substance blanche profonde, sous-corticale, du subiculum contient des fibres fines qui sont destinées à former la commissure de la lyre et occupent le voisinage du ventricule, et des fibres épaisses nées des cellules pyramidales ; ces dernières fibres appartiennent principalement au faisceau d'association du cingulum.

Corps godronné ou fascia dentata. — La petite circonvolution du corps godronné est comme enclavée dans la concavité de la corne d'Ammon. Sa face superficielle se juxtapose à celle de la corne d'Ammon dans le sillon de l'hippocampe et n'est séparée d'elle que par le mince prolongement de la pie-mère ; sa face profonde, au lieu de répondre à la substance blanche, est recouverte par la face profonde de la corne. La circonvolution godronnée figure donc une sorte de bourse froncée dont le hile, ouvert en haut, reçoit l'extrémité supérieure interne de la corne ammonienne (*Déjerine*).

Elle possède trois couches qui sont de la surface, c'est-à-dire du sillon de l'hippocampe, à la profondeur : la couche moléculaire, la couche des grains et la couche des éléments polymorphes.

Couche moléculaire. — Semblable à la zone homonyme de la corne d'Ammon, cette couche contient surtout des cellules à cylindre-axe court et quelques cellules pyramidales déplacées de la couche sous-jacente. Les panaches des grains viennent s'y épanouir. On y observe deux plexus : un plexus tout à fait superficiel, en mince lame, constitué par les fibres tangentielles qui forment le *stratum marginal;* un plexus beaucoup plus épais, situé dans la profondeur et fourni par les collatérales des cylindre-axes des grains.

Couche des grains ou des *cellules pyramidales (stratum granulosum).* — Cette couche est l'analogue de la couche des cellules pyramidales de l'écorce ordinaire, car elle renferme un petit nombre de pyramides typiques et un très grand nombre de petites cellules ou grains que l'on peut assimiler à des cellules pyramidales modifiées. Les *grains* sont de petites cellules ovoïdes, que l'on avait prises autrefois pour des noyaux névrogliques ou des cellules embryonnaires; leurs expansions protoplasmiques émanent en bouquet du corps cellulaire, sans présenter de tige unique ascendante et vont s'étaler dans la couche moléculaire, rappelant ainsi le panache terminal des pyramides vraies; leur cylindre-axe descendant traverse les couches profondes en émettant des collatérales qui s'unissent en plexus autour des grains et autour des éléments polymorphes; parvenu dans l'écorce ammonienne, il s'y résout en arborisation terminale. Quelques auteurs pensent que ces cylindre-axes vont plus loin et font partie de la substance blanche de l'alveus et de la fimbria; mais Cajal affirme qu'ils se terminent autour de la tige du corps des grandes cellules pyramidales ammoniennes, et qu'ils représentent par conséquent un système d'association. Ces prolongements cylindraxiles des grains offrent une particularité remarquable: dans la zone ammonienne, ils se transforment en *fibres moussues,* c'est-à-dire qu'ils possèdent de distance en distance des renflements ou nodosités (fibres noueuses) formés par de petits amas protoplasmiques disposés en rosace. C'est le seul point de l'écorce cérébrale où se rencontrent ces fibres moussues, que nous avons déjà signalées dans l'écorce du cervelet.

Couche des cellules polymorphes. — Cette couche est analogue à celle de la corne d'Ammon. Celles des cellules dont le cylindre-axe ne se termine pas sur place envoient leur prolongement nerveux à l'alveus et à la fimbria, en traversant l'écorce ammonienne qui sépare le corps godronné de la substance blanche.

De très nombreux travaux ont été publiés sur la structure de la corne d'Ammon et du corps godronné. Pour la période antérieure aux découvertes de Golgi, nous nous contenterons de renvoyer à *Mathias Duval:* La corne d'Ammon, *Arch. de neurologie,* 1881 et 1882; *Giacomini,* Fascia dentata, *Arch. ital. de Biologie,* 1884 et *Obersteiner,* Anatomie des centres nerveux, 1893.

L'application de la méthode de Golgi a transformé nos connaissances sur la nature et la disposition des couches cellulaires. *Golgi,* Sulla fina anatomia..... 1886; — *Schæffer* Beitrag zur Histologie der Ammonshornformation, *Arch. f. micr. Anat.* 1892; — *Cajal,* Résumé de ses travaux, dans Nouvelles idées sur la structure du système nerveux, 1894.

Voyez aussi *Sala,* Zeitschr. f. wiss. Zool. 1891; — *Azoulay, Soc. Biol.* 1894.

Circonvolution lancisienne. — Après la formation du corps calleux, les écorces cérébrales qui tapissent les faces opposées de la scissure interhémisphérique se rejoignent l'une à l'autre en dessus et en dessous de cette commissure. Le corps calleux est donc recouvert sur ses deux faces d'une lame corticale, qu'on peut reconnaître même chez l'homme adulte.

La lame qui revêt la face supérieure est connue sous le nom d'*induseum griseum,* voile gris; elle mesure de 20 à 40 μ d'épaisseur, et se renfle en deux points pour constituer les nerfs de Lancisi (voyez p. 440). Nous avons décrit le renflement médian ou interne sous le nom de nerfs médians de Lancisi, et le renflement externe sous celui de nerfs latéraux ou tœniæ tectæ.

1° **Les nerfs latéraux de Lancisi** (strie longitudinale externe, tœniæ tectæ) sont cachés dans le sillon du corps calleux. Par leur bord externe ils se rattachent à l'écorce de la circonvolution calleuse. Celle-ci se fait remarquer par le faible développement de ses fibres tangentielles et la rareté de ses grandes cellules pyramidales. Large d'abord de 3 mm. elle se rétrécit dans le sillon du corps calleux jusqu'à 1 mm. d'épaisseur, et semble à l'œil nu s'y terminer brusquement. Mais en réalité, elle se replie à angle droit pour passer sur le corps calleux en constituant son induseum, que l'on ne peut ordinairement reconnaître qu'au microscope, en dehors de ses bandes de renforcement. L'induseum est une écorce extrêmement atrophiée, renfermant une couche grise entre deux couches blanches de fibres sagittales.

Dans le renflement externe de l'induseum (nerfs ou stries latérales) on observe quelques petites cellules, qui ne sont même pas constantes. Les couches blanches superficielle et profonde ont la même signification que pour les stries médianes.

2° **Les nerfs médians** (strie médiane, nerfs de Lancisi proprem. dits) forment une saillie blanchâtre, épaisse de 0 mm. 3 à 1 mm. Quand ils sont bien développés, on peut dans leur substance grise reconnaître deux couches, une couche *moléculaire,* superficielle contenant de rares éléments fusiformes ; une couche profonde, dont les cellules ovoïdes se rapprochent des cellules pyramidales de l'écorce normale.

La couche blanche superficielle et libre, qui revêt l'induseum ainsi que ses renflements ou stries, est une couche de fibres tangentielles à direction antéro-postérieure ; elle passe en arrière dans la substance réticulée d'Arnold qui recouvre T^5 et a la même signification, en avant dans la couche tangentielle de la première frontale, au niveau du bec du corps calleux. La couche blanche profonde représente le centre ovale de la circonvolution lancisienne. Les fibres, également à direction sagittale et constituées par les cylindre-axes descendants et coudés des cellules pyramidales, se continuent en avant avec le pédoncule du corps calleux, en arrière avec la substance blanche de la circonvolution de l'hippocampe.

Au-dessous de l'induseum est une couche névroglique mince qui envoie des prolongements entre les fibres calleuses.

Il en est de la face inférieure du corps calleux comme de sa face supérieure ; partout où elle est libre, elle est recouverte par une couche corticale. C'est ainsi que Blumenau a reconnu une mince écorce grise sur la face ventrale du corps calleux qui recouvre le ventricule du septum. Cette écorce est semblable à celle qui tapisse les parois de ce ventri-

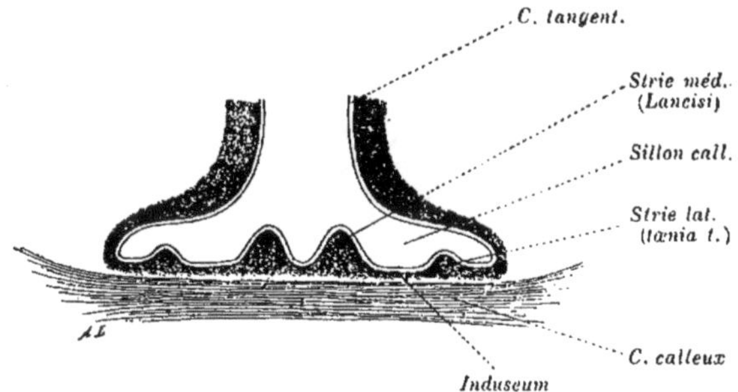

Fig. 357. — L'écorce lancisienne.

Coupe transversale par le corps calleux. — Figure schématique

cule, et contient des fibres sagittales. Il en est de même dans l'espace qui s'étend au-dessus de la lyre, entre l'angle de divergence des piliers postérieurs du trigone et l'extrémité du bourrelet.

Sur la structure de la circonvolution lancisienne : *Giacomini* (lieu cité); — Zuckerkandl, Das Riechcentrum, 1887 ; — *Blumenau*, Zur Entwickelungsgeschichte... des Hirnbalkens, *Arch. f. micr. Anat.*, 1891 ; — *Cajal*, cité par Déjerine.

Noyau amygdalien. — La structure du noyau amygdalien est encore mal connue. La plupart des cellules sont disséminées irrégulièrement et se rapportent au type pyramidal ; d'autres sont des cellules fusiformes. La substance grise est striée de blanc par les irradiations de la bandelette demi-circulaire. On a tour à tour rapproché la formation amygdalienne de l'avant-mur, du corps strié et de l'écorce temporale.

On ne peut non plus affirmer que le noyau amygdalien appartienne à la région olfactive. Mondino soutient que la racine olfactive externe ne s'y termine pas et Zuckerkandl fait observer que le noyau persiste chez des animaux dont l'appareil olfactif est complètement atrophié (dauphin), notamment pour ce qui concerne la corne d'Ammon et le lobule de l'hippocampe. Kœlliker, au contraire, dans ses études récentes sur l'appareil olfactif du lapin, fait du noyau amygdalien un des centres terminaux des fibres olfactives ; il reçoit, suivant lui, des fibres du bulbe olfactif et il est associé au noyau opposé par la commissure antérieure.

Substance perforée antérieure. — C'est une écorce très atrophiée chez l'homme et dont la structure se rapproche de celle du globus pallidus (noyau lenticulaire) avec lequel elle se continue.

Tubérosité olfactive. — La tubérosité olfactive (trigone olfactif) est une écorce cérébrale imparfaitement développée ; on y trouve la même disposition que dans l'écorce typique, seulement les cellules pyramidales de tailles diverses sont réunies dans une même couche, et dans cette couche elles se groupent en amas ou *ilots olfactifs*. Les cellules des îlots sont enlacées par des arborisations terminales de fibres qui proviennent probablement du bulbe olfactif. Leurs cylindre-axes groupés en faisceaux horizontaux traversent la partie inférieure du corps strié (voyez *Calléja*, cité par Déjerine).

III. — ÉVOLUTION DE L'ÉCORCE CÉRÉBRALE.

Nous exposerons à grands traits l'évolution phylogénique, c'est-à-dire celle de la série animale, et l'évolution ontogénique du cerveau humain.

1° **Evolution phylogénique.** — L'étude de l'hémisphère chez les vertébrés nous apprend deux choses, d'abord que la présence d'une écorce cérébrale n'est pas nécessaire à la manifestation des phénomènes psychiques, conscience, volonté, mémoire, puisque cette écorce

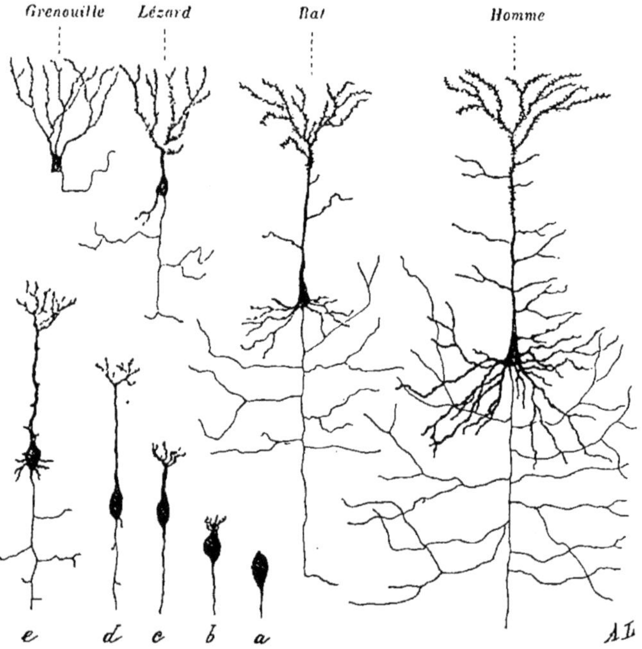

Fig. 358. — Evolution phylogénique et ontogénique de la cellule psychique.

Cellule pyramidale de la grenouille, du lézard, du rat et de l'homme : — a, b, c, d, e, phases progressives du développement de la cellule pyramidale. D'après Cajal.

fait défaut chez les vertébrés inférieurs ; ensuite que le développement du manteau cortical n'est pas continu, régulièrement progressif selon les échelons de nos classifications, mais que l'on constate ici des lacunes, là des évolutions divergentes. Il reste pourtant un fait général : la formation et l'extension de l'écorce hémisphérique marchent de pair avec l'accroissement de l'activité cérébrale, et surtout dans cette écorce la cellule pyramidale ou psychique, qui ne fait jamais défaut, est d'autant plus compliquée dans ses expansions, d'autant plus riche en fibres d'association que l'intelligence est plus élevée. Les poissons seuls n'ont pas de cellules pyramidales, encore en observe-t-on chez certains d'entre eux. L'homme possède les cellules corticales sans comparaison les mieux organisées sur toute l'étendue de son manteau, et dans certaines régions de ce manteau elles constituent d'immenses associations presque personnelles au cerveau humain ; telle est la vaste écorce du lobe frontal, siège des phénomènes psychiques supérieurs, et la sphère visuelle du lobe occipital avec ses radiations optiques qu'on ne retrouve que très amoindries chez les autres animaux.

« Nos recherches comparatives sur les propriétés de la cellule pyramidale nous ont « appris que, plus on descend dans l'échelle des vertébrés, moins l'appareil protoplasmi- « que apparaît différencié, et moins nombreuses, longues et ramifiées se montrent les « collatérales des cylindre-axes. Ainsi, chez les oiseaux la pyramide manque de tige « radiale et de véritable panache externe ; chez les reptiles, la tige et le panache périphé- « rique existent, mais les expansions basilaires et latérales sont encore absentes, ou

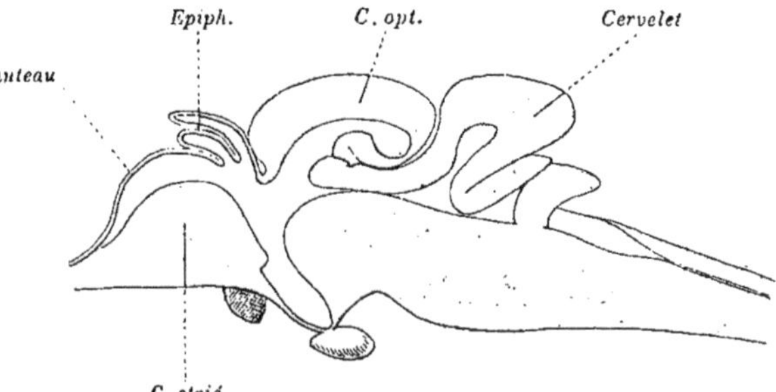

Fig. 359. — Cerveau de poisson osseux.

« réduites seulement à un ou deux prolongements descendants ; chez les poissons, la cel- « lule pyramidale fait défaut. Une pareille gradation peut s'observer aussi dans les diverses « classes de vertébrés relativement au nombre et aux ramifications des collatérales ner- « veuses (*Cajal*) ».

Les *poissons* cartilagineux n'ont pas de cerveau antérieur secondaire, c'est-à-dire pas d'hémisphères cérébraux. Ceux-ci apparaissent avec les poissons osseux, mais restent à l'état embryonnaire d'une simple lame d'épithélium fermant en haut la vésicule hémisphérique, qui a pour plancher un corps strié bien développé. L'écorce est épithéliale. Seules

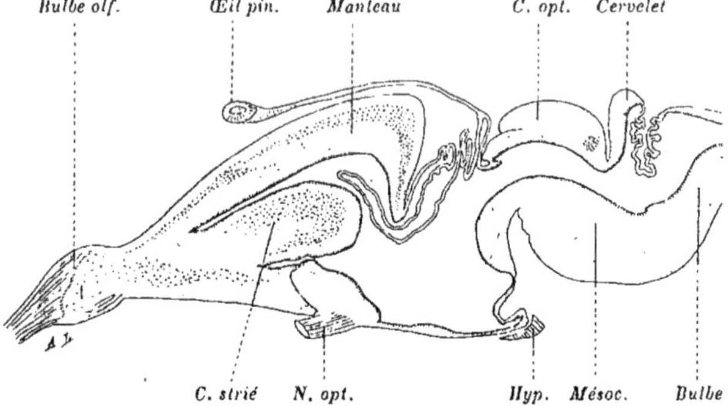

Fig. 360. — Cerveau de reptile.

quelques espèces du groupe présentent un rudiment d'écorce nerveuse dans leur paroi ventriculaire qui renferme des cellules disséminées ou groupées, et des fibres nerveuses (*Botazzi*).

Il en est de même chez les *amphibies* dont les hémisphères ovoïdes, volumineux, ne contiennent dans leur écorce supra-ventriculaire qu'une mince couche de fibrilles avec quelques cellules irrégulières.

Avec les *reptiles* se montre une véritable écorce cérébrale, couvrant la plus grande partie de la surface et constituée par des couches multiples d'éléments nerveux. On voit apparaître les cellules pyramidales disposées sur plusieurs séries. Cajal reconnaît quatre couches dans l'écorce du lézard, et il y distingue des fibres calleuses (ou analogues), des fibres de projection et des fibres d'association. Edinger croit que cette première écorce, qui apparaît chez les vertébrés, la plus ancienne, correspond à la corne d'Ammon des mammifères, et que par suite le premier territoire psychique est un territoire olfactif; mais ce n'est là qu'une présomption.

A partir des reptiles, l'évolution de l'hémisphère suit une double voie divergente. Chez *les oiseaux*, c'est la partie basale du manteau, le corps strié, qui prend un accroissement insolite et acquiert un volume énorme. L'écorce subit un arrêt; réduite à une mince lame grise, placée au-dessus du ventricule, elle est moins étendue que chez les reptiles; par certains caractères elle leur est inférieure, par d'autres, elle semble être mieux organisée. Chez les *mammifères* au contraire, le corps strié s'amoindrit, et l'écorce du manteau devient de plus en plus vaste dans sa surface, de plus en plus complexe dans sa structure. Mais même chez eux, même chez l'homme, une partie de la vésicule hémisphérique garde toujours le type épithélial primitif du cerveau des poissons : tel est le feuillet qui ferme la fente de Bichat.

Si l'écorce nerveuse fait défaut chez les poissons et chez les amphibiens, le siège des phénomènes psychiques, qui existent, si imparfaits soient-ils, doit donc être cherché ailleurs que dans le manteau de l'hémisphère. Il est dans le corps strié et dans le cerveau intermédiaire ou même moyen. Chez les poissons, la grenouille, la tortue, la *vision mentale* réside dans les lobes optiques, assimilables à nos tubercules quadrijumeaux et l'ablation des hémisphères n'entraîne pas la cécité cérébrale, comme chez les vertébrés supérieurs. A mesure que l'écorce apparaît, avec les reptiles, les phénomènes de conscience, de volonté, de mémoire émigrent du cerveau intermédiaire, du cerveau antérieur primaire au cerveau hémisphérique ; les anciens organes déchus passent au second rang et ne sont plus désormais que des centres ganglionnaires réflexes, affectés à l'automatisme.

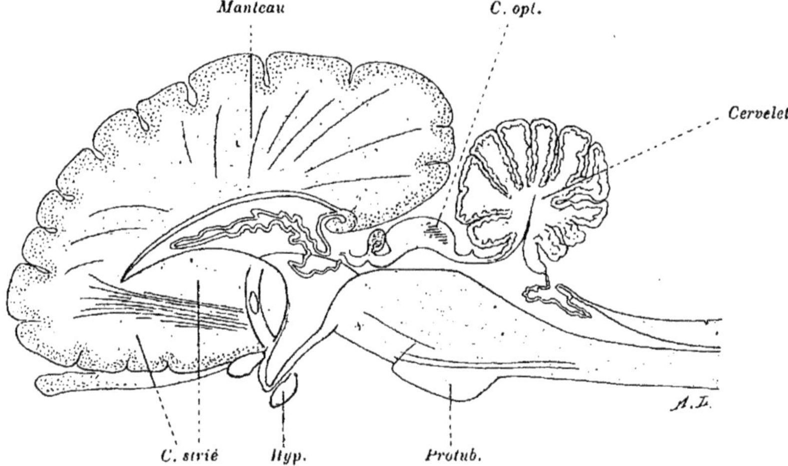

Fig. 361. — Cerveau de mammifère.

Ces trois figures, 359, 360, 361, empruntées à Edinger, montrent sur une coupe sagittale schématique la disposition des parties de l'encéphale, et spécialement le développement progressif du manteau de l'hémisphère.

(*Sur l'évolution phylogénique, voyez Edinger, Cajal et ses élèves*).

2° **Evolution ontogénique.** — Le cerveau de l'embryon humain n'est d'abord qu'une masse molle, translucide, de couleur uniforme, remarquable au point de vue chimique par sa richesse en eau. C'est au septième mois seulement que les cellules pyramidales apparaissent (*Vignal*) ; dès ce moment l'écorce prend le type nerveux et se distingue par sa couleur grisâtre du centre ovale à teinte violacée. Un mois plus tard les fibres nerveuses commencent à se myéliniser ; des stries blanches se montrent soit dans le centre ovale, soit dans l'écorce même sous forme de fibres radiaires.

Dans ce développement continu, on peut marquer trois étapes fondamentales qui correspondent aux voies sensitives, aux voies motrices et aux voies d'association.

1° **Voies sensitives.** — Les voies sensitives s'organisent les premières (*Flechsig, Edin-*

ger). Dès le huitième mois, soit dans la calotte du pédoncule cérébral, soit dans le cerveau même, des ganglions à l'écorce, elles prennent leur gaine de myéline et peuvent conduire les impressions périphériques.

A la naissance, le centre ovale est encore gélatineux et gris rosé ; le ruban de Reil est seul médullisé. Les cellules pyramidales sont déjà bien formées, mais leurs expansions protoplasmiques basilaires et les collatérales nerveuses sont encore courtes et simples (*Cajal*). Flechsig pense qu'à ce moment et même dans le neuvième mois intra-utérin, le cerveau peut être le siège de manifestations psychiques ; il est apte à percevoir les impressions, et sans doute la conscience et la mémoire commencent à s'organiser. Mais la réaction motrice n'existe pas, les voies de conduction n'étant pas formées. L'homme est assimilable à ceux des animaux qui naissent aveugles, c'est-à-dire impuissants à voir, et dépourvus de mouvements volontaires, tels que le chien, le lapin. Or chez ces animaux, les centres psycho-moteurs sont inexcitables : les mouvements d'origine cérébrale (mouvements volontaires, modération des mouvements reflexes) n'existent pas, tandis que les mouvements réflexes d'origine spinale s'exécutent dans leur plénitude. Nous avons vu que, pour l'homme également, la moelle devançait le cerveau dans son organisation, et qu'à l'exception de ses voies cérébrales volontaires, elle était prête à fonctionner à la naissance. Tout autrement se comportent les animaux comme le porc, le cobaye, le hérisson qui naissent les yeux ouverts, capables de voir et de conduire leurs mouvements ; leur écorce cérébrale possède une organisation avancée et les centres psycho-moteurs, même sur le fœtus contenu dans la matrice, répondent à l'excitation (*Soltmann, Tarchanoff*).

2º **Voies motrices.** — C'est dans le cours du premier mois qui suit la naissance, ordinairement dans la deuxième ou la troisième semaine, que les voies motrices achèvent leur organisation. On voit blanchir le faisceau pyramidal, dans le pied du pédoncule cérébral, dans le centre ovale et dans l'écorce motrice. Dans le centre ovale, il se présente sous la forme d'un ruban blanc qui émerge de la capsule interne et se bifurque près du manteau cérébral pour aboutir par une de ses branches à la pariétale ascendante et par l'autre à la frontale ascendante. Ce ruban est l'*anse rolandique* de Parrot. Les mouvements volontaires sont devenus possibles, la volonté elle-même s'essaye sans doute une fois en possession de son instrument ; chez les animaux, les centres moteurs deviennent excitables.

3º **Voies d'association.** — Les deuxième et troisième mois ont réalisé un progrès important, la myélinisation du lobe occipital, par conséquent la constitution des voies optiques permettant la vision cérébrale. Avec le quatrième mois apparaissent dans l'écorce les fibres transversales qui relient entre elles les cellules d'une même couche ou des couches voisines, et qui vont faire de toute l'écorce un système homogène solidaire, pourvu de tous ses fils de communication, apte aux combinaisons sensitivo-motrices les plus variées, comme aux associations d'idées de plus en plus compliquées. La myélinisation des fibres tangentielles débute au quatrième mois par la couche superficielle ou réseau d'Exner et celle des éléments polymorphes ; au huitième mois seulement, elle se montre dans la couche des cellules pyramidales. A cette dernière époque aussi, le lobe frontal, siège probable de la haute activité cérébrale, prend la couleur blanche caractéristique des fibres complètement médullisées.

Arrivé au neuvième mois extra-utérin de son évolution, le cerveau de l'enfant est achevé dans son ensemble. Son centre ovale est complètement blanc ; la période de sa myélinisation a duré douze mois. Mais son développement se continue et se perfectionne dans le détail, on voit encore apparaître de nouvelles fibres médullaires jusqu'à la fin de la deuxième année ; au delà, la masse des faisceaux blancs est telle qu'on ne peut plus reconnaître s'il s'en forme de nouveaux. Toutefois, en mesurant l'épaisseur comparative des couches de fibres tangentielles dans des points choisis de l'écorce, sur des sujets de divers âges, on peut se rendre compte que les fibres tangentielles augmentent constamment pour atteindre leur maximum vers 40 ans, 40 ou 50 suivant les sujets et diminuer avec la vieillesse.

On verra plus loin que le cerveau augmente son poids total jusque vers ce même âge de 40 ans.

Voyez : *Vulpius*, Ueber die Entwickelung... der Tangentialfasern, *Arch. f. Psych.* 1892 ; — et *Kaes*, Ueber die markhaltige Fasern in die Grosshirnrinde. *Neurol. Centralbl.* 1894.

Cet accroissement des plexus intra-corticaux n'est au fond que l'accroissement des cellules nerveuses elles-mêmes puisque les fibres et leurs ramifications ne sont que des expansions cellulaires. Les cellules ne croissent pas en nombre mais en étendue. Aucun élément nouveau ne se forme depuis la naissance et même avant ; toutes les cellules naissent à la fois, et dès l'époque embryonnaire perdent la propriété de se reproduire. Mais les expansions cylindraxile et protoplasmique, leurs membres, s'étendent et se compliquent à mesure que le cerveau se développe et que l'intelligence se mûrit. Il n'est pas défendu de penser, avec Cajal, que le travail cérébral, la culture intellectuelle ont pour effet, non point de créer des cellules, mais d'augmenter les expansions protoplasmiques et les collatérales nerveuses des éléments existants. L'arbre cellulaire étend de plus en plus ses branches; par là il renforce ses connexions premières avec les arbres voisins et se crée des associations nouvelles. Ces acquisitions matérielles, susceptibles d'être transmises par l'hérédité, sont le substratum anatomique des progrès réalisés par l'activité cérébrale.

Anomalies d'évolution. — 1° *Gliose cérébrale.* On rencontre dans l'épilepsie essentielle des lésions de la névroglie qui affectent de préférence l'écorce des circonvolutions psycho-motrices et de la corne d'Ammon. Chaslin considère qu'il s'agit d'une *gliose* ou sclérose névrologique constituée par une prolifération exubérante de la névroglie qui étouffe les cellules nerveuses. Ce trouble évolutif non inflammatoire, dans lequel un des deux éléments (la névroglie) dérivée du feuillet ectodermique devient prépondérant et fait avorter l'élément noble (cellules nerveuses), serait congénital et héréditaire. La maladie de Friedreich ou ataxie héréditaire est une affection analogue; c'est une gliose d'évolution localisée à la moelle (*Déjerine*).

Les idées de Chaslin ont été contestées par Blocq et Marinesco. Ces auteurs concluent de leurs recherches que la gliose n'est pas constante dans l'épilepsie essentielle, que lorsqu'elle existe, bien qu'affectant principalement la zone psychomotrice, elle est variable dans son siège et son intensité, qu'elle n'est pas pure mais associée à la sclérose conjonctive, que par conséquent, il est plus logique de la considérer non comme la cause de l'épilepsie congénitale mais comme un effet, un reste inflammatoire des attaques congestives qui frappent les circonvolutions rolandiques.

Voy. *Chaslin*, Sclérose névrologique; *Soc. Biologie* 1889 et Sclérose cérébrale, *Arch. de médec. expérim.* 1891; — Blocq et Marinesco, Lésions de l'épilepsie essentielle, *Sem. médic.* 1892.

2° **Hétérotopie de substance grise.** — Les hétérotopies ou formations anormales de substance grise sont fréquentes dans le cerveau. La statistique d'Otto donne pour 107 cas: cerveau 20; cervelet 80; moelle 6; protubérance 1. Dans les hémisphères cérébraux, on les observe le plus souvent, dans les 2/3 des cas, au voisinage immédiat des ganglions centraux, couche optique et corps strié, et de la paroi ventriculaire; ou encore en plein centre ovale, et plus rarement auprès de l'écorce. Leur structure est celle de la substance grise normale la plus rapprochée. Matell a récemment rapporté une observation d'hétérotopie paracorticale, chez une femme épileptique, qui présentait de la microcéphalie et de la microgyrie. Le centre ovale, dans les deux hémisphères, était occupé par une masse grise infiltrée au milieu des fibres de projection et d'association, et reliée à l'écorce par des ponts de substance grise; sa structure était celle des couches profondes de l'écorce cérébrale.

(V. *Otto*, Hyperplasie der Hirnrinde, *Virchow's. Archiv.* 1887; — Matell. Ein Fall von Heterotopie... *Arch. f. Psych.* 1893).

3° **Microgyrie.** — La microgyrie ou petitesse anormale des circonvolutions s'observe dans des conditions diverses. Tantôt elle existe seule, tantôt elle est associée à d'autres malformations, porencéphalie, absence du corps calleux... Elle peut être totale ou partielle. Les circonvolutions allongées, très petites, serrées les unes contre les autres, rappellent difficilement dans leur disposition le type classique. Les cellules nerveuses de leur écorce sont plus ou moins arrêtées dans leur développement suivant que la cause initiale réside dans le centre ovale ou dans l'écorce. C'est en effet à un arrêt de développement que l'on rapporte la production de la microgyrie; cet arrêt peut porter sur la substance blanche et déterminer un plissement excessif de l'écorce, ou sur la substance grise corticale qui garde le type infantile. Cette anomalie un peu prononcée coïncide ordinairement avec l'idiotie (V. *Otto*, Zur Kenntniss der Mikrogyrie, *Arch. f. Psych.* 1892).

CENTRE OVALE

Le centre ovale, c'est-à-dire toute la masse de substance blanche qui s'étend entre les ganglions opto-striés et l'écorce cérébrale et qui forme en quelque sorte le corps de l'hémisphère dont l'écorce est le vêtement, est un assemblage de fibres variées dans leur source et dans leur direction. Meynert les a réparties en trois catégories et sa systématisation, malgré les objections dont elle est passible et les changements qu'elle a dû subir, s'est maintenue au moins dans ses traits fondamentaux, à cause de sa commodité.

Il a distingué : 1° les *fibres d'association*, celles qui dans un même hémisphère unissent entre elles les différentes régions de l'écorce ; 2° les *fibres commissurales*, qui relient les régions symétriques d'un hémisphère à l'autre (corps calleux, commissure antérieure...) ; 3° les *fibres de projection*, qui s'étendent de l'hémisphère aux autres segments des centres nerveux, cerveau intermédiaire, cerveau moyen, moelle épinière. Les deux premières restent confinées au cerveau antérieur ; les fibres de projection sont par une partie de leur trajet extra-hémisphériques. Depuis, il a fallu renoncer à voir dans les fibres commissurales des voies d'union rigoureusement symétriques ; on sait notamment que les fibres calleuses, soit par elles-mêmes, soit par leurs collatérales, aboutissent en partie dans des régions multiples de l'hémisphère opposé qui ne sont point homologues à leur territoire d'origine. D'autre part, le corps strié apppartenant au cerveau antérieur et étant une formation corticale (*Wernicke*), les fibres qui l'unissent à d'autres parties de l'écorce sont des fibres cortico-corticales, par suite des fibres d'association, tandis que ses fibres de projection sont celles qui le relient à la couche optique, au pédoncule cérébral, à la protubérance. Enfin, les catégories ne sont point absolues, la même fibre peut appartenir à deux systèmes ; c'est ainsi qu'une fibre de projection émettra une collatérale importante ou même une branche de bifurcation qui devient fibre d'association ou fibre commissurale ; ou encore la même fibre peut avoir une branche commissurale et une branche d'association.

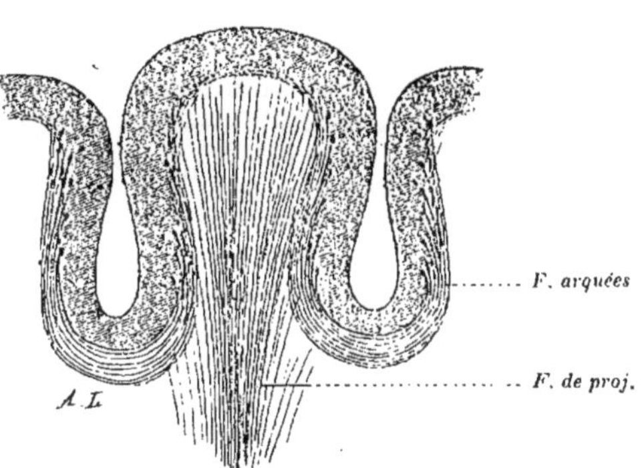

Fig. 362. — Disposition des fibres de projection et des fibres d'association.
Figure schématique.

Il ne paraît pas y avoir de cellules spéciales pour chaque espèce de fibre. Les fibres d'association naissent surtout des parois des sillons, c'est-à-dire des faces latérales des circonvolutions ; leurs cellules d'origine, sont les cellules pyramidales, petites et moyennes et un certain nombre des éléments polymorphes. Les fibres commissurales et les fibres de projection émanent en pinceau serré de la crête des circonvolutions, une petite partie seulement provient du fond des sillons ; leurs cellules sont d'abord les grandes cellules pyramidales, puis une partie des autres éléments de l'écorce, pyramides moyennes et petites, cellules polymorphes. D'une manière générale, les fibres d'association sont parallèles au plan de l'écorce cérébrale dont elles occupent la couche périphérique, tandis que les autres lui sont perpendiculaires, en même temps qu'elles plongent dans la profondeur du centre ovale. Toutes s'entrecroisent sur des points multiples de leur trajet et surtout au voisinage de l'écorce, de telle sorte que, même sur des cerveaux durcis et propres à la dissection, on ne peut reconnaître que quelques faisceaux principaux, aux points où ces fibres se rassemblent en masses compactes.

§ I. — SYSTÈME D'ASSOCIATION

Le système d'association est constitué par les fibres qui unissent entre elles les circonvolutions d'un même hémisphère.

Ces fibres naissent sur les faces latérales des circonvolutions, par conséquent sur les parois des sillons ou des scissures; elles se dirigent parallèlement à l'écorce, dans la couche la plus périphérique de la substance. Leur trajet est curviligne, à concavité supérieure ou inférieure suivant qu'elles appartiennent à la convexité ou à la base du cerveau; de la longueur de ce trajet dépend le degré de leur courbure. Elles s'entrecroisent avec les fibres de projection et les fibres commissurales qui aboutissent ordinairement aux crêtes des circonvolutions.

Leurs cellules d'origine sont les cellules pyramidales, moyennes et petites et les cellules polymorphes de la couche profonde. Cajal a constaté, sur le faisceau de l'ourlet, que les fibres du faisceau émettent des collatérales ascendantes qui les relient sur leur parcours à des points nombreux de l'écorce; qu'en outre une fibre d'association se bifurque quelquefois en T ou en Y, et qu'à son tour une des branches de bifurcation peut passer dans le corps calleux et devenir fibre commissurale. On comprend par là la variété et l'étendue des connexions établies par le système d'association.

On peut répartir les fibres d'association en deux groupes : 1° les fibres qui sont limitées à deux circonvolutions; ces fibres sont nécessairement courtes, et font en quelque sorte partie intégrante de l'écorce cérébrale; 2° les faisceaux, dans lesquels les fibres sont rassemblées et qui peuvent s'étendre à de grandes distances; ils contiennent des fibres de longueurs différentes, courtes, moyennes et longues. On connaît cinq faisceaux principaux ou interlobaires, et plusieurs faisceaux secondaires intra-lobaires, confinés au lobe frontal et au lobe occipital. Nous les étudierons dans l'ordre suivant :

1° Fibres arquées;
2° Faisceau longitudinal supérieur;
3° Faisceau occipito-frontal;
4° Faisceau longitudinal inférieur;
5° Faisceau unciforme;
6° Cingulum;
7° Fibres propres du lobe frontal;
8° Fibres propres du lobe occipital;
9° Faisceaux cortico-striés;
10° Trigone cérébral.

1° Fibres arquées. — Les fibres arquées ou fibres arciformes, fibres propres (*Meynert*), fibres en U, unissent entre elles les circonvolutions adjacentes.

Leur forme est en effet celle d'un U dont la concavité extérieure embrasse le sillon qu'elles croisent ; elles sont toujours perpendiculaires au grand axe de la fente qui les contient, et par conséquent des circonvolutions qui longent cette fente. Elles naissent sur les faces latérales du sillon, en se prolongeant jusqu'au sommet de la circonvolution, se réunissent en un faisceau compact qui s'incurve pour contourner le fond du sillon, et remontent sur la face opposée dans laquelle elles se terminent en s'irradiant. Elles fournissent donc aux parois des sillons par leurs extrémités pénicillées, et probablement aussi à la partie profonde de ces dépressions (Voyez fig. 362).

L'ensemble des fibres arquées forme chez l'homme adulte une couche épaisse qui occupe les régions les plus périphériques de la substance blanche ; elle est immédiatement *sous-corticale*, et même en partie mêlée à la couche des éléments polymorphes. Assez bien limitée sur sa face profonde, elle se continue insensiblement par sa face superficielle avec la couche interne des fibres tangentielles *intra-corticales*.

Ce sont les fibres arquées que l'on a regardées comme le principal substratum anatomique des associations d'idées, de sensations, de mouvements ; ce sont elles aussi qui expliqueraient l'extension progressive des convulsions jacksoniennes dans l'épilepsie corticale. Mais dans le riche réseau d'association de l'écorce cérébrale, il est bien difficile de faire le départ de chaque système de fibres.

2° **Faisceau longitudinal supérieur ou faisceau arqué.** — Ce faisceau occupe la partie externe de la face convexe de l'hémisphère. Il est dirigé en sens sagittal, et décrit une forte courbure ouverte en bas et en avant. Sa partie moyenne compacte longe le bord supérieur du noyau lenticulaire, en dehors du pied de la couronne rayonnante et s'engage dans la partie la plus haute de la capsule externe.

Il est surtout composé de fibres courtes. Ses origines ont lieu dans les circonvolutions temporales et occipitales de la face externe, et sa terminaison probable est dans le pied des circonvolutions rolandiques et de F^3. Au fond ses connexions sont encore mal connues.

3° **Faisceau occipito-frontal.** — Ce faisceau s'étend en sens antéro-postérieur sur toute la longueur de l'hémisphère. Il est profondément situé, à l'angle externe de la corne supérieure du ventricule latéral, au-dessous du corps calleux, au-dessus du bord supérieur du noyau caudé. Ses origines principales ont lieu dans le lobe occipital, car il dégénère dans toute son épaisseur si on extirpe ce lobe. Elles se font par des fibres irradiées en éventail qui naissent de la face convexe et du bord inféro-externe des deux lobes temporal et occipital ; ce sont ces irradiations qui constituent presque exclusivement le *tapetum* ou paroi externe du ventricule latéral, que l'on rapportait autrefois au corps calleux, mais qui persiste quand celui-ci fait défaut. Ces fibres radiées sont verticales ; elles s'incurvent en avant et se rassemblent en un faisceau à direction sagittale qui s'épanouit dans le lobe frontal, dans la totalité de ce lobe et même dans l'insula.

C'est Onufrowicz qui a découvert et dénommé le faisceau occipito-frontal dans un cas d'absence du corps calleux ; mais il paraît à tort l'avoir identifié avec le faisceau longitudinal supérieur ou faisceau arqué, obscurément décrit par Burdach. Kaufmann l'a observé à son tour dans des conditions analogues. Muratoff a étudié sa dégénération chez le chien, et montré qu'il s'atrophie par l'ablation du lobe occipital, mais non par la section du corps calleux. Il pense que la plupart de ses fibres sont à très court trajet. Il lui a donné le nom de *faisceau sous-calleux*.

C'est ce même système de fibres que Meynert avait décrit sous le nom de *couronne rayonnante du noyau caudé*, pensant à tort qu'elles émanaient de ce ganglion ; c'est lui aussi qui constitue le *faisceau calleux de la capsule interne* de Wernicke, d'après une manière de voir qui n'a pas été confirmée.

La situation topographique du faisceau dans sa partie moyenne compacte est loin d'être bien établie. Onufrowicz le place dans l'épaisseur du bord externe du corps calleux, de telle sorte qu'il n'apparait que si le corps calleux fait défaut. Muratoff l'indique sous le corps calleux, entre celui-ci et le bord supérieur du noyau caudé, à l'angle même du ventricule latéral qu'il contourne en arc ; c'est lui qui constitue cette partie grisâtre coudée en crochet que nous avons rattachée au noyau caudé (voy. fig. 274) et que Schnopfhagen considère au contraire comme un épaississement de la substance épendymaire. Enfin, selon Déjerine, il est situé en dehors de ce renflement angulaire, sur le bord supérieur et interne de la capsule interne.

4° Faisceau longitudinal inférieur. — Ce faisceau d'association relie le lobe occipital au lobe temporal. Il s'étend d'un pôle à l'autre, dans le sens

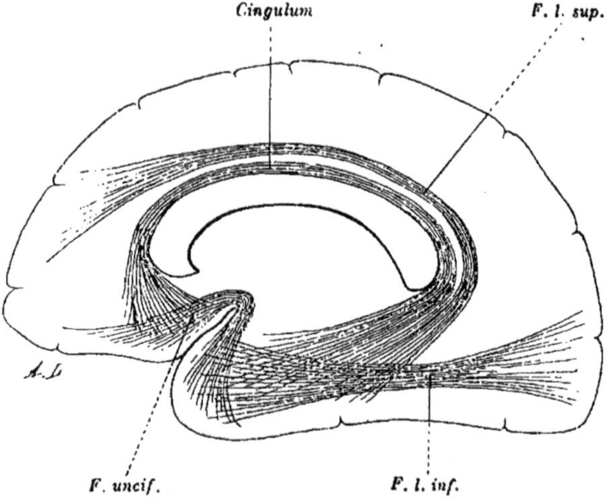

Fig. 363. — Les faisceaux d'association vus par transparence (Figure schématique).

antéro-postérieur, et occupe le bord inférieur et externe du lobe temporal et du lobe occipital, à la base de O^3 et de T^3. En arrière il entoure en anneau la corne occipitale du ventricule, anneau irrégulier dans son épaisseur, car la branche externe est de beaucoup la plus épaisse ; elle fait partie intégrante de la *substance sagittale* (Wernicke) du lobe occipital, dont elle constitue la portion externe, la portion interne étant représentée par les radiations optiques (voyez fig. 284 et 325). Il passe en masse compacte en dehors du carrefour ventriculaire, puis longe la partie inféro-externe de la corne temporale ventriculaire qu'il entoure en gouttière. Enfin il se disperse en avant dans l'extrémité du lobe temporal.

Le faisceau longitudinal inférieur est composé de fibres de longueurs variées, mais dans lesquelles dominent les fibres longues. Les dégénérations secondaires montrent que presque toutes naissent dans le lobe occipital et sont dirigées d'arrière en avant ; un petit nombre seulement ont leurs cellules d'origine dans l'écorce temporale. Les origines occipitales se font sur toute l'étendue du lobe, sur son pôle et sur la totalité de la face profonde des circonvolutions ; les fibres nées sur la périphérie convergent autour du ventricule. La terminaison embrasse toutes les circonvolutions temporales, sur lesquelles s'irradie le faisceau ; sa pointe s'engage dans la capsule externe et finit en s'entrecroisant avec le faisceau unciforme.

Bien qu'il soit infiltré de fibres de projection dans sa partie supérieure, le faisceau longitudinal inférieur est essentiellement une voie d'association intra-hémisphérique (*Déjerine*). C'est à tort que Charcot et Ballet ont cru reconnaître en lui, ou du moins dans sa portion occipitale, le prolongement du faisceau de Meynert, et l'ont désigné du nom de *faisceau sensitif*. Ces deux faisceaux sont distincts, et ni l'un ni l'autre ne sont des voies sensitives.

5o **Faisceau unciforme.** — Le faisceau unciforme ou unciné, faisceau en crochet, le plus court de tous, est situé dans la partie externe et antérieure de l'hémisphère. Il présente une direction sagittale, et une forte courbure ouverte en bas et en avant. Sa partie moyenne compacte répond au pôle de l'insula et au pli falciforme ; elle occupe la capsule extrême et la partie horizontale de l'avant-mur qu'elle dissocie. Les fibres les plus inférieures sont repliées sur elles-mêmes en forme d'U à la jonction du lobe temporal avec le lobe frontal, le long du pli falciforme de la scissure de Sylvius ; les fibres moyennes et supérieures se redressent de plus en plus et finissent par s'incurver vers le haut.

Aux deux extrémités, les fibres s'éparpillent et s'irradient dans le lobe temporal et dans le lobe frontal. L'extrémité postérieure se répand dans le pôle temporal, et plus particulièrement dans la partie antérieure de T^1, de T^2 et de T^3 (lobule de l'hippocampe). L'extrémité antérieure aboutit à la face orbitaire ou ventrale du lobe frontal, plus particulièrement à la partie orbitaire de la première et de la deuxième frontale, F^1 et F^2. Il semble que chez les animaux osmatiques, une partie des fibres se rend dans le lobe olfactif.

Le faisceau unciforme est un faisceau d'association temporo-frontale.

6° **Cingulum** ou **Faisceau de l'ourlet.** — Le cingulum (ceinture) ou faisceau de l'ourlet, bien étudié par Foville qui l'appela le *ruban fibreux de l'ourlet,* parce qu'il borde le sillon du corps calleux et le seuil de l'hémisphère, est situé sur la face interne de l'hémisphère, dans l'épaisseur du lobe limbique (Voy. fig. 364). Sa direction est sagittale, et sa forme est arquée comme celle du corps calleux qu'il contourne sur toute son étendue. Sur les pièces durcies par l'alcool ou par les liquides bichromatés, on le prépare en décortiquant la circonvolution qui entoure le corps calleux ; on voit alors, et mieux encore sur les coupes transversales, qu'il occupe la substance blanche de la circonvolution du calleux et de la cinquième temporale ; son champ est triangulaire, complètement recouvert par l'écorce cérébrale et enfoui dans la moelle de ces circonvolutions qu'il constitue en partie. Il ne se prolonge pas, comme on l'a cru, dans les nerfs de Lancisi. D'un bout à l'autre son volume est sensiblement uniforme, excepté au niveau de l'isthme qui réunit le lobe calleux à la circonvolution de l'hippocampe, T^5.

Ses origines et ses terminaisons ne sont pas encore bien déterminées. On admet généralement qu'une de ses extrémités naît dans l'espace perforé antérieur

(*Foville*) et que l'autre se termine à la pointe du lobe temporal ; par suite, ce

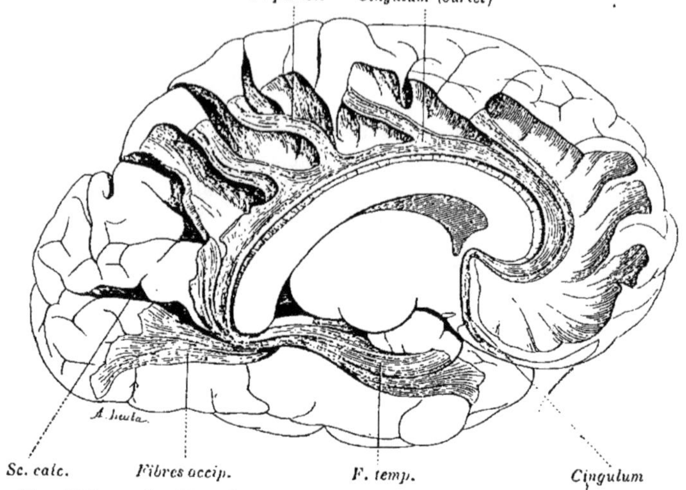

Fig. 364. — Le Cingulum ou faisceau de l'ourlet. — D'après Foville

faisceau annulaire est une voie d'association olfactive. Broca a même avancé

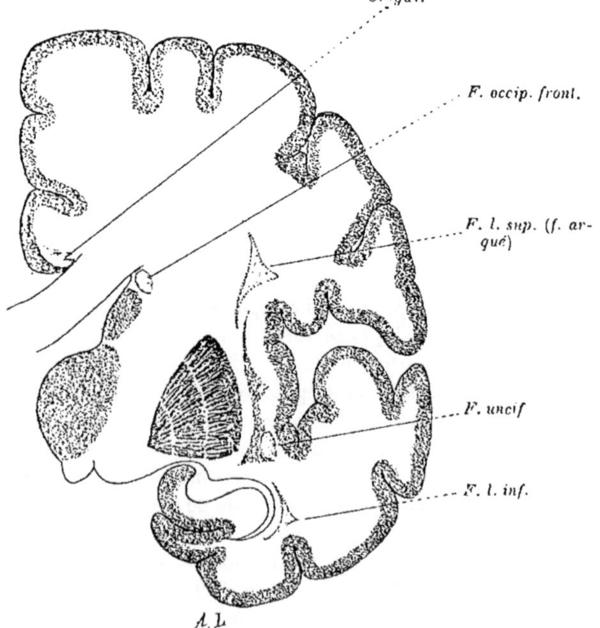

Fig. 365. — Situation des faisceaux d'association sur le plan transversal.
Le faisceau unciforme et le faisceau l. inférieur ne sont vus que par leurs extrémités, au point où ils s'entrepénètrent.

qu'il allait de la racine olfactive externe à la racine olfactive interne et qu'il constituait l'anneau fibrillaire du lobe limbique, avec son type en raquette (voy. p. 405).

Toutefois le fait que ses dégénérations sont très limitées, et que le volume du faisceau est à peu près uniforme, indique plutôt que le cingulum est composé de fibres à court trajet, qu'il émet et reçoit des circonvolutions voisines sur toute la longueur de son parcours. Beevor a conclu de ses recherches que le faisceau de l'ourlet sert aux associations des circonvolutions de toute la face interne de l'hémisphère. Une première portion ou antérieure, née dans l'espace perforé antérieur et la racine olfactive interne, se répand sur l'extrémité antérieure du lobe du corps calleux et de la première frontale; une portion moyenne ou horizontale unit le lobe calleux avec la première frontale, le lobule paracen-

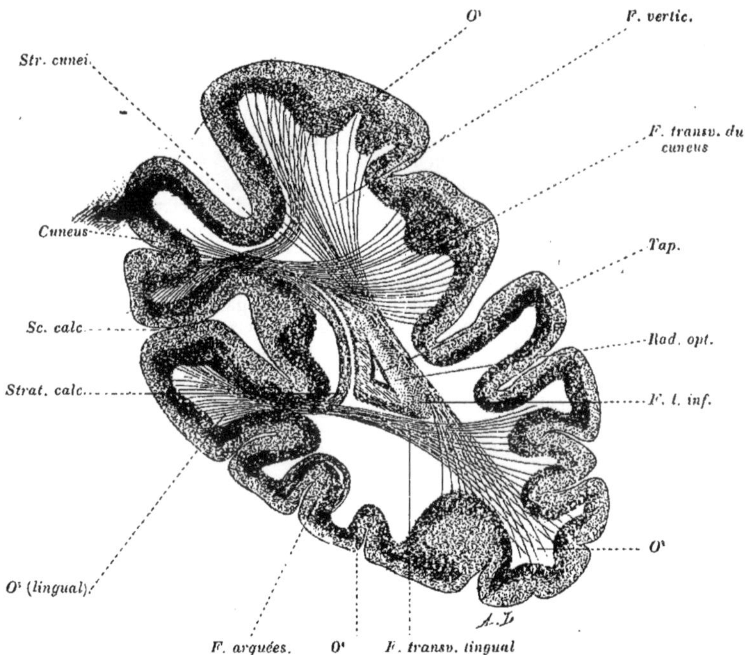

Fig. 366. — Les Faisceaux d'association du lobe occipital.
Coupe transversale schématisée. — Hémisphère gauche. — D'après DÉJERINE.

tral et le précuneus ; une troisième portion, postérieure, relie la circonvolution de l'hippocampe T^5 avec le lobule lingual et le lobule fusiforme, mais n'a pas de connexion avec le territoire olfactif, corne d'Ammon ou espace perforé.

On voit que si le cingulum est probablement chez les animaux osmatiques un faisceau d'association du lobe limbique olfactif, chez les anosmatiques il paraît s'être transformé et devient la voie principale d'association des circonvolutions variées de la face interne.

7° **Fibres propres du lobe frontal.** — Le lobe frontal contient, outre la terminaison du faisceau unciforme et du faisceau occipital, un grand nombre de fibres d'association qui restent confinées à son territoire et relient ses différentes régions. Ces fibres ne sont pas réunies en faisceaux ; elles sont disséminées, enchevêtrées avec les fibres de projection et avec les fibres calleuses. On reconnait des fibres sagittales, sur la face orbitaire, des fibres verticales et des fibres transversales. « Les fibres transversales relient la face « interne du lobe frontal à ses faces orbitaire et externe; les fibres verticales assurent « les connexions soit entre les différentes circonvolutions de sa face interne, soit entre les « circonvolutions de ses faces orbitaire et supéro-externe (*Déjerine*). »

Fibres propres du lobe occipital. — Le lobe occipital est très riche en fibres d'association. Elles sont groupées en faisceaux qui affectent deux directions différentes, une direction verticale, une direction transversale. Aux faisceaux verticaux se rattachent le stratum calcarinum et le faisceau occipital vertical de Wernicke ; aux faisceaux transversaux, le f. occipital transverse du cuneus et le f. occipital transverse du lobule lingual.

Le *stratum calcarinum* double la partie profonde de la scissure calcarine, dont il représente la couche des fibres arquées. Il s'étend en hauteur de sa lèvre supérieure à sa lèvre inférieure.

Le *faisceau occipital vertical* ou *perpendiculaire* (*Wernicke*) relie le bord supérieur du lobe aux circonvolutions de la face inférieure (O^3 et O^4). Il se prolonge en avant dans le lobe pariétal et réunit le pli courbe (lobule postérieur de P^2) avec T^2 et T^3.

Le *faisceau transverse du cuneus* (*Sachs*) est jeté, comme un pont, du cuneus, surtout de la lèvre supérieure de la scissure calcarine, à la face externe convexe du lobe occipital, en se prolongeant en avant sur P^1 et P^2.

Le *faisceau transverse* du *lobule lingual* (*Vialet*) est parallèle au précédent; seulement il est au-dessous de lui, séparé par la corne occipitale du ventricule. Il s'étend de la lèvre inférieure de la scissure calcarine (lobule lingual, O^5) à la face externe du lobe occipital (O^2 et O^3).

9° **Faisceaux cortico-striés.** — Nous avons signalé, en décrivant le corps strié, les faisceaux peu nombreux qui s'étendent de l'écorce aux ganglions striés, notamment ceux qui vont de l'insula au noyau extra-ventriculaire à travers la capsule externe, et les fibres plus importantes qui relient l'écorce frontale au noyau caudé à travers le bras antérieur de la capsule interne.

10° **Trigone cérébral.** — Par son faisceau olfactif, le trigone appartient aux voies d'association, puisqu'il relie l'écorce ammonienne et celle du corps godronné avec l'écorce olfactive de l'espace perforé antérieur.

§ II. — SYSTÈME COMMISSURAL

Dans le cerveau antérieur, entre les deux hémisphères, il n'existe que trois commissures : le corps calleux, la commissure blanche antérieure et la commissure ammonienne ou de la lyre. Les autres, commissure postérieure, commissures de Meynert ou de Gudden, appartiennent au cerveau intermédiaire ou au cerveau moyen, et sont plutôt des lieux de croisement que de véritables voies d'association bilatérale.

1° **Corps calleux.** — Le corps calleux est la grande commissure interhémisphérique chez les mammifères supérieurs et chez l'homme.

Origine. — Les fibres calleuses ont leur origine dans l'écorce cérébrale. Muratoff a montré que l'ablation expérimentale de l'écorce entraîne toujours une dégénération proportionnelle du corps calleux; on observe le même fait dans les lésions corticales d'ordre pathologique. Il n'y a pas de cellules calleuses spéciales. Bien qu'on ne connaisse que très imparfaitement les éléments d'origine, il paraît établi que les fibres naissent en général des petites cellules pyramidales, accessoirement des cellules pyramidales moyennes et des éléments polymorphes. Cajal a observé en outre que toutes les fibres calleuses ne sont pas le prolongement direct d'une cellule commissurale; une partie d'entre elles ne sont que les branches de bifurcation ou même les simples collatérales d'une fibre de projection ou d'association, elle-même issue des grandes cellules pyramidales. Celles qui ont une cellule propre descendent à travers la substance grise et émettent deux ou trois fines collatérales récurrentes, qui remontent dans l'écorce sus-jacente.

Les fibres calleuses sont fines, dans leur cylindre-axe comme dans leur gaine de myéline. Nous avons expliqué (p. 437) comment de toute l'écorce cérébrale, à de rares exceptions près, elles convergeaient en rayons courbes vers le bord externe du ventricule latéral en constituant les radiations calleuses, comment celles de la partie moyenne étaient transversales, celles du genou et du bourrelet allongées en sens antéro-postérieur pour atteindre les extrémités du cerveau (forceps major et minor). Les radiations qui passent par le bec antérieur constituent la *commissure blanche de la base* de Henle. Le bec postérieur, qui termine en crochet le bourrelet, contient les fibres du pôle occipital, et le corps même du bourrelet les fibres du cuneus (observations de Déjerine). Arrivées au tronc de la commissure, les fibres se réunissent en lames transversales qui semblent parfaitement régulières et parallèles; mais le microscope montre que dans ces lames les fibres s'enchevêtrent et se croisent en tous sens et que, par suite, à leur émergence sur le bord opposé, elles prennent les directions les plus variées, les plus divergentes.

Terminaison. — Foville autrefois, Hamilton récemment ont avancé que les fibres calleuses passaient dans la capsule interne opposée dont elles devenaient

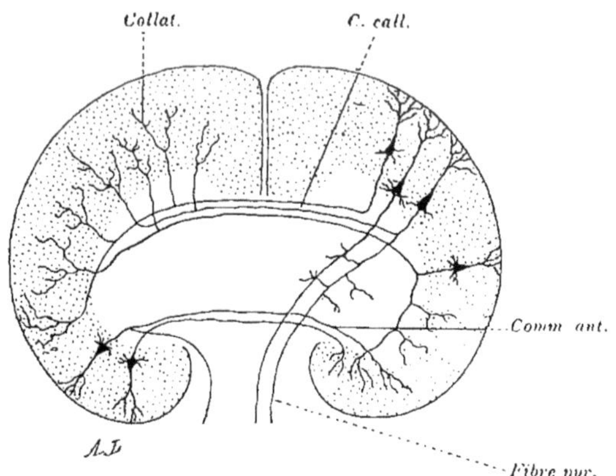

Fig. 367. — Disposition du corps calleux et de la commissure antérieure. Coupe transversale schématique du cerveau. — D'après CAJAL.

partie intégrante. Cette opinion est ruinée par des objections graves, notamment par ces deux faits que la capsule interne est entière dans les cas d'absence totale du corps calleux et que les lésions corticales d'un hémisphère ne se propagent jamais à la capsule interne du côté opposé. Wernicke a assigné un trajet analogue à une partie déterminée du corps calleux. Sous le nom de *faisceau calleux de la capsule interne,* il a décrit un cordon, épais de 15 mm., qui, émané du lobe frontal et du genou calleux, se rend à la capsule interne, en suivant le bord externe du noyau caudé. Déjerine croit qu'il s'agit là uniquement du faisceau occipito-frontal, faisceau d'association intra-hémisphérique.

Les fibres calleuses se terminent dans l'écorce cérébrale, du côté opposé à celui où elles sont nées. Meynert a été plus loin, il a soutenu que les fibres aboutissent à des territoires homologues, et que le corps calleux est une commissure, au sens rigoureux du mot, puisqu'il unit des points symétriques. Cette opinion est trop exclusive, et l'on ne peut guère douter aujourd'hui que les associations bilatérales établies par le corps calleux ne soient en partie symétriques, en partie asymétriques. En effet : 1° la destruction d'un point déterminé de l'écorce chez le chien fait dégénérer une région plus vaste ou discordante sur l'hémisphère opposé (*Muratoff*); 2° dans le tronc du corps calleux les fibres s'entrecoupent en sens variés et sortent sous des incidences très différentes; 3° un certain nombre de fibres calleuses naissent des fibres de projection ou d'association, et émettent sur leur trajet des branches collatérales ou même des branches terminales de bifurcation qui établissent des rapports complexes (*Cajal*).

On ne sait pas au juste de quelle manière se terminent les fibres du corps calleux; jusqu'à présent leur arborisation finale n'a été qu'entrevue et paraît se limiter aux couches inférieure et moyenne de l'écorce.

Le territoire d'origine et de terminaison comprend la totalité du manteau de l'hémispère, la région olfactive exceptée. Cette dernière possède deux commissures propres, la commissure de la lyre qui relie les deux cornes d'Ammon, et la commissure blanche antérieure qui unit les lobes olfactifs et les lobules de l'hippocampe; sans doute aussi, la commissure antérieure s'étend sur les parties qui avoisinent les centres olfactifs, notamment sur la face inférieure du lobe temporal, qui ne semble pas être abordée par les fibres calleuses, mais la question est encore indécise. Tout le reste de l'écorce est commissuré par le corps calleux. Déjerine a montré, par des observations de dégénération secondaire, que le cuneus possédait des fibres calleuses, comme toute autre circonvolution, contrairement à l'assertion de Beevor. Il en est de même de l'insula, dont toutefois le système commissural est encore mal connu.

L'évolution *phylogénique* nous montre que le corps calleux n'existe que chez les mammifères, et encore fait-il défaut chez les mammifères aplacentaliens, monotrèmes et marsupiaux; c'est ce qu'a établi Owen, dont l'opinion est confirmée par les recherches récentes de Symington. Ce n'est pas à dire que le cerveau des animaux sans corps calleux soit dépourvu de fibres commissurales. Il possède deux commissures transverses, une commissure supérieure qui est l'analogue de la lyre et qui relie les cornes d'Ammon et les corps godronnés, une commissure inférieure, identique à notre commissure blanche antérieure, et qui s'étend non seulement aux lobes olfactifs, mais à la presque totalité de l'écorce hémisphérique. C'est à cette dernière commissure que se substitue progressivement le corps calleux, à mesure que se développe la convexité du cerveau.

L'évolution *ontogénique* nous apprend que le corps calleux se montre tardivement, que la première partie formée est le genou (fin du troisième mois), et que de là, par un accroissement progressif d'avant en arrière, apparaissent, au cours du cinquième et du sixième mois, la portion centrale, puis l'extrémité postérieure ou bourrelet (voyez page 47).

Au point de vue *tératogénique*, le corps calleux peut subir un arrêt de développement qui entraîne sa brièveté anormale ou même son absence complète.

La brièveté anormale est une agénésie partielle, et conformément au sens de l'évolution embryonnaire, c'est la partie postérieure qui avorte ; la partie antérieure, la plus précoce dans son apparition, et surtout le genou, existent seules. Onufrowicz en a rassemblé six cas. Les deux observations de Schrœter (*Neurol. Centralbl.*, 1887), corps calleux de 37 mm. et 43 mm. chez des sujets imbéciles et épileptiques, paraissent être plutôt d'ordre pathologique et se rapporter à des encéphalo-méningites intra-utérines.

L'absence complète du corps calleux, due à une agénésie totale, suppose un trouble évolutif à la fin du troisième ou au commencement du quatrième mois intra-utérin. Le forceps occipital fait défaut; les deux moitiés du trigone sont écartées, et le septum lucidum n'étant pas recouvert n'est plus qu'un prolongement de l'écorce cérébrale de la face interne. Ordinairement les nerfs de Lancisi sont conservés, et il en est de même du tapetum et de la capsule interne, ce qui prouve que ces formations sont indépendantes du corps calleux.

Les parties voisines du corps calleux peuvent être englobées dans la malformation. On a noté dans certains cas l'absence de la lyre du sillon du corps calleux, et de la circonvolution du corps calleux ou tout au moins sa fragmentation par de nombreux sillons radiés. On a encore observé tantôt de la polygyrie, c'est-à-dire des circonvolutions plus nombreuses et irrégulières, tantôt de la microgyrie. L'écorce cérébrale n'a pas été étudiée histologiquement ; c'est par induction que l'on suppose l'absence, le non développement des cellules qui donnent naissance aux fibres calleuses.

Onufrowicz en 1887 a réuni vingt-sept cas d'absence du corps calleux dont six cas d'absence partielle, onze d'absence complète d'ordre purement tératologique, quatre d'ordre probablement pathologique (hydrocéphalie interne, foyers de ramollissement...), et six cas douteux. Depuis lors, on a rapporté d'autres observations, Kaufmann, Virchow, etc. Des troubles mentaux graves (idiotie, faiblesse d'esprit, épilepsie congénitale) peuvent accompagner l'absence du corps calleux ; mais ils sont probablement la conséquence des malformations concomitantes, notamment de celles qui frappent les circonvolutions, car dans certaines observations, aucun symptôme n'a pendant la vie fait soupçonner que le corps calleux fût défaut, et l'on sait que chez les animaux la section expérimentale ne produit aucun trouble caractéristique.

Sur les relations du corps calleux et sur le système d'association : *Cajal*, Structure de l'écorce cérébrale de quelques mammifères, *La Cellule*, 1891; — *Muratoff*, Secundare Degenerationen nach Durschneidung des Balkens, *Neurol. Centralbl.*, 1893 ; — *Déjerine*, *Soc. de Biologie*, 1892 et Centres nerveux, 1894.

Sur l'anatomie comparée : *Osborn*, The origin of the corpus callosum, *Morphol. Jahrb.* 1887; — *Symington*, The cerebral commissures in the marsupialia, *Journal of Anatomy*, 1892.

Sur la tératogénie : Onufrowicz, Das balkenlose Microcephalen Gehirn Hofmann., *Arch. f. Psych.* 1887.

2° Commissure blanche antérieure. — La commissure antérieure est une véritable commissure au sens strict du mot, c'est-à-dire qu'elle unit bilatéralement les parties similaires. Elle existe chez tous les vertébrés, alors que le corps calleux ne se montre, au moins dans sa forme typique, que chez les mammifères ; et dans le cerveau humain, elle se développe bien avant les fibres calleuses. On peut donc la considérer comme la commissure primordiale du cerveau, peu à peu suppléée, puis finalement détrônée par le corps calleux, à mesure que l'hémisphère s'accroît dans sa partie convexe et qu'il s'adapte à des fonctions plus hautes que celles du sens olfactif.

Prise dans son ensemble, la commissure antérieure est formée de deux arcs adossés et réunis par leur convexité. L'arc antérieur, ouvert en avant est la partie olfactive ; l'arc postérieur, ouvert en arrière, est la partie temporale ou hémisphérique. Ces deux portions sont relativement indépendantes.

1° **Portion olfactive.** La partie olfactive apparaît la première; elle existe chez les poissons, qui n'ont pas de partie temporale. Les fibres naissent dans les cellules du bulbe olfactif d'un côté et se terminent au voisinage des cellules du bulbe opposé, la disposition étant symétrique d'un côté à l'autre. Gudden a montré que l'ablation d'un seul bulbe olfactif, chez les animaux jeunes, fait dégénérer les fibres commissurales des deux côtés.

C'est donc une commissure interbulbaire. Aussi est-elle considérable chez les animaux osmatiques, tels que le chien, qui présente des lobes olfactifs volumineux. Chez l'homme, dont les bulbes sont très petits, la commissure olfactive est très petite aussi.

Ses fibres, confondues avec la partie moyenne ou transversale de la commissure blanche, s'en détachent en dedans du corps strié, puis se recourbent en avant pour traverser l'espace perforé antérieur et pénétrer dans la tubérosité olfactive et dans le pédoncule olfactif.

2° **Partie temporale ou hémisphérique.** — Cette partie forme l'arc postérieur de la commissure. Elle existe chez tous les vertébrés, les poissons exceptés.

Chez les mammifères, elle semble être complémentaire du corps calleux, et

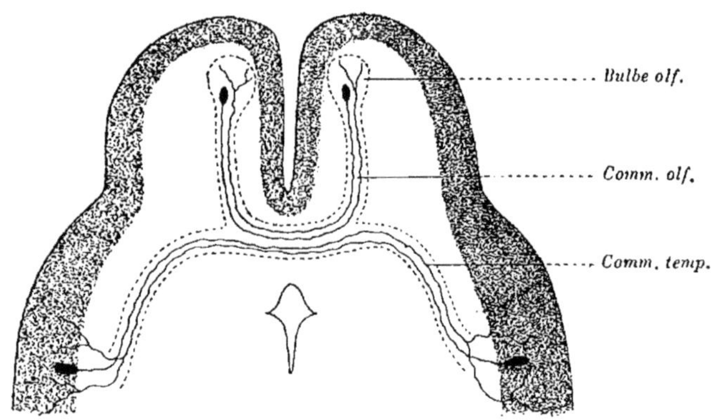

Fig. 368. — Disposition de la commissure blanche antérieure (Figure schématique).

fonctionner comme commissure de la base du cerveau, le corps calleux étant la commissure de la convexité. Elle a pour origine le lobule de l'hippocampe et aussi, d'après les récentes recherches de Kœlliker sur le lapin, le noyau amygdalien d'un côté, et pour terminaison les mêmes organes du côté opposé. L'ablation du bulbe olfactif ne la fait pas dégénérer. Elle apparaît dès lors comme étant surtout une commissure interhippocampique antérieure, et l'hippocampe étant un centre olfactif, c'est encore à une commissure olfactive que se rapporte la commissure temporale. Toutefois, même chez les animaux osmatiques, elle doit avoir une seconde destination, car elle n'est pas toujours proportionnelle au volume du centre olfactif temporal. Flower fait remarquer que, chez le chien, dont le lobule de l'hippocampe est sept fois plus grand que celui du lapin, la portion temporale de la commissure est un tiers plus petite.

Chez l'homme, la partie hémisphérique est de beaucoup la plus importante (Voyez page 449, et fig. 271) ; mais arrivée à la pointe du lobe temporal, elle se disperse sur la face externe du noyau amygdalien et ne peut être suivie au delà. Les observations de dégénérations secondaires sont à l'heure actuelle insuffisantes pour résoudre la question de ses origines et de sa terminaison. Est-elle limitée au lobe temporal ou se prolonge-t-elle dans la base du lobe occipital, jusque dans le lobule lingual, comme le suppose Flechsig ? et dans le lobe temporal, est-elle, comme chez les mammifères osmatiques, destinée au lobule de l'hippocampe? C'est ce qu'on ne saurait décider. Il semble toutefois démontré qu'elle n'aboutit ni à l'écorce de l'insula, ni aux circonvolutions temporales de la face externe, comme on a pu le présumer.

Chez l'homme, comme chez les animaux, les fibres de la commissure antérieure sont des fibres fines ; Cajal a pu seulement constater qu'elles émettaient des collatérales à l'écorce temporale. Dans la partie moyenne, les fibres sont parallèles, non croisées ; dans les parties latérales, elles sont tordues sur l'axe du faisceau. On ne connaît pas leurs cellules d'origine qui doivent se répéter symétriquement des deux côtés, comme les arborisations terminales ; ces cellules se trouvent sans doute dans les bulbes olfactifs et la circonvolution de l'hippocampe.

La commissure antérieure atteint son plus grand développement proportionnel chez les mammifères aplacentaires, monotrèmes et marsupiaux, qui n'ont point de corps calleux. Elle unit chez eux d'un côté à l'autre toute l'écorce de l'hémisphère, à l'exception de l'hippocampe et du corps godronné qui possèdent la commissure psaltériale ; pour fournir à ce vaste territoire, elle se divise en trois faisceaux, le faisceau olfactif, le faisceau frontal et le faisceau temporal. Le faisceau frontal, qui disparaît chez les mammifères plus élevés à mesure que se montre le corps calleux, se déploie en direction vertico-transversale, et en sens ascendant à concavité supérieure, de façon à atteindre la face supérieure et la face interne de l'hémisphère.

Nous avons vu, en décrivant le système habénulaire, que le ganglion de l'habenula recevait le tœnia thalami ou habenula, pédoncule pinéal. Edinger pense que ce tœnia vient du territoire olfactif de l'espace perforé et qu'il passe par la voie de la commissure antérieure pour s'enfoncer bientôt dans le corps strié et reparaître dans le ventricule moyen.

On admet encore, depuis Meynert, qu'un certain nombre de fibres de la commissure vont du bulbe olfactif d'un côté au lobule de l'hippocampe du côté opposé ; ces fibres subiraient dès lors un véritable croisement et feraient de la commissure un *chiasma olfactif*, analogue au chiasma optique. Mais cette hypothèse manque encore de démonstration directe. On n'a pas établi non plus que des fibres olfactives iraient au corps strié et au bras postérieur de la capsule interne, ainsi que le font soupçonner les faits d'anosmie croisée d'origine centrale.

3° Commissure psaltériale ou **ammonienne; commissure des hippocampes.** — Le trigone cérébral, outre ses fibres longitudinales, renferme un système de fibres transversales (*fornix transversus*) situé entre ses piliers postérieurs, au-dessous du corps calleux. Ce système porte le nom de lyre ou psalterium (voy. p. 442 et fig. 263). Les fibres sont adhérentes à la face inférieure du corps calleux, excepté chez l'enfant, chez lequel elles en sont séparées par le ventricule de Verga.

On considère généralement la lyre comme une véritable commissure inter-ammonienne, unissant les deux cornes d'Ammon ou hippocampes, et complétant en arrière le système d'association établi en avant par la partie temporale de la commissure blanche antérieure. Comme le cylindre-axe des cellules pyramidales de la corne d'Ammon se bifurque quelquefois à sa pénétration dans l'alveus, Cajal se demande si la branche mince, qui se dirige en sens opposé à la branche épaisse, n'est pas destinée à fournir la fibre psaltériale. Chez les Monotrèmes et Marsupiaux qui n'ont pas de corps calleux, il existe, indépendamment de la forte commissure antérieure inter-corticale, une commissure psaltériale disposée sur la lyre en faisceau compact, reliant d'un côté à l'autre le corps godronné et le grand hippocampe (*Owen, Symington*). Dans les cas d'absence du corps calleux chez l'homme, la lyre peut persister ou faire également défaut (*Onufrowicz*).

Commissure blanche postérieure. — La commissure postérieure est située transversalement au-dessus de l'orifice supérieur de l'aqueduc de Sylvius, au-dessous des pédoncules de la glande pinéale (voy. page 320 et fig. 203). Elle existe chez tous les vertébrés, depuis les cyclostomes jusqu'à l'homme; c'est la partie du cerveau humain qui est la plus précoce dans sa myélinisation. Elle n'appartient pas au cerveau antérieur ou hémisphérique, mais au cerveau intermédiaire et au cerveau moyen. On peut admettre, avec Meynert et Spitzka, qu'elle représente un passage croisé de fibres de la couche optique et du ventricule moyen se rendant à la calotte du tronc cérébral et pouvant être poursuivies jusque dans le bulbe rachidien.

Malgré les travaux de Darkschewitsch et d'Edinger, la constitution de la commissure postérieure est obscure. Elle comprend plusieurs faisceaux, notamment un faisceau ventral ou profond, et un faisceau dorsal.

D'après Edinger, on voit nettement chez les vertébrés inférieurs qu'une partie de ses fibres a pour origine un petit ganglion situé dans l'épaisseur de la substance grise du ventricule moyen; ces fibres, après croisement, descendent dans la calotte du pédoncule cérébral, en dehors et en avant du faisceau longitudinal postérieur et se prolongent dans la moelle allongée. Elles sont probablement analogues à celles que Meynert a décrites chez l'homme comme naissant des noyaux de la couche optique; d'après lui, elles émergent de la profondeur, deviennent superficielles et apparentes, se croisent sous la glande pinéale, et, après avoir suivi un très court trajet horizontal, se dirigent en arrière dans la calotte du pédoncule.

Une autre partie des fibres a pour origine le *noyau de la commissure* ou noyau supérieur du moteur oc. commun, noyau de Darkschewitsch. Ce même noyau, que nous avons décrit avec les origines du nerf de la troisième paire, donne encore naissance (ou peut-être sert de station terminale) à une partie du faisceau longitudinal postérieur et de l'anse lenticulaire.

Nous n'avons pas de données précises sur les connexions, sans doute multiples, établies par la commissure postérieure: nous ne savons même pas si c'est une véritable commissure, unissant des parties latérales similaires, ou un simple lieu de croisement. Il semble bien que le faisceau *ventral*, remarquable par la précocité de son développement, est la terminaison ou l'origine croisée du faisceau longitudinal postérieur. Mais dans le faisceau *dorsal*, à myélinisation plus tardive, faut-il voir avec Meynert et Edinger une relation croisée entre la couche optique et la calotte du tronc cérébral, ou bien avec Bechterew une connexion également croisée entre la formation réticulée et même entre les tubercules quadrijumeaux antérieurs, ou admettre encore avec Boyce qu'il se termine dans les tubercules quadrijumeaux et la substance grise de l'aqueduc?

Commissure grise. — Nous avons déjà décrit, page 315, la commissure grise, commissure moyenne ou molle qui unit les faces opposées de la paroi du ventricule moyen. Nous avons dit qu'elle faisait souvent défaut; Marchi objecte toutefois que, sur une centaine d'autopsies, il l'a constatée dans la majorité des cas et que, quand elle manquait, on trouvait sous l'épendyme une surface semblant indiquer la rupture d'un cordon atrophié. En tout cas, elle ne renferme aucune cellule nerveuse et seulement des cellules névrogliques; les rares fibres médullaires qu'elle possède ne passent pas d'un côté à l'autre. On ne sait s'il faut l'identifier avec une commissure à fibres nombreuses que les vertébrés inférieurs présentent en un point analogue (*Edinger*).

Dans le plancher du troisième ventricule existent trois systèmes de fibres commissurales superposées, parallèles au chiasma et à la bandelette optique: ce sont de haut en bas, de la profondeur à la surface, la commissure de Forel, la commissure de Meynert et la commissure de Gudden.

1° Commissure ou croisement de Forel. — Signalé déjà à propos du ventricule moyen (page 617), ce système occupe la partie médiane du plancher, en dedans des deux autres commissures dont il est tout à fait indépendant. Les fibres qui le constituent, nées dans la couche optique près du tubercule antérieur, descendant le long de la paroi ventriculaire et vont, après croisement, pénétrer dans la base du noyau lenticulaire, pour passer de là dans la capsule interne (Darkschewitsch et Pribytkow, *Neurol. Centralbl.*, 1891). C'est donc un croisement de fibres, et non une commissure vraie. Boyce fait terminer les fibres dans la partie externe de la couche optique, au lieu du noyau lenticulaire.

2° **Commissure de Meynert**. — La commissure de Meynert est un faisceau de substance blanche situé au-dessus du chiasma et des bandelettes optiques. Ses fibres, croisées au-dessus du chiasma, se dirigent en arrière et en dehors, en décrivant un arc à concavité postérieure, et s'enfoncent dans la face inférieure du pédoncule cérébral pour gagner sa partie dorsale. Chez l'homme cette commissure est complètement enfouie dans la substance grise, et par conséquent séparée par une lame grise soit du chiasma, soit de la bandelette optique sur lesquels elle repose, mais avec lesquels elle n'a aucun rapport de constitution. Chez les animaux, elle est libre, à découvert, bien que séparée encore des voies optiques par une mince couche grise ; c'est elle qu'on a appelée la *commissure arquée postérieure* du chiasma.

La commissure de Meynert n'a aucun rapport avec les corps genouillés ; l'ablation basale de l'écorce cérébrale chez le chien ne l'influence pas (*Edinger*). Darkschewitsch, qui l'a étudiée chez un enfant nouveau-né, atteint d'anophthalmie bilatérale et chez des animaux à qui il avait sectionné le tractus optique, toutes conditions permettant de mieux isoler la commissure, conclut qu'elle renferme deux systèmes de fibres : 1° un système de fibres appartenant au ruban de Reil ou faisceau sensitif qui, après croisement sous le ventricule,

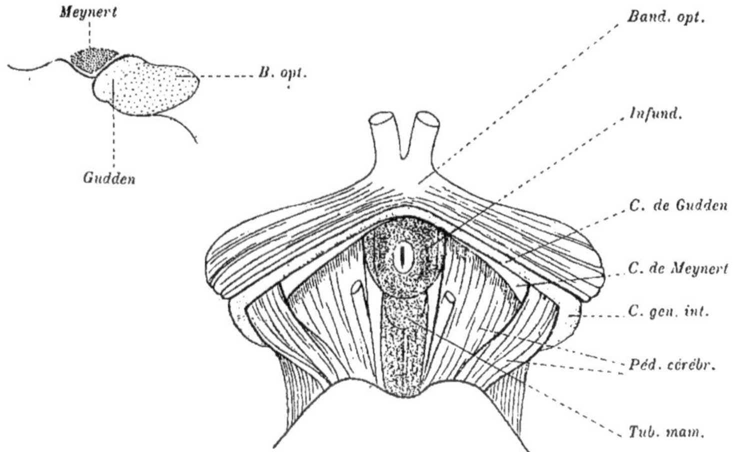

Fig. 369. — Commissures de Gudden et de Meynert.

La commissure de Gudden en bleu. Cerveau du lapin. D'après GUDDEN.
En haut et à gauche, rapport des commissures sur la coupe transversale. D'après DÉJERINE.

pénètrent dans le corps de Luys et le noyau lenticulaire. Ainsi s'explique que Boyce ait obtenu constamment la dégénération de la commissure par section du pédoncule cérébral dans la région des tubercules qu. antérieurs ; 2° un second système qui unit le corps de Luys d'un côté avec le noyau lenticulaire du côté opposé (v. *Darkschewitsch*, loc. cité).

3° **Commissure de Gudden** ou **commissure inférieure**. — La commissure de Gudden est un faisceau arciforme étendu d'un corps genouillé interne à l'autre. Il importe de la distinguer de la commissure de Meynert qui lui est sus-jacente. Celle-ci est extra-optique, enfouie dans le plancher et séparée de la bandelette par une lame grise ; la commissure de Gudden est intra-optique, elle fait partie intégrante du chiasma et de la bandelette. Dans le chiasma, la commissure inférieure occupe la partie postérieure, et dans la bandelette la partie dorsale ; elle en représente le tiers environ. Ni chez l'homme adulte, ni chez le nouveau-né, on ne peut, même histologiquement, la distinguer des fibres optiques vraies ; chez quelques animaux, le lapin entre autres, elle se reconnaît à la finesse de ses fibres. Pour la voir nettement, il faut étudier un cerveau humain atteint d'anophthalmie congénitale, ou un animal à peu près aveugle, comme la taupe, ou un animal à qui on a extirpé les yeux. Dans tous ces cas, l'atrophie des voies optiques vraies laisse subsister et met en évidence les fibres de la commissure.

A la partie postérieure, le faisceau commissural se sépare de la bandelette optique dont il constitue la *racine interne* et se termine dans le corps genouillé interne.

La commissure de Gudden n'a rien à voir avec le système optique, bien qu'elle lui soit momentanément incorporée. Darkschewitsch se fonde sur des observations histologiques pour admettre qu'elle unit le corps genouillé interne d'un côté avec le noyau lenticulaire de l'autre ; mais il est possible qu'une partie de ses fibres relie les deux corps genouillés internes. Comme on l'a vu, ces ganglions paraissent se rattacher à la voie auditive. Ils sont en relation avec la voie acoustique centrale, les tubercules quadr. postérieurs et les circonvolutions temporales.

§ III. — SYSTÈME DE PROJECTION

Meynert considérait l'écorce cérébrale comme une surface sur laquelle se projettent les images des sens et par elles le monde extérieur ; à son tour cette surface réfléchit sous forme de mouvements les excitations que lui ont transmises les nerfs sensitifs. Il distinguait donc une surface de projection, l'écorce,

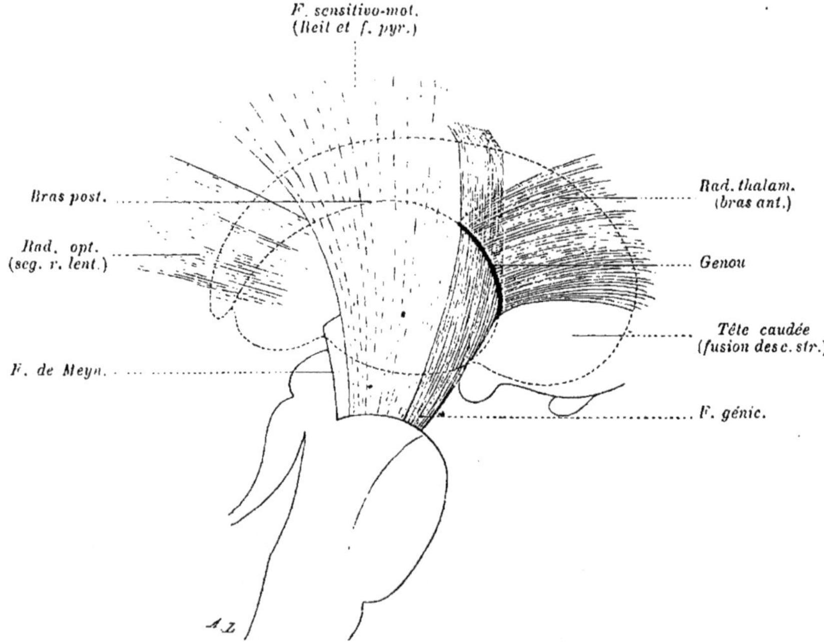

Fig. 370. — Faisceaux de la capsule interne.

Hémisphère gauche vu par la face interne. Le noyau caudé et la couche optique, dont on a marqué le contour, ont été enlevés par grattage. La ligne rouge indique l'étendue du genou. Le faisceau de Meynert, qui est en même temps externe et postérieur, s'infléchit pour aller à la région temporale ; de même le faisceau géniculé. interne et antérieur, pour aborder le bas des circ. roland. Le bras antérieur fait défaut en bas, les corps striés étant fusionnés.

et un système de projection, l'ensemble des fibres qui retient l'écorce au monde extérieur. Dans le système de projection il reconnaissait trois membres : le système de premier ordre, dont les fibres vont de l'écorce aux corps opto-striés ; le système de deuxième ordre, étendu des corps opto-striés à la substance grise du tronc cérébral et de la moelle ; le système de troisième ordre (nerfs périphériques), du bulbe ou de la moelle aux organes extérieurs. Une disposition analogue s'appliquait au cervelet. Les corps striés sont aujourd'hui considérés comme une partie corticale; quant aux fibres de deuxième et troisième ordre, elles sont loin de posséder le trajet schématique que leur assignait Meynert.

Le terme de *système de projection* a été conservé pour désigner les fibres qui unissent l'écorce de l'hémisphère (ou son dérivé, le corps strié) aux autres parties des centres nerveux (c. optique, pédoncule, bulbe, moelle). Ces fibres sont de deux ordres : les unes centripètes, sensitives, sont les vraies fibres et comme les lignes géométriques qui projettent sur le miroir cortical les images extérieures, et c'est bien à tort que quelques auteurs les excluent du système de projection ; les autres, centrifuges, motrices, sont les rayons réfléchis par l'écorce sur les organes musculaires. Cette double voie, d'incidence et de réflexion, est typique pour les fibres sensitivo-motrices ; mais il faut bien reconnaître qu'on est embarrassé sur la signification des fibres cérébelleuses, des fibres du thalamus, du faisceau de Meynert.

Les fibres de projection dans le centre ovale constituent par leur ensemble la *couronne rayonnante* de Reil ; celle-ci comprend : 1° les fibres de la capsule interne, ou fibres pédonculaires, qui arrivent soit du pied, soit de la calotte des pédoncules cérébraux, mélangées à quelques fibres de la région sous-optique ; 2° les radiations de la couche optique. Hors du centre ovale, elles comprennent le trigone cérébral.

On peut les répartir de la façon suivante :

Radiations de la couche optique;
Faisceau sensitif;
Faisceau pyramidal;
Fibres sensorielles;
Fibres cérébelleuses;
Faisceau de Meynert;
Trigone cérébral.

1° **Radiations de la couche optique.** — Nous les avons décrites avec la couche optique (voy. p. 610). Nous avons vu qu'entre l'écorce cérébrale et la couche optique s'étendaient un nombre considérable de fibres, formant par leur ensemble la couronne rayonnante de la couche optique. Les unes sont disséminées, la plupart sont groupées en faisceaux ou *pédoncules*. Il y a trois pédoncules : le pédoncule inférieur, qui passe en dessous du noyau lenticulaire, le pédoncule antérieur qui occupe la plus grande part du bras antérieur de la capsule interne, le pédoncule postérieur qui remplit le segment rétro-lenticulaire du bras postérieur et contient les radiations optiques. L'écorce cérébrale presque tout entière est reliée ainsi à la couche optique.

2° **Ruban de Reil. — Faisceau sensitif.** — Nous avons suivi (*v. p.* 526) le Ruban de Reil, qui contient les fibres sensitives, jusques dans la région sous-optique, à l'entrée même du cerveau. A ce niveau, il occupe toujours sa position dorsale, placé au-dessus du noyau rouge, au-dessous de la couche optique.

Quittant alors la région de la calotte, il se dirige en dehors, passe entre la couche optique (bord inféro-externe) et le corps gen. externe et pénètre dans la capsule interne. Il parcourt le bras postérieur ou lenticulo-optique de la capsule, en émerge sur son bord postérieur pour faire partie de la couronne rayonnante et traversant le centre ovale en direction à peu près verticale aborde les circonvolutions rolandiques dans lesquelles il se termine.

Dans la capsule interne, le ruban occupe le tiers moyen du bras postérieur. Nous avons dit que ce bras postérieur très long pouvait se diviser en deux segments, un segment antérieur bordé par la couche optique et par le noyau lenticulaire, un segment postérieur ou rétro-lenticulaire, situé en arrière du corps strié, et longé sur son bord interne par l'extrémité postérieure de la couche optique (v. fig. 278). Ce segment rétro-lenticulaire est occupé par les radiations optiques. Le segment antérieur contient dans sa moitié antérieure les fibres pyramidales, dans sa moitié postérieure les fibres sensitives. La généralité des auteurs admettent que les fibres motrices et les fibres sensitives occupent un champ distinct, l'un derrière l'autre ; Hœsel, d'après ses observations de dégénération secondaire, soutient que le faisceau pyramidal et le ruban de Reil s'unissent à leur entrée dans la capsule interne, que leurs fibres y sont mélangées, et que le champ antérieur du bras postérieur, jusqu'aux radiations optiques, renferme confondues les fibres sensitives, les fibres cérébelleuses et les fibres motrices. Seulement le faisceau pyramidal dégénère beaucoup plus vite que le ruban de Reil, et il est ordinairement le seul atteint par les lésions corticales.

Sphère sensitive. — La *sphère sensitive* corticale, c'est-à-dire le territoire terminal du ruban de Reil, est aujourd'hui placée dans les circonvolutions centrales ou rolandiques, et par conséquent est la même que la *sphère motrice.*

C'est à cette conclusion que Munk était arrivé d'après ses expériences sur les singes et sur les mammifères. La révision soignée d'un grand nombre d'observations de troubles sensitifs par lésion corticale a conduit aussi à identifier les centres moteurs et les centres sensitifs (*Lisso, Seppilli*). Enfin, plus récemment, des faits probants d'hémiplégie et d'hémianesthésie recueillis par Flechsig et Hœsel et par Déjerine paraissent établir définitivement cette notion fondamentale. Les fibres sensitives et motrices mélangées, peut-être dès leur entrée dans la capsule interne, aboutissent au même territoire, et les centres corticaux sont mixtes, sensitivo-moteurs.

Il est probable que dans l'écorce cérébrale les fibres sensitives sont ces grosses fibres centripètes, à gaine épaisse de myéline, constatées par Cajal. Leur nombre est important. Elles ne suivent pas un trajet régulièrement radié, mais se coudent et se dichotomisent plusieurs fois, en émettant des collatérales qui contribuent à former les fibres tangentielles. On les voit se terminer librement par arborisations, quelques-unes atteignent la couche moléculaire.

Les fibres du ruban de Reil sont toutes des fibres croisées : leur croisement s'opère dans le bulbe et dans la moelle. Nous avons déjà exposé que selon Monakow, Mahaim et d'autres auteurs, la majorité des fibres sont indirectes, en ce sens qu'elles subissent une interruption dans la partie ventrale de la couche optique et qu'elles sont continuées par des neurones thalamiques ; Flechsig et Hœsel soutiennent au contraire que la plus grande partie du ruban est directe (*ruban cortical*) et s'étend sans interruption des noyaux du bulbe à l'écorce cérébrale.

Outre les fibres cérébelleuses qui lui sont probablement mélangées, le faisceau sensitif contient : 1° les fibres ou la continuation des fibres sensitives des nerfs rachidiens, nerfs du tronc et des membres ; 2° les fibres du trijumeau, nerf sensitif de la face ; 3° peut-être les fibres sensitives du nerf vestibulaire et des nerfs mixtes.

3° **Faisceau pyramidal.** — Le faisceau pyramidal, ensemble des fibres motrices, a pour territoire d'origine (*sphère motrice*) les circonvolutions centrales ou rolandiques, c'est-à-dire la frontale et la pariétale ascendantes, avec le lobule paracentral. Ses fibres sont le prolongement cylindraxile des cellules des différentes couches, et principalement des grandes cellules pyramidales. Elles se dirigent vers la capsule interne qu'elles parcourent de haut en bas, pour aborder le pied du pédoncule cérébral, qu'elles constituent presque en totalité, et de là descendre le long du tronc cérébral et de la moelle (v. p. 519). Le plan qu'elles forment dans le centre ovale est un éventail, dont la base courbe qui regarde en haut et en dehors mesure en longueur la distance qui sépare le bord sagittal de l'hémisphère de la scissure de Sylvius, en largeur le D. transversal des deux circonvolutions rolandiques, tandis que le sommet (pied de la couronne) situé en bas et en dedans répond à la capsule interne. Ce plan est incliné sur le plan frontal, comme l'est la scissure de Rolando, qui sépare les deux circonvolutions. Il est traversé obliquement par les fibres calleuses et perpendiculairement par les fibres d'association, notamment par le faisceau longitudinal supérieur.

Il est nécessaire de distinguer deux portions : le faisceau pyramidal proprement dit et le faisceau géniculé.

Le faisceau pyramidal proprement dit ou spinal, faisceau des nerfs rachidiens, a pour centre le tiers moyen et le tiers supérieur des circonvolutions rolandiques. Dans la capsule interne, il occupe le bras postérieur et dans celui-ci sa partie moyenne, en arrière du faisceau géniculé, en avant du faisceau sensitif et à plus forte raison des radiations optiques qui sont situées dans le segment retro-lenticulaire. Au delà de la capsule interne, il remplit la partie moyenne du pied pédonculaire, ses deux quarts ou ses trois cinquièmes moyens.

Le faisceau géniculé, faisceau pyramidal géniculé ou des nerfs crâniens, a pour origine le tiers inférieur des circonvolutions centrales et plus particulièrement la région de l'opercule rolandique, c'est-à-dire le pied de la frontale ascendante, de la pariétale ascendante et celui de la troisième frontale. Il contient les fibres du facial inférieur et de la langue. Il se dirige horizontalement en dedans, un peu incliné en bas et en avant, croise le bord supérieur du noyau lenticulaire, et s'engage dans la capsule interne au niveau de son genou. Du genou qu'il constitue, placé en avant du faisceau pyramidal, il descend à la base du cerveau, jusqu'au pied du pédoncule cérébral ; il en occupe la partie la plus interne et pénètre avec le faisceau pyramidal spinal dans la protubérance annulaire. Il est bon de noter que, dans le sens vertical, le faisceau géniculé n'occupe pas toute la hauteur de la capsule ; il n'atteint pas son extrémité supérieure.

4° **Fibres sensorielles.** — Le trajet des fibres sensorielles dans le centre ovale est encore bien mal connu.

1° **Fibres olfactives.** — Les fibres olfactives connues, celles des racines externe et interne; n'appartiennent pas à proprement parler au centre ovale. Elles rampent dans l'épaisseur de l'écorce de l'espace perforé. Tout au plus la racine externe occupe-t-elle, sur un court espace, la substance blanche du pôle temporal.

Leur aboutissant est le lobule de l'hippocampe, ou extrémité antérieure de la cinquième temporale, T^5.

2° **Fibres gustatives.** — On ne possède aucune indication sur le trajet des fibres gustatives, voies centrales des nerfs glosso-pharyngien et du nerf de Wrisberg. Si leur centre est, comme on le présume, situé dans la cinquième temporale, en arrière du centre olfactif, elles ne doivent occuper, mélangées ou non au ruban de Reil, que la partie tout à fait inférieure de la capsule interne et la quitter immédiatement pour gagner par la base du cerveau la circonvolution de l'hippocampe T^5.

3° **Fibres auditives.** — Les fibres auditives sont celles de la branche cochléaire du nerf acoustique. Leur territoire terminal est la première temporale T^1. Elles se comportent sans doute comme les fibres gustatives, c'est-à-dire qu'elles doivent traverser la partie la plus inférieure de la capsule interne (bras postérieur) pour se porter en dehors, sous le putamen du noyau lenticulaire ou à travers lui, et pénétrer dans le hile étroit de la première temporale.

Les fibres auditives ne proviennent pas du ruban de Reil, mais du faisceau acoustique (voy. p. 531). Les unes sont directes, émanées des noyaux terminaux du nerf cochléaire dans le bulbe ; les autres sont indirectes, et ont subi une interruption dans les tubercules quad. postérieurs et dans le corps genouillé interne.

Plusieurs observations ont établi les relations trophiques qui unissent le corps genouillé interne avec l'écorce temporale, ainsi que l'avaient déjà vu Wernicke et Monakow. Zacher a rapporté plusieurs cas dans lesquels une lésion des deux premières temporales avait entraîné une dégénération secondaire du corps gen. interne, de son bras conjonctival et du tubercule quadrijumeau postérieur. Ainsi le tubercule quad. postérieur et le corps genouillé interne appartiennent à la voie acoustique et dépendent de l'écorce temporale, tandis que le tubercule quad. antérieur et le corps genouillé externe font partie de la voie optique et se rattachent à l'écorce occipitale.

4° **Fibres optiques.** — Seules les voies optiques sont bien connues, et, comme nous l'avons montré à plusieurs reprises, les fibres émanées du pulvinar et du corps genouillé externe (radiations optiques) passent par le segment rétro-lenticulaire de la capsule interne, suivent en direction sagittale le centre ovale occipital et se terminent dans les circonvolutions de la face interne (O^6 et circonvolutions adjacentes).

5° **Fibres cérébelleuses.** — On ne possède encore que des données incomplètes, incertaines, sur les relations du cerveau avec le cervelet. Mingazzini, ainsi que nous l'avons exposé plus haut (p. 597) conclut soit de ses recherches de dégénération expérimentale, soit des observations anatomo-pathologiques connues, que les voies cérébelleuses sont indirectes, qu'elles subissent deux interruptions, une dans le noyau rouge, l'autre dans la couche optique. Les fibres de projection sont des fibres cortico-thalamiques, qui sont mélangées aux radiations de la couche optique. Hœsel au contraire, s'appuyant d'ailleurs sur un cas unique de dégénération cérébro-cérébelleuse, pense que les fibres cérébelleuses, qui arrivent par le pédoncule céréb. supérieur et le noyau rouge, passent du noyau rouge dans la capsule interne, suivent son bras postérieur confondues avec les fibres sensitives de Reil et vont comme ces dernières aboutir aux circonvolutions rolandiques. Ces fibres sont probablement en grande partie centrifuges, en partie centripètes. Bechterew, en excitant le champ sensitif cortical, a produit des mouvements de manège, comme dans les lésions du pédoncule cérébelleux supérieur (V. *Mingazzini*, Arch. ital. de Biologie, 1891; — *Hœsel*, Arch. f. Psychiatrie, 1892).

Nous avons indiqué aussi une autre espèce de relation centrifuge indirecte. Les fibres de projection du faisceau pyramidal se mettent en rapport par leurs collatérales avec les noyaux de la protubérance, dont les prolongements nerveux entrent en contact avec les cellules de l'écorce cérébelleuse.

6° **Faisceau de Meynert**. — Ce faisceau porte encore d'autres dénominations : *faisceau de Türck*, appellation malheureuse puisqu'il y a déjà un faisceau de Türck, le pyramidal direct — faisceau *occipital*, d'après son origine aujourd'hui contestée — faisceau *sensitif*, à l'époque où on le considérait comme étant la voie sensitive.

Son origine a été cherchée tour à tour dans le lobe occipital et dans le lobe temporal seuls ou réunis. Déjerine se fonde sur des observations précises de dégénération secondaire pour affirmer ce que Flechsig avait déjà entrevu : le faisceau de Meynert naît exclusivement dans le lobe temporal, dans sa portion moyenne qui comprend les deuxième et troisième circonvolutions temporales. Les lésions corticales limitées au lobe occipital laissent toujours intact le faisceau de Meynert, tandis que, dans cinq cas d'altération des deuxième et troisième temporales, il était dégénéré.

De la partie moyenne du lobe temporal, ses fibres se dirigent horizontalement sous le noyau lenticulaire et abordent le pédoncule cérébral à la partie externe de la région sous-optique. Elles ne passent donc que dans la partie tout à fait inférieure de la capsule interne. Dans le pédoncule cérébral, elles se placent en dehors du faisceau pyramidal et occupent le quart ou le cinquième externe du pied pédonculaire. De là le faisceau s'engage dans la protubérance et se termine dans ses noyaux ganglionnaire ventraux ou antérieurs. Il ne se prolonge directement ni dans la moelle ni dans le cervelet, car sa dégénération ne s'étend ni aux pyramides, ni aux pédoncules cérébelleux moyens.

Les fibres ont pour origine les cellules de l'écorce temporale, suivent un trajet centrifuge, puisque leur dégénération est descendante, et aboutissent par leurs ramifications terminales aux noyaux gris protubérantiels dont on a dans certains cas constaté l'atrophie, à la suite de lésions anciennes du faisceau. Au reste ce faisceau dégénère rarement, soit parce qu'il est profondément placé, dans la base du cerveau, à l'abri des causes de destruction, soit parce qu'il appartient au territoire vasculaire de la cérébrale postérieure (système vertébral), dont les lésions sont plus rares que celles du système carotidien.

Anatomiquement le faisceau de Meynert est un faisceau de projection temporo-protubérantiel. Mais quelle est sa fonction ? Longtemps avec Meynert, Charcot et Ballet on crut qu'elle se rapportait à la sensibilité et on l'appelait le *faisceau sensitif*. On sait aujourd'hui que les voies sensitives passent par la calotte et non par le pied du pédoncule. La section du faisceau de Meynert chez le singe ne produit pas de trouble sensitif *(Ferrier)* ; dans les observations de Déjerine, il n'y avait pas d'anesthésie concomitante à sa dégénération. Bechterew le rattache à la voie cérébelleuse ; il apporterait aux noyaux gris du pont les excitations cérébrales, que ces noyaux à leur tour transmettraient au cervelet par les fibres du pédoncule moyen. Ce n'est qu'une hypothèse ; en fait nous ne savons rien.

7° **Trigone cérébral.** — Le trigone cérébral est un assemblage des trois systèmes de Meynert. Il contient des fibres transversales, la lyre, et des fibres sagittales qui au niveau de la commissure antérieure se divisent en deux portions, une qui passe en avant de la commissure (faisceau olfactif), l'autre qui passe en arrière et va aux tubercules mamillaires.

La *lyre* appartient au système commissural; elle unit les deux cornes d'Ammon.

Le faisceau olfactif est un faisceau d'association, qui relie la corne d'Ammon avec le champ olfactif de l'espace perforé, le lobule de l'hippocampe et le bulbe olfactif. Il en est de même du *fornix longus* des animaux qui, né de la circonvolution de l'hippocampe, passe en arrière du bourrelet du corps calleux, puis traverse perpendiculairement celui-ci pour se mêler au trigone (*Kœlliker,* Ueber die Fornix longus von Forel... *Anat. Anzeiger,* 1894).

Le faisceau mamillaire, partie non olfactive du trigone, est un faisceau de projection qui s'étend de la corne d'Ammon au cerveau intermédiaire (tubercules mamillaires et indirectement couche optique). Par le pédoncule des corps mamillaires, il se prolonge jusqu'au cerveau moyen (pédoncules cérébraux). Dans les lésions cérébrales il dégénère en sens descendant *(Bechterew)*.

Bandelette demi-circulaire. — La signification de la bandelette demi-circulaire, *tœnia semicircularis,* n'est pas encore élucidée. On sait bien que par une de ses extrémités elle a son origine dans l'écorce cérébrale, c'est-à-dire dans le noyau amygdalien et dans le lobule de l'hippocampe ; mais on ignore si par son autre extrémité elle se termine dans les corps striés ou dans la couche optique. Dans le premier cas, ce serait un faisceau d'association ; dans le second, un faisceau de projection.

TOPOGRAPHIE DE LA SUBSTANCE BLANCHE

1° **Centre ovale.** — Le centre ovale contient toutes les fibres de projection, d'association et les fibres commissurales. Sur certains points ces fibres sont éparses, sur d'autres elles sont réunies en faisceaux. Dans la partie moyenne de l'hémisphère, les fibres de projection (couronne rayonnante) et les fibres calleuses ont surtout une direction transversale, tandis que la direction sagittale caractérise les grands faisceaux d'association ; les rapports sont inverses aux extrémités de l'hémisphère, dans le lobe occipital et dans la partie antérieure du lobe frontal. Au reste sur un cerveau frais on ne peut rien distinguer ; la substance blanche est homogène. C'est seulement sur des cerveaux durcis par l'alcool ou par les bichromates, et quelquefois sur des cerveaux congelés, que l'on peut, à l'œil nu, reconnaître les principaux systèmes de fibres.

Pour fixer la topographie des lésions du centre ovale, Virchow a proposé de débiter le cerveau en tranches horizontales, puis les morceaux étant rassemblés, de les recouper en sens frontal. Pitres pratique une série de coupes transversales, parallèles à la scissure de Rolando et passant par des points déterminés (*coupes de Pitres*). Nothnagel fait de même et divise le cerveau en huit tranches, à l'aide de six sections calculées de façon à passer toujours par les mêmes points, quelle que soit la longueur du cerveau. Tous ces procédés s'appliquent aux recherches d'anatomie pathologique (Voy. *Déjerine*, Anat. des centres nerveux, 1894). En anatomie normale, il faut étudier le centre ovale sur des coupes aussi rapprochées que possible, et conduites sur un cerveau dans le sens horizontal, sur un autre en sens frontal ; des sections parallèles à la scissure Rolando et d'autres antéro-postérieures serviront de complément. Pour les commençants, il y a deux coupes fondamentales qu'ils doivent posséder : la coupe horizontale de Flechsig (p. 458) et la coupe frontale ou vertico-transversale passant par le pédoncule cérébral (p. 454).

2º **Capsule extrême**. — La capsule extrême, située entre l'écorce insulaire et l'avant-mur, est essentiellement constituée par des fibres d'association, fibres arquées unissant les circonvolutions de l'insula entre elles et avec les régions voisines ; accessoirement, par des fibres commissurales du corps calleux et de la commissure antérieure, et par de rares fibres de projection destinées à la couche optique.

3º **Capsule externe**. — La capsule externe, placée entre l'avant-mur et le noyau lenticulaire, présente, comme nous l'avons vu, la forme d'un éventail modelé sur la forme de

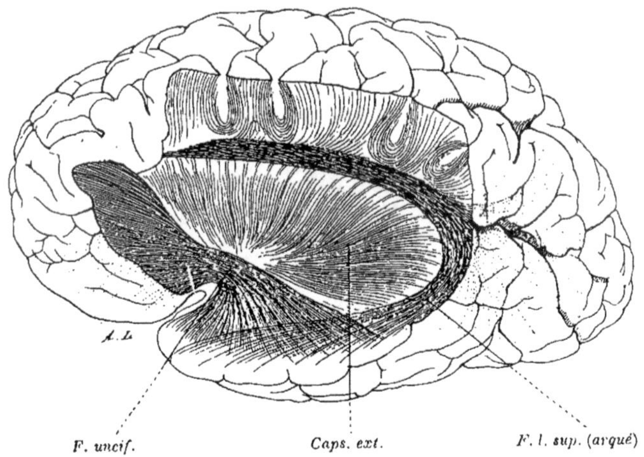

Fig. 371. — La Capsule externe. — D'après Déjerine.

l'insula ; sa base curviligne regarde en haut et en arrière, contournée par le pied de la couronne rayonnante et par le faisceau long. supérieur, tandis que son sommet, croisé par le faisceau unciforme, regarde en bas et en avant. Ses principales fibres ont la direction radiée de l'éventail.

C'est un passage fort complexe de fibres de différente nature. Le plus grand nombre d'entre elles sont des fibres courtes d'association, comme le montre la faible étendue de leur dégénération secondaire dans les foyers hémorrhagiques de la capsule. Il faut compter parmi elles des fibres peu nombreuses qui unissent le noyau lenticulaire (putamen) à l'avant-mur et à l'insula. Nous trouvons en outre : 1º dans la partie supérieure, les fibres antéro-postérieures du faisceau longitudinal supérieur et les fibres transversales des radiations calleuses qui après avoir croisé la couronne rayonnante à son pied descendent à l'écorce insulaire ; 2° dans la partie inférieure, les fibres antéro-postérieures du faisceau unciforme et de la commissure blanche antérieure, puis les fibres transversales, nombreuses, qui vont de l'insula à la couche optique (pédoncule inférieur de la couronne rayonnante thalamique).

4° **Capsule interne** — La capsule interne, dans sa partie moyenne typique, forme un V ouvert en dehors ; elle comprend un bras antérieur, lenticulo-caudé, un bras postérieur ou lenticulo-optique, plus long, et un genou.

Il importe de remarquer en premier lieu que, dans sa partie inférieure, la capsule interne est réduite à son bras postérieur, lenticulo-optique (v. fig. 370); en second lieu, que les faisceaux se déplacent en traversant la capsule, de sorte qu'aux différents étages, ils n'occupent pas la même position. Bechterew ajoute qu'il n'est pas rare d'observer de notables différences individuelles dans la situation des faisceaux.

Nous étudierons la constitution de la capsule interne au niveau de la coupe de Flechsig.

1° **Bras antérieur.** — Le bras antérieur est composé en grande partie de fibres horizontales qui lui donnent, dans cette coupe parallèle à leur direction, un aspect lustré. Il contient :

1° Le pédoncule antérieur de la couche optique (fibres de projection cortico-thalamiques), qui le traverse dans toute sa longueur et forme sa masse principale ;

2° Les fibres lenticulo-caudées, fibres d'association qui relient les deux noyaux striés ; elles coupent les fibres thalamiques sous des angles très faibles ;

3° Les fibres cortico-striées, autres fibres d'association qui traversent le bras antérieur en faisceaux minces et peu nombreux, pour aller se jeter dans les deux noyaux, surtout dans le noyau caudé (v. page 618).

2° **Genou.** — Le genou est constitué dans sa plus grande étendue par le faisceau géniculé, et dans sa partie tout à fait supérieure par un mélange de fibres cortico-thalamiques

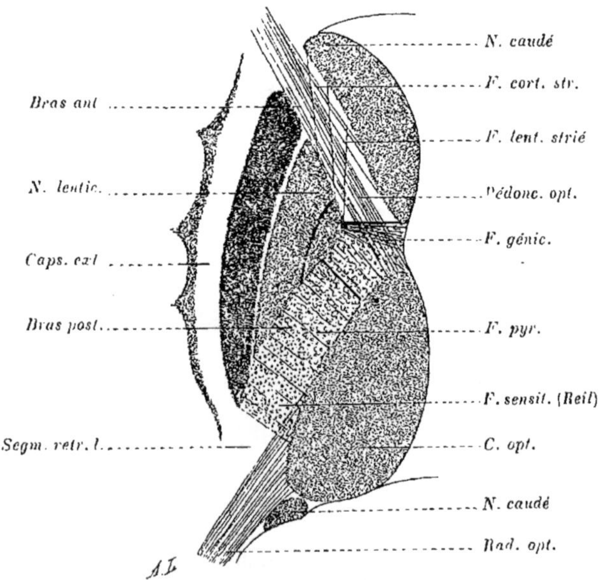

Fig. 372. — La Capsule interne gauche, en coupe horizontale.

Schématisation des faisceaux. — Le faisceau moteur et le f. sensitif sont supposés distincts.

(pédoncule antérieur) et de fibres lenticulo-thalamiques. Ces dernières se rassemblent en faisceaux serrés et s'étendent transversalement de la couche optique au sommet du noyau lenticulaire.

3° **Bras postérieur.** — Il faut distinguer dans le bras postérieur un segment antérieur ou lenticulaire et un segment postérieur ou rétro-lenticulaire.

Le segment lenticulaire présente d'avant en arrière :

1° *La partie la plus postérieure du genou ;*
2° *Le faisceau pyramidal* qui correspond à peu près au tiers moyen ;
3° *Le faisceau sensitif ou ruban de Reil,* qui répond au tiers postérieur ;
4° *Les fibres cortico-thalamiques* répandues sur toute la longueur du segment. Ces fibres qui dégénèrent dans les lésions corticales, descendent de l'écorce cérébrale avec les fibres pédonculaires et se coudent transversalement pour pénétrer dans le noyau externe de la couche optique. Elles sont par suite verticales sur une partie de leur trajet intra-capsulaire et horizontales sur la fin de ce trajet. Elles font partie de la couronne rayonnante du thalamus et proviennent surtout du lobe pariétal.
5° *Les fibres lenticulo-thalamiques.* Ces fibres traversent la capsule interne comme des ponts jetés entre le noyau lenticulaire et la couche optique. Elles sont assez régulièrement espacées, et ne se condensent en faisceaux que dans la partie supérieure du genou, ainsi que dans la partie postérieure du segment que nous étudions en ce moment.

Le segment postérieur ou rétro-lenticulaire est entièrement occupé par les radiations optiques, ou pédoncule postérieur de la couche optique, qui du pulvinar se dirigent horizontalement vers le lobe occipital.

Cette coupe ne montre pas le faisceau de Meynert ; car ce faisceau n'occupe que la partie tout à fait inférieure du bras postérieur. Il passe horizontalement sous la couche optique et se coude à angle droit pour descendre dans le pédoncule cérébral. Le faisceau de Meynert est le faisceau cortico-protubérantiel postérieur, des auteurs allemands.

Une partie du faisceau longitud. inférieur passe au même niveau que le faisceau de Meynert.

J'ai suivi surtout la description de Déjerine. Mais on trouve dans chaque auteur un schéma différent de la constitution de la capsule interne ; car on n'est pas d'accord sur le nombre et la nature des faisceaux qui passent à ce niveau.

Dans le bras antérieur, la plupart des auteurs allemands, à la suite de Flechsig, décrivent encore : 1° un faisceau cortico-protubérantiel antérieur qui irait du lobe frontal aux noyaux supérieurs de la protubérance en suivant le côté interne du pédoncule cérébral ; 2° un faisceau du noyau caudé, qui de la tête du noyau caudé descend avec le précédent et se termine dans la protubérance.

Dans le bras postérieur, on admet généralement depuis Charcot que la partie postérieure du segment lenticulaire, en arrière du faisceau pyramidal, est occupée par le faisceau sensitif, et les fibres sensorielles. Charcot a montré qu'il existe un point, nommé par lui le *carrefour sensitif,* dans lequel une lésion minime peut rendre insensible toute la moitié du corps opposé, en supprimant même l'odorat, ce qui prouve que toutes les fibres se rassemblent dans ce point nodal. Les fibres sensorielles paraissent être un peu en arrière et en dessous, d'autres disent en dedans, des fibres de la sensibilité générale. Hœsel semble admettre au contraire, en se fondant sur quelques cas de dégénération, que tout est mélangé dans le bras postérieur, fibres pyramidales, fibres sensitives et fibres cérébelleuses.

5° **Pédoncule cérébral.** — Les voies sensitives passent par la calotte. Nous ne nous occuperons ici que du pied du pédoncule.

D'après Déjerine, qui s'appuie sur une série d'observations précises de dégénérations secondaires étudiées en coupes sériées microscopiques, toutes les fibres du pied sont d'origine corticale, et sont par suite de toute longueur, et toutes ont leur origine en avant du lobe occipital. Le pied comprend deux systèmes de fibres seulement : les fibres pyramidales et le faisceau de Meynert.

1° Le faisceau pyramidal occupe les trois quarts internes (ou même les quatre cinquièmes). On peut le diviser en deux portions : le faisceau géniculé, portion crânienne du faisceau pyramidal, qui comprend le quart interne. Il a pour origine l'opercule rolandique, pieds de *Pa*, de *Fa* et de F^3, et contient les fibres du facial inférieur, des muscles de la langue et de la déglutition ; — le faisceau pyramidal proprement dit, portion spinale du faisceau, qui vient des régions moyenne et supérieure des rolandiques et remplit les trois quarts moyens du pied.

2° Le faisceau de Meynert (faisceau de Türck de quelques auteurs, faisceau occipital, faisceau sensitif, faisceau cortico-protubérantiel postérieur d'Edinger, faisceau du système latéral du pont de Bechterew) provient des deuxième et troisième temporales, passe par la partie la plus inférieure et la plus postérieure de la capsule interne, et occupe le quart ou le cinquième externe du pied pédonculaire. Il se termine dans les noyaux de la protubérance.

Flechsig et Zacher répartissent le pied pédonculaire en quatre quarts : le premier quart externe contient le faisceau de Meynert ; le deuxième quart externe, le faisceau pyramidal ;

le troisième quart, un faisceau qui vient du noyau caudé (*Flechsig*), du corps strié et peut-être de *Fa* (*Zacher*) ; le quatrième quart ou quart interne, un faisceau émané du lobe frontal et du noyau lenticulaire (*Flechsig*), de l'insula et de la base du noyau lenticulaire (*Zacher*).

Le faisceau pyramidal proprement dit a pour largeur le quart du pied, Flechsig ; les deux quarts moyens, Charcot ; les trois quarts, Déjerine. Il y a là une grande discordance. Flechsig s'est guidé sur la myélinisation du faisceau chez l'enfant et peut-être à cet âge toutes les fibres ne sont-elles pas achevées.

Au-dessus du faisceau pyramidal, entre ce faisceau et le locus niger, Flechsig indique

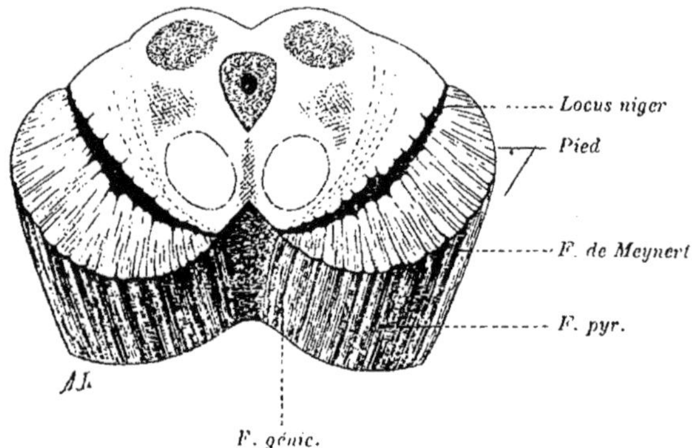

Figure 373. — Le pied du pédoncule cérébral.

Faisceaux du pied schématisés sur une coupe perspective. — La voie motrice en rouge.

un petit faisceau de fibres fines, qu'il appelle le *ruban du pied* et qui se terminerait dans l'insula. Bechterew en fait une voie sensitive des nerfs crâniens.

(Voy. *Déjerine*, Fibres de l'étage inférieur du pédoncule cérébral, *Soc. de Biol.* 1893 ; — *Zacher*, Beitræge zur Kenntniss des Faserverlaufes im Pes pedunculi. *Arch. f. Psych.* 1890).

CENTRES CORTICAUX

On a longtemps considéré l'écorce cérébrale comme un organe unique et indivis, un réservoir où tout aboutit et d'où tout s'écoule, sorte de motorium et de sensorium commune. Gratiolet le premier démontra l'individualité des circonvolutions ; puis Boulliaud et Broca découvrirent la première localisation, celle du langage articulé, et celle-ci était typique puisqu'elle était confinée dans une partie restreinte de circonvolution, dans le pied de F^3. La doctrine des localisations se généralise avec Hitzig (1870) qui reconnaît l'excitabilité de l'écorce et indique la plupart des centres moteurs. Charcot la confirme chez l'homme, par des observations précises de clinique et d'anatomie pathologique. La découverte des sphères sensorielles, de celles de la vision surtout, complète cette théorie nouvelle, dont les lignes fondamentales sont aujourd'hui bien établies.

Nous passerons successivement en revue la zone motrice, la zone sensitive et la zone sensorielle.

1° Zone motrice. — La zone motrice ou psycho-motrice comprend les deux circonvolutions rolandiques ou centrales, c'est-à-dire la frontale et la pariétale ascendantes, avec le lobule paracentral et le pli de passage fronto-pariétal inférieur ou opercule rolandique. C'est ce que démontrent de nombreuses observations suivies d'autopsies, les interventions opératoires dans les cas de tumeur

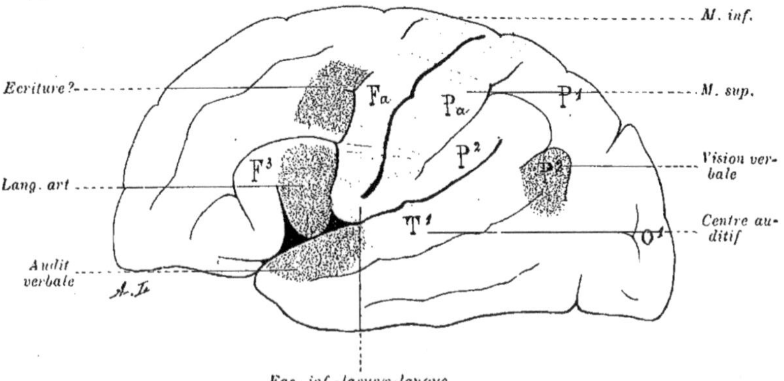

Fig. 374. — Centres corticaux.

Hémisphère gauche, face externe. — En rouge, les centres sensitivo-moteurs; en bleu, les centres sensoriels; en gris, les centres d'association des signes du langage. — La position réciproque des centres de l'audition verbale et de l'audition simple est arbitraire.

ou autres lésions localisées, et les expérimentations électriques faites sur des sujets trépanés.

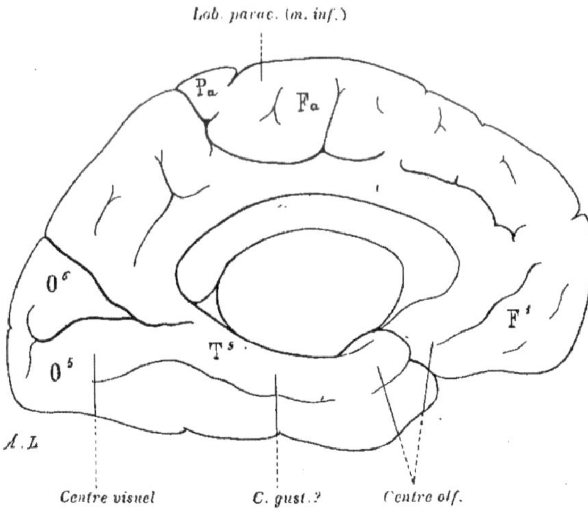

Fig. 375. — Centres corticaux.

Hémisphère gauche, face interne. — En rouge, les centres sensitivo-moteurs ; en bleu, les centres sensoriels.

Dans la zone motrice, les centres sont renversés, c'est-à-dire disposés en sens inverse du sujet debout ; ceux de la face en bas, ceux des pieds en haut.

Les centres des *membres inférieurs* occupent le lobule paracentral et le quart supérieur des circonvolutions rolandiques.

Les centres des *membres supérieurs* remplissent les deux quarts moyens de ces circonvolutions.

Les centres de *la face, de la bouche et du larynx*, le quart inférieur des rolandiques et leur pli de passage.

A côté des centres moteurs, il faut ranger les *centres coordinateurs* du langage et de l'écriture, qui sont situés sur les frontières de la zone motrice. Ce ne sont point des organes directement moteurs ; ce sont des centres de coordination ou d'association qui agissent sur les vrais centres moteurs placés à côté d'eux et comme à leur portée.

Le *centre du langage articulé* est situé dans la partie postérieure ou pied de la troisième frontale gauche (chez les droitiers). Sa destruction provoque l'aphasie motrice ou aphémie, caractérisée par l'impossibilité de parler, de répondre à des mots qui sont pourtant compris.

Le *centre de l'écriture*, c'est-à-dire de la coordination des mouvements que nécessite l'écriture, occupe, d'après Exner et Charcot, le pied de la deuxième frontale gauche.

Constitution des centres moteurs. — Les centres moteurs sont des agglomérations de cellules nerveuses, surtout des grandes cellules pyramidales, dont les cylindre-axes deviennent fibres constitutives du faisceau pyramidal ou du faisceau géniculé. Par ces faisceaux elles mettent en jeu les cellules radiculaires motrices des nerfs crâniens et des nerfs rachidiens.

Dès leur émergence au-dessous du point de l'écorce, dans lequel est leur origine, les fibres du centre moteur se rassemblent en faisceaux et traversent sous cette forme le centre ovale pour aborder la capsule interne. De cette disposition en faisceaux indivis, homogènes, il résulte que des lésions isolées du centre ovale, interrompant ces faisceaux qui sont les voies de conduction, produisent les mêmes effets que la destruction du centre même d'origine (*Pitres*). De là des paralysies partielles ou générales par lésion du centre ovale ou de la capsule interne. Quand il s'agit de centres coordinateurs, soit pour les images motrices soit pour les images sensorielles, l'aphasie produite par l'interruption du faisceau conducteur porte le nom d'*aphasie sous-corticale* et présente certains caractères cliniques distinctifs.

Multiplicité des centres moteurs. — Nous nous sommes bornés à indiquer les grandes divisions de la zone motrice en membres supérieurs, membres inférieurs et face. Mais dès le début l'expérimentation sur les animaux démontra que les centres moteurs étaient extrêmement nombreux. Dans le membre supérieur, il y a des centres spéciaux pour chaque articulation, pour la main, pour les doigts, pour le pouce. On a reconnu un centre pour le sphincter de l'anus, pour le sphincter de l'urèthre, pour le releveur de la paupière supérieure. Chaque groupe de muscle et probablement chaque muscle a son centre cortical.

Il en est de même chez l'homme, comme l'ont montré les expériences faites sur des sujets trépanés et les observations cliniques. On observe des monoplégies limitées à un segment de membre, à un groupe de muscles. Horsley a extirpé un tubercule qui siégeait sur le genou de la scissure de Rolando et produisait des convulsions limitées au pouce. Déjerine a vu une paralysie des quatre doigts, sans le pouce. Jastrowitz a cité un cas de crampe persistante et ancienne du gros orteil droit, déterminée par une tumeur grosse comme un haricot sur *Pa* gauche, à 4 cm au-dessous du bord sagittal. Péan et Gowers ont chacun opéré pour des convulsions du gros orteil, point de départ d'epilepsie corticale ; les convulsions étaient dues à une tumeur dans un cas, à une cicatrice dans l'autre, siégeant sur la partie la plus élevée des rolandiques (*Vetter*).

Dans la zone motrice inférieure, existent des centres contigus, mais distincts, pour le facial inférieur (centre buccal), la langue, le pharynx (centre de la déglutition), le larynx (centre de la phonation ou centre laryngé). Le centre du larynx, qui est un centre phonateur et non respirateur, paraît avoir pour siège la partie la plus inférieure des rolandiques, c'est-à-dire leur pli de passage operculaire (Déjerine, Garel), à la même place que chez le singe (*Horsley*) ; et son faisceau occupe peut-être dans la capsule l'angle externe du genou. C'est dans cet étroit territoire qu'aboutiraient les fibres du facial inférieur (muscles de la fente buccale), de l'hypoglosse, du spinal, du glosso-pharyngien et peut-être du pneumogastrique (déglutition).

Centres indéterminés. — Tous les centres musculaires ne sont pas connus. On ignore le territoire des muscles suivants : muscles du tronc, muscles des yeux, muscles masticateurs, muscles du facial supérieur (frontal, sourcilier, orbiculaire). Wernicke place le centre des muscles de la nuque dans le lobe frontal, immédiatement en avant de la partie moyenne de *Fa* ; d'autres le mettent dans le pied de F^1. Le releveur de la paupière supérieure, dont la paralysie centrale a été observée plusieurs fois à l'état isolé, semble posséder un centre autonome, qui est peut-être dans la pariétale inférieure (*Landouzy*). A plus forte raison ne connait-on pas le trajet des faisceaux qui relient ces centres aux noyaux bulbaires. Pour les nerfs moteurs de l'œil notamment, on ne peut dire à quel niveau leurs fibres centrales quittent le faisceau pyramidal pour aborder les noyaux du moteur oc. commun, du pathétique et du moteur externe. On présume qu'elles occupent la partie la plus interne du pied pédonculaire et qu'elles entrent de suite dans le raphé en pénétrant de bas en haut, plus ou moins confondues avec les fibres radiculaires. Bechterew avance que les centres des mouvements des yeux, du nez et des oreilles occupent chez les animaux la région temporo-pariétale et qu'ils sont très peu excitables, parce que leurs fibres ne vont pas directement aux noyaux du tronc cérébral ; elles s'interrompraient dans la couche optique.

Bilatéralité de certains centres. — Les centres, qui commandent à des organes dont les deux moitiés se contractent simultanément, sont bilatéraux ; ils commandent aux muscles des deux côtés. Tel est le cas de l'hypoglosse qui anime la langue. Si le centre cortical est atteint d'un seul côté, il n'y a qu'une paralysie légère, du côté opposé ; pour que la paralysie de la langue soit complète, il faut que les centres soient détruits sur les deux hémisphères. Inversement la destruction du faisceau de conduction d'un seul côté influe sur la motilité des nerfs droit et gauche. Nous verrons plus loin par quelle disposition anatomique on peut expliquer ces phénomènes.

Beevor et Horsley admettent que, chez le singe, il y a bilatéralité des centres corticaux pour la mastication, la déglutition, le voile du palais, l'adduction des cordes vocales, la protraction des lèvres. Vetter reconnaît chez l'homme la bilatéralité pour les muscles du tronc et de la nuque (*Hitzig*), les muscles de la face (*Exner*), les muscles masticateurs, les muscles de la langue, les muscles de l'œil et à un faible degré les muscles locomoteurs du membre inférieur.

Les paralysies d'origine centrale, qui portent sur des mouvements à double centre cortical, sont ordinairement de faible intensité et de peu de durée.

Centres d'association. — Nous désignons sous ce nom les territoires corticaux qui se sont formés par la concurrence de plusieurs centres à une action unique et commune. Tels sont les centres de la parole et de l'écriture, dans la sphère motrice, de la lecture et de l'audition des signes, dans la sphère sensorielle. On ne connaît que ces quatre centres, mais il doit en exister beaucoup d'autres.

Ils nous apparaissent comme des spécialisations corticales créées par certains actes devenus habituels et fréquemment répétés. Ce sont des perfectionnements acquis : c'est pourquoi de tels centres ne siègent que sur un des deux hémisphères, sur celui qui fonctionne à l'état habituel, sur le gauche chez les droitiers, sur le droit chez les gauchers. Quand ils sont détruits, ils sont très difficilement suppléés par le côté opposé, parce qu'ils ne se développent que par une longue éducation et des aptitudes héréditaires. Placés au voisinage des groupes corticaux qu'ils dirigent ou dont ils se servent, ils leur sont sans doute reliés par des fibres tangentielles et des faisceaux courts d'association.

Nous ne parlerons ici que des centres moteurs du langage et de l'écriture.

Le centre du langage articulé occupe le pied de F^1 du côté gauche. Pitres a décrit autrefois un faisceau pédiculo-frontal inférieur qui de cette région irait au bulbe en passant par le bras antérieur de la capsule interne. Les auteurs allemands reconnaissent aussi une *voie du langage* ou faisceau verbal, qui chemine d'abord isolément, puis rejoint le faisceau de l'hypoglosse à son entrée dans la capsule interne, et descend dans le tronc cérébral pour aboutir aux noyaux du facial et de l'hypoglosse. Mais c'est là supposer des connexions bien éloignées et injustifiées, puisque la destruction de la capsule interne ne produit pas l'aphasie. Le centre du langage n'est pas un centre directement moteur, en ce sens que ces cellules enverraient leurs cylindre-axes aux cellules motrices du bulbe ; sa destruction ne provoque aucune paralysie, c'est un centre psychique coordinateur qui règle et associe les divers centres phonétiques moteurs nécessaires à la production de la parole (centre laryngé, centre respiratoire, centre de la langue, de la bouche, soit quatre ou cinq nerfs crâniens ou rachidiens agissant simultanément). Tous ces centres sont placés immédiatement derrière lui, et c'est sans doute par les fibres arquées sous-corticales qu'il leur est uni et qu'il les dirige. La destruction de ces fibres explique l'aphasie d'origine sous-corticale.

Les mêmes observations s'appliquent au centre moteur de l'écriture, lequel occupe, d'après Exner, le pied de la deuxième frontale gauche, en avant des centres de la main et du membre supérieur; sa destruction provoque l'agraphie motrice. Plusieurs auteurs contestent l'existence de ce centre (*Wernicke, Déjerine*). Mais à un point de vue purement théorique, il n'y a rien d'irrationnel à supposer que la pratique de l'écriture, nécessitant une coordination déterminée et fréquemment répétée de certains mouvements de la main et du bras, a fait se développer un centre unique spécial, qui dirige tous ces groupes moteurs.

2° **Zone sensitive.** — La *zone sensitive* ou *sphère sensitive* est identique à la zone motrice. Telle est du moins la conclusion qui découle des dernières observations de dégénération secondaire par lésion corticale publiées par Flechsig et Hœsel, conclusions confirmées par d'autres faits du même genre, comme aussi par des expérimentations faites sur des sujets trépanés et chez lesquels l'excitation de la zone rolandique a produit en même temps de la paresthésie et de l'engourdissement dans le même membre. Déjà avant eux on avait observé que les champs moteur et sensitif se couvraient en partie (*Munck, R. Tripier*); mais il paraît acquis aujourd'hui qu'ils se couvrent complètement.

La zone sensitive comprend donc la totalité des rolandiques et peut-être d'autres parties de circonvolutions, s'il se confirme que certains centres moteurs, comme ceux de l'œil, sont placés hors des circonvolutions centrales. Elle comprend non seulement la sensibilité du tronc et des membres, mais aussi celle de la tête; au moins cela est-il acquis pour le trijumeau, et on peut l'inférer pour les fibres sensitives de la langue, du pharynx, du larynx. Toutes les espèces de fibres sensitives, hormis les fibres sensorielles, y sont représentées, fibres des sensibilités tactile, thermique, douloureuse, et du sens musculaire. Enfin la répartition en centres secondaires est la même; les centres rolandiques sont des centres sensitivo-moteurs.

3° **Zone sensorielle.** — La *zone sensorielle* ou *sphère sensorielle* nous est déjà connue. Elle comprend quatre centres distincts, tous situés en arrière de la zone sensitivo-motrice; ce sont les centres visuel, auditif, olfactif et gustatif.

1° **Centre visuel.** — Le centre visuel (zone ou sphère visuelle) est essentiellement localisé dans la sixième circonvolution occipitale ou cuneus et s'étend sur le reste de la face interne du lobe occipital. C'est là qu'aboutissent les radiations optiques, continuation des fibres rétiniennes. Sa destruction produit la cécité.

Wilbrand a cru pouvoir localiser le sens des couleurs dans la scissure pariéto-occipitale, le sens de la lumière dans la pointe du lobe occipital, et le sens de l'espace entre les deux premiers; mais ces données ne sont point suffisamment établies au point de vue anatomique; il est possible que ces trois sens soient confondus et ne se dissocient en clinique que suivant l'intensité des lésions d'un même point (*Vialet*).

Comme pour la zone motrice, il s'est créé, à côté du centre visuel pur, des centres d'association optique, unis au premier dont ils dérivent par de nombreux faisceaux que nous avons décrits. Tandis que le cuneus est le *centre de la perception* pure et simple et que sa destruction produit la cécité complète, l'impossibilité de voir les objets, la face convexe du lobe occipital paraît être le *centre de la mémoire optique* (Wilbrand) ou des souvenirs visuels. C'est là que s'emmagasineraient les images visuelles avec leur signification. Sa destruction complète, par conséquent sur les deux lobes occipitaux, provoque la *cécité psychique*. Le sujet voit les objets, mais ne les reconnaît plus ; il est frappé d'amnésie optique; les lieux, les objets, les personnes qu'il connaissait n'éveillent plus en lui aucun souvenir.

Un second centre d'association, le *centre des images graphiques,* est plus sûrement établi ; il occupe le pli courbe (lobule postérieur ou lobule angulaire de P^2) immédiatement en avant du lobe occipital, et cela du côté gauche seulement chez les droitiers, c'est-à-dire du côté du cerveau qui, fonctionnant le plus et le plus souvent dans la vision, s'est créé un centre supplémentaire, spécialisé pour une association optique déterminée. Sa destruction produit une des formes de l'aphasie sensorielle, la *cécité verbale,* consistant en ce que le malade voit les signes figurés, lettres, notes musicales, chiffres, mais ne les reconnaît plus, et par suite ne peut plus écrire (agraphie sensorielle); sa langue écrite est devenue une langue étrangère inconnue.

2° **Centre auditif.** — Le centre auditif (sphère auditive) a pour siège la première temporale, T^1. Il reçoit le faisceau acoustique qui lui apporte les fibres centrales du nerf cochléaire; ces fibres sont les unes directes, les autres indirectes, c'est-à-dire qu'elles s'interrompent dans le corps genouillé interne et le tubercule quadr. postérieur. La destruction de ce centre provoque la surdité. On a constaté plusieurs fois l'atrophie de T^1 chez les sourds-muets; on a observé également son état d'imparfait développement chez des sujets devenus sourds d'une oreille dans l'enfance, en même temps que la circonvolution du côté opposé (homonyme à l'oreille perdue) avait acquis un volume plus grand, par compensation.

Comme pour le centre visuel, on constate la présence de centres d'association auxiliaires. Il est possible, mais non démontré, que, dans les deux circonvolutions sous-jacentes, T^2 et T^3, se soit formé, et cela des deux côtés comme pour le lobe occipital, un *centre de mémoire auditive*. En tout cas, il est établi que la première temporale possède, en avant ou en arrière du centre auditif pur, un centre de *mémoire auditive du langage,* analogue au centre visuel graphique, et siégeant du côté gauche seulement. Ce centre conserve et perçoit la signification du langage parlé. Sa destruction entraîne la *surdité verbale,* ou amnésie des sons. Le malade entend ce qu'on lui dit, mais ne comprend pas; sa langue qu'on lui parle n'éveille en lui aucune idée.

3° **Centre olfactif.** — Le centre olfactif occupe dans la cinquième temporale le lobule de l'hippocampe et probablement la corne d'Ammon. Un centre secondaire paraît siéger dans le carrefour de l'hémisphère, à l'extrémité antérieure de la première frontale et de la circonvolution du corps calleux. Nous avons longuement étudié ses connexions (v. p. 547).

4° **Centre gustatif.** — Le centre du goût est de tous le plus mal connu. Quelques observations semblent montrer qu'il occupe le lobe temporal chez les animaux, et que chez l'homme il est en partie confondu avec le centre olfactif, qu'il a par conséquent pour siège également la cinquième temporale. On ne sait rien de ses connexions avec les fibres centrales gustatives du glosso-pharyngien et du nerf de Wrisberg.

Distribution fonctionnelle de l'écorce cérébrale. — La découverte de la superposition, de l'identité même des zones motrice et sensitive nous oblige à modifier nos idées sur les centres corticaux. Il n'y a plus de centres moteurs, mais des *centres sensitivo-moteurs*.

On doit aller encore plus loin. Ces centres corticaux sont en même temps des centres sécréteurs et des centres vaso-moteurs. Une foule d'émotions psychiques se traduisent par des phénomènes de ce genre ; la peur provoque la sueur, la diarrhée, la pâleur des téguments, l'arrêt de certaines sécrétions, salivaire, lactée ; la douleur fait couler les larmes, la honte se traduit par la rougeur de la face. On a vu des méningites de la convexité s'accompagner de sueurs hémifaciales. Bechterew a montré que l'excitation de certains territoires corticaux fait apparaître des changements respiratoires, de la réplétion vasculaire du côté opposé, de la sécrétion salivaire, des mouvements dans l'estomac, la vessie, le vagin. Les centres contiennent donc toutes les catégories de fibres nerveuses. Il est bien possible d'ailleurs que ces phénomènes involontaires de sécrétion, de vaso-motricité, d'expression passionnelle, ne soient pas produits directement, mais par le concours d'un centre secondaire sur lequel agiraient les fibres corticales. Bechterew soutient que ce centre est la couche optique, car elle peut produire tous ces phénomènes automatiquement, après ablation de l'écorce.

D'un autre côté, tout tend à démontrer que chacun de ces centres, avec son innervation complète, représente un organe déterminé, qu'il est un *centre organique*. En d'autres termes, il y a des centres de la main, de l'épaule, de la bouche, de l'œil, etc... Le centre de la main, par exemple, est en relation avec ses muscles, sa surface tactile, son appareil sécréteur. Le centre visuel, comme l'avait déjà vu Adamkiewicz dans ses expériences sur la compression cérébrale, possède ses fibres optiques, ses nerfs de mouvement et de sécrétion. Ainsi se confirme l'idée de Meynert que l'écorce cérébrale est une surface sur laquelle se projettent nos organes.

C'est parce que les centres corticaux sont des appareils complets, des systèmes organiques, que Flechsig propose de diviser la surface cérébrale en deux territoires, celui des centres sensoriels et celui des centres d'association.

1° Centres sensoriels (*Sinnes centrum*). — Les centres sensoriels sont affectés à un organe des sens, avec lequel ils sont en relation directe. Leur fonction est celle de la perception simple avec sa réaction motrice élémentaire.

Ces centres comprennent le tiers des circonvolutions. Ils possèdent des fibres d'association et des fibres calleuses : mais ils sont surtout caractérisés par leurs nombreuses fibres de projection, fibres du ruban de Reil, fibres pyramidales, fibres cérébelleuses, fibres thalamiques. Leur myélinisation est tout entière achevée au troisième mois après la naissance.

Chaque centre possède son appareil moteur, qui tantôt est intercalé dans l'appareil sensitif, tantôt est dans son voisinage immédiat, à sa portée.

Dans cette catégorie se rangent : 1° le centre du tact, qui occupe toute la région rolandique, zone motrice des auteurs, et qui comprend comme voies principales le ruban de Reil et le faisceau pyramidal. D'après Flechsig, le faisceau pyramidal est destiné surtout aux organes à sensibilité tactile affinée, tels que les lèvres, les membres supérieurs, les pieds. — 2° Le centre de la vision, localisé dans la face interne du lobe occipital. On suppose que son appareil moteur (mouvements des yeux et de la tête) occupe la région pariétale postérieure. — 3° Le centre de l'audition, dans T^1 — 4° et 5°, le centre de l'olfaction et le centre du goût dans T^5.

2° Centres d'association. — Les centres d'association sont les centres où s'emmagasinent les impressions fournies par les centres sensoriels ; ils deviennent par excellence le siège de la mémoire, du jugement, de la combinaison des idées, de la coordination motrice.

Ils sont riches en fibres d'association qui les unissent aux centres sensoriels, mais ne possèdent pas de fibres de projection.

Ils n'ont pas d'appareil moteur et ne peuvent provoquer des mouvements que par l'intermédiaire des centres sensoriels. Leur myélinisation est tardive, comme pour tous les organes dont l'évolution phylogénique est récente ; elle n'est pas commencée au troisième mois après la naissance.

Les centres d'association occupent les deux tiers de la surface cérébrale, et sont répartis en quatre territoires : la partie antérieure du lobe frontal, l'insula, une partie du lobe pariétal, et une partie de la surface convexe temporo-occipitale. Leur incomparable développement constitue la suprématie du cerveau de l'homme sur celui des animaux.

Déjà nous avons considéré comme des centres définis ou spéciaux d'association, les centres du langage écrit ou parlé qui se sont formés les uns sur les frontières de la zone sensitivo-motrice, les autres à côté de la sphère visuelle et de la sphère auditive. Nous en avons reconnu quatre : le centre du langage articulé dans le pied de F^3, le centre des mouvements de l'écriture dans le pied de F^2, le centre des images optiques graphiques dans le lobule postérieur (pli courbe) de la pariétale inférieure, le centre des images auditives du langage dans la première temporale. Leur suppression produit l'aphasie, motrice pour les deux premiers, sensorielle pour les deux autres.

C'est au reste de la surface cérébrale que s'applique le nom de *zone latente*, celle dont les lésions ne produisent aucun trouble caractéristique, ni dans la sphère sensitive ou motrice, ni dans l'exercice de certaines facultés. L'étendue de cette zone diminue de jour en jour, à mesure que s'accroissent nos connaissances. Déjà nous soupçonnons dans la surface externe du lobe occipital un centre de mémoire visuelle, et peut-être dans les deuxième et troisième circonvolutions temporales un centre de mémoire auditive. Il reste encore à placer les centres sensitivo-moteurs des yeux, du facial supérieur, du nez, d'une partie de l'oreille, des muscles du tronc.

D'autres centres d'association doivent exister sur différents points du cerveau, centres variables suivant l'éducation et le développement cérébral des sujets, puisque ce sont des acquisitions qui peuvent être récentes. On peut en supposer pour le calcul, le dessin, la musique, etc...

Les centres sensoriels sont des sens de perception simple, et les centres d'association dont nous venons de parler sont surtout des centres de mémoire, annexés à ces centres perceptifs. Il n'est pas défendu de penser avec Hitzig, qu'au-dessus d'eux existent des centres psychiques d'association supérieure, et que si les idées se forment dans toute l'écorce cérébrale, c'est surtout dans le lobe frontal caractéristique du cerveau humain, que s'organisent la réflexion, les idées abstraites, la conscience, la volonté frénatrice des centres sensitivo-moteurs, en un mot les manifestations élevées de l'intelligence humaine.

Comme travaux récents, 1° Sur les centres corticaux : *Hœsel*, Die Centralwindungen... *Arch. f. Psych.* 1892 ; — *Vetter*, Ueber die neueren Experimente am Grosshirn, *Deutsch. Arch. f. klin. Medicin*, 1894 : — *Flechsig*, Ueber ein neues Eintheilungsprincip der Grosshirn Oberflæche *Neurol. Centralblatt.* 1894: — *Pitres*, Centres moteurs corticaux, 1895.

3° Sur les aphasies : Soc. de Biologie de 1891 à 1895 ; — Congrès de médecine de Lyon 1894.

ARCHITECTURE DU CERVEAU

En résumant les notions que nous avons exposées dans les pages précédentes, il est facile de reconstituer dans ses grandes lignes l'architecture du cerveau.

L'écorce grise de l'hémisphère, terme suprême de l'évolution nerveuse et centre supérieur de sensibilité, de mouvement et d'idéation, est reliée par des voies nombreuses, d'abord à elle-même, c'est-à-dire à ses différentes provinces, puis aux autres segments du système nerveux central.

VOIES INTER-CORTICALES.

Ces voies sont de deux ordres : les unes sont limitées à un même hémisphère, les autres s'étendent d'un hémisphère à l'autre.

1° Voies intra-hémisphériques. — Elles constituent le système d'association. Les voies de communication abondent surtout dans les circonvolutions qui ne renferment pas de centres moteurs. Elles comprennent :

1° Les fibres tangentielles, qui sont intra-corticales, courtes par conséquent ;

2° Les fibres arquées, tendues d'une circonvolution à l'autre ;

3° Les faisceaux antéro-postérieurs à long trajet . . . . . . { f. longitud. sup. / f. longit. inf. / f. occipito-frontal. / f. unciforme. / f. de l'ourlet ou cingulum.

4° Les faisceaux verticaux et transversaux des lobes frontal et occipital ;
5° Le trigone, en partie, et peut-être le tœnia semi-circularis ;
6° Les fibres cortico-striées.

2° **Voies inter-hémisphériques.** — Elles sont représentées par le système commissural. Les commissures fondamentales sont :

1° Le corps calleux, pour la convexité de l'hémisphère ;
2° La commissure antérieure pour le lobe olfactif et la base de l'hémisphère ;
3° La lyre du trigone pour la corne d'Ammon.

2° VOIES INTER-CÉRÉBRALES.

Le cerveau hémisphérique ou antérieur est uni à tous les autres cerveaux embryologiques et à la moelle, c'est-à-dire à toutes les parties des centres nerveux qui sont situés au-dessous de lui. Ces fibres d'union constituent le système de projection.

1° **Union avec le cerveau intermédiaire** (couche optique et troisième ventricule moyen). Cette union puissante, étendue, est réalisée par toute la couronne rayonnante optique (fibres cortico-thalamiques), par la partie principale du trigone et par les fibres strio-thalamiques.

2° **Union avec le cerveau moyen** (pédoncules cérébraux, tubercules quadrijumeaux). Dans cette catégorie rentrent les fibres optiques du lobe occipital qui vont aux tubercules quadrijumeaux antérieurs, les fibres temporales acoustiques qui s'étendent au corps genouillé interne et au tubercule quadr. postérieur, l'anse lenticulaire qui aboutit au corps de Luys et au noyau rouge, les fibres cérébelleuses qui vont de ce même noyau rouge à l'écorce cérébrale ; les fibres motrices du moteur oc. commun et du pathétique.

3° **Union avec le cerveau postérieur** (protubérance et cervelet). — De l'hémisphère à la protubérance s'étendent : le faisceau de Meynert ; une partie des fibres acoustiques et des fibres sensitives, notamment celles du trijumeau ; une partie du faisceau pyramidal géniculé (trijum. moteur, mot. oc. externe, facial), et les collatérales du faisceau pyramidal rachidien.

Avec le cervelet, les relations sont probablement entièrement indirectes, interrompues par le noyau rouge ou la couche optique.

4° **Union avec l'arrière-cerveau** (bulbe). Elle est représentée par la plus grande partie du ruban de Reil ou faisceau sensitif, et par la portion géniculée du faisceau pyramidal qui se termine dans les noyaux moteurs du bulbe.

5° **Union avec la moelle.** — Nous ne trouvons plus ici que le faisceau pyramidal, et peut-être quelques fibres directes des racines postérieures.

Nous terminerons par une vue d'ensemble de la voie sensitive et de la voie motrice.

VOIE SENSITIVE

Il faut, dans la voie sensitive, distinguer deux voies secondaires : la voie périphérique, qui s'étend des organes à la moelle ou à l'encéphale, et que représentent les nerfs crâniens et rachidiens ; la voie centrale qui va de la moelle ou de son équivalent à l'écorce cérébrale. De même que la voie centrale motrice est la voie volontaire, la voie centrale sensitive est la voie consciente.

Considérée dans sa forme élémentaire, la voie sensitive peut être représentée par deux neurones ou cellules nerveuses alignées en chaîne et articulées entre elles dans le bulbe à la jonction de la moelle et du cerveau. La cellule périphérique est extérieure ; elle occupe le ganglion rachidien ; par un prolongement externe, protoplasmique, elle se distribue aux surfaces sensitives ; par un prolongement interne, cylindraxile, ou racine postérieure, elle se termine dans le noyau de Burdach. Des dispositions semblables existent pour les nerfs crâniens. La cellule centrale est intérieure ; elle fait partie du noyau des cordons postérieurs ; par ses prolongements protoplasmiques, elle s'articule avec la terminaison de la fibre périphérique ; par son prolongement cylindraxile, ruban de Reil, elle aboutit à l'écorce cérébrale, au contact des cellules pyramidales rolandiques.

La fibre périphérique est directe ; la fibre centrale est croisée (croisement sensitif du bulbe). La disposition est fondamentalement la même que pour les fibres motrices. Une lésion centrale portant sur ces deux conducteurs entraîne une hémiplégie et une hémianesthésie du côté opposé au cerveau atteint.

Ce schéma simple se complique de deux façons.

1° Il est possible que pour certaines fibres sensitives la voie soit unique, et se compose d'un seul neurone, d'une seule cellule. Par suite les fibres de la racine postérieure, qui remontent le long des cordons de Goll et de Burdach, ne s'interrompent point dans les noyaux du bulbe ; elles poursuivent leur trajet ascendant, se croisent comme les autres dans le croisement sensitif du ruban de Reil auquel elles se sont incorporées et avec lui arrivent à l'écorce hémisphérique. Ce seraient des fibres de toute longueur ; l'effet d'une lésion centrale resterait le même. D'autre part, il n'est pas douteux qu'un certain nombre, important peut-être, de fibres des racines postérieures ne s'étendent pas jusqu'aux noyaux du bulbe ; elles se terminent dans les groupes cellulaires de la corne postérieure aux différents étages de la moelle, et ce sont des cellules de cordon qui les continuent jusqu'au bulbe. Dans ce cas, entre la voie périphérique et la voie centrale s'intercale une chaîne de neurones ou cellules qui se passent de l'une à l'autre l'impression sensitive ascendante. Ces voies auxiliaires qui comprennent des fibres courtes et des fibres de moyenne longueur, servent probablement aux associations que nécessitent les mouvements réflexes. Il semble naturel de les ranger dans la voie centrale.

2° La moelle contient donc une *voie* sensitive *principale* et une *voie auxiliaire*. La voie principale occupe les cordons postérieurs, elle est directe. La voie auxiliaire est contenue, pour tous les expérimentateurs, dans le cordon

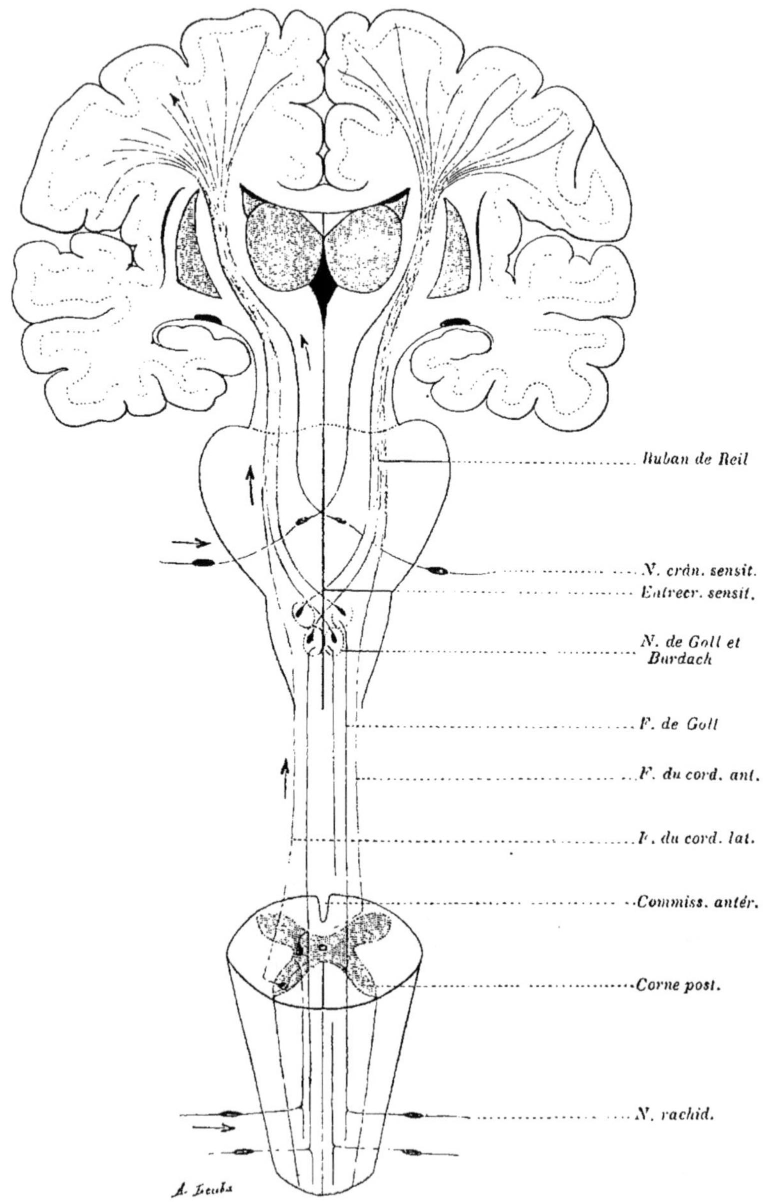

Fig 376. — La Voie sensitive.

Voie périphérique et voie centrale. — On a figuré les deux hypothèses sur la conduction croisée dans la moelle. — Schéma, en partie, d'après V. GEHUCHTEN.

latéral ; seuls quelques anatomistes, à la suite d'Edinger, placent la majorité de ses fibres dans le cordon antérieur ; cette voie est en grande partie, sinon complètement, croisée.

Il y a deux manières de l'interpréter : 1° Les racines postérieures émettent dans leur trajet intra-médullaire des collatérales qui passent par la commissure postérieure (v. page 214) et aboutissent à la corne postérieure opposée. Ce sont les collatérales commissurales, et le croisement sensitif de la moelle se fait dans la commissure postérieure. Elles sont continuées dans le cordon latéral opposé par les cellules et les fibres de cordon qui ont reçu leur excitation et la transmettent en sens ascendant jusqu'au bulbe. Les faisceaux latéraux, le faisceau de Gowers surtout, contiennent ces fibres cordonales. Telle paraît être la manière de voir de Cajal, d'Auerbach, et de la plupart des auteurs. — 2° Les racines postérieures abandonnent soit des collatérales très nombreuses, soit aussi des fibres terminales à la corne postérieure du même côté. Les cellules nerveuses de cette corne, à leur tour, émettent des cylindre-axes qui vont se croiser dans la commissure antérieure et reprennent ensuite leur trajet ascendant dans le cordon latéral et surtout dans le cordon antérieur (*Edinger*). Ces cellules sont elles aussi des cellules de cordon, de la variété commissurale. Dans ce cas, le croisement sensitif se fait dans la commissure antérieure de la moelle, et porte sur les fibres mêmes, et non sur leurs collatérales.

Ces deux hypothèses n'épuisent pas toutes les suppositions possibles ; il serait prématuré de trancher ces questions encore pendantes. Mais il est bon de remarquer que la discussion de ces dispositifs anatomiques n'influe pas sur les faits fondamentaux d'où découle la loi générale de la conduction sensitive. Nous pouvons considérer comme établies les deux propositions suivantes :

1° Il y a dans la moelle une voie sensitive principale ; cette voie est directe, elle occupe le cordon postérieur ; — une voie auxiliaire ; cette voie est complètement ou en grande partie croisée ; elle occupe le cordon latéral ou le cordon antéro-latéral.

2° La voie auxiliaire croisée se joint dans le bulbe au ruban de Reil après le croisement de celui-ci. Le ruban de Reil représentant la voie sensitive fondamentale, le faisceau sensitif, à partir de la moitié supérieure du bulbe et dans son trajet jusqu'au cerveau, ne contiendrait donc que des fibres croisées.

Si maintenant on admet que toutes les cellules cordonales de la voie auxiliaire appartiennent à la voie centrale, on pourra établir une étroite assimilation, on pourrait dire une identité, entre la voie motrice et la voie sensitive. Toutes deux dans leur partie crânienne, celle qui dessert les nerfs crâniens, sont directes dans leur membre périphérique (racines des nerfs) et croisées dans leur membre central, le croisement se faisant sur toute la longueur de la chaîne de ces noyaux nerveux, soit pour le faisceau géniculé, soit pour les fibres centrales des nerfs sensitifs. Toutes deux, dans leur partie rachidienne ou spinale, possèdent une voie principale, faisceau pyramidal latéral et cordons postérieurs, qui se croise en bloc dans le bulbe, croisement des pyramides et croisement sensitif du ruban de Reil ; une voie auxiliaire, le faisceau pyramidal antérieur ou de Türck et les faisceaux sensitifs du cordon antéro-latéral, qui se croisent sur toute la longueur de la moelle, au fur et à mesure de leur origine ou de leur terminaison.

VOIE MOTRICE

La voie motrice totale, de l'écorce cérébrale aux organes musculaires, se compose de deux voies secondaires : une voie cérébrale ou cérébro-spinale, une voie périphérique ou centro-musculaire.

Réduite à sa plus simple expression, elle est formée de deux neurones, articulés entre eux, c'est-à dire de deux cellules nerveuses avec leurs prolongements. Le neurone central va de l'écorce cérébrale aux noyaux moteurs du tronc cérébral ou de la moelle ; son corps cellulaire est la cellule pyramidale rolandique, et son cylindre-axe est la fibre du faisceau géniculé ou du faisceau pyramidal. Le neurone périphérique s'étend du tronc cérébral ou de la moelle à la fibre musculaire ; son corps cellulaire est dans les noyaux moteurs crâniens ou dans les cornes antérieures de la moelle, et son cylindre-axe est successivement la racine antérieure ou motrice et le nerf périphérique centrifuge. Le sens du courant va de la cellule corticale à la cellule radiculaire, de celle-ci à la fibre musculaire.

La paralysie résulte de l'interruption d'un des deux membres ; mais elle n'a pas, dans les deux cas, le même caractère. L'interruption du membre périphérique, telle que peuvent la produire la section du nerf ou la destruction de ses cellules radiculaires par une lésion de la moelle, produit une paralysie vraie et complète. La destruction du membre central, le segment périphérique étant intact, n'entraîne qu'une paralysie incomplète, celle du mouvement volontaire, et encore pas chez tous les animaux. Le membre périphérique n'entre plus en jeu sous l'influence de la volonté, mais il agit encore sous des excitations réflexes, électriques, mécaniques (*Edinger*).

La voie périphérique est directe ; la voie centrale est croisée. Cette loi générale comporte toutefois certaines restrictions. Ainsi dans la voie périphérique, le nerf pathétique est complètement croisé ; les nerfs moteurs oc. commun, masticateur, peut-être aussi le facial et l'hypoglosse ou même encore d'autres nerfs crâniens, sont partiellement croisés, par une petite partie de leurs fibres. Dans la voie centrale, on présume, sans preuve d'ailleurs, que celle du pathétique est directe, pour contrebalancer la décussation des fibres périphériques.

Un certain nombre de muscles ont une innervation bilatérale, les muscles de la langue, du larynx, des yeux, de la face, les muscles locomoteurs, les muscles masticateurs ; tous ces muscles travaillent synergiquement, des deux côtés à la fois, au moins dans leur état habituel. De cette double source de motricité, l'une est principale, l'autre accessoire ; la source principale vient du même côté pour le muscle et son noyau d'origine, du côté opposé pour son centre cortical. C'est pour cela que l'interruption de la voie motrice centrale atteint chez les hémiplégiques les deux membres inférieurs, très inégalement d'ailleurs, le côté non-hémiplégique ne présentant qu'une légère parésie ; c'est pour cela aussi que les paralysies centrales de ces muscles sont moins complètes et de moindre durée.

Le mécanisme de cette double innervation a suggéré plusieurs hypothèses. 1° Le croisement partiel se fait dans la voie périphérique. Ce fait a été constaté pour plusieurs nerfs crâniens moteurs dont quelques racines se croisent dans le raphé du tronc cérébral, mais il est invraisemblable qu'il en soit de même

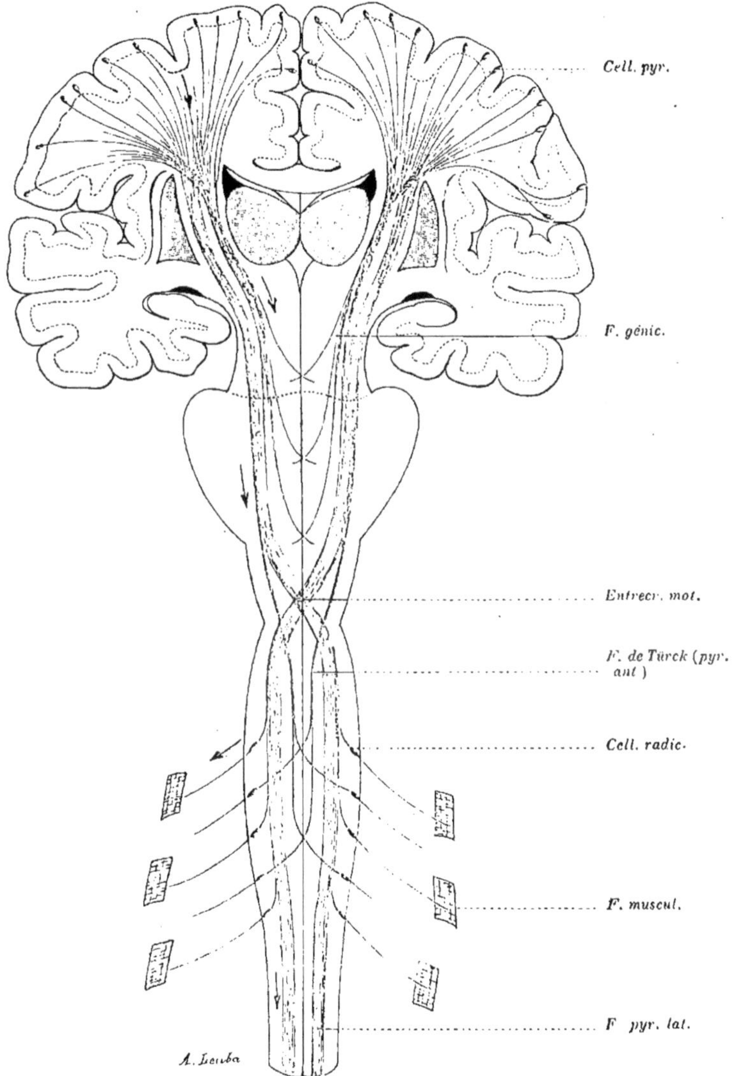

Fig. 377. — La Voie motrice.

Voie périphérique et voie centrale. — Schéma, en partie d'après V. GEHUCHTEN.

pour les racines antérieures des nerfs rachidiens. 2° La voie centrale possède un entrecroisement unique pour la majorité de ses fibres, et double pour quelques-unes (v. *Unverricht*, p. 525). 3o La voie centrale est croisée dans la majorité de ses fibres, directe dans l'autre partie, elle présente une disposition en chiasma. Ce sont au fond de simples suppositions, qui ne sont pas suffisamment appuyée par les faits anatomiques.

La voie centrale est représentée par le faisceau pyramidal. On l'appelle encore le *faisceau moteur*, bien qu'il ne soit pas moteur par lui-même, il transmet seulement des excitations à des cellules motrices; le *faisceau volontaire*, il serait plus exact de dire la voie de la volonté. Nous savons qu'il se développe tardivement, car ses premières fibres ne paraissent à l'état achevé que dans le mois qui suit la naissance; nous savons aussi que sa direction physiologique est centrifuge et que sa dégénération est descendante, son centre trophique étant les cellules de l'écorce cérébrale.

Nous avons distingué le faisceau pyramidal proprement dit ou spinal, destiné aux nerfs rachidiens, et le faisceau pyramidal géniculé qui est affecté aux nerfs crâniens. Ils ont pour territoire d'origine la totalité des circonvolutions rolandiques. De là leurs fibres traversent le centre ovale en convergeant vers le bord supérieur de la capsule interne. Le faisceau pyramidal occupe le tiers antérieur du bras postérieur de la capsule interne; le faisceau géniculé est immédiatement en avant de lui, dans le genou. Au sortir de la capsule, ils passent dans le pied du pédoncule cérébral, le faisceau géniculé dans le quart interne, le pyramidal dans les deux quarts moyens; puis ils descendent à travers la protubérance et sur la face antérieure du bulbe. Dans son trajet le long du tronc cérébral, le faisceau géniculé s'épuise progressivement, car il abandonne ses fibres après croisement, au moins pour la majorité, à plusieurs noyaux de nerfs crâniens moteurs. Le faisceau pyramidal reste seul à l'entrée de la moelle, se croise en grande masse et descend tout le long de la moelle en fournissant aux noyaux moteurs des racines antérieures rachidiennes; une petite partie, le faisceau de Türck, poursuit son trajet directement et ne se croise qu'au fur et à mesure de sa pénétration dans la substance grise.

La fibre pyramidale se termine au contact des cellules radiculaires motrices auxquelles elle transmet les impulsions volontaires. Mais cette transmission est plus complexe qu'on ne pensait. Cajal a montré que les fibres pyramidales émettent, le long de leur trajet, de nombreuses collatérales qui vont les unes à l'écorce cérébrale comme fibres d'association ou même comme fibres calleuses, les autres au corps strié, d'autres aux noyaux protubérantiels et par ceux-ci peut-être au cervelet, d'autres enfin aux divers étages de la moelle. Aussi quand un courant nerveux traverse ces longues fibres, il met en jeu un mécanisme compliqué; il éveille sur son passage des cellules corticales, striées, protubérantielles, cérébelleuses, spinales, et autres, dont l'action inconnue s'ajoute à la secousse motrice pour produire cet acte éminemment intelligent, qui est le mouvement volontaire.

CHAPITRE CINQUIÈME

VAISSEAUX DE L'ENCÉPHALE

§ I. — CIRCULATION ARTÉRIELLE DU TRONC CÉRÉBRAL

(BULBE, ISTHME ET CERVELET).

La circulation artérielle de tous ces organes compris entre la moelle et le cerveau est du domaine des artères vertébrales, branches des sous-clavières.

L'artère vertébrale, après avoir suivi le canal des apophyses transverses, perfore la dure-mère entre l'atlas et l'occipital, pénètre dans le crâne par le trou occipital et gagne la gouttière basilaire. De la face latérale du bulbe, elle s'est portée sur sa face antérieure et, arrivée au sillon qui sépare le bulbe de la protubérance, elle s'unit à angle aigu ou même à angle droit avec la vertébrale opposée pour former le tronc basilaire.

Les vertébrales sont souvent asymétriques. L'une ou les deux peuvent être déjetées de côté. Sur 57 sujets, Ehrmann les a trouvées 17 fois inégales ; 9 fois la gauche était plus grosse, 8 fois la droite, et 5 fois l'une avait un volume double de l'autre. Mori, sur 35 cerveaux de sujets sains d'esprit, a constaté que la gauche était plus grosse dans 20 p. 100 des cas, la droite dans 2 pour 100. Lœwenfeld pour 61 sujets donne les chiffres suivants : la gauche plus grosse, 24 fois ; la droite, 31 fois ; les deux artères égales, 6 fois. Quand la vertébrale est très petite, et elle peut n'être que la moitié de l'autre, elle est ordinairement suppléée par l'autre artère ou par une branche anormale.

La v. gauche est un peu plus dans l'axe de l'aorte ascendante, parce qu'elle naît de la partie verticale de la sous-clavière, et non, comme à droite, de la partie horizontale ; cette disposition favorise peut-être les embolies vertébrales gauches.

Le *tronc* ou *artère basilaire*, né de la convergence des vertébrales, est un gros vaisseau de 4 mm. de D. (2 mm. 5 à 3 mm. 5 de D. intérieur). Il s'étend du bord inférieur au bord supérieur de la protubérance, trajet qui mesure 25 à 30 mm. en moyenne, souvent moins quand les vertébrales se réunissent tardivement. Il repose en avant sur la gouttière basilaire osseuse, en arrière sur le sillon médian ou basilaire de la protubérance, sillon qui, d'ailleurs, ne paraît pas être produit par son contact, car il existe sans changement alors même que l'artère est déjetée sur le côté. Il n'est pas rare en effet de voir le tronc basilaire décrire une courbe à convexité droite. Sur tout son parcours, l'artère est contenue dans un canal sous-arachnoïdien, canal protubérantiel médian, qui s'ouvre en avant dans le confluent central, et elle est fixée à la surface du pont de Varole par des lamelles de tissu sous-arachnoïdien.

L'a. basilaire est originellement double, puisqu'elle représente les deux vertébrales momentanément unies ; la trace de cette duplicité se retrouve dans une cloison médiane plus ou moins longue et plus ou moins profonde qu'on voit assez souvent partir de sa paroi antérieure, ou encore dans son dédoublement partiel donnant lieu à des formations insulaires qui sont normales chez le cheval. L'éperon qui marque en bas l'adossement des deux artères vertébrales favorise les thromboses en ralentissant le cours du sang.

Au delà de la protubérance, le système vertébral artériel se redivise, le tronc basilaire se bifurque et donne ses deux branches terminales, les cérébrales postérieures qui font partie de l'hexagone de Willis.

Les collatérales importantes fournies par les artères vertébro-basilaires sont les suivantes :

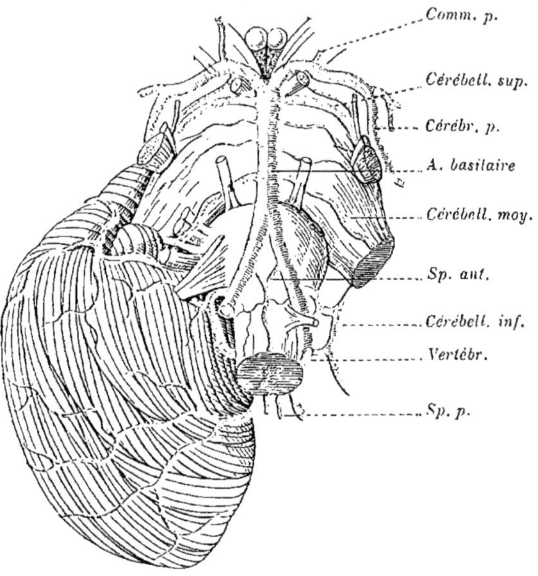

Fig. 378. — Artères du bulbe, de la protubérance et du cervelet.

Vue de face. — D'après Hirschfeld.

Collatérales des vertébrales. — 1° La *spinale postérieure*, qui naît dès la pénétration de la vertébrale dans le sac dural ; assez souvent elle vient de la cérébelleuse inférieure. Cette petite artère se dirige en arrière et en bas, elle se divise en deux branches, une ascendante très courte qui monte vers le bord du plancher ventriculaire, une descendante longue qui commence la longue chaîne des spinales postérieures. La branche ascendante peut être remplacée par une ou deux artérioles naissant directement de la vertébrale et montant derrière les racines du pneumogastrique. — 2° La *cérébelleuse inférieure* (cérébell. infér. et postér. ou vertébro-cérébell.). Très flexueuse, elle embrasse le bulbe, passant de sa face antérieure à sa face postérieure ; elle traverse les racines de l'hypoglosse, contourne ou traverse celles du pneumogastrique et arrive sur les côtés du quatrième ventricule, à 2 cm. au-dessus du bec du calamus, dans l'angle qui sépare le bulbe du cervelet ; là elle disparaît en s'enfonçant dans la profondeur. Après ce trajet en anse double, elle se divise en branche interne ou médiane qui occupe la scissure interhémisphérique du cervelet et s'épuise sur le lobe médian, et en une ou deux branches externes ou latérales destinées à la face inférieure du cervelet. — 3° La *spinale antérieure*. Elle naît de l'angle même de réunion des vertébrales ou à 1 cm. au plus en dehors, et descend obliquement sur la face antérieure du bulbe pour s'unir à celle du côté opposé et commencer la chaîne impaire de la spinale antérieure de la moelle. Les deux spinales antérieures sont souvent asymétriques ; leur réunion peut se faire très près, d'où un losange ou un delta avec l'angle des vertébrales, ou bien à une distance de plusieurs centimètres seulement.

Collatérales du tronc basilaire. — 1° La *cérébelleuse moyenne* (cérébell. infér. et antér.). La plus petite des cérébelleuses, elle naît près de l'origine de l'a. basilaire, quelquefois de sa partie moyenne, passe sur les racines du mot. oc. externe, se dirige en dehors vers le lobule du pn. gastrique qu'elle entoure en anse et se distribue à la face antérieure du cervelet. Les cérébelleuses moyennes peuvent faire défaut d'un seul côté ou des deux, et sont alors suppléées soit par la cérébelleuse inférieure, soit par un rameau du tronc basilaire. Leur origine peut se faire à la fois sur le tronc basilaire et sur la vertébrale. — 2° L'*auditive interne,* petite artère qui suit le nerf auditif, et se porte avec lui à l'oreille interne. — 3° La *cérébelleuse supérieure*. Elle semble une branche de bifurcation de l'a. basilaire, comme la cérébrale postérieure, dont elle n'est séparée que par le tronc du moteur ocul. commun et dont elle suit la courbure dans le sillon sus-protubérantiel. Elle s'infléchit en arc et s'irradie d'avant en arrière sur toute la longueur de la face supérieure du cervelet par deux branches, une

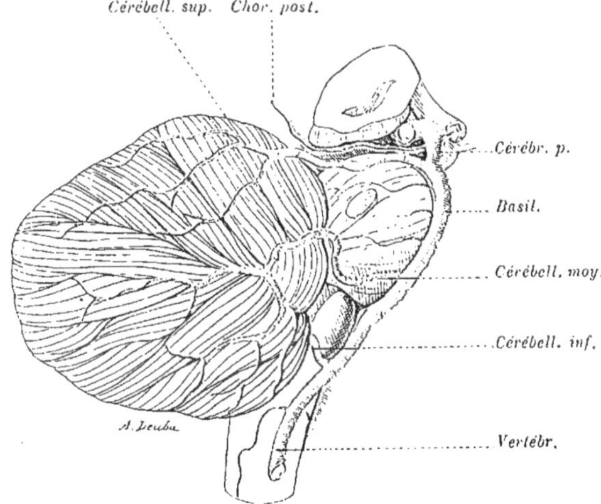

Fig. 379. — Artères du bulbe, de la protubérance et du cervelet. Vue latérale. — D'après Hirschfeld.

externe qui fournit à l'hémisphère correspondant, une interne qui donne deux rameaux à la valvule de Vieussens et au vermis supérieur.

La cérébelleuse supérieure est essentiellement l'artère du vermis supérieur ; toutefois, dès son origine et avant son arrivée sur le cervelet, elle émet des branches centrales qui s'enfoncent dans le tronc cérébral, notamment dans la partie supérieure de la protubérance, et des branches périphériques qui vont sur le pédoncule cérébral s'anastomoser en plexus avec des rameaux fournis par la cérébrale postérieure.

Cette artère peut être très volumineuse et suppléer des cérébrales postérieures atrophiées. Quelquefois elle se bifurque au niveau même du tronc basilaire, ou bien elle est accompagnée d'une ou deux branches accessoires ; c'est pour cela que certains auteurs décrivent deux cérébelleuses supérieures, placées immédiatement l'une derrière l'autre.

Les artères du bulbe et de la protubérance appartiennent vraisemblablement au type segmentaire comme celles de la moelle, mais les segments médullaires sont ici tellement déformés et les paires nerveuses crâniennes si difficiles à classer qu'il faut renoncer à établir une analogie complète. Tout au plus peut-on considérer l'a. vertébrale, dans son trajet le long du premier nerf cervical, comme une énorme radiculaire de plusieurs paires nerveuses, dont les spinales postérieures et antérieures représentent les branches descendantes, et le tronc basilaire la branche ascendante. L'a. basilaire semble en effet le prolongement intra-crânien de l'a. spinale antérieure.

1° — CIRCULATION ARTÉRIELLE DU BULBE

Les vaisseaux nourriciers du bulbe, issus des vertébrales, des spinales, de la cérébelleuse inférieure et de la partie initiale du tronc basilaire, peuvent être répartis en quatre groupes : a. radiculaires, a. centrales, a. périphériques, a. choroïdiennes. Toutes ces artères naissent directement des troncs vasculaires ; seules les artères périphériques destinées aux cordons proviennent surtout du réseau pial qui enveloppe le bulbe ; ce réseau est d'ailleurs loin d'être aussi développé que celui de la surface cérébrale ; comme dans toutes les régions où elle recouvre de la substance blanche, la pie-mère est peu vasculaire et les vaisseaux nourriciers du bulbe sont principalement des vaisseaux directs, indépendants du réseau.

Artères radiculaires. — Très fines, de un tiers à un quart de millimètre, elles abordent les racines nerveuses (hypoglosse, facial, auditif, mot. externe, nerfs mixtes) près de leur émergence et se divisent en deux branches ; une branche externe qui suit en direction centrifuge les filets radiculaires auxquels elle fournit, une br. interne qui remonte le long de la racine, pénètre avec elle dans le bulbe et la suit par trois ou quatre rameaux jusqu'à son noyau cellulaire. Au niveau des fossettes latérales du bulbe, elles forment de véritables buissons de rameaux perforants.

Artères centrales. — Ce sont les *a. médianes* ou *des noyaux*, de Duret ; elles sont analogues aux a. centrales de la moelle et méritent d'en conserver le nom. Adamkiewicz, comme pour la moelle, les décrit sous le nom d'*artères du sillon*.

Chacune d'elles, très petite, d'1/4 à 1/6 de millim., naît isolément d'un tronc notable, disposition que nous retrouverons à la base du cerveau, s'enfonce immédiatement dans la substance nerveuse et va tout droit, en émettant de rares collatérales, jusqu'au plancher du quatrième ventricule, pour se terminer autour du noyau d'origine de l'hypoglosse en un réseau capillaire serré. Toutes sont sur la ligne médiane, comme pour la moelle ; elles sont donc échelonnées en hauteur et parallèles, et leur trajet est antéro-postérieur. On en reconnaît deux groupes, un groupe supérieur (*a. sous-protubérantielles* de Duret) qui naît du tronc basilaire à son origine même et pénètre dans les orifices du trou borgne ou fossette interpyramidale, un groupe inférieur qui provient des spinales antérieures et plonge dans le sillon médian du bulbe. Les artères de ce dernier groupe sont d'autant plus courtes qu'on se rapproche davantage de l'entrecroisement des pyramides, et s'arrêtent avant d'avoir atteint la face postérieure, le plancher ventriculaire n'existant pas à ce niveau.

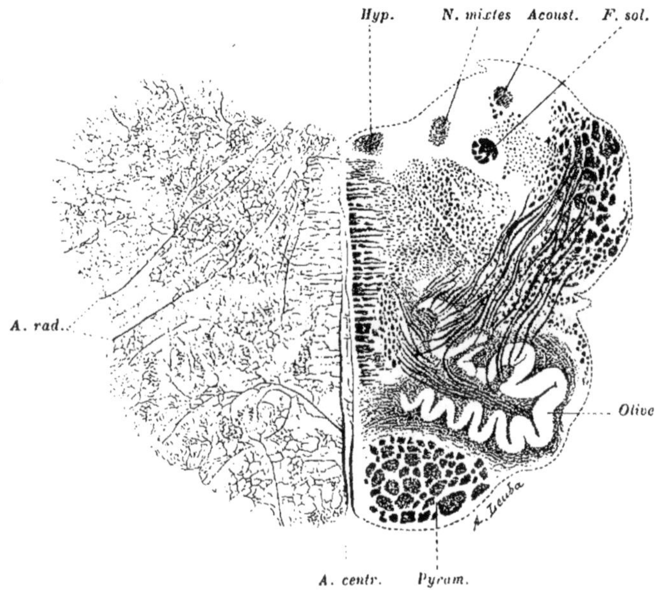

Fig. 380. — Artères du bulbe.

Coupe transversale par l'olive. — D'après ADAMKIEWICZ — Quelques noyaux de nerfs crâniens ont été indiqués. — La terminologie est celle du texte.

D'après Adamkiewicz, le noyau de l'hypoglosse est alimenté principalement par la terminaison de l'artère centrale, accessoirement par l'artère du sillon méd. postérieur au-dessous du calamus et par la terminaison des a. radiculaires.

Artères périphériques ou des cordons. — Ces artères sont réparties sur toute la périphérie du bulbe, à l'exception du plancher ventriculaire. Elles naissent, le plus grand nombre du réseau pial, les autres, plus rares mais plus fortes, de toutes les artères voisines, notamment des cérébelleuses, des spinales postérieures avec leurs branches ascendante et descendante. Elles sont destinées aux cordons, et aux masses grises autres que les noyaux moteurs. Il faut mentionner à part celles des noyaux de Goll et de Burdach. L'olive reçoit ses vaisseaux de plusieurs sources : de rameaux périphériques ou a. olivaires, de l'a. radiculaire de l'hypoglosse, et même de collatérales de l'artère centrale.

A. choroïdiennes. — La cérébelleuse inférieure, au moment où elle passe entre le bulbe et le cervelet, donne quatre artérioles distinctes, deux pour les plexus choroïdes, dont l'extrémité renflée et libre à la face externe du cervelet est d'autre part vascularisée par la cérébelleuse moyenne, et deux pour la toile choroïdienne. Les artères du plexus choroïde émettent en outre plusieurs rameaux qui vont au plancher ventriculaire, de même que celles des plexus choroïdes cérébraux fournissent à la couche optique et au corps strié.

Sur les artères du bulbe, voyez : *Duret*, Sur la distribution des artères nourricières du bulbe rachidien, *Arch. de physiolog.*, 1873 ; — *Adamkiewicz*, Die Arterien des verlængerten Markes, *Acad. des sc. de Vienne*, 1890. Ce dernier travail contient de fort belles planches. La terminologie de l'auteur est conforme à celle qu'il a adoptée pour la moelle. J'ai suivi surtout la description de Duret.

2° — CIRCULATION ARTÉRIELLE DE LA PROTUBÉRANCE

La disposition est la même que pour le bulbe, sauf que tout est concentré sur la face antérieure, la seule face libre du pont de Varole. Le réseau pial est peu développé ; les artères nourricières sont surtout directes.

Les deux artères *radiculaires* sont celles de l'auditif, artère *auditive interne*,

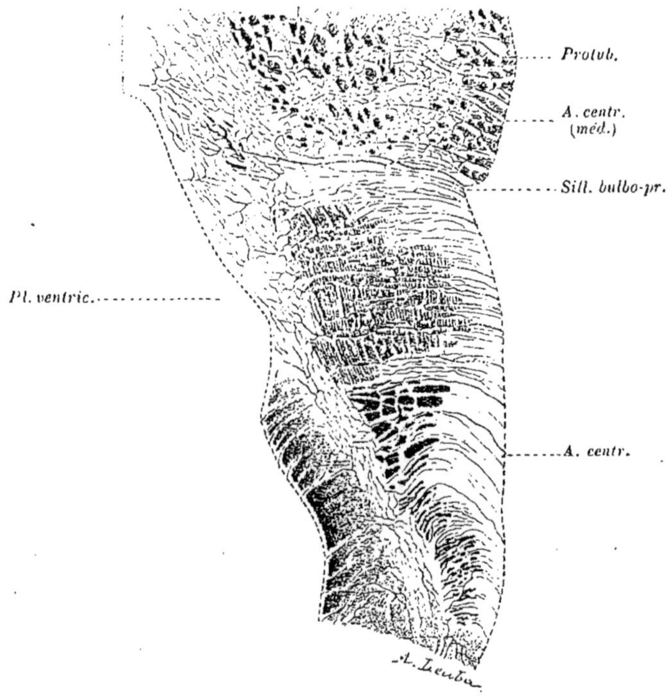

Fig. 381. — Artères centrales du bulbe et de la protubérance. Coupe médiane antéro-postérieure. — D'après ADAMKIEWICZ.

qui accompagne le nerf dans l'oreille moyenne, et celle du trijumeau. Cette dernière, née de la basilaire, se porte sur le tronc nerveux et s'y divise en deux branches ; malgré son volume, elle a encore pour artères auxiliaires des branches à peu près constantes de la cérébelleuse moyenne.

Les a. *centrales* proviennent du tronc basilaire et perforent la substance nerveuse du sillon médian ; on en compte de quatre à six assez volumineuses. Elles sont surtout destinées aux noyaux du facial, du mot. externe et du trijumeau. Duret les appelle médio-protubérantielles, et désigne sous le nom de sus-protubérantielles les artères qui émanent des cérébrales postérieures à leur origine même, s'enfoncent entre les pédoncules cérébraux et se dirigent en arrière et en haut pour atteindre les origines du pathétique et du moteur commun. Cette distinction est un peu arbitraire. Les artères sus-protubérantielles sont des artères pédonculaires, et d'autre part les artères centrales qui alimentent le noyau du pathétique et le noyau du moteur commun dans sa partie postérieure, naissent du tronc basilaire ou des cérébelleuses postérieures et traversent la protubérance en ligne sagittale, d'avant en arrière, en côtoyant le raphé (*Shimamura*).

En groupant les artères nourricières des noyaux du bulbe et de la protubérance, on peut distinguer trois catégories : 1° un groupe inférieur ou *bulbaire* comprenant le spinal, l'hypoglosse, le pneumo-gastrique et le glosso-pharyngien, c'est-à-dire la moitié inférieure du plancher ventriculaire, dont les a. centrales viennent des spinales antérieures pour les deux premiers, de la bifurcation inférieure de la basilaire pour les deux autres. L'oblitération de la partie inférieure du tronc basilaire est un fait redoutable, puisqu'elle supprime le sang artériel du noyau du pneumogastrique ; — 2° un groupe moyen ou *protubérantiel*, qui répond à la moitié supérieure du plancher ventriculaire, et dans lequel rentrent le facial, le moteur oc. externe et le nerf masticateur du trijumeau. Les artères naissent du tronc basilaire, et ce tronc étant unique, son oblitération entraîne des accidents bilatéraux ; — 3° un groupe supérieur ou *pédonculaire*, qui fournit les a. du moteur commun et du pathétique, par la bifurcation supérieure du tronc basilaire.

Nous n'avons cité que des artères de noyaux moteurs; celles des noyaux sensitifs terminaux sont encore mal connues.

3° — CIRCULATION ARTÉRIELLE DU CERVELET

Le cervelet reçoit de chaque côté les trois cérébelleuses, en tout six artères ; quatre proviennent du tronc basilaire et deux des vertébrales. Autant les cérébelleuses supérieures sont fixes comme volume et comme position, autant les cérébelleuses inférieures et les moyennes sont inconstantes ; elles peuvent manquer par paires, ou bien d'un seul côté, être petites ou volumineuses d'un ou des deux côtés, naître à des hauteurs variables. Les cérébelleuses inférieures naissent assez souvent du tronc basilaire, comme c'est le cas normal chez le cheval et la brebis ; elles sont parfois côtoyées par une *collatérale accessoire*, que Lautard a vu oblitérée ainsi que l'artère principale, dans un cas de ramollissement tuberculeux du cervelet. Il suit de ces variations qu'une embolie ou une thrombose soit des artères vertébrales, soit du tronc basilaire produiront dans le cervelet une zone de ramollissement d'étendue très diverse.

Les a. cérébelleuses sont toutes anastomosées entre elles par leurs branches de division, qui dessinent à la surface un grand réseau vasculaire ; elles le sont d'un côté à l'autre, comme aussi avec les artères du cerveau par les cérébrales postérieures et avec les artères du bulbe par la cérébelleuse inférieure. Duret dit que ces anastomoses sont rares et n'ont lieu que par des branches d'un quart de mm., comme pour le cerveau ; mais tous les auteurs sont d'accord pour considérer le système artériel du cervelet comme formant un tout continu, grâce à de nombreuses voies d'union ; la ligature du tronc basilaire total n'empêche pas les injections de remplir toutes les artères cérébelleuses.

C'est pour cette raison que les foyers de ramollissement sont très rares dans le cervelet et quand ils se présentent, ils sont ordinairement mal limités. Pour la même raison il est difficile de reconnaître des territoires vasculaires définis. Tout ce que l'on peut dire, c'est que la cérébelleuse supér. se distribue surtout à la face supérieure de l'organe, la moyenne à la face antérieure et à la grande circonférence ; l'inférieure, à la face inférieure. Le lobe médian, avec ses vermis supér. et infér. et la valvule de Vieussens, reçoit les branches internes des cérébell. supér. et infér. La cérébelleuse moyenne, à son défaut la supérieure, fournit une grosse branche, l'*a. du corps dentelé* ou a. rhomboïdale, qui pénètre dans cet organe par son hile et s'y distribue en rameaux irradiés. C'est à la rupture de ce vaisseau que sont dues les grosses hémorrhagies intra-cérébelleuses.

Les grosses artères rampent à la surface des circonvolutions sans pénétrer dans les sillons où la pie-mère n'est pas dédoublée. Elles se résolvent en un réseau qui occupe la face externe de la pie-mère, et c'est de ce réseau pial, prolongé dans les sillons de diverses grandeurs, que partent les artères nourricières de l'écorce, dirigées perpendiculairement à la surface. Les capillaires qu'elles émettent dans la substance blanche ont leurs mailles larges, allongées dans le sens des fibres nerveuses ; ceux de la substance grise, et surtout ceux qui entourent les grandes cellules de Purkinje, forment un réseau serré, à mailles ovalaires, dont le grand axe est disposé radiairement (*Obersteiner*).

Les artères du bulbe, de la protubérance et du cervelet sont-elles du type terminal ou du type anastomotique ? Duret le premier a déjà montré que ce sont des artères terminales, à territoire indépendant, mais il a soutenu à tort qu'il en était de même pour les gros troncs et les ramifications extérieures. La disposition est en effet la même pour tous les centres nerveux, pour la moelle comme pour le cerveau. Le système artériel de la surface est parfaitement anastomotique, soit par la réunion de ses branches, soit par l'interposition d'un réservoir commun, le réseau vasculaire de la pie-mère. Au contraire, le système profond est terminal ; ou pour mieux dire, dès qu'une artère, grosse ou petite, est devenue pénétrante, intra-bulbaire ou intra-protubérantielle, elle ne communique plus avec ses voisines, et son territoire est fermé, indépendant. Aussi l'oblitération des artères centrales, consécutive à l'obstruction d'une vertébrale ou du tronc basilaire, prive-t-elle de sang les noyaux nerveux correspondants, complètement s'ils n'ont qu'une artère nourricière, incomplètement s'ils ont une vascularisation accessoire par les a. périphériques ou les radiculaires. La forme du foyer de ramollissement est un cône à sommet antérieur et médian, à base ventriculaire.

4° — CIRCULATION ARTÉRIELLE DU PÉDONCULE CÉRÉBRAL

Les pédoncules cérébraux comprennent des parties blanches et quatre masses principales de substance grise, le locus niger, les noyaux d'origine du moteur commun et du pathétique, le noyau rouge et les tubercules quadrijumeaux, Un nerf volumineux, le moteur ocul. commun, émerge à la face ventrale entre les a. cérébrale postér. et cérébelleuse supér. ; le pathétique, très petit, apparaît sur la face dorsale.

Les a. pédonculaires proviennent en grande majorité de la cérébrale postérieure qui contourne le pédoncule en décrivant les trois quarts d'un cercle ; elles naissent de son tronc même ou de ses branches ; un petit nombre a pour origines la choroïdienne antérieure, la communicante postérieure, la cérébelleuse supérieure.

Nous les classerons en : a. centrales, a. radiculaires, a. périphériques ou des faisceaux, a. jumelles.

1° Artères centrales. — Ce sont les a. médianes sus-protubérantielles de Duret. Nées du tronc basilaire à sa bifurcation même ou des artères voisines, cérébrales postérieures et cérébelleuses supérieures à leur origine, elles s'enfoncent dans le trou borgne interpédonculaire, et se dirigent en arrière et en haut, en sens sagittal à travers le pédoncule, côtoyant le raphé qui les sépare des artères semblables du côté opposé. Ces vaisseaux, les plus gros et les plus longs de toutes les artères pédonculaires, continuent la série des artères médianes de la moelle, du bulbe, de la protubérance. Ils fournissent des branches collatérales au noyau rouge, et se terminent dans les noyaux du moteur commun et du pathétique ; leur analogie est frappante avec les artères médianes bulbaires qui nourrissent le noyau de l'hypoglosse. Shimamura s'est assuré par des injections pénétrantes que leur territoire est terminal, qu'il ne communique ni avec les territoires latéraux, ni probablement avec le territoire central du côté opposé, ni avec le réseau des tubercules quadrijumeaux ; il a la forme d'un triangle à base inférieure (ou antérieure). Il pense que si le noyau du moteur oc. commun est si fréquemment atteint de processus inflammatoire, ceci tient à la limitation de son territoire vasculaire, à son caractère terminal, et à sa situation au confluent du système carotidien et du système vertébral.

2° A. radiculaires. — Alezais a décrit l'a. radiculaire du moteur oc. commun ; elle naît, en règle générale, de la cérébrale postérieure en dedans du nerf. Mais souvent il existe plusieurs vaisseaux qui s'anastomosent entre eux et avec les artères centrales et couvrent de leur plexus l'espace interpédonculaire (*Shimamura*). L'a. radiculaire, accolée au tronc nerveux, lui abandonne des branches externes, puis s'enfonce avec ses racines dans le sillon d'où elle émerge, et se déploie, dans le sens longitudinal, en un éventail de six ou sept gros rameaux que l'on peut classer en antérieurs, moyens et postérieurs. Ils fournissent à la partie externe du locus niger.

Les artères centrales et les a. radiculaires sont, au point de vue de leur situation, des a. pédonculaires internes ou interpédonculaires, qui s'engagent par les trous internes de l'espace perforé postérieur. Ce même espace livre passage à des a. pédonculaires et à des a. optiques (a. postérieures du troisième ventricule).

3° **A. périphériques.** — Ces petites artères naissent des vaisseaux voisins, cérébrale postérieure, communicante postér., choroïdienne antérieure, artère optique. Elles contournent souvent en arc la face latérale et dorsale du pédoncule, sur une certaine étendue, puis s'enfoncent en sens radié à travers le pied pédonculaire, le sillon latéral et le locus niger, l'étage supérieur ou région de la calotte.

4° **Artères jumelles.** — On désigne sous ce terme abrégé les a. des tubercules quadrijumeaux *TQ*. Ceux-ci sont recouverts d'un réseau vasculaire qui compte parmi les plus riches de l'encéphale. Trois couples d'artères l'alimentent : les a. jumelles *antérieures,* rameaux très courts qui vont au *T.* nates ; les jumelles *moyennes,* les plus importantes, dont les ramifications se déploient entre les *T.* antérieurs et postérieurs ; les jumelles *postérieures,* destinées aux *T.* testes. Les deux premières viennent de la cérébrale postérieure, la troisième de la cérébelleuse supérieure.

Les artères nourricières qui naissent de ce réseau s'enfoncent à des distances régulières dans la substance grise des tubercules quadrijumeaux qu'elles parcourent en direction radiée. Leur territoire ne communique pas avec celui des noyaux d'origine du moteur oc. commun et du pathétique.

On peut joindre à ce groupe l'*artère des corps genouillés,* branche de la cérébrale postérieure.

Sur les artères du pédoncule cérébral, voyez : *Duret,* dans ses deux mémoires de 1873 et 1874 ; — *Alezais et d'Astros,* Circulation artérielle du pédoncule cérébral, *Journal de l'Anatomie,* 1873 ; — *Shimamura* (de Tokio). Ueber die Blutversorgung der Pons und Hirnschenkelgegend, *Neurol. Centralbl.,* 1894.

§ II. — CIRCULATION ARTÉRIELLE DU CERVEAU

Les artères du cerveau proviennent de deux sources, du système carotidien et du système vertébral.

La carotide interne sortant du sinus caverneux aborde perpendiculairement la base du cerveau et immédiatement, à l'angle externe du chiasma, se divise en éventail, donnant quatre branches, deux volumineuses antérieures, deux beaucoup plus petites qui sont postérieures, toutes dirigées horizontalement, par conséquent coudées à angle droit sur leur tronc d'origine. La branche antérieure est l'a cérébrale antérieure, la branche externe la c. moyenne ou sylvienne, la branche postéro-externe la choroïdienne antérieure, et la branche postérieure la communicante postérieure. Le système vertébral est représenté par le tronc basilaire qui, au bord supérieur de la protubérance, se bifurque en ses deux branches terminales, les cérébrales postérieures.

Le système carotidien est de beaucoup le plus important, car il représente les 2/3 des troncs d'origine ; la surface de la section de l'a. basilaire étant 1, celle des deux carotides réunies est 2, rapport qui est un chiffre constant ; aussi la ligature d'une carotide est grave pour le cerveau. Ajoutons que les hémorrhagies cérébrales se font surtout dans son domaine, que c'est elle qui charrie presque exclusivement les embolies, et qu'elle a sous sa dépendance le cerveau moteur et tous les centres d'aphasie. Les carotides droite et gauche, à la base du cerveau, ont une surface sensiblement égale, et l'on ne peut avec de Fleury attribuer le plus grand volume de l'hémisphère gauche (fait inconstant d'ailleurs) à la prépondérance de la carotide gauche. Sur 57 sujets, Ehrmann a trouvé 36 fois les deux artères exactement égales, 5 fois la gauche plus volumineuse et 16 fois la droite. Les chiffres de Lœwenfeld sont différents. 125 sujets à artères anormales, de 20 à 60 ans, lui ont donné : 12 fois égalité, 31 fois la droite plus large et 79 fois la gauche ; la plus grande différence atteignait 4 mm. dans la circonférence. Il faut dire que cet auteur a tenu compte des différences les plus minimes.

En s'unissant dès leur origine, les artères émanées des carotides et du tronc basilaire constituent l'**hexagone de Willis**, c'est-à-dire une figure géométrique à six côtés. Les deux côtés antérieurs sont formés par les *cérébrales antérieures,* qui, nées des carotides, se portent en avant et en dedans à la rencontre l'une de l'autre, et après un trajet de 15 mm. s'unissent par une anastomose transversale, la *communicante antérieure.* Celle-ci a une longueur moyenne de 2 à 3 mm. et un D. intérieur de 1 mm. ; elle figure l'angle antérieur tronqué et quand elle est un peu plus longue, cet angle devient un petit côté d'heptagone. Les côtés moyens sont les *communicantes postérieures.* Elles viennent de la carotide, marchent directement en arrière et s'unissent aux cérébrales postérieures ; leur longueur est de 15 mm., leur D. extérieur est de 1 mm. 5 (intérieur 0,6 à 1 mm.) Aux côtés postérieurs répondent les a. *cérébrales postérieures,* depuis leur origine du tronc basilaire jusqu'au point où elles reçoivent les communicantes, ce qui correspond à une longueur moyenne de 1 cm. Chaque côté de l'hexagone a donc de 10 à 15 mm., et les D. de sa surface sont de 2 cm. environ.

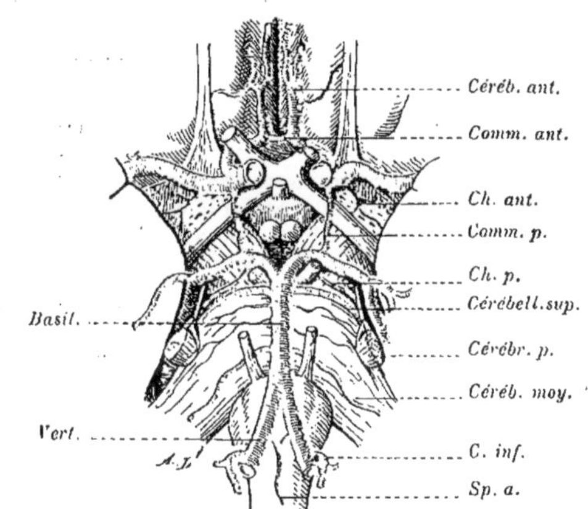

Fig. 382. — Hexagone de Willis sur la base de l'encéphale.

Si l'hexagone n'a que six artères formant ses six côtés, il en a davantage en comptant ses angles, car nous trouvons, à l'angle antérieur, la comm. antér. ; à l'angle postérieur, le tronc basilaire ; aux angles latéraux, les carotides. Dix artères prennent donc part à sa constitution, même douze quand les comm. post. naissent des a. sylviennes ; aussi le terme d'hexagone est-il quelquefois remplacé par celui de *polygone* ou de cercle artériel de Willis.

Le volume de l'hexagone, et par suite celui du système artériel total du cerveau, n'est pas, comme on pourrait le croire, proportionnel à celui de la masse nerveuse. Les surfaces de section des gros vaisseaux varient dans de grandes limites, celle de la carotide de 5 à 9 mill. carrés, celle du tronc basilaire de 5 à 8,5 ; et la somme de ces surfaces ne croît pas comme le poids du cerveau (*Ehrmann, Lœwenfeld*). Deux encéphales de même poids peuvent avoir une surface artérielle égale chez le premier à 1, et chez le second à 1,8 presque au double. Les différences sexuelles ne sont pas nettes. L'âge influe, en augmontant progressivement le volume des artères ; ici, comme pour l'aorte (*Beneke*), l'accroissement est physiologique jusque vers 40 ans ; au delà, le volume cesse de croître, ou si l'artère se dilate, c'est un fait d'ordre pathologique, lié à la diminution de l'élasticité.

Si l'on fixe une moyenne entre les chiffres extrêmes, on reconnaît que ces chiffres représentent d'un côté une insuffisance vasculaire, de l'autre une vascularisation excessive. Ces deux types circulatoires sont tantôt en rapport avec un état semblable de l'arbre artériel de tout l'organisme, de l'aorte notamment, tantôt indépendants et propres au cerveau. Un tel état anatomique ne peut être sans influence sur les hémorrhagies, les ramollissements, ou sur les maladies inflammatoires. On peut aussi penser qu'une insuffisance organique des artères cérébrales doit s'opposer à la puissance et à la continuité du travail intellectuel, qu'elle favorise la fatigue et par suite l'apparition de toutes les névroses qui naissent de l'épuisement cérébral. C'est cette insuffisance dans le développement artériel, insuffisance congénitale, qui porte sur le calibre vasculaire et peut-être aussi sur la constitution de ses parois, que Lœwenfeld considère comme la tare organique, par laquelle s'expliquent la prédisposition aux hémorrhagies cérébrales et leur transmission héréditaire. Les varices, les hémorrhoïdes nous offrent des exemples analogues d'imperfection vasculaire constitutionnelle (V. *Lœwenfeld*, Studien über Ætiologie... der spontanen Hirnblutungen, 1886).

L'hexagone entoure en couronne la selle turcique. Il est situé dans le confluent sous-arachnoïdien inférieur ou réservoir central, ses artères battent dans une couche liquide abondante et doivent tendre à soulever le cerveau. Ce confluent est divisé en deux loges par une cloison transversale : les carotides et les communicantes postér. occupent la loge antérieure, les cérébrales postér. la loge postérieure. Par sa continuité, le cercle artériel

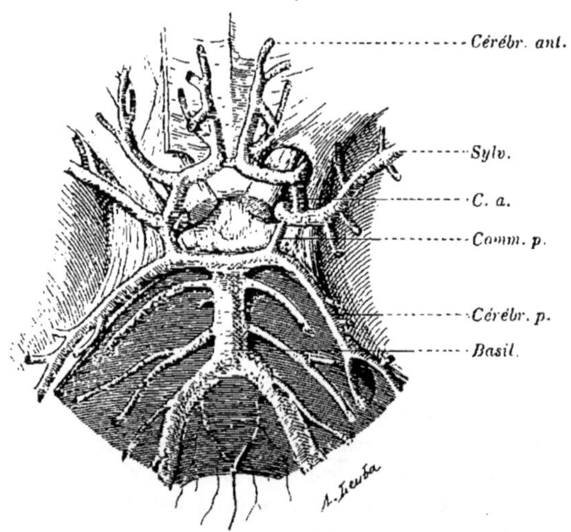

Fig. 383. — Hexagone de Willis sur la base du crâne (d'après Bourgery).

assure l'unité vasculaire du cerveau. Dans le sens antéro-postérieur, la continuité est établie par les communicantes postér. ; entre les moitiés droite et gauche, par la communicante antér. et par le tronc basilaire impair et médian.

L'hexagone n'est pas constitué de la même façon chez les animaux, du moins chez la plupart. Chez les rongeurs, le système vertébral est énorme ; au contraire chez les ruminants et en général chez les animaux domestiques, les vertébrales n'arrivent pas dans le crâne, le tronc basilaire est formé par les occipitales, branches de la carotide externe, et la carotide interne fournit les trois cérébrales, en même temps qu'elle reçoit dans une arcade transversale la fin de l'a. basilaire. Il n'y a pas de communicante postérieure ; le tronc basilaire communique avec la carotide interne d'abord par sa terminaison assez grêle, puis par une branche anastomotique qu'il envoie à la carotide dans le sinus caverneux, branche qui fait défaut ou est très grêle chez le cheval, volumineuse et à peu près constante chez l'âne. Cette même anastomose a été plusieurs fois constatée chez l'homme, et coïncidait ordinairement avec des artères vertébrales peu développées. On comprend, d'après cette disposition, que la ligature simultanée des deux carotides primitives est constamment mortelle chez le cheval ; elle supprime la presque totalité du sang encéphalique, des trois cérébrales par la carotide interne et du tronc basilaire par la carotide externe qui fournit les occipitales, origines de ce tronc ; le sang ne peut plus arriver que par les anastomoses des vertébrales, d'ailleurs peu développées, avec les occipitales et par celles-ci au tronc basilaire ; mais à son tour, le tronc basilaire n'a avec le système carotidien que de très petites anastomoses. Il n'en serait pas de même chez l'âne, le chien ou le lapin.

Chez l'homme, les **anomalies de l'hexagone** sont très fréquentes. Voici les plus communes observées sur 57 sujets des deux sexes (par Ehrmann).

Communicante antérieure — Six fois longue de 6 à 8 mm. ; douze fois courte au point qu'il y avait fusion des deux cérébrales ; — douze fois double, dont une très petite ; une fois triple ; deux fois en Y ; — quatre fois très large ; sept fois petite, ou même filiforme.

La communicante antérieure fait défaut chez la brebis. Chez le chien, l'âne, le cheval, chez certains singes et anormalement chez l'homme, elle est remplacée par la fusion plus ou moins étendue des deux cérébrales antérieures formant une sorte de tronc basilaire.

Communicante post. — 11 fois très volumineuse avec cérébrale postér. grêle ; 2 fois des deux côtés, et 2 fois d'un seul côté, dont 5 à gauche et 4 à droite. Il semble dans ces cas que la cérébrale postérieure, qui, d'abord étroite, devient subitement très grosse après avoir reçu la communicante, naît de la carotide et non du tronc basilaire ; cette interprétation est probablement exacte, car chez beaucoup d'animaux la cérébrale postérieure est une branche carotidienne, et l'anomalie s'explique par la réversion. — 17 fois les communicantes sont au-dessous du D. moyen, petites (circonfér. intér. de 1 mm. à 1 mm. 5 au lieu de 2 à 3 normal) ou filiformes (circonf. intér. inférieure à 1 mm.) : 6 fois d'un seul côté, 11 fois des deux côtés à la fois. Lombroso et Giacomini ont signalé son volume anormal chez les criminels.

Mentionnons encore d'autres anomalies graves et rares ; l'absence d'une communicante postérieure, une carotide donnant les deux sylviennes ou bien les deux cérébrales antérieures. Dans un cas cité par Kundrat, ligature de la carotide, mort 27 heures après, encéphalomalacie de la moitié du cerveau, la carotide interne fournissait les trois cérébrales, le tronc basilaire se terminait dans les cérébelleuses inférieures et celles-ci n'avaient avec les cérébrales postér. que des anastomoses filiformes.

Un grand nombre de ces anomalies jouent un rôle considérable dans l'interruption de la circulation à la suite d'une ligature de la carotide ou d'une obstruction d'un point de l'hexagone par thrombose ou embolie. Les plus importantes sont l'étroitesse des cérébrales postérieures et celle des communicantes postérieures ; dans les deux cas, les communications entre le système carotidien et le système vertébral sont insuffisantes pour qu'ils puissent se suppléer. Ehrmann fait remarquer que le chiffre des accidents cérébraux graves à la suite de la ligature d'une carotide (21 p. 100) coïncide avec celui des anomalies de l'hexagone rendant les anastomoses insuffisantes (24 p. 100).

Les anomalies de l'hexagone sont plus fréquentes chez les aliénés que chez les sujets normaux. Frigerio, sur 37 cerveaux d'aliénés, a noté 21 fois d'importantes anomalies vasculaires. Lombroso, sur 71 cerveaux de criminels, signale 26 anomalies, et notamment une fois l'absence des communicantes postérieures et 18 fois la grosseur anormale de ces mêmes communicantes. Mori (*Rivista sp. di freniatria*, 1894) a étudié comparativement 35 cerveaux normaux et 35 cerveaux d'aliénés. Les cerveaux normaux ont fourni 22 anomalies, dont 13 des cérébrales et 9 des cérébelleuses ; les autres, 33 anomalies, dont 32 des cérébrales et 1 des cérébelleuses. Il y avait, dans le premier cas, 13 encéphales sans anomalies, et dans le second 2 seulement sur 35. Il faut noter aussi que la plupart des anomalies chez les sujets sains d'esprit, tout en étant moins nombreuses, étaient beaucoup plus insignifiantes (division précoce, différence de calibre), tandis que chez les aliénés un grand nombre étaient des anomalies complexes, graves, rappelant des types que l'on observe chez les mammifères non primates. Ces anomalies comprenaient sur ces mêmes cerveaux d'aliénés :

10 fois, la cérébr. postér. naissant de la carot. interne ;
5 fois, l'absence de la communic. postérieure :
2 fois, la communic. antér. double ;
5 fois, une artère accessoire du corps calleux.

Sur les anomalies de l'hexagone. voyez : *Ehrmann*, Thèse de Strasbourg, 1858 ; — *Lautard*, Anomalies des artères de la base de l'encéphale, Thèse de Paris, 1893.

Les vaisseaux qui naissent de l'hexagone ou du prolongement de ses artères constitutives et des autres artères de la base, sylvienne et choroïdienne, peuvent être réparties en trois catégories : les a. corticales destinées aux circonvolutions, les a. centrales pour les ganglions intra-cérébraux, et les choroïdiennes pour les plexus choroïdes des ventricules.

Quelques artérioles se rendent en outre à la surface même de la base du cerveau, surtout aux organes inscrits dans l'hexagone. Ainsi le chiasma optique reçoit ses artères de la communicante antérieure, de la carotide et de la communicante postér.; le nerf optique à son origine, de la cérébr. antér. ; la bandelette optique, de la communic. post. en avant, et de la choroïdienne antér. en arrière ; les tubercules mamillaires ont deux branches de la communic. postér. ; cette même artère fournit au tuber et à la tige pituitaire un vaisseau qui s'y divise en rameaux ascendants et descendants. La glande pinéale est alimentée par la cérébrale postérieure, près de sa division et quelquefois par la fin de l'a. du corps calleux, branche de la cérébrale antérieure (*Duret*).

1° — ARTÈRES CORTICALES OU PÉRIPHÉRIQUES.

Les artères corticales sont représentées par les ramifications dernières des trois artères cérébrales, antérieure, moyenne et postérieure. Chacun de ces gros troncs, naissant de la carotide ou du tronc basilaire, rampe d'abord sur la substance blanche de la base, et dans cette partie initiale de son parcours qui mesure 15 à 30 mm., donne les artères centrales, au moins la plupart; puis il arrive au contact de la substance grise et de suite se divise en deux ou plusieurs branches. Ces branches, rectilignes chez le fœtus, flexueuses chez l'enfant et l'adulte, cheminent à la surface des circonvolutions, dans des directions radiées qui ne sont pas celles des sillons ou des scissures, les très gros troncs exceptés ; elles coupent souvent perpendiculairement plusieurs circonvolutions, tour à tour plongeant dans les sillons et reparaissant sur le sommet des plis.

1° A. cérébrale antérieure. — La cérébrale antérieure ou *artère du corps calleux* naît de la partie antéro-interne de la carotide. Son D. extérieur est de 2 mm. 8 à 2 mm. 5, et son D. intérieur de 2 mm. Son atrophie unilatérale est fréquente, à gauche surtout ; elle est alors suppléée par l'autre.

Par une courbe à concavité interne, elle se dirige en avant et en dedans sur l'espace perforé, en longeant le pôle frontal et en passant au-dessus du nerf optique. A l'entrée de la scissure interhémisphérique, elle envoie à la cérébrale opposée une branche transversale de 2 à 3 mm. de longueur, souvent moindre encore ; cette branche, unique anastomose entre les artères droite et gauche, est la *communicante antérieure*, qui ne donne qu'une seule collatérale destinée au bec calleux et au septum lucidum, exceptionnellement l'artère médiane du corps calleux. L'artère contourne ensuite le genou, s'engage dans le sillon du corps calleux dont elle occupe ordinairement l'entrée et non le fond, à côté de l'artère opposée, et, après avoir longé ce sillon d'avant en arrière, se relève pour se terminer dans le precuneus, en avant de la scissure occipitale. Souvent la cérébrale se divise dès le genou du corps calleux en ses branches terminales ; Biscons a vu une fois les branches collatérales naître d'une grande branche parallèle qui longeait la scissure sous-frontale et deux fois les deux cérébrales fusionnées en un seul tronc à partir de la communicante, elles ne se séparaient que pour donner leurs branches terminales.

La cérébrale antérieure, outre les artères centrales nées de sa partie initiale, fournit des collatérales interneset des collatérales ou terminales externes. Parmi ses collatérales internes, il faut signaler : 1° des rameaux pour le bec du corps calleux, ordinairement donnés par la communicante, et un peu plus loin les *artères des piliers* du trigone, artères assez volumineuses au nombre de une à deux, qui perforent le corps calleux, et vont irriguer son bec, les piliers antérieurs de la voûte, la commissure blanche antérieure et le septum lucidum ; — 2° une artère *méningée* qui au niveau du genou se porte sur la faux du cerveau. Langer dit que chez l'enfant elle communique avec la méningée moyenne,

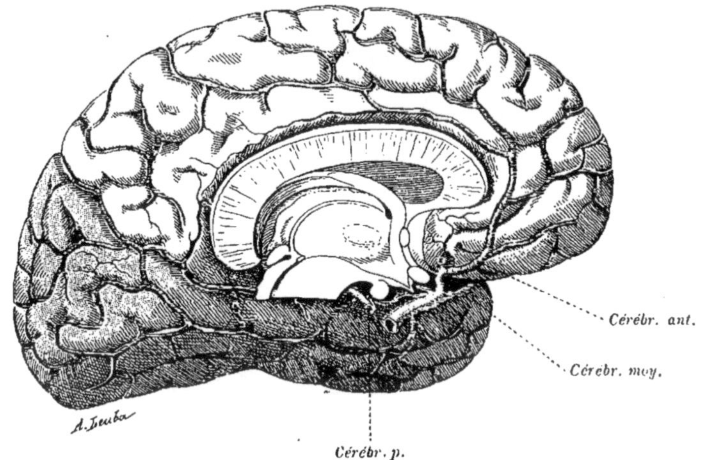

Fig. 384. — Artères de la face interne du cerveau.
(Le territoire de la cérébrale postérieure est ombré).

fait qu'Heubner n'a pas retrouvé sur l'adulte ; — 3° l'artère *calleuse supérieure* ou *a. médiane* du corps calleux. Cette artère normale chez certains singes est inconstante chez l'homme, et peut être remplacée par des rameaux isolés. Quand elle existe, elle naît ou de la cérébrale antérieure ou de la communicante antér., suit la face supérieure du corps calleux, près de la ligne médiane et jusqu'à son bourrelet, quelquefois jusqu'à la glande pinéale dans laquelle elle se termine. Ses branches vont, les unes à la circonvolution du corps calleux, les autres à la paroi supérieure du ventricule latéral, après avoir perforé le corps calleux. Cette artère sert surtout à suppléer l'a. cérébrale antérieure, quand cette dernière est insuffisante.

Les collatérales externes sont des artères corticales. La première et la plus constante se voit sur la face orbitaire du lobe frontal : elle se distribue essentiellement à la première frontale (gyrus rectus), au nerf olfactif et à son trigone, accessoirement à une partie variable de F^2, tantôt à toute sa face orbitaire, tantôt à la moitié interne de cette face. Elle mérite le nom d'*artère olfactive* ou de *branche orbitaire* (*F.* interne et inférieure de Duret).

Suivant la manière dont se comporte la céréb. antér., les branches qui suivent sont terminales ou collatérales ; en tout cas il y a toujours une branche qui suit le sinus du corps calleux, tronc de l'artère ou sa branche terminale postérieure suivant les cas. Duret en reconnaît trois, qu'il appelle toutes frontales internes et qu'il distingue en *F.* antérieure, moyenne et postérieure ; mais ce nombre est des plus inconstants et varie de deux à quatre et plus. Toutes fournissent au lobe du corps calleux. Les *branches antérieures* ou *frontales* vont à la face de F^1 et contournent en haut le bord sagittal de l'hémisphère pour se distribuer à la face externe de F^1 et à une partie de F^2, son pied excepté. Les branches *moyennes* ou *rolandiques* vont au lobule paracentral et sur la face externe de la tête des deux rolandiques F^a et P^a. La *postérieure* ou *pariétale*, continuation du tronc principal, répand ses ramifications sur la première pariétale, sur sa face interne ou lobule carré et sur sa face externe le long du bord sagittal.

2° **A. cérébrale moyenne ou sylvienne.** — C'est la plus grosse de toutes, 4 mm. 5 de D. extérieur. Son volume et sa continuation directe avec la carotide

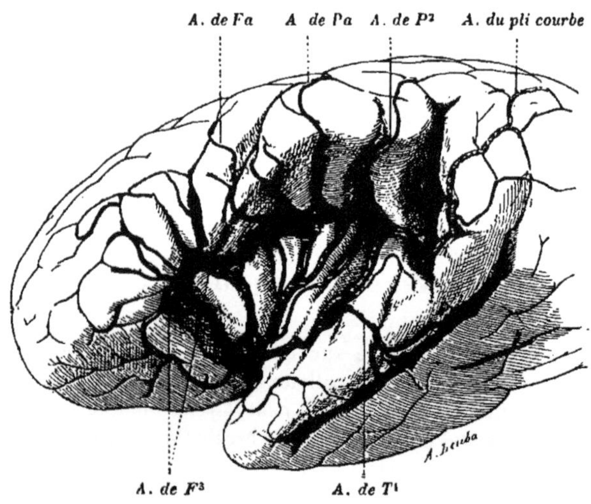

Fig. 385. — Artère sylvienne ou cérébrale moyenne.

Face externe de l'hémisphère gauche. — L'insula est à découvert. — D'après Poirier.

en font un des chemins habituels des embolies. Elle se dirige en dehors sur l'espace perforé, et dans cette partie initiale donne les artères centrales sylviennes, quelquefois la communicante postérieure, auquel cas la céréb. moyenne fait partie de l'hexagone ; puis au bout de 20 à 25 mm., arrivée au pôle de l'insula, elle se divise en ses branches terminales. Cette division est variable : on observe tantôt un éventail de quatre branches, tantôt une bifurcation avec subdivision ultérieure d'une branche en trois, ou encore trois branches dont une se bifurque plus loin, ou même le tronc se continue jusqu'au bout émettant seulement des collatérales de ses bords supérieur et inférieur. Les terminales rampent d'abord dans les sillons divergents de l'insula, puis se séparent pour prendre des directions définies; comme leur tronc d'origine, elles sont situées dans l'espace sous-arachnoïdien plein de liquide qui porte le nom de canal sylvien.

Duret a décrit quatre branches et leur a donné des noms spéciaux; mais soit par la division ultérieure d'une branche de bifurcation d'abord unique, soit par l'émission de collatérales, ce nombre est souvent changé; on peut trouver jusqu'à dix artères de quelque volume se portant isolément aux circonvolutions. Lautard observe que, chez le chien et chez la brebis comme chez l'homme, les collatérales sont irrégulières et complexes. Nous aimons mieux les désigner d'après les circonvolutions où elles se rendent; celles-ci étant au nombre de cinq principales, nous décrirons donc les a. suivantes.

1° *A. de la troisième frontale* (Frontale ext. et inf. de Duret). C'est la première branche de la sylvienne et c'est aussi une des plus constantes. Charcot l'a vue plusieurs fois oblitérée dans l'aphasie. Elle dépasse en haut F^3 et atteint la partie inférieure de F^2.

2° *A. de la frontale ascendante* (Pariétale antér. *Duret*). Fournit à F^a, moins sa partie supérieure qui est nourrie par la cérébr. antér., et au pied de F^2.

3° *A. de la pariétale ascendante* (Pariét. moy. de *Duret*). Son territoire est d'abord la pariétale ascendante moins son extrémité supérieure, puis une partie du pied de la première et de la deuxième pariétales.

4° *A. de la pariétale inférieure* (Pariét. postér. *Duret*). Cette grosse artère, qui occupe la fin de la scissure de Sylvius et n'est que la continuation du tronc originel de l'a. sylvienne, est destinée à la pariétale inférieure P^2 et surtout à son volumineux pli marginal ou lobule du pli courbe.

5° *A. de la première temporale.* Elle naît souvent de la précédente, mais d'autres fois elle est isolée ou même elle est remplacée par 2, 3 et jusqu'à cinq branches distinctes qui émanent du bord inférieur de l'artère principale de la scissure. Contrairement à toutes les précédentes, elle se dirige en bas et se distribue à la première temporale. Il n'est pas rare qu'elle fournisse aussi à T^2 et à T^3, c'est-à-dire à toute la face externe du lobe temporal.

Le lobe de l'insula n'a pas d'artères spéciales; il n'y a pas d'a. insulaires, mais un réseau commun alimenté par de petits rameaux latéraux, venant de plusieurs des branches sylviennes et il faut lier toutes ces branches si l'on veut essayer d'injecter une partie isolée de l'insula (*Heubner*). Ce même réseau insulaire nourrit l'avant-mur qui est une formation corticale, et le noyau amygdalien.

3° **A. cérébrale postérieure** (a. cérébr. profonde). Son D. extérieur est de 2mm à 2 mm 5, son D. intérieur varie de 1 mm 5 à 2 mm. De l'angle du tronc basilaire, sur le bord supérieur de la protubérance, elle se dirige en dehors, contourne le pédoncule cérébral qu'elle embrasse en cercle, et arrivée près des tubercules quadrijumeaux fait un crochet qui la porte en arrière et en dehors sur le lobe occipital où elle se divise immédiatement en ses branches terminales. Cette division peut se faire dès que l'artère a reçu la communicante. Dans ce trajet elle est successivement placée dans le confluent inférieur, le canal circumpédonculaire et le confluent supérieur.

Elle reçoit la communicante postérieure à 5-12 mm. de son origine basilaire, et émet un grand nombre de collatérales. Duret en décrit 10. Signalons les artères centrales sus-protubérantielles, les a. radiculaires du mot. oc. commun, les a. du ventricule moyen, les a. périphériques du pédoncule cérébral, l'a. de la corne d'Ammon, l'a. des corps genouillés, les a. jumelles, les a. optiques

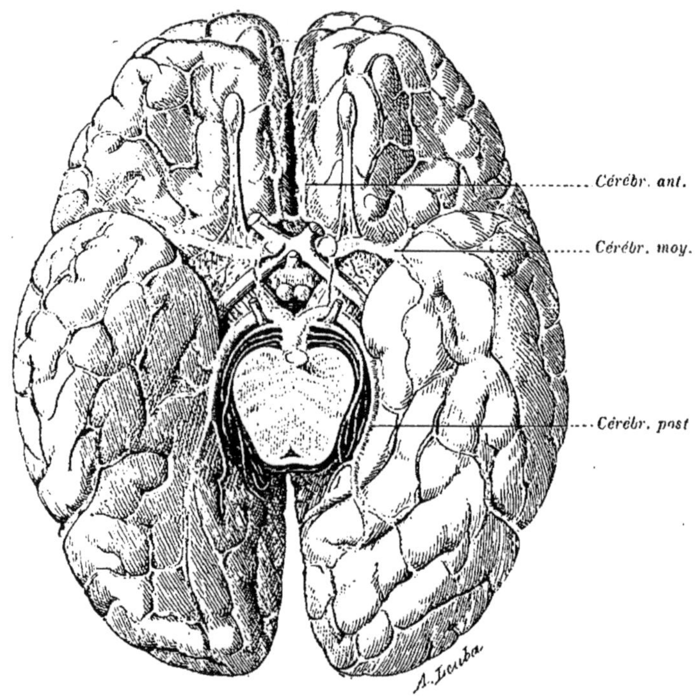

Fig. 386. — Artères de la face inférieure du cerveau.

postérieures, et les choroïdiennes postérieures. La plupart de ces vaisseaux ont déjà été décrits avec la circulation du pédoncule cérébral.

Les cérébrales postérieures sont souvent grêles, ce qui est le cas normal chez beaucoup d'animaux et sont alors suppléées par un des vaisseaux suivants : une communicante postérieure volumineuse, à laquelle elle semble être inversement proportionnelle — la cérébelleuse supérieure — une collatérale anormale, provenant de la carotide interne et se distribuant à la région temporo-occipitale — une branche anormale résultant de la fusion d'un rameau du tronc basilaire avec une branche anormale de la carotide interne *(Lautard).*

La division en branches terminales est encore moins nette que pour les autres cérébrales. Ordinairement il y a 3 branches, la principale continuant la direction première et longeant la scissure calcarine ; d'autres fois elle est seule, et les autres artères ne sont que des collatérales de ce tronc principal. Dans le cas où il y a trois branches distinctes, on reconnaît une br. temporale *antérieure* qui se porte en avant à la cinquième et à la quatrième temporales, et s'avance jusque sur la troisième, et la deuxième, quand la sylvienne ne donne que de courtes branches pour T^1 ; — une *temporale postérieure,* qui se distribue surtout à la face inférieure du lobe temporal, dans sa partie postérieure élargie qui confine au lobe occipital ; — enfin une br. *occipitale postérieure,* prolongement du tronc d'origine, cachée au fond de la scissure calcarine à laquelle l'attache un tissu sous-arachnoïdien remarquablement résistant. Elle se dirige vers le pôle occipital et fournit à tout le lobe occipital, ainsi qu'à l'ergot de Morand.

Les trois artères cérébrales se partagent donc la surface de l'hémisphère ; il y a là trois grands territoires dont on se rendra mieux compte par un dessin que par une description. La cérébrale antérieure comprend : la moitié interne du lobule orbitaire, et toute la face interne de l'hémisphère jusqu'à la scissure occipitale interne et le bord sagittal correspondant. De la cérébrale moyenne dépendent toute la partie moyenne de la face externe, le cerveau moteur, à l'exception de la tête des rolandiques, et les centres de l'appareil des signes. Le lobe

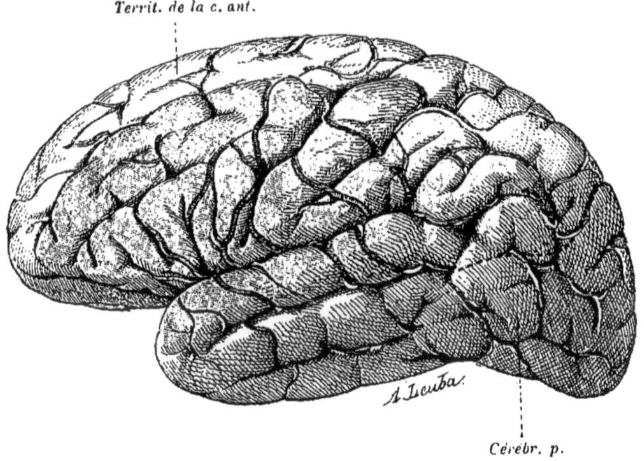

Fig. 387. — Artères de la face externe du cerveau.
Le territoire de la cérébrale moyenne ou sylvienne est teinté en gris.

occipital tout entier avec son cuneus et la plus grande partie du lobe temporal constituent le domaine de la cérébrale postérieure. La circonvolution de l'hippocampe T^5 est alimentée par trois vaisseaux, par la choroïdienne antérieure qui est son artère principale, et par les branches temporales de la sylvienne et de la cérébrale postérieure. Les ramollissements du lobe occipital sont relativement rares, le système vertébral étant bien moins souvent atteint de thrombose ou d'embolie que le système carotidien ; il communique en outre largement avec les artères cérébelleuses.

Dans le territoire principal on peut reconnaître des territoires secondaires ou départements qui répondent aux branches terminales de l'artère principale.

Il s'en faut que les grands territoires aient une limite anatomique précise ; encore bien moins les territoires secondaires, car nous avons déjà dit que les branches collatérales ou terminales variaient d'un sujet à l'autre. C'est pour cela que les répartitions topographiques indiquées par Duret, Heubner, Staderini, ne concordent pas exactement entre elles. Les zones frontières entre deux grands territoires sont des zones communes aux deux domaines vasculaires, et la situation de cette zone commune peut varier de plusieurs centimètres, par conséquent d'une circonvolution ou plus. Nous verrons plus loin que l'importance de ces territoires est d'ailleurs diminuée par la présence d'un réseau anastomotique.

Staderini (*Distribut. des artères à la surface cérébrale de quelques mammifères,* Revue de Hayem, 1889) a indiqué les territoires vasculaires chez les animaux domestiques. Ceux de l'homme et du singe sont semblables.

Qu'elles soient collatérales ou terminales, les branches artérielles qui s'étalent à la surface des circonvolutions ne se recourbent pas pour pénétrer dans la substance nerveuse à laquelle elles sont pourtant destinées ; elles aboutissent à un réseau parallèle comme elles à la surface, le réseau vasculaire artériel de la pie-mère ou *réseau pial.* Il existe aussi un réseau veineux sous-jacent au précédent que nous décrirons avec les veines.

Duret a combattu instamment l'existence de ce réseau. Pour lui non seulement les troncs artériels n'ont que des anastomoses rares et insuffisantes, mais leurs ramifications ultimes dans la pie-mère n'ont aucune communication ni entre elles ni avec celles des branches voisines ; elles sont terminales ; elles ne forment pas un réseau, elles forment des *arborisations,* c'est-à-dire des divisions indépendantes à la façon de plusieurs arbres rapprochés. Heubner, Cadiat et moi-même (v. Thèse de Biscons, 1890) avons repoussé l'opinion de Duret qui n'est pas défendable. Le dessin qu'il a donné est celui d'une injection imparfaite, dans laquelle la matière injectée n'a pas rempli les extrémités des rameaux ou s'en est retirée. Il n'y a nulle part des arborisations : il y a partout un réseau extrêmement communiquant. Pour s'assurer du fait, il n'y a qu'à faire des injections partielles sur un cerveau extrait, en se servant d'une injection froide et pénétrante à couleur tranchante, telle que de l'eau colorée par du bleu de Prusse soluble ou de l'alcool contenant en dissolution de la cire à cacheter noire. On verra les réseaux naître sous ses yeux et l'injection courant de proche en proche remplir tout le cerveau pour revenir dans le bout central de la ligature.

Déjà avant de constituer le réseau, les gros troncs vasculaires ont pu s'envoyer des branches d'union volumineuses, sous-arachnoïdiennes, comparables à celles des artères des membres ; ces anastomoses ont été plusieurs fois constatées et je les ai observées nettement sur des cerveaux chez lesquels les trois grandes artères avaient été injectées avec des couleurs différentes. Mais elles sont inconstantes, peut-être même exceptionnelles ; Kolisko est du même avis, tandis qu'Heubner les croit fréquentes.

Les anastomoses constantes et générales sont celles du *réseau.* Celui-ci est placé à la face externe de la pie-mère réduite sur le cerveau à sa couche interne ou intima, et appliqué contre elle par des lamelles de tissu sous-arachnoïdien. Galien observe que la pie-mère sert à fixer les vaisseaux et à les empêcher de glisser sur la surface humide du cerveau. Tant que les vaisseaux afférents ont plus de 1 mm. de D, ils sont libres, en partie du moins, dans l'espace sous-arachnoïdien ; à partir de 1 mm., ils sont fixés à la pie-mère. On reconnaît dans le réseau vasculaire deux espèces de mailles, de grandes mailles (réseau primaire de Heubner) formées par la réunion d'artères importantes, de 1 mm. de D à 0 mm.5, et de petites mailles (réseau secondaire) contenues dans les premières et renfermant des vaisseaux très rapprochés, d'une grande ténuité. Les anastomoses des grandes mailles se font soit par des rameaux collatéraux, soit par la jonction bout à bout des artérioles de deux territoires voisins ; celles des fines mailles sont des plus variées, en arcades, en îlots. Ce second réseau est assez difficile à injecter ; il arrive souvent que l'injection remplit le grand réseau et de là ses grosses branches afférentes, malgré leur éloignement et leurs flexuosités, sans passer dans les petites mailles intercalaires. Tous les vaisseaux sont d'ailleurs parallèles à la surface des circonvolutions, que celles-ci soient en relief ou qu'elles se creusent en sillons ; d'après Biscons, les anastomoses tronculaires sont beaucoup plus nombreuses dans la pie-mère des sillons.

Le *réseau pial* constitue un vaste réservoir canaliculé, alimenté par trois sources, les trois a. cérébrales, remplissable par une seule au besoin ; les grands

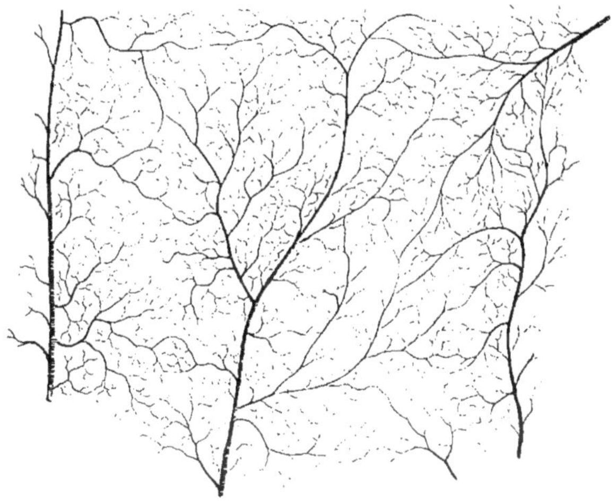

Fig. 388. — Réseau artériel de la pie-mère.

Injection au bleu soluble. — Les bouts libres sont ou des points non injectés ou des artères nourricières coupées.

territoires sont les parties du réservoir commun où chaque source artérielle répartit ses nombreux débouchés ; ce n'est donc pas un lot qui lui appartient en propre, c'est seulement la surface qu'elle remplit normalement, avec le plus de facilité et de rapidité. Du réseau émanent les artères nourricières.

Artères nourricières. — De même que le réseau d'une distribution d'eau qui étend ses mailles à travers les rues d'une ville, donne naissance à une quantité de conduits distincts, parallèles dans chaque rue, qui alimentent les maisons et ne communiquent pas entre eux, de maison à maison, de même sur le réseau de la pie-mère, canalisation neutre, variable pourtant par rue et par quartier, se branchent perpendiculairement une quantité innombrable de fines artérioles qui s'enfoncent dans l'écorce nerveuse et se distribuent à ses différents étages, chacune isolée, indépendante, en un mot terminale. Ce sont les artères *corticales nourricières* (terminales de Duret).

Par le fait qu'elles sont précédées des nombreuses divisions et subdivisions des gros troncs et du vaisseau, ces artères sont beaucoup plus loin du cœur que les a. centrales; cette condition, jointe à leur direction perpendiculaire aux mailles du réseau, doit tout à la fois amortir considérablement et uniformiser la pression vasculaire; les cellules nerveuses corticales qu'elles nourrissent sont des éléments fragiles et délicats qui, par cette disposition et par l'interposition d'un liquide entre elles et les vaisseaux, sont préservés des chocs cardiaques et des changements brusques de tension.

On distingue deux catégories d'a. nourricières, les a. courtes et les a. longues.

1° **A. nourricières courtes.** — « Un nombre prodigieux de filaments vasculaires, semblables à des cheveux et remarquables par leur excessive ténuité et par leur défaut d'anastomoses se répand dans la substance grise (*Cruveilhier*). »

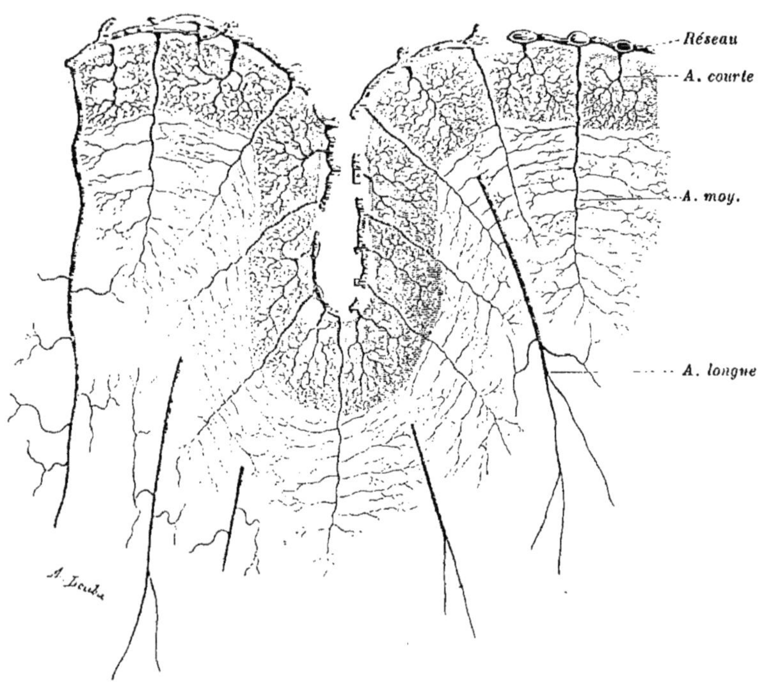

Fig. 389. — Artères nourricières de l'écorce cérébrale.
Injection au bleu soluble. — Coupe passant par un sillon. — L'écorce est ombrée.

Elles sont en général perpendiculaires aux couches corticales, ce qui leur donne une disposition d'ensemble radiée, mais un certain nombre sont obliques. Elles apparaissent sur la coupe comme une haie de buissons touffus. Ces touffes sont surtout épaisses dans la profondeur; à la surface, traversée par le tronc du buisson, est une zone peu vasculaire. Les ramifications abondantes s'épuisent à mesure qu'elles abordent des couches de plus en plus profondes et ne dépassent pas un parcours de 2 à 3 mm.

2° **A. nourricières longues ou a. médullaires.** — Presque aussi nombreuses que les précédentes, avec lesquelles elles alternent régulièrement, elles naissent ordinairement des plus gros troncs du réseau. Elles sont d'ailleurs plus volumineuses que les artères de la substance grise, en raison du long trajet qu'elles ont à parcourir. Après avoir traversé l'écorce grise en sens normal, elles se recourbent dans la substance blanche pour suivre une direction parallèle à celle des fibres nerveuses. Elles se distribuent au centre ovale, dans toute son étendue ; ce sont elles, avec leurs veines satellites, qui produisent le piqueté vasculaire de ce centre quand il est congestionné.

Je distinguerai deux espèces d'a. médullaires : 1° les *a. moyennes*, sous-corticales, qui occupent au-dessous de la substance grise une zone de 2 à 5 mm. Ces vaisseaux, légèrement ondulés, alternant régulièrement avec les artères courtes, émettent à angle droit des branches transversales qui s'engrènent avec les branches voisines ; leurs ramifications sont plus serrées. — 2° Les *a. longues*, dont le trajet peut atteindre 4 ou 5 cm. Difficiles à injecter, elles présentent un type dichotomique angulaire et des ramifications grêles, espacées. Les artères divergentes qu'on voit au fond des sillons sont, d'après Duret, celles qui atteignent les parties les plus éloignées de la substance blanche.

Les a. nourricières ont des caractères communs. Elles émettent peu de collatérales, étant très rapprochées les unes des autres, et se terminent par des extrémités arborisées plutôt que pénicillées. Elles ont la structure des artères et non des capillaires ; les petites n'ont qu'une couche musculaire, les grosses en ont plusieurs ; leur tunique adventice est une gaine lymphatique creusée d'un espace endothélial cloisonné, espace intra-adventitiel, où circule un liquide en communication avec le liquide sous-arachnoïdien. Dans la période embryonnaire et la première enfance, une graisse abondante, sous forme de vésicules adipeuses, infiltre l'adventice des artères, non seulement dans l'écorce grise, mais dans tout le cerveau du nouveau-né ; cette réserve nutritive sert peut-être à la formation de la myéline ; elle disparaît en grande partie vers l'âge de 5 ans et est remplacée par des grains de pigment fixés sur la face externe de la gaine lymphatique *(Obersteiner)*. — Enfin ces artères sont *terminales*, comme toute artère intra-cérébrale. Elles ne communiquent pas entre elles. Les artères médullaires du centre ovale ne communiquent pas non plus avec la terminaison des artères centrales qui émanent de la capsule interne et des ganglions centraux ; de là entre ces deux grands domaines, cortical et central, une zone neutre mal vascularisée, aux confins des deux sources artérielles ; elle occupe le centre ovale et se fait remarquer par la fréquence des ramollissements en petits foyers et des formations lacunaires chez les vieillards. Les foyers de ramollissement ou d'hémorrhagie dans le territoire d'une a. courte sont nécessairement très petits, du volume d'un pois à celui d'une tête d'épingle ; ceux des artères médullaires sont plus grands, en forme de cône à base périphérique, à sommet profond.

Vaisseaux capillaires. — D'une manière générale, les capillaires du cerveau sont constitués par la tunique endothéliale des artères, plus développée à cause de son isolement, et par la gaine lymphatique très mince appliquée contre l'endothélium. Leur D. oscille de 5 à 8 μ. Lapinsky (*Arch. f. Psych.*, 1894) rattache aux capillaires sanguins des capillicules, observés déjà par Kronthal qui les considérait comme des voies lymphatiques, et dont le D. peut s'abaisser à 1 μ et demi ; ils sont en communication avec les vaisseaux sanguins et laissent passer des globules rouges étirés en bâtonnet.

Les réseaux capillaires se font remarquer par leur disposition très serrée dans les noyaux des nerfs crâniens, les corps genouillés, le corps de Luys. Les anastomoses transversales d'un côté à l'autre de la ligne médiane sont rares.

Dans l'écorce cérébrale, Duret a décrit trois réseaux : 1° un réseau *superficiel*, occupant sur 1/2 mm. d'épaisseur la couche blanche externe ; ses mailles carrées sont larges et parallèles à la surface; 2° un réseau *moyen*, le plus fin et le plus riche, entourant surtout les cellules pyramidales, sur une épaisseur de près de 2 mm.; il correspond à la partie la plus active de l'écorce; 3° un réseau *de transition*, placé sur les limites de la substance blanche et de la substance grise; il est à mailles larges, et son champ mesure 1 mm. de hauteur. Ce réseau est très important, car il recueille presque tout le sang des premiers réseaux, et c'est de lui que partent le plus grand nombre des veines corticales.

Dans la substance blanche, on trouve un réseau capillaire dont les mailles très grandes sont allongées dans le sens des fibres nerveuses.

Entre les artères et les veines du cerveau, existe-t-il des communications directes autres que les vaisseaux capillaires? Un certain nombre d'anatomistes, Sucquet, Hyrtl, et d'histologistes, Arnold, Hoyer, Cadiat, Heubner et avant eux Schrœder van der Kolk, ont décrit des anastomoses directes entre les artères et les veines de certains organes, sortes de canaux dérivatifs, fonctionnant comme voies de décharge en cas d'engorgement du système capillaire. On est encore mal fixé sur cette question. S'agit-il de faits accidentels? dans quelles conditions s'observe cette disposition? Ce que l'on peut dire pour le cerveau, c'est que soit chez l'homme, soit chez les animaux, des injections colorées pénétrantes de poudres insolubles, poussées par les artères, ne s'engagent pas dans les veines; même des injections de bleu soluble ne franchissent que très difficilement les capillaires. Ces faits me paraissent démontrer que, s'il y a des communications directes, ou bien ce ne sont que des anastomoses précapillaires de très faible volume ou bien ce sont de véritables anomalies.

2° — ARTÈRES CENTRALES

Sur la face ventrale de la moelle et du bulbe, des artères, nées des gros troncs antérieurs, pénètrent directement à travers la substance blanche pour atteindre les noyaux gris intérieurs; de même à la base du cerveau, qui est sa face ventrale, les vaisseaux de l'hexagone émettent des branches perforantes destinées aux masses ganglionnaires centrales, corps striés et couches optiques. Dans les deux cas, ces artères portent le nom d'*a. centrales*. A peine mentionnées et sans nom dans nos anciens traités classiques, elles ont pris maintenant une importance capitale, car elles sont par excellence le siège des lésions pathologiques qui conduisent aux ramollissements ou aux hémorrhagies cérébrales.

Les a. centrales proviennent des artères de la base, c'est-à-dire de l'hexagone et des troncs vasculaires voisins, tels que la cérébrale moyenne et la choroïdienne antérieure; même le groupe des optiques postérieures, qui apparaît sur la face externe du pédoncule cérébral, est encore à la base du cerveau. Heubner a donc raison d'appeler leur territoire, *territoire basal;* mais je ne comprends pas qu'il les range dans les vaisseaux du cerveau moyen, puisque les corps striés appartiennent au cerveau antérieur et les couches optiques au cerveau intermédiaire. Elles naissent de la partie initiale des troncs vasculaires, tant qu'ils sont sur de la substance blanche et qu'ils n'ont pas encore fourni de branches de bifurcation; ainsi sur les cérébrales antérieures, elles ne vont pas au delà de la communicante; sur la c. moyenne, elles s'arrêtent au pôle de l'insula, à l'entrée de la scissure de Sylvius, et sur la c. postérieure, au point où cette artère se coude pour se trifurquer. Leur origine est sur le bord supérieur ou dorsal du tronc même, à angle droit sur lui, en sorte qu'on ne les voit pas si on ne soulève pas ce tronc de la surface cérébrale. Chacune est isolée, parallèle à sa voisine, et monte tout droit dans la substance nerveuse; Heubner les compare aux rejetons qui poussent au pied des grands arbres, comparaison quelque peu

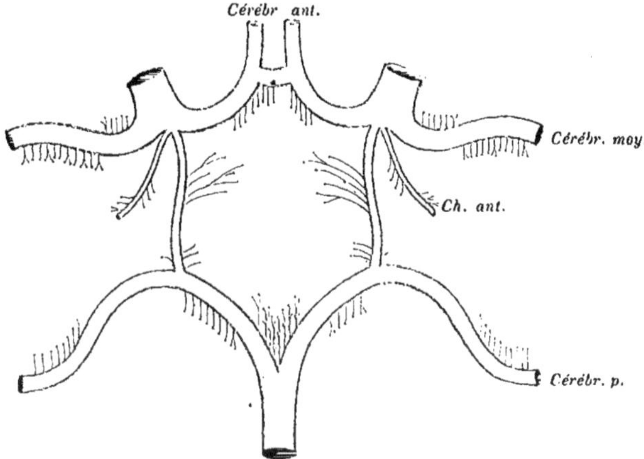

Fig. 390. — Origines des artères centrales (Schéma).

forcée qui assimile le tronc vasculaire aux racines de l'arbre, et où l'on ne voit pas bien comment les rejetons artériels peuvent être parallèles à l'arbre d'où ils proviennent.

Il est bon d'indiquer que toutes les artères de la couche optique et des corps striés ne proviennent pas des vaisseaux de la base, il en est qui sont fournies par les artères ventriculaires, c'est-à-dire par les artères périphériques invaginées.

On répartit les artères centrales en deux groupes, antérieur et postérieur, entre lesquels on peut intercaler un groupe intermédiaire.

1° Le **groupe antérieur** comprend les artères qui naissent des cérébrales antérieure et moyenne. Un groupe *médian antérieur* provient de la cérébrale antérieure en deçà de la communicante antér. et de cette communicante elle-même; les artères perforent le corps calleux ou suivent un trajet rétrograde pour pénétrer par la partie interne de l'espace perforé antérieur, et par cinq ou six rameaux entrent dans la tête du noyau caudé (a. *striées antérieures*). Un second groupe, *latéral antérieur,* bien plus important, se détache de la partie initiale de la sylvienne ou même de sa bifurcation quand celle-ci est précoce, et se dispose en série linéaire de branches de 1/2 mm. à 1 mm. et demi de D.; quelquefois une branche importante vient du tronc même de la carotide ; toutes s'engagent dans les orifices de l'espace perforé antérieur et montent en haut et en dehors, pour se recourber ensuite d'arrière en avant et aborder les ganglions centraux.

Les artères de ce groupe qui naissent près de la carotide sont les *striées internes* (ou *lenticulaires*), elles vont aux deux membres internes ou noyau pâle du noyau lenticulaire. Celles qui ont leur origine en dehors, à la partie externe de l'espace perforé, sont les *striées externes ;* elles ont pour terminaison le troisième membre (putamen) du noyau extra-ventriculaire ; quelques-uns de leurs rameaux les plus longs atteignent en haut soit le corps du noyau caudé (*a. lenticulo-striées*), soit la couche optique (*a. lenticulo-optiques* ou *optiques antérieures*). Les artères striées ne s'épuisent donc pas dans le noyau lenticulaire ; elles se prolongent jusqu'au thalamus et au noyau intra-ventriculaire, et pour

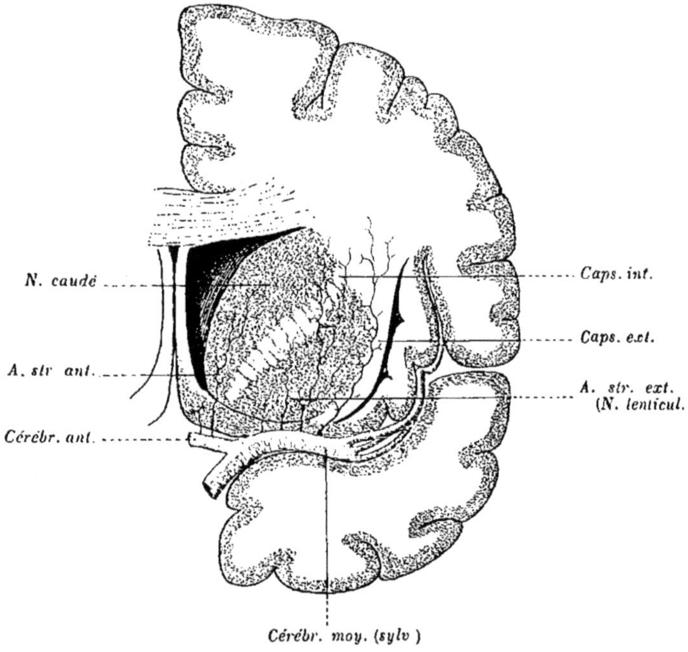

Fig. 391. — Artères striées.

Coupe frontale passant par le tronc de la scissure de Sylvius (esp. perf.). — *Figure en partie schématisée.*

cela sont obligées de traverser la capsule interne où elles peuvent être rompues et par leur hémorrhagie atteindre tel ou tel des faisceaux qui passent à ce niveau.

Parmi les striées externes qui vont au troisième membre du noyau lenticulaire, il en est qui s'y enfoncent directement par sa base, mais la plupart s'appliquent en éventail sur sa face externe et la pénètrent à des hauteurs différentes; elles sont situées dans la capsule externe ou plus exactement dans l'espace décollable qui sépare la capsule du corps strié. Il en est une surtout, longue et volumineuse, que Charcot a appelée l'*artère de l'hémorrhagie cérébrale,* car c'est à ses dépens que se font le plus grand nombre de ruptures artérielles, et peut-être y est-elle prédisposée par le soutien insuffisant qu'elle trouve dans ce milieu. Elle longe la base du noyau extra-ventriculaire, puis se dirige en avant et en dedans et pénètre dans le ganglion par quatre à cinq rameaux.

2° Le **groupe intermédiaire** n'est que l'ensemble des petites artères qui proviennent soit de la communicante postér., soit de la choroïdienne antérieure. Elles fournissent quelques rameaux au bras postérieur de la capsule interne et à la couche optique ; mais le plus grand nombre a pour zone de distribution le troisième ventricule. Duret a donné le nom d'*optiques internes* à ces branches qui naissent de la communicante postér. et il les a distinguées en antérieures, qui pénètrent entre le tuber cinereum et les tubercules mamillaires, et postérieures qui s'engagent par la partie la plus avancée de l'espace perforé interpédonculaire ; mais comme toutes ces artères qui montent verticalement et n'ont qu'un court trajet paraissent s'épuiser surtout dans les parois du ventricule qu'elles longent, il vaut mieux les appeler : *artères du ventricule moyen.*

3° Le **groupe postérieur** comprend les artères ganglionnaires qui émanent des cérébrales postérieures. Une première série se voit sur le bord interne du pédoncule cérébral, à l'angle de bifurcation du tronc basilaire, groupe *postérieur interne* ou de l'espace perforé postérieur. Celles qui occupent la ligne médiane, à la bifurcation du tronc basilaire, sont les a. centrales des noyaux d'origine du moteur commun et du pathétique, et représentent la fin des artères spinales ; les latérales sont, comme celles de la communicante postérieure qu'elles suppléent souvent, des *optiques internes postérieures* ou pour mieux dire des *artères postérieures* du *ventricule moyen.* Beaucoup plus en dehors, sur le bord externe du pédoncule cérébral, mais toujours de son tronc non encore bifurqué, la cérébrale postérieure émet les a. *optiques postérieures,* qui forment le groupe *postérieur externe.* On les voit pénétrer, au nombre de trois ou quatre et plus, dans les sillons transversaux qui sont sous le pulvinar, le long des bras des corps genouillés, longer un moment le pédoncule et s'avancer horizontalement dans les régions postérieure et moyenne de la couche optique et jusque dans la substance grise du ventricule moyen. Elles sont volumineuses ; quand elles se rompent, le foyer peut être limité à la couche optique, mais si l'hémorrhagie est étendue, elle envahit les ventricules (inondation ventriculaire) ou fuse dans le bras postérieur de la capsule interne et le long du pédoncule cérébral.

En résumant la distribution centrale par régions, nous obtiendrons les groupements suivants :

1° **Substance grise du ventricule moyen.** — Artères perforantes (optiques internes), fournies par la communicante postérieure et par la cérébrale post., dans l'espace interpédonculaire ; artères fournies par les choroïdiennes médianes.

2° **Couche optique.** — La couche optique, qui appartient au cerveau intermédiaire, est surtout vascularisée par la cérébrale postérieure, qui est du territoire vertébral. Elle reçoit d'elle directement les optiques postérieures, et indirectement, par la choroïdienne postérieure, des branches moins nombreuses. Du territoire carotidien : les optiques antérieures (lenticulo-optiques), branches des striées externes qui émanent de la cérébrale moyenne ; très accessoirement, des perforantes de la choroïdienne antérieure, destinées à sa partie la plus externe, et des rameaux périphériques de cette même choroïdienne par le sillon opto-strié.

3° **Noyau caudé.** — A la tête du noyau caudé vont : les striées antérieures, perforantes de la cérébrale antérieure ; une partie des striées externes, perforantes de la cérébrale moyenne ; et, suivant Duret, la terminaison de la choroïdienne postérieure. A sa queue : des branches de la choroïdienne antérieure.

3° **Noyau lenticulaire.** — Au globus pallidus, les striées internes, de la cérébrale moyenne. Au membre le plus interne du globus pallidus, les perforantes de la choroïdienne antérieure. Au membre externe ou putamen, les striées externes.

4° Capsule externe. — Artères striées externes.

5° Capsule interne. — Au bras antérieur, les striées internes, émanées de la sylvienne et de la cérébrale antérieure depuis son origine jusqu'à la communicante antérieure.

Le bras postérieur qui contient les faisceaux moteurs, sensitifs et sensoriels, est alimenté par trois artères : 1° Par la cérébrale moyenne, qui lui abandonne les rameaux postérieurs des striées externes (lenticulo-optiques) ; ce territoire sylvien comprend la partie supérieure de la capsule, au-dessus de l'angle du membre moyen du noyau lenticulaire. — 2° Par la communicante postérieure, dans le tiers antérieur de sa partie profonde, surtout par la grosse branche que Duret appelle l'a. optique interne et antérieure. — 3° Par la

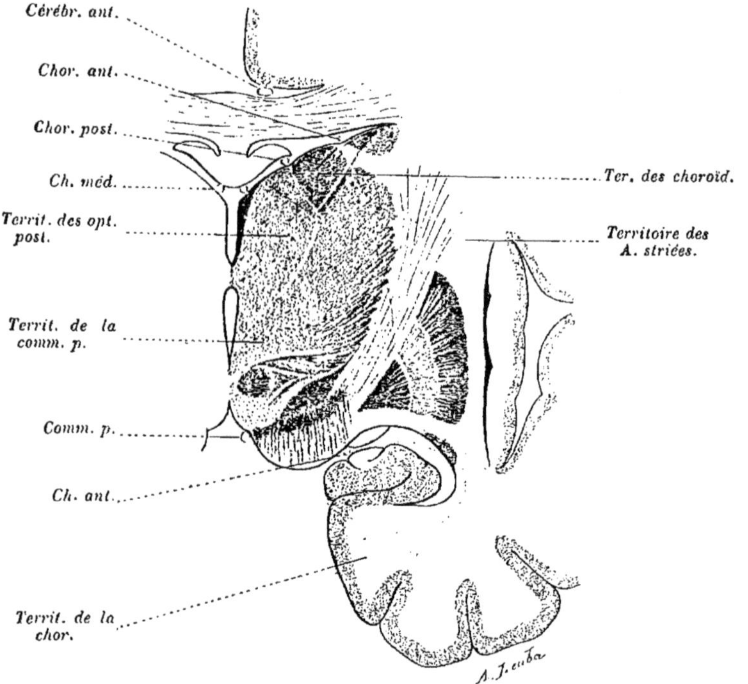

Fig. 392. — Territoires vasculaires des artères centrales. — Coupe vertico-transversale.

En rose, à gauche, communicante postérieure ; à droite, artères striées. — En bleu, en haut, choroïdiennes antérieure et postérieure ; en bas, choroïdienne antérieure. — En gris foncé, à gauche, choroïdienne médiane. — En gris clair, artères optiques post. de la cérébrale postérieure. *Figure schématisée.*

choroïdienne antérieure, dans les deux tiers postérieurs de cette même partie profonde. Si la communicante est petite, la choroïdienne fournit à toute l'étendue de la partie profonde du bras postérieur (*Kolisko*).

Les artères centrales provenant directement du tronc des cérébrales sont par cela même moins éloignées du cœur que les a. corticales ; elles sont la troisième division artérielle à compter de l'aorte. Ce sont en outre des artères terminales, qui n'émettent que quelques branches latérales et se terminent en pinceaux, sans communiquer avec les artères voisines. On peut les injecter une à une avec une seringue de Pravaz, et on observe que chacune est indépendante, sans branche anastomotique, et que si on force l'injection, on n'agrandit pas le territoire, on produit seulement une extravasation. Pour ces deux raisons, leur proximité des gros troncs et l'absence de voies de décharge anastomotiques, il est probable que la tension du sang qu'elles contiennent est sujette à de nombreuses variations et qu'elle doit en général être plus élevée que dans les vaisseaux corticaux. On peut voir là une circonstance prédisposante aux artérioscléroses et aux anévrysmes miliaires, si fréquents dans le domaine des artères ganglionnaires. Mendel (*Sem. médic.* 1891) dit s'être assuré, par un dispositif expérimental spécial, que la pression est sensiblement la même dans les artères striées que dans la carotide, et qu'elle est beaucoup plus élevée que dans les ar-

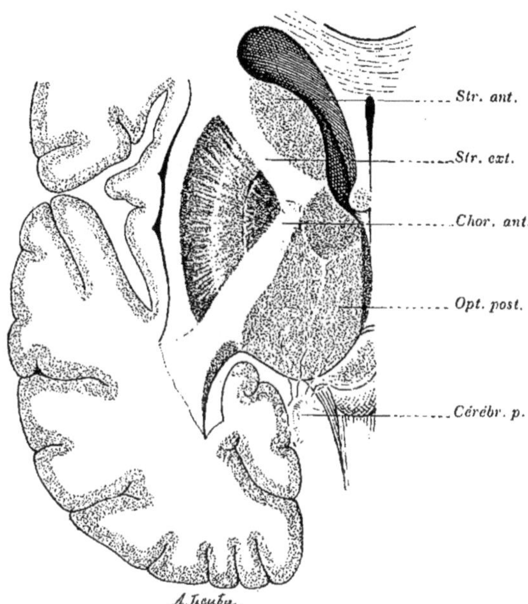

Fig. 393. — Territoires vasculaires des artères centrales. — Coupe horizontale.

En rose, territoire des artères striées. — En bleu, choroïdienne antérieure. — En bleu pâle, territoire inconstant de la choroïdienne ant. — *Figure schématisée.*

tères corticales. Virchow objecte que les artères striées devraient être flexueuses, si la tension y était plus forte et qu'en tous cas cette condition ne suffit pas à expliquer ni la rupture hémorrhagique ni l'unilatéralité de ces ruptures.

3° — ARTÈRES CHOROIDIENNES

Les prolongements que la pie-mère envoie dans le ventricule moyen et dans les ventricules latéraux, bien que très amoindris comparés à leur grand développement dans la vie embryonnaire, reçoivent pourtant encore de nombreux vaisseaux, qui sont peut-être la source du liquide ventriculaire. Ce sont les artères choroïdiennes (ventriculaires de *Duret*).

On distingue trois paires d'artères choroïdiennes; les ch. antérieure, postérieure et médiane.

1° **A. choroïdienne antérieure** (ch. inférieure de quelques auteurs). — Cette artère, constante, soit chez l'homme, soit chez les animaux domestiques, naît de la carotide interne, entre l'origine de la communicante postér. et la bifurcation en cérébrale moyenne et cérébrale antérieure. Son calibre intérieur est d'un demi-millim. ; il est relativement beaucoup plus considérable chez le fœtus ; les plexus choroïdes sont alors volumineux et la choroïdienne égale presque les autres artères de la base.

Elle peut provenir de la cérébrale postérieure ; en cas d'absence, ce qui est rare, elle est suppléée par la communicante postérieure.

Elle se dirige en dehors et en arrière, longe la bandelette optique d'abord sur son bord externe, puis sur son bord interne et pénètre dans la corne inférieure du ventricule latéral. Dans son trajet intra-ventriculaire, qui s'étend jusqu'au trou de Monro, elle occupe le bord externe du plexus choroïde latéral.

Sur la base de l'encéphale elle émet les collatérales suivantes : - 1° l'a. de la

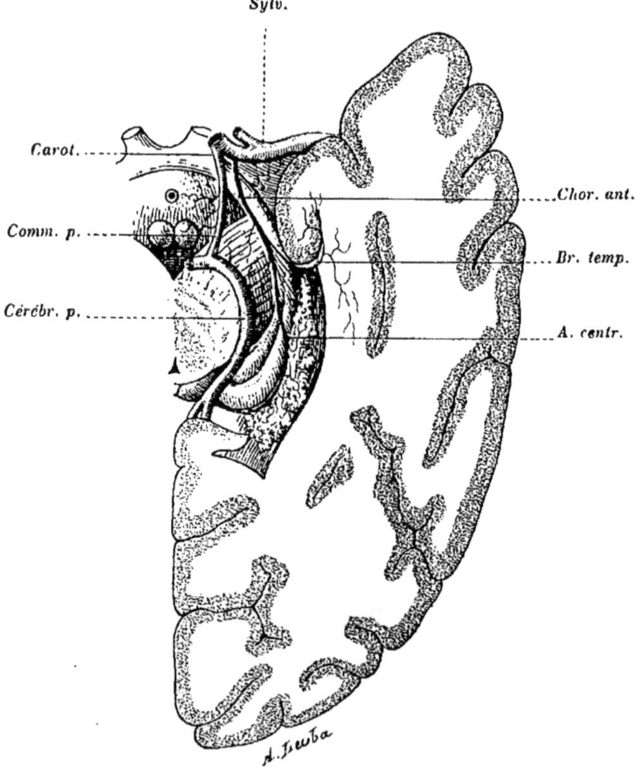

Fig. 394. — Artère choroïdienne antérieure.

Cerveau disséqué et vu par sa base. La corne temporale du ventricule latéral est ouverte.

cinquième temporale. Ce vaisseau constant s'anastomose en réseau avec les branches temporales de la cérébrale moyenne et de la cérébrale postérieure, destinées également à la circonvolution de l'hippocampe; — 2° de petites branches pour la bandelette optique et le pédoncule cérébral, branches anastomosées avec des rameaux analogues de la communicante post. ; — 3° des artères centrales ou perforantes, signalées par Heubner, artères volumineuses, non anastomotiques, au nombre de trois ou quatre, jusqu'à huit, qui pénètrent dans les trous qu'on voit en dehors et en dedans de la bandelette optique et sur cette bandelette même. Elles sont destinées au bras postérieur de la capsule interne et au membre interne du noyau lenticulaire.

Dans le ventricule latéral, la choroïdienne se divise en nombreuses branches parallèles, anastomotiques entre elles et avec la choroïdienne postérieure. Elle donne des rameaux à la toile choroïdienne, d'autres à la queue du noyau caudé, et d'autres nombreux qui s'enfoncent dans le sillon opto-strié.

Kolisko observe que la choroïdienne antérieure se comporte comme une grosse artère de la base Elle possède un territoire périphérique et un territoire central.

Le territoire *périphérique* comprend surtout la bandelette optique, la cinquième temporale et le plexus choroïde. Comme il est largement anastomotique, il peut être suppléé par toutes les artères voisines. S'il y avait insuffisance dans la circulation collatérale, l'oblitération du tronc artériel provoquerait l'hémianopsie et l'hémianosmie.

Le territoire *central* embrasse le globus pallidus du noyau strié extra-ventriculaire, le bras postérieur de la capsule interne, dans ses deux tiers postérieurs et en hauteur jusqu'à l'angle supérieur du membre moyen du noyau extra-ventriculaire, exceptionnellement la partie la plus externe de la moitié supérieure de la couche optique. Comme ce territoire est terminal, l'oblitération des branches centrales est une lésion grave. Kolisko a rassemblé plusieurs observations de ramollissement de la capsule interne par oblitération de la choroïdienne antérieure. On a noté de l'hémiplégie, de la paralysie de la face et de la langue, quelquefois même de l'hémianesthésie ou de l'hémianopsie. Le faisceau cortico-protubérantiel de Meynert peut être englobé dans la lésion.

2° **A. choroïdienne postérieure** (ch. supérieure et antérieure, Henle, Theile; postérieure et latérale, Duret). — Cette artère naît de la cérébrale postérieure, aussitôt après l'abouchement de la communicante postér., contourne le pédoncule cérébral et, pénétrant par la partie moyenne de la fente de Bichat, s'engage dans le plexus choroïde latéral dont elle longe le bord interne. Elle s'y divise en quatre ou cinq longues branches parallèles qui donnent des rameaux externes aux villosités du plexus, des rameaux internes à la toile choroïdienne. Cette artère est relativement atrophiée ; elle ne dépasse pas en avant le sommet de la couche optique et ne fournit pas aux parois ventriculaires (*Duret*).

3° **Artère choroïdienne médiane** (ch. postérieure et médiane, Duret ; supérieure et postérieure, Henle et Theile ; sans nom dans nos classiques français). — C'est une branche récurrente de la cérébelleuse supérieure (de la cérébrale post. d'après Duret), souvent assez volumineuse, qui, après avoir fourni aux tubercules quadrijumeaux et à la valvule de Vieussens, s'engage dans la toile choroïdienne. Elle occupe le plexus choroïde médian, et s'y bifurque parfois en deux troncs parallèles, qui s'étendent jusqu'à la tête du noyau caudé. Dans le ventricule moyen, elle donne des branches collatérales à la glande pinéale, aux parois du ventricule et à la couche optique. Ses rameaux terminaux sont destinés à la tête du noyau caudé, qui, dans les cas où les artères centrales de la cérébrale antérieure sont peu développées, est presque exclusivement vascularisée par la choroïdienne médiane.

Les trois artères choroïdiennes communiquent largement entre elles dans la toile choroïdienne, et les injections poussées par la choroïdienne antérieure

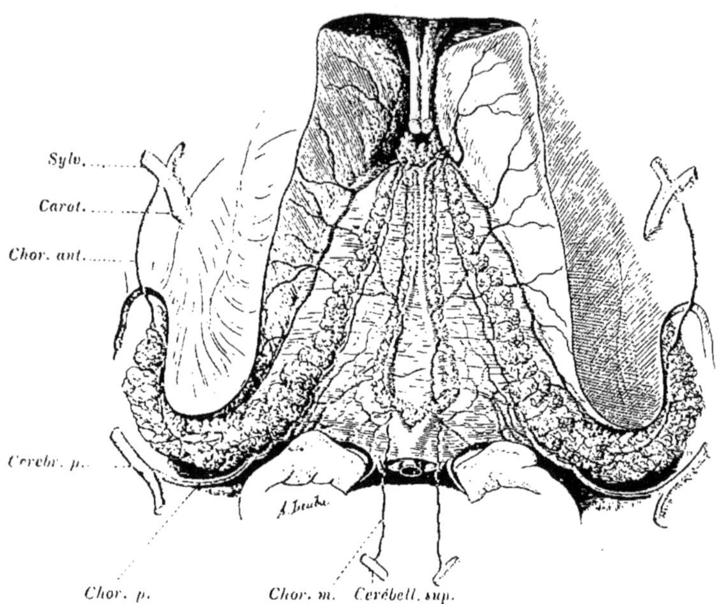

Fig. 395. — Artères choroïdiennes. — *Figure schématisée.*

arrivent rapidement dans la cérébrale postérieure. Aussi l'oblitération du tronc de l'une d'entre elles serait sans influence sur la nutrition des parois ventriculaires.

Conditions anatomiques de la circulation cérébrale artérielle.

Sur toute l'étendue des centres nerveux, la disposition du système artériel semble pouvoir être exprimée par la même formule : *la substance nerveuse est nourrie par des artères terminales provenant d'un réseau anastomotique.*

La moelle nous a déjà présenté à sa surface un double réseau: un grand réseau ou couronne vasculaire constituée par les gros troncs afférents anastomosés, d'où partent directement les artères centrales et d'autres vaisseaux de la substance grise postérieure; un fin réseau issu du premier et contenu dans la pie-mère, qui donne naissance aux vaisseaux nourriciers de la substance blanche ; nous avons dit que, d'après Kadyi, toutes les artères une fois entrées dans la moelle, étaient terminales, c'est-à-dire non anastomotiques. La surface du cerveau offre une disposition analogue. A la base est un grand réseau, l'hexagone de Willis ; c'est de lui ou des gros troncs qui en procèdent qu'émanent les artères centrales ou ganglionnaires, destinées à la substance grise profonde. Sur toute l'écorce s'étend un réseau fin, réseau pial, formé par les ramifications répétées et anastomosées des gros troncs afférents ; il fournit les artères nourricières des circonvolutions, qui sont terminales comme les a. ganglionnaires. Dans la moelle comme dans le cerveau, les artères centrales et les artères périphériques représentent deux territoires distincts, le premier enclavé dans le second, tous deux s'entrepénétrant sur leurs confins, mais ne communiquant pas ensemble ; chacun d'eux à son tour, territoire central et territoire cortical, est subdivisé en une infinité de territoires secondaires également fermés et indépendants.

Le système artériel de l'encéphale communique-t-il avec celui de la dure-mère? Nous avons signalé les rameaux que la cérébrale antérieure, plusieurs artères corticales de la scissure interhémisphérique et les cérébelleuses abandonnent à la dure-mère, mais cela n'implique pas des communications entre les deux systèmes artériels. Heubner, qui s'est servi d'injections pénétrantes et qui a injecté une trentaine de cerveaux extraits avec leur dure-mère dit que l'injection des artères cérébrales n'a jamais passé dans la méningée moyenne, et nie par conséquent toute relation vasculaire. Cependant, au moins chez les animaux de laboratoire, la ligature des deux vertébrales et des deux carotides ne supprime pas complètement la pression vasculaire dans l'hexagone *(Corin)*, ce qui semble indiquer quelque voie d'apport secondaire.

L'hexagone est le premier réseau anastomotique. La division des branches, leur situation perpendiculaire à la carotide et leur volume moindre que celle-ci, ralentissent le sang et diminuent la pression; la tension qui, dans la carotide du chien, atteint 120 à 180 mm. de mercure, n'est plus que de 80 à 90 dans l'hexagone, avec des écarts de 60 à 130 (*Corin*). Les communications d'avant en arrière entre les carotides et les vertébrales sont établies par les communicantes postér. que secondent des anastomoses disposées sur la convexité entre les cérébrales moyennes et les cérébrales postérieures. Les communications bilatérales, de droite à gauche, ont pour voies, en avant la communicante antérieure, en arrière la jonction des deux cérébrales postér. en un tronc unique, le tronc basilaire, et en dehors de l'hexagone les anastomoses qui unissent le réseau des cérébelleuses avec les artères du lobe occipital, ainsi que le territoire mixte du pédoncule cérébral. On signale aussi des artérioles anastomotiques entre les faces internes des hémisphères, au-dessus du genou du corps calleux, au-dessous de la faux; les pies-mères droite et gauche sont en effet au contact à ce niveau.

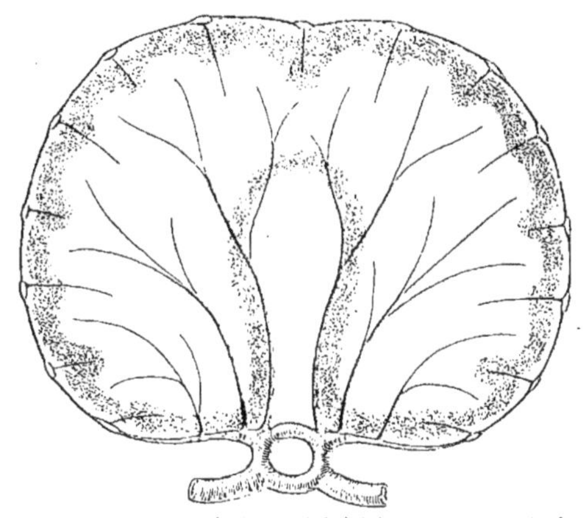

Fig. 396. — Circulation périphérique et c. centrale. *Schema.*

Chez le cheval, la ligature simultanée des deux carotides est constamment mortelle, parce que le tronc basilaire ne communique pas ou par un rameau très grêle avec la carotide. L'âne peut survivre si on espace les ligatures de 36 h.; chez lui l'anastomose est constante et considérable. Le lapin résiste, au moins au point de vue cérébral, à la ligature des deux carotides et de la vertébrale droite; la vertébrale gauche suffit à la circulation totale. La pression vasculaire de l'hexagone est à peine influencée; le cerveau examiné 10, 20, 40 h. après la ligature est pâle, mais non altéré. Il faut lier les quatre vaisseaux pour amener la mort. Enfin le chien supporte la ligature des quatre artères du cerveau, les deux vertébrales et les deux carotides; il y a des troubles graves immédiats, mais qui disparaissent quelques heures après ou même bien plutôt. A. Cooper, sur un chien qu'il injecta 9 mois après cette quadruple ligature, constata que la circulation s'était rétablie par des anastomoses des branches de la sous-clavière avec la carotide externe qui fournit en partie le tronc basilaire, et des intercostales supérieures avec les vertébrales (*Voyez les expériences de Ehrmann, de Corin..*). Chez l'homme, il y a des cas assez nombreux où la ligature des deux carotides, faite à intervalle de 5 à 10 jours seulement, n'a pas produit d'accidents cérébraux; de même la ligature du tronc brachio-céphalique, qui supprime une carotide et une vertébrale. Quant à la ligature d'une carotide seule, nous avons dit que dans la majorité des cas les accidents cérébraux observés dépendent d'une anomalie de l'hexagone ou de l'obstruction d'une de ses branches par artériosclérose.

Il en est de même des oblitérations expérimentales ou pathologiques des gros vaisseaux de l'hexagone. Ces dernières sont communes chez les sujets âgés ou alcooliques, et se présentent souvent sans ramollissement concomitant. Même des oblitérations multiples peuvent, si elles sont disséminées d'une certaine façon, ne pas troubler notablement le fonctionnement hydraulique de l'hexagone; Heubner a donné le dessin d'un cerveau chez lequel quatre artères oblitérées, une vertébrale gauche, le segment moyen du tronc basilaire, la sylvienne gauche, la cérébr. antér. droite, n'avaient pas produit d'infarctus. Il fait observer que la condition dangereuse, c'est l'occlusion de deux artères du même côté, ce qui arrive souvent pour les a. antérieure et moyenne, toutes deux d'origine carotidienne; dans ce dernier cas, la cérébrale postérieure, elle-même souvent rétrécie, est insuffisante à compenser les interruptions de l'hexagone.

Du réseau hexagonal ou de ses prolongements immédiats naissent les artères centrales, qui sont des artères terminales, à territoire fermé. Nous avons déjà fait remarquer que cette origine rapprochée et leur caractère terminal y entretenaient une tension tout à la fois plus variable et plus forte; observons en outre que leurs anastomoses originelles sont beaucoup plus limitées que pour les artères corticales. Ces artères sont surtout menacées dans les oblitérations locales des vaisseaux de la base. Qu'un caillot ou une endartérite végétante ferme la partie initiale de la cérébrale moyenne sur une longueur seulement de 2 cm. et toutes les artères centrales du groupe latéral antérieur seront fermées en même temps; une partie notable des striées externes et internes ne pourra plus conduire le sang aux noyaux ganglionnaires dont la nutrition sera dès lors compromise.

Les artères corticales ou périphériques possèdent un second réseau, interposé entre elles et l'hexagone, le réseau pial: il couvre toute la surface des circonvolutions qui est une surface grise. Bien que les artères qui pénètrent dans la substance nerveuse soient, comme les artères ganglionnaires, des artères terminales, cependant leur très grand nombre et leur très grand rapprochement leur enlèvent leur indépendance; leur circulation est entièrement sous la dépendance du réseau d'où elles procèdent. La présence de ce réservoir commun, extrêmement divisé et extrêmement communiquant, entraîne plusieurs conséquences:

1° On peut admettre que la circulation doit y être notablement ralentie, et que la tension intra-vasculaire y est tout à la fois faible et uniforme. Le fait qu'une injection poussée par une artère afférente, après avoir rempli le réseau, s'engage beaucoup plus facilement dans les autres artères afférentes que dans les vaisseaux nourriciers de l'écorce, prouve que ce réseau forme un tout solidaire, continu, qui régularise la distribution du sang et l'emmagasine avant de le laisser passer à la substance nerveuse.

2° La suppléance est facile en cas d'obstruction d'une des branches afférentes. C'est ce que l'on constate de visu dans les injections partielles après avoir lié une artère un peu volumineuse: c'est ce que prouvent aussi les observations pathologiques ou expérimentales où l'on a vu le tronc d'une grosse artère comme la sylvienne complètement oblitéré sans lésion cérébrale consécutive. Quand une cérébrale est fermée par un caillot ou par l'athérome de ses parois et que cette occlusion entraîne un ramollissement nécrobiotique, ce n'est donc pas parce que son territoire est complètement interdit à l'apport du sang, c'est parce qu'il y a d'autres conditions défavorables, telles que l'artériosclérose du réseau lui-même ou des autres artères afférentes, l'insuffisance de la circulation totale, peut-être même des phénomènes locaux de vaso-constriction. Il n'est pas dans l'économie un seul organe, chez lequel la ligature d'un gros tronc artériel ne puisse, dans certaines circonstances, déterminer la gangrène.

3° Avec un réseau vasculaire, il ne peut pas y avoir de territoire au sens absolu du mot, même avec des artères terminales issues de ce réseau. Heubner insiste sur ce point que le réservoir de la pie-mère est une sorte de terrain neutre qui reçoit de tous et rend à tous, et que lorsqu'on parle de la région où se distribue une artère comme étant son territoire, ceci ne peut s'entendre que comme d'un lieu que le sang de cette artère remplit plus promptement et plus facilement; ce sont des lieux de passage habituels. Il est probable toutefois que les nerfs vasculaires nombreux que possède la pie-mère doivent donner à chaque artère qui les porte une certaine autonomie, en réglant dans son domaine la constriction et la dilatation de ses branches.

Les deux travaux qui ont créé la question des artères du cerveau et l'ont en grande partie résolue sont: *Duret*, *Recherches anatomiques sur la circulation de l'encéphale*, Arch. de physiologie, 1874: — *Heubner*, Die luetische Erkrankung der Hirnarterien, 1874.

Voyez aussi: *Biscons*, Recherches sur les artères cérébrales, Th. Bordeaux, 1890; — *Kolisko*, Ueber die Beziehung der Arteria chor. anterior, 1891.

VEINES DE L'ENCÉPHALE

I. – CIRCULATION VEINEUSE DU BULBE.

Les veines du bulbe, comme celles de la protubérance, n'ont été étudiées avec quelques détails que par Hédon et par Kadyi. Leur disposition rappelle celle de la moelle dans ses traits principaux ; nous retrouvons là encore des veines médianes et des veines radiculaires.

On distingue une médiane antérieure et une médiane postérieure, toutes deux suite et terminaison des veines de même nom que nous avons décrites à la surface de la moelle.

1° Veine médiane antérieure. — La *veine méd. ant.* suit de bas en haut le sillon médian correspondant ; arrivée au sillon bulbo-protubérantiel, elle se jette dans le réseau veineux qui recouvre la face antérieure du Pont. Elle reçoit sur son trajet les veines centrales qui émergent de la profondeur et qui sont surtout nombreuses dans le trou borgne, entre les bases des pyramides. Latéralement elle émet les veines radiculaires de l'hypoglosse qui, après avoir recueilli le sang de la pyramide et de l'olive, forment un plexus délicat sur les racines du nerf (*veines radiculaires* de l'hypoglosse) et vont avec elles au trou condylien antérieur où elles se jettent dans le plexus veineux qui occupe ce canal. Dans certains cas, cinq fois sur treize, ce plexus est remplacé par une veine de moyen volume que Kadyi appelle la *veine hypoglosse* du bulbe, et qu'il vaut mieux nommer la *veine radiculaire* de l'hypoglosse.

2° Veine médiane postérieure. — La *veine méd. post.* de la moelle se continue dans le sillon postérieur du bulbe, où elle reçoit de minces veinules du sillon et des veines latérales du corps restiforme ainsi que de la pyramide postérieure. Arrivée à l'écartement des cordons postérieurs, à la pointe du plancher ventriculaire, elle se coude à angle droit pour suivre son trajet terminal qui est des plus variables. Elle peut en effet se diriger en arrière et perforer la dure-mère, ou en avant pour s'unir à la veine méd. antérieure, ou, ce qui est le cas habituel, se diriger en dehors et finir comme veine radiculaire du premier nerf cervical ou même des nerfs mixtes ; elle se déverse alors dans les plexus veineux du trou occipital. Dans cette partie transversale de son parcours, elle reçoit ordinairement la veine choroïdienne du quatrième ventricule.

La veine médiane communique latéralement avec les *veines radiculaires* des *nerfs mixtes* (pn. gastrique, glosso-pharyngien), veines isolées ou fondues en plexus, quelquefois même représentées par la terminaison de la veine médiane. Elles se jettent dans les veines du trou occipital.

La circulation veineuse du bulbe est loin d'être indépendante. Elle forme un système continu avec celui de la moelle au-dessous, au-dessus avec celui de la protubérance ; par ce dernier et même par des veinules directes, elle communique avec la circulation du cervelet.

II. — CIRCULATION VEINEUSE DE LA PROTUBÉRANCE

On ne trouve pas sur la face antérieure de la protubérance une veine médiane analogue à la veine médiane du bulbe ou à l'artère basilaire ; mais un riche réseau, *plexus protubérantiel,* qui couvre toute cette face, recueille le sang des parties nerveuses sous-jacentes, et se déverse latéralement dans les veines flocculaires du cervelet qui elles-mêmes se rendent au sinus pétreux supérieur. Quelques veinules indépendantes s'ouvrent isolément dans les sinus voisins ; on observe dans certains cas une veine radiculaire du trijumeau.

A la partie inférieure, le plexus protubérantiel communique avec les veines du bulbe, notamment avec la veine médiane antérieure ; latéralement avec les

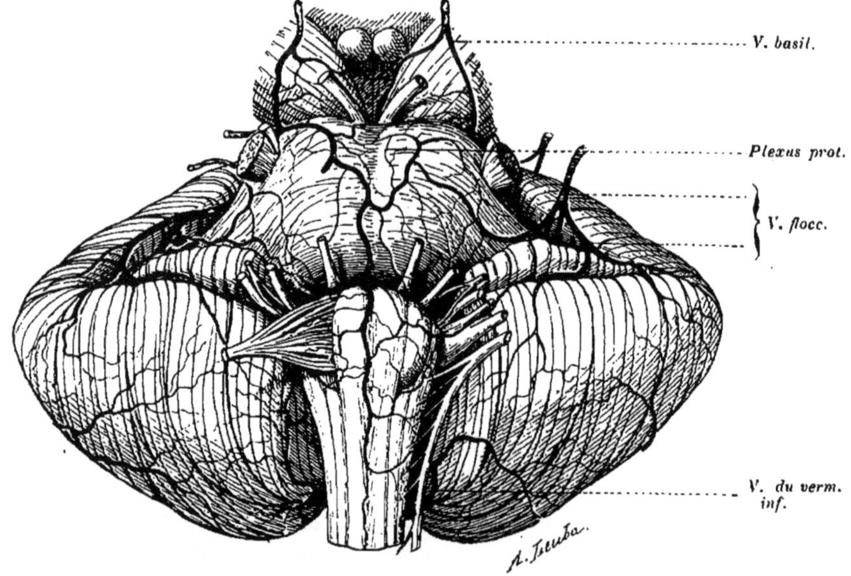

Fig. 397. — Veines bulbaires, protubérantielles et cérébelleuses

veines cérébelleuses, et à la partie supérieure avec les veines basilaires, tributaires de la veine de Galien. Ces dernières relations sont établies soit par des anastomoses directes avec les veines basilaires, soit par l'abouchement de petites veines du pont de Varole dans une branche transversale qui unit les deux veines basilaires le long du bord supérieur de la protubérance.

Sur le plancher du quatrième ventricule, on trouve dans le sillon médian ou tige du calamus une veine médiane dont les vaisseaux efférents traversent d'arrière en avant les organes nerveux et vont se jeter dans les veines antérieures du bulbe et de la protubérance. Sur les côtés sont des veinules, à direction et terminaison variées ; la plus remarquable est l'étoile veineuse qui occupe la fossette antérieure et lui donne une teinte bleuâtre.

III. — CIRCULATION VEINEUSE DU CERVELET

Les veines du cervelet se divisent en médianes et latérales, elles-mêmes subdivisées, comme l'indique le tableau suivant sur lequel se trouve désigné, entre parenthèses, l'aboutissant des groupes veineux.

Veines médianes { supérieure (veine de Galien).
inférieure (pressoir d'Hérophile).

Veines latérales { antérieures ou flocculaires (sinus pétreux).
postérieures (sinus latéral).

1° **Veine médiane supérieure.** — Cette veine est ordinairement unique, quelquefois double. Elle occupe la face supérieure du cervelet et par ses nombreuses branches d'origine et quelques rameaux latéraux recueille le sang de la partie supérieure et antérieure du cervelet ; elle se dirige d'arrière en avant le long du vermis supérieur, et arrivée au niveau des tubercules quadrijumeaux monte verticalement pour se jeter dans une des veines cérébrales internes, immédiatement avant leur fusion avec la veine de Galien (*Browning*), plus rarement dans l'extrémité antérieure du sinus droit. Près de sa terminaison, elle reçoit une branche de la valvule de Vieussens et des pédoncules cérébelleux supérieurs, et souvent de petites veines des T. quadr. et du pédoncule cérébral.

2° **Veine médiane inférieure.** — Signalée par quelques auteurs sous le nom d'*azygos cérébelleuse postérieure,* inconstante ou dissociée en plusieurs troncs, elle occupe la scissure postérieure du cervelet, reçoit les veines du vermis inférieur et se dirige d'avant en arrière pour se terminer dans le pressoir d'Hérophile ou dans son voisinage.

3° **Veines latérales antérieures ou flocculaires.** — Ces veines importantes arrivent de la grande circonférence du cervelet dans sa partie antérieure, surtout du grand sillon circonférentiel où elles recueillent, par de nombreuses collatérales, le sang des parties latérales de l'hémisphère cérébelleux. Parvenues en avant, au débouché du grand sillon, au niveau du flocculus ou lobule du pneumogastrique, d'où elles tirent leur nom, elles s'unissent en groupe, quelquefois même en un tronc unique, et vont se déverser dans le sinus pétreux, ordinairement dans le supérieur. Outre les veines de l'hémisphère, elles reçoivent une branche importante, simple ou double, la *veine du corps dentelé,* qui accompagne l'artère de même nom et représente le système veineux central ; quelquefois un rameau des veines basilaires, et enfin des rameaux de faible volume du pédoncule cérébelleux moyen, de la protubérance et même du bulbe. Les veines efférentes du plexus protubérantiel aboutissent ordinairement aux veines flocculaires.

4° **Veines latérales postérieures.** — Ces petites veines, nées de la circonférence dans sa partie postérieure, se jettent dans le sinus latéral.

Les veines du cervelet sont perpendiculaires par leurs gros troncs à la direction des lames et des sillons, tandis que leurs rameaux d'origine sont parallèles aux lames ; c'est dire que les veines principales sont dirigées surtout dans le sens antéro-postérieur et les veines d'origine dans le sens transversal. Elles s'anastomosent toutes entre elles, les médianes avec les latérales, les supérieures avec les inférieures, et constituent un réseau à larges mailles, analogue au réseau artériel, mais dont les branches ne sont ni satellites des artères, ni flexueuses comme elles. Elles sont encore anastomosées avec les veines de la protubérance et celles du bulbe, et au voisinage du trou occipital avec les veines vertébrales et avec les veines sous-cutanées de la région cervicale supérieure (*Luschka*), relation à noter, car elle justifie les émissions sanguines à la nuque dans les affections cérébelleuses. Bien que la cérébelleuse supérieure appartienne au système des veines de Galien et que les flocculaires communiquent avec les veines basilaires, il y a pourtant une certaine indépendance entre la circulation veineuse du cervelet et celle du cerveau, ainsi que l'attestent des observations, dans lesquelles l'autopsie a montré un des deux territoires veineux fortement congestionné, l'autre ayant conservé son aspect normal.

IV. — CIRCULATION VEINEUSE DU CERVEAU.

A ne considérer que la morphologie apparente des veines cérébrales, aucune analogie ne semble exister entre elles et les artères; non seulement elles ne sont pas satellites des vaisseaux artériels, mais leur disposition à la surface et dans la profondeur du cerveau, leur accumulation sur la partie supérieure ou dorsale, leurs relations avec les nombreux sinus du crâne, les éloignent de plus en plus du type artériel. Et cependant les caractères fondamentaux, organiques, sont les mêmes de part et d'autre. Il y a, comme pour les artères, des veines périphériques et des veines centrales ; les veines, dans l'épaisseur de la substance nerveuse, sont terminales, c'est-à-dire indépendantes, et à la surface de cette même substance, sont anastomotiques ; le sang veineux passe des veines dans les sinus et de ceux-ci dans la veine jugulaire interne qui est le grand collecteur efférent comme l'artère carotide interne est le grand afférent.

Les sinus crâniens ayant été décrits dans l'Angéiologie, nous n'étudierons ici que les veines cérébrales.

Depuis les anciennes études de Breschet et de Rosenthal qui remontent au commencement de ce siècle, aucun travail d'ensemble n'avait paru sur les veines du cerveau, avant que Browning eût publié son importante monographie (*Browning*, The Veins of the Brain, 1884). Ce travail a été fait dans le laboratoire et sous la direction de Braune ; il porte sur le cerveau fœtal et le cerveau adulte : la matière à injection était la masse de Pansch (amidon, eau, alcool et vermillon). Plus récemment *Hédon* (Circulation veineuse de l'encéphale, Thèse de Bordeaux, 1888) a signalé quelques faits nouveaux. Avant eux *Trolard* (Syst. v. de l'encéphale, Th. Paris, 1868) avait, à propos des sinus, étudié plusieurs points des veines cérébrales.

Les veines cérébrales se répartissent en deux grandes classes : les veines superficielles et les veines profondes ou système de la veine de Galien.

1° VEINES CÉRÉBRALES SUPERFICIELLES

Ces veines représentent les artères corticales.

Leurs *veines d'origine* ou parenchymateuses sont dans la substance blanche du centre ovale et dans la substance grise de l'écorce ; elles naissent des réseaux capillaires de forme variée que nous avons décrits plus haut.

Les veines de la substance blanche ou *veines médullaires* sont très longues. On en voit de six à huit sur une coupe ordinaire de circonvolution, dont une ou deux sur la crête et quatre à six sur les faces latérales. Elles sont trois fois plus grosses que les artères correspondantes que d'ailleurs elles n'accompagnent pas ; ce sont elles surtout qui, sur les cerveaux congestionnés, donnent au centre ovale son piqueté caractéristique. Après avoir recueilli le sang de la substance blanche et une partie du sang de la substance grise par le réseau de transition qui est aux confins des deux substances, elles traversent l'écorce grise qui ne leur fournit que de rares collatérales et arrivent au plexus veineux de la pie-mère (*Duret*).

Les veines de la substance grise, plus volumineuses et moins nombreuses que les artères nourricières, naissent des trois réseaux capillaires de l'écorce, mais en grande majorité du réseau de transition.

Toutes ces veines d'origine, du centre ovale et de l'écorce grise, sont, comme leurs artères, des veines *terminales*, c'est-à-dire qu'elles ne s'anastomosent pas entre elles et qu'elles forment avec leur artère afférente un système fermé,

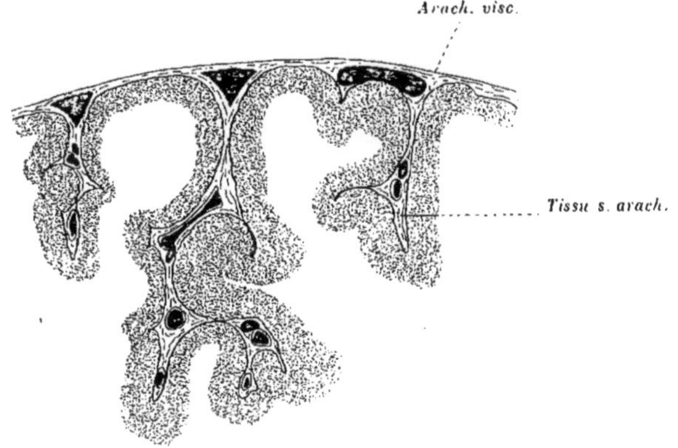

Fig. 398. — Artères et veines dans les sillons.
Coupe sur la partie convexe de l'hémisphère. — D'après nature.

indépendant ; c'est du moins ce qu'affirme Browning. Toutes se rendent dans un réseau veineux, à mailles partout communicantes, le réseau de la pie-mère ; les veines striées ou optiques qui passent par les espaces perforés font seules exception et se rendent directement dans les gros troncs de la base.

Le *réseau veineux* de la pie-mère, réservoir commun auquel aboutissent toutes les veines isolées de l'écorce, est appliqué à la surface de la pie-mère par des lamelles de tissu sous-arachnoïdien. Il est sur un plan plus superficiel que le réseau artériel. A son tour il se déverse dans les sinus du crâne par un grand nombre de branches qui sont les *veines cérébrales superficielles* proprement dites. Celles-ci disposées d'abord sans orientation fixe, tantôt au fond des sillons, tantôt sur les crêtes, occupent l'espace sous-arachnoïdien, baignées par le liquide qui leur transmet les pulsations artérielles. Elles s'unissent en troncs volumineux, qui sont situés de préférence sur l'arête des circonvolutions alors que les artères sont plutôt dans les sillons, et qui affectent une direction déterminée, vers les sinus qui doivent les recevoir.

Les unes vont au sinus de la voûte, les autres aux sinus de la base. Une ligne horizontale passant sur la face externe par la partie supérieure de la scissure de Sylvius et la scissure sous-frontale sur la face interne limitent les deux territoires de la voûte et de la base. De là la division des veines superficielles en antérieures et postérieures.

1° **Veines cérébrales supérieures.** — Tributaires du sinus long. supérieur, on en compte douze à quinze de chaque côté, plus rarement six à huit et alors plus volumineuses, car elles sont formées par la fusion de deux veines ordinaires. Elles sont disposées par paires, sans être toujours symétriques de droite à gauche. Chaque veine comprend une branche qui vient de la face interne, une autre plus grosse qui vient de la convexité ; ces deux branches, isolées chez le fœtus, s'unissent chez l'adulte sur le bord sagittal de l'hémisphère en un tronc unique ; quelquefois les deux branches ne se fusionnent pas, mais sont enveloppées d'une gaine commune et s'ouvrent par deux orifices dans le sinus. Ce tronc, simple

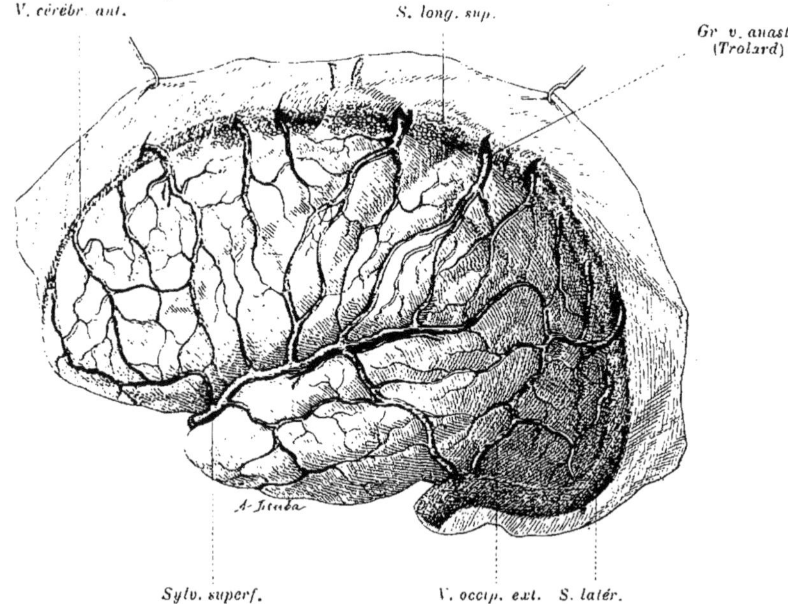

Fig. 399. — Veines de la face externe du cerveau (En partie, d'après Poirier).

ou double, long de 1 à 4 cm., est jeté comme un pont de l'hémisphère au sinus dans l'espace sous-arachnoïdien, où il est libre, revêtu seulement d'un manchon endothélial arachnoïdien signalé par Bichat. L'ensemble de ces veines tendues des hémisphères à la faux constitue pour Leuret un ligament suspenseur qui attache le cerveau en haut du crâne. Dans ce trajet, les veines cérébrales communiquent souvent avec les lacs sanguins par des orifices creusés dans leurs parois, ordinairement sur leur face supérieure qui passe sous le lit de ces espaces veineux.

Les veines antérieures, c'est-à-dire du 1/3 antérieur du sinus, au nombre de trois ou quatre, sont petites ; elles viennent du lobe frontal. Les postérieures, qui appartiennent aux circonvolutions rolandiques, sont volumineuses ; celles des circonvolutions pariétales et occipitales sont de nouveau petites. Entre le groupe antérieur et le groupe postérieur, comme aussi entre celui-ci et le pressoir d'Hérophile, existe un espace libre de 4 à 5 cm. que ne traverse aucune veine.

Le mode d'abouchement des veines dans le sinus l. supérieur est remarquable. Les antérieures s'y rendent à angle droit et s'ouvrent sur sa face supérieure ou sur sa face latérale par un orifice à l'emporte-pièce ; les plus antérieures même peuvent se diriger obliquement en haut et en arrière et s'aboucher dans le sens du courant sanguin, comme c'est le cas des ramifications veineuses en général. Mais dès le tiers moyen du cerveau, les veines tendent à obliquer en sens inverse, et cette disposition s'accentue dans la partie postérieure ; c'est-à-dire que, quittant le bord supérieur de l'hémisphère qu'elles ont abordé transversalement, elles se dirigent en haut et en avant, décrivant une courbe à concavité antérieure, s'accolent à la paroi du sinus qu'elles peuvent longer sur 1 ou 2 cm. d'étendue, et s'ouvrent sur la face inférieure du sinus à angle très aigu. Plus rarement elles se redressent à angle droit dans leur débouché même. De cette insertion à angle aigu, presque parallèle au sinus, résulte la formation d'une valvule ou plutôt d'un éperon ou repli valvuloïde, que Bichat comparait à la valvule vésicale des uretères. Ce repli n'empêche pas le reflux du sang du sinus dans les veines, puisqu'il n'arrête pas les injections, ou tout au moins il ne peut être qu'une fermeture imparfaite.

La majeure partie des veines cérébrales débouche donc à contrecourant dans le sinus, fait qui a depuis longtemps intrigué les anatomistes. Browning a fait observer que ce n'est point dans le cerveau un cas isolé, puisque les veines de Galien s'ouvrent dans le sinus droit en sens opposé au cours du sang, et de même le sinus pétreux inférieur dans le sinus latéral. Il a montré, en outre, comme l'avait entrevu Krause, que c'était probablement une disposition acquise, produite par le grand développement du cerveau humain en arrière, progressant plus vite que le sinus longitudinal, car chez le fœtus humain et chez beaucoup d'animaux les veines sont bien moins obliques que chez l'homme adulte. Le type primitif semble être un type penniforme régulier à courant concordant, transformé par élongation en rameaux discordants.

Toutes les veines supérieures vont au sinus l. supérieur; quelques-unes, pourtant, d'après Langer, vont directement aux veines durales et établissent une anastomose importante avec les veines méningées et les veines extérieures. Le sinus reçoit aussi les veines de la face interne qui sont au-dessus de la scissure calloso-marginale ou sous-frontale : celles qui sont au-dessous vont aux veines du corps calleux. Quelques petites veines vont à la partie antérieure du sinus l. inférieur.

2° **Veines cérébrales inférieures.** — Ces veines montrent une disposition moins régulière et leurs débouchés sont variés : elles sont en effet tributaires des sinus de la base, à peu d'exceptions près. Celles du lobe frontal se rendent tout à fait en avant au sinus longitudinal inférieur; la très grande majorité, aux veines sylviennes, et pour la partie interne du lobule orbitaire, aux veines basilaires. Les veines de la région temporo-pariétale sont représentées surtout par les veines sylviennes, qu'il faut distinguer en profonde et superficielle. — La *veine sylvienne profonde* (v. de l'insula, *Hédon*), double quelquefois dans sa portion supérieure, occupe le fond de la scissure de Sylvius avec l'a. cérébr. moyenne et reçoit par de nombreux rameaux le sang des circonvolutions marginales et de l'insula de Reil. Elle reçoit aussi quelques veines de l'espace perforé. Sa terminaison a lieu dans les sylviennes superficielles et par elles dans le sinus sphéno-pariétal, ou bien le plus souvent dans la veine basilaire. La veine ophthalmo-méningée de Hyrtl n'est parfois qu'une sylvienne volumineuse, à trajet postéro-antérieur, aboutissant au système des veines ophthalmiques. La *veine sylvienne superficielle*, que l'on voit sous l'arachnoïde dans la direction de la scissure, est surtout une veine anastomotique entre les territoires supérieur et inférieur de la convexité ; nous la décrirons un peu plus loin. — Les veines de la face externe du lobe occipital et de la partie reculée des lobes temporal et pariétal se dirigent d'avant en arrière, se réunissent en un ou deux gros troncs (v. *occipit. externe* ou *latérale*) qui traversent la tente du cervelet où elles se fusionnent avec les v. cérébelleuses, communiquent parfois dans l'épaisseur de la tente avec des lacs sanguins qui y sont creusés et se jettent dans la partie horizontale du sinus latéral, à angle droit, par conséquent dans un sens défavorable au cours du sang.

Veines anastomotiques. — Les deux territoires veineux que nous venons de décrire et qui ressortissent des sinus de la voûte et de la base sont loin d'être indépendants ; le réseau veineux est partout continu et c'est plutôt d'après l'accroissement progressif de volume et leur terminaison que l'on peut distinguer les veines supérieures d'avec les inférieures. C'est sur la partie saillante et large de la face externe, au niveau de la partie initiale de la scissure de Sylvius, que se fait le point de partage des veines ; de ce point les unes rayonnent vers le bord sagittal, les autres vers la base, surtout vers la fin de la scissure de Sylvius. C'est aussi dans ce point de partage que les anastomoses entre les deux territoires sont les plus grosses et les plus nombreuses. Les deux plus remarquables ont été décrites par Trolard et par Labbé.

1° **Veine de Trolard ou Grande anastomotique.** — Cruveilhier a décrit sous le nom de *grande veine cérébrale supérieure* (identique à la *cérébrale moyenne* de Browning) une grosse veine qui part du tronc de la sylvienne superficielle ou d'une de ses branches principales, remonte sur la face externe de l'hémisphère, en haut et en arrière, tantôt dans la scissure de Rolando, et alors elle divise l'hémisphère en deux moitiés égales, tantôt dans le sillon pariétal, atteint le bord sagittal et, décrivant une courbe à concavité antérieure, s'accole au sinus l. supérieur; puis elle chemine dans sa paroi sur un long trajet et s'ouvre à contre-courant. Elle est quelquefois double, et représente la deuxième ou troisième paire avant-dernière des veines cérébrales postérieures. Elle s'unit latéralement avec les veines de la convexité.

La grande v. céréb. supér. est donc non seulement un tronc collecteur, mais surtout une anastomose entre le territoire sylvien et le territoire supérieur. Elle est en outre souvent reliée par des branches importantes avec les v. occipitales ext. ou latérales. D'un autre côté la *veine sylvienne superficielle,* ou les veines superficielles, après avoir reçu cette anastomose et recueilli le sang des circonvolutions voisines de la scissure, suit cette dépression, arrive à la base du crâne, et s'engage dans l'épaisseur de la dure-mère, qui lui donne un caractère sinusien. Elle va se jeter à fréquence égale tantôt dans le sinus caverneux, en passant par le sinus sphéno-pariétal, tantôt dans la partie moyenne du sinus pétreux supérieur, auquel cas elle traverse d'avant en arrière toute la fosse sphéno-temporale de la base du crâne.

On appelle *veine de Trolard* ou *grande anastomotique* la réunion de la gr. v. céréb. sup. et de la v. sylvienne superficielle, considérées comme un tronc continu allant du sinus l. sup. aux sinus de la base. Dans certains cas la continuité n'est pas reconnaissable; dans d'autres au contraire, qui toutefois ne paraissent pas être la règle, un tronc unique coupe obliquement toute la face externe de l'hémisphère et justifie la description de Trolard ; encore voit-on toujours, même dans ces cas, un segment plus mince dans la partie moyenne où se fait le raccord.

2° **Veine de Labbé ou Petite anastomotique.** — Les veines sylviennes sont également unies au sinus latéral par des branches constantes qui descendent obliquement d'avant en arrière sur les lobes temporal et occipital pour aboutir au sinus. Il convient de réserver le nom de *petite anastomotique* ou *veine de Labbé,* à une veine inconstante d'ailleurs, qui n'existe même pas dans la moitié des cas, et que Labbé a signalée en arrière de la veine de Trolard. Elle va du sinus long supérieur au sinus latéral, en décrivant une courbe à convexité antérieure.

2° — VEINES CÉRÉBRALES PROFONDES ou VENTRICULAIRES VEINES DE GALIEN

Aux artères ventriculaires représentées par d'assez grosses branches latérales dans le plexus et de très petites branches médianes dans la toile choroïdienne, correspondent des veines à disposition renversée, en ce sens que les veines latérales sont accessoires et que ce sont les veines médianes qui sont les troncs collecteurs. En outre, par une de leurs branches collatérales, ce sont aussi des veines de la base.

Ce système ou *système de la veine de Galien* se compose de deux gros vaisseaux veineux, appelés veines cérébrales internes ou petites veines de Galien, et du tronc commun qui les réunit, grande veine de Galien. Elles sont situées dans le ventricule moyen, mais plongent dans les ventricules latéraux par leurs racines, et débouchent dans le sinus droit derrière le corps calleux. Ce sont donc surtout des veines du cerveau intermédiaire (c. optiques et troisième ventricule) ; elles sont pourtant loin d'être limitées aux ventricules, car un de leurs gros affluents, la veine basilaire, leur amène le sang de la base du cerveau.

Veines cérébrales internes ou petites veines de Galien. — Les deux veines c. internes, droite et gauche, sont situées entre les deux feuillets de la toile cho-

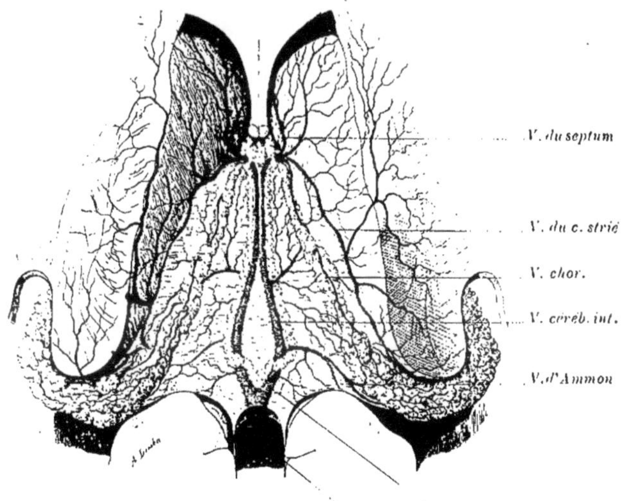

Fig. 400. — Les veines cérébrales internes et la grande veine de Galien.
Toile choroïdienne et plexus choroïdes des ventricules latéraux et du ventricule moyen.

roïdienne, dans la voûte du ventricule moyen. Elles se dirigent d'avant en arrière, du trou de Monro aux tubercules quadrijumeaux ; leur volume qui va croissant atteint en arrière 3 mm. On leur distingue deux portions : une antérieure, *partie droite,* qui s'étend de l'extrémité antérieure de la couche optique à la glande pinéale, les deux veines sont accolées, parallèles ou même superposées ; une postérieure, *partie courbe,* qui va jusqu'au tronc commun, les deux veines s'écartent de 5 à 10 mm. pour circonscrire un îlot central. Browning insiste sur cette distinction, à cause de l'origine des collatérales.

Les veines c. internes reçoivent des branches d'origine et des branches collatérales.

Branches d'origine. — Suivant la manière d'interpréter des dispositions un peu variables, on admet deux ou trois veines d'origine, ou même un plus grand nombre. En général, on considère que la veine est formée par la réunion de trois branches qui convergent au niveau du trou de Monro, au sommet de la toile choroïdienne : la veine choroïdienne, la veine du corps strié et la veine du septum lucidum.

Branches collatérales. — Ces branches très nombreuses comprennent : la v. de la corne d'Ammon, les veines jumelles, la v. postérieure du corps calleux, la v. basilaire, les veines occipitales internes et la veine cérébelleuse supérieure. La veine basilaire, qui est de beaucoup la plus importante, a pour origine principale la v. sylvienne profonde, au niveau de l'espace perforé antérieur ; elle suit la fente de Bichat et contourne le pédoncule cérébral pour se jeter dans la veine cérébrale interne. Son territoire comprend toute la partie centrale de la base du cerveau.

Branches d'origine — 1° *Veine choroïdienne*. Considérée par quelques auteurs (*Cruveilhier*, *Browning*), comme la source directe de la v. cérébrale interne, elle commence à la jonction des cornes temporale et frontale du ventricule, se dirige d'arrière en avant sur le plancher du ventricule latéral, dans le plexus choroïde dont elle occupe le bord externe, en décrivant des sinuosités, et s'abouche dans la cérébrale interne en dehors des piliers de la voûte, au niveau du trou de Monro. Elle communique en arrière avec la branche choroïdienne de la veine basilaire et reçoit des rameaux soit du plexus choroïde, soit de la couche optique.

2° *Veine du corps strié*. — Les uns la considèrent comme la continuation même de la v. cérébr. interne, les autres soutiennent qu'elle est habituellement très courte et de faible volume. Dans son complet développement, elle commence à l'extrémité postérieure de la corne frontale du ventricule, marche d'arrière en avant dans le sillon optico-strié, sur la bandelette demi-circulaire et sous la lame cornée, à peu près parallèle à la veine choroïdienne, et contournant l'extrémité antérieure de la couche optique, traverse le trou de Monro pour se jeter dans le tronc principal. On l'a appelée aussi vena lateralis, *vena terminalis*. Elle reçoit quelques veines de la couche optique, d'autres du centre ovale et de la capsule interne ; mais ses affluents principaux sont les veines *striées supérieures* qui lui viennent, les longues du noyau lenticulaire, les courtes du noyau caudé. Ces veines striées, veines ganglionnaires comme les branches perforantes de la v. basilaire, débouchent isolément, ou par une ou deux branches principales.

3° *Veine du septum lucidum*. — Dirigée d'avant en arrière le long de la face externe du septum, elle amène à la v. cér. interne le sang de la cloison transparente, du genou du corps calleux, de la tête du noyau caudé et des parties blanches voisines. Assez souvent ce n'est qu'une veine petite et courte, suppléée par des rameaux isolés.

Outre ces trois branches d'origine, Browning décrit encore quatre autres veines ; v. latérales postérieures, latérales antérieures, médullaires supérieures, v. de la corne antérieure.

Branches collatérales. — Les collatérales vont les unes à la partie droite, les autres à la partie courbe de la veine cérébrale interne. Les premières sont grêles et irrégulières ; les secondes sont plus fixes dans leur disposition et plus importantes comme volume.

Les collatérales de la partie droite ou antérieure de la cérébrale interne sont : des veines *optiques*, les unes naissant immédiatement des parties adjacentes de la couche optique, les autres profondes se rendant à une veine *pédonculaire*, qui commence en bas du pédoncule cérébral, se dirige en haut et en dedans et débouche dans la partie moyenne du tronc collecteur — des veinules du *bourrelet* du corps calleux, et d'autres du trigone.

A la partie courbe ou postérieure aboutissent les collatérales suivantes :

1° *La veine de la corne d'Ammon*. (V. de la corne postér. *Brown.*) — Cette veine importante arrive de la corne inférieure du ventricule latéral, remonte sous l'épendyme, reçoit la *veine de l'ergot de Morand* et contourne l'extrémité postérieure de la corne frontale pour atteindre la cérébrale interne. Elle recueille le sang des cornes inférieure et postérieure du ventricule. La corne inférieure possède une autre veine qui se jette dans la basilaire, et dont l'importance est complémentaire de celle de la corne d'Ammon.

2° *Les veines jumelles.* — Elles naissent du plexus qui couvre les *T* quadr. et qui lui même communique avec le plexus de la base. Elles reçoivent la veine de la gl. pinéale, (azygos de l'épiphyse). Elles se jettent quelquefois dans la veine cérébelleuse supér.

3° *La veine postérieure du corps calleux.* — Tandis que la veine antérieure, née du genou, descend en avant pour se rendre à la v. basilaire, la veine postérieure, née de la portion moyenne, descend en arrière le long de la face supérieure, recueille le sang du corps calleux et de la face interne de l'hémisphère jusqu'à la scissure calloso-marginale, contourne le bourrelet et se jette dans la cérébr. interne.

Le corps calleux est donc parcouru par deux veines, l'une antérieure, l'autre postérieure, toutes deux tributaires de la veine de Galien ; à elles deux, elles correspondent à

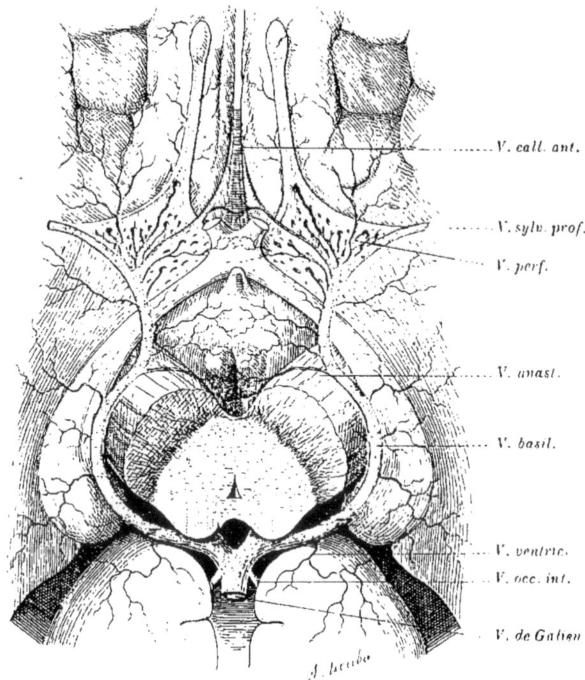

Fig. 401. — Les veines basilaires.
Cerveau vu par sa base.

l'artère cérébrale antérieure : quelquefois un groupe intermédiaire sépare ces deux veines. Elles ont pour territoire le corps calleux et la face interne des circonvolutions jusqu'à la scissure sous-frontale, ce qui est au-dessus de cette scissure étant du territoire des v. cérébrales supérieures (sinus l. sup.).

4° *Veine basilaire.* — La *veine basilaire*, ainsi nommée par Rosenthal (1824), v. inférieure de Krause, v. médiane inférieure de Cruveilhier, v. ascendante de quelques auteurs, est presque aussi considérable que la veine cérébrale interne dont elle semble une bifurcation. Elle existe de chaque côté sur la partie centrale de la base du cerveau. Elle commence au niveau de l'espace perforé antérieur, croise l'hexagone artériel et la bandette optique pour se placer profondément dans la fente de Bichat qu'il faut écarter pour la voir et avec elle contournant le pédoncule cérébral, comme l'artère cérébrale postérieure, passe derrière le T. Q. pour se jeter dans la veine cérébrale interne, sur le côté externe de sa partie courbe, quelquefois d'après Trolard dans le sinus droit. Assez souvent la veine basilaire n'accomplit qu'une partie de son trajet ; elle ne contourne pas le pédoncule et finit dans le sinus caverneux ou dans les veines flocculaires du cervelet, disposition qui rappelle celle de plusieurs animaux, chez lesquels la v. basilaire aboutit normalement à un sinus de la base.

Les branches d'origine, qui toutes convergent vers la veine basilaire au niveau de la pointe du lobe temporal, sont : 1° la veine sylvienne profonde, la plus importante des origines, et qui semble être la continuation même de la basilaire. — 2° Les veines perforantes de l'espace perforé antérieur. Ces veines indiquées par Browning ont été bien étudiées par Hédon sous le nom de *veines striées inférieures*. Ce sont des veines *centrales*, homologues de leurs artères. Elles sont modelées sur le type des artères striées. Nées du noyau caudé, de la capsule interne, et en très petite part de la couche optique, elles descendent soit par la capsule interne, soit en plus grand nombre par la capsule externe sur la face externe du noyau lenticulaire, et mêlées aux veines de ce ganglion arrivent à la base où elles sortent par les trous de l'espace perforé pour se rendre dans la v. basilaire. Un certain nombre vont en dehors à la veine sylvienne profonde. Elles sont plus grosses que les artères striées et aussi nombreuses, soit de 10 à 15 ; souvent elles se réunissent en un ou deux troncs à leur embouchure dans la basilaire. Ces veines sont rectilignes et non anastomotiques. — 3° Les veines inférieures du lobe frontal, d'autres fois tributaires des sylviennes. — 4° La veine du bulbe olfactif. — 5° La veine antérieure du corps calleux. Née du genou du corps calleux, elle descend vers le chiasma en recueillant le sang des circonvolutions adjacentes, s'anastomose avec la veine opposée par une branche plus ou moins nette qui rappelle l'a. communicante antérieure et se jette dans la v. basilaire. Parfois les deux veines calleuses antérieures se fusionnent en avant du chiasma et le tronc unique se jette dans une des basilaires droite ou gauche. Cette veine rappelle l'artère cérébrale antérieure, mais elle est beaucoup plus petite, beaucoup moins longue et fait même souvent défaut. En arrière d'elle, on trouve assez rarement sur la partie moyenne du corps calleux des veines intermédiaires qui vont au sinus l. inférieur.

Les branches collatérales de la veine basilaire sont : 1° en dedans, les veinules du chiasma, du tuber cinereum, des tubercules mamillaires et de l'espace perforé postérieur, toutes anastomosées d'un côté à l'autre et couvrant cette partie centrale d'un réseau veineux. Les veines de l'espace perforé sont comme celles de l'espace antérieur des veines *centrales* ou ganglionnaires qui viennent des parois du ventricule moyen et des couches optiques ; — 2° en dehors, des veines de la face inférieure du lobe temporal, celles de la bandelette optique, et la veine de la corne inférieure du ventricule latéral. Cette dernière, signalée par Browning, est l'analogue de l'artère choroïdienne ; elle longe la paroi externe de la corne dont elle tire ses origines, s'anastomose avec les v. choroïdiennes, et se jette dans la basilaire. Mentionnons encore plus loin, dans la portion ascendante, de petites veines du pédoncule cérébral et une veine flocculaire du cervelet.

En résumé le territoire de la veine basilaire comprend toute la partie centrale de la base du cerveau, les parties de l'hémisphère voisines de ce centre et par les perforantes une grande partie des corps opto-striés. Elle s'anastomose non seulement avec celle du côté opposé, mais du même côté avec la v. sylvienne superficielle ou v. de Trolard, avec la choroïdienne du ventricule latéral, avec les veines de la protubérance par une branche qui longe le bord supérieur du pont, enfin avec les veines cérébelleuses.

5° *Veines occipitales internes*. — Elles viennent de la face interne et de la face inférieure du lobe occipital, notamment de la scissure calcarine et de la perpendiculaire interne. Nous avons décrit les autres veines occipitales (latérales ou externes) tributaires du sinus latéral.

6° *Veine cérébelleuse supérieure*. — Nous l'avons indiquée avec la circulation veineuse du cervelet ; elle vient du vermis supérieur et se dirige sous la tente d'arrière en avant.

Ces dernières collatérales, notamment la basilaire et la cérébelleuse, se jettent aussi souvent dans le tronc commun de Galien que dans ses deux veines d'origine.

Grande veine de Galien. — La grande veine de Galien, tronc commun des petites veines de Galien ou v. cérébrales internes, est un vaisseau cylindrique ou d'autres fois dilaté en ampoule, long de 1 cm., large de 1/2 cm. (8 à 10 mm. de long. sur 5 à 8 de larg.) qui est situé dans la partie moyenne de la fente de Bichat, entre le corps calleux et le cervelet. Sa direction n'est ni horizontale ni dans l'axe du sinus droit. Braune a montré qu'elle est coudée deux fois sur elle-même, pour embrasser, dans une courbe à concavité antérieure, le bourrelet du corps calleux ; dans sa portion terminale, elle rampe sous la tente du cervelet, oblique comme elle, et débouche dans le sinus droit, très inclinée sur ce sinus qui lui est tangent. Elle s'ouvre un peu en arrière de l'extrémité antérieure du sinus, extrémité occupée par le sinus l. inférieur qui parfois d'ailleurs fait défaut ou est à peine indiqué. L'orifice est une fente étroite, de 5 mm., qui regarde en bas et un peu en avant ; la bande ligamenteuse qui est en avant de lui et qui n'est autre que le bord inférieur de la grande faux insérée sur la tente du cervelet, maintient le sinus droit tendu et assure la perméabilité de l'orifice veineux. Il est aisé de comprendre qu'au premier abord les conditions d'embranchement et de débouché de la veine de Galien sur le sinus droit ne paraissent pas plus favorables que celles des veines cérébrales supérieures dans le sinus longitudinal.

Tantôt la veine de Galien est ininterrompue, tantôt elle reçoit une ou deux collatérales, notamment la basilaire et la cérébelleuse supérieure. Elle peut être

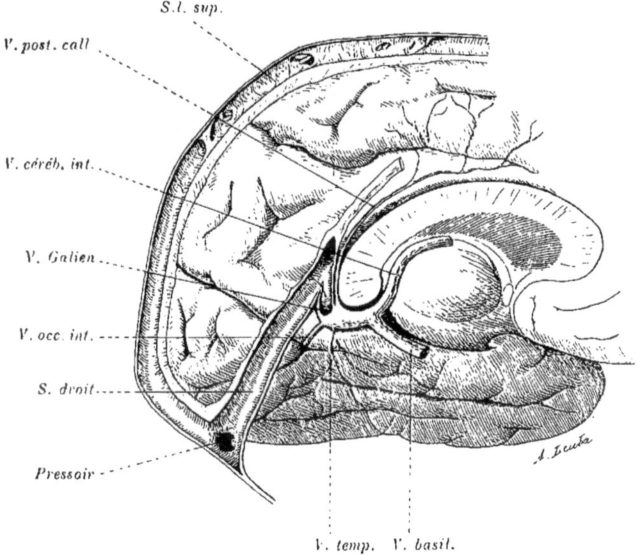

Fig. 402. — Trajet curviligne de la veine de Galien.
Coupe antéro postérieure du cerveau sur la ligne médiane.

divisée en deux par une cloison médiane, trace de la fusion imparfaite des deux cérébrales internes, et même on a vu deux troncs distincts dans une même gaine. L'arachnoïde se replie autour d'elle en cul-de-sac, sur une longueur de quelques millimètres, et lui forme un canal, appelé canal arachnoïdien de Bichat, que nous avons dit ailleurs être un conduit borgne à son extrémité antérieure, contrairement à l'opinion du grand anatomiste. Au delà de la gaine arachnoïdienne, le tissu sous-arachnoïdien se prolonge sur l'extrémité de la veine et sur l'origine des deux cérébrales internes et constitue leur tunique adventice.

On peut ainsi résumer le territoire du système de la veine de Galien. « Les « veines qui se trouvent dans la masse des hémisphères, la couche corticale « exceptée, et qui proviennent soit de la substance blanche (couronne rayonnante,

« corps calleux, capsule interne), soit des masses grises centrales (couche opti-
« que, noyau caudé, noyau lenticulaire) vont former sur les parois des ventri-
« cules latéraux des troncs plus volumineux qui s'engagent ensuite dans l'épais-
« seur de la toile choroïdienne ; là ces troncs forment les deux veines cérébr.
« internes qui résument également la circulation veineuse des plexus choroïdes ;
« ces deux veines se réunissent enfin en un seul tronc, la grande veine de Galien,
« aboutissant aux sinus de la voûte du crâne par l'intermédiaire du sinus droit
« (*Hédon*). »

Le système veineux de Galien n'est pas un système fermé, comme le prouvent les injections poussées d'arrière en avant dans le sinus droit. On injecte ainsi non seulement les veines de Galien, mais une partie des veines cérébrales superficielles, les veines cérébelleuses et de là les grosses veines du cou, jugulaire interne, vertébrale. L'injection passe par les anastomoses qui unissent les branches extérieures de Galien, la cérébelleuse supérieure, les deux calleuses, les occipitales et la basilaire, avec les autres veines du cerveau ou du cervelet. Mais il faut remarquer d'abord que ces anastomoses ne sont point considérables, ensuite qu'elles portent sur des branches très postérieures. Dans la portion antérieure des veines cérébrales internes, dès qu'elles sont dans l'intérieur du ventricule, et surtout dans leur partie droite, les anastomoses avec l'extérieur sont presque nulles, et leurs anastomoses entre elles peu développées. C'est pour cela que des foyers morbides occupant la loge cérébelleuse, où la veine de Galien rampe sous la tente durale, peuvent compromettre le retour du sang veineux et entraîner une hydrocéphalie interne, d'autant que le mode de débouché de la veine dans le sinus est déjà défavorable. C'est ce que l'on voit dans les tumeurs du cervelet ou des tubercules quadrij., dans les exsudats tuberculeux ; à plus forte raison dans les tumeurs du plexus choroïde (tubercules, cysticerques, psammomes).

Hexagone veineux. — Bien qu'on ne puisse assimiler la disposition des artères du cerveau à celle des veines, que les gros troncs artériels occupent la face inférieure ou ventrale de l'encéphale et les gros troncs veineux la face supérieure ou dorsale, ainsi qu'on le voit dans d'autres parties du corps, à la main notamment, il y a cependant à la base du cerveau une certaine analogie dans les deux distributions vasculaires, analogie superficielle qu'il ne faut pas pousser trop loin et qui tient surtout à la configuration des parties imposant aux vaisseaux un trajet défini. C'est ainsi que Trolard a décrit un *hexagone veineux* ou polygone veineux, qui est adjacent à l'hexagone artériel, le débordant en certains points, débordé par lui dans certains autres. Les deux côtés latéraux, droit et gauche, sont formés par la basilaire et la veine antérieure du corps calleux ; le côté antérieur, par l'anastomose qui réunit les deux veines antérieures du corps calleux en avant du chiasma et un peu en arrière de l'a. communic. antérieure ; le côté postérieur, par les anastomoses que s'envoient les deux v. basilaires le long du bord supérieur de la protubérance. En raison de la grande variabilité de ces anastomoses antérieures et postérieures, l'hexagone peut être incomplet ou transformé en cercle.

Caractères généraux des veines cérébrales. — 1° Les veines presque partout sont ***non satellites*** des artères, même lorsqu'il y a des veines doubles comme sur le bord supérieur de l'hémisphère ou dans le système de Galien. Quand ces deux vaisseaux marchent parallèlement, comme c'est le cas pour l'artère et la veine sylvienne, ce n'est que sur un trajet assez court, et leur volume n'est point corrélatif l'un de l'autre. Dans les points où ils se superposent, l'artère est généralement profonde, enfouie dans le sillon, la veine est au contraire superficielle, en situation dorsale, comme est le type général pour le cerveau entier.

2° Les veines sont *avalvulaires*. On peut les injecter en tous sens. Si l'on ne passe pas toujours facilement du sinus longitudinal dans les veines supérieures, c'est moins à cause dû repli valvuloïde qui marque le débouché de certaines veines, qu'en raison du trajet très coudé de celles-ci dans leur portion terminale.

3° Dans leur partie terminale, la plupart des veines, toutes celles en tous cas qui aboutissent à un sinus, sont enclavées dans la paroi de ce sinus ou dans la dure-mère ; leur terminaison est *sinusienne*, et leur coupe est béante, rigide comme celle du sinus lui-même. Un certain nombre, au voisinage de la grande faux du cerveau et de la tente du cervelet, communiquent avec des cavités également rigides, les espaces parasinoïdaux de Browning, lacs sanguins de Trolard.

4° Elles sont *dépourvues de tunique musculaire*. Les veines cérébrales sont très minces. Leur gaine lymphatique est très délicate. « Dans leur adventice le pigment ne se montre « qu'en petite quantité, contrairement aux artères. Il s'y trouve de la graisse presque « dans tous les cerveaux qu'on examine ; elle est disséminée par-dessus sous forme de « gouttelette. On trouve très souvent aussi des cellules graisseuses entières. Les granu- « lations et les cellules graisseuses peuvent exister isolément, dispersées sur l'adventice, « ou encore former un anneau continu qui donne souvent l'illusion d'un élargissement « fusiforme du vaisseau. Cette graisse sur l'adventice des petits vaisseaux est encore un « débris de la période embryonnaire (*Obersteiner*). » Ni les veines cérébrales ni les veines durales ne possèdent de tunique musculaire ; on ne trouve que quelques fibres lisses isolées, surtout sur les grosses veines cérébrales, encore sont-elles contestées par Browning.

L'absence de tunique musculaire et de valvules permet de penser que la pression doit être très basse dans les veines cérébrales, et qu'il suffit des faibles pulsations transmises par les artères immergées dans le liquide sous-arachnoïdien et de l'aspiration par les sinus pour faire circuler le sang veineux, notamment pour les veines supérieures qui vont contre la pesanteur. La faible tension nous expliquerait la rareté extrême des varices cérébrales ; Moxon (1881), qui a examiné plusieurs milliers d'observations de lésions cérébrales, n'a jamais vu mentionner de varices réelles.

Anastomoses des veines cérébrales. — Comme les artères nourricières, les veines parenchymateuses, c'est-à-dire celles qui sont dans l'épaisseur de la substance nerveuse et non à sa surface, *paraissent* être terminales, c'est-à-dire dépourvues de toute anastomose et disposées en petits territoires contigus mais indépendants. J'ai dit, *paraissent*, car ce fait aurait besoin d'être appuyé par de nouvelles recherches. Il en est de même des anastomoses centro-périphériques, c'est-à-dire entre les veines corticales et les veines ganglionnaires du système de Galien. Plusieurs observateurs (*Ecker, Duret, Hédon*) les signalent soit dans le centre ovale soit dans les corps striés ; mais ces faits sont encore bien isolés, et l'on ne sait s'ils ne constituent pas une exception.

Les veines parenchymateuses corticales débouchent dans le réseau pial qui est un réservoir veineux identique au réservoir artériel, partout communicant. Ce réseau est surtout développé dans le fond les sillons, ses veines efférentes étant au contraire de préférence situées à leur surface. Les veines parenchymateuses ganglionnaires (opto-striées) débouchent directement, comme les artères centrales, dans les gros troncs veineux de la base ou des v. cérébrales internes, et sont en conséquence plus isolées, plus à la merci d'un arrêt circulatoire.

Les veines efférentes du réseau pial que nous avons décrites sous le nom de veines cérébrales s'unissent à leur tour, soit de haut en bas, soit d'avant en arrière par des branches transversales ou longitudinales nombreuses, convergeant surtout vers le commencement de Sylvius, sur la limite des deux territoires ; la plus remarquable est la grande anastomotique de Trolard. De là un second réseau à mailles beaucoup plus larges, à canaux beaucoup plus volumineux. C'est le *grand réseau veineux* superficiel. Le système ventriculaire des veines de Galien montre également des anastomoses entre ses gros troncs efférents, les veines cérébrales internes ; et il est à son tour mis en communication avec le système cortical par un certain nombre de veines que nous avons indiquées.

Les anastomoses *bilatérales* des deux moitiés du cerveau sont établies par l'hexagone veineux de la base, à l'aide de son réseau central et de ses deux branches transversales antérieure et postérieure — par les veines cérébrales internes qui se rendent au tronc unique et impair de la veine de Galien — par des veines piales qui s'anastomosent sur la ligne médiane au niveau du genou du corps calleux, dans le point où la faux est éloignée du corps calleux, et surtout par la *veine interhémisphérique supérieure*, veine volumineuse qui fait suite en avant au sinus l. inférieur, se bifurque un peu en arrière du genou du corps calleux, remonte sur la face interne des deux hémisphères en recueillant le sang du lobe calleux et de F^1 et va se jeter dans les veines cérébrales ascendantes tributaires du sinus l. sup. (*Labbé*).

Enfin des anastomoses avec la circulation extra-cérébrale ont lieu par des veines, inconstantes du reste, qui vont de la région pariétale à la dure-mère — à la base du lobe temporal, par les anastomoses entre la veine sylvienne superficielle et les veines méningées, enfin par les veinules qui accompagnent les nerfs crâniens dans leurs orifices de sortie.

En résumé, en considérant la disposition fondamentale des veines, indépendantes dans leur territoire d'origine, anastomotiques dans leurs troncs extérieurs, nous voyons que la formule physiologique de la circulation veineuse est au fond identique à celle de la circulation artérielle.

III. — VOIES LYMPHATIQUES

Nous retrouvons ici les mêmes obscurités que pour la moelle. Malgré les affirmations catégoriques de quelques auteurs, les deux questions suivantes ne sont pas définitivement résolues : existe-t-il de véritables lymphatiques dans la pie-mère ou l'arachnoïde ? les vaisseaux du cerveau ont-ils une ou deux gaines lymphatiques ?

On a décrit dans le cerveau deux sortes de voies lymphatiques : les espaces lymphatiques intra-adventitiels et les espaces péri-adventitiels.

1° **Espaces lymphatiques adventitiels ou intra-adventitiels** ; espaces de Virchow-Robin. — Comme nous l'avons vu plus haut, les vaisseaux sanguins de

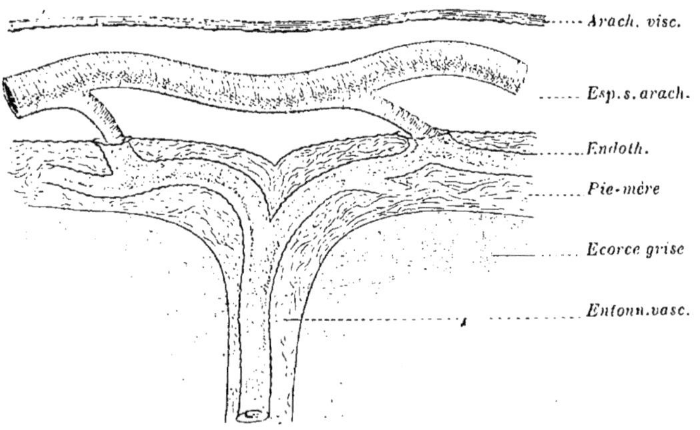

Fig 403. — Gaine lymphatique des artères. — Schéma.

la pie-mère et du cerveau sont entourés d'une gaine adventitielle creuse, en manchon endothélial cloisonné ; elle est plus marquée que sur les vaisseaux de la moelle, et large surtout autour des artères. L'espace annulaire qui s'étend autour du vaisseau entre les deux faces endothéliales est l'espace intra-adventitiel, appelé encore espace de Virchow-Robin, du nom des deux histologistes qui ont découvert la gaine lymphatique (1859). La lymphe qui baigne les éléments nerveux pénétrerait par osmose à travers la paroi externe, inversement le plasma du sang filtrant dans la gaine transsuderait pour atteindre les éléments cellulaires ; l'espace serait donc un milieu d'échange, avec courants d'aller et de retour. Comme la gaine lymphatique s'ouvre dans l'espace sous-arachnoïdien, dont son endothélium est une émanation, le liquide qu'elle charrie s'y déverse et se mêle au liquide céphalo-rachidien dont il représente lui-même la partie interstitielle ou intra-cérébrale.

2° **Espaces lymphatiques péri-adventitiels** ou **périvasculaires** ; espaces de His. — Dans l'opinion de His (1865), opinion accrue et développée par d'autres observateurs, il existe autour de la gaine lymphatique classique un second manchon à paroi très mince, probablement même uniquement endothélial. Cette seconde gaine s'est donc formée en dehors de l'adventice du vaisseau, peut-être n'en est-elle que la couche la plus externe modifiée, ou bien faut-il, avec Rauber, y voir un reste des fentes lymphatiques primitives de l'embryon, de ces fentes nerveuses dans lesquelles s'engagent ultérieurement les vaisseaux. Entre les deux gaines, celle de Robin et celle de His, est l'espace péri-adventitiel ou de His. Pour les uns, c'est le principal milieu lymphatique, il est au contact plus immédiat des éléments auxquels il sert de réservoir nutritif et de coussinet protecteur ; pour d'autres, c'est une cavité secondaire, virtuelle, qui sert de voie de décharge à l'espace intra-adventitiel, voie normale, régulière, et fonctionne surtout quand celui-ci est obstrué.

L'espace de His reçoit par des fentes étroites et ramifiées la lymphe qui baigne les cellules nerveuses et les cellules de névroglie, séparées des autres éléments par un certain intervalle (espaces péricellulaires et périgliaires). Il accompagne les vaisseaux sanguins qu'il entoure jusqu'à la surface cérébrale ; là il finit en s'ouvrant dans un intervalle libre qui sépare la pie-mère de l'écorce du cerveau, **espace épicérébral**. De l'espace épicérébral, qui lui sert en quelque sorte de réservoir, le liquide s'engage dans un riche réseau de lymphatiques que renferme la pie-mère, et par ce réseau dans les troncs efférents qu'on a injectés le long des gros vaisseaux.

La gaine et l'espace intra-adventitiels sont universellement adoptés, leur origine et leur terminaison étant d'ailleurs encore mal élucidées. Quant à l'espace péri-adventitiel il est mis en doute ou même nié par un grand nombre d'observateurs, qui le considèrent comme une production artificielle (retrait de la pièce, décollement par injection...) Il en est de même des espaces péri-cellulaires. Dans certaines imprégnations par la méthode de Golgi, les cellules nerveuses se détachent en blanc sur fond brun ; ce fond imprégné n'est pas un vide lymphatique, mais le ciment homogène, non granuleux qui occupe toute la substance grise et dans lequel sont plongées les cellules nerveuses ; il paraît être disposé en cloisons continues commes celles d'un rayon de miel (*Cajal*).

Indépendamment de ces espaces, il existe certainement de véritables vaisseaux lymphatiques, ainsi que nous l'avons déjà indiqué à propos des méninges (p. 108 et 123). Poirier a vu nettement et par deux fois, dans la scissure de Sylvius, un tronc lymphatique qu'il avait injecté au mercure. Fr. Arnold (1838) a injecté un gros lymphatique qui, dans la toile choroïdienne, marchait parallèlement à la veine de Galien. On présume que ces gros vaisseaux passent par les canaux vasculaires de la base du crâne, pour aboutir aux ganglions cervicaux.

POIDS DE L'ENCÉPHALE ET DE SES DIFFÉRENTES PARTIES

Par L. Manouvrier

1. — CONSIDÉRATIONS ET FAITS PRÉLIMINAIRES

L'étude du poids de l'encéphale et de ses différentes parties est des plus importantes. Ce poids représente en effet numériquement, avec une précision très suffisante, le développement total des centres nerveux encéphaliques avec ses nombreuses variations corrélatives à des variations physiologiques. Cette corrélation, une analyse approfondie et l'anatomie comparative démontrent qu'elle n'est pas moins étroite que celle qui existe entre la forme générale du cerveau ou son plissement et son évolution physiologique dans la série des mammifères.

Les expressions *poids de l'encéphale* et *poids du cerveau* sont très communément employées comme équivalentes. C'est rigoureusement une incorrection, puisque le cerveau n'est qu'une portion de l'encéphale; mais cette incorrection est très atténuée par le fait que les variations notables du poids encéphalique représentent en grande partie des variations du poids cérébral. Lorsqu'il s'agit spécialement du poids du cerveau, il est d'usage de désigner le cerveau par l'expression *hémisphères cérébraux*.

Les expressions *poids* et *volume* du cerveau ou de l'encéphale sont assez souvent employées l'une pour l'autre lorsqu'il ne s'agit que d'évaluations non chiffrées. Cette incorrection usuelle est atténuée par le fait que *poids* et *volume* expriment aussi bien l'un que l'autre le développement total des centres nerveux et d'une façon équivalente au point de vue physiologique.

Mesure du poids de l'encéphale. — La mesure du poids de l'encéphale ne peut fournir des résultats comparables que moyennant certaines précautions. Le procédé de Broca me paraît être le meilleur. Il consiste à trancher l'encéphale au niveau de la partie inférieure du bulbe rachidien, à le laisser égoutter sur une table ou sur un linge pendant quelques minutes, dix au plus, et à le peser sans plus attendre et sans enlever la pie-mère dont l'ablation complète est parfois assez difficile. On ne doit pas laisser l'encéphale se dessécher par une évaporation difficile à évaluer.

Le cadavre doit être aussi frais que le permettent les délais ordinaires des autopsies et ne doit pas avoir été injecté. L'encéphale ne doit pas avoir été plongé dans l'alcool.

La pie-mère doit être enlevée sur toute l'étendue du cerveau lorsqu'on veut peser séparément les différents lobes cérébraux. La perte de poids qui résulte de cette opération et de la perte du liquide céphalo-rachidien qui l'accompagne est, en moyenne, d'après les registres de Broca, de 56 gr. chez l'homme et de

49 chez la femme. Elle varie suivant le volume encéphalique et suivant l'âge :

De 20 à 30 ans, environ 45 grammes.
De 40 à 50 — — 50 —
Après 60 — — 60 —

Cette perte varie individuellement de 38 à 130 gr.

La variété des procédés opératoires peut entraîner des erreurs considérables dans la comparaison des résultats obtenus par divers investigateurs.

D'autres causes d'erreur interviennent souvent dans la mesure du poids de l'encéphale ou de ses diverses portions. Parmi ces causes, les principales sont l'atrophie sénile et l'atrophie causée par les maladies. D'après mes recherches, la dernière de ces deux causes peut entraîner une déperdition de poids atteignant 140 grammes. La déperdition par atrophie sénile peut atteindre 300 grammes.

Poids de l'encéphale et capacité crânienne. — Il s'ensuit que la mesure directe du poids encéphalique ou du poids cérébral est très sujette à l'incertitude lorsqu'il s'agit de connaître le développement quantitatif atteint à l'âge adulte et à l'état sain. Aussi la mesure de la capacité crânienne, comme Broca l'a fait justement observer, nous donne-t-elle à ce sujet des chiffres beaucoup plus dignes de confiance.

Elle ne varie point, en effet, sous l'influence de la vieillesse ou des maladies qui n'intéressent pas directement les parois du crâne.

La capacité du crâne ne représente pourtant pas exactement le volume de l'encéphale, en raison de l'épaisseur plus ou moins grande des méninges et de la quantité variable du liquide céphalo-rachidien. En réalité, le volume cubique du crâne dépasse toujours le volume de l'encéphale, mais d'une quantité dont les variations compensent précisément, d'ordinaire, les pertes de volume subies par l'encéphale. La capacité crânienne peut être considérée comme représentant d'une façon proportionnelle le maximum de volume atteint par l'encéphale chez les différents individus, et c'est ce maximum qu'il est le plus intéressant de connaître. Les différences individuelles, en plus ou en moins, se compensent mutuellement et facilement dans les moyennes, de sorte que la mensuration de la capacité du crâne fournit sur le développement quantitatif de l'encéphale les résultats les meilleurs et les plus comparables entre eux, à la condition que cette mensuration soit effectuée suivant un procédé irréprochable au point de vue de la régularité et toujours identique.

Non seulement la capacité du crâne indique, avec plus de sûreté que la balance, le développement quantitatif de l'encéphale, mais encore elle constitue toujours pour les races anciennes et le plus souvent pour les populations sauvages actuelles l'unique moyen d'évaluation de ce développement. Comparée au poids de l'encéphale directement mesuré, elle permet d'évaluer la perte de poids subie par l'encéphale sous l'influence de la vieillesse et des diverses maladies.

Pour ces motifs, j'ai fait, en 1879, des recherches dans le but d'obtenir un coefficient moyen à l'aide duquel on pût transformer en nombres exprimant le poids encéphalique les nombres exprimant la capacité cubique du crâne mesurée par le procédé de cubage de Broca.

Ce coefficient, ou *équivalent pondéral de la capacité crânienne,* est en moyenne 0, 87. Il suffit de multiplier par 0, 87 la capacité du crâne pour obtenir le poids de l'encéphale indemne de toute atrophie sénile et avec la seule diminution subie moyennement par le fait de la maladie, c'est-à-dire tel qu'elle existe *en moyenne* chez les sujets dont on pèse directement l'encéphale, et avec une approximation certainement supérieure à celle que l'on obtient avec les pesées directes entachées, comme on vient de le voir, de nombreuses causes d'incertitude.

Il va sans dire que l'emploi de ce coefficient n'est valable qu'à la condition d'opérer sur des capacités crâniennes obtenues rigoureusement au moyen du procédé du cubage de Broca, procédé décrit dans ses *Instructions crâniologiques*, mais exigeant un apprentissage très minutieux sous la direction d'une personne exercée.

Il importe en effet de savoir qu'une même capacité crânienne, bien que toujours exprimée en centimètres cubes, peut être représentée par des nombres très différents, suivant le procédé de cubage employé. Il ne s'agit pas, en effet, de centimètres cubes d'eau ou de mercure, mais bien de centimètres cubes de grains de plomb (Broca) ou de grains de moutarde (Flower), etc. introduits et tassés dans le crâne *d'une certaine façon*, mesurés ensuite dans des récipients gradués où ils sont tassés encore d'une certaine façon. Tout cela est minutieusement réglé, de telle sorte que les centimètres cubes obtenus sont toujours comparables entre eux et représentent *proportionnellement* mais non absolument les volumes mesurés. — L'oubli de ces détails a déjà entraîné des erreurs très fâcheuses.

Le coefficient moyen 0,87 m'a été fourni par des séries de cas de provenance européenne, asiastique et africaine. Ses variations ethniques, si elles existent, doivent donc être très faibles. Quant à ses variations individuelles, elles sont énormes, de 0,64 à 0,95 sur les 52 cas utilisés par moi. La grande étendue de cet *écart* provient évidemment des pertes considérables subies par le poids encéphalique sous l'influence de la vieillesse et des maladies. Les variations de l'équivalent pondéral de la capacité crânienne sont assez intéressantes pour mériter une étude spéciale. Je renverrai à ce sujet aux indications exposées dans mon mémoire *sur la quantité dans l'encéphale* (1), où l'on trouvera également des renseignements détaillés sur les diverses questions étudiées dans le présent chapitre.

On peut avoir besoin, parfois, de convertir des poids encéphaliques en capacités crâniennes. Il suffit pour cela de multiplier les poids par le coefficient 1,15, équivalent cubique moyen du poids de l'encéphale.

D'après tout ce qui précède, il est clair qu'il serait absolument illusoire, même toutes précautions prises, de tabler sur des différences individuelles de 10, 20 et 30 grammes d'encéphale pour se livrer à des appréciations physiologiques. S'il s'agit de groupes d'individus à comparer entre eux, de telles différences entre les moyennes méritent au contraire d'être prises en considération, mais à la condition que les moyennes soient calculées sur des séries comprenant au moins 40, 50 ou 60 cas. C'est là une condition trop souvent méconnue et dont l'oubli a entraîné déjà maintes fois les plus singuliers écarts d'interprétation.

Densité des centres nerveux encéphaliques. — La mesure de cette densité est une opération assez délicate exigeant des précautions multiples si l'on veut obtenir des chiffres exacts. C'est la principale cause des divergences qui existent sur ce sujet entre les auteurs. En outre les variations suivant l'âge et le sexe n'ont pas été établies sur un nombre suffisant d'observations, les variations individuelles étant considérables.

(1) L. Manouvrier, *Mémoire sur l'interprétation de la quantité dans l'encéphale.* (*Mém. de la Soc. d'Anthr. de Paris*, IIe série, t. III.)

Voici un résumé des principaux résultats publiés :

D'après Leuret et Métivier :

Matière cérébrale. Densité 1.028

D'après Muschenbroek 1.031

D'après Peacock (37 individus) :

Encéphale en bloc . . .	1032 à 1039,	moy. :	1036
Cerveau (hommes) . . .	1030 à 1038,	—	1034
— (femmes) . . .	1034 à 1035,	—	1035
Cervelet (hommes) . . .	1036 à 1044,	—	1040
— (femmes) . . .	1038 à 1041,	—	1041

D'après Sankee. (73 individus) :

Cerveau, subst. grise . .	1028 à 1046,	—	1034
— — blanche. .	1032 à 1048,	—	1041

D'après Ch. Bastian (40 individus) :

Cerveau, subst. grise	—	1030
— — blanche	—	1040

D'après Danilewsky :

Cerveau en bloc	(chien,	1031),	homme.	— 1041
Substance grise	—	1029,	—	— 1038
— blanche	—	1035,	—	— 1043

D'après Bucknill (125 aliénés) :

Cerveau en bloc	1036 à 1052,	—	1041
— subst. grise . . .	1030 à 1048,	—	1037
— — blanche . .	1033 à 1046.	—	1039
Cervelet en bloc	1030 à 1053,	—	1041

Le fait qui ressort le plus clairement de ce tableau est que la densité de la substance blanche est supérieure à celle de la substance grise, car, sur ce point, les résultats sont concordants.

La densité cérébrale serait plus élevée chez l'homme que chez le chien d'après les chiffres de Danilewsky.

La différence sexuelle constatée par Peacock est trop faible pour être acceptée comme résultat ferme.

Desmoulins, puis M. Debierre ont avancé que la densité du cerveau est accrue chez les vieillards ; mais les chiffres publiés à l'appui de ce fait sont insuffisants.

Il semble, d'après les chiffres de Bucknill, que la densité cérébrale soit accrue en moyenne chez les aliénés ; mais il n'est pas certain que les observations de cet auteur soient exactement comparables à celles des autres.

En divisant par la densité moyenne de l'encéphale (1,036) le poids moyen 1358 gr., on obtient, comme volume absolu, 1310 centimètres cubes. Avec la densité 1,030, ce volume deviendrait 1318 c. c. Les variations de la densité des centres nerveux ne sauraient donc empêcher de considérer pratiquement le volume du cerveau comme étant proportionnel à son poids. L'étude des variations de la densité suivant le sexe, l'âge, la race, les maladies, n'en possède pas moins un intérêt spécial.

II. — POIDS ABSOLU DE L'ENCÉPHALE

C'est sur le poids absolu de l'encéphale en bloc que l'on possède les chiffres les plus nombreux, d'autant mieux que l'on peut y adjoindre les chiffres concernant la capacité crânienne comme on l'a vu plus haut. On désignera par (Cc) les poids encéphaliques déduits de la capacité du crâne.

A. Série des vertébrés. — Le poids de l'encéphale est minime chez les vertébrés inférieurs comparativement aux mammifères. Voici quelques chiffres empruntés à divers auteurs :

MAMMIFÈRES

Eléphant	4.896 gr.	Chien (Terre-Neuve) .	116 gr.
Baleine.	2.816	Chien havanais. . .	46
Dauphin	1.773	Chat	28
Homme (français) . .	1.360 (moy).	Lapin	10
Cheval	517	Furet.	8.7
Gorille	416	Rat	1 à 4
Chimpanzé	387	Taupe (moy.) . . .	0.96
Ane.	377	Souris	0.37

OISEAUX

Autruche.	30	Coq	2.15
Oie.	7.6	Moineau.	1.11
Perroquet.	4.3	Serin	0.68
Pie.	4.2		

REPTILES ET BATRACIENS

Tortue de mer . . .	5.09	Lézard vert. . . .	0.05
Tortue de terre. . .	0.37	Grenouille	0.01

POISSONS

Brochet	1.3	Squale-renard. . .	9.4

On peut déjà voir apparaître, dans ce tableau très abrégé, la double relation qui unit le développement quantitatif de l'encéphale au développement intellectuel et à la masse du corps. Comme ces deux derniers termes varient souvent en sens inverse l'un de l'autre, il en résulte que les deux relations se masquent réciproquement. Mais elles apparaissent avec évidence dès que l'on examine ce tableau en tenant compte des deux relations à la fois.

Si les différentes espèces ne sont pas rangées par ordre d'intelligence, il est manifeste en effet qu'il faut l'imputer aux différences de taille et *vice versa*. L'homme, par exemple, vient après l'éléphant, le dauphin et la baleine, parce que ce sont des animaux d'une taille très supérieure à la sienne. Il vient avant des animaux plus gros que lui parce qu'il est plus intelligent qu'eux. Chaque espèce est précédée, dans la série des poids encéphaliques, soit par des espèces plus intelligentes, soit par des espèces de plus forte taille. Chaque espèce vient avant celles qui sont inférieures à elle soit par la taille, soit par l'intelligence autant que nous pouvons apprécier celle-ci.

L'étude comparative du poids de l'encéphale dans la série des vertébrés et dans chaque classe suffirait à mettre en évidence la double relation indiquée ci-dessus et qui peut être exprimée, d'une manière très générale, comme il suit :

A taille égale, le poids de l'encéphale varie en raison du développement intellectuel.

A intelligence égale, le poids de l'encéphale varie en raison de la taille.

B. — Espèce humaine.

Variations suivant la race. — L'étude comparative des variations du poids de l'encéphale confirme les conclusions précédentes.

Le développement intellectuel étant sensiblement le même chez les différents peuples civilisés de l'Europe, on voit les variations du poids encéphalique suivre en général celles de la taille si l'on considère la carrure en même temps que la longueur du corps. Les moyennes ci-dessous ne se rapportent qu'à des hommes de 20 à 50 ans.

Ecossais	125	hommes. . . .	1425	gr.	(Peacock).
Bavarois	364	—	1372		(Bischoff).
Anglais	306	—	1358		(Boyd).
Français	158	— (Paris)	1358		(Sappey, Broca).
Italiens	194	—	1316		(Calori).

93 encéphales d'Autrichiens de 20 à 50 ans, pesés par Weisbach, donnent une moyenne de 1300 gr., mais il faudrait y ajouter environ 60 gr. en raison du procédé opératoire de l'auteur.

Voici maintenant quelques moyennes déduites de la capacité crânienne :

187	Parisiens modernes	1357	gr.	(Broca, Manouvrier).
42	Auvergnats de Saint-Nectaire.	1390		(Broca).
64	Bretons	1367		(id.).
61	Basques.	1360		(id.).
31	Nègres divers	1238		(id.).
23	Néo-Calédoniens	1270		(id.).
110	Polynésiens	1380		(Manouvrier).
50	Bengalis	1184		(id.).

La comparaison des Polynésiens dont la taille est gigantesque avec les Bengalis dont la taille est des plus chétives met particulièrement bien en lumière la relation du poids de l'encéphale avec la taille. D'autre part l'infériorité des quatre dernières séries par rapport aux séries européennes à taille égale est manifeste. La supériorité des Auvergnats et des Bretons par rapport aux Parisiens peut être rattachée à une différence dans la carrure.

Les résultats qui précèdent sont confirmés par l'ensemble de tous ceux qui ont été obtenus jusqu'à présent, mais qui ne sauraient figurer ici sans nécessiter de trop longues discussions sur la valeur numérique des séries étudiées, sur les procédés employés, etc.

Il a été avancé que le volume de l'encéphale s'est accru évolutivement chez les Parisiens depuis le moyen âge. J'ai montré dans mon mémoire que la démonstration de ce fait est insuffisante et actuellement impossible.

Pour remonter aux époques plus anciennes, j'ai obtenu, en fusionnant les séries de crânes cubés par Broca et provenant de diverses régions de la France, des moyennes qui ne diffèrent des moyennes actuelles que de quelques grammes ou centimètres cubes :

58 crânes masculins de l'époque néolithique : 1352 gr. (c. c.)
66 crânes gaulois ou mérovingiens 1372 — (c. c.)

Or la composition ethnique, la taille, la carrure ont varié. D'autre part il s'est opéré des sélections variables entre les vivants et *post mortem* entre les crânes aux diverses époques, de sorte qu'il est impossible d'interpréter avec quelque certitude, au point de vue de l'évolution, les résultats obtenus.

Il importe d'être en garde contre les nombreux faits erronés ou incorrectement interprétés que l'on trouve dans beaucoup d'ouvrages, sur la question du poids de l'encéphale.

Variations suivant la masse organique. — L'influence de la masse du corps sur le poids de l'encéphale a été méconnue par plusieurs auteurs. Elle est cependant évidente si l'on compare entre eux des séries d'individus suffisamment fortes et ordonnées soit d'après la taille ou longueur du corps, soit d'après le poids du corps. Voici les résultats que j'ai obtenus en utilisant les registres de Broca.

	168 HOMMES DE 19 A 60 ANS		
Groupes par tailles.	de 1m53 à 1m65	de 1m66 à 1m70	de 1m71 à 1m85
Nombre d'individus	56	54	58
Taille moyenne.	1m610	1m682	1m743
Poids moyen de l'encéphale	1329gr	1344gr	1398gr

Les résultats ne sont pas moins nets lorsqu'on remplace la taille par le poids du corps, comme l'a fait Bischoff (Das Hirngewicht des Menschen) :

91 hommes de	30 à 39 kil.	Poids moyen de l'encéphale	1348 gr.
206 —	40 à 49 —	—	—	1362 gr.
149 —	50 à 59 —	—	—	1370 gr.
62 —	60 à 69 —	—	—	1386 gr.
18 —	70 à 79 —	—	—	1419 gr.

On obtient des résultats analogues en opérant sur le sexe féminin soit avec la taille, soit avec le poids du corps.

Il ne faut pas croire que la différence de poids encéphalique trouvée entre deux groupes successifs représente exactement l'influence de la masse organique sur le poids de l'encéphale. J'ai montré en effet que :

1° En ce qui concerne la taille : celle-ci ne représente qu'une seule dimension du corps, et les individus groupés comme plus haut suivant leur taille restent mélangés quant aux deux autres dimensions dont l'influence n'est pas moins grande que celle de la longueur, bien au contraire.

2° En ce qui concerne le poids du corps, ce poids varie beaucoup suivant l'état de maigreur ou d'embonpoint, d'où il suit que beaucoup d'individus gras ou émaciés se trouvent indûment classés par ce seul fait dans des groupes de taille forte ou faible.

La comparaison du poids du corps ou de la taille avec le poids de l'encéphale suffit, grâce à la méthode des moyennes et au procédé de l'ordination, pour mettre en évidence l'influence de la masse du corps sur le poids de l'encéphale, mais nullement pour *évaluer* cette influence. L'anatomie comparative démontre seulement que celle-ci est très considérable.

Variations suivant le degré de développement intellectuel. — Il en est de même pour la relation qui existe entre le développement intellectuel et le poids de l'encéphale. L'anatomie comparative a rendu cette relation évidente, que l'on compare soit les classes de vertébrés ou les espèces entre elles, soit les races humaines, soit des groupes d'individus de même race et de même sexe classés autant que possible d'après leur intelligence. Ici encore la relation dont il s'agit peut être mise en évidence, mais ne peut pas être évaluée numériquement. Ne pouvant discuter ici une question physiologique, nous exposerons seulement les principaux faits anatomiques qui s'y rattachent sans insister sur leur interprétation.

Divers anatomistes ont réuni les poids encéphaliques, mesurés à l'autopsie, d'un certain nombre d'hommes plus ou moins éminents. J'ai pu former une série de 45 cas auxquels j'ai pu ajouter, par le cubage des crânes d'hommes distingués de la collection de Gall (Muséum de Paris), une série de 35 autres cas. Chacune de ces deux séries m'a donné le même résultat. D'après la composition de l'une et de l'autre, mises en regard d'une série de poids encéphaliques de Parisiens et d'une seconde série de Parisiens du groupe des tailles les plus élevées, on voit que la série des hommes éminents est remarquable par une extrême rareté de poids encéphaliques inférieurs à la moyenne ordinaire et par une énorme proportion d'encéphales très volumineux, même relativement à la série des Parisiens de haute taille.

La supériorité encéphalique des hommes distingués apparaît non moins nettement dans les moyennes. En effet les trois séries de Parisiens étudiées par Sappey, par Broca et par moi ont donné toutes les trois la même moyenne : 1357 gr. — Or la première série d'hommes distingués, après élimination de 5 encéphales dépassant 1780 gr. et de 3 encéphales séniles (plus de 70 ans) donne encore un poids moyen de 1450 gr., bien que la série comprenne encore 18 cas de 61 à 80 ans. Quant à la deuxième série, elle donne une moyenne sensiblement égale : 1449 gr.

C'est en vain que divers auteurs ont fait observer que l'on a rencontré des poids encéphaliques très élevés chez des artisans, chez des épileptiques, chez des imbéciles. En pareille matière l'on doit opposer à des moyennes d'autres moyennes, et non des cas particuliers. Tel simple artisan resté inculte pouvait être aussi bien et mieux doué que tel professeur ou tel évêque. L'épilepsie n'est pas incompatible avec une intelligence supérieure. Tel cerveau volumineux d'un imbécile pouvait être altéré pathologiquement. — On a fait aussi observer que plusieurs hommes éminents avaient un poids encéphalique inférieur à la moyenne ordinaire. Cela prouverait tout au plus que les qualités intellectuelles en rapport avec l'élévation du poids de l'encéphale ne sont pas les seules, mais cela n'empêche pas le développement quantitatif de constituer une qualité assez importante (toutes choses égales d'ailleurs) pour que peu d'hommes vraiment remarquables par leur intelligence en soient privés.

Il faut remarquer, d'autre part, que si l'existence d'une relation entre le développement intellectuel et le poids de l'encéphale est un fait aussi bien démontré qu'explicable théoriquement, cela n'implique en rien la possibilité de mesurer l'intelligence d'après le volume du cerveau, de même que l'existence d'une relation entre la taille et le poids de l'encéphale n'implique point la possibilité d'évaluer la taille d'un individu d'après son poids encéphalique.

L'idiotie est ordinairement en rapport avec des altérations pathologiques des centres nerveux, et ces altérations peuvent exister sur des encéphales d'un volumequelconque. Toutefois il est certain qu'au-dessous d'un certain minimum de poids encéphalique l'idiotie est constante. Tous les idiots ne sont pas microcéphales, mais tous les microcéphales sont plus ou moins idiots. A quel chiffre commence la microcéphalie? C'est là une question à laquelle divers auteurs ont cru pouvoir répondre, mais vainement, car le minimum de poids encéphalique compatible avec une intelligence normale dépend évidemment de la taille.

La microcéphalie est caractérisée par un arrêt de développement qui ne porte point seulement sur le volume du cerveau, mais aussi sur sa morphologie et sur celle du crâne. Dans les cas les plus prononcés, on a vu le poids de l'encéphale descendre au-dessous de 300 gr. et l'on ne connaît pas de cas authentique où une intelligence ordinaire ait coexisté avec un poids encéphalique inférieur à 800 gr.

La mesure du poids de l'encéphale chez les *aliénés* n'a point fourni jusqu'à présent de résultats nettement spéciaux. L'aliénation mentale résulte en effet d'altérations anatomiques ou de troubles physiologiques pouvant survenir chez des individus ayant un poids encéphalique quelconque. En outre la nécessité d'envisager parmi les aliénés des catégories diverses a fait que les séries étudiées ont été presque toutes insuffisantes pour donner des moyennes stables. D'après les 800 pesées du Dr Dagonet utilisées par le Dr Bra, il semblerait que les catégories des mélancoliques, des maniaques (manie aiguë) et des épileptiques aient un poids encéphalique sensiblement supérieur à la moyenne ordinaire. Mais ici peuvent intervenir la congestion ou la sclérose et autres processus pathologiques compliquant la question.

Quelques auteurs peu familiers avec les règles de la statistique anatomique ont émis, au sujet du volume de l'encéphale chez les criminels, des assertions dépourvues de valeur. Ayant pu cuber les crânes de 83 assassins français exécutés, j'ai montré (Congrès intern. de Rome 1885) que cette série diffère à peine soit par sa composition, soit par sa moyenne, d'une série de Parisiens quelconques. La moyennne des assassins est un peu plus élevée d'une quinzaine de grammes seulement, ce qu'une très légère supériorité de taille suffirait à expliquer.

Analyse physiologique du poids de l'encéphale. — On a vu plus haut que le poids de l'encéphale est en relation d'une part avec la masse du corps et d'autre part avec le développement intellectuel. Ces deux relations qui, très souvent, se masquent réciproquement, ont pu néanmoins être mises en évidence grâce à la méthode des moyennes et par diverses comparaisons dans lesquelles la masse du corps était représentée soit par la taille, soit par le poids du corps. Il a été déjà dit pourquoi ces deux modes de représentation sont très incorrects, la taille n'étantque l'une des dimensions du corps, nullement proportionnelle aux deux autres, et le poids total du corps subissant des variations énormes par le fait de l'embonpoint ou de l'émaciation, etc. On comprend que l'estimation de l'influence de la masse du corps sur le poids de l'encéphale serait beaucoup plus correcte si l'on représentait cette masse par un terme anatomique exprimant le développement maximum atteint par les parties actives de l'organisme régies par les centres nerveux encéphaliques. C'est dans ce but que j'ai remplacé le poids entier du corps par le poids du fémur sec, qui représente assez bien le développement quantitatif total du squelette, et, indirectement, du système musculaire.

Or si la relation qui existe entre les variations de la masse active du corps et les variations du poids encéphalique peut être évaluée ainsi approximativement, il s'ensuit la possibilité d'isoler abstraitement cette relation de celle qui existe entre le poids de l'encéphale et le développement intellectuel, autrement dit, la possibilité de partager le poids encéphalique en deux quantités *m* et *i* représentant les deux relations à évaluer. J'ai institué pour cela un procédé très simple que l'on trouvera exposé dans mon mémoire mentionné plus haut et dans une communication à la société de Biologie (C.-R. 1891).

Variations suivant le sexe. — La différence sexuelle du poids de l'encéphale est en moyenne de 148 gr. d'après les pesées de Broca (Paris, individus de 19 à 60 ans) et d'après mes cubages de la capacité crânienne.

Cette différence considérable a été interprétée très faussement. De nombreux auteurs se sont empressés d'en déduire une infériorité fondamentale de la femme sous le rapport de l'intelligence. Plusieurs se sont appuyés sur ce fait que l'infériorité du poids de l'encéphale chez la femme l'emporterait sur l'infériorité de sa taille et du poids de son corps. Mais ils n'ont point remarqué que les défauts de ces deux termes anatomiques, comme représentants de la masse active de l'organisme, ont précisément ici une importance toute particulière. Chez les femmes, en effet, la taille est plus grêle en général que chez les hommes, relativement aux autres dimensions, et le tissu adipeux constitue, avec la chevelure, un *poids mort* plus élevé que chez l'homme.

En comparant dans les deux sexes divers termes anatomiques et physiologiques conjointement avec le poids de l'encéphale, j'ai montré que la femme se rapproche de l'homme beaucoup plus par le poids encéphalique que par tous les termes de comparaison susceptibles de représenter avec quelque exactitude la masse organique active et principalement les parties du corps le plus directement soumises à l'influence des centres nerveux encéphaliques. C'est ce que démontrera péremptoirement la liste suivante où les chiffres féminins sont exprimés en centièmes des masculins.

Taille	Homme : 100		Femme :	90 à 93	(Divers).
Poids du corps.	—	—	—	88,5	(Tenon).
Poids de l'encéphale. . . .	—	—	—	89,0	(Broca, Sappey, etc.).
Poids squelettique (Fémur) .	—	—	—	62,5	(Manouvrier).
Carbone consommé en 24 h. .	—	—	—	64,5	(Andral et Gavarret).
Capacité vitale (à 18 ans) . .	—	—	—	72,6	(Pagliani).
Force de serrement des mains.	—	—	—	57,1	(Manouvrier).
Force de traction verticale. .	—	—	—	52,6	(Quételet).

Il est donc certain que l'encéphale est plus lourd relativement chez la femme que chez l'homme. Ceci n'indique pas une supériorité intellectuelle du sexe féminin, mais seulement une probabilité en faveur de l'égalité intellectuelle des deux sexes. L'abaissement de la taille est une cause d'abaissement du poids absolu de l'encéphale et d'accroissement de son poids relatif si l'intelligence reste égale comme je l'ai montré (*op. cit.*).

D'après la circonférence de la tête chez les nouveau-nés, le volume de l'encéphale serait un peu plus grand chez les garçons que chez les filles dès la naissance, comme la taille et le poids du corps (Budin et Ribemont).

Variations suivant l'âge. — Il faut distinguer ici la période d'accroissement et la période de déclin.

Les pesées faites jusqu'à présent, quoique fort nombreuses, ne le sont pas assez encore pour que l'on puisse fournir pour chaque âge des séries suffisantes. On a vu plus haut, en effet, qu'il faut une cinquantaine de cas pour fournir une moyenne stable à 10 gr. près.

La statistique la plus importante est celle de Boyd qui porte sur 1913 cas. Cependant la plupart des séries jusqu'à l'âge adulte sont encore insuffisantes. Les chiffres suivants donneront une idée de la rapidité de l'accroissement de l'encéphale (garçons).

Poids moyen	à la naissance	331 gr.	(42 obs.)
—	de 6 mois à 1 an	777 —	(46 —)
—	de 1 an à 2 ans	942 —	(34 —)
—	de 2 ans à 4 ans	1097 —	(29 —)
—	de 4 ans à 7 ans	1140 —	(24 —)
—	de 7 ans à 14 ans	1302 —	(22 —)
—	de 14 ans à 20 ans	1374 —	(19 —)

Ce poids moyen de 1374 gr. n'est plus atteint aux âges suivants. Il est vrai qu'il n'est basé que sur 19 cas. Mais Broca, opérant sur les chiffres de Wagner, a obtenu également la moyenne la plus élevée à la période de 11 à 20 ans, dans les deux sexes, toujours, il est vrai, avec des séries faibles. Quoi qu'il en soit, il est certain que l'accroissement de l'encéphale est très rapide et que le poids encéphalique atteint dès l'adolescence des chiffres très élevés. L'abaissement de la moyenne après 20 ans a été attribué avec vraisemblance, par Broca, à ce que beaucoup d'individus doués d'un encéphale très volumineux mouraient prématurément. Mais cet abaissement ne peut être considéré encore comme un fait suffisamment établi.

En ce qui concerne les âges suivants jusqu'à l'extrême vieillesse, j'ai opéré la fusion, âge par âge, de toutes les grandes statistiques faites en Europe d'après des procédés opératoires à peu près semblables, à savoir les statistiques de Broca, Wagner, Bischoff, Parchappe, Sappey, Parisot, Boyd, Peacock et Calori.

La fixité des moyennes que j'ai obtenues successivement pour chaque âge permet de leur attribuer une valeur assez grande. Voici seulement les moyennes finales :

De 21 à 30 ans	1364 gr.	Femmes	1236 gr.
De 31 à 40 —	1374 gr.	—	1228 gr.
De 41 à 50 —	1354 gr.	—	1233 gr.
De 51 à 60 —	1347 gr.	—	1210 gr.
Au delà de 60 —	1296 gr.	—	1162 gr.

D'après ces chiffres le poids de l'encéphale chez les hommes commencerait à décroître un peu entre 40 et 50 ans — probablement chez un certain nombre d'individus seulement ; la diminution serait faible encore de 50 à 60 ans ; elle deviendrait considérable après cet âge, et sans doute aussi plus générale. Mais diverses questions se présentent ici : soit au sujet de la résistance à la sénilité de l'encéphale chez certains individus, soit au sujet de l'influence des diverses maladies, etc., — ces questions pourraient être élucidées par la comparaison du poids de l'encéphale avec la capacité crânienne chez un grand nombre d'individus.

D'après les moyennes ci-dessus, dans le calcul desquelles j'ai utilisé près de 4000 observations, la période de déclin commencerait plus tard chez les femmes que chez les hommes.

III. — POIDS RELATIF DE L'ENCÉPHALE

ou rapport du poids de l'encéphale à la masse du corps.

L'accroissement de la masse du corps est une cause d'accroissement du poids absolu et de diminution du poids relatif de l'encéphale.

Autrement dit, l'encéphale ne s'accroît pas proportionnellement à la masse du corps.

Ainsi le poids relatif de l'encéphale présente, dans un même groupe zoologique, des variations inverses de celles du poids absolu. Il est plus élevé en moyenne chez les individus de petite taille que chez les individus de forte taille, chez les femmes que chez les hommes, chez les enfants que chez les adultes.

On a vu précédemment que l'homme est dépassé par plusieurs animaux de très grande taille quant au poids absolu de l'encéphale. Il est dépassé au contraire par un certain nombre de mammifères de très petite taille quant au poids relatif, notamment par de petites espèces de singes (ouistiti, saïmiri, etc.) et par de très petits oiseaux, comme le serin.

A taille égale le poids relatif de l'encéphale croît avec l'intelligence.

A intelligence égale, le poids relatif de l'encéphale croît en raison inverse de la taille.

Ces faits ont embarrassé pendant très longtemps les anatomistes et les physiologistes. On en pourra trouver l'interprétation dans mon mémoire déjà mentionné plus haut. Il suffira de dire ici que les espèces et les individus de petite taille ont un poids encéphalique relativement élevé parce que le nombre, la variété, la complexité des sensations, des idées, des mouvements, des opérations encéphaliques en un mot, en rapport nécessaire avec le poids de l'encéphale, sont indépendants de la taille.

Il s'ensuit qu'à complexité fonctionnelle égale, le poids relatif de l'encéphale est d'autant plus élevé que la taille est plus petite, et qu'à taille égale, le poids relatif de l'encéphale croît avec la complexité des fonctions de l'encéphale. C'est sur cette explication qu'est basé mon procédé d'analyse du poids de l'encéphale. Elle s'applique aux variations du poids relatif des différents centres nerveux par rapport à la masse du corps.

IV. — POIDS DES DIFFÉRENTES PARTIES DE L'ENCÉPHALE

Hémisphères cérébraux.

Broca a pesé séparément les diverses parties de l'encéphale. Les nombreux chiffres consignés dans son registre d'observations ont été utilisés par divers auteurs qui en ont tiré des résultats variables suivant la façon d'opérer de chacun. En pareille matière les causes d'erreur sont nombreuses et ne me paraissent pas avoir été évitées suffisamment.

Les résultats suivants sont ceux que j'ai obtenus personnellement en étudiant le registre des pesées de Broca : pour éviter les causes d'erreur provenant des altérations séniles, j'ai opéré la fusion des seules moyennes concernant les âges de 21 à 50 ans. La série masculine comprenant une centaine d'individus peut être considérée comme suffisante. La série des femmes, au contraire, ne comprenant que 29 cas, est trop faible pour que les moyennes puissent servir à des comparaisons entre les sexes. Mais les moyennes de chaque sexe peuvent être utilement comparées entre elles dans un même sexe. Cet avis évitera que l'on tire des chiffres ci-dessous des résultats illusoires.

POIDS TOTAL DES DEUX HÉMISPHÈRES CÉRÉBRAUX AVEC LEURS MEMBRANES

103 hommes, moy.	1205 gr.
29 femmes, —	1054

POIDS DE CHAQUE HÉMISPHÈRE SANS MEMBRANES

100 hommes, hémisphère droit	578gr 6
— — gauche . . .	577 8
29 femmes, hémisphère droit	507 9
28 — — gauche . . .	508 3

La différence entre les deux hémisphères est évidemment trop faible pour être considérée comme un fait définitivement acquis.

POIDS DES LOBES FRONTAUX

95 hommes, lobe frontal droit	246gr 2
98 — — gauche . . .	247 8
27 femmes, lobe frontal droit	215
26 — — gauche . . .	215 6

La différence en faveur du lobe gauche existe dans les deux séries, mais elle est trop faible pour être considérée comme résultat définitif, car est elle certainement inférieure à l'erreur probable que l'on peut commettre en pratiquant la section du lobe frontal.

La limite adoptée pour le lobe frontal par Broca était la scissure de Rolando, de sorte que le lobe frontal comprenait ainsi la circonvolution *frontale ascendante* qui, physiologiquement, se rattacherait plutôt au lobe pariétal.

Poids du cervelet, de la protubérance et du bulbe. — Sur cette question, j'ai encore utilisé le registre des pesées de Broca en ayant soin d'éliminer des séries non seulement les sujets trop jeunes ou trop âgés, mais encore tous ceux qui présentaient des chiffres extrêmes susceptibles d'altérer la valeur des moyennes. Les résultats de cette étude ont été publiés en 1893 (C. R. de l'Assoc. française p. l'av. des sciences).

Je reproduirai seulement ici les deux tableaux principaux de mon mémoire, non sans avertir préalablement que les *variations individuelles* du poids absolu et relatif des différentes portions de l'encéphale sont très étendues et qu'elles dépassent souvent de beaucoup les variations moyennes en rapport avec la masse du corps, avec le sexe et avec l'âge.

MOYENNES ABSOLUES (sujets de 20 à 60 ans)	154 HOMMES	44 FEMMES
Taille (cadavérique)	1m680	1m583
Poids des hémisphères cérébraux	1190gr	1045gr4
— du cervelet	145.2	131.7
— de la protubérance	19.51	17.8
— du bulbe	6.805	6.36
RAPPORTS CENTÉSIMAUX		
Des hémisphères à la taille = 100	7.08	6.60
Du cervelet	0.864	0.832
Du bulbe + protubérance	0.156	0.153
Du cervelet aux hémisphères = 100	12.20	12.60
Du bulbe + protubérance	2.21	2.32
Du bulbe + protubérance au cervelet = 100	18.12	18.40

Je rappellerai ici ce qui a été dit plus haut sur l'extrême défectuosité de la taille ou longueur du corps comme terme de comparaison représentant la masse active du corps. Si l'on substituait au terme taille (le seul que j'aie pu employer ici) le poids squelettique, la différence sexuelle des trois rapports « à la taille » serait certainement renversée comme l'a été la différence sexuelle du poids relatif de l'encéphale.

On voit que le cervelet, le bulbe et la protubérance sont plus lourds en moyenne chez les femmes que chez les hommes, relativement aux hémisphères cérébraux. On ne manquerait pas de considérer ce fait comme un signe d'infériorité intellectuelle chez la femme si le tableau suivant ne démontrait qu'il s'agit là d'une influence de la taille. En effet, les hommes et les femmes de petite taille sont, vis-à-vis des hommes et des femmes de grande taille, dans le même cas que les femmes par rapport aux hommes. La différence sexuelle est plus prononcée parce que la différence sexuelle de la masse active du corps est beaucoup plus grande que ne l'indique la différence de taille, en vertu de l'insuffisance déjà indiquée de la longueur du corps pour représenter la masse en question, insuffisance surtout caractérisée lorsqu'il s'agit de comparer entre eux les deux sexes.

J'ai obtenu les résultats qui suivent comme ceux du tableau précédent, en mettant directement en œuvre les pesées de mon maître Paul Broca :

	154 HOMMES		44 FEMMES	
	76 plus petits	78 plus grands	21 plus petites	23 plus grandes
MOYENNES BRUTES				
Taille	1m63	1m729	1m535	1m626
Poids des deux hémisphères cérébraux. . .	1166gr6	1213gr9	1032gr5	1057gr2
— du cervelet	143. 6	147. 3	131.4	132. 0
— de la protubérance.	19.31	19.71	17.76	18. 0
— du bulbe	6.75	6 85	6.42	6.30
— du bulbe + protubérance	26.06	26.57	24.19	24.30
RAPPORTS CENTÉSIMAUX				
Des hémisphères à la taille = 100. . . .	7.155	7.019	6.723	6.500
Du cervelet	0.877	0.852	0.855	0.811
Du bulbe + protubérance.	0.159	0.153	0.157	0.149
RAPPORTS CENTÉSIMAUX				
Du cervelet aux hémisphères = 100. . .	12.26	12.14	12 72	12.48
Du bulbe + protub.	2.234	2 18	2.34	2.29
Du bulbe + protub. au cervelet = 100 . .	18.218	18.03	18.40	18.40

La mise en œuvre des pesées effectuées par Sappey et par Parisot sur 32 hommes et 32 femmes m'a fourni des résultats absolument confirmatifs des précédents.

Pour interpréter physiologiquement ces résultats, il faut considérer, je crois, que l'accroissement de la taille doit influer beaucoup plus sur le volume du cerveau et du cervelet en raison de leurs fonctions motrices que sur le volume du bulbe et de la protubérance dont les fonctions sensorio-motrices se rattachent à des organes relativement indépendants de la masse de l'appareil locomoteur. Mais on trouvera cette interprétation développée dans le mémoire spécial indiqué plus haut.

L. BATTAILLE ET Cie ÉDITEURS, PARIS

TRAITÉ D'ANATOMIE
MÉDICO-CHIRURGICALE

PAR

PAUL POIRIER

Professeur agrégé à la Faculté de Médecine,
Chef des travaux anatomiques, Chirurgien des Hôpitaux.

PREMIER FASCICULE

TÊTE

CRANE — ENCÉPHALE — OREILLE

Avec 151 figures en noir et en couleurs par Ed. Cuyer, 1 vol. grand in-8° jésus. 12 fr. 50

POIRIER. — **Quinze leçons d'anatomie pratique**, recueillies par MM. Friteau et Juvara, externes des hôpitaux, avec 83 fig. originales dans le texte, (2e édition). — 1 vol. in-18 . . . . 4 fr.

— — **Topographie crânio-encéphalique, trépanation**, 1 vol. in-8, avec 13 fig. intercalées dans le texte. 1891 . . . . 3 fr.

KOENIG, *professeur de chirurgie, et directeur de la clinique chirurgicale de Gœttingue.* **Traité de pathologie chirurgicale spéciale**. Ouvrage traduit de l'allemand d'après la 4e édition, par M. le docteur Comte, *chirurgien adjoint de l'hôpital de Genève,* avec une introduction de M. le docteur Terrillon, *professeur agrégé à la Faculté de médecine de Paris.*

Tome I. — 1 vol. in-8 avec 112 figures intercalées dans le texte. 1888. . . 14 fr.
Tome II. — 1 vol. in-8 avec 159 figures intercalées dans le texte. 1889. . . 14 fr.
Tome III. — 1 vol. in-8 avec 67 figures intercalées dans le texte. 1890. . . 14 fr.

CADIAT, *professeur agrégé à la Faculté de Médecine de Paris,* etc. — **Traité d'anatomie générale appliquée à la médecine**. Embryologie. Eléments anatomiques, tissus et systèmes; avec une Introduction de M. le professeur Ch. Robin, 2 vol. in-8 avec 479 figures dessinées par l'auteur, 1879-81 . . . . 28 fr.

FÉRÉ, *médecin-adjoint de la Salpêtrière.* — **Traité élémentaire d'anatomie médicale du système nerveux**, 1 vol. in-8, avec 213 figures intercalées dans le texte, 2e édition, 1891 . . . . 10 fr.

FORT, *Ancien professeur libre d'anatomie,* etc. — **Nouvel Abrégé d'anatomie descriptive**, contenant la description de tous les organes, la structure des principaux tissus, l'exposé succinct des principales régions et un résumé d'embryologie. 5e édition. 1 vol. in-32 avec 128 figures intercalées dans le texte. 1895 . . . . 5 fr.

HUXLEY (Th. H.). — **Éléments d'anatomie comparée des animaux invertébrés**. Ouvrage traduit de l'anglais par le docteur G. Darin, avec une préface, des notes et un chapitre sur les principes généraux de la biologie, par M. le professeur Giard. 1 vol. in-12 avec 156 figures intercalées dans le texte, 1877 . . . . 6 fr.

LANCEREAUX, *professeur agrégé à la Faculté de médecine de Paris, médecin des hôpitaux,* etc. **Traité d'anatomie pathologique**, tome Ier : Anatomie pathologique générale. 1 fort volume in-8 de 838 pages avec 267 figures intercalées dans le texte. 1877. 20 fr. — Cartonné. . . . . 21 fr.

— Tome II : **Anatomie pathologique spéciale**. Anatomie pathologique des systèmes. Système lympathique et système sanguin. 1 vol. in-8 avec 179 figures. 1881. 25 fr. — Cartonné. . . . . 26 fr.

— Tome III : **Anatomie pathologique spéciale :** Anatomie pathologique des systèmes ; système locomoteur. Anatomie pathologique des appareils, appareils de l'innervation et des sensations spéciales. 1 vol. in-8 avec 186 figures intercalées dans le texte. 1889. . . . . 25 fr.

SAPPEY. — **Traité d'anatomie générale** comprenant l'étude des systèmes, des tissus et des éléments, étude fondée sur une méthode nouvelle, la méthode thermo-chimique ou méthode des dissociations. 1 fort volume in-8, avec nombreuses figures dans le texte, 1893 . . . . 18 fr.

DIJON, IMPRIMERIE DARANTIERE, 65, RUE CHABOT-CHARNY

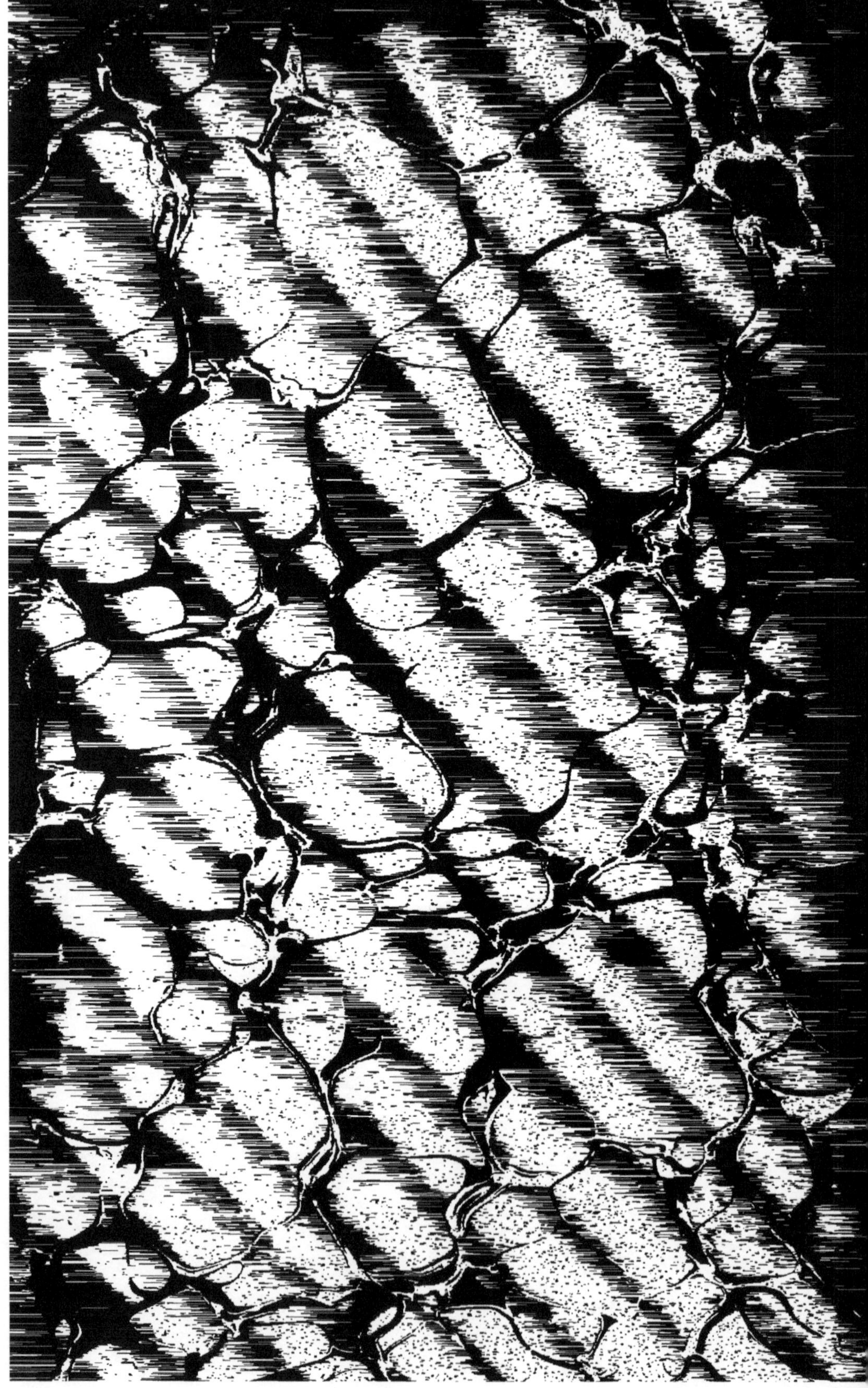

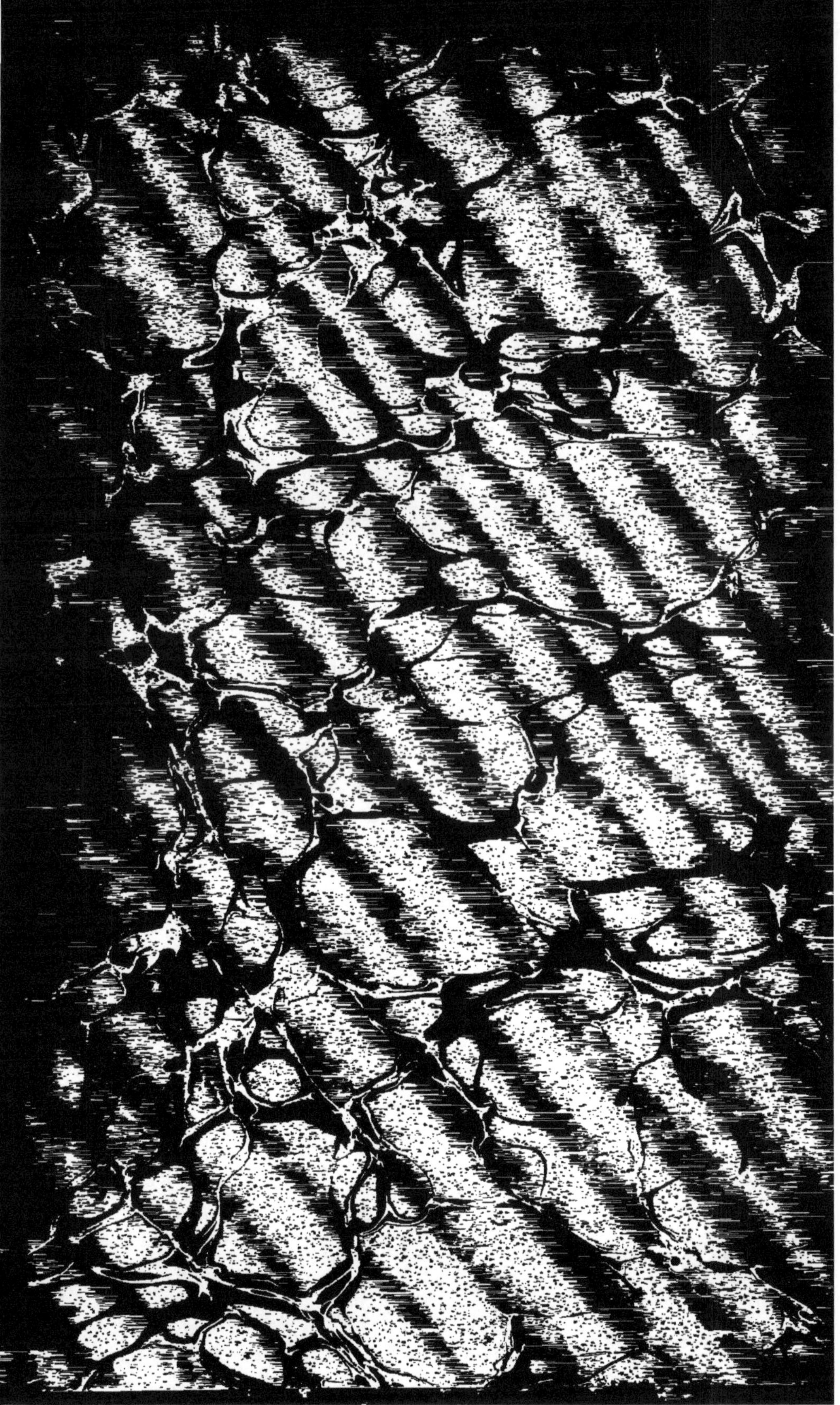

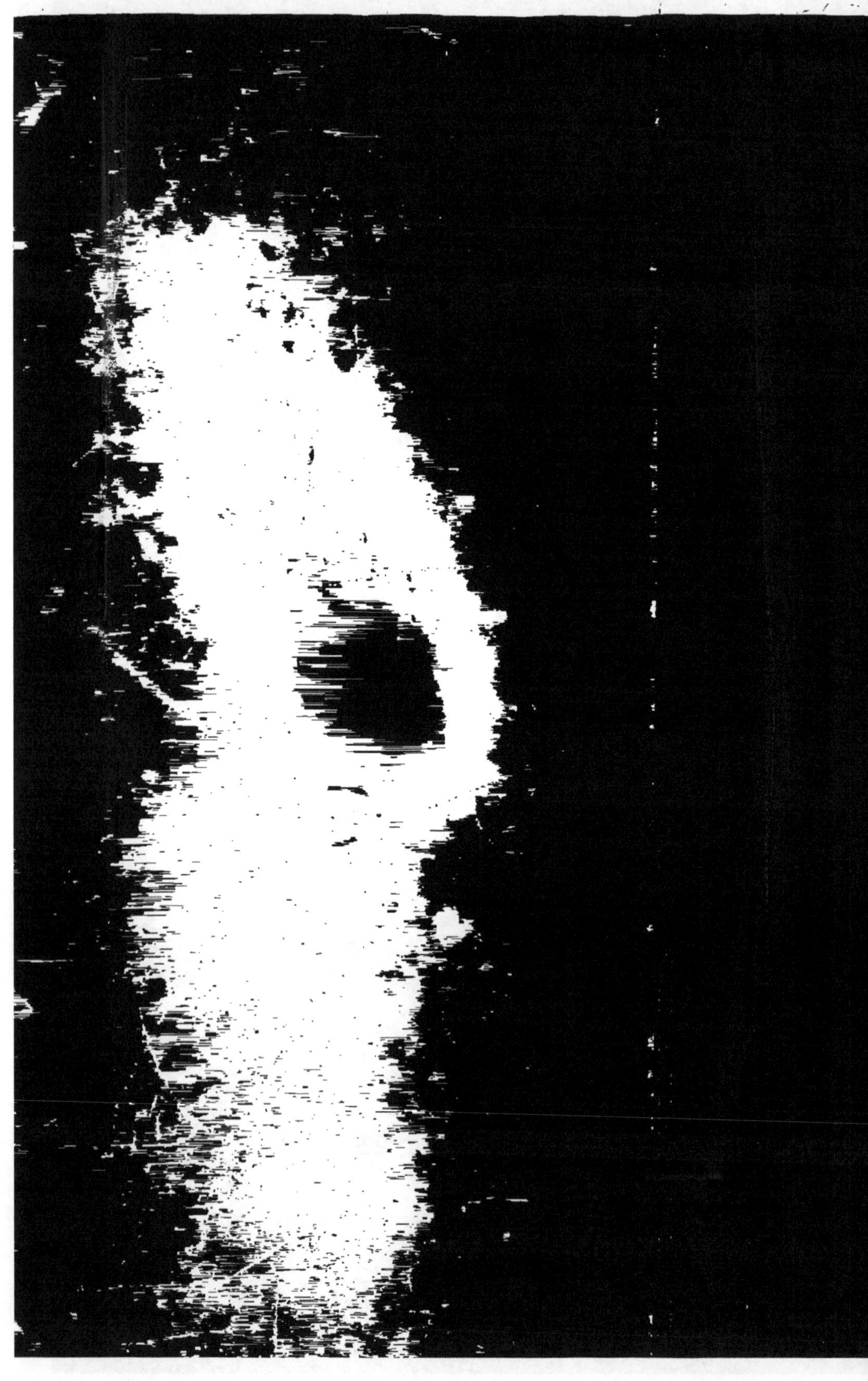

www.ingramcontent.com/pod-product-compliance
Ingram Content Group UK Ltd.
Pitfield, Milton Keynes, MK11 3LW, UK
UKHW020152250726
13967UKWH00003B/1018